U0232981

名中医方药传真

主编 黄煌 史欣德

中国健康传媒集团
中国医药科技出版社

内 容 提 要

本书编集了 1991 年及 1997 年 2 次由国家人事部、卫生部、国家中医药管理局所认定的"全国名老中医药专家"常用的 75 味药物和 56 首方剂临床应用经验。全部资料来源于编者参与的 1999 年国家中医药管理局委托的全国名老中医调研课题，共有 330 位名中医参加了本次调查，问卷由名老中医药专家亲自填写或由继承人协助填写完成，内容真实可信。适合中医工作者、中西医结合工作者、中医爱好者学习参考。

图书在版编目（CIP）数

名中医方药传真 / 黄煌，史欣德主编 . —北京：中国医药科技出版社，2018.7
ISBN 978-7-5214-0308-4

Ⅰ . ①名… Ⅱ . ①黄… ②史… Ⅲ . ①中医临床—经验—中国—现代 ②验方—汇编—中国—现代 Ⅳ . ① R249.7 ② R289.5

中国版本图书馆 CIP 数据核字（2018）第 105564 号

美术编辑 陈君杞
版式设计 友全图文

出版　**中国健康传媒集团** | 中国医药科技出版社
地址　北京市海淀区文慧园北路甲 22 号
邮编　100082
电话　发行：010-62227427　邮购：010-62236938
网址　www.cmstp.com
规格　787 × 1092mm $^1/_{16}$
印张　48 $^1/_4$
字数　818 千字
版次　2018 年 7 月第 1 版
印次　2023 年 4 月第 3 次印刷
印刷　三河市万龙印装有限公司
经销　全国各地新华书店
书号　ISBN 978-7-5214-0308-4
定价　188.00 元

编 委 会

前 言

　　药和方是中医临床经验的重要载体。整理和研究名中医临床遣方用药的经验，是传承中医学术行之有效的方式，是后学少走弯路，提高临床诊疗水平的捷径。

　　本书编集了1991年及1997年两次由国家人事部、卫生部、国家中医药管理局认定的"全国名老中医药专家"常用的75味药物和56首方剂临床应用经验。

　　全部资料来源于编者参与的1999年国家中医药管理局委托的全国名老中医调研课题，共有330位老中医参加了本次调查，问卷由老中医药专家亲自填写或由继承人协助填写完成，内容真实可信。为保证名老中医经验不失真，本书尽量保持原貌不变，仅对药名、方名、病名等医学名词术语做了尽可能的规范和统一，有少部分作了文字上的精简。

　　全书分中药篇与方剂篇，每篇以药名与方名为条目（按药名方名笔画排序），每个条目下分概述与各家经验两部分。

　　概述是编者对参与问卷调查的名老中医药专家们应用方药的经验所做的统计和归纳，可使读者大体上了解该方药的应用范围及指征、用量、加减、禁忌等情况。

　　各家经验部分则将名老中医们的经验(包括用药用方体会、名家医案)分列(以姓氏笔画排序)，以便读者学习模仿。

　　编者在取材中，选择了有3位以上名老中医药专家述及且为临床常用的方药，少于3位医家、冷僻的方药未选入，故全书共介绍了302位名老中医药专家的经验。

　　书中介绍的有些名老中医药专家所用方药的用量用法比较特殊，与一般常用方药工具书、教科书中规定的剂量用法出入较大，仅供参考，不可盲从。

编者

2018年3月

目录

中药篇

人参（西洋参、党参）········· 3

  丁莲蒂（红参）·············· 5

  于尔辛（党参）·············· 5

  于作盈（西洋参）············ 5

  于凯成（人参）·············· 5

  马连珍（红参）·············· 6

  王云铭（人参）·············· 6

  乐德行（人参、党参）········ 7

  刘云山（西洋参）············ 7

  刘亦选（人参、红参）········ 8

  刘沛霖（人参）·············· 8

  李　莹（党参）·············· 9

  李世平（人参）·············· 9

  李国衡（党参）·············· 9

  张子维（党参）············· 10

  陈宝义（党参）············· 10

  陈潮祖（人参）············· 11

  邵梦扬（人参）············· 11

  郑陶万（党参）············· 11

  赵冠英（人参）············· 12

  钟明远（人参、西洋参）····· 12

  段亚亭（人参）············· 13

  洪作范（人参）············· 13

  姚树锦（人参、太子参）····· 13

  栗德林（人参）············· 14

  原明忠（党参）············· 14

  郭汉章（人参）············· 15

  郭春园（党参）············· 15

  黄少华（党参、太子参）····· 15

  龚子夫（党参）············· 15

  谌宁生（党参）············· 16

  谢远明（人参）············· 16

  潘星北（党参）············· 17

三七··························· 18

  任　义···················· 18

  朱育华···················· 19

  刘永年···················· 19

  刘亦选···················· 20

  刘宝厚···················· 20

  许润三···················· 20

  李桂文···················· 21

  吴震西···················· 21

  宋贵杰···················· 21

  张　林···················· 21

  张文泰···················· 22

  张镜人···················· 22

  邵梦扬···················· 22

  林庆祥···················· 23

易修珍 ………… 23
罗 铨 ………… 24
周楚良 ………… 24
郑惠伯 ………… 25
段富津 ………… 25
洪郁文 ………… 25
韩子江 ………… 25

三棱 …………………… 26
干祖望 ………… 27
邓福树 ………… 27
田 隽 ………… 27
吕承全 ………… 28
张丽蓉 ………… 28
董廷瑶 ………… 29

土茯苓 ………………… 30
王文春 ………… 30
叶傅惠 ………… 31
任继学 ………… 31
李寿山 ………… 32
宋贵杰 ………… 32
范国梁 ………… 32
姜树荆 ………… 33
钱伯文 ………… 33
韩子江 ………… 33

大黄 …………………… 34
丁莲蒂 ………… 35
万文谟 ………… 36
马连珍 ………… 36
王乐善 ………… 37
王铁良 ………… 37
王菊芬 ………… 38
王德林 ………… 38
石景亮 ………… 38

卢 芳 ………… 38
叶傅惠 ………… 39
田 隽 ………… 39
印会河 ………… 40
吕承全 ………… 40
朱秀峰 ………… 41
朱良春 ………… 42
乔仰先 ………… 42
任继学 ………… 42
刘 锐 ………… 43
刘亦选 ………… 43
刘再朋 ………… 44
刘瑞祥 ………… 44
毕庚年 ………… 45
李友余 ………… 45
李寿山 ………… 46
杨吉相 ………… 46
杨守玉 ………… 46
吴 熙 ………… 47
吴生元 ………… 47
吴康衡 ………… 48
何少山 ………… 48
邹学熹 ………… 49
邹燕勤 ………… 49
汪朋梅 ………… 50
沈有庸 ………… 51
张 琪 ………… 51
张子维 ………… 52
张云鹏 ………… 52
张崇鄯 ………… 53
张鉴铭 ………… 54
陈乔林 ………… 54
陈连起 ………… 54
陈治恒 ………… 55
陈祥林 ………… 55

周仲瑛 ······· 56

周楚良 ······· 56

金润泉 ······· 57

郑惠伯 ······· 57

赵　谦 ······· 57

赵玉庸 ······· 58

赵树珍 ······· 58

赵冠英 ······· 59

钟明远 ······· 59

施赛珠 ······· 60

贺永清 ······· 60

夏锦堂 ······· 61

柴彭年 ······· 61

钱伯文 ······· 61

高忠英 ······· 62

龚子夫 ······· 62

崔公让 ······· 63

崔金海 ······· 63

梁贻俊 ······· 63

韩　冰 ······· 64

董秀芝 ······· 64

董国立 ······· 65

程益春 ······· 66

焦西妹 ······· 67

谢远明 ······· 67

谢宝慈 ······· 67

路焕光 ······· 67

裴正学 ······· 68

廖金标 ······· 68

山药 ······· 70

刘云山 ······· 70

孙恩泽 ······· 71

陈鸿文 ······· 71

尚志钧 ······· 71

俞长荣 ······· 72

洪作范 ······· 72

夏　天 ······· 72

夏桂成 ······· 73

郭谦亨 ······· 73

高上林 ······· 74

山楂 ······· 75

任启瑞 ······· 75

张　林 ······· 76

张学文 ······· 76

林　毅 ······· 76

涂福音 ······· 77

川芎 ······· 78

万友生 ······· 79

王菊芬 ······· 79

卢　芳 ······· 79

刘茂甫 ······· 80

许占民 ······· 80

李桂文 ······· 80

李辅仁 ······· 80

邱志楠 ······· 81

宋一亭 ······· 81

宋贵杰 ······· 81

陈健民 ······· 82

陈景河 ······· 82

周耀群 ······· 83

赵纯修 ······· 83

贾占清 ······· 84

钱远铭 ······· 84

徐木林 ······· 84

郭文勤 ······· 85

郭振球 ······· 85

黄文政 ······· 86

黄宗勖	……	86
崔金海	……	86
蔡友敬	……	87
颜文明	……	87

马钱子 …… 88

王子义	……	89
王菊芬	……	89
李桂文	……	89
张志钧	……	90
张鉴铭	……	90
郑惠伯	……	90

五味子 …… 92

王雨梅	……	92
印会河	……	93
邢月朋	……	93
李友余	……	93
李孔定	……	94
陈克忠	……	94
栗德林	……	94
唐福安	……	95
韩子江	……	95

太子参 …… 96

王生义	……	96
阎湘濂	……	97
杨少山	……	97
张镜人	……	97
赵忠仁	……	97
董廷瑶	……	98

贝母（浙贝母、川贝母） …… 99

王玉	……	100
王子义	……	100
关国华	……	100

孙康泰	……	100
李鸣皋	……	101
薛芳	……	101

牛膝 …… 102

张学文	……	102
陈向明	……	103
徐木林	……	103
樊春洲	……	104

丹皮 …… 105

张文阁	……	105
张重华	……	106
高上林	……	106
郭文勤	……	107

丹参 …… 108

于作盈	……	109
马山	……	109
王生义	……	110
王必舜	……	110
王朝宏	……	110
任启瑞	……	111
刘亦选	……	111
刘沛霖	……	111
刘瑞祥	……	112
汤益明	……	113
李同生	……	113
李国衡	……	113
李炳文	……	113
李瑞岚	……	114
杨吉相	……	114
杨牧祥	……	114
张学文	……	115
陈宝义	……	115
林朗晖	……	116

畅 达 …………………… 116
金益强 …………………… 116
周耀群 …………………… 116
郑孙谋 …………………… 117
查玉明 …………………… 117
洪郁文 …………………… 118
姜树荆 …………………… 118
祝谌予 …………………… 118
姚希贤 …………………… 118
贾占清 …………………… 119
柴彭年 …………………… 119
郭谦亨 …………………… 119
黄文政 …………………… 120
董克勤 …………………… 121
谢昌仁 …………………… 121
焦西妹 …………………… 121
谭新华 …………………… 122
熊永文 …………………… 122

乌头 ……………………… 123
王生义 …………………… 124
王菊芬 …………………… 124
龙治平 …………………… 124
田 隽 …………………… 125
汪履秋 …………………… 125
张 磊 …………………… 126
邵祖燕 …………………… 126
董国立 …………………… 126
路焕光 …………………… 127
裴正学 …………………… 127

水蛭 ……………………… 129
马 山 …………………… 130
马连珍 …………………… 130
王寿康 …………………… 131

孔昭遐 …………………… 131
任继学 …………………… 132
刘宝厚 …………………… 132
阎湘濂 …………………… 132
李夫道 …………………… 133
李济春 …………………… 133
吴 熙 …………………… 134
邹学熹 …………………… 134
张文泰 …………………… 134
张鸣鹤 …………………… 134
陈祥林 …………………… 135
易修珍 …………………… 135
周信有 …………………… 136
高忠英 …………………… 136
唐祖宣 …………………… 137

甘草 ……………………… 138
王文彦 …………………… 138
王乐善 …………………… 139
张鸣鹤 …………………… 139
俞尚德 …………………… 139
贾占清 …………………… 140
郭汉章 …………………… 140
崔公让 …………………… 141

石膏 ……………………… 142
王乐善 …………………… 143
王德林 …………………… 143
石景亮 …………………… 143
边天羽 …………………… 144
吕承全 …………………… 144
任达然 …………………… 145
许占民 …………………… 145
孙恩泽 …………………… 145
李乃庚 …………………… 146

李炳文 …………………… 146
杜健民 …………………… 147
张　琪 …………………… 147
张子维 …………………… 148
陈枢燮 …………………… 148
周跃庭 …………………… 148
周楚良 …………………… 149
郑志道 …………………… 149
钟明远 …………………… 150
郭庆贺 …………………… 150
裴正学 …………………… 150

生地黄 …………………… 151
王翘楚 …………………… 152
边天羽 …………………… 152
汤益明 …………………… 152
杨友鹤 …………………… 152
陆　拯 …………………… 153
陆德铭 …………………… 153
陈健民 …………………… 154
张重华 …………………… 154
夏　翔 …………………… 154
梁　冰 …………………… 155
程益春 …………………… 155
焦中华 …………………… 155
裴正学 …………………… 156
薛　芳 …………………… 156

代赭石 …………………… 157
许占民 …………………… 157
张　琪 …………………… 158
徐木林 …………………… 158
黄保中 …………………… 159

仙鹤草 …………………… 160
干祖望 …………………… 160

王自立 …………………… 160
李炳文 …………………… 161
张重华 …………………… 161
赵树珍 …………………… 162

白术 …………………… 163
王文彦 …………………… 163
王铁良 …………………… 164
王德林 …………………… 164
曲　生 …………………… 164
朱秉宜 …………………… 164
李　莹 …………………… 165
李鸣皋 …………………… 165
汪达成 …………………… 165
张　林 …………………… 166
郑孙谋 …………………… 166
赵忠仁 …………………… 166
魏龙骧 …………………… 166

白芍 …………………… 168
丁莲蒂 …………………… 169
于鹄忱 …………………… 169
马　骏 …………………… 169
王文彦 …………………… 170
邢月朋 …………………… 170
曲　生 …………………… 170
曲竹秋 …………………… 170
刘云山 …………………… 171
孙康泰 …………………… 171
李世平 …………………… 171
李寿彭 …………………… 172
何同录 …………………… 172
张重华 …………………… 172
畅　达 …………………… 173
岳景林 …………………… 173

金益强 ···················· 173

赵健雄 ···················· 174

俞长荣 ···················· 174

姚希贤 ···················· 175

骆继杰 ···················· 175

夏桂成 ···················· 175

柴彭年 ···················· 176

高上林 ···················· 176

郭谦亨 ···················· 176

海忠乃 ···················· 177

黄宗勖 ···················· 177

蔡小荪 ···················· 178

廖金标 ···················· 178

颜文明 ···················· 179

白芥子 ···················· 180

刘再朋 ···················· 181

吴震西 ···················· 181

陈祥林 ···················· 181

周炳文 ···················· 182

白花蛇舌草 ···················· 183

万文谟 ···················· 184

王雨梅 ···················· 184

田素琴 ···················· 184

刘宝厚 ···················· 184

刘继祖 ···················· 185

杜锦海 ···················· 185

杨少山 ···················· 186

杨吉相 ···················· 186

李兴培 ···················· 186

陆德铭 ···················· 187

赵国章 ···················· 187

钱伯文 ···················· 187

郭振球 ···················· 187

谌宁生 ···················· 188

蔡华松 ···················· 188

瓜蒌 ···················· 189

于凯成 ···················· 189

李炳文 ···················· 190

张子义 ···················· 190

陈景河 ···················· 190

半夏 ···················· 192

于鹄忱 ···················· 192

马 骏 ···················· 193

王 琦 ···················· 193

牛元起 ···················· 193

刘继祖 ···················· 194

孙恩泽 ···················· 194

李恒明 ···················· 194

陈连起 ···················· 195

邵祖燕 ···················· 195

林朗晖 ···················· 195

尚志钧 ···················· 196

俞长荣 ···················· 196

钱远铭 ···················· 196

康相彬 ···················· 197

梁贻俊 ···················· 197

土鳖虫 ···················· 199

张 林 ···················· 199

罗致强 ···················· 200

董克勤 ···················· 200

樊春洲 ···················· 200

戴勤瑶 ···················· 201

百合 ···················· 202

万友生 ···················· 202

王行宽 ···················· 203

刘永年 …………… 203
张　磊 …………… 203
陈卫川 …………… 204
郭振球 …………… 204

当归 ………………… 205

于鹄忱 …………… 206
王子义 …………… 206
王云铭 …………… 206
王文彦 …………… 207
王春来 …………… 207
王铁良 …………… 207
田素琴 …………… 207
曲　生 …………… 208
刘茂甫 …………… 208
刘瑞祥 …………… 208
许润三 …………… 209
李同生 …………… 209
李寿彭 …………… 209
李国衡 …………… 210
杜健民 …………… 210
杨友鹤 …………… 210
杨守玉 …………… 211
何少山 …………… 211
何同录 …………… 211
汪履秋 …………… 212
宋贵杰 …………… 212
张子义 …………… 213
张文阁 …………… 213
张文泰 …………… 213
尚志钧 …………… 213
孟宪杰 …………… 214
钟秀美 …………… 214
段亚亭 …………… 215
姚希贤 …………… 215

夏桂成 …………… 215
郭春园 …………… 215
唐祖宣 …………… 216
诸方受 …………… 216
董克勤 …………… 216
蔡小荪 …………… 217
熊永文 …………… 217
潘星北 …………… 217

延胡索 ……………… 219

丁莲蒂 …………… 219
王翘楚 …………… 219
邓福树 …………… 220
任　义 …………… 220
杨吉相 …………… 220
杨泽民 …………… 221
孟宪杰 …………… 221
樊春洲 …………… 221

全蝎 ………………… 222

干祖望 …………… 223
万　政 …………… 223
王寿康 …………… 223
叶傅惠 …………… 223
朱良春 …………… 224
任启瑞 …………… 224
李友余 …………… 224
李济春 …………… 225
陈益群 …………… 225
陈景河 …………… 226
林　毅 …………… 226
罗致强 …………… 226
周跃庭 …………… 227
顾振东 …………… 227
涂福音 …………… 227

黄吉赓 …………………… 228

防风 ………………………… 229

　万　政 …………………… 229
　汪达成 …………………… 230
　沈有庸 …………………… 230
　陈景河 …………………… 231

赤芍 ………………………… 232

　许润三 …………………… 232
　余鹤龄 …………………… 233
　张崇鄞 …………………… 233
　施赛珠 …………………… 234
　姜兆俊 …………………… 234
　夏桂成 …………………… 234
　高淑华 …………………… 235
　谌宁生 …………………… 235
　焦西妹 …………………… 236

苍术 ………………………… 237

　王自立 …………………… 237
　尹莲芳 …………………… 238
　任启瑞 …………………… 238
　陈健民 …………………… 239
　林朗晖 …………………… 239
　俞尚德 …………………… 239
　黄保中 …………………… 240

杜仲 ………………………… 241

　王春来 …………………… 241
　刘茂甫 …………………… 241
　李同生 …………………… 242
　郭文勤 …………………… 242
　郭春园 …………………… 242

连翘 ………………………… 243

　乐德行 …………………… 243

刘继祖 …………………… 243
杜雨茂 …………………… 244
骆继杰 …………………… 244
康相彬 …………………… 244
谢昌仁 …………………… 245

何首乌 …………………… 246

　叶傅惠 …………………… 246
　全炳烈 …………………… 246
　夏　天 …………………… 247
　徐木林 …………………… 247

皂角刺 …………………… 249

　姜兆俊 …………………… 249
　姜树荆 …………………… 250
　韩　冰 …………………… 250
　蔡小荪 …………………… 250

沙参（南、北沙参）………… 251

　王　玉 …………………… 251
　王自立 …………………… 251
　杜健民 …………………… 252
　张巴斯尔 ………………… 252
　郑陶万 …………………… 252

附子 ……………………… 253

　于凯成 …………………… 254
　马连珍 …………………… 255
　王乐善 …………………… 255
　王必舜 …………………… 256
　石景亮 …………………… 256
　印会河 …………………… 256
　朱良春 …………………… 256
　朱育华 …………………… 257
　杜雨茂 …………………… 257
　李士懋 …………………… 258

李夫道 …………………… 258
李文瑞 …………………… 258
吴生元 …………………… 259
吴康衡 …………………… 259
何少山 …………………… 260
邹学熹 …………………… 260
汪朋梅 …………………… 261
张琪 …………………… 262
张云鹏 …………………… 262
陈益群 …………………… 263
陈潮祖 …………………… 263
邵祖燕 …………………… 264
武明钦 …………………… 264
罗铨 …………………… 265
周信有 …………………… 265
赵谦 …………………… 266
赵国章 …………………… 266
胡毓恒 …………………… 267
查玉明 …………………… 267
俞长荣 …………………… 267
姜树荆 …………………… 268
夏锦堂 …………………… 268
徐迪华 …………………… 268
高忠英 …………………… 269
唐祖宣 …………………… 269
唐福安 …………………… 270
诸方受 …………………… 270
崔公让 …………………… 270
焦中华 …………………… 271
焦树德 …………………… 271

鸡血藤 …………………… 272
王德林 …………………… 272
刘柏龄 …………………… 272
杨家林 …………………… 273

陈卫川 …………………… 273
陈向明 …………………… 273
陈治恒 …………………… 274
陈景河 …………………… 274

苦参 …………………… 275
李玉奇 …………………… 275
吴熙 …………………… 276
张子维 …………………… 276
赵树珍 …………………… 276
姚寓晨 …………………… 277
韩子江 …………………… 277

郁金 …………………… 278
畅达 …………………… 278
段富津 …………………… 278
黄吉赓 …………………… 279
崔金海 …………………… 279

败酱草 …………………… 280
毕庚年 …………………… 280
张瑞霞 …………………… 280
谢宝慈 …………………… 281
蔡小荪 …………………… 281

金钱草 …………………… 282
王文春 …………………… 282
王雨梅 …………………… 282
陈枢燮 …………………… 283
谭新华 …………………… 283

金银花 …………………… 284
王玉 …………………… 285
王云铭 …………………… 285
王行宽 …………………… 285
王朝宏 …………………… 286

杨吉相 …………………… 286

孟宪杰 …………………… 286

赵纯修 …………………… 287

洪郁文 …………………… 287

姜兆俊 …………………… 287

唐祖宣 …………………… 288

黄瑾明 …………………… 288

熊永文 …………………… 288

细辛 …………………………… 289

王自立 …………………… 290

牛元起 …………………… 290

李济春 …………………… 290

杜雨茂 …………………… 291

吴　熙 …………………… 291

吴生元 …………………… 291

张鸣鹤 …………………… 291

陈阳春 …………………… 292

陈治恒 …………………… 292

邵祖燕 …………………… 293

武明钦 …………………… 293

周炳文 …………………… 294

郑孙谋 …………………… 294

查玉明 …………………… 295

姚树锦 …………………… 295

夏锦堂 …………………… 295

黄宗勖 …………………… 296

梁　冰 …………………… 296

董国立 …………………… 296

韩　冰 …………………… 297

茵陈 …………………………… 298

王雨梅 …………………… 298

龙治平 …………………… 299

刘清贞 …………………… 299

毕庚年 …………………… 300

杜健民 …………………… 300

张志钧 …………………… 300

迟景勋 …………………… 301

罗致强 …………………… 301

易希元 …………………… 301

贺瑞麟 …………………… 302

茯苓 …………………………… 303

曲竹秋 …………………… 303

关国华 …………………… 304

李　莹 …………………… 304

赵忠仁 …………………… 304

黄少华 …………………… 305

熊永文 …………………… 305

枳壳 …………………………… 306

马　骏 …………………… 306

王必舜 …………………… 307

王自立 …………………… 307

王德林 …………………… 307

毕庚年 …………………… 308

陈健民 …………………… 308

周耀群 …………………… 308

赵国岑 …………………… 309

赵健雄 …………………… 309

段富津 …………………… 309

枸杞子 ………………………… 311

曲　生 …………………… 311

李　莹 …………………… 312

李夫道 …………………… 312

李辅仁 …………………… 312

杨家林 …………………… 312

邵梦扬 …………………… 313

高淑华 …………………… 313

董克勤 …………………………… 314
焦西妹 …………………………… 314

骨碎补…………………………… 315

马在山 …………………………… 315
王菊芬 …………………………… 315
刘柏龄 …………………………… 316
李同生 …………………………… 316
宋贵杰 …………………………… 316
孟宪杰 …………………………… 316
焦树德 …………………………… 317
樊春洲 …………………………… 317

香附…………………………… 318

任达然 …………………………… 318
杨牧祥 …………………………… 318
张文阁 …………………………… 319
封万富 …………………………… 319
黄少华 …………………………… 319

穿山甲…………………………… 321

刘永年 …………………………… 321
何炎燊 …………………………… 322
姜兆俊 …………………………… 322
顾振东 …………………………… 323
黄瑾明 …………………………… 323

莱菔子…………………………… 324

马新云 …………………………… 324
李乃庚 …………………………… 324
宋一亭 …………………………… 325
赵国岑 …………………………… 325
贺瑞麟 …………………………… 325

莪术…………………………… 326

马　骏 …………………………… 327
吴康衡 …………………………… 327
张代钊 …………………………… 328
张丽蓉 …………………………… 328
陆德铭 …………………………… 328
陈乔林 …………………………… 328
林　毅 …………………………… 329
周信有 …………………………… 329
赵国章 …………………………… 330
赵冠英 …………………………… 330
钱伯文 …………………………… 331
董国立 …………………………… 331

桂枝…………………………… 333

于作盈 …………………………… 334
于鹄忱 …………………………… 334
石景亮 …………………………… 334
龙治平 …………………………… 335
边天羽 …………………………… 335
刘亦选 …………………………… 336
刘继祖 …………………………… 336
李乃庚 …………………………… 336
吴生元 …………………………… 337
汪履秋 …………………………… 337
张云鹏 …………………………… 337
张崇鄯 …………………………… 338
张瑞霞 …………………………… 339
陆　拯 …………………………… 339
陈宝义 …………………………… 340
陈鸿文 …………………………… 340
罗　铨 …………………………… 341
周伯康 …………………………… 341
骆继杰 …………………………… 341
徐木林 …………………………… 342
郭文勤 …………………………… 342
郭庆贺 …………………………… 343

梁　冰 …………………… 343
董廷瑶 …………………… 343

桃仁 ………………………… 345
丁泽民 …………………… 345
王云铭 …………………… 345
陈益群 …………………… 346
姚寓晨 …………………… 346

夏枯草 ……………………… 347
史济招 …………………… 347
曲竹秋 …………………… 348
乔仰先 …………………… 348
关国华 …………………… 348
易修珍 …………………… 349
姜兆俊 …………………… 349

柴胡 ………………………… 350
王　烈 …………………… 351
王文彦 …………………… 351
王必舜 …………………… 351
王行宽 …………………… 352
王翘楚 …………………… 352
卢　芳 …………………… 352
印会河 …………………… 353
乐德行 …………………… 353
乔仰先 …………………… 353
刘云山 …………………… 353
刘茂甫 …………………… 354
刘清贞 …………………… 354
刘瑞祥 …………………… 355
汤益明 …………………… 355
杨少山 …………………… 355
杜健民 …………………… 355
李寿山 …………………… 356
李鸣皋 …………………… 356

何炎燊 …………………… 356
汪达成 …………………… 357
沈有庸 …………………… 357
迟景勋 …………………… 358
张鸣鹤 …………………… 358
张镜人 …………………… 359
陈克忠 …………………… 359
陈治恒 …………………… 359
陈宝义 …………………… 360
陈鸿文 …………………… 360
林朗晖 …………………… 361
尚志钧 …………………… 361
畅　达 …………………… 361
金益强 …………………… 362
赵健雄 …………………… 362
俞长荣 …………………… 363
贺瑞麟 …………………… 363
骆继杰 …………………… 363
栗德林 …………………… 364
原明忠 …………………… 364
柴彭年 …………………… 365
高上林 …………………… 365
高忠英 …………………… 365
黄文政 …………………… 366
黄吉赓 …………………… 366
黄瑾明 …………………… 366
龚子夫 …………………… 367
康相彬 …………………… 367
梁贻俊 …………………… 368
谌宁生 …………………… 368
焦树德 …………………… 368
谢昌仁 …………………… 369
魏龙骧 …………………… 369

益母草 ……………………… 370
王铁良 …………………… 370

尹莲芳 …………………… 371
刘　锐 …………………… 371
许润三 …………………… 371
杨守玉 …………………… 372
杨家林 …………………… 372
杜雨茂 …………………… 372
张文阁 …………………… 373
张巴斯尔 ………………… 373
赵玉庸 …………………… 373
夏　天 …………………… 373

黄芩 ……………………………… 375
王　玉 …………………… 375
王　烈 …………………… 376
龙治平 …………………… 376
邢月朋 …………………… 377
李恒明 …………………… 377
吴震西 …………………… 377
沈有庸 …………………… 378
陈阳春 …………………… 378
钟秀美 …………………… 378
郭汉章 …………………… 379
蔡华松 …………………… 379

黄芪 ……………………………… 380
丁泽民 …………………… 382
于尔辛 …………………… 382
于凯成 …………………… 382
于鹄忱 …………………… 383
万　政 …………………… 383
万文谟 …………………… 384
马　山 …………………… 384
马连珍 …………………… 385
王　烈 …………………… 385
王云铭 …………………… 385

王文春 …………………… 386
王乐善 …………………… 386
王必舜 …………………… 387
王春来 …………………… 387
王铁良 …………………… 387
王朝宏 …………………… 388
邓福树 …………………… 388
卢　芳 …………………… 389
叶傅惠 …………………… 389
田　隽 …………………… 389
田素琴 …………………… 390
乐德行 …………………… 390
边天羽 …………………… 391
吕承全 …………………… 391
曲　生 …………………… 392
朱良春 …………………… 392
任继学 …………………… 393
刘　锐 …………………… 393
刘再朋 …………………… 393
刘茂甫 …………………… 394
刘宝厚 …………………… 394
刘瑞祥 …………………… 394
阎湘濂 …………………… 395
汤益明 …………………… 395
许润三 …………………… 396
杜锦海 …………………… 396
李　莹 …………………… 396
李夫道 …………………… 397
李玉奇 …………………… 397
李世军 …………………… 397
李同生 …………………… 398
李寿山 …………………… 398
李寿彭 …………………… 399
李炳文 …………………… 399
李济春 …………………… 400

李辅仁 …………………… 400
吴震西 …………………… 400
何炎燊 …………………… 401
邹燕勤 …………………… 401
沈有庸 …………………… 402
宋一亭 …………………… 402
迟景勋 …………………… 402
张　林 …………………… 403
张　琪 …………………… 403
张云鹏 …………………… 404
张代钊 …………………… 404
张志钧 …………………… 405
张丽蓉 …………………… 405
张学文 …………………… 406
张崇鄯 …………………… 406
张瑞霞 …………………… 407
陈阳春 …………………… 407
陈祥林 …………………… 408
陈鸿文 …………………… 409
陆　拯 …………………… 409
陆德铭 …………………… 410
林　毅 …………………… 410
林朗晖 …………………… 411
范国梁 …………………… 411
罗　铨 …………………… 411
易希元 …………………… 412
岳景林 …………………… 412
金益强 …………………… 412
周信有 …………………… 413
周炳文 …………………… 413
周维骥 …………………… 414
周耀群 …………………… 414
郑孙谋 …………………… 415
郑陶万 …………………… 415
孟宪杰 …………………… 415

封万富 …………………… 416
查玉明 …………………… 416
赵玉庸 …………………… 416
赵纯修 …………………… 417
赵忠仁 …………………… 417
赵国章 …………………… 417
赵健雄 …………………… 417
钟秀美 …………………… 418
钟明远 …………………… 418
段亚亭 …………………… 419
施赛珠 …………………… 419
洪作范 …………………… 419
祝谌予 …………………… 420
姚寓晨 …………………… 420
贺永清 …………………… 420
骆继杰 …………………… 421
秦亮甫 …………………… 421
栗德林 …………………… 421
贾占清 …………………… 422
夏　天 …………………… 422
夏　翔 …………………… 423
原明忠 …………………… 424
顾振东 …………………… 424
柴彭年 …………………… 424
钱远铭 …………………… 424
徐迪华 …………………… 425
郭文勤 …………………… 426
郭春园 …………………… 426
高淑华 …………………… 426
唐祖宣 …………………… 427
黄文政 …………………… 427
黄宗勖 …………………… 427
黄保中 …………………… 428
康相彬 …………………… 428
梁贻俊 …………………… 429

董秀芝 …………………… 430

程益春 …………………… 430

焦中华 …………………… 431

路焕光 …………………… 431

蔡友敬 …………………… 431

蔡华松 …………………… 432

熊永文 …………………… 432

臧堃堂 …………………… 433

潘星北 …………………… 434

薛　芳 …………………… 434

魏龙骧 …………………… 434

黄连 …………………… 435

丁泽民 …………………… 436

丁莲蒂 …………………… 436

田　隽 …………………… 436

史济招 …………………… 437

刘清贞 …………………… 437

李寿山 …………………… 438

杨少山 …………………… 438

杨牧祥 …………………… 438

吴生元 …………………… 439

汪履秋 …………………… 439

陆　拯 …………………… 439

周维骥 …………………… 440

周楚良 …………………… 440

郑志道 …………………… 441

赵　谦 …………………… 441

赵冠英 …………………… 442

施赛珠 …………………… 442

栗德林 …………………… 443

夏锦堂 …………………… 443

徐迪华 …………………… 443

郭庆贺 …………………… 444

程益春 …………………… 444

黄柏 …………………… 446

宋光瑞 …………………… 446

高淑华 …………………… 446

谢宝慈 …………………… 447

谭新华 …………………… 447

麻黄 …………………… 448

于凯成 …………………… 449

马　山 …………………… 449

马新云 …………………… 449

朱秀峰 …………………… 450

孙恩泽 …………………… 450

李乃庚 …………………… 451

李世军 …………………… 451

汪履秋 …………………… 452

宋一亭 …………………… 452

陈乔林 …………………… 452

陈益群 …………………… 453

周跃庭 …………………… 453

周楚良 …………………… 453

郑惠伯 …………………… 454

赵　谦 …………………… 454

胡毓恒 …………………… 455

洪作范 …………………… 455

秦亮甫 …………………… 455

徐迪华 …………………… 456

黄保中 …………………… 456

龚子夫 …………………… 456

梁　冰 …………………… 457

董廷瑶 …………………… 457

谢昌仁 …………………… 457

淫羊藿 …………………… 459

万文谟 …………………… 460

王文春 …………………… 460

孔昭遐 …………………… 460

尹莲芳 …………………… 461

刘茂甫 …………………… 462

刘柏龄 …………………… 462

李寿彭 …………………… 462

邱志楠 …………………… 463

何同录 …………………… 463

陈克忠 …………………… 463

易希元 …………………… 464

周信有 …………………… 464

施赛珠 …………………… 465

姚寓晨 …………………… 465

黄文政 …………………… 465

黄宗勖 …………………… 465

崔金海 …………………… 466

焦西妹 …………………… 466

葛根………………………… 467

邓福树 …………………… 468

任　义 …………………… 468

全炳烈 …………………… 468

刘永年 …………………… 468

李瑞岚 …………………… 469

何炎燊 …………………… 469

陈阳春 …………………… 470

陈健民 …………………… 470

易希元 …………………… 470

畅　达 …………………… 471

罗　铨 …………………… 471

岳景林 …………………… 471

赵冠英 …………………… 472

钟明远 …………………… 472

祝谌予 …………………… 473

夏　翔 …………………… 473

诸方受 …………………… 473

葶苈子………………………… 474

刘清贞 …………………… 474

李文瑞 …………………… 475

陈阳春 …………………… 475

陈乔林 …………………… 475

胡毓恒 …………………… 476

黄少华 …………………… 476

蒲公英………………………… 478

马　山 …………………… 478

马　骏 …………………… 479

王　琦 …………………… 479

刘　锐 …………………… 480

李友余 …………………… 480

邱志楠 …………………… 480

迟景勋 …………………… 481

陈连起 …………………… 481

俞尚德 …………………… 481

郭汉章 …………………… 482

谢昌仁 …………………… 482

蔡友敬 …………………… 482

臧堃堂 …………………… 483

潘星北 …………………… 483

雷公藤………………………… 484

刘再朋 …………………… 484

刘沛霖 …………………… 485

李桂文 …………………… 485

邹燕勤 …………………… 485

赵　谦 …………………… 487

诸方受 …………………… 487

蜈蚣………………………… 488

干祖望 …………………… 488

朱良春 …………………… 489

李士懋 …………………… 489
李永康 …………………… 489
吴康衡 …………………… 489
陈治恒 …………………… 490
陆　拯 …………………… 491
陆德铭 …………………… 491
贾占清 …………………… 491
焦中华 …………………… 492

熟地黄 …………………… 493
曲竹秋 …………………… 493
刘柏龄 …………………… 494
周炳文 …………………… 494

段亚亭 …………………… 495
梁贻俊 …………………… 495

薏苡仁 …………………… 497
刘柏龄 …………………… 497
李玉奇 …………………… 498
李恒明 …………………… 498
张代钊 …………………… 498
陈向明 …………………… 498
赵健雄 …………………… 499
段亚亭 …………………… 499
郭振球 …………………… 499
谢远明 …………………… 500

方 剂 篇

一贯煎 …………………… 503
汪达成 …………………… 503
张崇鄯 …………………… 504
张瑞霞 …………………… 504
高忠英 …………………… 504
谢远明 …………………… 505

二仙汤 …………………… 506
张文阁 …………………… 506
郑惠伯 …………………… 506
崔金海 …………………… 507
魏龙骧 …………………… 507

二至丸 …………………… 508
叶傅惠 …………………… 508
杨家林 …………………… 508
姚寓晨 …………………… 509

二陈汤 …………………… 510
万友生 …………………… 510

任达然 …………………… 511
曲　生 …………………… 511
刘再朋 …………………… 511
孙恩泽 …………………… 512
陈鸿文 …………………… 512
尚志钧 …………………… 512
赵　谦 …………………… 512

三仁汤 …………………… 513
于鹄忱 …………………… 513
朱秀峰 …………………… 514
杨牧祥 …………………… 514
郑志道 …………………… 514

大柴胡汤 ………………… 516
丁莲蒂 …………………… 516
孙康泰 …………………… 517
陈连起 …………………… 517
陈宝义 …………………… 517

姚希贤 …………………… 518

小青龙汤 ……………………… 519

丁莲蒂 …………………… 519

刘瑞祥 …………………… 520

孙恩泽 …………………… 520

李孔定 …………………… 520

周仲瑛 …………………… 521

周继曾 …………………… 521

郭庆贺 …………………… 521

梁 冰 …………………… 522

小柴胡汤 ……………………… 523

王文彦 …………………… 524

田 隽 …………………… 524

刘瑞祥 …………………… 525

张子维 …………………… 525

陈治恒 …………………… 525

陈鸿文 …………………… 526

陈景河 …………………… 526

陈潮祖 …………………… 527

郑志道 …………………… 527

查玉明 …………………… 527

钟秀美 …………………… 528

段亚亭 …………………… 528

俞长荣 …………………… 529

祝谌予 …………………… 529

黄文政 …………………… 529

梁贻俊 …………………… 530

天麻钩藤饮 …………………… 531

王朝宏 …………………… 532

石学敏 …………………… 532

杨少山 …………………… 532

李辅仁 …………………… 533

张沛霖 …………………… 533

洪郁文 …………………… 534

骆继杰 …………………… 534

徐迪华 …………………… 534

五苓散 ………………………… 536

张达旭 …………………… 536

张瑞霞 …………………… 536

陈潮祖 …………………… 537

夏锦堂 …………………… 537

止嗽散 ………………………… 539

王必舜 …………………… 539

曲 生 …………………… 540

吴震西 …………………… 540

董秀芝 …………………… 541

少腹逐瘀汤 …………………… 542

李夫道 …………………… 542

张子义 …………………… 543

范国梁 …………………… 543

畅 达 …………………… 543

丹参饮 ………………………… 544

于作盈 …………………… 544

王必舜 …………………… 545

林庆祥 …………………… 545

郑孙谋 …………………… 545

郭振球 …………………… 545

郭谦亨 …………………… 546

乌梅丸 ………………………… 548

于尔辛 …………………… 548

李士懋 …………………… 548

范国梁 …………………… 549

翟明义 …………………… 549

六味地黄丸 …………………… 550

王铁良 …………………… 551

田素琴 ……………… 551
曲 生 ……………… 551
朱良春 ……………… 552
刘 锐 ……………… 552
刘茂甫 ……………… 552
刘宝厚 ……………… 553
李友余 ……………… 553
李 莹 ……………… 554
李辅仁 ……………… 554
李瑞岚 ……………… 554
杨守玉 ……………… 554
陆 拯 ……………… 555
赵忠仁 ……………… 555
骆继杰 ……………… 555
夏桂成 ……………… 556
徐木林 ……………… 556
贾占清 ……………… 556
郭振球 ……………… 557
阎湘濂 ……………… 557
熊永文 ……………… 557
蔡华松 ……………… 558

玉屏风散 ………………… 559
丁莲蒂 ……………… 559
孔昭遐 ……………… 560
叶傅惠 ……………… 560
李孔定 ……………… 560
张达旭 ……………… 561
郑志道 ……………… 561
阎湘濂 ……………… 561
潘星北 ……………… 562

平胃散 …………………… 563
刘云山 ……………… 563
汤益明 ……………… 564

岳景林 ……………… 564
金润泉 ……………… 564
裴正学 ……………… 565

龙胆泻肝汤 ……………… 566
田素琴 ……………… 567
刘清贞 ……………… 567
迟景勋 ……………… 567
张沛霖 ……………… 567
贺永清 ……………… 568
蔡华松 ……………… 568

归脾汤 …………………… 570
王云铭 ……………… 571
王生义 ……………… 571
刘 锐 ……………… 571
封万富 ……………… 571
胡青山 ……………… 572
赵忠仁 ……………… 572
夏 天 ……………… 572
秦亮甫 ……………… 573

四物汤 …………………… 574
何少山 ……………… 574
尚志钧 ……………… 575
钟秀美 ……………… 575
段亚亭 ……………… 576
祝谌予 ……………… 576
郭春园 ……………… 576
高淑华 ……………… 576
郭谦亨 ……………… 577

四逆散 …………………… 578
马 骏 ……………… 579
田 隽 ……………… 579
乔仰先 ……………… 580

朱良春 …………………… 580

汤益明 …………………… 580

许润三 …………………… 581

李孔定 …………………… 581

李鸣皋 …………………… 581

杨少山 …………………… 581

杨家林 …………………… 582

吴震西 …………………… 583

张瑞霞 …………………… 583

畅　达 …………………… 584

金益强 …………………… 584

高忠英 …………………… 584

黄保中 …………………… 585

谢昌仁 …………………… 585

魏龙骧 …………………… 585

四君子汤 ………………………… 586

王翘楚 …………………… 586

李寿彭 …………………… 587

尚志钧 …………………… 587

岳景林 …………………… 588

林　毅 …………………… 588

段亚亭 …………………… 588

焦中华 …………………… 588

四妙勇安汤 ……………………… 589

王朝宏 …………………… 589

任继学 …………………… 590

迟景勋 …………………… 590

郑惠伯 …………………… 590

崔公让 …………………… 591

生脉散 …………………………… 592

于凯成 …………………… 593

马连珍 …………………… 593

李辅仁 …………………… 593

杨家林 …………………… 593

吴生元 …………………… 594

吴震西 …………………… 594

何炎燊 …………………… 595

易希元 …………………… 596

罗　铨 …………………… 596

金润泉 …………………… 596

赵冠英 …………………… 596

徐迪华 …………………… 597

仙方活命饮 ……………………… 598

迟景勋 …………………… 598

姜树荆 …………………… 599

黄文政 …………………… 599

黄瑾明 …………………… 599

熊永文 …………………… 599

白头翁汤 ………………………… 601

尚志钧 …………………… 601

姚希贤 …………………… 602

谢宝慈 …………………… 602

瓜蒌薤白半夏汤 ………………… 603

丁莲蒂 …………………… 603

于凯成 …………………… 604

宋一亭 …………………… 604

陈阳春 …………………… 604

陈景河 …………………… 604

周仲瑛 …………………… 605

郑孙谋 …………………… 605

郭文勤 …………………… 605

半夏泻心汤 ……………………… 607

马　骏 …………………… 608

石学敏 …………………… 608

田　隽 …………………… 608

任 义 …………… 609
李恒明 …………… 609
陈连起 …………… 609
周仲瑛 …………… 609
周维骥 …………… 610
郑志道 …………… 610
俞长荣 …………… 610
康相彬 …………… 611
黄文政 …………… 611

地黄饮子 …………… 613
于作盈 …………… 614
王乐善 …………… 614
刘亦选 …………… 614
周炳文 …………… 615
周继曾 …………… 615
郑孙谋 …………… 615

血府逐瘀汤 …………… 617
石学敏 …………… 618
任 义 …………… 618
刘瑞祥 …………… 619
关国华 …………… 619
李寿山 …………… 620
李永康 …………… 620
张文泰 …………… 620
张丽蓉 …………… 620
张重华 …………… 621
张崇鄯 …………… 621
陈益群 …………… 621
林朗晖 …………… 622
金益强 …………… 622
洪郁文 …………… 623
姚希贤 …………… 623
郭文勤 …………… 623

康相彬 …………… 624
谢远明 …………… 624
蔡华松 …………… 625

阳和汤 …………… 626
马 山 …………… 627
陈益群 …………… 627
姜兆俊 …………… 627
郭文勤 …………… 627
崔公让 …………… 628

苇茎汤 …………… 629
印会河 …………… 629
陈治恒 …………… 629
尚志钧 …………… 630

补中益气汤 …………… 631
王乐善 …………… 632
牛元起 …………… 632
史济招 …………… 632
许占民 …………… 633
李世平 …………… 633
李友余 …………… 633
汪朋梅 …………… 634
沈有庸 …………… 634
张 磊 …………… 635
陆 拯 …………… 635
陈鸿文 …………… 636
陈潮祖 …………… 636
邵祖燕 …………… 636
金益强 …………… 637
郑孙谋 …………… 637
郑志道 …………… 638
赵忠仁 …………… 638
贾占清 …………… 638
黄少华 …………… 639

谢宝慈 ……………………… 639
熊永文 ……………………… 640
潘星北 ……………………… 640

补阳还五汤………………… 641
尹莲芳 ……………………… 642
刘亦选 ……………………… 642
刘宝厚 ……………………… 642
汤益明 ……………………… 643
许占民 ……………………… 643
何炎燊 ……………………… 644
张志钧 ……………………… 644
张沛霖 ……………………… 644
张鸣鹤 ……………………… 645
陈向明 ……………………… 645
周继曾 ……………………… 645
封万富 ……………………… 646
赵忠仁 ……………………… 646
贾占清 ……………………… 646
夏 翔 ……………………… 647
徐木林 ……………………… 647
梁贻俊 ……………………… 647

肾气丸…………………… 649
王乐善 ……………………… 649
李 莹 ……………………… 650
陈鸿文 ……………………… 650
俞长荣 ……………………… 650
栗德林 ……………………… 651
黄文政 ……………………… 651
潘星北 ……………………… 651

炙甘草汤………………… 653
曲 生 ……………………… 653
许占民 ……………………… 654
郑孙谋 ……………………… 654

陈阳春 ……………………… 654
姚树锦 ……………………… 655
高忠英 ……………………… 655

参苓白术散………………… 656
干祖望 ……………………… 657
王铁良 ……………………… 657
刘云山 ……………………… 657
郑陶万 ……………………… 658
俞长荣 ……………………… 658
祝谌予 ……………………… 658

茵陈蒿汤………………… 659
龙治平 ……………………… 659
郑陶万 ……………………… 659
刘沛霖 ……………………… 660

香砂六君子汤……………… 661
于尔辛 ……………………… 662
王乐善 ……………………… 662
乐德行 ……………………… 662
刘继祖 ……………………… 662
李友余 ……………………… 662
吴震西 ……………………… 663
汪朋梅 ……………………… 663
陈伯咸 ……………………… 664
林朗晖 ……………………… 664
封万富 ……………………… 665
赵忠仁 ……………………… 665
姚希贤 ……………………… 665

复元活血汤………………… 666
李国衡 ……………………… 666
宋贵杰 ……………………… 667
陈益群 ……………………… 667
孟宪杰 ……………………… 667

保元汤 …………………… 668

　　赵冠英 …………………… 668

　　徐迪华 …………………… 669

　　高忠英 …………………… 669

独活寄生汤 ………………… 670

　　王乐善 …………………… 671

　　王春来 …………………… 671

　　李永康 …………………… 671

　　秦亮甫 …………………… 671

　　管遵惠 …………………… 672

　　戴勤瑶 …………………… 672

真武汤 ……………………… 673

　　王自立 …………………… 673

　　李寿彭 …………………… 674

　　邹学熹 …………………… 674

　　陈治恒 …………………… 674

　　陈潮祖 …………………… 675

　　查玉明 …………………… 675

　　郭文勤 …………………… 676

桂枝汤 ……………………… 677

　　于鹄忱 …………………… 678

　　龙治平 …………………… 678

　　田隽 …………………… 678

　　刘继祖 …………………… 679

　　吴生元 …………………… 679

　　陆拯 …………………… 679

　　罗铨 …………………… 680

　　岳景林 …………………… 680

　　周伯康 …………………… 680

　　赵冠英 …………………… 681

　　祝谌予 …………………… 681

　　郭庆贺 …………………… 682

　　董廷瑶 …………………… 682

　　谢远明 …………………… 682

桂枝茯苓丸 ………………… 684

　　王云铭 …………………… 684

　　吴熙 …………………… 685

　　陈潮祖 …………………… 685

　　蔡小荪 …………………… 685

桃红四物汤 ………………… 686

　　于慎中 …………………… 686

　　杨吉相 …………………… 687

　　宋贵杰 …………………… 687

　　林庆祥 …………………… 687

　　姚寓晨 …………………… 688

　　戴勤瑶 …………………… 688

柴胡疏肝散 ………………… 689

　　王雨梅 …………………… 689

　　乐德行 …………………… 690

　　曲生 …………………… 690

　　张子义 …………………… 690

　　赵冠英 …………………… 690

　　栗德林 …………………… 691

　　夏天 …………………… 691

　　黄瑾明 …………………… 692

逍遥散 ……………………… 693

　　王生义 …………………… 694

　　尹莲芳 …………………… 694

　　印会河 …………………… 694

　　刘锐 …………………… 694

　　关国华 …………………… 695

　　许润三 …………………… 695

　　李鸣皋 …………………… 695

　　杨友鹤 …………………… 695

杨吉相 ……………………… 696
张文阁 ……………………… 696
张重华 ……………………… 696
林朗晖 ……………………… 696
封万富 ……………………… 697
钟秀美 ……………………… 697
骆继杰 ……………………… 697
贾占清 ……………………… 698
钱伯文 ……………………… 698
龚子夫 ……………………… 698
蔡小荪 ……………………… 699
管遵惠 ……………………… 699
熊永文 ……………………… 700

黄芪建中汤 ………………… 701
杨泽民 ……………………… 701
何少山 ……………………… 702
陈连起 ……………………… 702
钟明远 ……………………… 703
柴彭年 ……………………… 703

银翘散 ……………………… 704
王朝宏 ……………………… 704
任　义 ……………………… 705
周楚良 ……………………… 705
潘星北 ……………………… 705

麻杏石甘汤 ………………… 706
马　山 ……………………… 706
刘清贞 ……………………… 707
孙恩泽 ……………………… 707
宋一亭 ……………………… 707
汪履秋 ……………………… 707
陈克忠 ……………………… 708
周仲瑛 ……………………… 708
周伯康 ……………………… 708

周继曾 ……………………… 709
贺永清 ……………………… 709
秦亮甫 ……………………… 709
潘星北 ……………………… 710

麻黄附子细辛汤 …………… 711
张文泰 ……………………… 711
张志钧 ……………………… 712
张学文 ……………………… 712
陈宝义 ……………………… 712
黄宗勖 ……………………… 713

清心莲子饮 ………………… 714
万　政 ……………………… 714
王铁良 ……………………… 715
汤益明 ……………………… 715

清瘟败毒饮 ………………… 716
王德林 ……………………… 717
吕承全 ……………………… 717
周炳文 ……………………… 718
梁贻俊 ……………………… 718

温经汤 ……………………… 719
李炳文 ……………………… 719
何同录 ……………………… 720
赵国章 ……………………… 720
高忠英 ……………………… 721

温胆汤 ……………………… 722
于鹄忱 ……………………… 723
马　骏 ……………………… 723
王文彦 ……………………… 723
印会河 ……………………… 723
曲竹秋 ……………………… 724
刘清贞 ……………………… 724

关国华 …………………………… 724

李炳文 …………………………… 724

何炎燊 …………………………… 725

汪朋梅 …………………………… 725

沈有庸 …………………………… 726

陈克忠 …………………………… 726

范国梁 …………………………… 727

周仲瑛 …………………………… 727

赵国岑 …………………………… 727

贺永清 …………………………… 727

贾占清 …………………………… 728

郭文勤 …………………………… 728

梁贻俊 …………………………… 729

谢昌仁 …………………………… 729

附　录 ………………………… 730

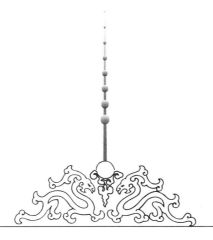

中 药 篇

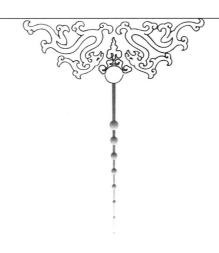

人 参

（西洋参、党参）

人参为五加科植物人参 *Panax ginseng* C.A.Mey. 的根。主产于吉林、辽宁等地区。本品味甘、微苦，性微温。归脾、肺、心经。具有大补元气、复脉固脱、补脾益肺、生津止渴、安神益智等功效。

西洋参为五加科植物西洋参 *Panax quinquefolium* L. 的根。主产于美国、加拿大及法国，我国也有栽培。本品味甘、微苦，性寒。归心、肺、肾经。具有补气养阴、清火生津的作用。

党参为桔梗科植物党参 *Codonopsis pilosula*（Franch.）Nannf. 的根。主产于甘肃、四川、陕西、山西、黑龙江、吉林、辽宁等地区。本品味甘、苦，性平。归脾、肺经。具有补气、健脾、益肺的作用。

本次被调研的330位名中医中擅长运用人参（红参、西洋参、党参）的计32位。主要为辽宁、吉林、黑龙江、陕西、四川、广东、湖北、湖南、河南、河北、天津、上海、重庆、贵州、江西、山东、山西、新疆、安徽等19个省市的内科、妇科、儿科、骨科医家，其中以吉林、陕西、四川、广东等地医家为多。

1. 用药指征及配伍

关于人参的用药指征，多数医家认为：①气虚征象：精神疲倦，嗜睡，面白无华或面黄憔悴，声音低微，呼吸气短，四肢无力，自汗等。②气脱征象：面色苍白，四肢厥冷，大汗淋漓，呼吸微弱，或呼吸喘促，脉微欲绝等。②舌脉征象：舌质淡暗，或舌淡嫩，苔白，或苔少；脉沉细弱，或迟弱无力，甚至芤濡虚大，或细涩结代。④辅助检查：血压下降，或低血压，心率低于60次/分以下，心电图示2~3度房室传导阻滞。白细胞、红细胞、血小板低于正常值，长期蛋白尿，胃下垂，心肺功能不全等。

西洋参的用药指征为：①气阴两虚征象：气短，自汗，乏力，心烦，口干舌燥等。②阴虚火旺征象：体虚低热、盗汗、咳喘痰血等。

党参的用药指征为：①脾气虚征象：消瘦，头晕，四肢乏力，或四肢酸软或酸痛，纳差，脘腹胀满，大便溏泄，下肢浮肿。②心气虚征象：心慌，心悸，气短，自汗。③肺气虚征象：少气懒言，面色苍白，动则气短，久咳痰多。④舌脉征象：舌体淡胖或边有齿痕，苔白腻。脉虚细弱结代，或细软，虚缓等。⑤辅助检查：白蛋白降低，或球蛋白升高，或白蛋白与球蛋白比例倒置等。

与人参（西洋参、党参）配伍同用出现次数较多的药物有：补气类的白术（30次）、黄芪（21次）、甘草（20次）、茯苓（18次）、山药（9次）、蛤蚧（6次）；养阴类的麦冬（25次）、五味子（25次）；补血类的当归（19次）、熟地（8次）、白芍（8次）；活血类的丹参（8次）、川芎（7次）、三七（6次）；温阳类的附子（9次）、桂枝（5次）；清热类的石膏（7次）、知母（7次）等。

2. 主治病症

人参（西洋参）所主治的病症多达67种，大多为内科（88%）疾病，此外还有妇科（4.5%）、外伤科（4.5%）、男科（3%）等疾病。内科疾病中以脱证、心悸、怔忡、失眠、汗证、惊悸、健忘、胸痹等心系病症；胃脘痛、痞证、腹痛、便秘、泄泻、吐血、便血等脾胃病症；喘证、久咳、咳喘等肺系病症为多。此外还有虚劳、病后体虚、消渴、内伤发热、眩晕、头痛、水肿、痿证等杂病。涉及的西医病症主要有：各种原因引起的休克、特别是出血性休克、重症感染、心肌炎、心肌病、心力衰竭、冠心病、心肌梗死、心律失常、心绞痛、病态窦房结综合征、肺源性心脏病（简称肺心病）、风湿性心脏病（简称风心病）、动脉硬化、高脂血症、低血压等心血管疾病；胃炎、胃溃疡、上消化道出血等多种消化道疾病；肺癌、肝癌、肠癌、胃癌、食管癌、白血病等恶性肿瘤；以及白细胞减少症、再生障碍性贫血、糖尿病、呼吸衰竭、肺气肿、肾病综合征等。妇科病症以崩漏、产后大出血等为主。外伤科有颈椎病、肩周炎、骨折后体虚等。男科有性功能衰弱、男性不育症等。

党参所主治的病症主要有：冠心病、心肌炎、心功能不全、心肌病等心脏疾病；虚弱证或虚脱证；慢性胃炎、慢性泄泻、消化性溃疡、慢性肝炎、肝硬化、急性肝炎和重症肝炎的恢复期、内脏下垂、腹痛、腹泻、消化道癌肿等消化系统疾病；以及癫痫、久咳、脊柱与关节退行性病变、婴儿痉挛症等。

3. 禁忌证及用量

在禁忌证方面，多数医家认为人参（党参）的禁忌证有：外感初起，里热炽盛，肝郁气滞，痰实气壅，湿阻胸闷，狂躁不寐，腹胀实大，膈塞便闭等实证；高血压病属阴虚阳亢型者，脾胃病湿邪重者，食滞者，肿瘤早期；舌红苔厚，脉弦大紧实，滑数有力者。婴幼儿不宜。误用出现的症状有：助热化火的症状，如易激动，兴奋，烦躁不安，心悸失眠，鼻衄，齿衄，口渴，头痛，眩晕，血压升高等；气机壅滞的症状，如心情抑郁，胸闷腹胀，或痞满不食。严重者出现口唇发紫，呼吸急促，四肢抽搐等。西洋参的使用禁忌为：中阳衰弱，胃有寒湿，郁火不得发者。

在用量上，最少每剂用5g，最多达100g，多数用10~30g。

丁莲蒂（红参）

【适应证】各种病因引起的休克，低血压，心功能低下，病态窦房结综合征，心律失常等。

【用药指征】血压下降，头晕，四肢厥冷，心率低于60次/分以下，心电图示2~3度房室传导阻滞者。

【配伍】

红参15~30g（文火煎30分钟），配附片30g，五味子12g，紫丹参15g，细辛3g。治各种原因引起的休克，低血压，心功能低下，病态窦房结综合征，心律失常等。

【用量】9~30g。

【禁忌】高血压患者有阳亢诸证者不宜使用，误用后可导致血压升高，鼻衄，齿衄等证。

【体会】红参浸泡酊剂或切成饮片（极薄）备用，在心率极慢时（50次/分以下）服用，其疗效优于西药，无异丙肾上腺素之不良反应；可提高心率，改善临床所见之阳虚症状。

于尔辛（党参）

【适应证】所有消化道癌肿，无论早晚。亦可与手术、化疗等同用。

【配伍】

党参30g，配白术10g，茯苓30g，八月札30g。治疗肝癌。

党参30g，配白术10g，冰球子10g，白花蛇舌草30g。治疗胃癌。

党参30g，配蜂房10g，望江南12g。治疗肺癌。

【用量】10g~50g。

【禁忌】癌肿患者多能应用，如非单独应用，则无不良反应。

【体会】本人认为所有消化道癌肿，均属脾虚，因此均可用此党参为主的药物，其他一些癌症如肺癌等，见脾虚证象者亦可应用。

于作盈（西洋参）

【适应证】热病或病后气阴两虚证，如烦倦，口干渴等；阴虚火旺引起的咳喘；津液不足所致的口干舌燥，心烦，失眠等；心阴虚所致的心烦，胸闷，气短，自汗，乏力等。

【配伍】

西洋参10g，配麦冬、知母、北沙参、川贝。治阴虚火旺，喘咳之症。

西洋参5~10g，配鲜生地、石斛、麦冬。治咽干舌燥、口干渴等症。

西洋参5~10g，配黄芪、丹参、麦冬、甘草。治胸痹气阴两虚兼血瘀者，症见胸闷，气短，乏力，舌质红，脉细数。

【用量】5~15g。

【禁忌】中焦阳气衰弱，脾胃寒湿者忌服西洋参。

【体会】夏季用西洋参，对于需要补益肾阴者效果甚好，优于人参，且无燥性。

于凯成（人参）

【适应证】冠心病，肺源性心脏病，风

湿性心脏病，风湿性心脏病，心肌病，心律失常，糖尿病等。

【用药指征】心脏病人见心悸、气短、乏力、口干等，伴有喘促欲脱者必重用。

【配伍】

配丹参、红花、桃仁、郁金、三七等。治冠心病。

配麦冬、黄芪、五味子。治心肌炎。

配丹参、泽兰、赤芍、地龙、益母草。治肺源性心脏病。

配桃仁、红花、枳壳、当归、苏木。治风湿性心脏病。

配黄芪、葶苈子、茯苓、桂枝。治心衰浮肿。

配麦冬、黄连、郁金、苦参、紫石英。治心律失常。

【用量】10~30g。对见有喘咳欲脱者必重用。

【禁忌】凡有表证或有热象者均不宜应用该药。

【体会】心血管病以本虚标实证居多，临证时应根据标本缓急，灵活施治。

马连珍 （红参）

【适应证】少阴病（充血性心力衰竭），胸痹（冠心病、心绞痛、心律失常），及阳气虚所致的中气不足，脾胃虚衰造成的胃脘疼痛、大便溏薄等症。

【用药指征】阳气虚弱引起的喘促，心悸，汗出肢冷，呼吸急促，舌质淡暗，脉沉细弱。

【配伍】

红参配附子10~15g（先煎），即参附汤，治疗充血性心力衰竭。

红参配大黄6~8g或大黄炭6~8g，寒热并用，通补兼施，人参温助阳气，大黄荡涤胃肠瘀血，去瘀生新，温阳活血。

红参配水蛭10g，三七1.5g（冲服），温阳逐瘀，治疗胸痛。

红参配桂枝10~12g，温阳宣痹，治疗心阳不足之胸痹。

【用量】与附子等量，一般10g，先煎1小时。根据病情用量可至15~20g。

【禁忌】阳明热盛证如大热、大渴、面红目赤、大便干燥、胃火牙痛，误用使病情加重，助热化火。

【体会】人参为甘温力宏之品，临床用人参上助心阳，中补脾阳，下温肾阳；人参配附子组成参附汤，具有回阳救逆之功，为治疗充血性心力衰竭的代表方。现代药理学研究证明，人参能增加心肌收缩力，降低周围血管阻力及心肌耗氧量，清除自由基，抑制脂质过氧化反应而保护心脏，与地高辛有协同作用。

王云铭 （人参）

【适应证】虚劳内伤，面白少气，心悸怔忡，失眠多梦，虚喘自汗，失血崩漏，大出血，创伤休克，心力衰竭等症。

【配伍】

人参30~60g，浓煎顿服，以补气固脱，用于大出血、创伤休克、心力衰竭等症的急救。

人参 20g，配麦门冬 30g，五味子 9g，大生地 30g，玄参 20g，黄芪 30g，干山药 15g，乌梅 20g（碎），知母 9g，生石膏 30g，黄芩 9g。治糖尿病（消渴）。

人参 15g，配黄芪 30g，当归 9g，川芎 9g，白芍 9g，熟地 24g。治妇女月经前期，见量多色淡，心慌气短，小腹空坠，苔薄黄，脉细弱者。

人参 30g，配麦门冬 60g，五味子 9g，治气血两亏，心悸气短，脉微自汗等症。

【用量】9~60g。

【禁忌】非气虚者不宜。

【体会】人参甘平，入脾、肺二经，功能补五脏，安精神，补气养血，滋阴生津，为治虚证之要药。反藜芦，畏五灵脂。

乐德行（人参、党参）

【适应证】气虚证，气血两虚证，气阴两虚证。

【用药指征】神萎，疲乏无力，气短自汗，舌质淡，脉细弱甚则脉微欲绝。

【配伍】

人参 10~15g，或配附子 10g。治气虚脉绝。

党参 20g，配白术 12g，云茯苓 12g，陈皮 10g，炙甘草 6g。治脾胃气虚、纳少。

党参 20g，配麦冬 12g，五味子 10g。治气阴两虚证。

党参 20g，配白术 15g，当归 12g，白芍 12g。治气血两虚证。

党参 15g，配紫苏 10g，前胡 10g，葛根 12g。治虚人外感。

【用量】人参 3~15g，党参 6~30g，太子参 9~30g。

【禁忌】凡气实者不宜用；凡阴虚火旺者不宜用；高热、烦躁、便秘者不宜用；苔黄舌红，脉数者不宜用。误用易致病情缠绵不愈。

【体会】人参大补元气，党参补中益气，太子参补气生津，三药功用相似，但有强弱之别，可以互相替代，发挥各自优势。

刘云山（西洋参）

【适应证】肺虚咳嗽，失血，体虚低热，汗证。

【用药指征】阴虚火旺所致的体虚低热，盗汗，咳喘痰血。热病伤津所致的烦倦口渴，津液不足的口干舌燥等。

【配伍】

西洋参 2~3g，配生地、麦冬。治热病气阴两伤，烦倦口渴。

西洋参 2~3g，配麦冬、知母、贝母。治阴虚火旺，咳喘痰血。

西洋参 1~2g，配百合、乌药。治胃脘痛，虚中挟实证。

西洋参 3~5g，配当归、熟地。治气血虚弱。

西洋参 2~2g，配黄芪、麦冬、五味子。治气虚自汗。

西洋参 2~3g，配麦冬，黄连。治腹泻伤阴。

【用量】1~5g。

【禁忌】中阳衰弱，胃有寒湿，郁火不

得发者不宜使用西洋参。脏寒者服之腹痛。郁火者服之火不透发反发寒热。

【体会】①凡欲得参以升发者，不可用，因其性寒。实证、热证而正气不虚者忌服；若服西洋参后出现腹胀，食欲不振等气滞证象者，可配伍理气药同用；对津液不足而出现口干舌燥可泡水频服。②小儿乃稚阴稚阳之体，且病后多化火入里，耗阴较损气为甚，故儿科较常用西洋参，意在益气生津。若为阳气虚弱之体则非所宜，凡欲用人参而不受人参之温补者，皆可以此代之。久病气阴两虚证必用此药。

刘亦选（人参、红参）

【适应证】心脑血管疾病（冠心病，动脉硬化），高脂血症，糖尿病。

【用药指征】气虚：短（声音低微，呼吸气短），淡（舌质淡嫩），无力（四肢无力），疲（精神疲倦，嗜睡）。厥脱：汗（大汗淋漓），白（面色苍白），厥（四肢厥冷），微（呼吸微弱），绝（脉微欲绝）。

【配伍】

野山人参 10~15g 煎服，配抗心梗合剂，治急性心肌梗死并发心源性休克。

高丽参 10~15g 急煎频服，配紫地合剂（紫珠草，地稔），治上消化道大出血。

吉林红参 10~15g 煎服，治气虚证，阳脱证。

西洋参（或种洋参、生晒参）10~15g 煎服，治气阴两虚证，阴脱证。

吉林红参末 3g，配三七末 3g，1 日 3 次，开水冲服，治气虚血瘀型冠心病心绞

痛、心肌梗死。

【用量】0.5~30g。

【禁忌】肝阳上亢及肝郁气滞者不宜服用，否则易致脑卒中。误服或用量过大易致中毒。中毒反应表现为：头痛，口渴，烦躁不安，面色苍白，心悸失眠，心情抑郁，口唇发紫，呼吸急促，四肢抽搐等。

【体会】中医治病最重要的是区分寒热虚实，辨证论治。如虚寒证气虚阳脱，应选用高丽参、吉林红参、野山参；虚热证气阴虚阴脱，则选用西洋参、生晒参。人参可用于肿瘤病人的辅助治疗，还有一定的抗衰老作用，对老年智力减退、阳痿有一定疗效。人参中毒，可用莱菔子 30g 煎水服以解毒。

刘沛霖（人参）

【适应证】各种部位、各种原因引起的出血证。

【用药指征】大出血引起的休克。

【配伍】

人参（另煎）15~20g，配黄芪 30g，阿胶（烊化）15g，当归 15g。重症可改用人参注射液肌内注射，治疗子宫出血。

人参（另煎）20g，配白及粉 10g，云南白药（另吞）0.3g。治疗上消化道出血。

【用量】10~30g。

【禁忌】高血压病患者慎服人参。临床如滥用人参，可出现易激动，兴奋，失眠，腹胀，纳差，头痛，眩晕等症状。

【体会】①人参治疗血症有良效，不论何部位出血，也不论何种病因引起的出血，

皆可用人参治疗。气虚性出血，固是人参的适应证，但血热性出血及瘀血性出血，配伍相应的药物，用人参亦有效。②人参可用于抢救危重病人，包括大出血及休克。③应试前1小时服少量人参及咖啡，可提高应试发挥水平。

李 莹（党参）

【适应证】中气不足之证，有四肢倦怠，食少便溏表现者；肺气亏虚，有气短咳喘，言语无力，声音低弱表现者；热病伤津，症见气短口渴者，以及血虚萎黄，头晕心慌等。

【配伍】

党参10g，配白术10g，茯苓20g，甘草10g，为补气名方四君子汤。

党参10g，配黄芪30g，五味子15g。治肺气亏虚引起的多种病症。

党参10g，配麦冬20g，五味子10g。治气津两伤证。

党参10g，配熟地30g，当归15g，可促进术后，久病或失血后体质恢复。

【用量】10~15g。

【禁忌】热证或脾虚湿盛之证不宜单独使用该药，应配伍其他清热药或健脾渗湿药。反藜芦。

【体会】党参对各种虚寒证最为适宜，其性有偏热偏腻的一面，可与其他药物配伍使用以制之。

李世平（人参）

【适应证】脾胃气虚，肺肾两虚，心

肺气虚，气虚失血（崩漏，产后大出血，吐血，便血等大出血；大出血后各种虚损病症）。

【用药指征】舌苔少。

【配伍】

人参5~10g，配黄芪20g，白术10g，陈皮10g，紫苏10g，丁香5g。治气虚心下痞满。

人参1份，配鸡内金2份，研末，日服5~10g。开胃，治食欲不振。

人参30g，水煎频服或人参3g，阿胶10g，炮姜炭10g，当归5g，灶心土30g。治气虚大量出血。

人参5g，配肉桂1g，阿胶5g，为1日量。配他药入丸散补血。

人参2份，三七1份，研末，日服3~6g。治胸痹痛缓解后，久服治本。

【用量】2~30g，入丸散，治虚损每日2g，救脱急煎，每日30g。

【禁忌】外感病热象明显时不用；脾胃病湿邪重者不用；高血压病属阴虚阳亢型不用。

【体会】人参在内伤杂病中禁忌很少，经配伍可广泛应用；急重症，或方中有不宜与人参配伍的药物，可另用人参注射液，所用人参以红参为主；西洋参不作人参用，其力较弱，用途不广；无病而体弱之人，可用少量人参久服作保健之用。

李国衡（党参）

【适应证】脊柱与关节退行性病变；气虚、气血不足及脾胃虚弱性疾病。

【用药指征】气少倦怠，言语无力，呼吸气短，食少，大便溏薄。

【配伍】

党参15g，配川断肉9g，巴戟天9g，陈皮6g，白术12g，厚杜仲9g，淡苁蓉9g，即健脾益肾汤（临床经验方）。主治脊柱痿弱，腰酸背痛，动作无力。

大党参12g，配大生地12g，豆衣12g，炒白术10g，杭白芍9g，柏子仁4.5g，抱茯神12g，当归身9g，夜交藤12g，生甘草3g，南川芎9g，炒枣仁9g，即加味八珍汤（伤科验方）。主治各种严重损伤后期，局部疼痛，头昏心悸，睡眠不安。

【用量】9~15g。

【禁忌】无明显虚证者一般不用。

【体会】党参具有益气健脾的功用。气虚者配黄芪、怀山药、白术、陈皮等。血虚者配熟地、当归、制首乌等有良好疗效。本药产量较多、价廉，故在补气药中为多用之品。但本药与人参相比效力较薄，虚脱严重之症，仍须应用人参。

张 子 维 （党参）

【适应证】心肺气虚，脾胃虚弱，或血虚，阳虚欲脱。

【配伍】

党参30g，配麦冬15g，五味子12g，百合12g，天冬12g，桑白皮15g，苏子10g，杏仁10g，丹参15g，甘草6g。治虚喘。

党参15g，配白术12g，砂仁10g，清半夏10g，郁李仁12g，桂枝7g，木香10g，

枳壳10g，甘草15g。治痰饮。

党参12g，配白术10g，白茯苓10g，厚朴12g，槟榔12g，清半夏10g，赭石12g，胡黄连12g，白扁豆15g，生牡蛎15g。治嘈杂吐酸。

党参20g，配白术12g，茯苓15g，桂枝10g，泽泻12g，猪苓10g，车前子15g，滑石12g。治脾阳虚水肿。

党参15g，配沙参12g，生地15g，石斛15g，麦冬12g，白芍10g，甘草6g。治热中。

【用量】15~40g。

【禁忌】实证不宜，有留邪之弊。

陈 宝 义 （党参）

【适应证】癫痫，婴儿痉挛症，腹痛，腹泻。

【用药指征】久病不愈，体质虚弱，形削神怯，气短乏力，面色姜黄，舌淡脉细软，见上述指征一项以上者均可重用党参。

【配伍】

党参10g，配茯苓10g，山药10g，陈皮6g，白术10g，白芍10g，当归10g，羌活6g，甘草6g。治婴儿痉挛症久治不愈，每日抽搐数十次者，临床缓解约需服药3~6周。

【用量】10~20g。

【禁忌】温热急症，实热内盛及湿重痰盛之证均非所宜。

【体会】凡胃纳呆滞者，需配伍砂仁6g，以收补而不滞之效。

陈 潮 祖（人参）

【适应证】元气亏损，五脏气虚。

【用药指征】少气懒言，心悸气短，脉弱无力。

【配伍】

配黄芪、白术、甘草等。治气虚。

配附子，治心衰。

【用量】10~30g。

【禁忌】脉实气滞者不宜使用，用之有实实之弊，反增胀满。

邵 梦 扬（人参）

【适应证】癌症，尤其多用于中晚期癌症如肺癌、肝癌、肠癌、胃癌、食管癌、白血病等；白细胞减少症，特别是癌症放射化疗后引起的白细胞减少症；内科杂病，如虚喘、久咳、滑泄、自汗、盗汗、失眠、出血、虚脱等一切虚损性疾病。

【用药指征】久病自汗，盗汗，久泻久痢，短气乏力，神疲倦怠，久咳虚喘，久淋，失血，面白或面黄憔悴；舌淡或暗，脉迟弱无力甚至芤濡虚大，细涩结代；白细胞，红细胞，血小板均低于正常值；低血压，血清 T_3T_4 低于正常值等。具备以上三条中一项者，必用人参。

【配伍】

人参 10~30g，配枸杞、赤灵芝、麦冬、白术等。治中晚期癌症，体虚或放、化疗后宜用。

人参 10~30g，配炮附子，治休克汗出肢冷，阳虚明显；配五味子、麦冬，治因热病而致的休克，或伴见舌红苔干、虚烦；配熟地，治失血性休克。

人参 10~30g，配当归、淫羊藿、何首乌、枸杞等。治白细胞减少，贫血等。

人参 10~20g，配炒白术、春砂仁、广木香，治脾胃虚弱，纳差面白，少气乏力等症。

人参 10~20g，配款冬花、五味子、杏仁、蛤蚧等。治肺虚喘促，久咳脉虚。

人参 10~15g，配龙眼肉、黄芪、酸枣仁。治神识呆痴，惊悸失眠，梦遗失精。

【用量】3~30g。

【禁忌】肿瘤早期，声高气粗，面红，实热，痰实气壅，狂躁不寐，心烦痞满，腹胀实大，膈塞便闭等；舌红苔厚，脉弦大紧实，滑数有力者不宜用。误用则诸症加剧，或见腹胀满，烦闷不眠，或痞满不食，或发热出血等。

【体会】治疗肿瘤多用生晒参，因其能大补元气，生津固脱，不温不燥，有良好的抗肿瘤作用；又能明显提高机体免疫力，还能促进骨髓造血，有明显提升癌症患者白细胞的作用，且能减轻抗癌药物的毒副作用。临床应根据病情，灵活配伍应用，方能取佳效。

郑 陶 万（党参）

【适应证】慢性胃炎，慢性泄泻，消化性溃疡。

【用药指征】心悸，气短，食后脘痞，便溏，脉虚。在此情况下苔白厚或黄厚而润也可用。

【配伍】

党参 30~50g，配白术 15g，茯苓 15g，炙甘草 5g，砂仁 15g。治脾胃虚弱，纳差。

党参 30~50g，配焦白术 15g，浙贝母 15g，乌贼骨 25g，血余炭 25g，广三七粉（冲）5g。治上消化道出血久治不愈，证属脾胃虚弱者。

【用量】15~50g。

【禁忌】胃实满痛，呕恶，腹胀，便秘，苔白厚腻者，不宜使用该药。否则加重病情，迁延不愈。

【体会】党参为补中益气，调和脾胃之要药，热证忌用，也不宜与藜芦同用。

赵 冠 英 （人参）

【适应证】休克，心力衰竭，心肌梗死，心律失常，糖尿病，恶性肿瘤，老年慢性支气管炎，肺源性心脏病及呼吸衰竭，慢性虚劳疾病，性功能衰弱及男性不育症，重症感染。

【用药指征】凡属元气亏虚，心肺功能不全时即用该药。

【配伍】

人参 15g，配附子 10g。治阳气暴脱证，如休克、急性左心衰。

人参 6g，配黄芪 15g，大补元气。用于大失血，虚喘，脏器下垂。

人参 6g，配麦冬 10g。用于低血容量性休克，气阴两亏之冠心病、心肌炎、神经衰弱等。

人参 6g，配三七 2g，治冠心病心绞痛，心肌梗死及脑梗死等，表现为胸闷、气短、心慌、多汗。

人参 6g，配蛤蚧 1 对，治老年慢性支气管炎、肺气肿。

人参 6g，配鹿茸粉 1g 或鹿角粉 10g。治肾阳衰弱为主的虚弱证及阳痿、神经衰弱。

人参 6g，配当归 15g。益气养血。用于心悸不安、失眠健忘。

人参 6g，配石膏 20g。用于热盛而气阴两伤的大热、大渴、气短多汗等。

人参 6g，配何首乌 15g。用于年老体衰，须发早白，牙齿脱落，腰酸腿疼，记忆力衰退。

人参 6g，配冬虫夏草 6g，益气补肾，增强免疫力。用于气喘，心悸及肾炎，肿瘤等各种虚弱和免疫力低下者。

【用量】6~30g，水煎服。

【禁忌】邪毒内盛的实热证及婴幼儿不宜用。

【体会】补虚强壮一般用生晒参；气阴两虚及夏季进补或体质偏于阴虚夹热者，用西洋参。危重症用红参，且须重用，用量在 15~30g。

钟 明 远 （人参、西洋参）

【适应证】虚脱证，小儿腹泻伤阳证，功能性子宫出血。

【用药指征】形神疲倦，面白无华，昏睡露睛，汗冷肢厥，舌淡苔白，脉微欲绝。

【配伍】

人参 9g，配粳米 12 粒。治小儿泄泻伤阳，大便溏而带败卵气味，神形疲倦，肢厥汗冷，小便清白。

人参 20g（米炒），配黄芪 30g，白术 15g，当归 15g，黑艾叶 6g，茜根炭 10g。治功能性子宫出血，症见食少便溏，神疲乏力，舌淡苔白者。

人参 15g（或西洋参 10g），配生石膏 15g，五味子 6g，麦冬 12g，西瓜翠衣 30g，荷叶 10g。治暑邪伤人，气津两亏，汗多，热渴，神昏，脉微。

【用量】1~30g。大出血可用至 30g，婴儿用量宜少 1g 为妥。

【禁忌】热实之证，正气不虚者不宜使用。

【体会】人参用量，大则 10~20g，小则 1~5g，治大出血可用至 30g，婴儿用量宜小，通常以 1g 为妥。

段 亚 亭（人参）

【适应证】中气不足，食少，便溏，倦怠乏力，气少，咳喘，语言无力，声音低弱，气短口渴，血虚，头昏，心悸等。

【配伍】

用独参汤，治气虚欲脱，脉微细。

配附子，治气虚，亡阳的危证，心衰。

配白术、茯苓、芡实、薏米。治脾虚泄泻。

配麦冬，五味子。治热病后期气阴两虚。

配石膏、知母、天花粉、山药。治消渴。

配远志、枣仁、茯神、菖蒲、夜交藤。治心悸失眠。

【用量】1~60g。

【禁忌】外感，里热重的高热，湿阻胸闷，食滞者不用。

【体会】本品价贵，常用参体，或参叶，或党参代替。

洪 作 范（人参）

【适应证】心悸怔忡，失眠，消渴，热病耗阴，气虚欲脱。

【配伍】

人参 15g，配蛤蚧 1 对。治肺虚气喘。

配白术 20g，云苓 20g，山药 50g。治体倦乏力。气虚脱肛。

配生地 50g，花粉 50g。治疗消渴。

配酸枣仁 25g，当归 20g。治心悸，怔忡。

【用量】7.5~20g。

【禁忌】外感初起，里热炽盛，肝阳上亢等实证都应忌用。误用会出现胸闷腹胀等症。

【体会】冠心病见心电图异常时使用该药，效果良好。

姚 树 锦（人参、太子参）

【适应证】虚人外感证，内伤虚损性疾病。

【用药指征】胃下垂，白细胞减少症，长期蛋白尿。

【配伍】

人参 10g，配麦冬 10g，五味子 10g。治心气阴两虚证。

人参 10g，配蛤蚧 10g（去头尾酥炙研粉）。治肺气阴两虚证。

人参 15g，配黄芪 15g，白术 10g，升麻 3g，柴胡 5g，陈皮 6g，甘草 5g，当归 10g。治脾虚中气下陷证。

人参 10g，配白术 10g，茯苓 15g，甘草 5g，熟地 12g，山药 15g，山萸肉 10g，泽泻 10g，丹皮 6g。健脾补肾，以补先天养后天。

太子参 15g，配白术 10g，茯苓 15g，甘草 10g，当归 10g，熟地 12g，白芍 15g，川芎 6g，补肝养血。治血虚证。

【用量】3~30g。

【禁忌】实证不宜。误用后会壅满生热，进而化火，阳热旺盛，口鼻出血，兴奋不已。

【体会】人参有党参、太子参、人参、西洋参之分。普通病者，益气为主重用党参；气阴两虚者宜用太子参。前者补气效专力宏，后者益气养阴，效力和缓。危重病欲益气固脱，则用人参；益气养阴，则用西洋参。

栗 德 林 （人参）

【适应证】眩晕，头痛，胃脘痛，胃痞，腹痛，便秘，泄泻，半身不遂，少寐，惊悸，健忘，咳喘，消渴，虚劳，厥脱，水肿，痿证，内伤发热等。

【配伍】

人参 15g，配麦冬 15g，五味子 5g。治脱证。

人参 15g，配炙附子 10g。治阳脱。

人参 10g，配当归 15g，酸枣仁 10g。治少寐。

人参 10g，配五味子 5g，黄芪。补肺益气治虚咳。

人参 10g，配蛤蚧 5g，五味子 5g。治虚喘。

人参 15g，配天花粉 15g，黄精 15g。治消渴。

【用量】10~30g。

【禁忌】实热证不宜用。

原 明 忠 （党参）

【适应证】气虚，脾虚，气虚夹瘀的冠心病，心肌炎，心功不全，心肌病，气虚外感，蛋白尿，贫血。

【用药指征】气短，气喘，疲倦乏力，心慌，食少难化，面色萎黄，脉虚细弱结代等。

【配伍】

党参 15g，配麦冬 10g，丹参 20g，五味子 10g，川芎 15g，赤芍 15g，郁金 10g，木香 9g，红花 10g，生蒲黄 9g，何首乌 15g。治气虚夹瘀的冠心病心绞痛。

党参 20~50g，配黄芪 30g，麦冬 15~20g，五味子 20g，茯苓 30g，泽泻 20~30g，葶苈子 10~30g，丹参 15~20g。治气虚血瘀水停的慢性心功不全。

党参 20~30g，配麦冬 20~30g，丹参 20~30g，苦参 20~30g，炙甘草 10g，五味子 20~30g。治心气虚的心律不齐（各种早搏，房颤，房扑等）。

【用量】10~60g。

【禁忌】无气虚见症不宜用。

【体会】治心功不全，心律不齐用量宜大，少则较差。麦冬用量大时，宜注意有无泄泻，若有宜减量。

郭汉章（人参）

【适应证】跌打损伤后关节拘紧，脉络不和，颈椎病，肩周炎等，或骨折后身体虚弱，正气不足见精神萎靡，血压下降，口渴谵语等。

【配伍】

人参养荣汤，治伤后气血两虚。

配川芎、当归、熟地、生地、黄芪等。治创伤性休克。

八珍汤，健脾养胃。促进伤口早日愈合。

大量人参，配炮姜、附子。治严重性失血性休克。

【用量】10~60g。

【禁忌】阴虚者不宜，对体弱者有虚不受补情况，宜量少或逐渐加量。

【体会】高丽参有强心固气作用，使血液循环增快，并加快各种药物的透皮吸收。

郭春园（党参）

【适应证】外伤后期，脾胃虚弱者。

【用药指征】四肢乏力，肌肉萎细酸软、酸痛。

【配伍】

党参 15g，配炒白术 10g，云茯苓 20g，炙甘草 4.5g。治胃及十二指肠溃疡。

【用量】6~30g。

【禁忌】阳明里实证不宜使用。

【体会】伤后四肢肌肉萎细乏力，截瘫下肢不仁不用，均须治以健脾和胃之法，因"脾主四肢"。临床运用此法确有良效。

黄少华（党参、太子参）

【适应证】气虚诸病症，如习惯性流产，心动过缓，心律失常，血管神经性头痛等。

【配伍】

党参，配太子参 25g，白术 10g，云苓 12g，炙甘草 8g，续断 12g，杜仲 12g，菟丝子 12g，当归身 10g，陈皮 10g。治习惯流产。

党参，配太子参 25g，黄芪 20g，麦冬 12g，五味子 10g，桂枝 8g，炙甘草 15g。治心动过缓之心律失常。

太子参 25g，配细辛 3~6g，苍术 10g，白芷 10g，川芎 10g，羌活 10g，天麻 10g。治血管神经性头痛等。

【用量】12~50g。

【禁忌】实证，肝阳上亢之头痛，心动过速之频发早搏等不宜使用该药。

【体会】纹党参在临床上用于气虚所致之各种病症确有疗效。如我在抢救 1 例乌头碱中毒时，没有使用任何西药，仅用高丽参（当时没有纹党参）50g，绿豆 120g，生甘草 50g 组成之参豆汤抢救成功。

龚子夫（党参）

【适应证】气短，久咳，内脏下垂，脘

胀等。

【用药指征】肺气虚之少气懒言，面色苍白，动则气短，久咳痰多；脾气虚，中气下陷之内脏下垂，食纳不馨，食后脘腹胀等。

【配伍】

配白术 10g，云苓 10g，炙甘草 5g，陈皮 6g，砂仁 5g。治久病气虚或素体瘦弱，精神不振，食少便溏者。

配白术、茯苓、扁豆、陈皮、山药等。治小儿脾虚泄泻。

用单味党参 50g，治气脱证。

【用量】6~30g。

【禁忌】气形俱实，邪气盛而正气不虚者不宜用。

【体会】党参配黄芪，其补气之功更著。但党参甘平补气中之阴，黄芪甘温补气中之阳，有时合用，有时分用。

谌宁生 （党参）

【适应证】慢性肝炎，肝硬化，急性肝炎和重症肝炎的恢复期，属脾虚气弱者。

【用药指征】头晕，疲乏，纳差，乏味，脘腹胀满，大便溏泄，下肢浮肿，舌体淡胖或边有齿痕，苔白腻，脉弦缓或细弱。白蛋白降低，或球蛋白升高，或 A/G 倒置等。凡纳差乏力者必用之。

【配伍】

党参 15g，配白术 10g，茯苓 15g，柴胡 10g，白芍 15g，甘草 5g。治肝病出现乏力、纳差、便溏。

【用量】10~30g。

【禁忌】慢性肝炎、肝硬化出现目眩耳鸣、五心烦热、口干咽燥、舌红苔净等阴虚证候，不宜使用党参，误用可加重肝肾阴虚。对急性肝炎和重症肝炎黄疸之急性期不宜用之，误用则留邪，使病难以治愈。

【体会】若用量过大，每剂超过 60 克，可致心前区不适和心律不齐，但停药后可自行恢复。

谢远明 （人参）

【适应证】休克，心衰，肿瘤术后，及放疗、化疗中白细胞减少，再生障碍性贫血，肺气肿，肺源性心脏病，糖尿病，肾病综合征，以及表现为脾虚证的各类消化道疾病。

【配伍】

单味人参 30g，水煎频服。治肿瘤患者属气虚者。

人参 10~15g，配生石膏 18g，知母 10g，粳米 30g，鳖甲 15g，青蒿 90g，黄芪 30g。治肿瘤发热。

人参 10g，配蛤蚧 1 对，冬虫夏草 10g，白及 10g，共研细末，每服 3g，日 2 服。治支气管扩张咯血。

【用量】6~30g。

【禁忌】表证未解，里有郁热及其他实证。

【体会】人参能回阳气于垂危之时，却虚邪于俄顷之间，使用适宜可救人命，反之亦可杀人。古往今来，教训甚众。

潘 星 北 （党参）

【适应证】气虚为主的多种病症。

【用药指征】表现为脾气、肺气、心气不足等诸气虚不足之症定用。

【配伍】

党参 30g，配白术 10g，茯苓 10g，甘草 10g，神曲 10g，山楂 30g，谷麦芽各 30g。治脾虚，消化不良。

【用量】10~30g。

三　七

三七为五加科多年生草本植物三七 *Panax notoginseng*（Burk.）f.H.chen 的根。主产于云南、广西等地。性温、味甘、微苦。归肝、胃经。具有化瘀止血、活血定痛等功效。

在被调研的 330 位医家中共有 21 位医家擅长使用本品。主要为辽宁、陕西、重庆、云南、福建、甘肃、广东、广西、河南、吉林、江苏、上海、山东、北京等地的内科、妇科、儿科医家。

1. 用药指征及配伍

三七的临床用药指征有①出血：如咳血、呕血、便血、尿血。②瘀血证：各种疼痛，痛有定处，关节不利；经血色暗，有块；颜面晦暗，静脉曲张，色素沉着等。③血液流变学异常：包括阻抗血流图、甲皱微循环、多普勒超声、心电图、血液生化等提示瘀血改变者。④舌脉征象：舌质紫暗或暗红，或有瘀斑，或舌下青筋肿胀；脉弦涩或结代，或脉涩而不畅，或沉细无力。

与三七配伍同用的主要有丹参（10 次）、川芎（9 次）、当归（10 次）、红花（4 次）、乳香（5 次）、没药（5 次）等活血化瘀药，以及人参（9 次）、黄芪（7 次）等补气药。

2. 主治病症

从调查看，本品的主治病症主要有各种血证、痛证、瘀血证。血证包括各种出血，如咳血、吐血、便血、崩漏、尿血及外伤出血；所治痛证多与瘀血有关，如外伤引起的瘀血肿痛、冠心病心绞痛、胃脘部及肝区疼痛、心肌梗死、顽固性头痛、痛经等；并用于下列疾病见瘀血证者，如慢性肝炎、肝硬化、缺血性脑血管病、脑出血后遗症、动脉硬化、高脂血症、各种癌症、各种肾脏病见血尿者；各种妇科疾病，如子宫肌瘤、卵巢囊肿、盆腔炎性包块、陈旧性宫外孕、闭经等。还有作者认为三七可用于不寐、郁证、汗证等神经精神疾病。

3. 禁忌证及用量

多数医家认为妊娠期间不宜使用，无瘀血征象者也不宜服。

三七多研末冲服，亦可入煎剂。研末冲服最小剂量为 0.5g，最大剂量 15g，一般为 1g~10g。入煎剂量大，一般为 15g~20g。

任　义

【适应证】出血性疾病：如皮肤黏膜出血（鼻衄，齿衄，肌衄），消化道出血，泌尿系出血，子宫出血，外伤出血及瘀血性疾病。

【用药指征】出血表现（包括实验室检查）：舌紫暗，瘀斑，静脉曲张，色素沉着等以及血液流变学异常者。

【配伍】

配龙胆草 10g，焦栀子 15g，地榆 30g，生地 20g，柏叶炭 30g。治血热出血。

配川贝 10g，瓜蒌 20~30g，仙鹤草 20g，黄芩 15g。治咯血。

配杜仲炭 30g，白术 10g，当归 5~10g，白芍 15g，龙胆草 10g。治功能性子宫出血。

配白及粉 5g，儿茶 10g，甘松 10g。治消化性溃疡及溃疡性结肠炎。

配当归 15g，乳香 15g，没药 15g，紫草 10g。治外伤血肿。

配红花 10g，当归 10g，丹参 30g。治瘀血疼痛。

【用量】3~20g 每日。

【体会】粉剂冲服对消化道疾病尤为适用，并可节省药材。

朱育华

【适应证】胃及十二指肠球部溃疡，肝硬化腹水；妇科崩漏（功血）。

【用药指征】久病不愈的出血、瘀血。

【配伍】

配伍丹参 30g，白及 18g。治胃及十二指肠球部溃疡。

配伍益母草 30g，槟榔 10g。治肝硬化腹水。

配伍炙黄芪 60~90g，当归 10~15g。治崩漏。

【用量】6~10g。

【禁忌】临床上应用本品无禁忌证，无不良反应。

【体会】三七有活血、止血、补气之功效，对虚实寒热，内外上下各证均可应用，内服外用皆宜。临床验证本品还有降血脂作用。

刘永年

【适应证】不眠，郁证，汗证。

【用药指征】脉细弦或沉细弦，苔薄或腻，舌质偏红；多有肝气抑郁或肝疏太过，即躁郁不一的表现；病情发作或加重与情绪变化有明显的相关性；虽然有的患者临床症状重或急迫，但现代医学检查多无明显的相关性器质性病变。

【配伍】

配丹参、合欢皮、酸枣仁。治肝郁失眠（神经衰弱）。

配炙甘草、淮小麦、大枣。治脏躁。

配黄芪、防风、白术、炙甘草。治表虚自汗。

配柴胡、郁金、浮小麦、糯稻根、泽泻。治肝气失调、湿热熏蒸自汗（自主神经功能失调）。

配柴胡、合欢皮、香附、木蝴蝶、桔梗、甘草。治梅核气（慢性咽炎或咽部癔球）。

【用量】15~20g。

【禁忌】本品药性平和，应用过程中尚未发现有不良反应，但据本人临床体会，本药具有疏肝镇静作用，药性稍偏寒凉，具有明显虚寒征象者应酌情考虑。上述病症，经客观检查，有器质性损害者，则又当辨病与辨证配合应用。

【体会】本品性平味微甘酸，有安神补血之功，应用关键是临床肝气失调证，具有郁、躁的证候表现者，即可投之；其次，应随症配伍疏肝、潜镇、养血、安神类药物，加强疗效。此外还当配合心理疏导。

刘 亦 选

【适应证】冠心病心绞痛，心肌梗死，动脉硬化，高脂血症，中风，顽固性头痛。有抗栓防衰老作用而用于治疗心脑血管病症。

【用药指征】瘀血证，症见疼痛，麻木，舌质紫暗或暗红，舌有瘀斑、瘀点，舌底脉络紫暗曲张，脉弦涩或结代。理化检查：阻抗血流图、血液流变学、甲皱微循环、多普勒超声、心电图、血液生化等提示有瘀血改变。

【配伍】

三七 3g，配人参 3g，为末服，每日 3 次。治气虚血瘀型冠心病心绞痛或心肌梗死。

三七 10g，配党参 15g，丹参 30g，沉香 10g，山楂肉 15g，水煎服。治高血压、冠心病、高脂血症属气滞血瘀证或虚实夹杂者，有痰，加川贝母 10g。

三七 10g，配地龙 10g，川芎 12g，全蝎 10g，僵蚕 10g，水煎服。治瘀血型中风、顽固性头痛，偏寒偏热均可使用。

【用量】1~30g。

【禁忌】孕妇慎用，气虚者慎用。一般无明显不良反应，偶有口唇干、燥热感、情绪不安、失眠等。个别病例有恶心、呕吐、出血倾向，继续用药可逐渐减轻或消失，重者可减量或停用。大剂量可引起房室传导阻滞。

【体会】三七，中医传统认为是破血伤正药，故气虚者慎用，一般需与补气药人参、黄芪同用，使破血而不伤正。破血可遵循《内经》"衰其大半而止"的原则，勿令太过。

刘 宝 厚

【适应证】各种肾脏病出现血尿，有瘀血见证者。

【配伍】

配琥珀等份，研细粉末，冲服，主治血尿。

【用量】6~10g。

【禁忌】疾病早期，血热妄行之证不宜使用。

许 润 三

【适应证】子宫不正常出血，经行腹痛。

【用药指征】出血证、痛证、瘀血证均可用之。

【配伍】

三七粉 3g（冲），配丹参 30g，治因血瘀引起的心痛、腹痛、肝痛。

三七粉 3g（冲），配生黄芪 50g，治气虚引起的子宫不正常出血。

【用量】3~6g。

【禁忌】妊娠期出血不宜使用。

李桂文

【适应证】外伤引起的瘀血肿痛。

【配伍】

三七 9g，配桃仁 12g，红花 8g，川芎 6g，赤芍 20g，甘草 6g。治疗外伤，水煎内服或与冰片等调成膏药外敷患处。

【用量】8~15g。

【禁忌】孕妇外伤后慎用，以免误用流产。

【体会】可单用三七粉开水冲服。

吴震西

【适应证】出血诸症，胸痹心痛，跌打损伤。

【用药指征】舌质紫或有瘀点、瘀斑，脉涩或沉细无力；出血；扭挫伤、肌肤瘀肿；血流动力学改变。

【配伍】

配白及、煅花蕊石。治各种出血（咯血、上消化道出血、衄血）。

配水蛭，治中风后遗症及血黏度增高者。

配丹参，治冠心病、心绞痛。

配地榆、槐花。治便血。

配瞿麦、大小蓟。治尿血。

配乳香、没药。治跌打损伤疼痛（各种外伤、新伤、宿伤）。

【用量】煎服 10g，大剂量水浸液胃管给药 30~50g。粉末吞服 1.5g。

【禁忌】不符合上述病症及不具备用药指征者勿用。本品虽具有止血行血双向作用，但孕妇慎用。

【体会】本品止血而不留瘀，活血而无出血之虞，并有生血作用。但临床应用还宜辨其虚实，是火热迫血妄行抑或气虚不能摄血，有无气滞痰浊等。其次是剂量，急症宜用大量水浸液灌胃，慢性疾病宜小量研末吞服，长期使用。

宋贵杰

【适应证】外有所伤，内有瘀滞之呕、吐、咯、衄血；损伤跌打，疼痛肿胀，出血不止（包括内、外出血），骨折时肿时痛，关节不利。

【配伍】

配川芎、当归、骨碎补、黄芪等。主治久伤肿痛不消，骨折愈合缓慢。

配茜草、大黄、白及。治疗伤后呕血。

配花蕊石、血余炭。治疗吐、咯、衄血。

配穿山甲、黄芪、当归。散瘀托毒生肌。

【用量】2~10g。均研末冲服。

【禁忌】未发现不良反应。

【体会】三七为古今伤科圣药，能调血止血，用于伤后出血效果最好。

张 林

【适应证】鼓胀（甲乙型肝炎、肝硬化），石淋（泌尿系结石）。证属肝血瘀阻、血瘀伤络者。

【配伍】

三七 30g，配紫河车 100g，红参 100g，茵陈 100g，土鳖虫 30g，郁金 30g，鸡内金 30g，姜黄 30g，藏红花 10~20g。主治肝硬化（初期及康复期）。

三七 5g，配鸡内金 10~50g，金钱草 50g，海金沙 15g，山楂 25g，山药 20g，杜仲 20g，泽泻 15g，茯苓 15g，草薢 15g，熟地 10g，山萸肉 15g，丹皮 10g，甘草 5g，主治石淋。另以三七 5g，鸡内金 10g，共研细末，分两包随汤药服。

【用量】5~15g。

【禁忌】大实大热之出血，阴虚口干，重度高血压病皆不宜用。

【体会】三七乃伤科要药，又为活血化瘀、止血止痛良品。临床多用在血瘀络阻之出血而有瘀滞者。并为生、熟并用。在各方中虽未以其用量为主，但以其功效攻其顽疾而获显效，故可属方中之君类。

张文泰

【适应证】各种骨及软组织损伤。

【用药指征】临床上以外伤瘀肿疼痛为其用药指征。

【配伍】

三七 10g，配乳香 15g，没药 15g，血竭 5g，大黄 10g，红花 10g，当归 10g，儿茶 5g，骨碎补 15g，续断 15g。主治各种跌打损伤。

【用量】1~15g。

【禁忌】该药有散瘀耗血之弊，血虚或血证无瘀滞者宜慎用。

【体会】三七具有止血不留瘀、活血不破血之长，是外伤血证之良药。

张镜人

【适应证】失眠（心肝亢盛者），头痛（络脉瘀滞者），眩晕（肝热风扰者），血证。

【配伍】

配炒枣仁 9g，青龙齿 30g（包）。治失眠。

配川芎 6g，茺蔚子 9g。治头痛。

配天麻 6g，泽泻 15g。治眩晕。

配仙鹤草 30g，治血证。

【用量】15g。

邵梦扬

【适应证】癌症：各种癌症均可，尤对胃癌、肠癌、肝癌、食管癌等消化道癌症疗效较好；心、脑血管疾病：如冠心病、心肌梗死、脑血管硬化、脑血管意外等；各种出血症：各种癌症引起的出血，如咯血、吐血、尿血或血性胸腹水等；疮疡肿痛，跌打损伤，血瘀气滞等症。

【用药指征】吐血、咯血、崩漏、便血等出血，皮下瘀斑，面色青暗，癥瘕积聚，肿痛拒按，脉涩不畅，舌紫暗或有瘀斑。临床只要有出血或瘀滞肿痛必用该药。

【配伍】

三七 1~10g，治疗各种出血证。咯血配白及；吐血配大黄；便血配紫草、茜草根；出血有热者配白茅根、大黄；癌症出血配紫草、仙鹤草；出血有瘀证者，配蒲黄、大黄。

三七 3~10g，配丹参、当归、川芎、檀香。治冠心病心绞痛。

三七 3~10g，配大黄、赤芍、怀牛膝。治出血性脑血管病。

配丹参、水蛭、血竭等。治缺血性脑血管病。

三七 3~6g，配乳香、没药，内服或外用。治疮疡肿痛。

三七 3~6g，配麝香、冰片。外用，治肠癌痢下脓血。

【用量】0.5~10g。

【禁忌】无出血证、无瘀血阻滞表现者不宜。

【体会】三七以止血著称，但又有良好的消瘀祛腐作用，故出血、血瘀均可用之，有良好的双向调节作用。对于出血，不管因寒、因热、因瘀、因虚，经过配伍均可作用。

林庆祥

【适应证】咳血，吐血，衄血，便血，崩漏，冠心病心绞痛，胃脘部及肝区疼痛；外科无名肿毒，跌打损伤；产后血瘀腹痛。亦可作为青春期发育的辅助药。

【用药指征】血证，痛证，疼痛固定，月经色黑成块，颜面晦暗，舌下青筋肿大。

【配伍】

三七粉 2~3g，开水冲服，早晚各 1 次。治冠心病心绞痛。

三七配西洋参等量，研粉冲服，每次 2~3g，早晚各服 1 次。治冠心病心绞痛；有

胃病者，加等量鸡内金；有胃出血病史者，加血竭（量少于二药）。

三七 3g；开水冲服，治胃脘疼痛及胁下疼痛。

三七粉 3g，白及 3g 研末送服。治支气管扩张咳血。

三七 9~12g（女性可用三七 6g，香菇 10 朵）；打碎和初啼雄鸡共同炖服，每次 1 只雄鸡，每周服 2~3 次，作青春期发育辅助药。

三七粉 3g，配黄芩 9g，黄连 6g，水煎凉服。治血证，尤其是血热妄行之咳血。

三七粉 5g，配香附 9g。开水冲服，治疗产后血瘀腹痛。

【用量】每次 1~6g，每日可服 2~3 次。

【体会】三七通络散瘀，止血作用迅速，临床广泛用于血证及瘀血痛证。许多医者认为三七其性，"攻大于守"，应用时顾虑多多。我个人的印象是"攻守相等"。临床出现不良反应者为数甚少。

易修珍

【适应证】子宫肌瘤，单纯性卵巢囊肿和巧克力囊肿，盆腔炎性包块，陈旧性宫外孕，崩漏，经期延长，月经过多，各种产后出血，月经量少，甚至闭经，痛经，子宫内膜异位症，盆腔瘀血症，各种盆腔炎，盆腔组织粘连后遗症，输卵管积水、阻塞，产后子宫恢复不良，恶露不绝，诸瘀血之证。

【配伍】

配水蛭、莪术、牡蛎、夏枯草。治瘕。

配茜草、炒卷柏、鹿含草。治各种阴道出血性疾病。

配熟地、当归、杭芍、女贞子。治经少，闭经。

配姜黄、藁本、延胡、蜈蚣。治痛经。

配路路通、姜黄等。治输卵管阻塞。

配益母草、炒卷柏、黄芪、当归等。治产后胞宫复旧不良，恶露不绝。

配泽兰、生卷柏、黄芪、益母草。治恶露不下。

【用量】6~10g。

【禁忌】妊娠期间不宜用该药，无瘀血可查的疾病慎用该药。

【体会】该药经近40年临床总结，具有活血消瘀、活血止血、养血活血调经、活血止痛、活血消炎解毒、活血通络、祛瘀复旧等八个方面作用，而且该药性温而不燥，补血而不滞，祛瘀不伤正，止血不留瘀，止痛从本，有祛瘀生新的作用，经配伍可以广泛运用于妇科各种瘀血疾患。临床以用生三七为宜。

罗　铨

【适应证】咳血，吐血，血尿等，冠心病心绞痛，中风后遗症，高黏滞血症，贫血。

【用药指征】心脑血管疾病中的高黏滞血症，高脂血症。

【配伍】

配生晒参10g，琥珀米5g，丹参15g。治冠心病，心悸，气短等。

配白及15g，大黄10g。治上消化道出血。

油炸研末配以鸡汤、瘦肉等。可治贫血体虚。

【用量】5~15g。

【禁忌】脾胃虚弱者不宜使用。

【体会】用于止血、活血，宜生用吞服。用于补血，宜熟用。

周楚良

【适应证】心胸闷痛，心悸，真心痛，咯血，老年性眩晕。

【用药指征】心胸闷胀，心悸（脉促、结、代，心电图心律失常），心绞痛，咯血，老年性眩晕（脑动脉硬化）。

【配伍】

三七10g，配川瓜蒌壳30g，薤白30g，姜半夏15g，丹参30g，川芎10g，枳实20g，檀香12g，延胡索15g，甘草10g。治冠心病，心绞痛。

三七10g，配丹参30g，川芎10g，红花10g，炙甘草15g，麦冬3g，红参30g，延胡索10g，细辛5g。治心肺疾病，脉结代促。

三七10g，配诃子10g，川瓜蒌壳20g，海浮石15g，炒栀子15g，青黛10g，阿胶15g，甘草10g。治咯血，支扩或其他肺出血。

三七10g，配天麻15g，红花10g，制首乌20g，丹参30g，川芎10g，红参20g，泽泻30g，白术15g，地龙20g。治老年常见头眩晕，走路不稳，诊有脑动脉硬化者。

【用量】5~15g。

【禁忌】未见瘀血征象不宜使用，未见明显不良反应。

【体会】三七为活血化瘀药，无明显不良反应，可以降低胆固醇、血脂，可作为老年保健药用，可以调节心律。

郑惠伯

【适应证】冠心病，缺血性脑血管病，脑出血后遗症，慢性肝炎，肝硬化等。

【配伍】

田七配红参，益气活血，二药的用量可根据气虚与血瘀的偏重调整。无气虚者亦可田七配丹参，研末，每次 3~5g，每日 2 次，开水冲服，治疗心脑血管病，肝脏病有一定的疗效。

【用量】每日 3~5g，研末，分 2 次吞服。

【禁忌】孕妇慎用。

段富津

【适应证】冠心病心绞痛；痛经，子宫肌瘤。

【用药指征】胸中刺痛，痛有定处，舌质暗或有瘀斑；或经来腹痛，夹有血块；或崩漏下血，腹痛，血质暗或夹有血块。

【配伍】

配黄芪、瓜蒌、川芎、桂枝等。治冠心病心绞痛。

【用量】6~10g。

【禁忌】房颤不用，误用易发生呕吐；崩漏腹不痛，无血块者，误用易失血不止。

【体会】三七为化瘀止血之品，其化瘀之力颇佳，且祛瘀血而不伤新血。临床多研粉后使用。

洪郁文

【适应证】冠心病心绞痛，血小板减少性紫癜，支气管扩张咳血，以及各种内外出血，瘀滞肿痛。

【配伍】

三七粉 3~5g，配没药粉 1~2g。开水冲服，亦可用其他煎药冲服，每日 2 次，治心绞痛。

【用量】3~5g。

【体会】该药以云南、广西产者为佳，其他省市引种者效果较次。

韩子江

【适应证】各种出血症，冠心病心绞痛。

【配伍】

三七粉 1 管（约 3~6g），配全瓜蒌 30g，丹参 30g，葛根 30g，人参 10g，玉竹 10g，麦冬 10g，五味子 10g，细辛 3g，红花 10g，川芎 12g，檀香 8g，水煎服，日 1 剂。治冠心病心绞痛。

【用量】3~10g。

【体会】三七止血祛瘀止痛，可增加冠脉血流量，降低动脉压，降低心肌氧耗及摄氧率，还能促使心肌侧支循环形成。

三　棱

三棱为黑三棱科植物黑三棱 *Sparganium stoloniferum* Buch.-Ham. 的块茎。主产于江苏、河南、山东、江西、安徽等省。本品味苦、辛，性平。归肝、脾经。具有破血、行气、消积、止痛等功效。

本次被调研的 330 位名中医中擅长运用三棱的有 6 位。主要为上海、江苏、天津、山西、河南、黑龙江等地的妇科、内科、外科、五官科医家。

1. 用药指征及配伍

三棱的用药指征，概括起来大致有以下几点：①脘腹部气滞血瘀征象：脘腹疼痛拒按，或胀痛，或胁下胀满，或肝脾肿大，或腹部扪及包块，腹壁板硬者。②全身瘀血征象：面色黧黑，唇爪青紫，肌肤甲错，颈肩背痛，肢体麻木，月经异常，闭经。③舌脉征象：舌质暗，或紫或有瘀点瘀斑，或舌红，苔腻；脉细涩，或无脉，或结代等。

与三棱同用出现次数较多的药物有理气药，如莪术、香附、延胡、槟榔、青皮、陈皮、川朴、木香等；活血化瘀药，如丹参、当归、川芎、赤芍、穿山甲、桃仁、红花、五灵脂、地龙等；化痰消积药，如鸡内金、半夏、茯苓、麦芽、郁金、浙贝；以及黄芪、党参等补气药。

2. 主治病症

三棱所主治的病症主要有妇科疾病，如子宫肌瘤、子宫内膜异位症、卵巢囊肿、功能性子宫出血、宫外孕、附件炎、盆腔炎、闭经、乳腺小叶增生等。内科心脑血管病，如冠心病、风湿性心脏病、脑血栓、高脂血症、静脉炎、无脉症等；消化系统疾病，如消化不良、慢性胃炎、慢性肝炎、肝硬化、腹膜炎、小儿厌食症、小儿疳疾、小儿食积等；泌尿系统疾病，如肾小球动脉硬化、肾病综合征等；内分泌疾病，如甲状腺功能亢进症、特发性水肿；外科骨关节疾病，如腰椎间盘突出症、腰椎骨质增生等；五官科疾病，如增生性慢性喉炎等。

3. 禁忌证及用量证

在禁忌证方面大多认为：气血大亏等虚证、泄泻者、气虚血枯经闭、孕妇、血小板显著减少者均不宜使用。

在用量上，最少每剂用 3g，最多达 20g，多数认为用 6~10g。

干祖望

【适应证】慢性增生性喉炎。

【用药指征】室带肥厚超越，甚至声带被覆盖而不见者。

【配伍】

三棱、莪术，配穿山甲 10g，土鳖虫 10g，鳖甲 10g，蝉蜕 3g，昆布 10g。海藻 10g，红花 6g，桃仁 10g，落得打 10g。治疗慢性喉炎。

【用量】6~10g。

【禁忌】气血大亏者谨慎使用。

【体会】增生性慢性喉炎，中医只能以嘶哑来辨，经过检查，看到症状之后，才想到用这种药。

邓福树

【适应证】颈肩背部痛，腰椎间盘突出症，腰椎骨质增生。

【配伍】

配当归 20g，川芎 15g，白芍 20g，延胡 15g，五灵脂 10g，地龙 15g，杜仲 15g，莪术 10g，防己 10g，泽兰 15g，车前子（包）10g。治疗颈椎病，腰椎间盘突出症，腰骶小关节综合征。

【用量】10~15g。

【体会】本品对颈肩背痛合并上肢或下肢麻木疼痛者效果较好。

田隽

【适应证】慢性胃炎表现为气滞胀痛、

脘腹疼痛，慢性肝炎肝肿大、肝硬化，结核性腹膜炎；子宫肌瘤、卵巢囊肿闭经；小儿厌食、吸收不良综合征。

【配伍】

配当归 10g，茺蔚子 10g，肉桂 6g，川芎 10g，水蛭 3g，桃仁 10g，赤芍 15g，莪术 6g，炮甲珠 6g，黄芪 15g。治子宫肌瘤，具体服法为自月经干净后第二周每天 1 剂至下次月经前一周停药，若月经周期不规则者则每月服 10 剂。

三棱、莪术、鸡内金各 1 份，山楂 2 份，生山药、白术、党参各 3 份，配成散剂，2~3 岁每服 1g，4~6 岁每服 1.5g，6 岁以上 6g，口服可加糖，每日 3 次，治疗小儿厌食。

吸收不良综合征：重者需中西结合治疗，西医给复合氨基酸，甚至静脉营养灌注，中药以三棱 6g，配莪术 6g，鸡内金 6g，生山药 12g，石斛 6g，太子参 12g，煎液浓缩，每日 1 剂，直到好转。

基础体温检查无排卵，闭经，体质较好，脉弦、细、涩，舌淡苔白者，以三棱 10g，配莪术 10g，刘寄奴 10g，仙茅 10g，淫羊藿 30g（以羊油微炒，现用现炒），女贞子 10g，巴戟天 10g，菟丝子 20g，配方煎服，日 1 剂，直到取效。

【用量】6~15g。

【禁忌】气虚、血枯经闭、孕妇禁用。临近月经来潮时治疗子宫肌瘤不宜使用，个人体会临经前一周投三棱可使血量增加，持续时间延长。

【体会】三棱破血行气，功宏效著，药性温和，配伍得当可用于消化、妇科、癥积等，凡具备腹胀脘满、疼痛、腹中包块、食欲不振、闭经等症，与他药配伍后既可用于实证，又可用于虚证，而腹中包块、腹壁板硬者尚用。

吕承全

【适应证】冠心病，脑血栓形成，脑栓塞，静脉炎，无脉症，高脂血症，肾小球动脉硬化，眼底出血，肝硬化，特发性水肿，风湿性心脏病，扩张性心肌病，甲状腺功能亢进症，肾病综合征，糖尿病继发心脑肾损伤，消化不良，系统性红斑狼疮；乳腺小叶增生，盆腔炎，宫外孕，子宫肌瘤；皮肌炎。

【用药指征】常用于血瘀证及积聚等实证。凡面色黧黑，唇爪青紫，局部疼痛拒按或可扪及包块，肌肤甲错，肢体麻木，水臌胀满，舌质暗或紫或有瘀点瘀斑，脉细涩或无脉或结代等血瘀实证（且血小板在正常范围者）必定使用该药。

【配伍】

三棱10~15g，配血府逐瘀汤加减。治静脉炎，无脉症，脑血栓形成，脑栓塞，高脂血症，子宫肌瘤，宫外孕，冠心病，心绞痛，难治性肾病，系统性红斑狼疮，多囊肾，急性肾炎，心源性肝硬化。

三棱10~15g，配莪术、郁金、陈皮、半夏、茯苓、炒麦芽、槟榔、川朴、鸡内金等。治宿食停滞所致消化不良。加大黄，治中毒性消化不良。加柴胡、茵陈、枳壳，治肝炎，肋间神经痛，胆囊炎，脂肪肝。

三棱10~15g，配莪术、郁金、浙贝、青皮、柴胡、川芎、丹参、制香附、炒山甲、当归等。治乳腺小叶增生，痛经，子宫肌瘤，肝硬化，肾积水，卵巢囊肿。

三棱10~15g，配莪术、炒山甲、郁金、丹参、浙贝、半夏、山慈菇，或配黄芪、党参、当归、太子参、生地等扶正固本药，或配银花、连翘、半枝莲、半边莲、蛇舌草、土茯苓等清热解毒药。治肝癌，胃癌，膀胱癌等。

三棱10~15g，配莪术、川芎、白术、僵蚕、全蝎、黄芪、肉苁蓉、巴戟天、红花、蜈蚣、薏米、制白附子等。治多发性硬化症；上方去黄芪、全蝎、蜈蚣，加黄连、白芍、大黄，治虹膜炎；上方加枸杞、首乌、地龙等，治老年性痴呆。

【用量】6~15g。

【禁忌】以虚证为主且血小板显著减少者，不宜使用。

【体会】余用三棱，常与莪术合用。对气虚血瘀病人，两药常与黄芪配伍，可明显提高活血化瘀疗效。对气滞血瘀病人，二药常与郁金配伍，亦可与枳壳、川朴配伍，化瘀散结作用最好。三棱、莪术、郁金合用，其解郁、开胃效果优于砂仁、沉香。

张丽蓉

【适应证】子宫肌瘤，子宫内膜异位症，闭经、功能性子宫出血、附件炎、宫外孕。见气血瘀滞者。

【用药指征】以上病症引起疼病，癥瘕或月经异常。

【配伍】

配莪术 30g，夏枯草 15g。治疗子宫肌瘤。

配莪术 30g，香附 20g，延胡 10g。治疗子宫内膜异位症。

配草河车 30g，地锦草 30g。治疗盆腔炎性包块。

配黄芪 30g，鸡血藤 15g。治疗气虚经闭。

配丹参 15g，赤芍 10g。治疗宫外孕破裂盆腔血肿形成者。

配穿山甲 10g，皂刺 10g，王不留行 10g 等。治疗输卵管不通。

【用量】10~20g。

【禁忌】血虚无瘀滞者，不宜使用该药；孕妇忌用。

董 廷 瑶

【适应证】小儿疳疾，小儿血小板减少伴肝脾肿大，新生儿黄疸的肝脾肿大，食积。

【用药指征】气血凝滞，心腹疼痛，胁下胀满，肝脾肿大或湿热阻滞，面目黄染，舌红苔腻。凡肝脾肿大而有瘀滞必用。

【配伍】

煨三棱、煨莪术各 4.5g，配青皮 6g，煨木香 3g，大腹皮 9g，川楝子 9g，鸡内金 6g，连翘 9g，茵陈 20g。治新生儿阻塞性黄疸，肝脾肿大。

煨三棱、煨莪术各 4.5g，配胡黄连 2g，醋炒五谷虫 6g，青皮 6g，广木香 3g，炒神曲 9g，使君子 9g，佛手 6g。治重度疳积，腹满，按之硬，兼有虫积者。

煨三棱、煨莪术各 6g，配当归 6g，赤芍 6g，桃仁 6g，红花 4.5g，墨旱莲 9g，冬青子 9g，大生地 9g，甘草 3g。治小儿血小板减少伴肝脾肿大，血虚挟瘀。

【用量】3~6g。

【禁忌】泄泻不宜用；气血两虚证不用。

【体会】三棱、莪术二味每每组合而用，从血药则治血，从气药则治气，有破气活血消积之力，用以一切有形之积。临床应用本品须掌握一定的尺度，气滞、食积、血瘀者用之，中病即止，待积散瘀化，即去两药调扶而安。虚中挟积之证，本品与参、术、芪诸药合用，大能开胃进食，是为经验之谈。

土 茯 苓

土茯苓为百合科植物光叶菝葜 *Smilax glabra* Roxb. 的根茎。主于广东、湖南、湖北、浙江、四川、安徽等省。本品味甘淡，性平。归肝、胃经。具有清热解毒除湿、通利关节之功效。

本次被调研的 330 位名中医中擅长运用土茯苓的有 9 位。主要为甘肃、吉林、辽宁、陕西、上海、四川等 6 个省市的内科、皮肤科医家。

1. 用药指征及配伍

土茯苓的用药指征，概括起来大致有以下几点：①体内湿毒征象：口苦口黏，黄疸，恶心呕吐，脘腹不适，小便浑浊，或大便干结伴溺小便色黄，或尿少浮肿，或骨节红肿疼痛、拘挛等。②体表湿毒征象：皮肤红肿，或有结节、水疱、脓疱、丘疹等。③舌脉征象：舌红，或胖，苔黄腻；脉濡滑或数。

与土茯苓同用出现次数最多的药是金银花（忍冬藤，共 8 次），其次有生地（4 次）、赤芍、丹皮、虎杖、连翘、黄柏、牛膝、苦参、白茅根（各 3 次）等清热解毒、凉血活血药，以及补气药黄芪（3 次），祛湿的薏苡仁（3 次）、防己、蛇床子（各 2 次）等，祛风的防风（3 次）等。

2. 主治病症

土茯苓所主治的病症计 27 种，主要为泌尿系统疾病，如肾小球肾炎、肾盂肾炎、乳糜尿、慢性前列腺炎、前列腺肥大等；其他感染性疾病，如病毒性心肌炎、急慢性病毒性肝炎、咽喉炎、呼吸道感染、急性风湿热、风湿性关节炎、急慢性化脓性骨髓炎、硬化性骨髓炎、血栓闭塞性脉管炎；皮肤科疾病，如应用激素后出现的面部痤疮、过敏性皮炎、湿疹、药疹、其他皮肤顽疾等；恶性肿瘤，如消化道肿瘤、骨肿瘤等。

3. 禁忌证及用量

在禁忌证方面大多认为：脾胃虚寒者，无下焦湿热征象者忌用；感受燥邪或阴虚之人忌用。

在用量上，最少每剂用 9g，最多达 200g，多数认为用 15~60g。

王 文 春

【适应证】慢性前列腺炎，前列腺肥大，泌尿系感染。

【配伍】

土茯苓 20~30g，配生地 12g，土贝母 15g，红藤 12g，虎杖 15g，银花 20g，红花 12g，赤芍 9g，王不留行 12g，泽兰 9g，川牛膝 9g，泽泻 12g，生甘草 9g。治慢性前列腺炎；

土茯苓 20~30g，上方加煅龙牡各 20g（先下），同时服用已烯雌酚 1mg，1 日 3 次，连服 10~14g。治前列腺肥大。

土茯苓 20~30g，配生地 12g，土贝母 12g，石韦 15g，海金沙（另包）12g，通草 9g 等。治泌尿系感染（包括尿道炎、膀胱炎、肾盂肾炎、非淋菌性尿道炎等）。

土茯苓 20~30g，配白茅根 30g，大小蓟各 12g，仙鹤草 12g。治血尿，严重者配水牛角 20~30g。

【用量】20~60g。

【禁忌】脾胃虚寒者，无下焦湿热者忌用。

叶 傅 惠

【适应证】尿路感染，肾病综合征应用激素治疗后出现面部痤疮或并发尿路感染者。

【配伍】

配黄柏 15g，萹蓄 15g，瞿麦 15g，车前草 30g，金钱草 30g。治尿路感染。

配苦参 10g，蛇床子 15g，千里光 30g，地肤子 15g，知母 15g，黄柏 15g，丹皮 15g，赤芍 15g。治肾病综合征合并痤疮者。

【用量】10~15g。

任 继 学

【适应证】病毒性心肌炎，肾小球肾炎，肾盂肾炎，咽喉炎，风湿性关节炎。

【用药指征】咽部充血，尿蛋白、抗"O"、血沉、免疫球蛋白升高，水肿，舌淡胖。水湿邪毒内盛者必用。

【配伍】

土茯苓 15~200g，配黄芪 25g，防己 20g，麦冬 10g，仙鹤草 15g。治病毒性心肌炎。

土茯苓 15~200g，配白茅根 25g，马勃 10g，金荞麦 15g。治急性肾小球肾炎。

土茯苓 15~200g，配仙茅 15g，菟丝子 15g，土茯苓 200g，爵床 50g，白术 15g，鹿角胶 15g，砂仁 15g，茜草 15g，黄芪 50g。主治慢性肾炎属脾肾阳虚者。

土茯苓 15~200g，配豨莶草 30g，苍术 20g，防己 15g，羌活 10g，苡米 30g，片姜黄 20g，蜂房 10g。主治风湿性关节炎属湿痹证。

土茯苓 15~200g，配虎杖 25g，蒲公英 10g，荔枝核 10g，雷丸 10g，熟大黄 10g。主治肾盂肾炎湿毒内盛者。

土茯苓 15~200g，配金莲花 10g，马勃 10g，木蝴蝶 15g，郁金 15g，僵蚕 10g。主治咽喉炎急性发作。

【用量】15~200g。

【禁忌】感受燥邪或阴虚之人忌用，误用后易于伤阴。

【体会】本药上可解毒利咽，散结止痛；中能和中解毒，散湿除满；下可渗透肾络、化毒排浊；内入经络、外达皮腠，为临床解毒之上品，对心肌炎、肾炎的治疗尤佳。服用该药时需忌茶，慎用升散之味。

李寿山

【适应证】急慢性病毒性肝炎活动期湿热毒结证，慢性肾炎之水肿蛋白尿由脾肾气虚、湿热瘀阻所致者，急性风湿热，乳糜尿湿热下注型。

【用药指征】胁肋胀痛，口苦口黏，小便浑浊，尿少浮肿，肢节红热肿痛，壮热微寒，黄疸，舌红苔腻，脉濡滑或数。

【配伍】

土茯苓30g，配柴胡15g，枳壳10g，虎杖15g，白花蛇舌草20g，甘草6g。治病毒性肝炎迁延期或活动期，厌油腻，纳呆食少，胁肋胀痛，苔腻脉滑，谷丙转氨酶升高。

土茯苓30g，配黄芪30g，丹参20g，益智仁15g，淫羊藿15g。治慢性肾炎脾肾亏虚，湿瘀互阻，水肿时起时伏，尿蛋白阳性。

土茯苓30~50g，配败酱草30g，桑枝30g，忍冬藤30g，老鹳草20g，木通15g，甘草10g。治急性风湿热，关节红肿热痛，发热微恶风寒，舌红苔腻，脉滑数。

土茯苓30g，配石韦20g，石菖蒲10g，乌药10g，车前草20g。治湿热下注之乳糜尿，症见小便混浊，上有浮油或带血丝，少腹坠胀，舌红苔腻，脉滑者。

【用量】一般15~30g，大剂量50~80g。

【禁忌】阳虚寒湿证不宜服用。误用可使病情加重，甚至缠绵难愈，遗患终生。

【体会】土茯苓治梅毒，解汞毒，验之临床确有疗效。我在20世纪40年代曾治一男性梅毒病人，用"五虎下西川"丹药

（内含水银）熏鼻，获临床治愈。但过后患者全口牙齿动摇，脱发秃顶。予土茯苓汤（土茯苓60g，金银花15g，防风10g，川芎6g，甘草10g）煎服，服药30余剂，不仅梅毒病未复发，且牙齿动摇亦愈。头发重新长出，随访20余年一切良好。另据书记载，土茯苓与茶同饮，使人脱发，临床未见其实。

宋贵杰

【适应证】痈疽肿疡，急慢性化脓性骨髓炎，硬化性骨髓炎。

【配伍】

配生地、丹皮、连翘、皂角刺。治疗慢性硬化性骨髓炎。

配连翘、金银花、黄柏、硼酸。外用洗剂，慢性骨髓炎的伤口冲洗。

配金银花、牛蒡子、野菊花、山栀、玄参。治疮疡阳证。

【用量】9~15g。

【禁忌】脾胃虚弱不宜用此药。

【体会】在慢性骨髓炎合并疮口不愈合，流脓不止，及在慢性硬化性骨髓炎患肢疼痛肿胀不适，可考虑应用此药。

范国梁

【适应证】急、慢性肾风。

【用药指征】急、慢性肾风有蛋白尿者。

【用量】10~200g。

【体会】中焦寒盛者，土茯苓配用量要酌减；土茯苓用量>100g时，必配藿香或

竹茹止呕。

姜 树 荆

【适应证】血栓闭塞性静脉炎，血栓闭塞性脉管炎，过敏性皮炎，湿疹，药疹。

【用药指征】舌红苔黄腻，脉濡数，皮肤红肿，结节，水疱，脓疱，丘疹。凡患者便干、溺黄时必用。

【配伍】

土茯苓 60g，配川芎 10g，当归 10g，银花 10g，丹参 10g，赤芍 10g，牛膝 10g，穿山甲 10g，皂刺 10g，茵陈蒿 30g。治血栓性静脉炎，血栓闭塞性脉管炎（湿热证）。

土茯苓 60g，配薏仁 30g，蝉蜕 10g，银花 10g，连翘 10g，荆芥 10g，防风 10g，焦三仙各 10g，大黄 10g，甘草 10g。治皮炎，湿疹等过敏性皮肤病。

【用量】10~60g。

【禁忌】脾虚胃寒证时不宜使用。

钱 伯 文

【适应证】消化道肿瘤，骨肿瘤。

【用药指征】消化道肿瘤，见恶心、呕吐、脘腹不适，苔黄腻等湿热毒盛者；骨肿瘤或肿瘤骨转移，有骨节疼痛、拘挛等湿毒见症者。

【配伍】

配白花蛇舌草 15g，蚤休 10g，薏苡仁 20g，黄连 10g。治疗湿热毒盛的消化道肿瘤。

配薏苡仁 20g，菝葜 20g，川牛膝 12g，乳香 12g，没药 9g。治疗湿毒所致的骨肿瘤。

【用量】15~30g。

【体会】该药还常用于湿毒疮疡、梅毒、筋骨拘挛疼痛以及瘰疬疮肿等症。

韩 子 江

【适应证】无名高热，呼吸道感染，肾炎，泌尿系统感染，多寐，痹证，皮肤之顽疾。

【用药指征】无名高热、皮肤病，或外用药有轻粉者必用之。

【配伍】

土茯苓 30g，配苦参 10g，葛根 30g，金银花 20g，大黄 10g，羚羊粉 1g，水煎服。治无名高热。

土茯苓 30g，配萆薢 15g，益母草 30g，白茅根 30g，金银花 20g，竹叶 10g，水煎服，1 日 1 剂。治肾炎。

土茯苓 30g，配苦参 10g，川椒 3g，蛇床子 10g，蝉蜕 10g，防风 10g，丹皮 10g，白鲜皮 10g，白矾 3g，生地 15g，水煎服，每日 1 剂。治皮肤病。

【用量】30~60g。

大 黄

大黄为蓼科植物掌叶大黄 *Rheum palmatum* L.、唐古特大黄 *Rheum tanguticum* Maxim. ex Balf. 及药用大黄 *Rheum officinale* Baill. 的根及根茎。主产于甘肃、青海、西藏、四川、贵州、云南、湖北等省。本品味苦，性寒。归胃、大肠、肝经。具有通便导滞、泻火解毒、活血祛瘀等功效。

本次被调研的 330 位名中医中擅长运用大黄的有 72 位。主要为江苏、河北、上海、吉林、黑龙江、陕西、四川、广东、湖北、湖南、河南、天津、重庆、青海、云南、安徽、北京、江西、山西、福建、浙江、甘肃、山东等 23 个省市的内科、妇科、外科、骨科、肛肠科医家，其中以江苏、上海、河北、山东、天津等的医家为多。

1. 用药指征及配伍

关于大黄的用药指征，概括起来大致有以下几点：①肠道结滞征象：腹部胀满疼痛拒按，按之充实，大便干结，数日不便，或泄泻，泻而不畅，里急后重，臭秽甚，但小便自利者。②阳明热甚腑气上冲征象：壮热，或潮热，汗出蒸蒸，头痛，牙龈痛肿痛，烦躁，或神昏谵语，或狂躁不安。③出血征象：吐血、咯血、衄血、便血、尿血、崩漏，血色鲜红或紫暗，挟有血块。④局部火毒征象：疮疡、痈疽、疔疖、烧烫伤引起的皮肤焮热红肿疼痛。⑤瘀血征象：跌打损伤引起的关节肌肉青紫肿痛、颧暗红、唇绀、肌肤甲昏，肢端色暗等。⑥黄疸：身目俱黄，色泽鲜明者。⑦舌脉征象：舌红，或隐青，或紫，苔老黄，或焦黑起刺，或黄糙，或黄而乏津，或厚腻，或厚黄腻，或灰黄，或黑燥。脉沉实有力，或洪大，或沉紧，或滑数，或弦数，或弦涩迟。⑧理化检查：妇科检查可发现子宫、附件有触痛或增厚，扪及块状物；血液流变学呈"浓、黏、聚、凝"特点，血小板聚集率增高，甲皱微循环障碍；血红蛋白＞20g/L，红细胞压积＞65%，白细胞计数增高；尿常规可见脓细胞或红细胞，尿培养细菌阳性；黄疸指数增高，胆红素增高，GPT 增高；血脂、血糖升高；血尿素氮、肌酐升高，肌酐清除率下降者；B 超示胆囊壁增厚，有中小结石，胆汁潴留。

与大黄配伍同用出现次数较多的药物有理气药：枳实（47 次）、厚朴（40 次）、木香（19 次）、郁金（13 次）、槟榔（8 次）；泻下药：芒硝（47 次）；清热解毒：黄连（49 次）、黄芩（58 次）、黄柏（14 次）、山栀（40 次）、丹皮（30 次）、柴胡（28 次）、连翘（21 次）、蒲公英（20 次）、金银花（19 次）、金钱草（8 次）、石膏（6 次）、板蓝根（6 次）；清热凉血药：生地（24 次）、丹皮（30 次）、赤芍（21 次）、败酱草（10 次）、红藤（8 次）；活血药：桃仁（37 次）、红花（16 次）、丹参（10 次）、延胡索（10 次）、水蛭（9 次）、三七（8 次）、莪术（8次）、三棱（6次）、益母草（7次）；补气养血药：党参（人参）（19次）、黄芪（16次）、白术（16次）、鸡内金（7次）、当归（21次）、白芍（20次）；温里药：附子（23次）、干姜（炮姜）（14次）、桂枝（8次）、肉桂（8次）、细辛（5次）；化痰祛湿药：半夏（18次）、茯苓（14次）、茵陈（25次）等。

2. 主治病症

大黄所主治的病症多达143种，其中内科疾病占绝大多数（62%），其次是妇科（11%）、外伤科（11%）、皮肤科（7%）、五官科（6%）、小儿科（2%）、眼科（1%）。内科疾病中以消化系统疾病占多数（52%），如较多的有胆囊炎（23人次）、胆石症（10人次）、急慢性肝炎（15人次）、黄疸（13人次）、上消化道出血（15人次）、急性阑尾炎（17人次）、急性肠梗阻（11人次）、胃肠结滞证与阳明腑实证（16人次）、便秘（23人次）、痢疾（8人次）、癥瘕积聚（5人次）、菌痢（5人次）等；其次是各种出血证（吐血、衄血、便血、尿血、咳血等，共计32人次）；泌尿系统疾病，如急慢性肾功能不全（23人次）、急慢性肾炎（5人次）、尿路感染（8人次）；心脑血管病，如脑血管意外（包括脑血栓、脑溢血，共12人次）、高脂血症（10人次）；呼吸道疾病，如肺炎、肺痈、支扩咯血等，各种发热性疾病，如感染性发热、癌性发热、药物热等。妇科疾病主要有闭经（10人次）、盆腔炎、子宫内膜异位症、产后恶露不尽等。外伤科疾病主要有跌打损伤骨折（14人次）、热毒疔疮痈肿（10人次）、急性腮腺炎、急性淋巴结炎，痔疮、骨髓炎、溃疡性静脉炎等。皮肤科主要有烧烫伤、带状疱疹、白塞病、痤疮、湿疹、压疮、急性荨麻疹等。五官科主要有扁桃体炎、口腔溃疡、牙周炎等。

3. 禁忌证及用量

在禁忌证方面，多数医家认为大黄的禁忌证主要有：体质虚弱的老年人、孕妇、产妇、经期与哺乳期妇女慎用；胃气虚弱、脾胃虚寒者忌服；急腹症出现胃肠道穿孔、绞窄，或弥漫性腹膜炎，或完全性肠梗阻者禁用；腹泻剧烈且伴有脱水、电解质紊乱者不宜；腹中无积滞，腑气通者禁用，或仅上腹作胀，下腹不胀者不宜；急性感染，而大便不燥结禁用；外伤后局部红肿、疼痛不明显者不宜；急、慢性肾衰后期不宜大量、长期使用，慢性消耗性疾病的便秘不宜等。

在用量上，最少每剂用0.3g，最多达120g，多数认为用3~15~30g。

丁莲蒂

【适应证】菌痢，消化不良，尿毒症，急慢性胆囊炎，胆石症，急慢性胰腺炎，阑尾炎。

【用药指征】明显的腑实症状，表现为高热，血象高，神志恍惚，谵妄，大便秘结，腹痛等。有燥、实、痞、满者必用该药。

【配伍】

大黄12g，配炒白芍30g，延胡索15g，柴胡10g，乌药12g，黄芩15g，焦白术10g，茯苓12g，金钱草30g。治慢性胆囊炎、胆石症急性发作，泌尿系结石症。

大黄15g，配活血藤30g，丹皮15g，延胡索15g，佛手片10g，怀牛膝9g，炒白芍15g。治包裹性阑尾炎，急慢性胰腺炎等。

大黄10g，配白头翁30g，炒白芍20g，秦皮15g，黄芩20g，黄柏15g，黄连10g。治菌痢，肠炎。

【用量】6~30g。

【禁忌】腹泻剧烈，且伴有脱水、电解质紊乱者，不宜使用；误用后会加重病情，甚则会出现休克。

【体会】慢性结肠炎、慢性菌痢反复发作伴有肠粘连者，坚持通因通用的治则，常能取得满意的疗效。

万文谟

【适应证】黄疸型肝炎，胆囊炎，胃炎，胰腺炎，肾炎尿毒症等。

【用药指征】便秘，苔黄，脉实者。

【配伍】

生大黄10g，配茵陈、虎杖、金钱草、白花蛇舌草、栀子。治疗黄疸性肝炎。

炒大黄3g，配党参、白术、白芍、炙甘草、藿香、陈皮、蒲公英、法半夏。治疗慢性胃炎湿热中阻证；

生大黄3~10g，配黄芪、党参、淫羊藿、怀山药、鱼腥草、白花蛇舌草、茯苓、车前子等。治疗肾炎尿毒症。

【用量】3~30g。

【禁忌】气血虚弱，脾胃亏损，无实热、积滞、瘀结者，以及胎前产后禁用或慎用。

【体会】现代研究大黄有抗菌、抗肿瘤作用。曾用于胃肠肿瘤的患者，均有一定的疗效，个别患者可存活十年以上；用于阑尾炎及阑尾脓肿等有较好的疗效；以大黄炒炭配伍三七末，对吐血、咯血、便血的患者还有止血作用。

马连珍

【适应证】胃脘痛（实证、热证），胁痛（胆囊炎）。

【用药指征】腹部疼痛胀满，发热，舌红，苔黄燥或黄腻，脉滑或弦等实热证。阳虚血瘀水停之充血性心力衰竭，症见腹胀，纳呆，腹满，大便干或大便不爽，舌苔厚腻者，也应使用大黄。

【配伍】

配红参10g（先煎）、淡附子10g（先煎）等。治疗充血性心力衰竭，可通补兼施，以活血通腑，祛邪扶正。

配柴胡10~12g，法半夏15g，黄芩10g，枳实10g，川楝子10g等。治少阳阳明合病，如胆囊炎，胃炎，消化性溃疡及上消化道出血。

配水蛭10g，虻虫10g，桃仁10g，鳖甲15g（先煎）。治疗瘀血内停，肌肤甲错，面色黧黑，唇暗，舌质瘀斑，或胸痛。

【用量】6g~10g，可与群药同煎，也可后下。

【禁忌】脾胃虚寒，中阳不足者慎用。误用则使中阳受损，泄泻不止。

【体会】大黄为苦寒之品，具有活血祛瘀，泻火凉血，攻积导滞，利胆通便的作用。临床灵活运用，与参附配伍，治心衰、阳虚血瘀水停证，具有通补兼施、活血通腑、祛邪扶正之功效。对实证、热证，用大黄为正治之法。大黄牡丹皮汤，大黄䗪虫丸，大柴胡汤为临床常用的处方，收效甚佳。

王乐善

【适应证】热淋，血淋，石淋，胆囊炎，胆石症，胰腺炎，挤压综合征等见有里实证者。

【用药指征】腹胀满，大便难。

【配伍】

大黄 10g，配柴胡 15g，枳实 15g，黄芩 15g，半夏 15g，白芍 15g，生姜 5g。治胰腺炎，胆囊炎。

大黄 15g，配厚朴 15g，枳实 15g。治大便燥结。

大黄 10g，配海金沙 15g。治石淋，血淋。

大黄 10g，配防风 15g，荆芥 15g，栀子 15g，赤芍 15g，甘草 15g，生石膏 50g，滑石 20g。治痤疮。

【用量】5~15g。

【禁忌】胃脘硬满，老年肾虚便秘及孕妇不宜使用。

【体会】大黄对挤压综合征有良好疗效。1976 年唐山大地震期间，部分伤员因肢体受压后，血瘀气滞，瘀久化热成毒，症见肢体肿胀，少尿或无尿，并伴有口干渴，恶心少食，大便燥结，烦躁，甚则神昏谵语等阳明腑实证的表现。我当时任抢救组长，以大黄为主药，予通里攻下，使水浊毒邪及时由二便排出，抢救了不少危重伤员。

王铁良

【适应证】急慢性肾功不全，血尿有瘀象者，实热狂躁，慢性阑尾炎急性发作，肠梗阻。

【用药指征】恶心呕吐，便秘或排便不畅，肉眼血尿或尿色深黄，谵语烦躁，舌质红绛，苔燥，脉数有力。

【配伍】

大黄 30g，配川附子 15g，生牡蛎 50g，黄芩 50g，丹皮 30g，水煎 150ml，保留灌肠。治疗慢性肾功不全（氮质血症，尿毒症）。

大黄 5g，配桃仁 15g，红花 15g，桂枝 15g，炙甘草 7.5g，芒硝 30g，茅根 30g，白花蛇舌草 50g。治血尿，实热狂躁（登高而歌，弃衣而走，打人骂人，不避亲疏）。

【用量】3.5~50g。

【禁忌】脾胃虚寒者禁用。

【体会】大黄目前是治疗慢性肾功能不全的圣药。因其"本虚标实，虚实挟杂"的病机特点，治疗或以扶正为主，或以祛邪为主，均可用大黄以祛邪、化毒。对于用量，口服时大黄量不宜大，防大黄苦寒伤胃气；在灌肠方中可用至 30g，加强其荡涤肠胃之功效，但日久伤阴败胃不宜久用。

王菊芬

【适应证】创伤感染；烧烫伤及压疮等病症。

【用量】不限。

【配伍】

配生苍术500g，炉甘石500g，蜂蜡200~300g，香油5000g，共同熬炼成软膏，外用。治各种创伤感染，烧烫伤，压疮等。

【体会】该药在骨伤科多作外用，无任何毒副作用。若误用或过量内服，易致泻伤正。将药膏涂在脱脂棉上，厚度约0.5cm，直接敷在创面上，若脓液较多，每日换一次；若脓液较少，隔日或隔二日换一次，直至创面愈合。换药前用脱脂棉或盐水棉清洁创面，勿用碘酒，酒精等化学药品消毒。

王德林

【适应证】胃肠积滞，少腹胀痛，出血证等。

【用药指征】身热烦躁，焮热红肿，便秘。

【配伍】

大黄10g，配丹皮15g，赤芍15g，生地30g。治疗各种出血证，如崩漏，衄血等。

大黄10g，配厚朴10g，芒硝10g。治疗胃肠积滞引起的便秘等。

大黄5g，配土鳖虫8g，三棱10g，莪术10g。治疗瘀血证。

【用量】2~15g。

【禁忌】虚证、寒证不宜用。

石景亮

【适应证】急性阑尾炎，急性胃炎，胆道蛔虫病，单纯性肠梗阻，中老年便秘，高脂血症，肥胖症，衰老，小儿食滞。

【用药指征】胃肠积热，大便秘结，腹痛拒按；或血热妄行之吐血，衄血；或湿热黄疸；或目赤肿痛；或瘀滞经闭，癥瘕腹痛。

【配伍】

大黄15g（后下），配牡丹皮12g，桃仁15g，郁金15g，连翘15g，芒硝（冲）15g，冬瓜籽30g，败酱草20g，蒲公英20g，木香10g。治急性阑尾炎属于瘀滞者。

大黄15g，配制附片10g，干姜10g，花椒10g，细辛6g，升麻6g，党参15g，杏仁15g，枳实12g，莱菔子30g。治单纯性肠梗阻。

大黄15g（后下），配芒硝（冲）15g，枳实15g，川朴15g，延胡索15g，连翘15g，浙贝母15g，木香12g，丹皮12g，金银花30g。治急性胰腺炎证属脾胃实热者。

【用量】10~30g，一般用量为15g。

【禁忌】脾胃虚寒者慎用；孕妇、产后、经期及哺乳期妇女均忌用。

卢芳

【适应证】各种感染性疾病，咳血，尿血，高热，癫狂，胃肠宿积，如胆囊炎、胆石症、胰腺炎等。

【用药指征】凡是感染性疾病，出血性疾病，具有湿热证者均可应用。如舌体胖大，有齿痕，黄腻苔，小便黄，大便秘结，脉滑大者。

【配伍】

配芒硝，攻下力强；配枳实，泻下行气；配厚朴，行气导滞；配肉桂，扶阳通便；配䗪虫，祛闭通瘀。配生地止血。

【用量】15~50g。

【禁忌】虚证、寒证忌用。

【体会】大黄轻煎有泄下作用，因其含有蒽醌类成分；久煎止泻，因其含有鞣酸。本人治疗咳血，取大黄通便以降肺气，凉血止血；治肾盂肾炎，在急性期，大黄一味50g，沏水代茶，尿频、尿痛、尿急当日可解。

叶 傅 惠

【适应证】急慢性肾功能衰竭伴大便秘结者。

【配伍】

配黄芪30g，丹参30g。治急慢性肾功能衰竭。

【用量】6~15g。

【禁忌】脾肾阳虚者不宜使用，否则易出现明显的腹泻。

【体会】我常用酒制大黄，既增强其活血化瘀作用，又可避免产生剧烈的腹泻。

田 隽

【适应证】肾功能不全，尿毒症（内服

配方及保留灌肠使用），大咯血及呕血，鼻衄，急性胰腺炎，急慢性阑尾炎，急慢性泌尿系感染等；小儿夏、秋季腹泻。

【配伍】

大黄9~12g，配温脾汤、大黄附子泻心汤、半夏泻心汤。治肾功能不全，尿毒症，同时用大黄30g，配肉桂、牡蛎，煎10分钟灌肠。

熟大黄2~3g，先煎30分钟，配炙甘草5g，生山药5g，再煎20分钟。治小儿夏秋季腹泻。

大黄6~9g，以大黄黄连泻心汤以滚开水冲泡，俟温即服。治血证。

急性胰腺炎用大柴胡汤，大黄用至9~12g。

大黄9g，配蒲公英30g，红花10g，银花30g，枳壳30g，延胡10g。治急性阑尾炎。

大黄6g，配海金沙10g，丹皮10g，生白茅根30g。治急性尿路感染。

肾炎后蛋白尿长时间不消失，24小时尿蛋白量>0.3g者，用蛋黄油（10个蛋的油）与炒大黄粉20g混合，分20包，早晚各1包，有效可隔5天再服，有良效。

【用量】1~45g。

【禁忌】虚证勿用。误用的不良反应，最严重的是笔者收住的1例15岁男性糖尿病患者，20天未能解大便，给大承气汤只开1剂，意欲便通后即不用。患者通便后，虽解数十枚干块粪，精神顿觉清爽，正值周日，家长照方在药店又购1剂，服后洞泄、呕吐，电解质失衡，经一日夜抢救，始转平稳。

【体会】大黄是一味功效显著、内服外用皆可的良药。20 世纪 60 年代初中西药均缺少，我用它撒敷创面治烧伤，煎水过滤，再高压消毒滴治风火赤眼，大黄粉黄酒调糊敷外伤肌肤，红斑疼痛均获良效。我用大黄量最大达 45g。曾治一 50 多岁狂证女病人，用大承气汤大黄量渐加至 45g，稀便到便水，疲软入睡近 1 天，迄今已 10 余年未犯病，患者一有烦躁现象，即用原方的 1/4 量自服，既不腹泻，又解烦躁。

印会河

【适应证】纳呆，便秘，肾衰等病症。

【配伍】

配附子 30g，治慢性肾衰。

配龙胆草 2g，治纳呆。

【用量】1~30g。

【禁忌】若病人属虚寒、久病则不宜使用该药。

吕承全

【适应证】阳明腑实证，中毒性消化不良，急性肾功能衰竭，慢性肾功能不全，习惯性便秘，鼻衄，支气管扩张，急性黄疸性肝炎，脑溢血，大叶性肺炎伴便秘，冠心病心绞痛伴便秘，特发性水肿，脓毒败血症，癫痫，中毒性痢疾，急性胆囊炎，胆石症，泌尿系结石，急性泌尿系感染，肠梗阻，急性胰腺炎，口腔溃疡（实证），胆道蛔虫，前列腺肥大尿潴留，急性阑尾炎，疔疮走黄（急性淋巴腺炎），肾病综合征，IgA 肾炎，反流性肾病，药物热。

【用药指征】临床凡具有痞、满、燥、实、坚等胃家实证者必用大黄，如腹部胀痛拒按，大便燥结，壮热心烦，神昏谵语，狂躁不安，吐血，咳血，肺热咳喘，胃火牙痛，头疼等，舌苔黄燥缺津，脉洪大或沉紧或滑数者，必用大黄。

【配伍】

大黄 6~10g，配藿香、佩兰、陈皮、半夏、茯苓、枳实、竹茹、生姜、砂仁、槐花（即自拟藿佩温胆汤）。治慢性肾功能不全。

大黄 10~15g，配配金银、连翘、黄芩、黄柏、枳实、川朴、猪苓、车前草、丹皮、生地、白芍（即自拟解毒承气汤）。治急性肾功能衰竭（少尿期）。

大黄 10~12g，配金银花、连翘、大青叶、郁金、茵陈、黄连、枳壳、川朴、赤小豆、白芍、陈皮、半夏（即自拟清肝解毒汤）。治急性黄疸性肝炎。

大黄 3~12g，配郁金、丹参、三棱、莪术、炒麦芽、茯苓、淫羊藿、巴戟天、肉苁蓉（即自拟开郁消胀汤）。治特发性水肿。

大黄 10~15g，配凉血地黄汤或小蓟饮子。治鼻衄，支气管扩张咯血，IgA 肾炎，血淋（尿路感染），瘟毒发斑。

大黄 6~10g，用乌梅丸基本方治胆道蛔虫。

大黄 10~20g，用大柴胡汤基本方治疗急性胰腺炎、胆汁反流性胃炎、胆石症。

大黄 10~15g，用排石汤基本方。治泌尿系结石。

大黄 10~15g，用黄连解毒汤和凉血地黄汤为基本方。治败血症，中毒性痢疾，中毒性消化不良，疔疮走黄，丹毒，脑溢血。

大黄 10~12g，配川芎、制白附子、薄荷、钩藤、白芍、陈皮、半夏、胆南星、竹茹、铁落等。治癫痫，神经性发热，神经性头痛，眩晕。

【用量】6~30g。

【禁忌】脾胃虚衰者不宜，误用后会腹痛，腹泻，乏力，精神不振。

【体会】我用大黄，受张子和先生"三消为病，当从火断"，"先论攻其邪，邪去而元气自复也"的学术思想影响至深。凡陈痤积聚于中，留结寒热于内之实热证，多为急危重症。我认为欲起大症，必先攻其邪，推陈出新。只要把握好病机，运用得当，无不应手取效，大黄为中医治疗急重症的必备良药之一。我用大黄，攻积导滞常用三承气汤；癥瘕积聚，用大黄常与三棱、莪术、郁金配伍；痰火壅盛，用大黄常与胆南星、半夏、制白附子配伍；吐血、衄血、咳血，用大黄常与黄连解毒汤、犀角地黄汤配伍；疮疡热毒，用大黄常与黄连解毒汤、五味消毒饮、犀角地黄汤等配伍。是我治疗急、危、重症的主要经验之一。

朱 秀 峰

【适应证】肠胃结滞（阳明腑实、冷积肠胃、肝胆郁热、痢疾）；瘀血（蓄血证、妇女闭经、恶露不下、癥瘕）；热毒内蕴（肠痈、肾病尿毒症、甲型肝炎）。

【用药指征】阳明腑实证：必具潮热，便秘，腹满痛按之充实，谵语，苔黄糙或脉实等症；蓄血证：必具腹满痛拒按，小便自利；冷积：虽大便稀，但腹部满痛，按之充实。其他疾病主要取其泄热，活血，通利作用，不必痞、满、燥、实悉具。

【配伍】

配枳实、厚朴、芒硝。治阳明腑实证。

配附片、干姜、厚朴、肉桂。治冷积。

配桃仁、芒硝、桂枝、甘草。治蓄血证。

配红花、桃仁、土鳖虫、刘寄奴、乳香、没药。治跌打损伤。

配生地、丹皮、黄连、黄芩。治吐血、衄血。

配柴胡、茵陈、金钱草等。治胆结石。

配瞿麦、车前草、黄芩、滑石、木通等。治尿路感染。

配有关药物，如鳖甲煎丸、防风通圣散。治癥瘕。

【用量】3~15g。

【禁忌】凡属体乏虚弱，无里实证者不宜使用，孕妇、产妇一般不用，防伤及胎儿及哺乳，因有故无殒，并非绝对。热病兼表证，先解表后攻里；如表里俱急可表里双解。

【体会】辨证要准确，配伍要得当。实热急证用大量，但宜先小后大，中病即止；用于攻积宜后下，纯虚证忌用。

朱良春

【适应证】胆囊炎，胰腺炎，高脂血症，急慢性肾衰尿毒症。属湿热浊毒，血瘀凝滞之证。

【配伍】

配柴胡10g，黄芩10g，蒲公英30g等。治疗胆囊炎，胆石症，胰腺炎。

配生山栀20g，广郁金20g，蒲公英30g，败酱草30g，赤芍15g，煎汁200ml点滴灌肠，上下午各1次。治疗出血性坏死性胰腺炎。

配荷叶、制首乌等份，研末装胶囊，每次5粒，1日2次，连服2月。治疗高脂血症。

配生牡蛎、蒲公英、六月雪、桃仁各30g，煎取汁200ml点滴灌肠，每日1次，内服方中加生大黄10~15g。治疗肾功不全，尿毒症。

【用量】3~30g。

【禁忌】气血亏虚，体弱之人不宜使用，若需用时须加益气养血扶正之品。

【体会】大黄不仅能攻病祛邪，而且有推陈致新，延缓衰老之功。

乔仰先

【适应证】实热积滞，血证；月经不调；跌打损伤。

【用药指征】大便秘结，血滞血热，迫血上溢。

【配伍】

大黄3~5g，配芒硝、决明子。治大便燥结。

大黄3~5g，配丹皮15g，赤芍15g，山栀6g。治火热亢盛，迫血上溢如鼻衄、目衄。

大黄3g，配天冬15g，麦冬15g，知母12g，生地24g。治牙衄。

大黄3g，配生蒲黄6g，鬼箭羽10g，刘寄奴15g。治血瘀引起月经闭结、痛经，跌打损伤。

大黄5~9g，配炒山栀6g，茵陈15g，黄柏9g，甘草6g，炒谷麦芽各15g。治湿热黄疸。

大黄1.5g，配焦山楂2g。治胃酸少，食欲不振。

大黄3g，配党参15g，附子5g，干姜3g，甘草6g。治便秘腹痛，脉迟，苔白者。

大黄3g，配天麻9g，钩藤12g，蝉衣9g，龙牡各30g，紫石英30g。治高血压，肝旺血热，头痛面赤。

大黄3g，配丹皮15g，赤芍15g，生地24g，甘草9g，银花15g。内服。另用大黄粉麻油调敷，治疗烫伤，火毒入血，发热烦躁。

【用量】1.5~15g。

【禁忌】无火无衄，又无积滞而大便不实者不宜用之。

任继学

【适应证】急性脑出血，急性脑血栓，肺内感染，尿路感染，习惯性便秘。

【用药指征】舌质红或隐青、苔厚或白或黄或燥，脉实有力。

【配伍】

大黄5~20g，配枳实15g，虻虫5g，水蛭5g，豨莶草50g，蒲黄10g。主治急性中风属实者。

大黄5~20g，配金荞麦20g，返魂草15g，白矾3g，皂角5g。治肺内感染属肠实痰阻者。

大黄5~20g，配虎杖20g，蒲公英30g，荔枝核10g，雷丸10g。治尿路感染。

大黄5~20g，配黑芝麻20g，生白术30g，紫菀20g。治习惯性便秘。

【用量】5~20g。

【禁忌】气虚血少者忌用，误用易致虚虚之证，甚或引发痉证、脱证。

【体会】大黄用药，妙在炮制。生用偏于通降，酒制善于行血，醋炒兼具涩固；贵在配伍，可入寒热、升降、开合之剂中；巧在剂量之使用，通腑泻浊宜量大，攻邪当足；行血通脉量宜中，固、开、升量宜小。悟透大黄用药之理，可谓善将取才，思无过矣。

刘 锐

【适应证】水肿，癃闭，血证，更年期综合征。

【用药指征】实热证之二便不通，血证时必用。

【配伍】

大黄15~20g，配附子10~15g。治肾衰，泻腑而不寒。

大黄6~20g，配芒硝10~20g。使大黄泻下快利而不滞。

大黄10g，配丹皮10~20g，凉血活血。治更年期综合征。

大黄10g，配益母草12~30g，活血利水。用于水肿诸症。

【用量】6~20g。

【禁忌】脾胃虚寒，孕妇慎用。误用或未注意配伍可致脾阳受损，见泄泻或堕胎。

【体会】对虚实夹杂之证，应用大黄须注意配伍补气、养血或温阳之品，且需中病即止，以免虚虚之弊。

刘 亦 选

【适应证】出血性中风，缺血性中风，冠心病心绞痛，心肌梗死。

【用药指征】腹胀，便秘，舌苔厚腻，大便变软后停用。

【配伍】

大黄10g（后下），配丹参30g，合血府逐瘀汤。治出血性中风属气滞血瘀证者。

大黄10g（后下），配丹参30g，合补阳还五汤。治缺血性中风属气虚血瘀证者。

大黄10g，配丹参30g，合桃红四物汤。治冠心病心绞痛属气滞血瘀证者。

大黄10g，配三七15g，合抗心梗合剂。治冠心病心肌梗死，属气虚血瘀证者。

【用量】1~15g。

【禁忌】孕妇不宜使用。用量过大或长期服用可致中毒，表现为腹泻，腹痛，呕吐，黄疸等。

【体会】用大黄后出现腹痛，可用白芍25g，生甘草15g，水煎服，以缓急止痛。大黄的品种、产地不同，功效与不良反应相差较大，其中以青海锦纹大黄最好。大黄无论寒热虚实均可使用，实热证及瘀血证必用。寒证配肉桂5g，热证配生地15g，虚证配黄芪30g，实证配芒硝10g。大黄能攻善守，具有双向调节作用，量大则泻，量小则敛，生用则降，酒制则升。临床应根据具体情况灵活掌握。

刘再朋

【适应证】急腹症，如急性阑尾炎，急性胰腺炎，急性胆囊炎，急性肠梗阻，出现腑实证者必用；急性感染，如痈疽疔疮，骨髓炎等，出现热毒传里时必用。

【用药指征】急腹症见痛呕胀闭；急性感染见高热，烦躁，口渴，便秘。

【配伍】

配红藤、败酱草、丹皮、桃仁、芒硝。治急性阑尾炎。

配茵陈、山栀、芒硝、木香、枳壳。治急性胆囊炎。

配柴胡、赤芍、黄芩、黄连、芒硝(灌肠)。治急性胰腺炎。

配枳实、芒硝、厚朴。治急性肠梗阻。

配黄连、山栀、黄芩、黄柏。治急性感染。

【用量】6~20g。

【禁忌】急腹症出现穿孔、绞窄，弥漫性腹膜炎不用；急性感染，无大便燥结不用；正不胜邪不用，免使毒邪内陷。

【体会】急腹症用大黄能清热解毒、通腑泻实，通则不痛；急性感染用大黄能清热解毒、通腑泻热，热毒从下而解；注意：

煎煮过时，会失去泻下作用。

刘瑞祥

【适应证】肠道积滞，实热便秘，腹痛拒按，吐血，衄血，目赤，咽痛，牙龈肿痛，热毒疮疡，烧烫伤，跌打损伤；瘀血经闭，产后恶露不尽，癥瘕积聚等。

【用药指征】阳明腑实证的高热、谵语、腹痛拒按、便秘；血热妄行的吐血、衄血及火邪上炎的目赤、咽痛、牙龈肿痛；热毒疮疡，烧烫伤初起者；血热瘀滞的闭经、恶露，癥瘕积聚及跌打损伤、瘀血肿痛。凡需急下存阴，荡涤肠胃、清热降火、推陈出新时必定使用。

【配伍】

大黄12g，配丹皮10g，厚朴10g，枳实12g，青皮10g，芒硝8g（冲服）。治实热便秘，食积停滞。

大黄10g，配黄芩12g，黄柏8g，栀子12g，龙胆草10g，知母10g，生石膏20g，升麻5g。治胃火牙痛，口唇干裂，咽喉肿痛，腮腺炎等症。

大黄12g，配益母草20g，当归15g，红花6g，桃仁6g，赤芍10g。治瘀血经闭。

大黄10g，配桃仁8g，红花6g，土鳖虫6g，穿山甲8g，苏木5g。治跌打损伤，瘀血肿痛。

大黄8g，配焦三仙各10g，枳实8g，青皮10g，藿香5g，川黄连6g，陈皮6g，治急慢性肝炎，食欲不振。

【用量】3~15g。

【禁忌】元气不足，血虚胃弱，阳虚便

溏，病在气分无热邪积滞，年老体弱，孕妇及妇女产后、经期、哺乳期不宜使用。误用易伤津耗气，重则虚脱、休克，妇女易致堕胎，经期延长，月经过多，缺乳等。

【体会】本品为峻烈、攻下、破瘀之品，易伤正气，应严格掌握剂量，中病即止。外用量宜大；内服少量能健脾益胃，增进食欲；生用泻下力强；酒制泻下力弱而活血作用强，善清上焦火热。入汤剂不宜久煎，久煎泻下力缓。止血用炭剂，可浸泡服。现代用于抗炎、抗肿瘤、降压、降血脂、利胆、止血等。

毕庚年

【适应证】急性阑尾炎，胆道蛔虫症，胆系感染，胆石症，急性胰腺炎，急性肠梗阻，胃、十二指肠溃疡穿孔，急性肠道感染，上消化道出血，阑尾周围脓肿，急性腹膜炎，泌尿系结石。

【配伍】

单味大黄粉可止血，有止血而不留瘀的作用。

配柴胡、黄芩、枳实、白芍。外解少阳，内泻积热。

配枳实、厚朴、芒硝，峻下热结。治肠梗阻。

配黄连、黄芩。治吐血、衄血属实火证者。

配䗪虫、虻虫、水蛭、黄芩、桃仁、地黄、白芍等。治肠粘连。

【用量】10~20g。

【禁忌】急腹症非实证、热证者不可用。

【体会】本品可缩短出血时间，升高血液黏度，增加细胞积聚，使微血管血流减速，有较好的止血作用，且止血而不留瘀。因此，除用于急腹症外，对上消化道出血也有较好治疗作用。另外，泻下应生品后下，离火前 5~10 分钟为佳，用其泻火消炎则不必后下。

李友余

【适应证】消化系统疾病，急慢性乙型肝炎，胆囊炎，胆石症，高热，精神病，心血管疾病如高脂血症，中风，血证。

【用药指征】痞、满、燥、实、坚五大症是大承气汤使用指征，也是使用生大黄的指征。

【配伍】

生大黄 3g，配五仁汤、黑丑 3g。治疗老年习惯性便秘。

配桂枝，治疗血证之寒凝血脉。

配生地黄，治疗血证之热扰营血。

单味生大黄粉长期服用，治疗高脂血症，有止血不留瘀，醒神兼养血之功用。

生大黄 60g，配芒硝。治疗急性肾功能衰竭。

【用量】0.3~60g。

【禁忌】久病正虚，年老体弱者慎用，月经过多或孕妇应忌用。

【体会】使用本药应为大便不畅，但不论大便秘结还是稀软，量的调整是关键。在脾不健运的治疗方药中加进少量的生大黄（0.3g），能起到启动脾运的作用。

李寿山

【适应证】热性病、脑溢血属腑实证者，热迫血行之上消化道出血，肝硬化、肝脾肿大，急慢性黄疸型肝炎，胆汁瘀积型肝炎，胆管炎见热盛黄疸者，习惯性便秘，闭经之瘀血蓄积型。

【用药指征】高热神昏，呕血便血，大便秘结，腹痛拒按，面红目赤，舌红赤，苔黄燥腻，脉沉实或滑数弦大。

【配伍】

大黄（后下）15g，配生地20g，玄参15g，麦冬15g，芒硝（冲服）15g，甘草10g。治热性病及脑血管意外，发热神昏，烦躁谵语，大便秘结。

大黄（后下）15g，配柴胡15g，黄芩15g，枳实15g，厚朴20g，芒硝冲服10g，甘草10g。治急性胆囊炎，阻塞性胆管炎，急性胰腺炎。

大黄（后下）15g，配茵陈15~30g，炒栀子7.5~10g，板蓝根20~30g，柴胡10~15g，枳壳10g，甘草6g。治急慢性黄疸型病毒性肝炎。

大黄（后下）15g，配䗪虫10g，桃仁15g，炮山甲10g，莪术10g。治肝硬化，肝脾肿大，血瘀闭经。

【用量】3~30g。

【禁忌】凡肠胃无积滞、血分无郁热、阳虚气衰以及寒证、脱证均宜忌用。妇女胎前产后、哺乳期和月经期均当慎用。误投易致寒邪凝结、气衰血脱等变。

【体会】泻下通便，一般用生大黄10~15g，后下；清热解毒，用生大黄6~10g，

与其他药同煎。酒军炭，每次1~2g，加入治久痢方中煎服，有止泻收敛之功效，治久痢不止。生大黄浸泡取汁，每次10~15ml，冷服，治热迫血行之呕血，便血。古有要想长生，肠中长清之说。取一味大黄研粉泛丸，名独圣丸，每次3g，日2服，可作保健药，有降血脂，减肥之效。大黄酒制，九蒸九阴干，研末，水泛小丸，名清宁丸，每服3~6g，每日1~2次，治肝胃火盛之习惯性便秘；也可每次3g，早晚分服，以养生保健减肥。

杨吉相

【适应证】胆囊炎，胆石症。

【用药指征】发热，口渴，便秘，溲赤，脉数，舌苔黄腻者。

【配伍】

大黄10g，配柴胡15g，延胡20g，川楝子20g，黄芩15g，栀子15g，黄连10g。治胆囊炎。

大黄10g，配芒硝10g，鸡内金15g，金钱草15g，丹参15g，浙贝母10g，夏枯草15g。治疗胆石症。

【用量】5~10g。

【禁忌】腹泻患者禁用。

杨守玉

【适应证】慢性肾功能不全，尿毒症；急性胆囊炎，急腹症。

【用药指征】苔厚黄腻，脘腹胀满，大便秘结，月经过多。

【配伍】

大黄 6g，配桂枝 9g，泽泻 30g，茯苓 30g，车前草 30g，白术 30g，黄芪 30g。治慢性肾功能不全，尿毒症。

大黄 6~9g，配枳实 15g，土茵陈 15g。治急性胆囊炎。

大黄炭 15g，配当归炭 15g，白术 15g，云苓 15g，党参 30g，升麻 6g，阿胶 12g。治月经过多，崩漏。

【用量】生大黄 6~12g，炒炭 15g。

【禁忌】过度虚弱或无出血见症时不宜使用。

【体会】大黄生品攻邪作用较强，炒炭则变攻为守，止血宜用大黄炭。

吴　熙

【适应证】妊娠剧吐，妊娠下痢，妊娠黄疸。

【用药指征】实热便秘，或湿热症状。

【配伍】

大黄 15g，配附片 15g（先煎透），鸡内金 10g，生姜 15g，水煎，少量多次服用。治妊娠剧吐。

大黄 10g，配赤芍 10g，黄连 10g，肉桂 6g，白术 15g，木香 6g，陈皮 10g，甘草 6g，黄芩 10g，当归 10g，党参 20g。治妊娠下痢。

大黄 10g，配茵陈 15g，薏苡仁 15g，黄芩 10g，鸡内金 10g，白术 15g，茯苓 15g，栀子 10g，麦芽 15g，谷芽 15g，连翘 10g。治妊娠黄疸。

【用量】10~15g。

【禁忌】无热毒、积滞、瘀血者不宜使用。

【体会】大黄通常为经、胎、产所慎用或禁用。笔者据《内经》"有故无殒，亦无殒也"的原则，将大黄用于妊娠病，取得了较好疗效。只要中病即止，就可避免不良反应。要强调的是：大黄为含蒽醌苷类的泻下药，根据国际围产期协作规划组提示：蒽醌类泻下剂可使胎儿产生畸形的相对危险性增加。故大黄用于妊娠病必须谨慎，万不可滥用。本品生用力猛，熟用力缓；通便宜后下，止血宜炒炭。

吴 生 元

【适应证】湿热痢疾，肠燥便秘，热盛迫血之鼻衄、咳血、吐血、便血，痰热结胸，肾性水肿。

【配伍】

湿热痢滞下，可用承气汤。

肠燥便秘，可用归芍理中汤加大黄。

大黄配生地、玄参、麦冬、仙鹤草、陈棕炭、大小蓟等。治热盛迫血妄行。

肾性水肿，可用大黄附子汤加减。

【用量】成人每剂生大黄 8~10g，酒炙大黄 10~15g。

【禁忌】脾胃虚寒、大便稀溏者不宜，误用后易伤脾胃阳气；表证未解者不宜，误用易引邪入内，发生变证；腹中无燥结者不宜用。

吴康衡

【适应证】慢性肾功能衰竭，上消化道出血，热性感染性疾病，急性肝胆疾病，急性肠胃道疾病。

【用药指征】凡中医辨证为实热证者均可酌情使用。如热性感染性疾病的中期或极期，出现高热、谵语、口渴、便秘；热泻（急性肠炎，细菌性痢疾）早期泻而不清，便而不畅；湿热黄疸，腹胀，便秘等。本人侧重于大黄治疗慢性肾功能衰竭，无论临床上是虚证或实证（多为虚实夹杂证），只要表现出恶心，身痒，大便不畅，肾功能检查尿素氮、肌酐等指标异常者，必用此药。

【配伍】

大黄 12g，配附片 30g，人参 30g，生姜 12g。治慢性肾功能衰竭；

大黄 12g，配枳实 6g，厚朴 12g。治感染性疾病中期或极期，热结便秘者。

大黄 12g，配茵陈 15g，栀子 15g。治湿热型肝胆疾病。

【用量】6~15g。

【禁忌】大黄有"伤胃气""致虚""腹痛"等不良反应，对于体质极虚者慎用。

【体会】大黄在中医古籍中虽没有治疗慢性肾功能衰竭的记载，但肾功能衰竭之临床表现与中医的"癃闭""溺毒"等相似，其荡涤肠胃，推陈致新而起到通腑泻浊排毒之功效与现在治疗慢性肾功能衰竭攻逐、祛邪治则相同。近年研究，大黄不仅有确切的泻下作用，更有补益之功效，这种双向调节作用符合慢性肾功能衰竭的虚实夹杂病情。

何少山

【适应证】子宫内膜炎所致的月经过多，经期延长，恶露不绝甚至闭经；急慢性盆腔炎，盆腔炎性包块，子宫内膜异位症等所致的下腹疼痛、腹内瘕块。ABO 血型不合所见的先兆流产、习惯性流产，以及输卵管炎性不孕等病症。

【用药指征】凡辨证为瘀滞胞脉或瘀热蕴结下焦者均可选用。临床以阴道下血不止，或下腹时常隐痛，舌暗、脉细涩为辨证要点。尤其对于阴道出血超过一周未净，下腹疼痛，妇科检查子宫、附件有触痛或增厚，扪及块状物，及母儿血型不合，抗体效价超过 1∶128 者，必定使用该药。

【配伍】

生大黄 6~9g（后下），配丹皮 9g，桃仁 9g，银花 10g，连翘 10g，红藤 30g，败酱草 30g，焦冬术 10g，茯苓 10g。治急性盆腔炎。

熟大黄 9g，配丹皮 6g，藕节 15g，失笑散 10g（包煎），生黄芪 15g，红藤 30g，马齿苋 15g，蚤休 9g，三七粉 3g（吞）。治子宫内膜炎，阴道下血不止。

熟大黄 9g，丹皮 6g，桃仁 9g，当归 10g，炒赤白芍各 10g，血竭 3g，制没药 5g，红藤 30g。治慢性盆腔炎，小腹时有隐痛或子宫内膜异位症。

熟大黄 9g，配绵茵陈 30g，焦山栀 12g，杭白芍 10g，桑寄生 10g，炒杜仲 12g，苎麻根 10g，黄芩 5g，焦冬术 10g。治 ABO

血型不合。

【用量】生大黄 3~9g，制大黄 6~12g。

【禁忌】对血气虚弱，脾胃虚寒，无实热、积滞、瘀结者慎用，用之易伤正。胎前除母儿血型不合应慎用。哺乳期若需用此药，最好暂停哺乳，恐婴儿腹泻。

【体会】大黄虽属泻下药，主治阳明实热便秘，但由于大黄有清热解毒之功，类似于广谱抗生素的作用，故适用于各类炎症性疾患。同时该药能活血化瘀，改善血液循环，是妇科祛瘀生新之要药。

邹学熹

【适应证】肝血瘀阻之慢性肝炎、肝硬化，心血瘀阻证，瘀血阻络证。

【配伍】

大黄 15g，配水蛭 20g，延胡 20g，鳖甲 30g，白芍 15g，枳壳 20g，共为末，每服 1~2g，1 日 1~2 次。治瘀血阻络。

【用量】活血祛瘀，每日最大量 1g，最小量 0.3g，因入丸散剂，用量较轻，一般不会引起腹泻。

【禁忌】无瘀血者不用。

邹燕勤

【适应证】急慢性肾盂肾炎有实热者，慢性肾功能不全，宿食积滞。

【用药指征】尿频、尿急、尿痛，腰部疼痛明显，或有发热，尿常规可见脓细胞或红细胞，中段尿培养细菌阳性 10 万 / ml 以上者；各种慢性肾脏疾病晚期，引起肾功能衰竭，出现神疲乏力，面黄少华，腰酸疼痛，胃纳减少，甚或恶心呕吐诸症；检查血尿素氮及血肌酐升高，肌酐清除率下降者。

【配伍】

配瞿麦、萹蓄、鸭跖草、茯苓、薏苡仁、独活、桑寄生等。治肾盂肾炎。

配白术、厚朴、枳实等。治肠胃积滞燥屎。

配太子参、生黄芪、白术、茯苓、桑寄生、枸杞、六月雪等。治肾功能不全。

【用量】3~15g。

【禁忌】脾虚便泄，阳虚内寒者慎用；妇女胎前产后者不用。

【体会】大黄性味苦寒，善于泄降下达，故治下焦疾病亦很灵验。本人常以制大黄治肾功能不全，在辨证复方中加用，从小剂量 3g 用起，剂量最大用至制大黄 8g。口服一般不用生大黄。用制大黄后部分患者便次并不增加，少数病人增加次数到 3~4 次。可调整剂量达 1 日 2 次大便，质正常或偏溏为最适宜，可增强泄浊解毒作用，促使病情稳定，延缓肾衰发展进程，延长患者生命。有人对大鼠的实验研究证实，大黄确能抑制慢性肾衰患者残余肾单位过度代偿肥大的问题而致实验动物存活率增加，存活时间延长。这与临床上运用制大黄不致泻下的患者也能稳定病情而延长生命是一致的。生大黄（后下）可用于肠燥便秘而体质尚好的患者。但口服仍以小剂量开始，加入辨证复方中，使大便调整到 1 日 2 次，解时顺利为度。血肌酐在 450μmol/L 以上而体质尚好，大便不稀者，可用生大黄 10~15g（后下），六月雪30g，牡蛎 10g，蒲公英 30g，生甘草 5g，煎液 150~200ml，温度 37~38℃，保留灌肠，每日 1 次，15 天为 1 个疗程，亦可促进降油排毒，使病情稳定而延缓肾衰发展进程。

汪朋梅

【适应证】急腹症，上消化道出血症，痢疾，黄疸。

【用药指征】凡临床出现痞满燥实中一症，且兼舌苔黄燥，脉象滑数、弦数、沉实者必用之。

【配伍】

生大黄 10g（后下），配枳实 10g，厚朴 10g，玄明粉 10g（冲）。治腹胀硬痛，大便秘结，潮热自汗之热结阳明之证，或下利清水之热结旁流；再加党参 15g，当归10g，生甘草 5g，治体虚肠结及腹腔胀肿。

配甘遂末 3g（吞）、玄明粉 10g（冲）、杏仁 10g（打碎）、葶苈 15g（包煎）。治心下至少腹硬痛拒按之结胸，并用于高位肠梗阻。

配干姜、巴豆霜等量研末蜜丸，每次3g，温开水送服，攻逐寒积。治脘腹突然胀痛，四肢发冷，寒凝肠腑的梗阻。

配茵陈 15g，山栀 10g，治阳黄；加柴胡 10g，制半夏 10g，黄芩 10g，川连 5g，郁金 10g。治急性胆系感染；再加地丁草 15g，紫河车 15g，木香 10g，全瓜蒌 15g（打碎），治急性胆囊炎；加金钱草 30g，海金沙 15g（包），鸡内金粉 5g（吞），治胆结石。

配防己 10g，川椒目 5g，葶苈 30g（包煎）。治幽门梗阻，十二指肠溃疡。

配柴胡 10g，枳实 10g，白芍 10g，制半夏 10g，黄芩 10g。治发热寒战，大便不通之少阳阳明同病，再加银花 30g，红藤30g 于溃疡穿孔闭孔（痛缓）后 6 小时，用以泻少阳阳明之热毒。

配丹皮 10g，桃仁 10g，元明粉 10g（冲）治肠痈。再加银花 15g，红藤 30g，生黄芪 15g，皂角刺 10g，治阑尾穿孔后局限性腹膜炎形成的阑尾脓肿。

生大黄 5g，配黄连 5g，黄芩 10g。治上消化道出血。

生大黄 10g，配白及等量研末水调成糊状，每日 2~3 次，每次 3g。治胃热或肝火伤络之上消化道出血。

配玄明粉 10g，麻沸汤泡 5 分钟，去渣服。治急性胆胰感染。

配白头翁 15g，黄连 5g，黄柏 10g，秦皮 10g，生甘草 5g，阿胶 10g（烊）。治肠源性氮质血症。

生大黄 5g，配芍药 10g，黄连 5g，黄芩 10g，枳壳 10g，槟榔 10g，木香 10g，当归 10g。治痢疾初起。

配生甘草 5g。治胃热上冲，食已即吐，并可助术后早排气，排便。

研末加水或酒调外敷治腹腔包块。

酒制大黄 10g，配柴胡 10g，天花粉10g，当归 10g，桃仁泥 10g，红花 5g，炙甲片 10g（先煎），生甘草 5g。治胸胁胀痛，大便困难，未化之肝脓疡。

【用量】5~60g，一般 5~10g。粉剂每次 1~3g。

【禁忌】哺乳期妇女不宜用，孕妇及体虚者慎用，但亦宜结合临床辨证对待。

【体会】一般通里攻下，泻火解毒，利湿退黄，和胃降逆都用生，且须后下；凉血止血主要用生，有时用炭；活血化瘀用酒制；治上消化道出血用粉剂；胆石症等湿热缠绵之症可久服；通下则空腹服。

沈有庸

【适应证】胃肠实热积滞而致的阳明腑实证，高热炽盛而伤阴者，肠道湿热而致痢疾、肠痈，肝胆湿热之胁痛、黄疸、肝炎，食滞而致腹胀，痰热蕴肺之肺痈，热毒内盛、迫血妄行之吐血、衄血，以及咽喉肿痛、目赤、口疮等实火上炎之证，瘀血阻滞之腹痛、胁痛，习惯性便秘。

【配伍】

生大黄 6~10g，配枳实 15g，川朴 15g。治阳明腑实证。

生大黄 6~10g，配川连 10g，芍药 15g，木香 15g，川柏 10g。治痢疾。

生大黄 6~10g，配枳实 15g，石斛 5g，天麦冬各 15g。治高热伤阴。

生大黄 6~10g，配焦山栀 10g，茵陈 15g，柴胡 20g。治肝胆湿热之黄疸、肝炎、胁痛等。

生大黄 6~10g，配川连 10g，黄芩 30g。治热毒炽盛之咽部肿痛、目赤及吐血、衄血等。

生大黄 6~10g，配丹皮 10g，桃仁 10g。治肠痈。

生大黄 6~10g，配黄芩 30g，鱼腥草

15g。治痰热蕴肺之肺痈。

【用量】3~30g。

【禁忌】孕妇、月经期、哺乳期及年老体弱者应慎用，脾胃虚寒之泄泻则禁用。

【体会】生大黄煎煮时间过长，易破坏其有效成分，过短则不能充分利用，故一般以煎煮 3 分钟为宜。

张 琪

【适应证】中风入腑闭证（脑出血），阳明热盛吐血、衄血证，急慢性肾功不全，肠梗阻，狂证。

【用药指征】大便闭结，腹部膨隆胀满拒按成硬痛；面垢，手足心热，或潮热蒸蒸自汗，目赤，烦扰不宁，小便赤，间有谵语神昏，舌苔燥黄或厚燥，舌质红干无津，脉滑实或数而有力。

【配伍】

大黄 20g，配桃仁 20g，水蛭 10g，枳实 20g，厚朴 20g，芒硝 15g（冲服）。治脑出血，症见昏厥，牙关紧闭不省人事，面赤身热，大便闭结，躁扰不宁，舌苔黄燥，脉象弦滑或滑数有力者。

大黄 10g，配黄芩 15g，黄连 15g，生地 20g，栀子 15g。治吐血，衄血，甚则如涌泉不止，脉见滑数，舌红苔燥者。

大黄 10g，配川连 10g，草果仁 15g，苍术 10g，藿香 15g，半夏 15g，桃红各 15g，生地 15g，葛根 10g。治急慢性肾功能不全，症见胃脘胀满，恶心呕吐，口气秽，有腥臊味，舌苔垢腻，舌体胖大，脉象弦滑或沉滑者。

大黄20g，配礞石20g，甘遂20g，菖蒲15g，郁金15g，南星15g，芒硝15g。治狂证，症见头痛不寐，狂躁不知人，语言无伦，打骂不避亲疏，舌苔厚燥，脉滑实有力者。

【用量】 该药用量应根据病人体质而定。余治脑出血，大黄用量30g，大便始得下行，治疗吐血、衄血、热淋；大黄用量5~10g，量不宜大。

【禁忌】 脾胃寒无阳明腑实证不可用；无实热内结证不宜用；体虚无力，脉弱者不可用。

【体会】 凡脑出血、森林脑炎等见阳明腑实证者，必大黄、芒硝合用，大便始能下行，燥屎下则神志随之苏醒，燥屎不下，凉开三宝等药用之无效。

张子维

【适应证】 热盛便秘，血瘀经闭，阳黄，疔肿及甲亢突眼征。

【配伍】

生大黄（后下）17g，配厚朴13g，枳壳13g，槟榔13g，芒硝（冲）13g。治肠梗阻。

大黄（酒制）7g，配菊花10g，密蒙花10g，黄芩15，石决明20g，草决明15g，夏枯草12g，栀子12g，龙胆草10g，黄柏10g，知母10g，生地12g，女贞子12g，甘草7g。治甲亢突眼征。

【用量】 4~30g。

【禁忌】 虚证、胃气衰败者不可使用。

张云鹏

【适应证】 病毒性脑炎（暑温），中毒性休克，急性胆道感染（热厥），胆囊炎，胆结石，急性肠梗阻（肠结关格），中毒性肠麻痹，阑尾包块（肠痈），败血症，中风（闭证），黄疸型肝炎，脂肪肝，肝脓疡，肝硬化，原因不明发热。

【用药指征】 阳明腑实，痞满燥实，症见大便秘结，腹胀满痛，脉实，舌苔黄。

【配伍】

生大黄10g（后下），配牛黄清心丸2粒等。治病毒性脑炎，乙型脑炎，温邪闭结，上蒙清窍。

生大黄20g（后下），配银花30g，黄芩15g等。治中毒性休克，急性胆道感染。

生大黄30g（后下），配枳壳15g，川朴15g等。治肠梗阻，阳明腑实证。

生大黄10g（后下），配桑白皮10g，枳实10g，黄连10g等。治中毒性肠麻痹，肺炎并发症。

生大黄15g（后下），配蒲公英30g，黄芩15g。治胆囊炎。

生大黄15g（后下），配山甲片10g，威灵仙30g。治胆结石。

生大黄15g（后下），配红藤30g，败酱草30g。治阑尾包块。

生大黄20g（后下），配水牛角粉15g，六神丸30粒等。治败血症，热入营血。

生大黄15g（后下），口服或生大黄30g灌肠。治中风闭证，大便秘结者。

生大黄10g（后下），配茵陈30g，山栀15g等。治黄疸性肝炎，阳黄。

生大黄30~50g（后下），配决明子

30g，莱菔子 30g。治脂肪肝，痰证。

生大黄 12g（后下），配柴胡 6g，赤白芍各 10g，郁金 30g 等。治邪壅肝络的肝脓疡。

生大黄 10g（后下），配大腹皮 30g，黑白丑 10g 等。治肝硬化，腹水，水与气结。

生大黄 10g（后下），配蝉蜕 6g，僵蚕 8g 等。治原因不明发热，表里三焦有热。

【用量】3~70g。

【禁忌】大便溏薄，脾胃虚弱者，不宜使用大黄。误用后可见下利不止，脾肾两虚，严重者脱水。

【体会】大黄攻下既要得其时，又要得其法。得其时，谓不宜失下，不宜妄下；得其法，谓审证候之缓急，度邪正之虚实。邪实而正不虚者，可用攻下；邪实而正虚者，宜扶正攻下并举。剂量由小到大，但亦有极量。遵循果断与谨慎相结合的原则。

张 崇 鄢

【适应证】便秘，肠梗阻，肠粘连，痔疮，肝炎，胆囊炎，胆系感染，阑尾炎，坏死性肠炎，菌痢，胰腺炎，结肠炎，胆汁瘀积症，肝性脑病，泌尿系感染，肾炎，代谢性碱中毒及癌症的发热，带状疱疹，白塞病，高血压病，失眠，高脂血症，糖尿病，出血性疾病，甲状腺功能亢进症，乳腺炎，溃疡性静脉炎，肝脾肿大，局灶性肝硬化，脂肪肝伴肝硬化，肾功能不全；痤疮，结节性痒疹，痈疮初期，烫伤，湿疹；带下，盆腔炎。

【配伍】

生大黄 10g，配柴胡 15g，郁金 12g，金钱草 30g，鸡内金 10g，龙葵 15g，益母草 20g，青皮 10g，枳壳 15g，延胡 10g，川芎 10g，生甘草 10g。治肝内胆汁瘀积症，黄疸性肝炎，胆囊炎。

生大黄 20g，配生地黄 15g，丹皮 12g，白薇 15g。治代谢性碱中毒，血液病，癌症，手术后等病的高热。表现为稽留热或弛张热，午后及夜间高热尤甚，体温多持续在 38.5℃ 以上。

【用量】成人最大用量，同其他药同煎时为 30g，后下；以泻下通腑为目的者用 15g。成人最小用量，同其他药同煎时为 5g（如泌尿系感染），后下；以通腑为目的者，不少于 8g。用于结肠炎及肾功能不全肠透析时最大量不宜超过 10g。

【禁忌】①以泻下通腑为目的时，久病本虚，有虚寒性胃肠病史者不宜；②妇女月经期、孕期、产后、哺乳期不宜。误用该药后，常见的不良反应为呕吐，腹泻（水样泻），腹胀，腹痛（痉挛性痛），月经结块等。

【体会】①大黄不宜用土大黄代替，否则正效应不足而不良反应却比较突出（如腹痛）。②除老年久病患者选用酒大黄外，一般应以用生大黄为佳。泻下通腑宜后下，而凉血解毒，清热除湿，活血祛瘀则应同煎。大黄为除邪祛病，间接扶正的有效药物，是攻坚祛邪的上品，寓补于攻的良药。该药气分、血分证均可涉及，作用宽，适应证广，切不可局限于承气汤系列治疗阳明腑实证范围，否则会重蹈"大黄救命无功"之憾。可以说掌握和用好大黄是中医的基本功。

张鉴铭

【适应证】软组织挫伤瘀肿严重、发红发热。

【配伍】

生大黄（研粉）30g，金黄散30g，白酒加开水调匀敷患处，治软组织挫伤严重，局部充血红肿发热、硬胀者。

【用量】10~90g。

【禁忌】伤后局部无明显肿胀、无红肿者不宜。

【体会】伤后局部呈现大片瘀斑、发热、红肿、胀痛难忍者用生大黄，其效好。调药有先后，先用开水冲调，后用白酒加调才有奇效。

陈乔林

【适应证】外感热病，上消化道出血，属溃疡及急性胃黏膜病所致者，宿食痞满，痢疾初起，里急后重，老年便秘，支气管扩张、肺结核咳血，中风急性期痰热腑实证，癃闭，水肿淋浊，高脂血症，苔黄口臭者，阳黄胁痛；瘀阻经闭；跌打损伤，证属实热、积滞、瘀结者。

【配伍】

配僵蚕、蝉蜕、姜黄、板蓝根等。治外感热病，表里三焦大热。若风热乳蛾加大力子、野菊花、银花、连翘等；阴虚乳蛾常与生地、玄参、麦冬、藏青果等同用。

上消化道出血属胃火炽盛，肝火犯胃者，可单用煎服或灌肠，或胃镜喷注，亦常与黄连、黄芩、三七配伍。

配生地、麦冬、白芍、花蕊石。治火热刑金之咯血。

配瓜蒌、半夏、芒硝。治急性中风、痰热腑实者，必要时煎汁保留灌肠。

配白花蛇舌草、红花、赤芍，灌肠。治癃闭溺毒上攻。

配葛根芩连汤、芍药汤等。治痢疾初起，里急后重。

老年便秘，高脂血症见苔黄口臭者，每日3g泡水服，以推陈出新。

【用量】成人3~30g。

【禁忌】虚寒证及表证未罢，血虚气弱，胎前产后者不宜，误用后易动邪，挫伤正气。

【体会】对于急性热病，不必拘泥结粪之有无，只要发热、口苦、苔黄即可用之，或与石膏同用；邪入营血分亦当用之。因其清热泻下，不仅泻气分之热，也泻血分之热，并活血化瘀。

陈连起

【适应证】消化道出血，高黏滞血症，高脂血症，中风病便秘，神经症。

【用药指征】出血，呕吐，实验室检查血液黏度高、血脂升高者，必用大黄。热证、寒证、血瘀证等皆可用，有所不宜者，配他药相佐而用之。

【配伍】

酒炒大黄15g，配升麻3g，羌活3g等（引大黄作用上行）。治疗呕血，衄血（齿、鼻、耳、目、口等出血）。

配炮姜9g，肉桂3g等。治疗寒性下血。

配生地20g，黄连6g等。治疗热性

下血。

生大黄，配制首乌 30g，荷叶 15g，槐米 30g，泽泻 15g 等。研末冲服或装胶囊，治疗高黏滞血症，属血瘀证和痰湿之体者。

大黄研末装胶囊，每粒 0.3g，每次 3粒，日服 3 次，治疗高脂血症。1 个月为 1疗程。

【用量】3~20g。

【禁忌】胃肠功能不佳，脾胃虚而便溏者不用。

陈 治 恒

【适应证】①凡宿食停滞，大便不通所致的各种里实证候。尤以实热壅滞，里有燥粪坚积者为宜，但随配伍亦可治寒积便秘。指征为腹部胀满疼痛，大便不通之候，脉多沉实有力，舌红苔黄，或发热，潮热，汗出等症，方可用之。②热毒所致的火毒疮疡、痈、疔、疖，火毒较甚者，以泻火解毒。③痢疾初起属湿热。④瘀热发黄或跌仆损伤瘀血停留，或妇女瘀血凝滞，经血不通，均可以之逐瘀通经。⑤外用，治烫伤，阳证疮疡及止血等。

【配伍】

配芒硝 20g，枳实 12g，厚朴 12g。攻下燥屎，热结而有痞、满、燥、实等候者用之。

配枳实 12g，厚朴 12~15g。治燥屎热结，痞满为主。

配芒硝 30g，甘草 5g。治燥热较盛，腑气不行者。

配麻仁 30g，杏仁 10g，厚朴 10g，枳实 10g。治"脾约"症。

大黄 10g，配干姜 10g，附片 15g，厚朴 12g，枳实 10g。治脾肾阳虚，腑气不行证。

配甘草 5g，治食已即吐之火热上冲证。

配柴胡 10g，黄芩 10g。治少阳偏里实证。

配丹皮 10g，桃仁 12g，冬瓜仁 15g，芒硝 30g。治肠痈急症。

配䗪虫 15g，治肌肤甲错，里有瘀血证。

配甘遂 3g，治妇女水血互结证。

配附片 30g，细辛 6g。治里寒便秘，胁下偏痛证。

配茵陈 15g，栀子 12g，或硝石 10g，栀子 12g，黄柏 15g。治黄疸，热盛里实证。

大黄 10g，配黄连 6g，黄柏 12g，黄芩 10g。治各种疮疡初起，火毒极盛者。用量 5~15g。外用视病情而定。

【禁忌】凡肠胃无积滞，血分无郁热，及妇女胎前、产后、月经期以及哺乳期均属禁忌。误用之既伤正气，又可因误下引起腹泻，而致病情发生他变，故不可不慎。

【体会】在临床中使用机会太多，但必须注意一为生用，一为酒炒后用，前者性猛，后者性缓。急者当生用，缓者当熟用。一般来说，大黄走而不守，药过即止。但里虚便秘亦可酌用，如《伤寒六书》有黄龙汤，《温病条辨》有新加黄龙汤，只要运用得当，常使重危患者转危为安。

陈 祥 林

【适应证】急慢性上消化道出血，急慢性肾衰，急慢性阑尾炎，阑尾周围脓肿，高原红细胞增多症，高脂血症。

【用药指征】急慢性吐血、便血；血清尿素氮升高；发热，腹胀，便秘，腹部包块；目赤，颧暗红，唇绀，舌紫，肢端色黯，肌肤甲错，脉弦涩迟。理化检查：血液流变学呈"浓、黏、聚、凝"特点，血小板聚集率增高，甲皱微循环障碍，血红蛋白＞20g/L；红细胞压积＞65%。

【配伍】

大黄粉 1.5~3g，配白及粉 6~15g。治急慢性上消化道出血。

大黄 6~15g，配生牡蛎 15~30g，蒲公英 15~30g，肉桂 3~6g，水煎，灌肠。治急慢性肾衰（初、中期）血清尿素氮不降者。

大黄粉 10~15g，配芒硝 15~30g。局部外敷阑尾压痛点或经腹部 B 超定位阑尾周围脓肿部位，治急慢性阑尾炎、阑尾周围脓肿。

大黄 6~10g，配红藤 15~30g，败酱草 15~30g。治阑尾周围脓肿。

大黄 3~10g，配土鳖虫 3~6g，黄芪 15~30g。治高原红细胞增多症。

大黄粉 1~3g，每日 3 次，口服。治高脂血症。

【用量】1~15g。

【禁忌】急慢性肾衰后期不宜大量、长期使用，否则加重病情。

【体会】谨守"瘀""浊""热""闭"病机。大黄气味重浊，直降下行，走而不守，不仅通利水谷，且善导湿热从小便而出，以利水肿。老年患者宜用制大黄，以避苦寒伤正之弊。用量调整勿操之过急，当缓图其效，据患者体质，以控制通利大便日行 2~3 次为度。大黄用后腹痛较显著者，酌

情加用芍药甘草汤以缓急止痛。慢性肾衰运用大黄降尿素氮，必见大便秘结，且早期应用收效良好，但至晚期应用多显效甚微，甚至加重病情。

周仲瑛

【适应证】腑实热结、血热妄行、瘀热搏结、湿热发黄见腹满，便秘，黄疸，血证，舌苔黄燥，脉滑实。

【配伍】

大黄 5~10g，配细辛 3g 治头痛。

配水牛角片 15g，止血。

配茵陈 15g，治黄疸。

配桃仁 10g，凉血通瘀，治蓄血。

【用量】5~30g。

【禁忌】虚证与寒证不宜使用，误用可致大便溏泄，伤脾败胃。

周楚良

【适应证】腑实便秘，尿毒症，咯血，便血，急性胰腺炎，火毒疮毒，衄血。

【配伍】

大黄 10g，配芒硝 15g，厚朴 20g，枳实 20g。用于腑实证便秘。

大黄 18g，配党参 40g，黄芪 40g，白术 20g，茯苓 20g，熟地 20g，附片 15g，干姜 10g。治尿毒证。

大黄 8g，配银花 15g，连翘 15g，花粉 15g，黄芩 15g，黄连 10g，甘草 10g，重楼 10g。治急性疮疡，火毒。

大黄 6g，配诃子 10g，瓜蒌 20g，海浮石 15g，炒栀子 15g，青黛 10g，阿胶 15g。

治咯血。

大黄炭 10g，配灶心土 50g，白术 12g，附片 12g，熟地 20g，阿胶 15g，黄芩 15g，甘草 10g。用于便血，消化道出血。

大黄 15g，配桃仁 15g，丹皮 15g，台乌药 15g，赤芍 15g，延胡索 15g，当归 20g，五灵脂 20g，红花 10g，枳壳 15g，香附 15g，甘草 10g。治急性胰腺炎。

【用量】5~15g。

【禁忌】大黄用后会造成下痢或腹痛，如脾胃虚寒者过用可造成虚脱。

【体会】大黄是泻下药，如非腑实便秘不可妄用。酒制大黄亦有通便作用，煎后不受影响。如用于止血可用大黄炭，如大便坚实者，必配芒硝。

金 润 泉

【适应证】急慢性胆囊炎。

【用药指征】胆囊 B 超示胆囊壁增厚、中小结石，胆汁潴留者。

【配伍】

大黄 500g，配冰片 3g，共为细末，加足量白酒调和，外敷胆囊区 4~6 小时，连续 10~15 天。主治胆囊炎，缓解胆绞痛。

【用量】最大量可用至 500g。

【禁忌】手术指征明显者禁用。

【体会】剂量大、用药时间长，可出现局部皮肤充血，但停药后即可消失。

郑 惠 伯

【适应证】见高热不退或大便不通的急性热病，黄疸，急慢性肾功能衰竭，急性胆囊炎，胆石症。

【配伍】

大黄 10g，配茵陈 20g，栀子 10g，黄芩 15g，银花 15g，连翘 15g，丹参 15g，郁金 10g，赤芍 15g，桃仁 10g，丹皮 10g，白花蛇舌草 15g，六月雪 15g，田七 4g（为末，兑服）。另用鲜垂盆草 30g，鲜满天星 30g，煎汤代水，羚羊角 3g 为末，煎成乳白色药汁另服。抗热牛黄散日服 2 支，治重症肝炎。

大黄 30g，配六月雪 60g，白花蛇舌草 60g，煎水保留灌肠，每次 150ml，日 2 次。治急性肾功能衰竭。

【用量】5~15g，水煎服。

【禁忌】脾胃虚寒者及孕妇忌用。

【体会】急性热病，高热不退，不论有无大便不通均可在相应的方剂中配用大黄，以釜底抽薪，排泄邪热。

赵 谦

【适应证】积滞，实火，瘀血，血证，淋证，黄疸等属实属热者。

【配伍】

配火麻仁 10g，枳实 8g，川朴 10g，杏仁 10g。治肠道积滞之便秘。

配附子 10g，细辛 5g，郁李仁 10g。治寒积便秘。

配党参 10g，白术 10g，当归 10g，肉苁蓉 10g。治气血不足之便秘。

配芒硝 10g，厚朴 10g，枳实 10g。治温热病，热积便秘。

配黄芩 10g，黄连 6g，白芍 10g。治湿热痢。

配连翘 10g，山栀 10g，黄芩 10g。治火热上炎诸证。

配桃仁 6g，䗪虫 10g。治妇人瘀血经闭，产后恶露不下，及积聚证。

配芒硝 10g，桃仁 10g，丹皮 10g，败酱草 10g。治热积肠痈证。

配银花 10g，连翘 10g，蒲公英 10g，紫花地丁 10g。治热毒疮疡初起及溃后余邪未尽。

配白茅根 20g，栀子 10g，木通 6g，车前草 10g。治热淋证。

配白茅根 20g，山栀 10g，血见愁 10g。治血热及瘀血而致的出血证。

配栀子 10g，茵陈 15g，板蓝根等。治湿热黄疸。

【用量】 5~10g。

【禁忌】 胃气虚弱者、孕妇、体质虚弱者，及妇女月经期应慎用或禁用。

【体会】 大黄粉单用，治疗胃、十二指肠溃疡及门脉高压所致的出血证，亦可用于慢性肾功不全、尿毒证。

赵玉庸

【适应证】 肾脏病，糖尿病，肝病等有瘀血证而虚寒不甚者。

【配伍】

配黄芪、益母草等，治肾脏病。

【用量】 5~15g。

【禁忌】 脾虚泻泄不宜使用，否则加重病情。

【体会】 大黄活血、解毒、泄浊，对肾

脏功能衰竭者有较好疗效。

赵树珍

【适应证】 癌症，便秘，便血，高脂血症等。

【用药指征】 实热或湿热壅滞，腑气不通，发热，腹胀，腹痛，便秘或大便黏滞不爽；湿热与瘀血凝聚，气机阻滞，致腹部肿块、疼痛，大便不畅，舌质瘀紫；痰湿凝聚，津液不布，形体肥胖，胸闷肢重，大便不畅等。胃肠道肿瘤需通导腑气、活血化瘀时必用。

【配伍】

制大黄 6~10g，配苦参 30g，水杨梅根 30g，野葡萄根 30g，藤梨根 30g，生薏仁 30g。治直肠癌。

制大黄 10~15g，配炒莱菔子 15g，决明子 15g，泽泻 12g，焦山楂 15g，白菊花 12g。治高脂血症。

制大黄 10g，配香茶菜 30g，仙鹤草 30g，蜈蚣 2 条，干蟾皮 10g，炮甲片 10g。治肝癌。

生大黄粉 3~6g，吞服或泡茶服，每日 1 次。治便秘。

【用量】 生大黄 3~10g，制大黄 10~15g。

【禁忌】 体虚便溏或完全性肠梗阻时不宜用，以防腹痛便溏加剧，或引发肠穿孔。生用剂量不宜过大，过大则引起腹痛、腹泻无度。

【体会】 本药清热泻火、祛瘀导滞、通腑排毒。肠道肿瘤需通导腑气，导邪外出。因此不论有无便秘，或已否手术，在治疗中都可加

入本药。未手术者用生大黄，手术后用制大黄。保持腑气通畅，排除病邪，祛瘀生新，对肿瘤的治疗和康复均有积极意义。

赵冠英

【适应证】便秘，肠梗阻，肺炎，急性胆囊炎，急性黄疸型肝炎，消化道出血，高脂血症，肾功能衰竭，慢性前列腺炎，糖尿病，

【用药指征】有腹胀，大便干结时，必用大黄。

【配伍】

大黄 6g，配黄芩 10g。治胸膈烦热，口渴，发热便秘等。

大黄 6g，配乌药 15g。治腹满痛。

大黄 6g，配黄连 6g。治心下痞热，胃热迫血妄行而致吐血、衄血等。

大黄 6g，配决明子 15g。治高脂血症。

大黄 6g，配水蛭 6g。治脑血管疾病。

大黄 6g，配栀子 10g。治胃肠积滞燥热。

大黄 6g，配黄柏 10g。清阳明热结而利小便，使里热可从二便出。

大黄 6g，配茵陈 15g。治急性黄疸型肝炎，急性胆道疾患。

大黄 6g，配附子 9g。治冷秘，治疗非温不能散的寒、和非下不能通的结，治疗肾衰氮质血症。

大黄 6g，配干姜 6g。治脾胃阳虚，冷积便秘。

配桂枝 6g，治腹满、腹痛拒按兼阳明腑实证者。

大黄 6g，配厚朴 10g。治大便坚硬之实证便秘与热证便秘。

大黄 6g，配枳实 15g。功可消导积滞，清热利湿。

大黄 6g，配土鳖虫 10g。治气滞血瘀引起的闭经、痞块形成，身体瘦弱、午后烦热、肌肤甲错之干血痨证。

大黄 6g，配桃仁 10g。破血逐瘀之力更强。

大黄 6g，配甘草 6g。治胃热呕吐。

大黄 6g，配丹皮 10g。治肠痈初期。

大黄 6g，配火麻仁 10g。治老年人习惯性便秘。

大黄 6g，配木香 6g。能行气化滞，清热通便。

大黄 6g，配生脉散。治冠心病，气阴两虚，便干难解者。

【用量】3～15g。

【禁忌】气血不足，脾胃虚寒，无实证、积滞、瘀结，以及胎前均应慎服。

【体会】大黄沸水煮 10 分钟泻下作用强，酒制则活血，炒炭则止血，由于含相当量的鞣质，故产生泻下作用后，继而出现便秘，大剂量则泻下，小剂量则便秘。

钟明远

【适应证】血证，中风闭证，外伤瘀血性头痛，跌打损伤，各类感染性疾病症属阳明腑实证或热结旁流者。

【用药指征】血热妄行之吐血、衄血、便血；中风闭证，外无表证，二便不通；跌打扭伤，无皮肤破损，久久肿痛；各类感

染性疾病过程中见大便不通或自利青黑污水，腹痛，身热，谵语，口干，苔黄糙者。

【配伍】

大黄6g（黄酒煮透，炒干），配水蛭4g，明天麻6g。三药共研末，分12份，每餐后1份，配鲜鸡蛋1只，白糖适量，炖服。治外伤瘀血性头痛。

大黄5g（酒浸），配柴胡10g，花粉6g，当归6g，红花3g，甘草3g，炮山甲6g，桃仁（去种皮）6g。水酒合煎。治跌打损伤，无伤口，久久肿痛。头部伤，加川芎6g；四肢伤，加桂枝6g；胸腹部伤，加青皮3g，枳壳3g。

大黄6g，配西洋参10g，三七6g，浙贝母6g。共研末，分12份，每次用开水冲服1份。治十二指肠溃疡出血，大便隐血阳性。

【用量】2~12g。

【禁忌】孕妇、哺乳期妇女不宜使用。

【体会】大黄是下燥结，除瘀结，治疗实热病症之良品。欲速行宜生用泡汤吞服，欲缓攻宜熟用和药共煎。用之不当，易伤人元气，耗伤阴血，导致堕胎。脾胃素虚，胃弱之人，大量用之必有恶心、腹痛之感，故临证使用宜谨慎。久病伤元，小儿弱质，需配人参以存元气。

施赛珠

【适应证】便秘，上消化道出血，急性胰腺炎腹痛，高脂血症，慢性肾功能衰竭，系膜增生性肾小球肾炎血尿，糖尿病神经血管性并发症。

【用药指征】血尿素氮、肌酐升高，高脂血症，高黏血症，高血糖症；上消化道活动性出血，急性胰腺炎时上腹痛未能缓解者。

【配伍】

生大黄9g，配黄芪30g，肉苁蓉12g。治慢性肾功能不全。

制大黄10g，配水蛭5g。治糖尿病微血管病变及血栓性疾病。

制大黄10g，配茵陈10g，生山栀10g。治急性胆囊炎或胆石症的急性发作。

制大黄10g，配莱菔子10g。治高脂血症。

制大黄10g，配芒硝10g。治便秘。

制大黄10g，配枳实10g。治腹胀便秘。

制大黄10g，配黄连4g。治心火亢盛引起的口舌生疮，心烦不寐。

制大黄，配桃仁。治血栓性疾病或血栓前状态。

【用量】生大黄最大用至30g（治疗急性胰腺炎），制大黄最小用量6g。

【禁忌】脾虚腹泻者不宜，妊娠期少用。

贺永清

【适应证】实热便秘，关格，食积痞满，癥瘕积聚，瘀血内停，癫狂，吐血衄血，黄疸胁痛，疮疡肿毒，泄痢初期，各种高热伴腹满便秘，急性胰腺炎，胆道感染，急性阑尾炎，蛔虫性肠梗阻，黄疸性肝炎，胃出血，菌痢初期，癫痫，精神分裂症，疮痈初期。

【配伍】

配枳实、厚朴、芒硝。以峻下实热。

配当归、党参。治实热而兼气血虚。

配生地、玄参、麦冬。用于热病伤津，大便不通。

配人参、附子、白术、桑白皮、黄芪。治关格。

配黄芪、黄连。治热毒炽盛、疮疡、烧伤、吐衄。

配桃仁、丹皮、芒硝。治肠痈。

配当归、红花。治瘀血经闭。

配磁石、铁锈水。治癫狂。

配茵陈、山栀、丹皮。治黄疸。

配芍药、木香、焦山楂。治菌痢初期。

【用量】3~60g。

【禁忌】凡无实热、积滞、瘀结及胎前产后，脾胃虚寒等均慎用。

【体会】本品用量在6g以内，或用熟大黄，有较好的消积之效；用量在6g以上，则有通里攻下之功；用量在30g以上而内服者，则治癫狂实证，与磁石、铁锈水同煎。

夏锦堂

【适应证】胃肠痉挛腹痛，急性胰腺炎，肠道炎症恢复期便秘。

【用药指征】胃痛呕吐，腹痛腹胀，大便秘结，舌苔灰黄者。

【配伍】

熟大黄12g，配炒枳实10g，厚朴6g，姜半夏10g，陈皮10g，炒竹茹10g。治胃肠痉挛，症见突然脘腹胀痛，呕吐不能饮食，大便秘结。

生大黄10g，配柴胡6g，黄芩10g，木香10g，枳实10g，法半夏6g。治急性胰腺炎，症见发热呕吐，脘腹痛胀，连及两胁。

生大黄10g，配桃仁10g，赤芍10g，木香10g，炒枳实10g，生甘草6g。治慢性阑尾炎急性发作，症见腹部胀痛，拒按，大便溏，嗳气不舒，舌苔黄。

【用量】4~12g。

【禁忌】虚证慎用。妇女孕期忌用。

柴彭年

【适应证】慢性肾功能衰竭。

【用药指征】纳呆乏力，口臭，恶心呕吐，舌苔厚腻者。血液生化指标提示氮质血症、酸中毒。大便不畅时必用。

【配伍】

配清热解毒药，治疗泌尿系感染，用量小于10g。

配通腑降浊理气药，治疗急性胰腺炎。用量1~20g。

配疏利肝胆药，治疗胆石症、便秘，用量10g。

【用量】6~30g。

【禁忌】在该病终末期、命门火衰者不宜。

【体会】一般用生大黄，个别高年体弱者可用制大黄。

钱伯文

【适应证】肝癌，胆囊癌，胰腺癌。

【用药指征】右上腹疼痛，中上腹饱胀或疼痛，恶心呕吐，小便短赤，大便干结，舌苔黄腻等热毒壅盛、瘀血凝滞者。

名中医方药传真

【配伍】

配蒲公英20g，广郁金12g，白花蛇舌草15g，八月札12g，治疗热毒壅盛、瘀血凝滞的肝、胆、胰腺肿瘤。

【用量】4.5~15g。

【禁忌】本品性较苦寒，易伤正气，对脾胃虚弱、阴虚火旺而非实证、热证、瘀证者则不宜妄用。误用易引起腹泻、便溏、胃纳不佳等不良反应。

【体会】本品亦可用于甲状腺腺瘤、淋巴肉瘤、黑色素瘤等，常与黄药子、昆布、海藻、浙贝母等配伍应用。

高忠英

【适应证】积滞实证（热积、热结、寒积、食积、血积）。

【用药指征】积滞证多以腹部持续剧痛为主，凡上部病（头痛、牙痛、胸痛）不解，而见腑气不通者必用。

【配伍】

配芒硝、枳实、厚朴。治热结腹痛，身热便秘证，及肠梗阻。

配槟榔、厚朴、枳实。治食积腹痛泄泻。

配附子、干姜、枳实。治寒积腹痛。

配莪术、桃仁、赤芍。治血热互结蓄血证。

配柴胡、赤芍、郁金。治外伤血瘀胸痛。

配黄连、黄芩、黄柏。治三焦热毒内盛。

配栀子、木通、小蓟。治膀胱湿热、热淋、血淋。

配连翘、薄荷、黄芩。治胸膈、上焦

热证。

配礞石、黄芩、沉香。治痰热壅肺咳喘或扰心癫证。

配败酱草、薏苡仁、公英。治肠痈。

【用量】3~30g。

【禁忌】无积滞、腑气通者不可用，虚者忌用，误用必腹中痛，泄泻不止。

【体会】热结甚者，大黄生用后下，量宜重，可达15~30g。一般常用量5~10g。老幼体虚，舌不红者，宜少用，3~5g。通下清上者大黄当酒制。

龚子夫

【适应证】阳明腑实便秘，湿热痢疾有里急后重症者，湿热黄疸便结，上消化道出血；急性阑尾炎，痈肿热痛者。

【配伍】

大黄10~15g，配元明粉10g（冲），枳实10g，厚朴10g。治阳明腑实，痞满燥坚。

大黄10g，配川朴10g，枳实10g，黄连10g，槟榔10g，黄芩10g，白芍10g。治湿热痢疾，里急后重，腹痛者。

配茵陈15g，金钱草30g，山栀10g，泽泻10g，柴胡10g等。治黄疸。

大黄10g，配丹皮10g，蛇舌草30g，败酱草30g等。治急性阑尾炎。

配野菊花30g，蒲公英20g，紫花地丁20g等。治痈肿热痛。

【用量】5~30g。

【禁忌】老年便秘，孕妇便秘均不宜用。

【体会】里实热证可用生大黄，止血用熟大黄。大黄止血行瘀用醋制效佳。

62

崔 公 让

【适应证】阳明实热证，湿热证，热毒型肢体坏疽。

【用药指征】肢体肿，身发热，舌苔黄燥或黑燥苔。

【配伍】

配四妙勇安汤或四妙活血汤，治热毒型肢体坏疽。

配熟地，治牙痛（火牙）。

【用量】3~20g。

【禁忌】脾胃虚弱，体质亏虚者不宜。

崔 金 海

【适应证】肺部感染，胆系感染，胰腺炎，阑尾炎，腹膜炎，肠梗阻，腹部脏器挫伤以及其他感染性疾病引起的便秘，上消化道出血，胸部外伤，妇科癥瘕。

【用药指征】便秘，瘀血出血，热毒。

【配伍】

配金银花、鱼腥草、瓜蒌等。治肺感染便秘。

配甘草，治胃气上逆，食入即吐。

配白及，为散剂，治溃疡出血。

配黄芩、黄连，治心下痞实热证。

配金银花、蒲公英、败酱草、黄芩等。治肠痈。

配柴胡、黄芩、木香等。治胆系感染。

【用量】3~120g。

【禁忌】气虚者及孕妇。

【体会】此药宜大量顿服，但食入即吐者宜少量顿服。总之，不宜久服，以免伤正气。

梁 贻 俊

【适应证】阳黄（溶血性贫血、甲肝），腹痛（不完全性肠梗阻），肠痈（阑尾炎），痢疾，吐血，痞证，便秘，脉痹（大动脉炎、结节性动脉周围炎），关格（慢性肾功能衰竭 – 尿毒症），咳喘（肺炎），昏迷（肝昏迷、下焦蓄血），癥积。

【用药指征】凡有毒热、积滞、瘀血（吐血、衄血等）、实热便秘、阳黄、水肿、癥积属上焦实热，或中焦燥结，或下焦瘀滞者，均可用之。

【配伍】

大黄 10~25g，配茵陈 20~30g，栀子 10~15g，黄柏 10g，连翘 15~30g，土茯苓 20~30g，竹叶 10~15g，车前子 15~25g。治阳黄。

大黄 15~30g，配丹皮 10~20g，金银花 30~50g，连翘 20~30g，蒲公英 15~30g，地丁 15~30g，黄连 15g，赤芍 20~40g。治肠痈。

大黄 20~50g，配芒硝 15~30g，枳实 10~15g，厚朴 10~15g，槟榔 10~20g，连翘 30g，赤芍 30g。治肠梗阻。

大黄 6~15g，配白头翁 15~30g，黄连 10~15g，黄柏 10g，白芍 30g，甘草 6g，黄芩 10g，槟榔 10~15g，生山楂 10~30g。治痢疾。

大黄 10~30g，配黄连 6~15g，黄芩 6~15g，半夏 6~15g，仙鹤草 30g，三七粉 9g（用冰大黄水灌胃）。治吐血。

大黄6~15g，配半夏10g，黄连6~15g，黄芩6~15g，炮姜6~15g，党参20g，苏梗15g，沉香3g。治痞证。

大黄6~15g，配厚朴6~15g，枳实6~10g，火麻仁10g，郁李仁10g，木香3g。治实性便秘。

大黄6~10g，配当归20g，生地20g，桃仁15g，红花15g，桔梗10g，生甘草5g，赤芍20g，柴胡5g，川芎20g，桂枝5~10g，金银花40g，连翘20g，黄芪40~60g。治大动脉炎。

大黄10~15g，配当归15g，生地20g，桃仁15g，红花15g，赤芍15g，甘草5g，姜黄15g，蒲公英50g，金银花50~100g，连翘15~20g，黄连10~15g，乳没各10~20g，地丁50g，丹参25g。治结节性动脉周围炎。

大黄20~30g，配防风6~15g，荆芥6~15g，苏叶6~15g，蝉蜕6g，半夏10~15g，生姜5~10g，橘皮10~15g，茯苓30g，枳实10~15g，厚朴10~15g，金银花30~50g，连翘15~30g。治关格。

大黄10~15g，配炙麻黄3~6g，杏仁10~15g，生石膏30~50g，生甘草6g，槟榔10~15g，金银花30~50g，连翘15~30g，浙贝10~15g。治咳喘。

大黄10~15g，配水蛭3~5g，桃仁6~10g，红花3g，芒硝6~10g。治肝昏迷。

大黄6~10g，配桃仁6~15g，赤芍10~20g，乌药6~10g，延胡10~20g，生甘草6g，当归6~10g，红花3~6g，香附6~10g。治癥积。

【用量】3~50g。

【禁忌】凡表证未罢，无实热积滞、癥结，胎前产后均慎用。误用则伤其正气，致邪气深入。

【体会】大黄大苦大寒，可入多经血分，其用走而不守，随其炮制亦可上引至上焦诸经。用于治疗急症则量大，例如肠梗阻、吐血、尿毒症、黄疸、肺炎、痢疾等；用于久病，消其癥积常用小量而配诸药施之。

韩 冰

【适应证】崩漏、逆经，消化道出血。

【用药指征】阴道出血淋漓不断，血量时多时少，挟有血块，伴小腹微痛，或经期衄血，或咯血，便血等症。

【配伍】

大黄炭10g，配蒲黄炭15g，花蕊石10g。治崩漏及消化道出血。

大黄炭10g，白茅根30g。治疗逆经。

【用量】3~10g。

【禁忌】血虚气弱、脾胃虚寒者忌服。

【体会】瘀血于内，血不遁经而致出血者，当以化瘀止血之法，不可孟浪塞补。

董秀芝

【适应证】大便秘结，痢疾，吐血、衄血，结肠炎，黄疸，泌尿系感染，阑尾炎；烧伤，扭挫伤，黄水疮；闭经，产后恶露不下；扁桃体炎，牙周炎，口腔炎。

【用药指征】炎症、瘀血证、出血证、积滞者必用。

【配伍】

配芒硝6g，枳实12g，厚朴10g。治大便秘结。

配木香 9g，黄连 9g，秦皮 12g，白头翁 12g。治湿热痢疾。

配党参 20g，当归 15g。治痢疾属气血两虚者。

配生地 20g，麦冬 12g，玄参 15g。治热结阴伤的痢疾。

配党参 15g，制附子 9g，干姜 6g。治脾阳不运的痢疾。

配黄芩 12g，仙鹤草 12g，生小蓟 15g，白茅根。治吐血，衄血。

配龙胆草 9g，黄芩 12g，焦山栀 15g，野菊花 15g，生地 20g。治结膜炎。

配板蓝根 12g，山豆根 9g，芦根 30g，木蝴蝶 9g，玄参 15g。治扁桃体炎。

配黄芩 12g，黄连 9g，焦山栀 12g，生石膏 30g。治牙周炎。

配竹叶 12g，生地 20g，芦根 9g，黄连 9g。治口腔炎。

配丹皮 12g，桃仁 10g，芒硝（冲服）6g。治阑尾炎。

配黄连 9g，黄柏 9g，地榆 9g，研末，香油调外敷。治烧伤。

配黄连 9g，黄芩 9g，焦山栀 12g，研末。香油调外敷治黄水疮。

配桃仁 10g，红花 10g，益母草 12g，泽兰 12g。治经闭。

配当归 15g，益母草 15g，丹参 20g，川朴 15g。治产后恶露不下。

配生栀子 30g，研末，醋调外敷。治扭挫伤。

配茵陈 12g，焦山栀 12g。治黄疸。

配旱莲草 12g，石韦 12g，木通 9g，车前子（包煎）15g。治泌尿系感染。

【用量】6~15g。

【禁忌】妊娠期、月经期、哺乳期妇女忌用。

董 国 立

【适应证】肺炎，菌痢，黄疸性肝炎，急性胆囊炎，急性阑尾炎，急性乳腺炎、急性扁桃体炎，急性腮腺炎、急性淋巴结炎，肠梗阻；急性荨麻疹；暴发火眼，实火牙痛，鼻衄；急性腰扭伤；慢性腹泻、习惯性便秘、神经性呕吐；小儿疳积；血瘀经闭，妇女干血痨；口疮、疔疮、痔疮等。

【用药指征】白细胞数增高、黄疸指数增高、胆红素增高、GPT 增高，临床表现发热，腹痛拒按，大便不通。口咽赤烂、躁狂神昏等。对高热谵语，不大便数日者，必用大黄。

【配伍】

配柴胡 12g，枳壳 12g，栀子 12g，郁金 12g，茵陈 15g，金钱草 30g，银花 20g，连翘 15g，蒲公英 12g，紫花地丁 12g，黄芩 15g，黄连 12g，鸡内金 12g，木香 10g，沉香 10g，甘草 6g。治疗急性胆囊炎。

配芒硝 6g，银花 30g，连翘 20g，蒲公英 15g，紫花地丁 15g，板蓝根 15g，玄参 15g，大贝母 15g，当归 15g，赤芍 15g，瓜蒌 15g，花粉 15g，漏芦 12g，王不留行 15g，鹿角霜 15g，木香 10g，甘草 6g。治疗急性乳腺炎。

熟大黄 5g，配党参 15g，白术 12g，茯苓 12g，木香 10g，沉香 10g，防风 10g，羌活 12g，当归 12g，吴茱萸 6g，肉豆蔻 10g，补骨脂、槟榔 6g，厚朴 10g，甘草 6g。治疗慢性腹泻。

大黄 25g，配制川乌 10g，苍术 10g，杏仁 10g，羌活 10g，研细成散，每日 1~2 次，每次 1.5g，治疗急慢性痢疾疗效卓著。1965 年，因黄连短缺，曾按此方配制成药上万瓶，每瓶 1.5g，方名痢疾散，治疗痢疾患者数百，疗效百分之百。

大黄 3~4g，配三棱、莪术等药。治疗小儿疳积，但须连续用 1 年到 2 年。

大黄 10g，配鲜芦根 100g，每日水煎服，治疗神经性呕吐，待大便每日畅通可愈。

大黄 4g，黄芪 15g，党参 12g，白术 10g，茯苓 10g，木香 6g，沉香 6g，焦三仙各 15g，鸡内金 10g，厚朴 10g，荆三棱 6g，莪术 6g，吴茱萸 4g，鳖甲 15g，甘草 5g，须连续用至两年。治疗小儿疳积，大肚痞。此方名小儿疳积汤。

大黄 100g，黑白丑各 100g，川芎 100g，共为细末，蜜为丸，每丸 9g，每晚 1 丸。治疗习惯性便秘。

【用量】1.5~12g，一般 4~6g。

【禁忌】慢性消耗性疾病的便秘不宜。

【体会】大黄苦寒，将军之职，确为救亡要药，不仅在急性热病中挽回患者生命于顷刻之间，而且在慢性病中，如运用得当，也有特效。1984 年曾治一刘姓 9 岁女孩，患疳积而休学。其舅舅为我的友人，故介绍来诊。诊见腹大如釜，青筋毕露，四肢瘦削，关节独大，耳薄如纸，6~20 天方大便 1 次，尿短赤，每日只能吃 3、4 勺

藕粉，既不能走，又不能立，须其姨抱着。每到诊室，眼皮未睁开，咧嘴先哭，时呕无物，体重不足 16 公斤，舌艳紫无苔，脉细滑，儿童医院诊断为小儿肝硬化。经用小儿疳积汤半年，大便 3、5 日 1 行，下黏液水及一二枚燥屎小粒，以后开始进食，嘱其忌食鱼虾肉，只让其吃软饭及喝大枣山药汤，又经半年，肌肉渐丰；再半年余，腹胀尽消。现在已经成长为健康青年，身高 1.76 米，体重 53 公斤。近来医生一见此等病人，即开健脾方，不效，即无良策，真可惜！

程 益 春

【适应证】消渴病及其变证，瘀血，癥瘕，水肿，宿食停滞，痈肿疔毒，关格，湿热黄疸，便秘，痢疾，痰热中风等病症。

【用药指征】消渴病症见：烦渴多饮，牙龈肿痛，大便秘结，肢体麻木疼痛，胸闷胸痛，舌暗有瘀斑，脉涩；关格中的湿浊上犯，或内有水饮，热结；黄疸中的身目俱黄，色泽鲜明发热证；或顽疾所致的咳喘、惊痫、中风；痈肿疔疮、红肿热痛者。消渴病晚期尤其出现关格（尿毒症）证时，必用该药。

【配伍】

大黄 6~30g，配牡蛎 30g，制附子 6g，细辛 3g。治消渴晚期，脾肾阳气衰败，浊毒上攻。

大黄 6~9g，配金银花 30g，野菊花 12g。治消渴变证，痈疽湿热瘀血兼备者。

【用量】3~30g。

【禁忌】气血虚弱、脾胃虚弱者；无实邪、积滞、瘀血者，不宜应用。

【体会】①消渴病晚期尤其有关格（尿毒症）证时，必定用该药；②大黄用于攻下者宜生用，入汤剂不宜久煎；下瘀血，祛湿浊宜用熟大黄；③大黄在治消渴病中常常是必不可少的药物，作为君药使用时，多用于关格期（糖尿病肾病尿毒症期）。大黄在消渴病中无论是消水肿，泄瘀浊，清利湿热均能起到较好作用。

焦西妹

【适应证】热盛便秘，瘀血经闭，阴黄，子宫内膜异位症。

【配伍】

大黄 6g，配蠜虫 6g，三棱 6g，莪术 6g，延胡 12g，香附 12g，桂枝 6g。治子宫内膜异位症。

【用量】3~10g。

【禁忌】大便稀者忌用。

【体会】对妊娠高血压综合证效果好。

谢远明

【适应证】食管炎，胃炎及胃十二指肠溃疡，胆囊炎，胆石症，食管癌，肝癌，胰腺炎，咯血，吐血，便血等。

【用药指征】痞满、实或烦躁，舌苔黄而乏津，或舌有芒刺，脉沉实有力。

【配伍】

配陈皮 10g，竹茹 6g，甘草 6g，生姜 6g。同煎频服止呕吐。

配理中四神汤，治慢性肠炎。

配三七 6g，白及 30g，乌贼骨 12g，黄连 10g，珍珠粉 3g。治消化道出血。

配桃仁 10g，土鳖虫 10g，虎杖 30g，板蓝根 30g，蒲公英 30g，忍冬藤 30g。治黄疸型肝炎。

配木香 10g，荜澄茄 15g，白术 10g，赤芍 10g，甘草 10g。治胆囊炎，胆石症。

单味大黄 10g，研粉冲服用于止血。

【用量】3~30g。

【禁忌】表证未解及心衰，全身虚弱及孕妇。

【体会】大黄具有荡涤实热、推陈出新、凉血止血、活血化瘀作用；小剂量 6g 左右还有健脾益胃功效。若通腑之用宜后下为宜，其他病症宜同煎。若系阳明腑实证，则要重用其量。

谢宝慈

【适应证】便秘，痔瘘创面出血。

【配伍】

大黄 1g，配黄芩 3g，甘草 2g，当归 6g，升麻 1.5g，柴胡 5g。治习惯性便秘及其所致脱肛。

【用量】1~6g。

【禁忌】妇女月经期、妊娠期，哺乳期不宜内服，但可以外用。

【体会】大黄外用止血消炎效果好，内服量不宜大，否则会引起泻后便秘。

路焕光

【适应证】跌打损伤，骨折，骨裂，皮

肤破损，损伤性咯血，支气管扩张咯血，呕血，鼻衄等。

【用药指征】发热，大便秘结，腹胀等。

【配伍】

配当归尾 12g，白及 10g，土鳖虫 12g，三七 12g，降香 10g，补骨脂 6g，血竭 12g。主治骨折早期跌打损伤，骨裂脱臼等。

【用量】3~20g。

【禁忌】骨折晚期病人不发热、大便通畅不宜使用，用则进一步损伤病人正气，影响骨折愈合。中寒泄泻不宜用。

【体会】大黄攻积导滞、清热凉血、润肠通便、活血祛瘀，骨折早期发热、脘腹胀满可用该药，较佳。

裴正学

【适应证】急腹症，血液病，高热不退，胃肠积热，上消化道出血。

【配伍】

大黄 10~15g，配黄连、黄芩、芒硝。治疗急腹症。

大黄 6~10g，配生地、黄芪。治疗血液病。

大黄 10~15g，配马齿苋、生石膏。治疗高热不退。

大黄 6~10g，配焦山楂、莱菔子。治疗肠胃积热。

大黄 10~15g，配肉桂、干姜。治疗上消化道出血。

【用量】3~30g。

【禁忌】长期腹泻、衰竭之患者忌用。

【体会】急腹症西医确诊者均可使用；

血液病合大便干燥者均可使用，再生障碍性贫血无大便干燥亦可使用，具明显之升血小板作用；上消化道出血用量宜在 10g 以上。

廖金标

【适应证】肺性脑病，脑血管疾病，上消化道出血，急性胰腺炎，胆囊炎，感染性脊髓炎，目赤，咽痛，牙龈肿痛，积聚，跌打损伤。

【用药指征】①腹胀痛拒按，下腹部隆起，有压痛。②脉沉实或迟，多以滑数。③舌苔老黄或焦黑起刺或黄腻。④下利物秽浊。其中舌苔老黄或焦黑起刺或黄腻，腹胀痛拒按者，必定要使用。

【配伍】

配芒硝，峻下热结，治急性胰腺炎，胆囊炎感染阶段，以及热结腑实，浊气上逆，火盛风动之中风。

配瓜蒌、半夏。治痰热互结，腑气不通之肺心脑病。

配黄连、黄芩。治目赤，咽痛，牙龈肿痛。

配茵陈、栀子。治湿热黄疸。

配木通、车前子。治湿热淋证。

配桃仁、红花、丹参等。治癥瘕积聚或跌打损伤等症。

大黄 3 份，配炮姜炭 1 份，研末吞服，每服 1g。治火热亢盛，迫血妄行之吐血、便血。常在消化道出血病症中获效。

大黄 0.3g，田七 1g，研末吞服。用于阳性体质者，可达降脂减肥，强身健体之效，为老人抗衰老良方。临床屡用屡效。

【用量】急泻用生大黄 10~30g，缓泻用熟大黄 6~10g，化瘀用酒大黄 6~10g，止血用焦大黄 6~10g，强身健体用大黄末 0.3~1g 吞服。

【禁忌】表邪未解，里实未成；或无燥结之邪；或仅上腹胀，无下腹胀，无丰隆征者；或脾胃虚弱，脉微涩等情况不宜使用该药，否则轻者表邪内陷，形成结胸或下利痞满，重者必定中土败亡。

【体会】"药有个性之长，方有合群之用"。使用大黄末乃仿大黄黄连泻心汤之意，治疗火热亢盛，迫血妄行之吐血、便血。以单味大黄治上消化道出血，取其既速下降，又无留邪之弊，清热泻火，导热下行，凉血止血，兼能祛瘀。然大黄苦寒，一方面利用其偏性治病；另一方面也需防其"苦寒伤胃"之害，故配炮姜炭。其性温，一方面可制止大黄苦寒伤胃阳，大寒太过反成瘀之缺陷；另一方面能加强收敛作用，血"见黑则止"。两药配用，寒者正治，热者从治，寒热相济，动静平衡，药简效宏。

山 药

山药为薯蓣科植物薯蓣 *Dioscorea opposita* Thunb. 的根茎。主产于河南地区。本品味甘，性平。归脾、肺、肾经。具有健脾补肺、益肾固精等功效。

本次被调研的 330 位名中医中擅长运用山药的共有 10 位。主要为陕西、辽宁、安徽、黑龙江、江苏等 5 个省市的内科、妇科与儿科医家。

1. 用药指征及配伍

山药的用药指征，概括起来大致有以下几点：①病程长，多呈慢性虚弱征象；②咳嗽，多为久咳，或伴气喘、潮热、盗汗等；③泄泻，多为久泻，呈水样便或完谷不化；④尿频，或伴多饮、多食、多尿，体渐消瘦，伴腰膝酸软等；⑤带下，色白或黄量多，伴腰痛、腹满闷不舒，或有痛坠感；⑥遗精，伴头昏目眩，耳鸣腰酸；⑦舌脉征象：舌质淡，苔薄白，脉沉细无力，或细弱、虚缓、弦细无力。

与山药同用出现次数较多的药物有补气药：人参（党参、西洋参，共 12 次）、黄芪（6次）、白术（9 次）、茯苓（8 次）、甘草（4 次）、莲子肉（4 次）、扁豆（3 次）、薏苡仁（3次）；滋阴药：生熟地黄（12 次）、山萸肉（8 次）、麦冬（3 次）；收敛固涩药：芡实（3 次）、益智仁（3 次）、桑螵蛸（3 次）、龙骨（2 次）、牡蛎（2 次）等。

2. 主治病症

山药所主治的病症计 23 种，主要为内科与妇科疾病，如肺虚咳喘、肺气肿、肺结核、肺源性心脏病、慢性肠炎、消化不良、厌食、糖尿病、尿频、遗尿、遗精早泄、月经不调、不孕症、带下、更年期综合征等。

3. 禁忌证及用量

在禁忌证方面大多认为：脾虚湿盛中满，腹胀满闷，或有湿热、积滞者慎用，大便干结者慎用；疾病初起，表实热证，腹胀气实者不宜；外感风寒，内伤冷饮者不宜。

在用量上，最少每剂用 3g，最多达 250g，以用 15~50g 居多。

刘 云 山

【适应证】小儿脾虚食少，泄泻，肺虚咳喘，遗尿，尿频。

【配伍】

配人参、茯苓、白术。治小儿饮食减少泄泻。

配熟地、山萸肉、益智仁。治小儿肾虚遗尿、尿频。

配党参、麦冬、五味子。治肺虚咳嗽。

【用量】3~6g。

【禁忌】湿盛中满或有积滞者忌用。

【体会】①有实邪者忌用，阴虚宜生用，健脾止泻宜炒黄用。②山药健脾补肺，滋精固肾，临床应用广泛，治诸虚百损，疗五劳七伤，随症配伍，取效甚佳。小儿泄泻出现伤津耗液时，可单独将山药泡水频服，意在养胃生津。

孙恩泽

【适应证】咳嗽，肺胀，慢性老年性肺气肿合并肺源性心脏病，慢性肾病。

【用药指征】咳嗽气短，便溏久泻，营养不良，尿频，舌质淡，苔白，脉沉细无力。

【配伍】

山药 50g，配茯苓 20g，生熟地各 20g，蛤蚧 1 对，当归 20g，五味子 10g，胡桃肉 20g，莲子心 20g，党参 20g，苏子 15g，杏仁 20g，甘草 15g，炼蜜为丸，口服。治虚劳咳嗽。

山药 50g，配茯苓 25g，丹皮 15g，泽泻 20g，山萸肉 20g，生黄芪 25g，杜仲 25g，狗脊 20g，芦根 25g，桂枝 15g，补骨脂 20g。治慢性肾炎（肾病型）。

【用量】15~250g。

【体会】山药无毒副作用，大剂量煎服可用至 60~250g。

陈鸿文

【适应证】脾虚泄泻，肺虚咳嗽，肾虚遗精、带下，消渴。

【用药指征】倦怠乏力，气短咳嗽，腰酸膝软，带下色白量多，食少便溏，口渴多饮，小便频数。

【配伍】

山药 30~40g，配陈皮 15~20g。治泄泻，带下。

山药 30~40g，配人参 10~15g。治咳嗽，泄泻，食少，乏力，遗精。

山药 30~40g，配白术 20~15g。治泄泻，厌食。

山药 30~40g，配玉竹 15~25g。治胃脘痛，消渴。

山药 30~40g，配桑螵蛸 30~40g。治遗尿，遗精，尿频。

山药 30~40g，配乌药 10~15g。治睾丸痛，疝气。

山药 30~40g，配黄芪 50~100g。治脏器下垂，久泻，带下。

山药 30~40g，配补骨脂 10~15g。治腰痛，肾泻。

【用量】20~200g。

【禁忌】脾胃有湿热、积滞者忌用。

【体会】山药甘平，不热不燥，既能补脾气，又能补胃阴，兼能收涩止泻，是治脾胃气阴两虚之要药。本品还能补肺气，养肺阴，滋肾涩精，平补阴阳，实为调补肺、脾、肾三脏之佳品。

尚志钧

【适应证】各种脾胃病，消化不良，食欲不振，泄泻等。

【配伍】

山药 15g，配党参 10g，白术 10g，茯苓 10g，焦三仙 10g，烘干研末，每次服 6g；1 日 3 次。治消化不良，食欲不振。

山药 15g，配扁豆 10g，苡仁 20g，甘草 3g，桔梗 5g，茯苓 20g，白术 15g，砂仁 2g。治泄泻。

山药 30g，配黄芪 20g，黄精 20g，当归 20g，熟地 20g，山萸肉 10g，茯苓 15g，烘干研末，每次服 10g，1 日 2 次。治身体虚弱或神经衰弱。

【用量】用量不限。

【禁忌】中满者忌服。

【体会】山药无毒副作用，亦可作保健品。山药易霉变，或味苦均不可服用。山药可以提高自我适应的能力，当一个人身体不好时，总觉得体内这里或那里不适，对周围环境亦无法良好适应，这是自我对体内外的变异不适应的表现，此时可常服山药。

俞长荣

【适应证】泄泻，消渴，厌食，尿频，遗精，遗尿，白带，咳嗽。

【配伍】

山药 20~30g，配人参，黄芪。治气阴两虚之消渴（糖尿病）。

山药 15g，配白术，莲子，扁豆。治脾肾气阴两虚之久泻。

山药 15g，配益智仁。治肾气虚弱之尿频，遗尿。

山药 15g，配黄柏，芡实。治湿热带下。

山药 15~20g，配熟地，山萸肉。治肾虚所致之多种病症。

【用量】15~30g。

【禁忌】外感风寒，内伤冷饮者不宜使用。

洪作范

【适应证】脾胃虚弱，食少体倦，梦遗滑精，小便频数。

【配伍】

配党参 50g，白术 20g。治脾虚泄泻，体倦乏力。

配益智仁、桑螵蛸各 20g。治小便频数。

配熟地、山萸肉各 25g，龙骨 20g。治肾虚遗精。

【用量】50~100g。

夏天

【适应证】脾肾两虚，脾虚泄泻，肺脾两虚之咳嗽，消渴。

【用药指征】饮食减少，体倦神疲，大便稀溏如水样或含不消化食物，遗精，尿频，盗汗。或多饮，多尿，多食，消瘦等。

【配伍】

山药 15g，配党参 10g，白术 10g，莲子肉 10g。治脾虚。

山药 15g，配熟地 15g，山萸肉 10g。治肾虚遗精、盗汗等。

山药 30g，配党参 9g，川贝 9g，茯苓 9g，杏仁 9g，炙甘草 9g，百合 9g。治肺脾两虚咳嗽。

山药 30g，配黄芪 30g，天花粉 15g，生地 15g，麦冬 10g，知母 10g。治消渴。

生山药 60~120g，浓缩服用。治寒凉药所致滑泻。

山药 30g，配黄芪 30g，党参 30g，枸杞子 15g，熟地 20g。治肾虚不固蛋白尿。

【用量】9~12g。

【禁忌】感染性腹泻者忌用，大便干结慎用，脾虚而腹胀满闷慎用。

【体会】本品不可煎煮过久，或与碱性药物混合，以免使所含淀粉酶失效。山药，配山萸肉，补阴而性兼固涩，主治肝肾阴虚、遗精，如六味地黄丸；配茯苓（或莲子或扁豆或苡仁），补脾渗湿止泻，主治脾虚泄泻，如参苓白术散；配花粉，益气生津，主治津伤口渴，如玉液汤。

夏桂成

【适应证】月经不调，不孕症，更年期综合征等。

【用药指征】在经后期、排卵期、平时期、更年期均可使用。脾肾不足之腰酸、纳呆、神疲；月经后期患者的经后期时间偏长，基础体温低温相偏长，阴道涂片：经后期持续低影；闭经患者带下偏少。

【配伍】

配熟地、山萸肉、牡蛎、女贞子、菟丝子。治肾阴不足，冲任失充的月经量少、月经后期、闭经、不孕症等。脾虚寒便溏者不宜使用本方。

【用量】10~15g。

【体会】根据配伍侧重取决该药发挥何种作用，若配熟地、山萸肉等，则功在滋阴补肾；若配伍党参、白术，则功在益气健脾。

郭谦亨

【适应证】肺结核，病毒性心肌炎，慢性肠炎，糖尿病，尿失禁，遗精早泄，带下等。

【用药指征】①有肺结核病史及潮热，盗汗，咳嗽，胸痛，体瘦乏力，纳差者；②有外感热病史，继而低热、心悸、胸左隐痛，气短，乏力，或纳差，呕恶，症属心肌炎者；③有慢性腹泻病史，大便常日 3~5 次，质稀，体倦乏力，有时气短，食欲不振，苔白，脉虚缓之慢性肠炎；④有长期多饮、多食、多尿，体渐消瘦，血糖、尿糖检验增高等糖尿病；⑤有月经后阴道常流白色或黄黏液，气秽浊或腰痛、腹满闷不舒，或有痛坠感之白带增多证。由于该药味甘性温，补而不剧，有健脾、补肺、固肾益精的功能，为凡因脾、肺、肾三脏虚损所致之痨嗽、腹泻、消渴、遗尿、遗精等情况下的必用药。

【配伍】

配丹参 15~30g，百部 12g，侧柏叶 12g，白及 9g，制首乌 20g 等。治肺结核。

配犀角 3~9g，西洋参 9~12g，丹参 12~15g，麦冬 9g，荷叶 9g 等。治心肌炎。

配白术 15~20g，扁豆 9~12g，薏苡仁 12~20g，木瓜 9g，木香 5g 等。治慢性肠炎。

配生地 30g，沙参 15g，金石斛 12g，玉竹 12g，葛根 5g 等。治糖尿病。

配地黄 20g，山萸肉 12g，菟丝子 9g，沙苑子 9g，金樱子 9g。治遗精，早泄。

配白术 30g，芡实 9g，鸡冠 12g，黄柏

4g，川楝子6g，治白带增多或色黄。

【用量】 9~50g。

【禁忌】 疾病初起具表实热证者，腹胀气实者，不宜使用该药。

【体会】 山药，既有补益、固涩作用，又有化湿之能；它既是药物，又是食物。其性甘缓，用量宜大，需久服方能见效。其健脾、固肾是直接作用，而补肺，则是间接作用，即所谓"益土育金"者是也。

高 上 林

【适应证】 泄泻，尿频，遗精，带下。

【用药指征】 泄泻：大便时溏时泻，完谷不化，或肠鸣，或腹胀，面色萎黄，脉细弱，舌淡苔白。尿频：小便频数，腰膝酸软，两足无力，精神不振，脉弦细无力，舌质淡，苔薄白。遗精：遗精频作，头昏目眩，耳鸣腰酸，神疲乏力，脉弦细，舌红。带下症：带下色白，腰膝酸软，身体倦怠，头晕目眩，脉沉细，苔薄白。

【配伍】

山药50g，配莲子肉15g，党参10g，炙甘草10g。治泄泻。

山药30g，配茯苓30g。治尿频。

山药30g，配龙骨30g，牡蛎30g，生地20g，黄柏10g。治遗精。

山药30g，配山药30g，芡实30g，白果20g。治带下证。

【用量】 30~50g。

【禁忌】 脾虚湿盛者慎用。

【体会】 张仲景发明之"治虚劳诸不足，风气百疾"的薯蓣丸方，其中山药为30分，在该方中分量最重，由此可知山药之疗效。

山 楂

山楂为蔷薇科植物山楂 *Crataegus pinnatifida* Bge. 或山里红 *Crataegus pinnatifida* Bge. var *major* N.E.Br. 的果实。主产于辽宁、吉林、黑龙江、山东、河南、河北和山西等地区。本品味酸、甘，性微温。归脾、胃、肝经。具有消食化积、活血散瘀等功效。

本次被调研的 330 位名中医中擅长运用五味子的有 5 位。主要为河北、吉林、广西、陕西、福建等地的内科、外科医家。

1. 用药指征配伍

山楂的用药指征，概括起来大致有以下几点：①消化道症状：胸脘胀闷，纳食不振，大便溏等。②舌脉征象：舌淡红而胖，苔白厚腻，脉滑缓。③实验室检查指标：胆固醇增高，低密度脂蛋白增高，血清泌乳素增高。

与山楂同用出现次数较多的药物主要有消食药，如鸡内金、麦芽、谷芽、莱菔子等；活血化瘀药，如郁金、参三七、丹参等；补气健脾药，如茯苓、黄芪、党参等。

2. 主治病症

山楂所主治的病症主要有消化系统疾病，如消化不良、泄泻、菌痢、慢性非特异性溃疡性结肠炎等；心血管疾病，如冠心病、高血压、高脂血症、肥胖症等；泌尿系统疾病，如石淋（泌尿系结石）、淋浊（前列腺炎、肥大、增生）等；妇女疾病，如产后腹痛、恶露不尽等；乳房疾病，如乳腺增生病、急性乳腺炎、乳腺癌等。

3. 禁忌证及用量

在禁忌证方面大多认为：胃酸过多者、虚证便溏或便秘、无食积者、脾虚不思饮食者不宜使用。

在用量上，最少每剂用 9g，最多达 60g，多数用 10~15g。

任 启 瑞

【适应证】冠心病，高血压，高脂血症，肥胖症；妇女产后腹痛，恶露不尽；食滞不化，小儿消化不良等。

【配伍】

生山楂 10~15g，配鸡内金 6~10g，谷麦芽 10~15g，炒莱菔子 10g。治小儿消化不良，厌食，腹痛腹泻。

生山楂 15~30g，配丹参 15~30g，黄芪 30g，远志 10~15g，九节菖蒲 10~15g。治冠心病心绞痛。

生山楂 15~30g，配丹参 15~30g，黄芪 30~40g，草决明 10~15g，炒莱菔子 15~20g，首乌 10~20g。治高血压，高脂血症。

焦山楂 15~30g，配生化汤。治产后瘀阻腹痛、恶露不尽。

【用量】10g~40g。

【体会】此药无不良反应，临床无禁忌。

张　林

【适应证】泄泻（大瘕泄、顽固性痢疾、慢性非特异性溃疡性结肠炎），石淋（泌尿系结石），淋浊（前列腺炎、肥大、增生）。

【配伍】

焦山楂50g，配金银花50g，茯苓25g，椿皮25g，红白糖各50g。主治大瘕泄。

山楂25~50g，配三七5g，内金10~50g，金钱草50g等。主治石淋。

山楂50g，配板蓝根、黄芪、草薢等。主治前列腺炎、肥大、增生。

【用量】15~50g。

【禁忌】胃酸过多者不宜。

【体会】山楂功能破积泄滞、健脾强胃，为消化油腻、肉食积滞之要药。吾等用其特有的破泄之力及活血散瘀、消肿疗疡之功，主治上症。破瘀时宜生用，健脾疗疡时宜焦用。

张学文

【适应证】消化不良，泄泻，菌痢，高脂血症，心脑血管病。

【配伍】

生山楂15g，配丹参15g，麦冬15g，瓜蒌15g，薤白10g，檀香6g，鹿衔草15g，三七3g。治胸痹，伴有消化不良。

生山楂30g，配草决明30g，丹参15g，

莲叶15g，泽泻12g，川牛膝15g。治高脂血症，高血压。

牛山楂20g，配三棱10g，延胡索12g，木香6g，佛手10g，甘草5g。治萎缩性胃炎。

焦山楂30g，配三七3g，陈棕炭12g，白及12g。治胃出血。

【用量】10~30g。

【禁忌】胃酸过多，便秘、气虚、齿损者，不宜使用该药。

【体会】山楂平和，消食解郁不伤正气，活血化瘀不伤新血，是心脑血管疾病的要药。生熟山楂皆能消食活血，但生山楂化瘀滞力强，山楂炭止血功能好。

林　毅

【适应证】乳腺增生病（于黄体期使用），急性乳腺炎（郁滞期），乳腺癌（瘀血内阻型）。

【用药指征】血清泌乳素、血脂检查均增高时，必定使用该药。

【配伍】

生山楂30g，配生麦芽30g，柴胡6g，青皮10g，川楝子12g，丹参15g，郁金12g，延胡索12g，浙贝母15g。治乳腺增生病（尤其是泌乳素偏高的患者）。

生山楂30g，配党参30g，黄芪30g，白术10g，当归10g，川芎9g，川牛膝10g，白芍12g，郁金12g。治溢乳－闭经综合征。

生山楂20g，配鹿角霜12g，漏芦10g，王不留行12g，瓜蒌12g，赤芍12g，青皮9g，蒲公英12g。治郁滞期乳腺炎。

生山楂 20g，配莪术 12g，三棱 12g，丹参 15g，三七 3g（研末冲服），山慈菇 12g，半枝莲 30g，肉苁蓉 12g。治瘀血内阻型乳腺癌。

【用量】15~60g。

【禁忌】气虚便溏，无食积者，脾虚不思饮食者禁用。

涂 福 音

【适应证】高脂血症痰浊型。

【用药指征】形胖，痰白而多，胸脘胀闷，纳食不振，大便溏，舌淡红而胖，苔白厚腻，脉滑缓。血检：胆固醇增高，低密度脂蛋白血增高。

【配伍】

山楂 9g，谷芽 10g，花椒 5g，配人参 15g，田三七 10g，鸡内金 10g。治气虚痰瘀型冠心病。

山楂 10g，谷芽 15g，花椒 6g，配砂仁 6g，木香 6g，黄芩 15g，桂枝 6g，炙甘草 3g。治气虚夹食积型慢性胃炎。

谷芽 20g，山楂 15g，花椒 10g，配金钱草 30g，金线莲 5g，郁金 9g，鸡内金 15g。治慢性胆囊炎，胆石症。

【用量】谷芽 10~20g，山楂 9~15g，花椒 5~15g。

【禁忌】气血亏虚，肝肾不足等虚证不宜使用。

【体会】谷芽、山楂、花椒三味同用，是消谷食、化肉积、运脾开胃的良药。其中尤以花椒为妙。该药具辛温之性，一防谷芽、山楂损气，二助谷芽、山楂消化食积。

川 芎

本品为伞形科植物川芎 *Ligusticum chuanxiong* Hort. 的根茎。主产于四川。传统认为，本品味辛，性温。入肝、胆、心包经。具有活血祛瘀、行气开郁、祛风止痛等功效，主治月经不调，经闭痛经，产后瘀滞腹痛，癥瘕肿块，胸胁疼痛，头痛眩晕，风寒湿痹，跌打损伤，痈疽疮疡等。

在被调研的 330 位名中医中，擅长运用川芎者计 24 位，主要为黑龙江、辽宁、内蒙古、宁夏、甘肃、陕西、河北、北京、天津、山东、湖北、湖南、上海、福建、广东、广西等 17 个省市的内科、妇科和骨伤科医家。

1. 用药指征及配伍

川芎的用药指征主要有：①头面疾病：主要为头痛、偏头痛，还有头晕、口眼歪斜、耳鸣、颈项不适等，多属经络不通或风邪、风痰上扰者。②血瘀气滞征象：疼痛，痛有定处，或呈掣痛，或时发时止，久治不愈，局部有肿块，皮肤黏膜有瘀斑，皮肤见肥厚、苔藓化、硬化、结节等改变，胸闷，或胸胁胀痛，或胸前区闷痛，经期腹痛有血块。③舌脉征象：舌紫暗，或暗红，或青紫，或有瘀斑，舌下静脉怒张，苔薄白，脉涩，或沉涩，或弦，或弦细而缓，或沉弦，或弦滑，或弦紧，或浮紧，或结代。④理化检查：提示有心脑血管供血不足，心电图 S-T 段、T 波改变，血压正常或偏低，血脂偏高，血液呈高黏、高凝状态。

川芎常与下列药物配伍：活血祛瘀药，如丹参（17 次）、赤芍（16 次）、桃仁（10 次）、红花（8 次）、牛膝（7 次）、地龙（5 次）、鸡血藤（4 次）、三七（3 次）等；平肝息风药，如天麻（8 次）、钩藤（5 次）、石决明（3 次）、蜈蚣（4 次）、全蝎（3 次）等；解表祛风药，如白芷（14 次）、防风（7 次）、细辛（7 次）、羌活（7 次）、菊花（6 次）、葛根（4 次）、荆芥（3 次）等；祛风湿药，如独活（7 次）、秦艽（3 次）、桑枝（3 次）等；补血药，如当归（25 次）、白芍（11 次）等；补气药，如黄芪（10 次）；理气药，如柴胡（5 次）、香附（4 次）、枳壳（4 次）等；化痰药，如瓜蒌（3 次）、半夏（4 次）等。

2. 主治病症

川芎所主治的病症多达 50 余种，涉及内（44.4%）、外（27.8%）、妇（14.8%）以及皮肤等各科疾病。内科疾病中包括冠心病心绞痛、心肌梗死、心肌供血不足、病毒性心肌炎、脑血管意外后遗症、脑梗死各期、中风先兆、高血压、脑动脉硬化、脑供血不足、面神经麻痹、血管神经性头痛、偏头痛、三叉神经痛、神经炎、痹证、急慢性支气管炎、哮喘、胃脘痛、胆囊炎、胰腺炎、高脂血症、脑部肿瘤等；外科疾病如脑外伤综合征、外伤后头痛、腰背疼痛、肋间神经痛、骨折、软组织损伤、骨质增生、老年性颈肩痛、腰腿痛、动脉硬化性闭塞症、脉管炎、静脉炎、股骨头出血性坏死、疮疡痈疽、乳腺增生等；妇科疾病如痛经、闭经、月经不调、难产、胞衣不下、产后瘀血腹痛、子宫肌瘤、月经期头痛等；皮肤科疾病如红斑狼疮、硬皮病等，五官科疾病如慢性鼻炎等。其中运用较多的病症为心脑血管病、头痛、痛经、闭经、痹证以及外伤肿痛等。

3. 禁忌证及用量

在禁忌证方面，多数医家认为：有出血性疾病或月经过多者，脑出血急性期生命指征不稳定者，阴虚火旺、肝阳上亢者，阴虚烦躁失眠、口渴咽干者，均不宜使用；纯属气虚或血虚者宜忌用或慎用。还有医家提出，气逆呕吐者亦不宜使用。亦有医家观察到，本品用量过大会引起腹泻，但停药后即止。

用量方面，本品每剂最少 3g，最多达 100g，通常为 10~15g。月经期宜减量使用。

万 友 生

【适应证】偏头痛。

【配伍】

川芎 10~15g，配白芷 15~30g，芍药（或赤、白芍同用）30~60g，甘草 10~15g，蜈蚣 1 条，全蝎 1g。治偏头痛。

【用量】10~15g。

【体会】凡偏头痛必用此药。

王 菊 芬

【适应证】骨痹，即股骨头缺血性坏死。

【配伍】

川芎 50g，配黄芪 30g，苍术 15g，白芍 30g，花粉 30g，骨碎补 30g，乌蛇 15g，牛膝 10g，升麻 6g，山药 30g，蜈蚣 3 条，全蝎 6g。治骨痹（股骨头缺血性坏死）。

【用量】9~30g。

【禁忌】本品辛温走窜，故阴虚气弱、劳热多汗者忌用；气逆呕吐、肝阳头痛，以及妇女月经过多等症亦不宜使用。

卢 芳

【适应证】头痛（血管神经性头痛等），胸腹痛（冠心病、肋间神经痛、胆囊炎、胰腺炎等）。

【用药指征】头痛呈发作性和游走性；气滞血瘀引起的胸胁胀痛或时发时止之疼痛。

【配伍】

配石膏，治肝火上逆、气血瘀结而致的头痛。

配防风，治风寒、风湿头痛。

配白芍，治肝阴不足或肝气虚所致的胸胁胀痛、脘腹胀满等。

【用量】50~100g。

【禁忌】虚痛慎用或加补虚药。

【体会】川芎治疗头痛，只要辨证准确，用药得当，不问病程新久，痛势轻重，皆可效如桴鼓。

刘茂甫

【适应证】高脂血症。

【配伍】

配丹参、红花、当归、赤芍、首乌、葛根、枸杞、女贞子等。治高脂血症。

川芎15g，配天麻15g，钩藤12g，生石决明15g，丹参15g，当归15g，赤芍15g，首乌15g，枸杞12g，女贞子12g，川牛膝15g，治血脂高、动脉硬化进一步发展为动脉硬化性高血压病，临床出现头晕或头痛，烦躁易怒，多梦，脉弦，舌质红绛，舌苔微黄等症者。

【用量】15~18g。

【禁忌】50岁左右妇女，月经量多者不宜使用，否则月经量更多。

【体会】肾虚血瘀为老年病的基本病理改变，特别是心、脑血管病，更是如此。《素问·上古天真论》"七七""八八"之论，是很正确的。天癸的变化，与内分泌的改变有相通或相似之处。老年人的血脂变化和血液流变学的改变，是诊断血瘀证的有力证据。临床使用补肾化瘀法治疗老年病，取得了较好疗效。

许占民

【适应证】感受风邪头痛身疼者，气郁胸膈升降失常者，缺血性心脑血管病；疮疡痈疽不易消散者；血瘀气滞之月经不调，经闭，痛经，产后瘀血腹痛。

【用药指征】头痛胸闷，舌质暗红，脉沉弦、结代。

【配伍】

配当归，治妇女月经不调。

配菊花，治风邪头痛。

配香附，治肝郁气滞。

【用量】5~15g。

【禁忌】阴虚有热，舌红口干者，不宜使用本品；久服有温燥伤阴之弊。

【体会】治疗缺血性心脑血管病时，本品可用至15g，并配伍丹参。

李桂文

【适应证】头痛，偏头痛，头晕，四肢关节疼痛；外伤性软组织损伤疼痛。

【配伍】

川芎5g，配天麻6g，茶叶6g。治头痛或偏头痛。

川芎6g，配防风10g，羌活10g，独活10g，制附子2g。治四肢关节疼痛。

川芎6g，配桃仁12g，红花8g，丹参15g，三七8g。治外伤性软组织损伤。

【用量】3~9g。

【禁忌】阴虚阳亢体质者慎用。

【体会】本品有一定降颅压作用。对四肢关节痛因寒者效佳。

李辅仁

【适应证】各种头面疾患，如头晕、头痛、耳鸣、口眼歪斜、颈项不适等。

【用药指征】病在上，属经络不通或风痰上扰者。

【配伍】

川芎15g，配知母10g，牛膝15g。治高血压，脑动脉硬化，供血不足。

川芎 10g, 配夏枯草 15g, 天麻 15g。治肝阳上亢, 头晕, 耳鸣, 头痛。

川芎 10g, 配丹参 20g, 郁金 10g。治胸痹。

川芎 6g, 配白芷 10g, 防风 10g。治面瘫。

川芎 10g, 配赤芍 15g, 鸡血藤 20g。治半身不遂。

川芎 10g, 配桑枝 15g, 豨莶草 15g。治痹证。

【用量】6~20g。

【禁忌】有出血倾向时不宜使用, 否则会引起出血。

【体会】川芎辛温, 善走窜, 若阳亢之证, 必须配伍平肝清热之品。

邱 志 楠

【适应证】支气管炎, 瘀血引起的顽咳, 哮喘, 冠心病, 瘀滞头痛; 痛经, 子宫肌瘤; 慢性鼻炎。

【用药指征】体内有瘀滞, 如局部有疼痛、肿块, 舌有瘀斑, 脉涩。呼吸系统有痰瘀阻络之征, 久咳不愈, 痰多壅盛或痰少难咯, 气喘, 舌紫暗, 脉涩。

【配伍】

川芎 10g, 配桃仁 10g, 丹参 10g, 紫菀 10g, 法半夏 10g。治慢性支气管炎。

川芎 10g, 配桃仁 10g, 黄芩 10g, 苇茎 15g, 甘草 6g。治急性支气管炎。

川芎 10g, 配桃仁 10g, 葶苈子 10g, 白芥子 10g, 苏子 10g。治哮喘。

川芎 10g, 配桃仁 10g, 莪术 10g, 三棱 15g, 当归 10g。治子宫肌瘤。

川芎 10g, 配辛夷花 15g, 苍耳子 15g, 蒲公英 30g, 桔梗 10g。治慢性鼻炎。

【用量】5~15g。

【禁忌】无痰无瘀、阴虚火旺或阴虚烦躁失眠者不宜使用。误用后可引起咽喉或牙龈肿痛、精神烦躁、失眠多梦。

【体会】阴虚兼有瘀滞者, 川芎需与滋阴潜阳药同用。

宋 一 亭

【适应证】血瘀证, 气滞血瘀证, 血虚风动证, 厥阴头痛。

【用药指征】凡痛证伴血瘀征象者均可用。

【配伍】

川芎 9g, 配细辛 2g。治头顶痛。

川芎 9g, 配白蒺藜 9g。治眩晕。

川芎 9g, 配蔓荆子 9g。治火闷。

【用量】3~15g。

【禁忌】单纯血虚者慎用。

宋 贵 杰

【适应证】跌打损伤, 伤后头痛, 腰背疼痛, 骨折时肿时痛, 痹证疼痛, 老年性颈肩痛、腰腿痛等属气滞血瘀证者。

【配伍】

配当归、三七、赤芍、鸡血藤。治跌打损伤, 瘀血肿胀, 青紫作痛。

配当归、白芷、桔梗。治伤后头痛。

配杜仲、独活、桂枝、秦艽。治腰背疼痛。

配丹参、当归、黄芪、土鳖虫。治骨折数月，时肿时痛。

配川乌、秦艽、威灵仙、鸡血藤。治风湿痹痛。

配生山楂、生五味子、陈醋。外用治骨质增生。

【用量】9~25g。

【禁忌】腹痛时不宜用此药，用之可能加重腹泻；不宜与黄连配伍同用。

【体会】川芎辛温香窜，能升能散，为治疗瘀血之要药。临床应用贵在善于应变。如欲行瘀，量宜小；如欲止痛，量宜大。

陈 健 民

【适应证】头痛，心脑血管供血不足，血液黏稠度增高，脑部肿瘤，经闭腹痛，鼻渊。

【用药指征】舌色青紫，舌下静脉异常；血黏度异常，血脂偏高，心脑血管供血不足。以上两项之中见有一项必定使用。

【配伍】

川芎10g，配葛根30g，延胡15g，丹参15g，牛膝15g，枳壳15g，黄芪15g，川连6g。治心血管供血不足。

川芎30g，配地龙15g，葛根30g，延胡15g，牛膝15g，黄芪15g，党参15g。治脑供血不足引起的发作性眩晕。

川芎30g，配地龙15g，葛根30g，延胡15g，牛膝30g，治癌症而血黏度增高者。

川芎30g，配地龙15g，葛根30g，延胡15g，蛇六谷30g。治脑瘤，鼻咽癌，舌癌，腮腺瘤等头面部肿瘤。

【用量】常规量15~30g。若血瘀症状不甚明显者，川芎用3g。最大量30g，用治舌质青紫，舌下静脉异常者。

【禁忌】月经量过多、有出血倾向者禁用或慎用。

【体会】我常用川芎15~30g，量较大，恐引起出血，故对有出血倾向的患者禁用或慎用。大剂量川芎与地龙、葛根、牛膝、延胡配伍，对于改善血黏稠度有明显疗效。经药理研究证实，川芎小剂量收缩血管，大剂量扩张血管。小剂量收缩子宫，大剂量扩张子宫、抑制血小板聚集、抑制血栓形成等。

陈 景 河

【适应证】头痛，冠心病心绞痛；痛经，闭经。

【用药指征】心前区闷痛，心电图 S-T段、T 波改变；经期腹痛，有血块；舌质色紫或有瘀斑，舌下静脉怒张，脉沉涩或弦缓而细。痛甚者必用。

【配伍】

川芎50g，配白芷10g。治头痛属气滞血瘀者。

川芎50g，配瓜蒌50g，薤白15g。治冠心病属痰浊瘀血痹阻心脉者。

川芎30g，配当归25g。治疗痛经、闭经属血分郁滞者。

【用量】15~60g。

【禁忌】阴虚火旺，舌红口干，月经过多，出血性疾病，均不宜使用。

【体会】川芎具有通达气血之功，能

行气活血开郁，凡由气滞血瘀作痛者，用其辛香行散、温通血脉可立效，治疗血瘀性头痛，用 50g 效著，治疗妇女经期头痛或性交后头痛不已，宜四物汤、八珍汤中重用川芎，可收全功，治疗冠心病心前区疼痛绵绵不休者，宜瓜蒌薤白半夏汤加味，用川芎 30~60g 止痛效显，如痛不减者，为血瘀心脉不通，加水蛭 5g 可立效。若久病多虚之人，用川芎开郁散结，须配参芪补之，敛其升散太过之虞。

周耀群

【适应证】脑梗死各期，血管性头痛，偏头痛，中风先兆，冠心病（心绞痛，心肌梗死，心肌供血不足）；动脉硬化性闭塞症，脉管炎，静脉炎，乳腺增生；红斑狼疮，硬皮病；痛经。

【用药指征】局部有肿块，疼痛久治不愈，舌有瘀斑，舌下静脉曲张，脉涩。化验室检查示血液呈高黏、高凝状态。

【配伍】

川芎 12.5g，配天麻 5g。治中风先兆，血瘀头痛。

川芎 15g，配当归 15g，赤芍 15g，地龙 20g，桃红 15g，红花 20g，黄芪 50g，牛膝 15g，枳壳 15g，丹参 20g，降香 5g，冰片 0.5g（后下）。治中风半身不遂，口眼歪斜。

川芎 15g，配丹参 25g，赤芍 15g，瓜蒌 25g，枳壳 15g，陈皮 15g，半夏 15g，双皮 15g。治冠心病心绞痛，心肌供血不足。

川芎 15g，配丹参 20g，赤芍 15g，枳

壳 15g，王不留行 15g，凌霄花 10g，漏芦 15g。治乳腺增生。

川芎 15g，配当归 15g，丹参 25g，桃仁 15g，红花 25g，鸡血藤 25g，赤芍 15g，熟地 25g。治硬皮病。

【用量】5~25g。

【禁忌】无瘀血指征者、出血性疾病、血管扩张引起的头痛等均不宜使用。如误用则有头脑发胀的感觉。

【体会】川芎为治血圣药，既能活血，又善理血中之气，治头痛不分虚实，皆可用之。实证量宜大，虚证量应小，作引经药用量也须小，一般 5g 即可。

赵纯修

【适应证】头痛，神经痛，肌肉痛，关节痛，皮肤病见肥厚皮块、苔藓化、硬皮、结节等血瘀症状者。

【配伍】

配白芷、细辛。治各种神经炎、神经痛。

配白芷、菊花、钩藤、天麻。治头晕、头痛。

配当归、丹参。治血瘀皮损的瘙痒症。

配桃仁、赤芍。治外伤性血瘀证。

配乳香、没药。治外伤性经痛证。

配地龙、地鳖虫，治动脉闭塞症，如脉管炎及硬化。

【用量】6~15g。

【禁忌】妊娠、贫血者不宜使用。

【体会】本品为活血止痛良药。

贾 占 清

【适应证】头痛，风湿痛；跌打损伤，疮疡肿痛；血瘀气滞之月经不调、经闭、痛经、腹中痛、难产、胞衣不下，产后瘀滞腹痛。

【用药指征】血瘀气滞引起的痛证。

【配伍】

川芎 50g，配防风 10g，荆芥 12g。治外感风寒头痛、身痛、风湿痛。

川芎 20g，配羌活 15g。治外感疾病的身疼肢痛，风寒湿痹痛，偏头痛。

川芎 10g，配菊花 15g，石膏 30g。治风热头痛。

川芎 15g，配天麻 30g。治肝风头晕痛。

川芎 20g，配桑枝 15g，羌活 10g，独活 10g。治风湿痹阻，肢节疼痛。

川芎 6g，配枣仁 12g，茯神 24g。治虚烦不眠。

川芎 15g，配白芷 12g，赤芍 30g。治疮疡肿痛，去赤芍治风寒头痛。

川芎 15g，配当归 10g。治月经不调，产后瘀血腹痛，痈疮肿痛及风湿痹痛。

【用量】10~50g。

【禁忌】阴虚火旺、肝阳上亢所引起的头痛，月经过多，出血性疾病及孕妇忌用。

【体会】该药大量使用可降低血压，少量可刺激子宫平滑肌收缩、兴奋心脏，与利血平同用降压作用加强。

钱 远 铭

【适应证】冠心病，病毒性心肌炎，胃痛等。

【用药指征】胸闷气短，心前区隐痛，胃痛等属气血瘀证。

【配伍】

川芎 5~10g，配当归、白芍、降香、太子参、黄芪、水菖蒲、苏木等。治冠心病。

配板蓝根 15g，桂枝 3g，杏仁 10g，炙甘草 10g，珍珠母 15g，百合 15g，甘松 10g等。治病毒性心肌炎。

配柴胡 10g，枳实 10g，法夏 10g，白芍 10g，川楝子 15g，延胡 15g 等。治肝胃气痛。

【用量】3~10g。

【禁忌】阴虚火旺者不宜使用。

【体会】本品易耗气阴，用量宜小，取其气而不取其味。小量川芎 3~5g 加入舒心活络方中可振奋心阳，以宽胸宣痹；加入舒肝和胃方中则辛香流动，可提高疗效。但宜中病则止，不可大量或久用。

徐 木 林

【适应证】心脑血管病。

【用药指征】血瘀所致疼痛、麻木、肿块，皮肤、黏膜、舌质有瘀斑，或舌质紫黯。血瘀性头痛必用此药。

【配伍】

川芎 10g，配黄芪 18g。治脑梗死、脑动脉硬化、老年性痴呆、老年高血压、冠心病、心肌梗死、心律失常等心脑血管病之头痛、眩晕、胸痛、心悸、失眠、健忘、痴呆属气虚血瘀证者；若血瘀重，加大川芎用量，用 12g 或 15g，再加当归、地龙、赤芍、丹参之类；若气虚重，加大黄芪用量，用 25g，再加党参或红参或西洋参。

川芎 10g，配羌活 10g。治风寒头痛。

川芎 10g，配桑叶 12g，菊花 12g。治风热头痛。

川芎 10g，配赤芍 12g，丹参 15g。治血瘀头痛。

川芎 10g，配制首乌 12g。治阴虚头痛。

川芎 6g，配夏枯草 15g。治肝火头痛。

川芎 10g，配羌活、独活各 15g。治风湿痹痛。

【用量】 6~15g，常用 10g。

【禁忌】 非其症勿用此药；妇女月经期月经量大时勿用此药；脑出血急性期，生命指征未稳定时勿用此药；阴虚火旺者勿用此药。

郭 文 勤

【适应证】头痛，胸痹心痛，胸胁作痛，中风；痛经，闭经。

【用药指征】痛有定处，舌紫，苔薄白，脉弦或沉弦或弦滑，血压正常或偏低者。凡疼痛而有血瘀者必用。

【配伍】

川芎 15g，配白芷 15g，细辛 5g，防风 15g。治外感风寒头痛。

川芎 15g，配吴茱萸 15g，人参 15g，生姜 15g，大枣 7 枚。治厥阴头痛。

川芎 15g，配当归 25g，生地 15g，桃仁 15g，红花 15g 等。治血瘀型胸痹心痛。

川芎 15g，配羌活 15g，独活 15g，桑枝 15g，海风藤 15g。治风湿痹阻，肢节疼痛。

川芎 15g，配艾叶 15g，香附 15g，肉桂 10g，茴香 15g。治胞宫虚寒血瘀引起的月经不调、痛经、闭经。

【禁忌】 阴虚火旺、舌红口干者，妇女月经过多，有出血性疾病，血压高者均不宜使用。

【用量】 15~40g。

【体会】 川芎辛温行散，既能活血祛瘀，又能行气开郁，前人称之为血中气药，实具通达气血之功效；与当归配伍，可增强活血散瘀、行气止痛之功。川芎祛风止痛之功颇佳，又秉升散之性，能上行头目，为治头痛之要药。

郭 振 球

【适应证】偏头痛，心绞痛，胎前、产后诸痛证。

【用药指征】疼痛肢冷，尤以头痛为必用。

【配伍】

川芎 10g，配天麻、蔓荆子、淡波波根、菊花各 10g，白芷 8g，木贼 8g，当归 15g，黑豆 20g（《三指禅》方）。治偏头痛，症见眩晕、身拘倦、脉弦急者。

川芎 300g，配山漆 150g，红花 100g，研细末，装胶囊，每次 3~4 枚，日服 3~4 次。治心绞痛血瘀证。

川芎 10g，配当归 15g。治胎前产后诸痛证，跌仆损伤疼痛。

【用量】3~10g。

【禁忌】喘咳呕吐，口燥咽干者慎用，误用可加重咳呕，引起心烦不眠。

【体会】川芎，其性善散，直入肝经，为血中气药，上升巅顶，下调经水，中开郁结，旁通达肌肤，走而不守。为当归所使。仲景胶艾汤、温经汤，芎归并用，以阿胶厚滞有余，恐其壅腻，故配川芎血中行气，为之疏通，互相调剂。古人制方用意，于兹可见一斑。故善用芎者，取其走而不守之特性，直达病所，充分发挥其散寒邪、破瘀血、通血脉、解结气、定疼痛、排脓消肿、逐血通经的作用。

黄文政

【适应证】冠心病心绞痛，血管性头痛，风湿痹痛；脑外伤综合征；妇女月经不调等。

【配伍】

配丹参、降香、三七等。治冠心病心绞痛。

配柴胡、白芍、白芷等。治顽固性偏头痛。

配菊花、细辛、桃仁等。治头痛及脑外伤综合征。

配独活、秦艽等。治风湿痹痛。

配当归、芍药、香附、益母草等。治妇女月经不调。

【用量】6~30g。

【体会】川芎为血中气药，走而不守，能上行巅顶，下达血海，外彻皮毛，旁通四肢，作用广泛。

黄宗勖

【适应证】血管性头痛，偏头痛，三叉神经痛，脑血管意外后遗症，面神经麻痹；痛经。

【配伍】

川芎21~30g，配白芍、钩藤、石决明。治血管性头痛。

川芎21~30g，配白芍、白芷、柴胡。治偏头痛。

川芎10~12g，配黄芪、赤芍、红花、丹参。治脑血管意外后遗症。

川芎10g，配当归、蜈蚣。治面神经麻痹。

川芎9~10g，配当归、五灵脂。治痛经。

【用量】9~30g。

【禁忌】阴虚火旺、肝阳上亢所致头痛，月经过多，出血性疾病，均不宜使用。

【体会】川芎有镇痛、镇静及解痉等作用，能兴奋呼吸中枢及血管运动中枢，直接扩张周围血管，使冠脉血流量和下肢血流量增加，降低血压，对急、慢性缺血性脑血管疾病有肯定疗效。

崔金海

【适应证】心脑血管病变，头痛，风湿痹痛；外伤疼痛；经闭，痛经。

【配伍】

配赤芍、桃仁、五灵脂。治心绞痛。

配荆芥穗、细辛。治外感风寒头痛。

配蜈蚣、全蝎、当归等。治血管性头痛。

配防风、独活、细辛。治风湿痹痛。

配柴胡、姜黄、大黄。治胸胁外伤疼痛。

配当归、赤芍、香附、红花。治痛经。

【用量】3~35g。

【禁忌】本品耗气，气虚者慎用。

【体会】本品辛温燥热，可引起患者咽干口干。用量大时先由 30g 开始，逐渐加量，以防猝死。

蔡 友 敬

【适应证】血管性头痛，中风（中经络）；月经不调。

【用药指征】疼痛，痛有定处，脉弦。

【配伍】

川芎 30g，配白芍 15g，白芷 10g，双钩 24g。治血管性头痛及高血压性头痛。

川芎 15g，配黄芪 15g，当归 10g，白芍 15g，熟地 15g。治月经不调。

【用量】6~30g。

【禁忌】疼痛游走不定、口渴、烦躁者不宜使用，误用则烦躁不安加重，并有失眠等不良反应。

【体会】治疗血管性头痛，川芎用量必须用至 30g，配白芍 15g，方能取得显著疗效，但妇女月经期应减量。

颜 文 明

【适应证】偏正头痛，外感风寒头痛。

【用药指征】常掣痛，脉弦紧或浮紧。

【配伍】

川芎 30g，配白芍 15g，白芷 5g，柴胡 3g，白芥子 6g 等。治血管神经性头痛。

川芎 10g，配细辛 4g，白芷 6g，羌活 6g，荆芥 10g，防风 10g 等。治风寒头痛。

【用量】6~30g。

【体会】川芎服量过大会引起腹泻，停药即止；或服第一剂药腹泻，服第二、三剂则不泻，治偏正头痛之"散偏汤"，如 3~4 剂不效，应立即停服，以免耗气伤阴。如服散偏汤，头痛停止后，宜服八珍汤善后。

马　钱　子

本品为马钱科植物马钱 *Strychnos nux—vomica* L. 的种子。主产于印度、越南、泰国、中国云南、广东等地。本品味苦，性寒。有大毒。归肝、脾经。具有祛风通络、散结消肿、止痛等作用。

本次被调研的330位名中医中擅长运用马钱子的共有6位。主要为山东、重庆、四川、江西、广西、甘肃等地的骨伤科与内科的医家。

1. 用药指征及配伍

关于马钱子的用药指征，各位医家认为主要是疼痛，且不论风湿性、神经性以及病毒感染所致的疼痛均可应用。因马钱子具有良好镇痛作用。

与马钱子同用药物主要有祛风湿药，如独活、羌活、防风、防己、五加皮、路路通、鹿含草、伸筋草、络石藤、蕲蛇等；息风通络止痛药，如天麻、全蝎、蜈蚣、地龙；温经散寒药，麻黄、桂枝、附片；活血通络药，如乳香、没药、红花、三七、苏木、穿山甲、当归；理气药，如枳壳、陈皮、柴胡、广木香等；补气药黄芪、党参、甘草、红枣等；补肾强筋骨药，如淫羊藿、狗骨、骨碎补、自然铜等。

2. 主治病症

马钱子所主治的病症主要有骨关节肌肉病变，如风湿性关节炎、风寒湿痹、颈椎、腰椎、骨关节退行性变、半身不遂、骨折、软组织损伤、关节损伤后功能障碍、肌肉萎缩、久病肌肉乏力、内脏下垂（胃下垂、子宫下垂）等；神经病变，如坐骨神经痛、三叉神经痛、神经性头痛、舌咽神经痛、面瘫、外伤截瘫的软瘫型、胸椎结核所致的截瘫、重症肌无力、膀胱麻痹等；外科疾病，如流痰、附骨疽；其他疾病，如严重疲劳、性功能低下、阳痿、带状疱疹等。

3. 禁忌证及用量

在禁忌证方面大多认为：多数医家认为孕妇忌服，体质虚弱者慎服，有高血压、心血管疾患以及肝、肾功能不全的患者慎用或禁用。痉挛性瘫痪，或强直性痉挛、肌张力增高者禁用。

由于马钱子是一味大毒之品，故各位医家对该药的使用方法论述颇多。认为该药味苦性寒，毒性剧烈，内服必须炮制得宜，需经过童便泡制后减去毒性方可使用。并应严格掌握用药剂量，不可久服，以入丸、散服用为稳妥。用药后出现四肢抽搐者应停药。

对于中毒的解救方法，有的认为初期中毒轻者，多表现为四肢颤抖或牙关紧闭，应立即灌服温开水；若较重者，急用肉桂 6g，煎汤服之，也可以绿豆煎汤服。

在用量上，入丸散服，最小剂量每次 0.015g，最大 0.6g，每日剂量不超过 1g。入煎剂，每次最大剂量为 3g。

王子义

【适应证】风湿性关节炎，坐骨神经痛，三叉神经痛，神经性头痛，带状疱疹，舌咽神经痛，颈椎、腰椎、骨关节退行性变所致疼痛。

【用药指征】凡属风湿、神经性以及病毒感染所致的痛证皆可应用。

【配伍】

马钱子（制）750g，配明天麻 360g，麻黄 360g，全蝎 750g，乳香 360g，没药 360g，广木香 360g，陈皮 360g，独活 360g，羌活 360g，汉三七 360g，甘草 360g，桂枝 300g，制为胶囊剂。主治风湿性关节炎，坐骨神经痛，三叉神经痛，神经性头痛，肩、背关节、腰等损伤性疼痛，外用加当归与方中诸药。提取制为软膏可治疗带状疱疹。

【用量】0.3~0.6g，炮制后入丸散；外用酌量。

【禁忌】麻痹患者、孕妇、高血压患者、心血管疾患以及肝、肾功能不全者禁用或慎用。误用后产生四肢抽搐、颈项强直等症状，可以绿豆煎汤服之解其毒。

【体会】马钱子含吲哚类生物碱，总碱含量 3%~5%。成人 1 次服 5~10mg 番木碱可致中毒，30mg 可致死亡。因此，马钱子入药一定要经过炮制，服药剂量要计算准确，多为入丸散稀释后服用。另外，马钱子对各种类型神经痛疾患具有良好镇痛作用，目前尚未见有报道。

王菊芬

【适应证】风寒湿痹，筋络拘挛，半身不遂等病症。

【配伍】

马钱子 30g，配地龙 30g，防己 30g，五加皮 30g，乳香 15g，没药 15g，红花 10g，共为研末，装胶囊，每粒 0.2g，治骨折愈后，功能障碍，关节屈伸不利及风寒湿痹疼痛较剧者。

【用量】0.3~0.6g。

【禁忌】肝阳上亢等高血压见症忌用。

【体会】该药味苦性寒，毒性剧烈，内服必须炮制得宜，严格掌握剂量，且不可持续服用过久，以防中毒。中毒轻，尚在初期，其表现四肢颤抖或牙关紧闭，可即灌服温开水，若较重者，急用肉桂 6g，煎汤服之，均可缓解。

李桂文

【适应证】外伤截瘫的脊髓休克期或后期软瘫，四肢风湿痹痛。

【配伍】

马钱子研粉，内服，每次 0.025g，1 日 3 次，治外伤性截瘫。

马钱子 0.075g，配甘草 0.075g 研粉，装入 1 粒胶囊，内服，1 日 3 次，治风湿痹痛。

【用量】每次 0.075g~0.25g。

【禁忌】外伤性截瘫表现为硬瘫，以及体质虚弱或有神经内科方面疾病的患者禁用，误用后可有呼吸困难或抽搐等不良反应。

【体会】用药后如四肢抽搐者停药。

张志钧

【适应证】风湿痹痛，骨痛，面瘫，重症肌无力，弛缓性瘫痪，肌肉萎缩，久病肌肉乏力，内脏下垂（尤以胃下垂、子宫下垂为显），骨折，贫血，膀胱麻痹，神疲及性功能低下，阳痿等。

【配伍】

制马钱子 3g，配黄芪 40g，升麻 15g，柴胡 15g，枳壳 30g，陈皮 6g，仙鹤草 30g，红枣 10 枚。治疗胃下垂。

制马钱子 3g，配黄芪 40g，升麻 15g，柴胡 15g，淫羊藿 15g，鸡血藤 30g，鹿含草 15g，党参 15g，伸筋草 15g，络石藤 15g。治疗重症肌无力、肌营养不良症。

制马钱子 3g，配自然铜 15g，苏木 15g，大活血 15g，骨碎补 15g，骨碎补 15g，络络通 15g，当归 10g，田七 5g（研末冲服）。治疗骨折、外伤。

制马钱子 3g，配柴胡 10g，枳壳 15g，白芍 15g，甘草 6g，甘松 12g，陈皮 6g，刀豆壳 20g，白术 10g，防风 15g，白芷 15g。治胃肠神经官能症。

【用量】一般成人剂量为 3g。

【禁忌】痉挛性瘫痪或强直性肌张力增高者不宜用；另外妇女妊娠期、高血压及精神病患者也不宜使用或慎用。未经炮制

或超安全剂量时，轻则入睡惊醒、肌肉跳动、头晕，重则出现强直性惊厥等。

【体会】制马钱子牲味苦寒有毒，故不少医家都望而生畏。但马钱子只要经过适当炮制后，并在安全用量（不超过 3g）范围内应用，是一味能治疗多种疾病的良药，注注都可收到较好的治疗效果。本药具有兴奋脊髓的反射功能和提高大脑皮层感觉中枢功能的作用，故对以上病症有效。

张鉴铭

【适应证】软组织损伤，关节损伤中后期功能障碍拘挛者。

【用药指征】伤筋者方可用，如局部无肿胀，关节旋转不自如者可用。

【配伍】

配枳壳，治胸胁部挫伤，为古方"枳马二仙丹"。

【用量】体壮实者可服 2 粒（0.06g/粒），最小者服 1/4 粒。

【禁忌】非伤筋者不宜。

【体会】马钱子有剧毒，误服可致抽搐，四肢挛缩，重则角弓反张以致死亡。用时需经过童便泡制后减击毒性方可使用。凡有毒药品，必须慎用。清代王洪绪言：马钱子能摄经络骨骼之寒湿，击皮里膜外之凝结。《外科全生集》用马钱子配小金丹治结核，《正骨心法》用马钱子（散瘀和伤阳）治关节筋络挛痛。

郑惠伯

【适应证】寒湿痹，流痰，附骨疽以及

流痰、附骨疽引起的截瘫。胸椎结核所致截瘫用马钱子与其他药物配合应用，有一定疗效。

【配伍】

制马钱子 30g，配制附片 30g（炒炮），甲珠 30g，蜈蚣 15 条，蕲蛇 40g，狗骨 20g，上药共研细末，蜜丸分为 60 粒，每日 2 丸，早晚各服 1 丸，治寒湿痹，流痰，附骨疽以及流痰附骨疽引起的截瘫。

【用量】马钱子有毒，每日剂量 1g，为安全剂量且可达到治疗效果。制马钱子法为先将马钱子沙炒去毛，然后用健康男孩童便泡 7 天，每天换 1 次，晒干；另取麻黄、甘草各 20g，煎汁去渣，再将马钱子 100g 加入药汁内，文火煎至药汁完全浸入马钱子为止，晒干备用。

【禁忌】体虚人慎服，孕妇忌服。

五 味 子

本品为木兰科植物五味子 *Schisandra chinensis*（Turcz.）Baill. 的果实。主产于吉林、辽宁、黑龙江、河南、江西等省区。本品味酸、性温。归肺、肾、心经。具有敛肺滋肾、敛汗生津，固精止泻、宁心安神等功效。

本次被调研的 330 位名中医中擅长运用五味子的有 9 位。主要为山东、河北、吉林、黑龙江、四川、广东、湖北、江西、浙江等省市的内科医家。

1. 用药指征及配伍

五味子的用药指征，概括起来大致有以下几点：①气不内敛，精微失固征象：如肺气不敛的咳嗽，气喘，动则尤甚；卫气不固的自汗、盗汗；中气不固的便溏；肾气不固的尿频、尿多。②心经与肝经阴虚征象：心悸，失眠多梦，胁肋痛胀，倦怠乏力，烦躁口干，舌偏红，苔少。③理化检查：谷丙转氨酶升高、血糖升高。

与五味子同用出现次数较多的药物有补气药：人参（党参，共 4 次）、黄芪（4 次）、白术（2 次）；滋阴生津药：麦冬（4 次）、白芍（3 次）、枸杞子（2 次）、黄精（2 次）、乌梅（3 次）；调气活血药：柴胡（4 次）、丹参（4 次）；温里药：细辛（3 次）、干姜（2 次）；安神药：枣仁（5 次）、夜交藤（2 次）；补肾涩精药：淫羊藿（2 次）、补骨脂（3 次）等。

2. 主治病症

五味子所主治的病症计 23 种，其中内科疾病 22 种，涉及心、肺、脾、肝、肾五脏各经。如心经病症有神经衰弱、失眠、心悸、胸痹、自汗、盗汗等。肝经病症中有慢性活动性肝炎、黄疸、胁痛、眩晕等。肺经病症有咳嗽、哮喘、喘咳等。肾经病症有消渴、淋证、滑精、阳痿、腰痛、前列腺肥大等。其他病症有萎缩性胃炎、重症肌无力、过敏性皮肤疾病等。

3. 禁忌证及用量

在禁忌证方面大多认为：咳嗽初期，实邪郁肺，或咯痰不爽者不宜。肝胆湿热型肝炎、淋证初期，苔黄腻者不宜。

在用量上，最少每剂用 5g，最多达 50g，多数认为用 5~10g。

王 雨 梅

【适应证】慢性活动性肝炎、迁延性肝炎。

【配伍】

配人参、麦冬、黄芪。治体倦，口干，心悸，多汗。

配酸枣仁、夜交藤、香橼、川楝子。

治失眠，心烦易怒。

配吴茱萸、肉豆蔻、补骨脂、白术。治便溏体虚。

配桑螵蛸、牡蛎、益智仁。治自汗盗汗。

【用量】3~50g。

【禁忌】湿热盛的黄疸，新病或久病急性发作，属实证者不宜应用，误用则敛邪留寇。

【体会】五味子酸甘温，归肺心肾经，用于肝病日久气虚津伤的病人，特别是伴睡眠欠佳，大便稀者必须使用，该药能降低转氨酶，多用于慢性肝炎。

印 会 河

【适应证】感染性疾病，心气虚之心悸，痰饮咳嗽等。

【配伍】

配柴胡30g。治感染性疾病，如泌尿系感染，胆道感染等。

配人参10g，麦冬12g。治心气不足之心悸等症。

配干姜6g，细辛3g等。治疗痰饮咳嗽。

【用量】常用量为10g。

【禁忌】若遇咳嗽而咯痰不爽者，不宜使用该药。

邢 月 朋

【适应证】心悸，胸痹，失眠，消渴，咳嗽，淋证。

【用药指征】咳嗽，咯吐清稀泡沫样痰，

内有水气者；淋证后期，正虚邪尚未清之症，尿急，尿频，尿痛不明显者。

【配伍】

五味子12g，配干姜6g，细辛3g。主治寒痰咳嗽；

五味子12g，配木瓜10g，乌梅12g。主治淋后日久伤阴。

五味子12g，配六味地黄丸。治疗淋证日久伤及肾阴证。

【用量】10~40g。

【禁忌】咳嗽初期，实邪郁肺之证不宜用之，误用可敛邪，使肺气不宣加重。淋证初期，温热盛，正盛邪实不宜用之，用之使邪恋不去。

【体会】临床应用五味子治疗淋证兼有湿热之邪时，可配入八正散，龙胆泻肝汤中。兼有大便稀者，乌梅用量可加大。

李 友 余

【适应证】急、慢性肝炎，神经衰弱；过敏性皮肤病，尤其是慢性荨麻疹；老年前列腺肥大。

【用药指征】急慢性乙型肝炎，过敏性皮肤病，表现为肝肾阴虚证者，舌边红，苔少者。

【配伍】

配板蓝根、垂盆草、田基黄等。治疗慢性肝炎。

配乌梅、麻黄连翘赤小豆汤。治过敏性皮肤病，特别是慢性荨麻疹。

配生脉饮、酸枣仁。治阴虚火旺之不寐，顽固性失眠等神经衰弱症。

单味 30g，浓煎成药液 100ml，作保留灌肠，治老年单纯性前列腺肥大。

配酸枣仁、枸杞子。治慢性乙型肝炎属肝肾阴虚型，对降酶、降乙肝表面抗原滴度有较好的效果。

【用量】9~30g，上述病症多用 15g。

【禁忌】外感病初期正气未虚时不宜使用；肝胆湿热型肝炎，苔黄腻者不宜使用。

【体会】五味子降酶有反跳现象，因此必须配用垂盆草、田基黄、板蓝根、忍冬藤等协同治疗。

李孔定

【适应证】重症肌无力，萎缩性胃炎，阳痿，失眠等。

【用药指征】以上诸症凡见倦怠乏力者皆可用。

【配伍】

五味子 15g，配黄芪 100g，淫羊藿 15g。治重症肌无力。

五味子 12g，配柴胡 15g，枳壳 15g，赤芍，丹参，神曲，山楂，党参各 30g。治萎缩性胃炎。

五味子 30g，配淫羊藿 15g，鸡血藤 30g。治阳痿。

五味子 10g，配磁石 30g，山楂 15g，蜂蜜 120g（兑服）。治疗失眠。

【用量】12~30g。

【禁忌】有外感或湿热俱盛者不宜，误用有留邪增病之患。

【体会】本品味酸能滋阴，性温能补气，欲滋阴者与麦冬、生地为伍；欲补气者与人参、黄芪同用。故暑伤气阴，人参、麦冬并用之，组成生脉散方。

陈克忠

【适应证】神经衰弱，糖尿病，肝炎，哮喘，滑精，肺虚喘咳等。

【用药指征】津液不足、滑精不固、肺虚喘咳者必用。

【配伍】

五味子 15g，配山药 9g，黄精 12g。治糖尿病。

五味子 15g，配柴胡 9g，白芍 12g。治肝炎。

五味子 20g，配黄精 20g。治神经衰弱。

五味子 30g，配地龙 9g，鱼腥草 20g。治咳喘。

【用量】6~30g。

【禁忌】溃疡病人及运动过度、癫痫发作、颅内压升高、精神兴奋、动脉压显著升高者，实证咳嗽者均忌用。

【体会】历代医家认为其有"补不足，养五脏""壮筋骨"等滋补强壮作用，近代研究表明该药与人参、刺五加一样有"适应原"样作用，为延年益寿之佳品。

栗德林

【适应证】眩晕，心悸，黄疸，少寐，胁痛，腰痛，自汗，盗汗，消渴，咳嗽，哮喘。

【用药指征】咳喘动则尤甚，心悸少眠多汗，胁肋痛胀，时呕恶，面身黄染，大便溏；心电图改变，血糖、尿糖升高，肝功能异常，转氨酶升高必用。

【配伍】

五味子 5g，配茵陈 15g，青黛 10g。治慢性黄疸。

五味子 5g，配莱菔子 10g，枸杞子 10g。治喘咳日久。

五味子 5g，配黄芪 20g，白术 15g。治自汗。

五味子 5g，配琥珀 10g，炒枣仁 15g。治少寐多梦。

五味子 10g，配补骨脂 15g，肉豆蔻 15g。治肾泻。

五味子 5g，配金樱子 15g，盐柏 5g。治梦遗。

五味子 5g，配天花粉 15g，黄连 10g。治消渴。

【用量】5~10g。

【禁忌】肺热壅盛的咳喘、表证未解者慎用，否则易留邪久羁。

【体会】五味子研末服，治黄疸效果最好。

唐 福 安

【适应证】神经衰弱失眠证。

【配伍】

五味子 10g，配夜交藤 30g，珍珠母 30g，辰灯心 2 束，远志 10g，石菖蒲 3g，甘草 5g，合欢皮 15g。治疗失眠证。

【用量】6~15g。

【体会】热性体质或肝火偏旺之失眠，该配方中以不加用补药为好。

韩 子 江

【适应证】冠心病，神经衰弱，乙型肝炎转氨酶升高者。

【配伍】

五味子 10g，配炒枣仁 30g，丹参 30g，大黄 3g（后下），水煎服。治神经衰弱。

五味子 250g，水煎 3 次取汁 500ml，加白糖 250g，制成膏剂，每次 1 匙，日 3 次，口服。治转氨酶升高。

五味子 10g，配全瓜蒌 30g，葛根 30g，丹参 30g，玉竹 10g，麦冬 10g，川芎 10g，红花 10g，细辛 3g，水煎服，每日 1 剂。治冠心病。

太 子 参

本品为石竹科植物太子参 *Pseudostellaria heterophylla*（Miq.）Pax ex Pax et Hoffm. 的块根。主产于江苏、山东、安徽等地区。其味甘、微苦，性平。归脾、肺经。具有健脾、养胃、润肺、补气生津等功效。

本次被调研的 330 位名中医中擅长运用太子参的有 6 位。主要为上海、浙江、安徽、黑龙江、内蒙古等地的内科、儿科医家。

1. 用药指征及配伍

太子参的用药指征，概括起来大致有以下几点：①心气不足征象：倦怠乏力，心悸，气短，动则汗出，或自汗，盗汗等。②脾气虚弱征象：少气懒言，四肢乏力，食欲不振，大便溏软等。③阴津不足征象：口干少津，或口渴引饮等。④舌脉征象：舌淡，苔薄白，脉细弱，或虚软无力，或结代。

与太子参同用出现次数较多的药物主是健脾助运药，如茯苓、白术、黄芪、山药、扁豆、甘草、鸡内金、谷芽、麦芽、焦山楂等；养阴药，如麦冬、五味子、生地、黄精、白芍、石斛、酸枣仁、金樱子等；理气药，如绿梅花、川楝子、延胡、砂仁、木香、陈皮、枳壳等；清热药，如黄连、蒲公英、苦参等。

2. 主治病症

太子参所主治的病症主要有心系疾病，如冠心病、病毒性心肌炎等；脾胃系统疾病，如慢性萎缩性胃炎、消化性溃疡出血、脾胃功能失调之消化不良；肺系疾病，如咳嗽、咳喘等；肾系疾病，如慢性肾炎、肾病综合征、糖尿病、慢性肾功能衰竭等；小儿疾病，如慢性咳嗽、疳证、厌食症等。

3. 禁忌证及用量

在禁忌证方面大多认为：湿食痰热壅结于里，热结便秘，小儿高热，或中焦虚寒的大便溏稀均不宜使用。

在用量上，最少每剂用 5g，最多达 75g，多数认为用 10~15g。

王 生 义

【适应证】气虚有热之倦怠乏力，气血亏损之失眠，气虚有热之咳喘。

【用药指征】脉细弱，舌淡苔白，四肢乏力，且有热象。

【配伍】

四君子汤人参改太子参，治气虚有热。

归脾汤人参改太子参，治气虚有热之失眠。

【用量】10~50g。

【体会】太子参药性平和，无任何不良反应，如气虚有热时，可代人参、党参。

阎 湘 濂

【适应证】慢性肾炎，肾病综合征，糖尿病及其并发症，慢性肾功能衰竭，辨证为气阴两虚，有周身乏力，口干者必用此药。

【配伍】

太子参 30~50g，配茯苓皮 25g，大腹皮 25g，泽泻 15g，金樱子 15g。治慢性肾炎，肾病综合征之水肿。

太子参 30~50g，配黄芪 30g，茯苓 40g，生地 20g，黄精 15g。治糖尿病肾病。

【用量】15~75g。

【禁忌】阳虚病人不宜应用，用后更易阳虚。

杨 少 山

【适应证】消化性溃疡出血后，慢性萎缩性胃炎，脾胃功能失调之消化不良，冠心病之心悸、气短，自汗，盗汗等。

【用药指征】胃纳减少，口干少津，倦息乏力，或自汗、盗汗，心悸、气短等，必用该药。

【配伍】太子参 15g。

配白芍 15g，炙甘草 5g，川石斛 15g，绿梅花 10g，川楝子 10g，延胡 10g，炒川连 3g，蒲公英 30g，炙鸡内金 10g。治慢性萎缩性胃炎，胃阴不足，挟有郁热之证。

配白芍 15g，炙甘草 5g，白茯苓 15g，炒白术 10g，白及 10g，仙鹤草 30g，绿梅花 10g，炒谷麦芽各 15g。治消化性溃疡伴有黑便。

配麦冬 15g，五味子 6g，龙骨 15g，炒枣仁 15g，丹参 15g，淮小麦 30g，炙甘草 5g，绿梅花 10g。治冠心病之心悸、气短、自汗等。

【用量】9~30g。

【禁忌】中焦虚寒，大便溏稀的患者不宜使用。

【体会】太子参益气生津、补益肺脾，近似人参，而力量较弱，对需缓慢调补的患者尤为适用，且不会出现偏颇。

张 镜 人

【适应证】病毒性心肌炎。

【用药指征】心悸，脉结代，气怯神疲，属心气虚弱者。

【配伍】

太子参 10g，配丹参 10g，苦参 10g。主治脾胃虚弱，心血不足而引起的心悸。

【用量】10~12g。

【禁忌】纳后胃脘胀满较甚，伴有泛恶者，不宜使用，用之不当，会引起症状加重。

赵 忠 仁

【适应证】脾胃气虚，虚损劳伤，气阴不足证。

【用药指征】面色萎白，四肢乏力，语言轻微，饮食减少，大便溏软，舌质淡，苔薄白，脉虚软无力。

【配伍】

太子参 20g，配炒白术 18g，云茯苓 20g，砂仁 6g，木香 10g，陈皮 10g，半夏 10g，焦山楂 20g，鸡内金 8g，甘草 4g。治胃肠功能减退，消化不良；兼大便溏者加川黄连 5g，干姜 4g；兼胃脘疼痛者，加枳壳 15g，延胡索 10g。

【用量】15~30g。

【禁忌】热证不宜使用。

董廷瑶

【适应证】小儿先天不足，脾气虚弱，自汗，盗汗，食欲不振，少气懒言；或病后、吐泻后，脾气未复，精神萎靡，口渴引饮，动则汗出；或脾虚生痰，腠疏易感，经常咳嗽之体弱儿童。

【用药指征】疳证、厌食患儿，食积渐化，舌苔化薄，胃纳渐增，惟形瘦面，少气懒言，汗多，口渴引饮，二便自调。若舌质红，燥渴，大便偏干患儿，不宜用党参，则改用太子参。

【配伍】

太子参 6g，配焦白术 9g，茯苓 9g，山药 10g，炒扁豆 9g，炙甘草 3g，藿香 6g，葛根 6g。治脾虚泄泻。

太子参 9g，配附子 3g，黄芪 9g，焦白术 9g，防风 6g，炙甘草 3g，生姜 3 片，红枣 5 枚。治阴虚气弱，自汗畏寒。

太子参 6g，配焦白术 9g，陈皮 5g，姜半夏 9g，茯苓 9g，甘草 3g，杏仁 6g，紫菀 5g，炙百部 6g。治外感咳喘向愈，痰浊未清患儿。

【用量】5~9g。

【禁忌】湿食痰热壅结于里，便秘，高热患儿不宜使用。

【体会】小儿稚阴稚阳，脾常不足，卫表不固，易感外邪，咳嗽痰多，运化无权，故时时须顾护脾气胃阴。补气之品，每多应用，然而现代小儿里热时现，党参甘温不宜常用，太子参甘平，是为适合之品。

贝 母

（浙贝母、川贝母）

浙贝母为百合科植物浙贝母 *Fritillaria thunbergii* Miq. 的鳞茎。主产于浙江地区。本品味苦，性微寒。归肺经。具有清热化痰、散结解毒等功效。

川贝母为百合科植物川贝母 *Fritillaria cirrhosa* D.Don 暗紫贝母 *Fritillaria unibracteata* Hsiao et K.C.Hsia. 等的鳞茎。主产于四川、青海等地区。本品味甘、苦，性微寒。归肺、心经。具有润肺止咳、解郁散结等功效。

本次被调研的 330 位名中医中擅长运用贝母的共 6 位。其中介绍浙贝母的有 4 位，川贝母 2 位。主要为广东、河南、河北、甘肃、吉林等地的内科、外科、眼科医家。

1. 用药指征及配伍

贝母的用药指征，概括起来大致有以下几点：①咳嗽：咳而气粗，咳声响亮，痰鸣，咯痰黄白，咳痰不爽。②疮痈（主要为浙贝母）：红肿热痛，或肌肉溃烂流脓、流水，久不收口，或乳腺有硬性包块。③舌脉征象：舌红，苔黄白，脉弦数。④理化检查：听诊呼吸音粗糙，有干、湿啰音；血白细胞升高；眼底渗出物或出血吸收缓慢，泡性结膜炎或浅层巩膜炎病变区见结节状隆起。

与贝母同用药物主要有黄芩、金银花、连翘、鱼腥草、桑白皮等清肺热药；瓜蒌仁、海浮石等清热化痰药；苏子、前胡、百部、款冬花、紫菀、杏仁等化痰止咳药；夏枯草、蒲公英、玄参、昆布、海藻、牡蛎等清热解毒，化痰软坚药；天花粉、白芷、穿山甲清热活血排脓药。

2. 主治病症

浙贝母所主治的病症主要有内科呼吸道疾病，如慢性支气管炎、肺气肿、呼吸道感染、肺结核、肺心病等；消化道疾病，如胃炎、胃十二指肠球部溃疡等。外科的热毒疮痈、乳腺炎、乳腺小叶增生。以及眼科的膜视网膜炎、结膜炎、巩膜炎、眼底或玻璃体出血、眼眶炎性假瘤等。川贝母的适应证主要为上述呼吸道与消化道疾病。

3. 禁忌证及用量

在禁忌证方面，大多数医家认为虚寒证或寒饮阻肺证不宜使用。

在用量上，最少每剂用 3g，川贝母最大用量 20g；浙贝母最大 30g，以 10~15g 居多。

王 玉

【适应证】呼吸系统疾病。

【用药指征】血白细胞升高，肺功能降低。

【配伍】

黄芩、金银花、川贝、麦冬、桑白皮，配远志 15g，鱼腥草 15g。治气管炎。

黄芩、金银花、川贝、麦冬、桑白皮，配葶苈子 15g，菖蒲 15g。治肺心病。

黄芩、金银花、川贝、麦冬、桑白皮，配白果 10g，苏子 15g，苦参 15g，炙麻黄 10g。治支气管哮喘。

黄芩、金银花、川贝、麦冬、桑白皮，配百部 15g，白及 20g，地骨皮 10g。治肺结核。

【用量】麦冬 15~25g；川贝 10~20g；桑白皮 10~20g；金银花 15~25g；黄芩 10~15g。

【禁忌】虚寒证禁用此方，误用使病情加重。

王子义

【适应证】热毒疮痈，乳腺炎，肌肉破溃久不收口。

【用药指征】疮痈红肿热痛，乳腺发炎或乳腺有硬性包块，肌肉溃烂流脓流水久不收口。

【配伍】

浙贝母 15g，配白芷 9g，木香 15g，薄荷脑 1.5g，大黄 9g，冰片 2g，麝香 1g，樟脑 6g（"止痛药膏"组方）制为软膏剂，外敷患处。治痈肿疮疡，高肿疼痛，乳腺发炎或乳腺硬结等症。

【用量】9~15g。内服煎汤或入丸、散，外用，研末撒敷患处。

【禁忌】咳喘患者，体虚无肺热症不宜用。

【体会】直至明《本草正》始列出"浙贝母"一条，据之前医家所述："仅能解毒，并去心"。

关国华

【适应证】中心性浆液性脉络膜视网膜炎，中心性渗出性脉络膜炎，泡性结膜炎，浅层巩膜炎，各种原因所致的眼底或玻璃体出血（中期或晚期），眼眶炎性假瘤，后部葡萄膜炎伴眼底渗出物沉积者。

【用药指征】眼底渗出物或出血吸收缓慢，泡性结膜炎或浅层巩膜炎病变区见结节状隆起。

【配伍】

浙贝母 9g，配夏枯草 15g，昆布 15g，海藻 15g，莪术 12g。治渗出性眼底炎症或出血性眼底疾患晚期。

浙贝母 9g，配玄参 12g，牡蛎 30g，蒲公英 12g，天花粉 12g。治疗泡性结膜炎或浅层巩膜炎有结节状隆起者。

【用量】3~12g。

【禁忌】少数病例用此药后瞳孔散大，故有青光眼病史者使用本品应注意观察眼压改变。

孙康泰

【适应证】肺热咳嗽，肺虚久咳，胃痛，

失眠。

【用药指征】痰热壅盛之气粗，痰鸣，咯痰黄白，咳声响亮，舌红，苔黄白，脉弦数。

【配伍】

川贝母，配杏仁 15g，苏子 12g，瓜蒌仁 15g。治肺热咳嗽。

川贝母，配紫菀 12g，百部 12g，款冬花 12g。治肺虚久咳。

川贝母，配郁金 12g，佛手 15g，延胡索 15g。治胃痛。

川贝母，龙齿 30g，牡蛎 30g。治失眠。

【用量】10~15g。

【禁忌】虚寒咳嗽不宜使用。

李鸣皋

【适应证】胃炎，咽炎，乳腺小叶增生属气郁化火者。

【配伍】

大贝 15g，配海螵蛸 30g，砂仁 6g。治胃痛。

大贝 10g，配半枝莲 15g，旋覆花 15g，榉叶 6g。治咽炎。

大贝 20g，配王不留行 15g，甲珠 6g，沉香 6g，西茴 6g。治乳腺小叶增生。

【用量】10~30g。

【禁忌】寒凝气滞者不宜。

【体会】浙贝母为疮家要药，故也为治疗胃及十二指肠溃疡之圣药。

薛 芳

【适应证】慢性支气管炎，肺气肿，呼吸道感染。

【用药指征】听诊呼吸音粗糙、干鸣音、湿啰音；X 线胸片示两肺纹理增多。咳痰不爽时必用。

【配伍】

浙贝母，配银花 20g，连翘 20g，前胡 15g，桔梗 12g，杏仁 12g，黄芩 20g，胆南星 15g，海浮石 15g，瓜蒌仁 15g，黄连 12g，姜制厚朴 10g，竹叶 2g。治急性支气管炎、喘息性支气管炎、慢性支气管炎、肺气肿呼吸道感染加重期咳喘气粗，痰出黄黏不爽。

【用量】15~30g。

【禁忌】寒痰或水饮阻肺时不宜使用。用则咳喘加剧。

牛 膝

牛膝有怀牛膝与川牛膝之分，前者为苋科植物牛膝 *Achyranthes bidentata* Bl. 的根。主产于河南省。味苦、酸，性平。归肝、肾经。具有活血通经、补肝肾、强筋骨、利尿通淋、引火引血下行等功效；后者为苋科植物川牛膝 *Cyathula officinalis* Kuan 的根。主产于四川省。味甘、微苦，性平。归肝、肾经。主要有活血通络、利尿通淋之功。

本次被调研的330位名中医中擅长运用牛膝的有4位。为黑龙江、吉林、湖北、西安等地的内科或骨伤科医家。

1. 用药指征及配伍

牛膝的用药指征，概括起来大致有以下几点：①虚阳（虚火）上亢征象：头痛眩晕，口舌生疮，牙痛，吐衄，或头颅增大、青筋暴露等。②经络瘀滞征象：半身不遂，或肢体痛麻，腰膝及下肢关节酸痛，尤其是膝关节痛，脚肿，下肢无力，痛经，闭经，倒经。③理化检查：血压升高。

与牛膝同用出现次数最多的药物是活血祛瘀止痛药，如川芎、当归、红花、桃仁、赤芍、丹参、地龙、益母草、延胡索、三棱、血竭、乳香、没药、姜黄等；其次是补肝益肾强筋骨药，如熟地、黄芪、龟甲、杜仲、续断、续断、桑寄生等；平肝潜阳药，如磁石、石决明、钩藤、代赭石、龙骨、牡蛎等；燥湿或利湿药，如苍术、苡仁米、车前子、瞿麦、滑石、茯苓、泽泻等；清热药，如黄柏、蒲公英、地丁、玄参、菊花等；凉血止血药，如白茅根、旱莲草、侧柏叶、小蓟、琥珀粉等。

2. 主治病症

牛膝所主治的病症主要为心脑血管疾病，如高血压引起的头痛、眩晕、中风、脑积水等；泌尿系统疾病，如泌尿系结石、前列腺肥大等；骨关节肌肉疾病，如风湿及类风湿关节炎、腰膝痹痛、筋脉拘挛、筋骨无力、下肢损伤等；妇科疾病，如经闭、痛经、倒经等。

3. 禁忌证及用量

在禁忌证方面大多认为：孕妇以及气血虚弱所致的妇人月经过多者忌用；脾虚泄泻、梦遗滑精者慎用。

在用量上，最少每剂用6g，最多为30g，常用量15g。

张学文

【适应证】头痛，眩晕，高血压，中风，腰膝痹痛，脑积水；经闭，痛经，倒经。

【用药指征】头痛、血压偏高；半身不遂或肢体痛麻；头颅增大、青筋暴露、白睛上翻、瞳神下视；腰膝明显酸痛；痛经、闭经、倒经。凡有肝肾不足，虚阳上犯，瘀滞不通，和需引水、血、热下行者必用川牛膝。

【配伍】

川牛膝 15~30g，配磁石 30g（先煎半小时），菊花 12g，地龙 12g，石决明 30g（先煎），钩藤 12g（后下）。治肝阳上亢致头痛，血压高。

川牛膝 30g，配炙黄芪 30~60g，桂枝 6g，豨莶草 15g，川芎 12g，赤芍 10g，红花 10g，丹参 15g，地龙 12g。治气虚血瘀之半身不遂。

川牛膝 10~15g，配川芎 6g，红花 6g，丹参 10g，茯苓 30g，泽泻 10g，白茅根 15g，琥珀 5g（先煎）。治小儿脑积水。

川牛膝 15g，配当归 10g，月季花 10g，延胡索 12g，益母草 15g，山楂 15g，三棱 10g。治经闭，痛经。

川牛膝 30g，配黄芪 30g，白茅根 30g，益母草 30g，白术 12g，桃仁 10g，红花 10g，金匮肾气丸。治疗肾病综合征。

【用量】10~30g。

【禁忌】气血虚、月经多时不宜使用该药，误用后导致气虚下陷，血流不止。

【体会】临床上应分清川牛膝和怀牛膝，二者皆入肝肾，善治痹证，血瘀证。但川牛膝有下行之功，凡血、水、热上犯，并有肝肾亏虚之象，重用 30g 川牛膝确有疗效。怀牛膝下行之力不如川牛膝，但滋补肝肾之功为优。

陈 向 明

【适应证】腰痛，膝痛。

【用药指征】腰膝酸痛，下肢无力。尤

其膝痛一定要用该药。

【配伍】

配杜仲 12g，续断 12g，桑寄生 15g，木瓜 12g。治肝肾不足所致的腰腿酸痛。

配熟地 15g，龟甲 20g。治虚损较重，下肢痿软无力。

配苡米 50g（单包），苍术 10g，黄柏 12g，丹参 12g。治膝关节滑膜炎，肿胀，有积液。

【用量】6~15g。

【禁忌】孕妇及月经量过多者忌用。

【体会】凡补肝肾常用怀牛膝，凡活血祛瘀常用川牛膝。

徐 木 林

【适应证】高血压等心脑血管病，风湿及类风湿性关节炎，泌尿系结石；阴虚火旺，上焦火炎及血热妄行之证；前列腺肥大。

【用药指征】阴虚阳亢之头痛眩晕，风寒湿痹之腰膝、下肢关节酸痛，脚肿；淋病血瘀之小便不利，尿涩，尿痛，尿血；上焦火炎或阴虚火旺或血热妄行之口舌生疮，牙痛，吐衄。

【配伍】

怀牛膝 15g，配草决明 15g。治阴虚阳亢所致的头晕、头痛、高血压及其并发症；若阳亢甚者，再加代赭石 30g；若阴虚甚者，加六味地黄丸。

怀牛膝 15g，配独活 15g，治风湿或类风湿关节炎，风寒湿痹之腰膝、下肢关节酸痛；若化热者，独活易秦艽 15g；若挟瘀者，怀牛膝易川牛膝 15g。

怀牛膝 15g，配琥珀粉 10g（冲服），治前列腺肥大，小便不利而尿道涩痛者；若尿时有灼热感或脉数（弦数、细数）者，加蒲公英 15g，地丁 15g。

怀牛膝 15g，配山豆根 12g，治上焦火炎或阴虚火旺的牙痛，口舌生疮；若衄血加白茅根 30g，旱莲草 15g。

【用量】12~30g，常用量 15g。

【禁忌】非其病机，勿用其药。孕妇及月经量多者忌用。

樊 春 洲

【适应证】下肢损伤，痹痛，筋脉拘挛，湿热下注的腰膝酸痛、筋骨无力等症。

【配伍】

川牛膝，配血竭 15g，红花 30g，乳香 10g，没药 15g，丹参 15g，延胡 15g，姜黄 20g，续断 20g，赤芍 15g。治跌打损伤。

川牛膝，配川芎 20g，当归 15g，红花 20g，车前子 15g。治闭经。

川牛膝，配桑寄生 30g，杜仲 20g，独活 30g，延胡 15g。治关节痹痛。

川牛膝，配瞿麦 15g，滑石 15g，冬葵子 15g。治血淋，尿血，尿道涩痛。

川牛膝，配桃仁 10g，红花 15g，当归 15g，延胡 10g，杜仲 15g。治闪腰岔气（急性腰扭伤）。

川牛膝，配侧柏叶 15g，茅根 15g，小蓟 20g。治血热吐血。

川牛膝，配代赭石 20g，龙骨 20g，牡蛎 20g，玄参 20g。治头痛眩晕。

【用量】6~30g。

【禁忌】脾虚泄泻、梦遗滑精、妇女月经过多及孕妇忌用。

【体会】该药能使子宫收缩，孕妇误用可致堕胎。

丹 皮

本品为毛茛科多年生落叶小灌木植物牡丹 *Paeonia suffruticosa* Andr. 的根皮。主产于山东、安徽等地。本品味苦、辛，微寒。归心、肝、肾经。具有清热凉血、活血散瘀等功效。

本次被调研的 330 位名中医中擅长运用丹皮的有 4 位。主要为上海、山西、黑龙江、陕西等地的妇科、内科、五官科医家。

1. 用药指征及伍

关于丹皮的用药指征，大多数医家认为：①阴虚内热征象：午后潮热或夜间发热，五心烦热，盗汗，咽部灼热、干痛等。②出血证：吐血量多，血色暗红，大便发黑，鼻衄，齿衄，色红量多。③闭经：伴有少腹胀疼，或有下坠感，腰部酸胀。④舌脉征象：舌红，或绛红，或紫红，少津，或苔黄。脉弦滑，或沉滑或滑数。⑤体征：鼻甲红肿，鼻黏膜充血明显；声带黏膜下出血等。

与丹皮配伍较多的有滋阴清热药，如生地、银柴胡、地骨皮、知母、麦冬、五味子、鳖甲等；活血药，如芍药、丹参、红花、牛膝等；清热解毒药，如银花、连翘、犀角、栀子等；补气益气药，如人参、升麻等。

2. 主治病症

从调查看，丹皮治疗的疾病主要有①月经病：如月经先期、崩漏、痛经、闭经，产后恶露不绝、癥瘕等。②血证：如温热病热入血分的发斑，血热妄行所致的吐血、衄血。③五官科疾病：如过敏性鼻炎、萎缩性鼻炎、急慢性鼻窦炎、口腔溃疡、慢性咽喉炎、声带息肉、耳鸣耳聋等。④心系疾病：如胸痹、心痛等。

3. 禁忌证及用量

在禁忌方面大多数医家认为血虚有寒，以及孕妇及月经过多者不宜；虚寒性体质，特别是脾胃虚寒者慎用，必须用时，可用其他药监制。

在用量上，最小每剂 6g，最大 40g，一般用 10~15g。

张 文 阁

【适应证】血热瘀滞所致之月经先期、崩漏、痛经、闭经、产后恶露不绝、癥瘕等。

【配伍】

丹皮 9g，配栀子 12g。清肝泻火，治疗肝气郁结，郁而化热所致的月经先期、崩漏、恶露不绝、经行吐衄、经行烦躁、经行乳胀、不孕等。

丹皮 9g，配赤芍 9g，治瘀热所致的痛经、带下病、月经不调、癥瘕、不孕症、盆腔炎等。

丹皮 9g，配炮姜 6g。治寒热夹杂之瘀血证。

【用量】6~12g。

【禁忌】孕妇及月经量多者不宜。

【体会】丹皮能清热凉血活血，但凉而不凝，活而不妄，实为妇科凉血化瘀之佳品。

张重华

【适应证】鼻出血，过敏性鼻炎，萎缩性鼻炎，急慢性鼻窦炎，口腔溃疡，慢性咽喉炎，声带息肉，耳鸣耳聋，眩晕。

【用药指征】鼻出血，伴面红而升火，鼻内跳动感，烦躁，有虚热，鼻黏膜血管扩张；鼻炎、鼻窦炎，鼻多黄脓涕，头痛，口苦，鼻甲红肿，鼻黏膜充血明显；咽喉炎，咽部灼热、干痛、异物感，黏膜血管扩张，声带黏膜下出血。舌质偏红，苔薄，脉弦或细弦。凡血热见证者均可用。

【配伍】

丹皮 9g，配生地 15~30g。治鼻出血。

丹皮 9g，配丹参 9g。治慢性咽喉炎，鼻炎，鼻窦炎。

丹皮 9g，配白蒺藜 9g，治肝阳偏亢之耳鸣耳聋、眩晕。

丹皮 9g，配赤芍 9g。治鼻出血，慢性鼻炎。

丹皮 9g，配生白芍 9~12g。治鼻出血，咽炎咽部充血显著、肿胀散漫者。

【用量】6~12g。

【禁忌】脾虚，便溏，虚寒性体质宜慎用，误用会有虚虚实实之弊，必须用时，可用其他药监制。

【体会】适用于肝火偏旺，局部充血明显，血热之症。

高上林

【适应证】内伤发热，血证，闭经。

【用药指征】内伤发热：午后潮热或夜间发热，五心烦热，口干，咽燥，盗汗，舌红而少津；血证：吐血、隐隐胃痛，吐血量多，血色暗红，烦渴引饮，大便发黑，脉细数，舌红少苔。衄血或兼齿衄，色红量多，口渴欲饮，大便秘结，脉数，舌红苔黄；闭经：妇女停经达到或超过 3 个月者，少腹或胀或疼或下坠，腰部酸胀，身困头昏，脉弦滑，舌质绛。

【配伍】

丹皮 20g，配地骨皮 15g，银柴胡 10g，白芍 15g，知母 15g。治内伤发热。

丹皮 20g，配升麻 10g，生地 15g，芍药 15g，牛膝 15g。治吐血衄血。

丹皮 20g，配芍药 15g，红花 10g，牛膝 15g。治闭经。

【用量】15~20g。

【禁忌】脾胃虚寒者及孕妇慎用。

【体会】不少医家但知黄柏治相火，而不知丹皮之功更胜，盖黄柏性寒而燥，初则伤胃，久则败阳，丹皮善治血中伏火，伏火即阴火，阴火即相火，俾火退而阴生。

郭 文 勤

【适应证】胸痹心痛，温热病热入血分而发斑疹，血热妄行所致的吐血衄血，温热病后期，阴分伏热，发热，夜热早凉，阴虚内热。

【用药指征】舌红或绛红或紫红，脉弦滑或沉滑或滑数，阴分有热而兼血瘀者必用。

【配伍】

丹皮 25g，配人参 15g，白芍 25g，麦冬 15g，五味子 15g 等。治胸痹心痛（冠心病，心绞痛）。

丹皮 25g，配人参 15g，白芍 25g，麦冬 15g，金银花 20g，连翘 15g，土茯苓 25g 等。治心肌炎。

丹皮 25g，配犀角 1g，生地 25g，白芍 15g 等。治血热发斑，吐血，衄血。

丹皮 25g，配知母 25g，鳖甲 25g，生地 15g。治夜热早凉，阴虚内热。

【用量】15~40g。

【禁忌】血虚有寒，孕妇及月经过多者不宜用。

丹　参

本品为唇形科多年生草本植物丹参 *Salvia miltiorrhiza* Bge. 的根。主产于江苏、安徽、河北、四川等地区。本品苦，微寒，归心、肝经。具有活血祛瘀、凉血消痈、安神等功效。

在被调研的 330 位名中医中有 37 位擅长运用本品。主要为辽宁、天津、陕西、福建、江苏、广东、河北、山东、内蒙古等 19 个省市的内科、妇科、外科的医家。

1. 用药指征及配伍

丹参的用药指征大致可概括为以下几点：①瘀血征象：病久有块，面色青暗，甲床紫暗，神志异常。可伴肝脾肿大，紫癜日久不退，或胸闷，或胃脘胀闷不适，或肢体麻木，半身不遂，妇女可见下腹有包块，出血色紫，有瘀块，或闭经。②疼痛征象：可见胸痛、胃脘痛、腹痛、腰痛、肢体肿胀疼痛等，多为刺痛，部位固定不移，入夜更甚。③舌脉：舌质暗红，有瘀斑，或暗紫，或淡红，或红绛，舌下脉络显露；脉弦细、弦或涩，或沉迟，或细涩，或结代，或细数。④理化检查：腹部触诊有包块及压痛，肝掌，蜘蛛痣，腹壁静脉曲张；肢体肌力下降；顽固性水肿等。血常规示：血红蛋白、血脂、血黏度、血糖增高，尿素氮、肌酐增高；心电图示：心肌缺血，或传导阻滞，或心肌梗死；胃镜示：胃黏膜苍白或红白相间，以白为主；眼底检查示：陈旧性出血，视网膜水肿、变性。

与丹参配伍出现次数较多的主要有活血类药，如赤芍（34 次）、川芎（31 次）、当归（27 次）、红花（25 次）、桃仁（17 次）、郁金（10 次）、牛膝（10 次）、没药（8 次）、益母草（8 次）、泽兰（8 次）、穿山甲（7 次）、莪术（7 次）、三七（7 次）、降香（5 次）、三棱（5 次）等；清热类药，如生地（8 次）、丹皮（7 次）、连翘（6 次）、大黄（5 次）等；理气类药，如香附（10 次）、檀香（7 次）、枳壳（6 次）等；解表类药，如桂枝（9 次）、葛根（6 次）、柴胡（5 次）等；补益类药，如黄芪（20 次）、甘草（11 次）、鳖甲（5 次）、熟地（5 次）、白芍（10 次）、枣仁（5 次）。此外，丹参还多与瓜蒌（9 次）、半夏（6 次）、砂仁（5 次）等药配伍使用。

2. 主治病症

丹参所主治的病症多达 79 种，主要为内科（49.37%）、妇科（20.25%）、外科（13.92%）、骨伤科（6.33%）疾病。内科疾病包括心血管、消化、泌尿、免疫、精神神经等多系统病症，尤以心血管系统疾病居多。如冠心病、心绞痛、高血压、中风及中风后遗症、动脉硬化症，以及消化道溃疡、肝硬化、肝脾肿大、胃炎、糖尿病、慢性肾小球肾炎、失眠、红斑狼疮、癥瘕积聚等；妇科疾病包括月经不调、闭经、痛经、子宫肌瘤、宫外孕、盆腔炎、不孕症、子宫内膜异位症等；外科病症有疮痈肿毒、血栓闭塞性脉管炎、周围血管病、硬皮病、乳腺增生、雷诺病等；骨伤科病症有各种骨折、跌打损伤、脱位、脊椎骨质增生等。

此外，还有黄斑病变、玻璃体浑浊、前列腺病、牛皮癣等疾病。

3. 禁忌证及用量

禁忌证方面，可归纳为以下几点：有出血性疾病或有出血倾向者不宜；大便稀溏，虚寒者不宜；气血两虚，阴虚火旺者不宜；孕妇慎用。

在用量上，最少每剂用 5g，最多用 150g，一般用 15~50g。

于作盈

【适应证】瘀血胸痹，心痹，闭经，腹痛，跌打损伤，温病热入营血，肝脾肿大等症。

【用药指征】心血瘀阻证：胸部刺痛，固定不移，入夜更甚，时感心悸不宁，舌紫暗，脉沉弦；血脉瘀阻证：血滞经闭，产后瘀滞腹痛，癥瘕积聚以及血脉闭阻、肢体肿胀疼痛等证。

【配伍】

丹参 20g，配当归、益母草、泽兰、赤芍、香附。治月经不调，闭经。

丹参 30g，配檀香、砂仁、延胡、五灵脂、生蒲黄。治胸痹、心腹痛。

丹参 15g，配当归、白芍、郁金。治肝郁气滞血瘀证。

丹参 15g，配金银花、连翘、板蓝根、射干、苦参、玄参。治乳痈、咽喉肿痛、心悸（病毒性心肌炎）。

丹参 20g，配柴胡、当归、丹皮、赤芍、桃仁、红花、鳖甲、牡蛎、昆布、三棱、莪术等。治癥瘕积聚（肝脾肿大）。

【用量】5~30g。

【禁忌】反藜芦。血虚、月经过多、出血性疾病及妊娠者慎用或禁用。

【体会】丹参活血祛瘀，凉血消痈，养血安神，确是一味良药，但"丹参一味，功能同四物汤"的提法欠妥，在临床上应用尚有弊端。

马山

【适应证】慢性萎缩性胃炎伴肠上皮化生及不典型增生，慢性浅表性胃炎，消化性溃疡，冠心病，脑动脉硬化，糖尿病。

【用药指征】胃镜检查见胃黏膜苍白或红白相间以白为主，牙龈、舌质色暗等缺血及瘀血表现。

【配伍】

丹参 30g，配党参 15g，肉桂 10g，吴茱萸 10g，细辛 4g，桃仁 10g，红花 10g，三棱 10g，莪术 10g，炮山甲 6g，王不留行 15g，牡蛎 30g，蒲黄 10g，五灵脂 10g 等。治慢性萎缩性胃炎伴肠上皮化生及不典型增生。

丹参 30g，配麻黄 10g，蒲公英 30g，金银花 10g，杏仁 10g，白芥子 10g，熟地 20g，阿胶（烊）10g，炮姜 10g，浙贝 10g，当归 12g，赤芍 15g，乳没各 10g，炮山甲 6g 等。治消化性溃疡（活动期），或各种溃疡性疾病。

丹参 80~100g，配黄芪 30g，牛膝 15g，赤芍 15g，当归 12g，川芎 10g，细辛 4g，

吴茱萸 10g，桂枝 10g，川乌 10g 等。治下肢静脉炎，静脉血栓形成。

丹参 30g，配桂枝 10g，五味子 10g，麦冬 15g，薤白 12g，半夏 10g，川芎 10g，桃仁 10g，红花 10g，赤芍 15g，当归 10g，黄芪 30g，党参 15g 等。治冠心病之胸闷气短。

【用量】30~120g。

【禁忌】无瘀血患者不用。

王生义

【适应证】冠心病，失眠，眩晕。

【用药指征】胸闷气短，或心前区刺痛。乏力、脉细弱、舌淡红、苔白。

【配伍】

配当归 15g，白芍 20g，川芎 15g，熟地 30g。治血虚四肢无力。

配赤芍 15g，桃仁 15g，红花 15g，没药 15g，延胡 15g。治血瘀。

配归脾汤合生脉散。治失眠。

【用量】15~150g。

【禁忌】此药无不良反应。

王必舜

【适应证】心血管病，脾胃病；妇科各种瘀血症。

【用药指征】血流变血黏度高，血常规血红蛋白高，舌有瘀斑瘀点，甲床紫暗。有瘀必用。

【配伍】

丹参 20g，配檀香、砂仁。治疗气滞血瘀之胃痛或小腹胀痛、经行腹痛。

丹参 30g，配红花、降香、川芎、赤芍。治疗冠心病。

丹参 20~30g。配黄芪建中汤、理中汤等。治疗慢性萎缩性胃炎伴不典型增生者。

【用量】20~30g。

【禁忌】孕妇禁用或慎用，以防流产。

【体会】丹参为近年活血化瘀习用之品，其性味平和功同四物汤，有瘀必用，无瘀不滥用。

王朝宏

【适应证】胸痹，心悸，不寐，积聚，水肿，中风后遗症等属瘀血者。

【用药指征】舌紫暗、有瘀点，舌下脉络显露；脉细涩、结、代、促；肢体麻木甚至肌力下降；心电图 S-T 段下移，血糖增高，血脂增高，血黏度增高。

【配伍】

配赤芍 10~20g，川芎 10~15g。治胸痹，证属心脉痹阻。

配姜黄 10~15g，瓜蒌 10~15g，海藻 10~15g。治胸痹，证属痰瘀互结。

配黄芪 10~60g，地龙 10~30g。治中风后遗症，证属气滞血瘀。

配甘松 10~15g，当归 10~30g。治心律失常，证属气滞血瘀。

配炒枣仁 20~30g，远志 10~15g，夜交藤 20~30g。治不寐，多梦，心悸，证属心血失养，心神不宁。

配菊花 10~15g，夏枯草 10~30g，密蒙花 10~15g，牛膝 10~30g，益母草 10~30g。

治眼底出血。

【用量】10~60g。

【禁忌】气虚不能摄血之肌衄、齿衄、崩漏、便血等不宜使用。

【体会】血友病、血小板减少性紫癜及脑出血急性期不宜使用；也不可与阿司匹林同用，有引起出血之弊，临床并不少见，应引起重视。

任 启 瑞

【适应证】冠心病，心律失常，消化道溃疡，慢性胃炎，急、慢性肝炎，肝硬化，神经衰弱，失眠；乳痈，乳腺增生，月经不调，子宫肌瘤；牛皮癣等皮肤病。

【用药指征】舌质红暗、紫暗或有瘀点瘀斑，体内任何部位癥瘕积聚者，疼痛肿胀者。

【配伍】

丹参 20~30g，配黄芪 15~30g，远志 10~15g，九节菖蒲 10~15g，桂枝 3~10g。主治心律不齐，早搏等。

丹参 30g，配鳖甲 15~30g，泽兰 10~15g，水红花子 10~15g，赤芍 10~15g，香附 10g，郁金 10g。治肝硬化。

丹参 10~20g，配银花 30g，连翘 30g，槐花 10~20g，紫草 10~15g，蝉蜕 10~20g，蛇蜕 10~15g，白鲜皮 10~15g 等。治牛皮癣。

丹参 10~20g，配降香 10~15g，三七 6~10g。治胃脘痛，心绞痛。

【用量】10g~40g。

刘 亦 选

【适应证】心脑血管病。对冠心病心绞痛、心肌梗死和缺血性中风表现为瘀血证者尤为合适。

【用药指征】瘀血证（瘀血证的指征同三七），不论气虚血瘀或气滞血瘀均可使用。

【配伍】

丹参 30g，配檀香 9g，砂仁 6g，三七 10g，川红花 12g。治气滞血瘀型冠心病心绞痛。

丹参 30g，配党参 30g，黄芪 30g，瓜蒌皮 10g，薤白 12g，法半夏 12g，川芎 15g，三七 15g。治气虚血瘀型冠心病心肌梗死。

丹参 30g，配补阳还五汤，治气虚血瘀型缺血性中风。

【用量】15~30g。

【禁忌】孕妇忌用，误用易致流产。一般无毒副作用，仅少数病人有口咽干燥，心悸乏力，呕吐恶心等，停药后可自行缓解。

【体会】"一味丹参，功同四物"，丹参具有补血活血作用，药理研究证明丹参有扩张冠状动脉，增加冠脉血流量，抗心肌缺血的作用，故为冠心病之良药。

刘 沛 霖

【适应证】心肌缺血性病变，缺血性中风，周围血管病变，慢性炎性及非炎性包块，结缔组织增生，出血凝血及某些结缔组织病等具有瘀血见证者。

【用药指征】有血液动力学障碍，微循环障碍，血液流变学异常，血小板聚集性增加。

【配伍】

常配入以桃红四物汤为基础衍生的诸活血化瘀方，如王清任的逐瘀六方，复元活血汤等方。

丹参20g，配当归20g，川芎10g，红花10g，赤芍15g，益母草10g，桂枝10g，香附10g。治瘀血性痛经，经行不畅及闭经。痛甚者加姜黄10g，乌药10g，延胡10g；经闭者加莪术15g，姜黄15g。

配酸枣仁20g，知母10g，茯神10g，丹参15g，川芎6g，甘草5g，龙齿15g，川连3g。治虚烦不寐。

【用量】10~30g。

【禁忌】脑出血及有出血倾向者忌用。

刘 瑞 祥

【适应证】瘀血腹痛，肢节疼痛，心悸怔忡，失眠烦躁，肝郁胁痛，肝脾肿大，冠心病心绞痛，高血压病，血栓闭塞性脉管炎等；月经不调，痛经，闭经，崩漏，癥瘕积聚，产后恶露不尽。

【用药指征】凡血热瘀滞之月经不调，痛经，闭经，腹痛可触及包块，及瘀血瘀阻的崩漏，产后恶露不尽；急、慢性肝炎之两胁痛，痛处固定或肝脾肿大，冠心病心绞痛；舌、目、口、唇青紫，瘀斑瘀点，脉弦涩、沉迟，无虚寒者；痈疮肿毒；热病后期伤阴，心烦不安等，使用该药。血热瘀滞之痈疮肿毒或热疡伤营之心烦不宁必用该药。

【配伍】

丹参25g，配当归12g，益母草20g，泽兰12g，赤芍10g，香附10g，甘草10g。治血热瘀滞的月经不调，痛经，闭经，产后瘀血，恶露不尽等。

丹参30g，配郁金12g，夏枯草10g，甲珠9g，桃仁9g，红花6g，青皮10g，莪术10g。治急、慢性肝炎，肝脾肿大。

丹参50g，配赤芍10g，川芎12g，降香6g，红花6g，葛根15g，珍珠母20g，何首乌15g。治冠心病心绞痛，胸闷，气促。

丹参60g，配丹皮15g，赤芍15g，天花粉15g，银花30g，连翘15g，地丁30g，甘草10g。治痈疽肿痛。

丹参30g，配生地15g，竹叶10g，玄参20g，生石膏20g，栀子15g，淡豆豉6g，麦冬15g，远志10g，合欢皮10g。治热病后期之心烦不寐。

【用量】6~90g。

【禁忌】纯虚无瘀或虚而夹寒的月经过多、咳血、尿血、便血、呕血等，有严重出血倾向，及大便稀溏者不宜使用。误用易致呕吐、出血、头痛、腹痛、腹泻，偶见胸闷、气急、喉头水肿等过敏反应。

【体会】反藜芦，畏咸水，忌醋；用于心脑血管疾病、痈疮肿毒时用量宜大；用于妇科疾病时用量宜小。用量过大易出现出血倾向，酒炒可增加活血之力，宜久煎。

汤 益 明

【适应证】冠心病心绞痛，充血性心力衰竭，脑卒中，消化性溃疡，慢性胃炎。

【用药指征】胸闷心痛，或心电图ST-T呈缺血性改变；痛有定处，或手足麻木，半身不遂，或胃脘疼痛；舌淡紫，有瘀斑，舌下静脉曲张紫暗。

【配伍】

配川芎20g，黄芪30g。治冠心病心绞痛。

配水蛭10g，桃仁10g，红花10g。治缺血性中风。

配檀香10g，五灵脂15g，生蒲黄15g。治变异型心绞痛。

配田七3g，生大黄20g。治消化性溃疡，慢性胃炎。

【用量】20~30g。

李 同 生

【适应证】损伤肿胀疼痛，如骨折，脱位，腰椎管狭窄症等。

【配伍】

常配当归9g，黄芪18g。主治腰椎管狭窄症。

【用量】5~20g。

【体会】"气伤痛，形伤肿"。气无形，则伤痛；血有形，故伤肿。丹参为血中气药，有活血行气之功，对损伤症中出现气滞血瘀者用之更佳。

李 国 衡

【适应证】骨折早中期，脱位早中期，严重软组织损伤以及内伤气滞血瘀等症。

【用药指征】局部创伤后有严重血瘀阻滞，不论留血（新鲜血肿）、瘀血（陈旧血肿）、结血（瘀滞粘连）均可选用。

【配伍】

丹参9g，配砂仁3g，檀香1.5g，佛手片4.5g，八月札9g，制香附9g，江枳壳4.5g，延胡索9g，炙甘草3g。主治脘腹内伤、气滞血瘀、胀满疼痛。

配川芎、炒当归、白芍、红花、乳香、没药。主治血瘀阻滞，形寒肢冷、便溏等表现为寒证者。

配桃仁、赤芍、丹皮、虎杖根、大黄等。主治瘀血肿痛、身热、口干、便结等表现为热证者。

【用量】2~15g。

【禁忌】气虚、体软、言语无力者不宜使用。

【体会】丹参具有活血祛瘀、凉血、养血安神双向多方面的作用，故局部血瘀而全身气血偏虚，睡眠不实者，用丹参比较适宜。

李 炳 文

【适应证】血瘀证，血热证，血虚有热证，疮痈肿痛。

【用药指征】上述病症而见舌质紫暗或有瘀斑、瘀点，或舌质红绛，脉细数或细涩者。

【配伍】

丹参15~30g，加入温胆汤或瓜蒌薤白半夏汤中。治痰瘀互结型冠心病，高血压之胸闷心痛、眩晕头胀。

宁心复脉汤（内有丹参），治心脑血管疾病属乏虚血瘀者。

丹参15g，加小柴胡汤，治心肌炎后遗症。

丹参饮（用丹参15g），酌情加良附丸或百合乌药散，治慢性胃炎之胃脘疼痛。

丹参15~30g，加入辨证方药中，治妇科疾患，如活络效灵丹，加桃仁、三棱、莪术，即宫外孕方，治宫外孕、子宫肌瘤、子宫内膜异位症、卵巢囊肿等。

丹参15g，加入辨证方药中，治心烦失眠、夜寐梦多，以及静脉血栓、血栓性静脉炎之肢体肿痛等。

【用量】10~30g。

【禁忌】病属虚寒者不宜单独使用该药。

【体会】丹参性偏寒凉，对血瘀者较为相宜，若遇瘀滞兼有寒象者，必须配伍温里祛寒之品。

李瑞岚

【适应证】视网膜血管病，视网膜脉络膜炎性疾病，视网膜变性，黄斑盲部疾病，玻璃体浑浊。

【用药指征】检眼镜下可见眼底有陈旧性出血、视网膜水肿、变性。凡属陈旧性眼底病变及有瘀血者皆用此药。

【配伍】

配夏枯草、赤芍、车前子、苍白术、海藻、生甘草、陈皮、桔梗。治疗眼底血管病变，视网膜病变及玻璃体浑浊，青光

眼，白内障等慢性眼病或有瘀血体征者。

【用量】9~60g。

【禁忌】有新鲜出血者一般不用，但眼底出血的中期或后期可用之。

【体会】取其活血化瘀、祛瘀生新之功能，达到改善眼底新陈代谢，促进血液循环的目的，从而提高视功能。

杨吉相

【适应证】周围血管疾病。

【用药指征】舌质暗红，或有瘀斑，脉弦细。化验检查纤维蛋白原增高，血黏度增高。

【配伍】

丹参25g，配桃仁15g，红花15g，赤芍20g，牛膝25g，地龙15g。治脱疽血瘀证。

【用量】25~30g。

【禁忌】有出血倾向、疮面渗血以及月经期不宜使用。

杨牧祥

【适应证】冠心病，高血压病，慢性肺病，慢性胃病，慢性肝病，糖尿病，月经不调等。

【用药指征】病程长，舌有瘀斑、瘀点，舌下络脉青紫，脉涩；或临床理化检查认定为瘀象者。

【配伍】

丹参15g，配檀香10g，降香6g，蒲黄（包煎）10g。治冠心病胸痹疼痛。

丹参 15g，配天麻 10g，钩藤（后下）15g。治高血压病。

丹参 15g，配五味子 10g，茯神 10g，莲子肉 15g。治心悸。

丹参 15g，配杏仁 10g，桃仁 10g，款冬花 10g，紫菀 10g，百部 10g。治慢性咳喘病。

丹参 15g，配防风 10g，防己 10g，羌活 10g，独活 10g，威灵仙 10g。治痹证。

【用量】10~30g。

【体会】近年来，通过对慢性阻塞性肺病的实验与临床研究发现，慢性肺病动物模型肺本质存在典型的"血瘀"之象。因此，对慢性支气管炎，肺气肿等病的治疗，在宣肺止咳补肺益气的基础上，加用丹参、桃仁、赤芍等活血化瘀之品，收到了明显的疗效。

张 学 文

【适应证】中风，冠心病，风湿性心脏病，肺心病，失眠，厥脱；月经不调及癥瘕，积聚。

【用药指征】舌质暗有瘀点、瘀斑，舌下脉络粗张、脉结代，面色青暗，腹部触诊有包块及压痛，神志异常。

【配伍】

配磁石 30g，蝉蜕 10g，川牛膝 15g，入知柏地黄汤。治突发性耳聋。

配川芎 12g，草决明 30g，水蛭 5g，赤芍 10g。治中风先兆证。

配炙甘草 10g，桂枝 10g，灵芝 10g，苦参 10g，桑寄生 15g，黄芪 30g，川芎

10g，红花 10g，赤芍 10g，生山楂 15g。治心悸怔忡，属气虚血瘀，心气不足者。

配黄芪 30g，川芎 10g，红花 10g，桂枝 6g，川牛膝 15~30g，山楂 15g。用于中风的恢复期或后遗症，也可用于中风病风中经络的治疗期。

配绿豆 100g，生甘草 15g，石斛 30g，大黄 15~30g，连翘 30g，茅根 30g。治中毒。

配檀香 6g，郁金 10g，延胡索 10g。治肝胃气痛。

配忍冬藤 30g，川牛膝 15g，苍术 10g，黄柏 6g，赤芍 10g，松节 10g，独活 6g。治风湿热痹。

【用量】15~60g。

【禁忌】脾肾阳虚伴便溏或腹泻者不宜使用。如用量过大（30g）或使用时间过久可引起便溏或腹泻。

陈 宝 义

【适应证】心肌炎，心力衰竭，肝脾肿大，水肿及血瘀诸证。

【用药指征】凡有心律不齐、心脏扩大，心胸疼痛，肝脾肿大，紫癜日久不退，舌暗紫、脉弦或涩者均可使用。

【配伍】

丹参 15g，配赤芍 15 克、川芎 10 克、当归 12 克、茯苓 15 克、枳壳 10 克、姜黄 10 克、苏梗 10 克、甘草 6 克。治疗心脉瘀阻型心肌炎、心脏扩大、心肌缺血型损伤、胸痹疼痛、早搏等均可获效。

【用量】12~15 克。

【禁忌】丹参虽行血化瘀，而兼生血安

神之效。故无严格禁忌证。

【体会】丹参与苏梗配伍可加强行气活血之效。

林朗晖

【适应证】外感表证，寒热身痛，久病内伤痼疾，低热不退，贫血不寐，胃溃疡，胃炎，冠心病，中风后遗症；外科疮疡癣瘿，红肿丹毒，脊椎肥大作痛；妇女闭经，带下。

【配伍】

丹参20g，配黄芪20g，怀牛膝15g，熟地20g，首乌15g，续断15g，杜仲15g，紫苏梗15g，白芷15g，黄柏10g，甘草5g。治新旧腰痛，妇女盆腔病带下。

【用量】15~30g。

【禁忌】凡属新病出血者不宜使用，用之则血不易止。

【体会】本品临床应用范围广，除了新病出血证之外，均可配伍应用。表证新病用之养血通痹祛风，久病内伤用之祛瘀生新、补血和血。

畅 达

【适应证】脉络瘀阻的病症，如心脑血管病，周围血管病；妇女月经不调，子宫肌瘤，宫外孕等。

【用药指征】有固定部位，病程久，以刺痛为主的全身各处疼痛；体内有固定形态、固定部位的肿块；出血证而见血色紫者，有瘀块；舌质紫暗瘀点、瘀斑、脉沉涩。

【配伍】

配当归12g，赤芍15g，泽兰15g，益母草15g。治月经不调。

配桂枝15g，茯苓10g，桃仁10g，红花10g，三棱10g，莪术12g。治子宫肌瘤。

配白芍15g，红花10g，瓜蒌15g，枳壳12g。治冠心病心绞痛。

配当归15g，川芎12g，水蛭9g。治脉管炎。

【用量】15~60g。

【禁忌】有出血倾向者慎用。

金益强

【适应证】冠心病心绞痛，雷诺病，心脏神经官能症，肝硬化，硬皮病，脑动脉硬化症，男子乳房发育，痛经，慢性盆腔炎，闭经，卵巢囊肿，乳腺增生病。

【用药指征】血瘀证表现；痛经，闭经；瘀热肿块；心阴虚。

【配伍】

丹参20g，配人参10g，养血和血。治健忘。

丹参20g，配丹皮10g，活血生新。治血瘀血热，痒疹，紫斑。

丹参20g，配葛根15g。增加供血量，改善微循环。

【用量】10~50g。

【禁忌】反藜芦。

周耀群

【适应证】冠心病心绞痛、心肌供血不足，高血压病，脑梗死急性期、恢复期和后遗症期，糖尿病；动脉硬化性闭塞症，静脉炎，硬皮病，红斑狼疮；痛经。

【配伍】

丹参 25g，配赤芍 15g，川芎 15g，葛根 25g，花粉 25g，石斛 25g，玉竹 15g，生地 25g，五味子 10g。治糖尿病。

丹参 25g，配地龙 25g，钩藤 25g，草决明 25g，白蒺藜 25g，夏枯草 25g，菊花 50g。治高血压病。

丹参 25g，配赤芍 15g，川芎 15g，陈皮 15g，枳壳 15g，清半夏 15g，双皮 15g，瓜蒌 25g。治冠心病心绞痛。

丹参 25g，配赤芍 15g，川芎 15g，桃仁 15g，红花 15g，鸡血藤 25g，当归 15g，桂枝 15g。治脉管炎，动脉硬化性闭塞症。

【用量】5~100g。

【禁忌】无瘀血指征者不宜使用，出血性疾病慎用。误用有头胀等反应，静脉注射丹参后尤为明显。

【体会】丹参大剂量活血化瘀，小剂量养血活血，治疗重症瘀血时用量应大，可用 50g、90g 甚至 100g。

郑 孙 谋

【适应证】冠心病心绞痛，高血压，动脉硬化，慢性胃炎。

【用药指征】气滞血瘀，胸闷，心痛，头晕，肢痹，或有胃脘胀闷不适。心电图示：传导阻滞，心肌梗死，心肌缺血。测血压 150/90mmHg 以上。

【配伍】

丹参 9g，配瓜蒌 18g，薤白 9g，半夏 6g。治冠心病心绞痛。

丹参 9g，配软柴胡 5g，白芍 9g，枳壳 5g，甘草 3g。治肝胃不和型胃脘痛。

丹参 9g，配石决明 18g。治肝阳上亢型头晕，头痛，血压升高。

丹参 9g，配黄芪 18g。治心肌供血不足之胸闷。

【用量】一般 9~18g。

【禁忌】气血不足之眩晕及胸痹一般不宜使用，要用亦应与其他益气养血药配伍。若误用易致出血。

查 玉 明

【适应证】冠心病心绞痛，心胸闷痛，憋气，心电图 S-T 段下移、T 波改变；高脂血症，血液流变学异常；肝硬化腹水，肝脾肿大，腹水明显，肝功有改变，血浆蛋白低；心肌病，口唇发紫，心慌气短，X 片示全心增大；病毒性心肌炎，有病毒性上感史，反复发作，低热不解，心肌酶谱异常，心电图异常。

【配伍】

配葛根 20g，红花 15g，黄芪 50g，当归 15g，三七粉 5g。治心肌缺血，心绞痛。

配山楂 50g，何首乌 25g，决明子 25g，槐花 15g。治高黏滞血症，高脂血症。

配蔹实 30g，泽兰 25g，莪术 15g，白豆蔻 10g。治肝硬化腹水，肝脾肿大。

配四物汤，西洋参 7.5g，黄芪 50g，泽兰 20g，红花 15g，大枣 10 枚。治心肌病。

配人参 7.5g, 麦冬 25g, 葛根 20g, 苦参 10g, 甘草 10g (心动过缓, 加五味子 10g; 心动过速, 加柏子仁 15g, 生地 25g)。治心律不齐。

【用量】15~50g。

【体会】丹参气平而降, 入心肝经, 善于破宿血、生新血, 功同四物。对血液流变学异常者有改善作用。

洪郁文

【适应证】肝脾肿大, 脑梗死, 心肌梗死, 心绞痛, 心脑供血不足; 血栓闭塞性脉管炎; 月经后期, 腰腹疼痛。

【配伍】

配瓜蒌 15g, 当归 15g, 桃仁 15g, 红花 15g, 赤芍 15g, 郁金 15g。治冠心病。

配鸡内金 15g, 大黄 10g, 没药 15g, 五灵脂 15g。治肝脾肿大。

配川芎 15g, 香附 10g, 穿山甲 10g, 益母草 20g, 乳香 10g, 没药 10g。治血栓闭塞性脉管炎。

【用量】15~50g。

【禁忌】纯属虚证者慎用。

【体会】本药能祛瘀生新, 故有"一味丹参, 功兼四物"之说。

姜树荆

【适应证】血栓闭塞性脉管炎, 肢体动脉硬化闭塞症, 系统性硬皮病, 血栓性静脉炎。

【配伍】

丹参 60g, 配鸡血藤 30g, 红花 10g,

黄芪 30g, 黄精 30g, 玄参 10g, 海藻 10g。治血栓闭塞性脉管炎, 静脉炎, 证属血瘀并气血两虚者。

丹参 60g, 配川芎 10g, 刘寄奴 10g, 杜仲 10g, 骨碎补 10g, 怀牛膝 10g。治血栓闭塞性脉管炎, 属血瘀兼寒证者。

【用量】10~60g。

【禁忌】气血两虚, 阴虚火旺者, 不宜使用。

祝谌予

【适应证】冠心病, 糖尿病等。

【用药指征】症见舌下静脉紫暗, 唇暗等。有血虚血瘀证必用。有心血瘀阻, 血脂高者必用。

【配伍】丹参 30g。

配生黄芪 30g, 治疗糖尿病。

配川芎 10g, 治疗冠心病。

【用量】10~30g。

【禁忌】无血瘀证不宜用。

姚希贤

【适应证】慢性肝炎, 胃炎, 消化性溃疡, 肝硬化。

【用药指征】腹痛如刺, 固定不移, 时间较长, 舌质青紫, 肝脾肿大, 肝掌, 蜘蛛痣以及有腹壁静脉曲张等血瘀证。

【配伍】

丹参 60g, 配赤芍 10g, 丹皮 9g, 归尾 30g。治慢性肝炎肝硬化。肝肿大者加三棱, 脾肿大加鳖甲, 为增加疗效往往用水蛭。

【用量】20~120g。

【禁忌】体质虚弱，气血两亏明显者宜慎用，易加重血虚。有活动性上消化道出血者暂不应用，可能对止血有些影响。

【体会】"丹参一味，功同四物"，活血而不伤血为其特点。笔者认为重用丹参，配黄芪、归尾、赤芍具有改善肝功能和良好的抗肝纤维化作用。曾做动物实验，证实丹参能降低肝硬化门静脉压力，而对全身血压无影响，对心率无影响，作用持久。此明显优于常用药物硝苯地平，后者在降低门脉压力同时也降低全身血压。

贾 占 清

【适应证】月经不调，经闭，痛经，宫外孕；疮痛肿毒，血栓闭塞性脉管炎；胸痹，心烦失眠，热病。

【用药指征】血热而有瘀滞。

【配伍】

丹参 20g，配当归 10g。治月经不调或产后恶露不尽，痛经者可配香附。

丹参 30g，配乳香 6g，没药 12g，赤芍 12g，桃仁 6g，当归 12g。治宫外孕及血瘀腹痛，经闭，血瘀气滞所致之心腹诸痛，血栓闭塞性脉管炎。

丹参 30g，配砂仁 5g（后下），檀香 10g。治血瘀气滞所致的胃脘疼痛。

丹参 30g，配丹皮 12g，生地 20g。治热病伤营的高热，心烦，紫斑，吐衄等。

丹参 50g，配瓜蒌 100g，穿山甲 10g。治乳痈，疮疡。

丹参 30g，配生地 20g，玄参 12g，黄连 3g。治温病热入营血，心烦不寐。

丹参 40g，配枣仁 12g，首乌 15g。治失眠烦躁，心悸怔忡。

丹参 50g，配降香 15g。治心绞痛（胸痹）。

【用量】10~50g。

【禁忌】月经过多或血虚经闭而瘀滞者慎用，虚寒者不宜用。

【体会】本品苦寒降泄，入血分，清血中郁热而又活血通络，故血热而有瘀滞时忌用。丹参反藜芦，孕妇慎用，本品治疗再生障碍性贫血及粒细胞缺乏症有一定疗效。对心血管疾病有较好的防治作用。

柴 彭 年

【适应证】慢性肾小球肾炎，糖尿病肾病。

【用药指征】病程长，腰痛明显，顽固性水肿。

【配伍】

配养血治血药，治疗冠心病心绞痛。

配理气和胃药，治疗胃脘痛。

【用量】15~60g。

【禁忌】急性肾炎之水肿，血尿明显者不宜用，易加重血尿。

郭 谦 亨

【适应证】脑血管病，冠心病，急、慢性肝炎，胆石症，月经病。

【用药指征】①有脑血管病史，经治

缓解后，遗留有口眼歪斜，半身不遂，语言不利等。②有冠心病之胸闷、胸左刺痛，唇舌紫暗，脉结……③急、慢性肝炎之胁痛、易怒、口苦、纳差、体倦、舌暗红有瘀点，脉弦滞，或身热、发黄、苔黄、溺黄……④有胆石症之阵发性右上腹（胆区）绞痛，或时时隐隐作痛，呕恶、口苦、苔黄或腻。⑤有月经不调之或前或后，行经腹痛，或乳房胀痛，舌暗红，脉滞……

【配伍】

配赤芍 9~12g，川芎 9g，地龙 9g，桃仁、红花各 6g，郁金 6g 等。治脑血管病后遗症。

配当归 9g，川芎 7~9g，瓜蒌 9~12g，石菖蒲 9g，郁金 5~7g，桂枝 3g 等。治冠心病。

配白芍 12~15g，茵陈 9~15g，白花蛇舌草 12~20g，泽泻 9g，柴胡 5~7g，郁金 6~9g。治急性黄疸型肝炎。

配白芍 20~30g，山药 12~20g，白术 12~15g，鳖甲 12g，柴胡 5~7g，郁金 6~9g 等。治慢性肝炎。

配硝石、矾石、郁金、金钱草等。治胆石症。

配当归 15g，川芎 6g，赤芍、泽叶各 9g，香附 9g，延胡 6g。治月经病，痛经。

【用量】9~50g。

【禁忌】气血亏虚有上下出血证者不宜使用该药。由于丹参有活血、行血的作用，误用后虽无大碍，也会有导致出血的不良反应。

【体会】丹参的功能，具有活血、生血的双向作用。它与其他活血消瘀药合用，可增强活血作用；同补血药合用，可增强生血作用。它的生血，实是促使阻滞消除，则血脉运行通利，流量增加，显得血液充盈之故。

丹参性微凉，入心经，对心神不宁而失眠时，配其他治失眠的药，可增强其他药的镇静力量而起安神作用。丹参的活血作用，在外感热病热入营血证中，未见热瘀阻络（微循环障碍）之象时，用之可防止出现；已见热瘀之象，用之可治。

黄 文 政

【适应证】肾炎，肾病，肾衰，冠心病心绞痛，高血压病，糖尿病，溃疡病，肝硬化等。

【用药指征】肾炎、肾病水肿，蛋白尿、肌酐、尿素氮升高；血糖增高，血脂血黏度增高；血压升高等。

【配伍】

配黄芪、益母草、泽泻等。治疗肾炎水肿。

配土茯苓、大黄等。治疗慢性肾衰。

配姜黄、焦楂等。治疗高黏脂血症。

配苍术、玄参、葛根等。治疗糖尿病。

配降香、川芎等。治疗冠心病心绞痛。

配桃仁、红花、山甲等。治疗肝硬化。

配草决明、谷精草、海螵蛸等治疗溃疡病。

【用量】10~30g。

【体会】古人有"一味丹参散，功同四物汤"之说，丹参为活血化瘀之要药，近年来实验研究证实该药能扩张外周血管，改善微循环，并有抗凝，促进纤溶、抑制血小板聚集等作用，因此具有广泛的适应病证。

董克勤

【适应证】月经不调，闭经，产后瘀滞腹痛、癥瘕。

【用药指征】除临床血瘀证外，舌质隐青，有瘀斑或瘀点，舌下脉络迂曲怒张。

【配伍】

丹参 25g，配红花 15g，桃仁 15g，益母草 30g，当归 20g，生地 15g，白芍 20g，川芎 10g，土鳖虫 10g。主治血瘀经闭。

丹参 30g，配三棱 20g，莪术 20g，泽兰 15g，鳖甲 15g，当归 15g，黄芪 15g，党参 20g，生地 15g，土鳖虫 10g。治子宫肌瘤。

【用量】15~30g。

【禁忌】丹参性偏寒，对瘀滞兼有寒象者不宜使用，误用后加重瘀滞。

【体会】丹参其性偏寒凉，对血热瘀滞较宜。对瘀滞兼寒象者，可适当配选温里祛寒之品。对体虚患者治疗时兼扶正气，宜攻补兼施。

谢昌仁

【适应证】中风半身不遂，冠心病，失眠心悸，高血压病动脉硬化，风湿痛，疮疡斑疹，跌打损伤，妇女病。

【配伍】

配赤白芍、川芎、桑枝。治中风半身不遂。

配赤芍、川芎、生半夏、全瓜蒌、橘皮、山楂。治冠心病。

配茯神、枣仁、地黄、柏子仁。治失眠心悸。

配决明子、丹参、天麻、桑叶、甘菊。治高血压病。

配当归、黄芪、桑枝、秦艽、牛膝。治风湿痛。

配银花、连翘、赤芍、丹皮。治疮疡斑疹。

配赤芍、红花、泽兰、三七。治跌打损伤。

配当归、白芍、熟地、川芎。治妇女病。

【用量】10~20g。

【禁忌】虚寒泄泻及气虚者慎用。

【体会】丹参苦微寒，活血祛瘀、凉血、养心安神。临证 50 余年，经常用此药。

焦西妹

【适应证】子宫内膜异位症，痛经，不孕症，功能性子宫出血，盆腔炎等。

【用量】最大量 30g。

【配伍】

抗炎冲剂中，配清热解毒和子宫收缩药物，治急、慢性炎症。

配消癥、理气止痛、温化通阳药，治子宫内膜异位症。

【体会】丹参一味功同四物，确实在活血化瘀、改善微循环中，疗效优于西药。

谭 新 华

【适应证】乳腺增生病；前列腺疾病；皮肤病等。

【用药指征】病久有块，结节色素沉着或痛有定处，脉沉涩，舌有瘀点。

【配伍】

配乳香 10g，没药 10g，瓜蒌 15g，穿山甲 6g，柴胡 10g，香附 10g。治乳房胀痛症，乳腺增生病。

配白花蛇舌草 30g，黄芩 10g。治痤疮。

配莪术 10g，穿山甲 6g，三七 3g，熟地 20g，金钱草 30g。治前列腺增生症。

【用量】10~30g。

【禁忌】妇女经期，有出血倾向，贫血者禁用。误用有加重出血、皮肤瘀斑的可能。

【体会】丹参临床应用广泛，但须配伍得当，不必拘于成法。而病久有块、结节、色素沉着或痛有定处，脉沉涩，舌有瘀点时必用之。

熊 永 文

【适应证】心胸刺痛，胸痹气短及月经不调、癥瘕、胁痛、热入营分的疮疡肿毒之证。

【用药指征】出现心悸、气短之胸闷（心血不足，冠状动脉供血不足之冠心病之类）及月经期腹痛或经闭，下腹有包块者必用此药，跌打损伤也常应用，骨伤不愈，用其去瘀生新之功。

【配伍】

配当归 10g，乳香 10g，没药 10g。常用以上诸症。

配连翘 10g，金银花 15g，生地 10g，枣仁 15g，远志 10g。主治邪热入营扰心者和疮毒者。

配枳壳 8g，香附 10g，木香 8g。以行气止痛。

配乳香 10g，没药 10g，川芎 10g，牛膝 10g。以活血去瘀生新止痛破损之用。

【用量】5~60g。

【禁忌】此药除与反药及特虚无实之瘀症外几乎无不良反应。当然孕妇不用，恐其活血堕胎。

【体会】本品有"丹参一物与四物同功"之说，所以应用较广，其弊甚少。其有扩张心血管、软化动脉，被视为老年人保健之要药，常服对老年人心血管硬化有百利无一弊。

乌 头

乌头有川乌头、草乌头之分。川乌头为毛茛科植物乌头 *Aconitum carmichaelii* Debx. 的母根。主产于四川省。本品味辛、苦，性热，有大毒。归心、肝、脾、胃经。具有祛风除湿、散寒止痛、溃坚祛腐等功效。草乌头为毛茛科植物北乌头 *Aconitum kusnezoffii* Reichb. 等的块根。主产于辽宁、吉林、河北、山西等省区。本品性味、归经、功效与川乌头基本相同。

本次被调研的 330 位名中医中擅长运用乌头的有 10 位，其中草乌 2 位，川乌 8 位。主要为甘肃、天津、河南、江苏、四川、山西、山东、内蒙古等地的内科、骨科、妇科医家。

1. 用药指征及配伍

乌头的用药指征，概括起来大致有以下几点：①疼痛：关节、肌肉疼痛，或伴麻木、拘挛，或冷痛，或疼痛剧烈难以忍受，其他药物无效者；或腰腿痛虚寒之象较明显者；胃痛剧烈而无出血倾向者。②舌脉征象：舌质暗，苔白而厚或腻；脉弦紧，或弦缓。③理化检查：抗"O"增高，类风湿因子阳性；脑电图示：缺血缺氧；胃镜示：浅表性胃炎、萎缩性胃炎、溃疡病等。

与乌头同用出现次数较多的药物主要有温经散寒止痛药，如桂枝、麻黄、细辛、附子、干姜、吴茱萸、马钱子、草乌、艾叶等；搜风通络止痛药，如全蝎、蜈蚣、乌蛇等；祛风湿药，如羌活、独活、防风、威灵仙、五加皮、秦艽、白芷等；理气活血止痛药，如乳香、沉香、良姜、香附、陈皮、当归、川芎等；化痰通络药，如白附子、南星、半夏等；补气药，如黄芪、党参、甘草、白术等。

2. 主治病症

乌头所主治的病症主要为各种关节肌肉疾病，如风寒湿痹（特别是痛痹）、顽痹、风湿与类风湿关节炎、系统性红斑狼疮、椎间盘突出、强直性脊柱炎、颈椎病、肩周炎、痛风、老年关节退变引起的腰腿痛、软组织损伤后筋肉拘挛、半身不遂、骨折脱臼等；血管神经疾病，如顽固性头痛、偏头痛（神经血管性头痛）、三叉神经痛等；消化系统疾病，如胃脘痛（胃炎、胃溃疡）、胁痛、胃癌、慢性腹泻；妇科疾病，如妇女不孕症、月经不调、痛经（经行腹痛、腰痛）等，此外还有冠心病、哮喘、慢性肾炎等。

3. 禁忌证及用量

在禁忌证方面大多数医家认为：此药大辛大热，有大毒。心绞痛、心律失常、风湿性瓣膜病、高血压、低血压、老年心肺功能不全、心电图检查异常者等均不宜用；热证，如充血炎症性腹痛，疼痛不甚，体质虚弱，或阴虚阳亢者也不宜用；孕妇忌用。本品不可久服，用量不宜过大，痛缓后应立即停药。如出现唇口麻木，心悸，胸闷，心率减慢，心律失常当立即停药。本品久煎1小时以上方可服用，不宜做酒制剂。

在用量上，最少每剂用1.5g，最多达60g，多数认为用3~30g。如果用30g以上时，必须先煎2小时以上。且宜先从小剂量开始。

王生义

【适应证】风湿性及类风湿关节炎，痛风等。

【用药指征】临床症状明显，化验阳性。

【配伍】

乌头常与祛风湿药物配伍。如加入独活寄生汤，药如川、草乌各8g，独活12g，寄生12g，秦艽12g，防风10g，细辛3g，川芎15g，当归15g，熟地20g，白芍15g，桂枝15g，茯苓15g，甘草3g。治疗上述病症。

【用量】5~60g。如果用30g以上时，必须先煎2小时。

【禁忌】无明显症状，理化检查无阳性，一般不用。如大量使用有毒副作用。

【体会】乌头是治疗风湿病疗效最好的药物。但用量上要特别注意，另外，乌头的炮制也必须讲究，否则易出问题。

王菊芬

【适应证】风寒湿痹，半身不遂，关节麻木，拘挛，疼痛。

【配伍】

川乌30g，配草乌30g，五加皮30g，麻黄20g，羌活20g，防风50g，乌蛇30g，川断50g，木瓜50g，马钱子30g，全蝎

20g，黄芪50g，三七30g。治风寒湿痹，包括风湿性关节炎，类风湿关节炎，肩周炎等。

【用量】1.5~9g。

【禁忌】非寒痹阻络者不宜使用该药。反白蔹、白及、贝母、半夏、瓜蒌、天花粉；畏犀角。

【体会】该药透寒通络止痛之力甚强，但其毒性很大，一定要宜法炮制，久煎1小时以上方可服用，该药属性大热并燥烈之品，故非阴盛阳衰之证不宜服用，阴虚内热者忌服，又能堕胎，孕妇忌服。

龙治平

【适应证】痹证（风湿性、类风湿关节炎、骨性关节炎），胃脘痛（胃炎、胃溃疡），痛经（经行腹痛、腰痛），头痛（偏头痛、神经血管性头痛）。

【用药指征】舌暗，苔白而厚或腻，脉弦紧或弦缓，形寒肢冷。痛痹见形寒肢冷明显者，胃痛剧烈而无出血倾向者必用。

【配伍】

川乌，配草乌3~10g，桂枝6~12g，威灵仙12~18g，独活10~15g，附片15~60g，秦艽12~15g。治风寒湿痹（风湿，类风湿关节炎，骨性关节炎）。

川乌，配白芍12~18g，香附12~18g，

吴萸 6~12g，陈皮 6~15g。治胃寒型胃脘痛（慢性胃炎，胃溃疡）。

川乌，配蒲黄 6~12g，桂枝 6~9g，香附 12~18g，当归 9~15g，五灵脂 9~15g。治经寒血瘀之痛经。

川乌，配川芎 9~18g，细辛 6~9g，丹参 20~30g，茶叶 3~6g。治偏头痛，神经血管性头痛。

【用量】3~30g。

【禁忌】孕妇者，心绞痛脉结代者，低血压老年心肺功能不全者不宜。此药大辛大热，有大毒。孕妇用之，可致流产，早产，影响胎儿神经系统发育。所含乌头碱对神经系统先兴奋后抑制，可致心律减慢，血压下降，呼吸抑制等（乌头碱中毒）。

【体会】临床应遵循川乌相反相畏的配伍原则；不宜久服，用量不宜过大，以免发生中毒反应；病性缓解则宜减量或停用；尽量避免与草乌同用为妥；先煎加蜜少许，先煎时间长短应视其药量而定，一般 10~15g，先煎 2 小时。

田 隽

【适应证】风湿、类风湿关节炎，系统性红斑狼疮，老年骨关节病所致的腰腿痛，关节病以及强直性脊柱炎，骨质增生所致的疼痛，尚可用于头痛，内脏病引发的腹痛用附子不效时。

【配伍】

制川乌 6~9g，配黄芪，方如乌头汤。治疗各种原因所致的关节、腰腿疼痛。

制川乌量同上，配川芎 15~20g，酌选

引经药（羌活、白芷、葛根、吴茱萸）。治疗头痛项酸有良效。

制川乌 6~9g，配当归、龙胆草、贯众、大青叶。治疗带状疱疹止痛很快，往往前一夜不能入睡，后一夜即能安眠。在头部者加升麻，胸腹部者加柴胡，在下肢者加川牛膝。

生川乌 30g，浓煎，离子导入治疗腰腿、肩周疼痛效果明显。

【用量】自 6g 开始，服后口舌不麻，加至 9g，不宜再增，连服 5 剂后停 2 天继服。简单的观察方法是，服后病人口舌发麻就停一次药，消失或减轻后再继续服用。应用时先煎 10~20 分钟，若先煎 30 分钟，效果就差了。

【禁忌】心律失常、风湿性瓣膜病者慎用。曾治一风湿性关节炎的女性病人，49 岁，服乌头汤 3 剂，因有效又自行配制了 6 剂，服到第 9 剂时出现多源性室性早搏，经会诊守候一昼夜才转危为安。此例说明乌头碱及乌头中所含其他成分有蓄积作用。

【体会】目前乌头定痛毋庸质疑，但不可久服，痛缓后立即停药。处方前必须听诊，必要时作 ECG，有阳性反应者极应慎用或不用。

汪履秋

【适应证】痹痛，头痛。

【用药指征】疼痛剧烈，难以忍受，其他药物无效时才可使用。

【配伍】

川乌，配黄芪 15g，白芍 10g，麻黄

6g，甘草3g。治一般痹痛。

川乌，配川芎茶调散，加活血化瘀药。治头痛。

【用量】5~10g。

【禁忌】疼痛能忍耐、体质虚弱、阴虚阳亢者不宜用。临床一般用制川乌，如用生川乌，一定要先煎1小时以上，切切注意！

【体会】川乌止痛效果好，治痹痛及剧烈头痛，首推川乌，止痛效果最佳。一般用制川乌，生川乌效果更好，但易中毒，应先煎1小时方可。为了安全起见，病人应住院在密切观察下用之。曾治1例类风湿关节炎患者，因疼痛甚剧乃用之，由于药房粗心，忘记先煎，上午10时服药，11时30分许毒性发作。患者突然血压下降、心跳加快、瞳孔散大，及时采取抢救措施，下午6时才转危为安，但疼痛就此告止。西药止痛靠吗啡，中药止痛靠乌头，要止痛效果好，就得带有一点毒性，正如经旨所谓：药不瞑眩，厥疾不瘳。用制川乌10g，均需配甘草3g以减毒性。

张　磊

【适应证】寒痹。

【配伍】

制川乌，配干姜、桂枝、细辛、威灵仙、独活等药。治寒痹。

【用量】30~60g。

【禁忌】高血压，心功能不全者及孕妇不宜。

【体会】无论60g或30g，皆属于超常量用药，必须先煎3个小时，加入其他药物

再续煎40分钟，否则有中毒危险。必须反复告诫病人，慎之、慎之，治疗寒痹，川乌用大量效果好，若用6g或10g，效果极差。

邵祖燕

【适应证】痛痹、顽痹（类风湿性关节炎）以及胃痛、头痛、胁痛、胃癌、肩周炎、哮喘等。

【配伍】

川乌，配当归12g，川芎12g，白芍15g，生地18g。治阳微寒袭，寒凝血滞，络脉不通，肢体酸痛麻木等症。

川乌，配蜈蚣2条、苏木12g，细辛3g，乳香10g。治顽痹。

川乌，配肉桂3g，乳香10g，九香虫10g，良姜6g。治胃寒剧痛。

川乌，配白附子10g，南星10g，半夏20g。治痰结之痼。

【用量】一般用量6~12g，最大量30g。

【禁忌】原则上热证、虚证不宜用。

【体会】此药辛温大热，又具强烈的镇痛作用，故凡寒证，痛证必用此药。对疼痛剧烈而偏热证者，当以苦寒药相佐。本品属毒性药，故服用前必须经过炮制，入煎剂须久煎，以减轻其毒性。如果较长时间使用本品者，须注意有无中毒情况，如出现心悸、胸闷、心率减慢、心律失常当立即停药。本品不宜做酒制剂。

董国立

【适应证】顽固性头痛，偏头痛，三叉神经痛，冠心病，慢性腹泻，关节炎，老

年人功能衰弱之阴寒证；妇女不孕症，月经不调，痛经。

【用药指征】脑电图示缺血缺氧；胃B超及胃镜示浅表性胃炎、萎缩性胃炎、溃疡病；风湿病抗"O"高，类风湿因子阳性，寒湿性关节炎；妇女输卵管通畅而不孕且少腹凉如扇。

【配伍】

制川乌10g，配黄芪30g，党参15g，白术12g，茯苓12g，木香10g，沉香10g，防己15g，椒目10g，瓜蒌皮6g，大腹皮15g，半边莲30g，木通12g，牛膝12g，厚朴12g，荆三棱10g，莪术10g，黑丑10g，白丑10g，甘遂3g，治疗肝硬化腹水。我数十年来治疗肝硬化腹水有60例以上，大部分是晚期肝硬化患者。以上方加减，可以将生存期延长5~7年。每个患者用川乌或附子累计达10kg以上，甘遂达4kg以上。

【用量】5~12g。

【禁忌】在未孕前川乌可促使妇女怀孕，已孕后应立即停药。风湿性关节炎患者服2周以上应停用一段时间，尤其是尿量少者，更应停用。如出现口唇发麻恶心，为川乌中毒的现象。一般来说，川乌多用于病程较长的慢性病，急性病不用。本人用于急性菌痢，但与大黄同用，而且用量大大小于大黄，川乌大黄的比例为1∶2.5。

【体会】川乌与附子本是同根生，但制川乌常用于温经止痛，炮附子常用于温中祛饮壮阳通脉，临床体会差别不大，常交替使用。川乌有麻醉止痛的作用，在痢疾散中以此配大黄，即有此意。30多年前，曾治一位10余年不愈的顽固性腹痛患者，痛剧如啮，痛则欲大便，里急后重，曾去

多家医院均查无法明确诊断。根据患者长期在苇塘内收苇子，酒后又常睡于苇子上，断为寒结腹痛。用制川乌10g，配乌药30g，木香10g，沉香10g，细辛3g，三棱10g，莪术10g，草菝10g，石硫黄1.5g（冲服）、甘草6g。每日1剂，连服2周，每日失气甚多而愈。

路焕光

【适应证】腰痛，椎间盘突出，骨折脱臼，颈椎病，软组织损伤后筋肉拘挛，关节不利，酸痛麻木等症。

【用药指征】腰腿痛虚寒之象较明显。

【配伍】

川乌10g，配当归尾15g，川芎10g，艾叶10g，牛膝10g，杜仲15g，白芷12g，甘草6g。

【用量】6~30g。

【禁忌】病人热势较甚者不宜用，用后病情加重。充血炎症性腹痛忌用。

【体会】对寒邪较盛的痹证有效。该药温经散寒、通络止痛之功效较佳。

裴正学

【适应证】风湿性，类风湿关节炎，红斑狼疮，慢性肾炎，另外尚可治疗腹泻，腹胀，怕冷诸证。

【配伍】

川草乌，配马钱子1枚（油炸）治疗风湿性、类风湿关节炎。

配桂枝芍药知母汤或配桂枝茯苓丸治疗红斑性狼疮、慢性肾炎。

配干姜治疗脾阳虚。

配肉桂治疗肾阳虚。

【用量】3~30g。用量在 10g 以上者必须先煎 1 小时，否则中毒。

【禁忌】骨蒸潮热者不可用。

【体会】酸胀、怕冷、腹泻均阳虚证者，皆可投用此药。

水 蛭

本品为水蛭科动物蚂蟥 *Whitmania pigra* Whitman、柳叶蚂蟥 *Whitmania acranulata* Whitman 或水蛭 *Hirudo nipponica* Whitman 的全体。全国大部分地区均产；主产于山东、安徽、江苏等省。本品性咸、苦，性平，有毒。归肝、膀胱经。具有破血逐瘀、通经等功效。

本次被调研的 330 位名中医中擅长运用水蛭的有 18 位。主要为青海、甘肃、吉林、黑龙江、山东、安徽、江苏、河南、福建、云南、山西、四川、北京、天津等地的内科、妇科、外科、骨伤科医家。

1. 用药指征及配伍

水蛭的用药指征，概括起来大致有以下几点：①体表瘀血征象：面色晦暗，口唇紫绀，肌肤甲错，口腔及牙龈黏膜紫暗皮肤瘀斑、瘀点。②心血瘀阻征象：胸闷，心痛，头昏如蒙，健忘，语言蹇涩，痴呆，或烦躁不安，精神狂妄等。③经络瘀阻征象：半身不遂，口眼歪斜；肢体疼痛肿胀，屈伸不利，肌肤麻木，水肿；跌打损伤初期，肢体筋骨疼痛肿胀青紫，二便不通；躯体某部位疼痛日久，刺痛拒按。④肿块：皮下结节，腹部癥瘕肿块，口腔及牙龈黏膜有隆起结节。⑤舌脉征象：舌质紫暗或有瘀斑、瘀点，舌下静脉青紫、曲张，舌苔腻；脉细涩，或涩、弦、滑、结、代、迟，或无脉。⑥理化检查：胃黏膜粗糙不平，或有隆起结节；血红蛋白＞17.0g/dl，红细胞＞6.0×10^{12}/L，血小板聚集率增高；甲皱微循环障碍；大量蛋白尿；CT 或 MRI 检查头颅有脑梗死灶；妇女腹部 B 超检查证实有炎性包块、子宫肌瘤。

与水蛭同用出现次数较多的药物有黄芪（19 次）、丹参（18 次）、当归（16 次）、丹皮（15 次）、赤芍（15 次）、红花（12 次）、川芎（11 次）、桃仁（9 次）、牛膝（8 次）、土鳖虫（7 次）、三七（7 次）、桂枝（7 次）等，此外出现 5 次的有附子、细辛、白芍、郁金、银花，4 次的有虻虫、大黄、莪术、生地、鸡内金、党参、牡蛎、胆南星、忍冬藤、黄芩等，3 次的有炮山甲、地龙、血竭、益母草、全蝎、人参、茯苓、五味子、淫羊藿等。

2. 主治病症

水蛭所主治的病症主要为心脑血管疾病，如胸痹、冠心病心绞痛、心肌梗死、肺心病、心衰水肿、脑动脉硬化、中风半身不遂、脑梗死、脑血栓形成、脑梗死及脑溢血后遗症、头部外伤引起的颅内积血积液、化脓性脑膜炎后引起的硬膜下积液、癫狂、痫证、老年痴呆症；周围血管神经病变，如血栓闭塞性脉管炎、多发性大动脉炎、深静脉炎、下肢静脉炎、糖尿病并发周围血管病变、带状疱疹引起的神经痛(恢复期)、真性红细胞增多症；消化系统疾病，如肝脾肿大、肝硬化腹水、慢性萎缩性胃炎伴肠化及不典型增生；肾脏疾病，如急慢性肾炎、肾病综合征、高血压性肾病、糖尿病性肾病、狼疮性肾炎、肾功能不全等；妇科疾病，如闭经、痛经、子宫内膜异位症、盆腔炎性包块、输卵管阻塞、卵巢囊肿、子宫肌瘤、宫外孕、乳癖、乳核；骨关节肌肉病变，如各种骨折及软组织损伤、骨坏死、强直性脊柱炎、类风湿关节炎等；还有高脂血症、高黏滞血症、糖尿病、急性角膜炎等。

3. 禁忌证及用量

在禁忌证方面大多认为：体质虚弱者不宜；血小板减少，凝血机制障碍，有出血倾向者不宜；月经过多，妇女经期，孕妇禁用；胃溃疡活动期，外伤性出血或脑溢血初期不宜使用。

在用量上，粉剂最少每次用0.5g，最多3g，多数认为用1~2g；入汤剂最少每剂用1.5g，最多达30g，多数认为用3~10g。

马　山

【适应证】慢性萎缩性胃炎伴肠化及不典型增生，脑动脉硬化，脑血栓后遗症，冠心病，带状疱疹引起的神经痛（恢复期），糖尿病，肺心病，急性角膜炎。

【用药指征】口腔及牙龈黏膜紫暗或有隆起结节，舌质暗或有瘀斑；胃黏膜粗糙不平或有隆起结节；高黏血症。

【配伍】

水蛭10g，配土鳖虫10g，鸡内金15g，炮山甲8g，王不留行15g，牡蛎30g，蒲公英10g，五灵脂10g，当归10g，赤芍15g，丹参30g，黄芪30g，肉桂10g，细辛4g，吴茱萸等。治慢性萎缩性胃炎伴肠化及不典型增生。

水蛭10g，配土鳖虫10g，鸡内金15g，牡蛎30g，丹参30g，赤芍15g，当归12g，川芎10g，黄芩、连各10g，苍、白术各20~30g，五味子15g，牛蒡子15g，人参8g，知母15g，生石膏30g等。治糖尿病。

水蛭10g，配土鳖虫10g，牡蛎30g，丹参30g，川芎10g，桃仁10g，红花10g，蒲公英10g，五灵脂10g，黄芪30g，党参10g，麦冬15g，五味子15g，薤白12g，瓜蒌15g等。治冠心病。

水蛭10g，配生地20g，当归12g，丹皮10g，赤芍12g，川芎10g，桃仁10g，红花10g，黄芩、连各8g，细辛4g，炮附子10g，鸡内金10g等。治角膜炎。

【用量】10g。

【禁忌】无瘀血指征或急性热证不用。

马连珍

【适应证】胸痹（冠心病心绞痛），血瘀水停（心衰水肿）。

【用药指征】以瘀血为主的病症，如心绞痛，心衰时脏器瘀血诸症。

【配伍】

配三七1.5g（冲服），以防水蛭逐瘀之猛。

配葛根24g，草决明30g，通瘀降脂。

配黄芪30g，人参10g，附子10g，桑皮 15g，葶苈子 15g。治疗心衰。

配桂枝 10~12g，细辛 3g，良姜 10g，荜茇 10g 等。治疗胸痹、真心痛。

【用量】10~15g。

【禁忌】体质虚弱，有出血倾向以及妇女月经过多、妊娠、贫血。

【体会】活血化瘀药水蛭，其破血逐瘀作用较强，除以上配伍外，常于丹参、三七、桃仁、红花、川芎及虫类活血化瘀药同用。心衰时水肿用水蛭取其活血利水道。中医学认为血与水两者是同源异流，生理上相互为用，病理上相互影响。"瘀血化水，亦发水肿"，"水在血分中，当以活血为本，治水为标"。只有这样，方能起到活血利水的良好作用。

王寿康

【适应证】深静脉内腔炎症，同时伴有血栓形成。

【用药指征】左下肢肿胀往往发生于手术后、产后、外伤等，来势汹涌，漫肿与日俱增。

【配伍】

配活血通络、清热利湿药定名为"通脉饮二号"（具体内容及剂量，在"通脉饮二号"方中介绍）。

【用量】3~9g。

【禁忌】孕妇及体弱血虚无瘀者禁用。

孔昭遐

【适应证】头部外伤引起的颅内积血、积液，脑梗死及脑溢血恢复期，化脓性脑膜炎后引起的硬膜下积液，深、浅部静脉栓塞或静脉炎，血栓闭塞性脉管炎，冠心病。

【用药指征】瘀血或血瘀证的阳性体征，如出血后形成的血肿，舌质紫暗，舌边有瘀斑、瘀点，舌下静脉青紫、曲张，皮肤瘀斑、瘀点，脉象细涩等；以及头颅 CT 及 MRI；血液流变学及体外血栓测定等检查指标。

【配伍】

配当归、赤芍、川芎、桃仁、红花、丹参、胆南星、天竺黄、炙远志、石菖蒲等，治外伤所致颅内积血（液）及脑梗死、脑溢血恢复期。

配胆南星、天竺黄、陈皮、半夏、黄芩、银花、连翘、路路通、车前子等。治化脓性硬脑膜炎后所致的脑膜下积液。

配当归、赤芍、川芎、桃仁、红花、穿山甲、土鳖虫、制香附、鸡血藤、忍冬藤等。治静脉栓塞或静脉炎；炎症明显者加黄芩、黄柏、银花、连翘等清热解毒药；肢体肿胀明显者加车前子、泽泻、路路通等。

配虎杖、鹿角霜、当归、川芎、桃仁、穿山甲、丹参等。治血栓闭塞性脉管炎，早期肢体青冷疼痛，晚期如指、趾已化脓坏死，则配生地、玄参、银花、连翘、甘草等。

配丹参、广郁金、瓜蒌皮、赤芍、川芎等。治冠心病。

【用量】常用量根据病情轻重，研末每服 2~3g。日服 2~3 次，开水或药汁送下。冠心病病人，病情已稳定，但尚需长期服药者，可每服 1g，口服 2 次。

【禁忌】有凝血机制障碍或血小板减少等出血倾向者不宜用；外伤性出血或脑溢血等，必须待出血完全停止后方可应用，如过早应用或尚有活动性出血时应用，容易加重出血；月经过多者，经期禁用；孕妇忌用。

【体会】水蛭必须日用，方能保持药效，最好是晒干研末。但由于其性质坚韧难研，亦可置烤箱中，60℃低温烤干后研末，装胶囊服用；水蛭虽无特殊不良反应，但因其味腥臭，研末吞服，口感较差。个别病人闻到其腥味则作泛恶，装入胶囊吞服，则无此弊。

任 继 学

【适应证】脑出血，心肌梗死，哮喘。

【用药指征】面色晦暗、舌质隐青或见瘀点、瘀斑、脉见涩象；或出血性疾病出血已止，见有瘀血征象者。

【配伍】水蛭炒，3~10g。

配虻虫 3g，酒大黄 10g，豨莶草 50g，蒲黄 10g。主治出血性或缺血性中风。

配生黄芪 50g，主治气滞血瘀型中风后遗症。

配人参 15g，黄芪 25g，蒲黄 10g，藤黄 3g，主治心肌梗死。发热者，多合用《验方新编》的四妙勇安汤。

配射干麻黄汤、定喘汤。主治寒哮、热哮。

配樟树皮粉 2g，延胡 15g。治瘀血内阻引起的疼痛。

【用量】3~10g。

【禁忌】出血性疾病（血液病）、胃溃疡活动期不宜使用，误用可致出血或胃痛加剧。

【体会】水蛭古列为峻药，有破血通经，疏利水道，消积止痛之功。然"方有合群之妙用"，只要配伍得法，亦不失为一味效宏力专的化瘀佳品。一般餐后服用为妥。

刘 宝 厚

【适应证】急慢性肾炎，肾病综合征，高血压性肾病，糖尿病性肾病，狼疮性肾炎。

【用药指征】大量蛋白尿，血清循环免疫复合物（CIC）阳性。

【配伍】以水蛭粉装入胶囊中冲服为主。

配黄芪、山药。治气虚。

配生地、女贞子、山萸肉。治阴虚。

配淫羊藿、巴戟天。治阳虚。

【用量】3~9g。

【禁忌】有出血倾向时禁用。

【体会】经多年研究证明肾炎、肾病不论有无血瘀证的临床表现，实验诊断均存在不同程度的血液高凝状态，这与中医"久病必瘀""久病入络"之理颇相吻合，治当以"去菀陈"之理，应用水蛭疗效甚佳。

阎 湘 濂

【适应证】肾病综合征之高凝状态，类风湿关节炎，下肢静脉炎，糖尿病并发周围血管病。

【用药指征】检查 PACT，病人为高凝状态，有唇舌紫暗，肢体疼痛肿胀，屈伸不利，水肿等症者。

【配伍】

配黄芪 15~30g，太子参 20g，丹参 15g，益母草 15g，牛膝 15g，大腹皮 20g，茯苓皮 20g 等。治原发性肾病综合征。

配桑寄生 20g，狗脊 15g，牛膝 15g，忍冬藤 20g，伸筋草 15g，鸡血藤 20g，桂枝 7.5g 等。治类风湿关节炎。

配金银花 30g，牛膝 15g，丹参 15g，赤芍 15g，黄芪 30g，桂枝 15g，白芍 15g，防己 15g 等。治下肢静脉炎。

【用量】最大用量，水煎剂 20g；研粉装胶囊 10g。最小用量，入煎剂 3g；研粉装胶囊 2g，3/ 日。

【禁忌】检查 PACT 呈低凝状态，或有出血性疾患时不宜使用。孕妇禁用。

【体会】水蛭是近 3 年广泛应用于临床的，对于有瘀血内停，脉络不通者，应用均可取得疗效。

李 夫 道

【适应证】经闭，癥瘕积聚，脑血栓形成，糖尿病大、中、微小血管病变；精液不化、精子成活率低等。

【用药指征】瘀血内阻见症。

【配伍】

配虻虫，治子宫肌瘤、卵巢囊肿等。

配淫羊藿、仙茅。治精液不化、精子活动率低等。

配僵蚕，治糖尿病血管病变。

配当归、黄芪。治心脑血管疾病。

【用量】3~6g。

【禁忌】本品破血力猛，对凝血机制缺陷或有出血倾向者慎用或禁用。

【体会】水蛭除作为内服药外，还可外用，如研末麻油调敷，可治疗乳腺炎、黄水疮等；活水蛭吸血疗法对早期疗疮疖肿、外伤、创伤局部瘀血、血管神经性头痛等症有效。

李 济 春

【适应证】中风（瘀阻脉络，肢体偏枯），脑出血后，血肿形成，脑梗死，脑栓塞；子宫肌瘤。

【用药指征】须有瘀阻脉络征或脑血管病、血瘀脉内阻塞不通者；以及脑出血、血溢脉外、血肿压迫神经者；妇科病，因瘀阻而形成的癥瘕积聚者。

【配伍】

水蛭 10g，配黄芪 10g，当归 10g，赤芍 15g，襜膊 20g，丹参 15g，地龙 10g，桃仁 10g，红花 6g 等。治中风，半身不遂，语言蹇涩，喉返神经麻痹。

水蛭 10~15g，配虻虫 6~10g，土鳖虫 10~15g，苏木 10g，桃仁 10g，红花 10g，血竭 1~3g（冲）。治子宫肌瘤。

【用量】6~15g，研末冲服 0.3~1.5g。

【禁忌】妇人月经过多者，高血压危象阶段的脑血管病不用，否则易诱发出血或加重出血。

【体会】研末成胶囊，每服 0.3~1.5g，破血逐瘀作用更为显著。

吴 熙

【适应证】子宫肌瘤，输卵管阻塞，宫外孕，乳癖，乳核。

【用药指征】瘀血内阻，经闭，癥瘕。

【配伍】

配张锡纯理冲汤化裁，治子宫肌瘤。

配张锡纯清带汤化裁，治输卵管阻塞。

配血府逐瘀汤化裁，治宫外孕。

配逍遥散化裁，治乳癖，乳核。

【用量】3~15g。

【禁忌】无瘀血内阻者不宜使用，误用后会增加出血。

【体会】水蛭胶囊制备方法：先将水蛭去杂质，以清水洗净，自然风干（不可用火烘烤，否则药效大大减低），然后轧成细末，装入空心胶囊，每粒装水蛭粉0.25g。水蛭遇热则药力大减，故不宜煎煮使用。制成胶囊与辨证处方并用，可明显提高疗效。水蛭胶囊饭后服用，未发现不良反应。《本经》谓水蛭"主逐恶血、瘀血月闭，破血瘕积聚"，凡由气滞血瘀引起的癥瘕、痞块等各科病症均可用之。

邹学熹

【适应证】包块、痛证等瘀血入络者。

【配伍】

水蛭60g，配䗪虫20g，大黄20g，广三七15g，枳壳50g，白芍50g，仙鹤草150g，为末，每服1g，一日2次。治胁下血瘀，心血瘀阻，症见肌肤甲错，潮热，蓄血。

水蛭30g，配白矾30g，郁金30g，全蝎50g，僵蚕50g，明天麻50g，胆南星30g，为末，每服3g，1日3次。治癫痫。

【用量】入丸散剂最大量每次1g，最小量每次0.5g。

张文泰

【适应证】各种骨折及软组织损伤。

【用药指征】跌打损伤的初期，以跌打仆损、恶血瘀滞致肢体、筋骨疼痛、肿胀、青紫，二便不通为用药指征。

【配伍】

水蛭5g，配当归15g，红花10g，续断15g，没药15g，骨碎补15g，乳香15g，大黄10g，血竭5g，自然铜30g，三七15g，儿茶15g，冰片2g。主治骨折及软组织损伤。

【用量】3~10g。

【禁忌】体弱血虚、无瘀血蓄积者及孕妇忌用。

张鸣鹤

【适应证】多发性大动脉炎，血栓闭塞性脉管炎，骨坏死，心肌梗死，脑血栓形成，强直性脊柱炎，类风湿关节炎，真性红细胞增多症。

【用药指征】真性红细胞增高症，血红蛋白>17.0g/dl，红细胞>6×10^{12}/L者必用。

【配伍】

水蛭6g，配葛根30g，忍冬藤30g，川断20g，狗脊20g，红花10g，赤芍20g，白芍20g，川牛膝20g，王不留行15g，水煎服。用于强直性脊柱炎后期。

水蛭 6g，配金银花 20g，红藤 20g，猫爪草 20g，土鳖虫 10g，红花 10g，骨碎补 20g，皂角刺 10g，桂枝 6g，白芥子 12g，水煎服。用于骨坏死（Ⅰ~Ⅱ期）。

水蛭 6g，配水牛角 30g，丹皮 20g，赤芍 20g，茅根 30g，茜草 20g，生地榆 20g，红花 10g，生地 20g，栀子 12g，水煎服。治真性红细胞增多症。

【用量】水煎剂 3~6g；粉剂 1~3g。

【禁忌】无明显血管阻塞或血循环障碍者，无明显血黏度增高者，无明显关节强直畸形者不宜，孕妇禁用。

【体会】使用粉剂冲服效果优于水煎剂，且用量仅水煎剂的半量，可节省药材；水蛭与苏木、红花等配伍有协同作用，可增加活血功效。

陈 祥 林

【适应证】肺心病，高原红细胞增多症，脑梗死，老年动脉硬化症，高脂血症，老年痴呆症；女性妇盆腔炎性包块，子宫肌瘤。

【用药指征】有瘀痰互结见证：胸闷，心痛，喘憋，头昏如蒙，健忘呆钝，半身不遂，口眼歪斜，语言蹇涩，肌肤麻木，水肿，躯体某部位疼痛日久、刺痛拒按，或触及癥瘕肿块、结节，舌质紫暗或有瘀斑、瘀点，舌苔腻，舌下静脉瘀暗，面色晦滞，口唇紫绀，肌肤甲错，脉弦、涩、滑、结、代、迟，或无脉。理化检查：血红蛋白增高（>20g/L），高血脂，血液流变学异常，血小板聚集率增高，甲皱微循环障碍，心电图、肺功能测定反映心肺功能不同程度损害，CT 或 MRI 检查头颅有脑梗死灶，妇女腹部 B 超检查证实有炎性包块、子宫肌瘤。

【配伍】

水蛭粉 1.5~10g，配黄芪 15~60g，治肺心病、高原红细胞增多症、老年动脉硬化症。

水蛭 3~10g，配生山楂 15~30g，白芥子 6~15g。治脑梗死、高脂血症。

水蛭粉 3~10g，配郁金 10~15g，菖蒲 10~15g，益智仁 10~15g，枸杞子 10~15g。治老年痴呆症。

水蛭粉 3~10g，配桃仁 6~15g，牛膝 10~15g，鸡内金 10~15g。治盆腔炎性包块、子宫肌瘤。

【用量】1.5~10g。

【禁忌】胃溃疡活动期有出血倾向者不宜；脾胃湿热偏盛者慎用。

【体会】临床运用谨守痰瘀互结之核心病机。水蛭"破瘀血而不伤新血，专入血分而不伤气分"，除具破血、逐瘀、通经之功外，还具良好的利水道、消浮肿之功；水蛭生用，功专效良，若焙炙煎剂，则疗效甚微；水蛭味腥，服用宜装入胶囊内。

易 修 珍

【适应证】盆腔子宫内膜异位症，子宫肌瘤，卵巢囊肿，盆腔炎性包块，陈旧性宫外孕，痛经，盆腔炎等瘀血证。

【配伍】

配莪术、牡蛎、黄芪、当归、藁本、生三七。治子宫内膜异位症。

配莪术、当归、川芎、藁本、生三七。

治子宫肌瘤，卵巢囊肿。

配莪术、当归、芍药、姜黄、延胡等。治痛经。

配当归、赤芍、白术、茯苓、蛇舌草、忍冬藤、苡仁等。治盆腔炎性包块。

配丹参、赤芍、生三七、蛇舌草。治陈旧性宫外孕。

配生三七、当归等。治盆腔炎瘀血证。

【用量】3~10g。

【禁忌】脾胃虚寒而无瘀滞实邪者禁用，否则因其攻下逐瘀峻猛而耗伤正气。

周信有

【适应证】阳虚水肿，瘀水互结引起的肝脾肿大，肝硬化腹水，冠心病心绞痛，缺血性脑中风，萎缩性胃炎，心衰水肿，肾功能不全等。

【配伍】口服生水蛭粉（装入胶囊），1日2次，每次2克，15~30天为1个疗程。

配黄芪40g，当归9g，赤芍9g，川芎9g，广地龙20g，丹参20g，怀牛膝9g，全蝎6g。治疗中风后遗症偏瘫。

配黄芪20g，淫羊藿20g，瓜蒌9g，川芎15g，赤芍15g，丹参20g，延胡20g，广地龙20g，生山楂20g，桂枝9g，细辛4g，降香6g。治疗冠心病。

配淫羊藿20g，党参15g，炒白术20g，黄芪20g，醋鳖甲30g，五味子15g，茵陈20g，柴胡15g，丹参20g，莪术20g，大腹皮20g，猪、茯苓各20g，泽泻20g，车前子20g。治疗肝硬化腹水。

配熟地20g，山萸肉20g，丹参20g，泽泻20g，猪、茯苓各20g，车前子20g，

怀牛膝9g，党参20g，黄芪20g，淫羊藿20g，桂枝9g，制附片9g，益母草20g。治疗慢性肾炎，肾病综合征，肾功能不全引起的浮肿，腹水等。

【用量】6~9g，生水蛭粉每次服2~3克，日三次。

【禁忌】有出血、失血或肝脏凝血机制障碍情况者不宜用。

【体会】水蛭的主要成分为生物活性物质，故须自然干燥，任何加热的炮制方法都会使蛋白质的生物活性物质变性而失去作用。本人临床使用水蛭，一般是晒干研粉，装入胶囊吞服。在临床上，水蛭与有扶正培元作用的淫羊藿、党参、白术、黄芪合用，则可在增强机体自身免疫功能的同时，也有利于水蛭破血消癥功能的发挥。

高忠英

【适应证】血瘀经络之半身不遂，癫狂；瘀血重症，如肝脾肿大，闭经。

【用药指征】血瘀经络见精神狂妄，烦躁不安，或痴呆，半身不遂；瘀血重证表现除有形积块，经闭不通外，当见瘀血证。此药瘀血顽疾必用。

【配伍】

配柴胡、郁金、半夏。治气滞血瘀，烦躁证。

配虻虫、土鳖虫、酒制大黄。治血瘀狂躁证。

配丹参、血竭、郁金。治血瘀积块（肝脾肿大）。

配益母草、当归、三棱。治瘀血经闭，

腹痛及子宫肌瘤。

配黄芪、桃仁、红花。治半身不遂。

配桂枝、秦艽、牛膝。治血痹疼痛。

【用量】3~10g。

【禁忌】血瘀轻证或无瘀血者，煎剂可见恶心厌食，未见严重不良反应。

【体会】水蛭宜用醋制，重用时以研末入胶囊吞服。

唐 祖 宣

【适应证】血栓性静脉炎，中风。

【用药指征】患肢肿胀疼痛，发热，皮色紫暗；或经检查患脑梗死者。

【配伍】

水蛭 15g，配蜈蚣 2 条，全蝎 6g，金银花 30g，黄芪 30g，白芍 15g，玄参 15g，苍术 15g，黄柏 15g，薏苡仁 30g，甘草 10g。治疗血栓性静脉炎。

水蛭 15g，配川芎 15g，红花 10g，丹参 15g，赤芍 15g，黄芪 30g，白芍 15g，细辛 5g，茯苓 15g，潞党参 15g。治脑梗死。

【用量】10~30g。

甘 草

本品为豆科植物甘草 *Glycyrrhiza uralensis* Fisch. 或胀果甘草 *Glycyrrhiza inflata* Bat. 或光果甘草 *Glycyrrhiza glabra* L. 的根及根茎。主产于内蒙古、甘肃、新疆等地区。味甘，性平。归脾、胃、心、肺经。具有补益心脾、润肺祛痰止咳、缓急止痛、清热解毒、调和诸药等功效。

在被调研的330位医家中有7位医家擅长使用本品，主要为辽宁、宁夏、山东、陕西、江西、河南、浙江等地的内科、外科、妇科、儿科医家。

1. 用药指征及配伍

甘草的用药指征可归纳为以下几点：①腹痛：痛而喜按，或有挛急现象者。②心气虚征象：心悸怔忡，脉结代，倦怠乏力。③皮肤急性炎症改变：红、肿、热、痛，但未成脓。④理化检查：细胞免疫功能低下，体液免疫功能亢进。

2. 主治病症

甘草所主治的病症主要为消化系统疾病，如消化性溃疡、慢性胃炎、幽门不全梗阻、肠痉挛、胆囊炎、胆石症、胆道蛔虫症等；呼吸系统疾病，如咳嗽气喘；心血管疾病，如心悸怔忡、脉结代；各种自身免疫病，如白塞病、干燥综合征、复发性口腔炎，以及药物、食物中毒；外科痈疽疮疡早期尚未化脓者，创伤窦道等。

3. 禁忌证及用量

在禁忌证方面大多数医家认为：湿盛中满、恶心呕吐、水肿者不用；外科病脓成者不用。甘草不可长期、大量应用，否则会引起水钠潴留、血钾降低、下肢浮肿及血压增高等不良反应。

本品用量最小为5g，最大为80g，一般为5~30g。

王 文 彦

【适应证】外感热病，脾胃虚弱证，肝胆疾病，胃肠或横纹肌痉挛，中毒。

【配伍】

配防风、防己、芍药等。治风湿性关节炎。

配党参、白术、云茯苓等。治脾胃虚弱。

配桔梗、射干等。治咽喉肿痛。

【用量】5~80g。

【禁忌】水肿病人一般不宜使用。

【体会】甘草为解毒圣药，量大可解毒扶正，量小则调和诸药。

王乐善

【适应证】药物中毒性神经性耳聋，心悸。

【配伍】

甘草15g，配金银花30g，连翘15g，牛蒡子15g，桔梗15g，菊花15g，治药物中毒性神经性耳聋。

【用量】5~15g。

【禁忌】中满者不宜多用，多用可引起浮肿。

【体会】临床治疗药物中毒性神经性耳聋常针药并举。用大剂甘草配以金银花、菊花等，同时针刺足少阳胆经"完骨"穴，疗效显著。此项科研成果曾获辽宁省科技进步三等奖。

张鸣鹤

【适应证】白塞病，干燥综合征，复发性口腔炎，艾迪生病。

【用药指征】自身免疫病，具有细胞免疫功能低下，体液免疫功能亢进，检测$CD_4 \downarrow$、$CD_8 \uparrow$、CD_4/CD_8比值明显下降者。

【配伍】

生甘草15g，配炙甘草15g，沙参20g，麦冬15g，黄连6g，生石膏30g，酒制大黄10g，干姜6g。治白塞病（阴虚胃热）。

生甘草15g，配炙甘草15g，金银花20g，连翘20g，炒栀子10g，沙参20g，麦冬15g，花粉20g，石斛15g，丹参20g，水煎服。治干燥综合征。

炙甘草30g，配黄芪30g，党参30g，熟地30g，黄精20g，山萸肉15g，杜仲15g，赤芍20g，怀牛膝20g，水煎服。治艾迪生病。

【用量】3~30g。

【禁忌】中焦湿盛，脘闷胀满，呕恶食少者不宜。

【体会】生甘草有清火解毒作用，炙甘草有补中益气之效，二者合用，既能扶正，又能祛邪；甘草有类似肾上腺皮质激素作用，而无激素的不良反应。大剂量使用有调节免疫功能的作用，文献报道单用甘草流浸膏可治愈艾迪生病（肾上腺皮质功能减退症）。

俞尚德

【适应证】一切消化系统病症均可应用，如消化性溃疡病，慢性胃炎，幽门不全梗阻，食道贲门失弛缓症，肠痉挛，胆囊炎、胆石症，胆道蛔虫症等。

【用药指征】消化系统的"痛"证，尤其是"痛而喜按"者，或有"挛急"现象，如剧烈的呕吐或腹泻而势甚急迫者。

【配伍】

炙甘草15g，配赤芍10g，茯苓30g，黄芪30g，白及10g，制乳、没各3g，淡吴萸4g。治消化性溃疡。

炙甘草10g，配赤芍10g，苏木10g，炒枳壳10g，淡吴萸4g，干姜6g，炒茅术10g，代赭石30g。治幽门梗阻。

生甘草10g，配赤芍10g，蒲公英50g，广木香10g，炒枳壳10g，制大黄10g，虎杖30g。治胆囊炎、胆石症。

炙甘草 10g，炒白芍 15g，广木香 10g，炒枳壳 10g，干姜 5g。治肠痉挛疼痛。

【用量】10~30g。

【禁忌】凡消化系病症无不可用者，但必须掌握剂量和配伍药物。若无适当配伍，用本药一日量在 15g 以上时，就会出现排钾潴钠而出现浮肿，甚至引起散瞳、尿崩症等。

【体会】一般虚证用蜜炙甘草，实证用生甘草。连续使用时必须配伍茯苓或车前子。

贾 占 清

【适应证】多种气虚证，气喘咳嗽，腹中挛急疼痛，咽喉肿痛，痈疽疮疡，药物、食物中毒。

【用药指征】心气虚：心悸怔忡、脉结代；脾胃虚弱：倦怠乏力。

【配伍】

甘草 30g，配人参 15g。常用于气虚脾弱的食少、乏力、便溏及心气不足的心动悸、脉结代。

甘草 10g，配白芍 30g。治气血不和的腹痛，筋脉挛痛等。

甘草 10g，配蒲公英 30g。治疮痈肿毒，外伤创口红肿等，内服外洗均有效。

甘草 10g，配桂枝 12g。治发汗过多，心下悸。

甘草 6g，配桔梗 10g。常用于咽喉肿痛。

甘草 6g，配麻黄 10g，紫苏 10g。治风寒咳嗽。

甘草 30g，配瓜蒌 12g，黄芩 10g。治热痰咳嗽。

甘草 10g，配干姜 6g，细辛 6g。治寒痰咳喘及过敏性鼻炎。

甘草 3g，配乌贼骨 20g，瓦楞子 12g。治胃及十二指肠溃疡。

【用量】3~30g。

【禁忌】湿盛中满，恶心呕吐者忌用。与常山同用易引起呕吐。

【体会】本品有抗酸和解痉作用，可治溃疡病。有抗炎、抗过敏反应作用，治月经病，晚期妊毒症，艾迪生病，传染性肝炎，肺结核，尿崩症等。1~5g 具有调和作用；5~12g 温胃补中解毒；大于 30g 有类似激素样作用，用治艾迪生病及补心气。一般不能与甘遂、大戟、芫花、海藻等相反药物合用。长期使用可引起水钠潴留、血钾降低、下肢浮肿和血压升高等不良反应。

郭 汉 章

【适应证】创伤窦道，热毒疹痘及食物。药物过敏中毒，痈疽疮疡。

【配伍】

甘草 15g，葱白 1 根，外洗，治外伤感染窦道形成，骨髓炎等，忌内服。

甘草 10g，配金银花 10g，连翘 15g，桔梗 12g，治痈疽疮疡及咽喉肿痛等。

单味甘草 10g 冲水或煎服。治颜面及其他部位热毒疖痘及浅感染，并治食物或药物中毒或过敏。

【用量】内服 5~10g。外用最大量 15g。

【禁忌】不宜大量和长期服用。

【体会】对外伤感染日久，指（趾）端

的感染，疔疮，甲沟炎及骨髓炎形成窦道，日久不愈者，用甘草葱白汤 2 周即可痊愈。

崔 公 让

【**适应证**】急性感染性疾病尚未化脓之前及粘连性浅表静脉炎。

【**用药指征**】急性炎症伴见寒热往来或寒战、发烧、局部有红、肿、热、痛或粘连性浅表静脉炎炎变期。

【**配伍**】

甘草 30~60g，配赤芍 60g，银花 60g，陈皮 30g。治急性化脓性乳腺炎。

甘草 30g，配茜草 20g，赤芍 45g，银花 60g，泽兰 20g，丹皮 20g，生地 20g。治浅表静脉炎。

【**用量**】30~60g。

【**禁忌**】脓液已成及高血压者不宜。

【**体会**】急性化脓性乳腺炎尚未成脓者，一般服药 1 剂，体温即可降至正常，3 剂可愈，较使用抗生素者不仅疗效好，而且比较经济。

石 膏

本品为硫酸盐类石膏族矿物石膏。主产于湖北应城，河南新安，西藏昌都，安徽凤阳等地区。传统认为本品味辛、甘，性寒，归胃、肺经。具有清热泻火，除烦止渴等功效。

在被调研的 330 位名中医中有 20 位擅长运用本品。主要为辽宁、重庆、广东、黑龙江、湖北、河南、河北、江苏、甘肃等 9 个省市的内科、妇科、儿科、皮肤科医家。

1. 用药指征及配伍

关于生石膏的用药指征，大多数医家认为有：①发热：高热不退，体温 39℃以上。②出汗：发热汗出，或多汗等。③口渴：口渴欲饮，或大渴引饮，或烦渴，咽干。④火热征象：面赤气粗，口唇红而干焦，牙龈红肿疼痛，咽喉红肿焮痛，关节红肿疼痛等。⑤舌脉征象：舌质红、赤、绛，舌苔干而少津，或苔薄黄、黄燥；脉数、洪、洪大、洪数、洪滑、滑数等。

与石膏配伍同用出现次数较多的药物主要有：知母（21 次）、甘草（19 次）、黄芩（14 次）、生地（11 次）、连翘（11 次）、黄连（10 次）、杏仁（10 次）、麦冬（10 次）、麻黄（9 次）、银花（9 次）、薄荷（7 次）、竹叶（6 次）、粳米（5 次）、升麻（5 次）、大黄（5 次）、葛根（5 次）、丹皮（5 次）、太子参（5 次）、荆芥（4 次）、赤芍（4 次）、白芍（4 次）、鱼腥草（4 次）、人参（3 次）、防风（3 次）、贝母（3 次）、川芎（3 次）、细辛（3 次）、半夏（2 次）、白芷（2 次）、当归（2 次）等。

2. 主治病症

石膏所主治的病症多达 38 种，主要为内科、儿科、妇科、皮肤科疾病。内科疾病中包括呼吸、血液、神经、免疫、内分泌、皮肤等多个系统的病症，如风热头痛、肺热喘咳、内源性哮喘、乙型脑炎、流行性感冒、麻疹合并肺炎、大叶肺炎、慢性支气管炎、腮腺炎、小儿夏季热、中暑、流行性脊髓膜炎、消渴病、变应性亚败血症、高尿酸血症（痛风）、白血病、败血症、风湿热、系统性红斑狼疮、类风湿关节炎、骨髓炎、硬皮病等；五官科疾病，如胃火牙疼、齿龈溃烂、咽喉肿痛、口疮等；妇科疾病，如妇女产后血虚内热等；皮肤科疾病，如湿疹、红斑皮炎、湿疹、玫瑰糠疹、牛皮癣、红斑狼疮、药疹、多形红斑、丹毒、烫伤后疮疡等。

3. 禁忌证及用量

在禁忌证方面，多数医家认为虚寒证、阴虚证，以及年老体虚、血虚发热、大便稀溏者不宜。

在用量上，最少每剂用 5g，最多达 250g，多数用 30~60g。

王乐善

【适应证】头痛，外感热病。

【用药指征】身热，口渴，大汗，脉洪大。

【配伍】

生石膏 50g，配羚羊角 10g。治脑积水，三叉神经痛。

生石膏 50g，配川芎 15g，荆芥 15g，防风 15g，细辛 1g，白芷 15g，薄荷 15g，甘草 15g。治风热头痛，脉洪大。

生石膏 50g，配竹叶 15g，半夏 15g，麦冬 15g，人参 10g，炙甘草 10g，粳米 15g，生姜 5g。治暑烦热渴，脉虚。

生石膏 100g，配知母 15g，甘草 15g，粳米 15g。治阳明热证，脉洪大有力而数。

【用量】15~100g。

【禁忌】口不渴、脉细无力的虚热证及寒证不宜使用。

【体会】临证掌握好生石膏的用量很重要，如口渴，脉洪大，表里俱热时，宜用至 100g，否则效果不佳。

王德林

【适应证】肺热喘咳证，各种出血症，风湿热证，胃火牙疼等寒热证。

【用药指征】如发热，咽干，口渴，久咳，痰黄，难咯出，局部红肿焮痛，脉数，洪大，滑数等。

【配伍】生石膏 30g。

配知母 15g，生地 30g。治疗气血分实热引起的各种出血证，如妇女崩漏、衄血

等，也可用于治疗风湿热证。

配麻黄 10g，杏仁 15g。治疗肺热咳喘。

【用量】30~240g。

【禁忌】寒性腹泻，风寒咳嗽，痰多色白，易咯出，虚证病人不宜用，误用易致病情加重，缠绵不愈。

石景亮

【适应证】热病壮热不退；湿疹，水火烫伤后疮疡溃而不敛。

【用药指征】或壮热烦渴，神昏狂躁，或热疮发斑，烦渴谵语，或肺热咳喘，胃火牙痛，头痛。

【配伍】

生石膏 30g，配生甘草 30g，玄参 15g，麦冬 15g，天花粉 15g，知母 15g，大黄 6g，黄连 6g，葛根 20g，石斛 20g。治糖尿病症属中消，消谷善饥，形体消瘦，大便秘结，口渴欲饮，苔黄燥脉滑数者。

生石膏 30g，配冬瓜子 30g，板蓝根 30g，大青叶 30g，蒲公英 30g，金银花 30g，葛根 30g，连翘 15g，柴胡 20g，黄芩 12g，甘草 10g。治流感、急性扁桃体炎、腮腺炎及其他感染性疾病，证属三阳热盛者。

生石膏 30g，配冬瓜子 30g，黄芩 12g，牡丹皮 12g，黄连 6g，大黄 6g，白芍 15g，浙贝母 15g，地骨皮 20g，马勃 10（布包）。治急性糜烂性胃炎，证属热伤胃络者。

【用量】一般用量为 15~30g，最大用量为 200g。

【禁忌】血虚发热，脾胃气虚，肺阴虚等非实热证者忌用，误用常致呕逆，食欲不振，甚至便溏腹痛。

【体会】石膏主要成分为含水硫酸钙，其性凉而能散，有透表解肌之力，为清阳明胃腑实热之圣药，无论内伤、外感用之皆效。即使其他脏腑有实热者用之亦效。

边天羽

【适应证】热病，红斑皮炎类内热重者，泛发湿疹皮炎，玫瑰糠疹，牛皮癣，狼疮，药疹，多形红斑，丹毒。

【用药指征】急性发作，剧烈瘙痒，心烦不安，泛发性皮疹，口干喜饮，不怕冷，脉洪滑。

【配伍】

配荆芥9g，防风9g，蝉蜕6g，黄柏9g，连翘12g，苦参9g，白鲜皮9g，升麻3g，甘草6g，黄芩9g。用于风热证。

配玄参9g，白芍12g，生地30g，知母10g，茅根30g，牛蒡子9g，荆芥10g，防风10g，金银花15g，升麻3g，甘草6g。用于气血风热证。

【用量】一般用30g。

【禁忌】脾虚者慎用，如应用后药效尚可，但有脾湿症状宜加健脾之品；若无效而证属湿者，宜改胃苓汤治之。

吕承全

【适应证】阳明经证，乙型脑炎，流行性脊髓膜炎，流行性感冒，麻疹合并肺炎，大叶肺炎，牙痛，风湿热，系统性红斑狼疮，类风湿关节炎，硬皮病，变应性亚败血症，高尿酸血症（痛风），糖尿病，药物性发热，腮腺炎，小儿夏季热，白血病，中暑。

【用药指征】以高热为主的外感热证，胃火炽盛，及肺热津伤和热痹。凡壮热烦渴，肺热咳喘，头痛，牙痛，关节红肿疼痛，肌肤灼热，神昏谵语，狂躁痉挛者，必用生石膏。

【配伍】

生石膏60~120g，配薏米、白芍、羌活、木瓜、川牛膝、鸡血藤、威灵仙、丹参、大黄、三棱、莪术、淫羊藿、知母等。治系统性红斑狼疮、类风湿关节炎、风湿热、变应性亚败血症、皮肌炎、高尿酸血症（痛风）等引起的高热和关节疼痛，效果良好。

生石膏30~100g，配南北沙参、麦冬、天花粉、石斛、黄精、玉竹、桑白皮、生熟地、黄连、蒸首乌、知母、山药等。治糖尿病、温热病、实热证热盛伤津者。

生石膏90~250g，配金银花、地丁、薄荷、大黄、生地、玄参、板蓝根、黄芩、黄连、钩藤、地龙等。治乙型脑炎、流脑、腮腺炎、药物热、流感。

生石膏60~100g，配麻黄、杏仁、甘草、鱼腥草、金银花、连翘、黄芩、芦根、紫草等。治大叶肺炎、麻疹合并肺炎、支气管哮喘（热喘）。

生石膏30~60g，配生地、升麻、黄连、丹皮、炒栀子、薄荷、细辛等。治胃火牙痛。

【用量】30~250g。

【禁忌】脾胃虚寒者不宜。

【体会】①生石膏与薄荷配伍，宣散退热，治疗外感实热，疗效显著。②与知母配伍，退热止痛，治疗热痹，疗效甚速。③与黄连、桑白皮配伍，与大队滋阴之品合用，能除烦止渴，降低血糖，用于治疗消渴。④余用白虎汤加清热祛风之品治疗乙型脑炎，并配合张锡纯先生之急救回生丹，生石膏用量达到250g，此方在1937治疗乙脑大流行中，疗效卓著，比安宫牛黄丸、至宝丹还佳。

任 达 然

【适应证】温热病邪入气分，出现口干欲饮、发热汗出、脉象洪大的情况下，必定使用该药。

【用药指征】口干欲饮，高热自汗或无汗，脉洪大。

【配伍】

配知母、山栀、茯苓、礞石滚痰丸、石菖蒲、远志、石决明、大贝母、钩藤、黄连。治乙脑神昏高热、痰鸣、抽搐。

【用量】15~120g。

【禁忌】邪在表不宜使用该药，误用后使表邪困遏不解。

许 占 民

【适应证】外感实热证，热入阳明气分热盛，壮热烦渴；邪热郁肺，咳嗽气喘；胃火上炎，头痛牙疼；妇女产后血虚内热等病症。

【用药指征】发热汗出，口渴，脉沉取有力者，多用该药。

【配伍】

配知母，治热在气分。

配人参，治热实脉虚者。

配麻黄，治肺热喘咳。

配升麻，治胃火牙疼。

配玄参，治妇女产后血虚内热之证。

【用量】15~90g。

【禁忌】脾胃虚寒者不宜使用该药，若误用则寒凉下侵，可致大便滑泻。

【体会】使用大量生石膏时，必须配用怀山药，既能增强药效，又避免出现不良反应。

孙 恩 泽

【适应证】感冒高热持续不退者，感染性疾病，麻疹合并肺炎者，内源性哮喘。

【用药指征】发热，心烦，大渴引饮，舌质红，苔黄，脉洪大，谵语，狂躁，体温39℃以上者。

【配伍】

石膏50g，配金银花25g，连翘20g，葛根35g，薄荷20g，蝉蜕20g，牛蒡子20g，赤芍15g，甘草15g。治高热，乳蛾。

石膏35g，配麻黄15g，杏仁20g，甘草10g，黄芩10g，前胡20g，连翘25g，芦根20g，知母20g，川贝母20g。治肺热咳喘，麻疹合并肺炎，内源性哮喘属肺热内蕴者。

石膏35g，配黄芩20g，桑白皮25g，瓜蒌20g，杏仁20g，款冬花20g，白术

20g，半夏 15g，麻黄 10g，知母 20g，海蛤粉 20g，川贝 20g。治内源性哮喘属肺热内蕴者。

【用量】15~100g。

【禁忌】阴虚火旺，大便溏薄者忌服。

【体会】石膏味辛、甘、性大寒，为中医治疗急性传染病或感染性疾病的要药，对于风热咳喘等肺系疾病最为常用，煅石膏可外用于疮疡溃而不敛，湿疹，水火烫伤，无任何不良反应。

李乃庚

【适应证】外感壮热，发疹性疾病的高热期，肺炎，口疮，暑热泻，胃热证，高热惊厥等。

【用药指征】有以下四项中之一项以上者即可使用生石膏：小儿发疹性疾病高热期热毒炽盛；高热、口渴欲饮；面赤气粗，甚则肺热喘急；舌苔黄，舌质红，甚则口舌生疮。

【配伍】

配知母、丹皮、生地等。用于发疹性疾病高热期。

配寒水石、滑石。用于小儿暑热泻，严重者可日服 2 剂。

配麻黄、杏仁、甘草。治肺炎喘嗽。

配薄荷同杵，解肌发汗，退温病初期之高热。

配莱菔子、大黄、灯心草。治小儿口疮。

配知母、甘草、粳米。治阳明经证气分有热。

【用量】30~60g，为煎剂的 1 日用量。

【禁忌】生石膏能除实热，凡属虚热者，脾胃虚寒者不宜用，误用后伤及脾胃，令患儿饮食减少，甚则寒凝于内而致腹痛。

【体会】取效的关键是准确掌握适应证，如虽是阳明热，生石膏只能解阳明经证气分有热，若阳明腑实证则宜下，而非生石膏所能取效。再就是生石膏要先煎，只有合用寒水石、滑石治暑热泻的处方方可同煎。

李炳文

【适应证】阳明气热证，气血两燔证，邪热郁肺之气急喘咳，胃火炽盛的头痛、牙龈肿痛、口舌生疮。

【用药指征】四大证：大热、大渴、大汗出、脉洪大。

【配伍】

生石膏 30g，配小柴胡汤。治腮腺炎。

竹叶石膏汤（石膏用 20~25g）化裁，治甲状腺功能亢进。

石膏 20~25g，合泻黄散或甘草泻心汤。治复发性口疮。

清热泻脾散（石膏 5~10g）出入，治小儿鹅口疮。

麻杏石甘汤（石膏用 30g）加减。治小儿肺炎；成人大叶性肺炎，石膏用至 50~100g。

人参白虎汤（石膏用 150~250g），治中暑高热津伤等。

清瘟败毒饮（石膏用 150~250g），治乙脑、流脑及出血热等。

【用量】5~25g。

【禁忌】证属虚寒者，不宜使用；心脏功能不好时，用量不宜过大。

杜 健 民

【适应证】肺炎，败血症，消渴病（中消），类风湿关节炎，骨髓炎，高血压病伴鼻出血危象等症。

【用药指征】高热，大汗，面目赤，神昏谵语，口舌干燥，手指足趾化脓，脉数，舌质赤，苔薄黄。

【配伍】

生石膏 200g，配肥知母 10g，西洋参 10g（另煎），杭麦冬 10g，鲜石斛 10g，犀牛角 2g，金银花 10g，连翘衣 10g，焦山栀 10g，京赤芍 10g，淡竹叶 10g，生甘草 5g，安宫牛黄丸 3 粒。治败血症。

【用量】20g~250g。

【禁忌】寒性疾病禁用，误用可使寒证加重。

【体会】在高热，大汗不解的情况下，必定要使用石膏。曾治一顽固性败血症，经中西医治疗 50 余天效果不佳。症见高热，大汗，面目赤，神昏谵语，口舌干燥，脉数，舌质赤，苔薄黄。用上方内服，结合输液等方法，连续服用，历时半年多痊愈。我认为中医治疗急性热性病是很有效的。

张 琪

【适应证】温热型重感冒，肺炎及上呼吸道感染，风热上攻头痛，急性风湿性关节炎；口疮，齿龈溃烂，牙痛。

【用药指征】怕热或壮热口渴，脉洪数或滑数；面赤或面垢；口唇红干焦，齿龈红少津，舌苔干少泽或白或黄，大便秘结，小便黄如浓茶，体温高。

【配伍】

生石膏 50g，配葛根 15g，连翘 20g，银花 30g。治风温感冒：症见壮热头痛，微恶寒，舌尖红，苔白少津，脉浮数。

生石膏 70g，配杏仁 15g，麻黄 10g，桔梗 15g，牛蒡子 10g，鱼腥草 20g，甘草 10g。治上呼吸道感染，肺部感染。症见咳喘，壮热，无汗畏寒，舌苔白干，脉浮数。

生石膏 50g，配川芎 20g，白芷 15g，全蝎 10g，荆芥 10g，菊花 15g，当归 15g，生地 15g，白芍 15g。治神经性头痛，辨证属血虚风热上攻者。症见头痛，面赤，目干涩，睛痛，舌红白苔脉滑数。

生石膏 75g，配生地 20g，川连 10g，丹皮 15g，升麻 10g，当归 15g，双花 30g，连翘 20g。治口腔溃疡，齿龈肿，牙痛，唇舌溃疡，见脉数有力，顽固不愈者。

生石膏 50g，配防己 15g，秦艽 15g，伸筋草 30g，羌活 15g，地龙 15g。治热痹，症见关节红肿热痛，发热口渴，舌苔燥，脉数者。

【用量】用该药治疗暑温及其他感染性疾病高热不退，剂量用至 200g，治疗里热表邪不解与麻黄配伍，最小剂量亦须大于麻黄 5 倍，方能有效。

【禁忌】感冒无里热证或脾胃虚寒脘腹胀满，大便溏，舌滑润，脉沉迟，妇女下元寒湿者忌用。

【体会】治疗急性热病必须用生石膏内

服，砸碎先煎 20 分钟后入他药。石膏有解肌作用，治疗各种感染性疾病，见高热不退，舌干口渴，脉洪数者，非此药热不能退，服药后注注汗出而解。

张 子 维

【适应证】高热口渴烦躁，肺热咳喘，胃火上冲引起的头痛及牙痛。

【配伍】

生石膏 120g，配滑石粉 30g，沸水浸泡，浸渍而服。治中暑高热烦躁。

生石膏 30g，配金银花 30g，钩藤 15g，石决明 15g，葛根 12g，连翘 12g，甘草 6g，犀角 3g 冲服。治化脓性脑膜炎。

生石膏 15g，配山栀子 10g，花粉 12g，沙参 12g，桑白皮 12g，杏仁 6g，葶苈子 12g，滑石 10g，甘草 6g。治热喘。

【用量】20~120g。

【禁忌】热证要药，余则不用。

陈 枢 燮

【适应证】风温高热，湿热病卫气同病，痰热蕴肺、高热、胸痛或痰中带血。

【用药指征】高热不退、舌质红、苔黄、脉洪大时必用此药。

【配伍】

生石膏 40g，配知母 15g，银花 30g，连翘 15g，苇茎 40g，杏仁 12g，冬瓜仁 30g，生苡仁 30g，黄芩 15g，焦山栀 15g，鱼腥草 30g，蒲公英 30g，野菊花 15g，败酱草 15g，紫花地丁 30g，六一散 15g。治

邪在气分，高热不退，其势趋入营血，咳嗽，胸痛，痰脓绿而稠，口渴喜饮，苔黄燥少津，脉洪大而数。胸痛甚加降香 10g，郁金 12g，赤芍 20g；胸痛不减加玉枢丹 5g，每日 3 次；高热不退或神昏者，加神犀丹一粒，每日 3~4 次（或琥珀抱龙丸），大量口服五汁饮，必要时西医补液。

【用量】15~100g。

【禁忌】非高热温毒不宜用，年老体虚并有慢性疾病及心脑病变，病情易反复者不宜用。

【体会】风温传变迅速，由气入营，也可逆传心包，当此病程演化过程中有一缓冲时间，也正是竭全力把住关隘，"截断"毒邪之时，否则入营动血，败局叠生，危殆矣，凡遇此情况石膏要大量。温毒逆传不减，应及时采用中西医结合治疗，以免贻误病机。

周 跃 庭

【适应证】急性热病（急性感染性疾病）气分热证，见有高热烦躁口渴者。急性热病气分邪未尽，而邪已入营血者。胃火上炎之牙痛，咽喉肿痛。阳明燥热口渴。由肺胃壅热所致之喘。

【用药指征】高热，烦躁，口渴，舌红苔黄，脉滑数；舌绛或紫，外发斑疹，谵语而仍有黄燥苔，口渴；牙龈、咽喉肿痛而苔黄，便秘者；身虽无热而口渴引饮，苔黄燥；咳喘而见发热汗出，苔黄，脉洪或滑数。

【配伍】

配黄芩、知母、芦根。治外感气分热证。

配黄芩、知母、生地、赤芍、丹皮、水牛角。治外感气营（血）俱热。

配知母、川连、生地。治胃热上炎。

配太子参、生地、花粉。治胃热伤津。

配黄芩、知母、苏子、葶苈子。治肺胃热所致之喘。

【用量】小儿 15~30g，成人 20~60g。

【禁忌】脾阳不足或脾肾阳虚者不能用。虽有热而不属肺胃气分热者不宜用。

【体会】生石膏在外感气分热证为必用之药。该药辛甘大寒，清中有透，即所谓清泄气分最为合适，该药与寒水石清热下行以及芩、连等苦寒直折不同，故外感病早中期多用之。

生石膏晶可清泄气分，如与芩、连、栀、柏等苦寒药配伍，则可清泻脏腑之火。

周 楚 良

【适应证】高热，大汗，口渴心烦，实热头痛。

【配伍】

石膏 50g，配知母 15g，甘草 10g，粳米 50g，麦冬 30g，五味子 10g，花粉 15g，竹茹 15g，太子参 30g。用于高热，汗出，口渴心烦（不属于急性传染病者）。

石膏 50g，配香薷 30g，麦冬 30g，太子参 30g，黄连 10g，竹叶 15g，薄荷 15g，甘草 10g。用于夏季热（重庆地区夏季高温 40℃有患者无原因的发热，故名夏季热）

或单用石膏 10g，薄荷 3g，为末吞服，每小时 1 次，连服 4 次，可以退热。

石膏 50g，配川芎 10g，细辛 5g，黄芩 15g，栀子 15g。用于头痛，有热感。

石膏 5g，配太子参 40g，麦冬 30g，五味子 10g，黄连 10g，生地 20g，炒栀子 15g。用于消渴（糖尿病）发作期，口渴，心烦饮水。

【用量】30~150g。

【禁忌】长期大便稀溏，无明显热象者，服后下痢益甚，损伤脾胃阳气。

【体会】石膏为清热寒凉药，如用于解表药，畏其辛热者，可加入石膏，如麻杏甘石汤，大青龙汤，亦可加入柴葛解肌汤。

郑 志 道

【适应证】外感病气分实热证，阳盛内热证；外用治疗疮疡溃而不敛，湿疹，烫伤。

【用药指征】高热，烦渴，脉洪大，或外感肺热型咳喘。

【配伍】

配知母 10g，银花 10g，连翘 10g，竹叶 10g。治外感实热证。

配炙麻黄 8g，杏仁 10g，川贝 6g，竹茹 12g，桑皮 10g，黄芩 10g。治外感肺热咳喘证。

配竹叶 6g，太子参 18g，麦冬 10g，治热病气津两伤，身热有汗不退。

【用量】20~90g。

【体会】石膏，治疗实热证应重用，用量为常规用量之 2 倍，过轻则效差；治阴虚内热，用量宜轻，否则会加重病情。另外，还要注意中病即止，切莫过剂，以免损伤脾阳，出现胃痛、口淡、汗多等症，影响热病后期机体的恢复。

钟明远

【适应证】乙脑，流感，肺炎。

【用药指征】实热亢盛，壮热，烦渴，大汗，脉洪大。

【配伍】

生石膏15g，配杏仁6g，麻黄1.5g，炙甘草6g，瓜蒌霜6g。治小儿肺炎属风温犯肺，高热，汗出，咳喘者。如便结，痰稠，加葶苈子3g，三蛇胆川贝液2支，羚羊角丝2g。

【用量】15~50g。

【体会】治乙型脑炎证属暑热炽盛，闭窍动风者，石膏须用50~100g，量少则如车薪杯水，往往不能取得满意疗效。此外，生石膏大寒，若脾胃素虚，面色㿠白，舌白，大便溏泄者，服之易造成洞泻，须配粳米以护脾胃；对平素体虚，又患阳明实热证，脉洪大无力，背微怕冷者，需配人参以扶正祛邪。

郭庆贺

【适应证】糖尿病，慢性支气管炎。

【用药指征】肺胃热盛，口大渴，或肺热气喘。

【配伍】

石膏15~60g，配沙参15~25g，麦冬10~20g，天花粉15~30g，地骨皮15~25g。治糖尿病。

石膏15~60g，配麻黄5~15g，杏仁10~15g，桑白皮15~25g，苏子10~20g，地龙10~15g，白果10~15g，白僵蚕7~15g，沉香3~10g，旋覆花10~15g（黄痰较甚者，去旋覆花，加牛蒡子、黄芩、胆星、鱼腥草）。治肺热气喘。

【用量】15~60g。

【禁忌】无热证者不宜使用。

【体会】石膏辛甘、大寒，入肺、胃二经，具有清热泻火，除烦止渴之效，清热泻火作用颇强，治慢性支气管炎属寒饮化热者，可与麻黄、桂枝、半夏、干姜、细辛、五味子、鱼腥草、金银花、连翘、杏仁。若咯脓痰日久不愈者，一般不再用石膏，而转以《千金》苇茎汤为主。

裴正学

【适应证】高热，消渴。

【配伍】

配知母、粳米治疗高热。

配麦冬、天花粉、玉竹、石斛治疗消渴。

【用量】10~100g。

【禁忌】虚寒证不可用。

【体会】必须生用。另凡高热、消渴之证皆可投之。

生 地 黄

本品为玄参科多年生草本植物怀庆地黄 *Rehmannia glutinosa* Libosch. 的新鲜或干燥的地下块茎。主产于我国河南、河北、内蒙古及东北。本品性味甘、苦、寒。归心、肝肾经。具有清热凉血、养阴生津等功效。

在被调研的 330 位医家中，共有 14 位医家擅长使用本品，主要为河北、浙江、天津、山东、上海、甘肃、河南等地的内科、妇科、皮肤科医家。

1. 用药指征及配伍

生地黄的用药指征主要有以下几点：①阴虚内热津伤征象：如口渴多饮、多尿消瘦、口干舌燥、五心烦热，或心悸烦躁等；②慢性病精血不足征象：如头晕、两目干涩、肌肤麻木、脱发、便秘、消瘦、腰酸腿软、耳鸣耳聋、记忆力下降等；③舌脉征象：舌质红或中间红，苔少，或中有裂纹，或苔黄干，脉细数，或弦，或弦细。

临床上生地黄常与知母（9 次）、麦冬（9 次）、黄芪（7 次）、丹皮（5 次）、当归（5 次）等药物配伍同用。

2. 主治病症

从调查看，本品多用于温病热入营血证、热病后期阴伤、慢性病阴虚火旺证、消渴、眩晕、耳鸣耳聋、盗汗、心悸、咽喉肿痛、慢性泻泄、肠燥便秘、热痹肿痛、血痹、腰痛、瘿病、脱发、崩漏等。这些疾病主要包括现代医学中的血液系统疾病，如急性白血病、血小板减少性紫癜、过敏性紫癜、荨麻疹等；免疫系统疾病，如类风湿关节炎、系统性红斑狼疮、干燥综合征、过敏性皮肤病、白塞病、血管炎性皮肤病等；皮肤病，如全身性红斑皮炎、银屑病、结节性红斑、过敏性紫斑等；各种急性感染极期及恢复期，口腔炎、咽炎、鼻炎、口腔溃疡；糖尿病、甲亢；某些肿瘤，如乳腺癌等；肿瘤放化疗前后及服用激素后引起的不良反应；还可以用于快速型心律失常、自主神经功能失调、更年期综合征，以及高血压、左心肥厚、脑梗死及腔隙性梗死等疾病。

3. 禁忌证及用量

关于生地黄的禁忌证，大多数医家认为，凡实寒或虚寒证，及脾虚湿盛之苔腻、腹泻等均不宜应用。

本品最小用量为 9g，最大 90g，一般为 10~30g 左右。鲜品捣汁用 40~120g，宜逐渐加量。

王翘楚

【适应证】便秘，口腔炎，荨麻疹，以及其他慢性病并有阴虚火旺证候者。

【配伍】

生地 10~15g，配知母 15g。主治便秘。口干舌燥，或口腔溃疡，或精神抑郁、焦虑、失眠、脑动脉硬化、高血压、脑梗死、脑萎缩等并有便秘者，尤为适宜。

【用量】10~30g。

【禁忌】有慢性腹泻，或对生地比较敏感者不宜用，或不宜多用。误用后常见腹泻加剧或引起腹泻。停药后即止，无其他不良反应。

【体会】胃肠道肿瘤或其他原因引起的肠道梗阻而引起的便秘除外，一般慢性疾病并有便秘者，常采用生地、知母加入辨证论治复方中使用，取其润肠通便，多获良效。一般很少用大黄，因大黄通便常并有腹痛，且有先通后止之弊。

边天羽

【适应证】全身性红斑皮炎，银屑病，结节性白斑，过敏性紫斑，白塞病，血管炎性皮肤病，全身性红斑狼疮。

【用药指征】发热，咽干，舌质红，五心烦热，脉细数，皮疹鲜红。

【配伍】

配玄参 9g，白芍 12g，知母 9g，茅根 30g，生石膏 30g，牛蒡子 9g，荆芥、防风各 9g，甘草 6g，升麻 3g，金银花 15g。用于气血风热证。

配土茯苓 30g，金银花 15g，连翘 10g，黄芩 10g，大青叶 15g，板蓝根 15g，槐花 10g，丹皮 10g，玄参 10g，当归 10g，红花 10g，麦冬 10g，甘草 6g。主治热毒血瘀证。

配玄参 9g，银花 15g，连翘 9g，当归 9g，鸡血藤 15g，甘草 15g。主治阴虚热毒血瘀证。

配党参 30g，黄芪 30g，沙参 30g，玄参 30g，丹皮 12g，赤芍 12g，当归 12g，桃仁 6g，红花 15g，郁金 6g，川连 6g，莲子心 6g，血竭 3g，甘草 6g。主治气阴两虚血瘀证。

【用量】一般用 30g。

汤益明

【适应证】高血压，高血压左心室肥厚，脑梗死，腔隙性脑梗死。

【用药指征】头晕目眩，胸闷心悸，腰酸腿软，耳鸣耳聋，记忆力下降，心烦少寐，舌红苔少，脉弦或弦细。

【配伍】

生地黄 20g~30g，配汉防己 30g，钩藤 20g。治高血压。

生地黄 20~30g，配丹参 20g，黄芪 30g，川芎 20g。治高血压左心室肥厚。

生地黄 20~30g，配枸杞子 20g，菊花 15g，山茱萸 20g。治腔隙性脑梗死。

【用量】20~30g。

杨友鹤

【适应证】慢性泄泻；崩漏或其他出血

证，属精血亏虚者。

【配伍】生、熟地炭各 15g，加胶艾四物汤，治崩漏、便血等。

【用量】10~15g。

【禁忌】实热证者禁用。

【体会】生熟地制炭后，养血补肾，治疗慢性泄泻、慢性崩漏下血，滋而不腻，无碍消化之弊。

陆　拯

【适应证】阴虚内热，热病津伤，血虚发热，各种血证，消渴大饮，热痹肿痛。

【用药指征】舌质红或中光红，或苔黄干，脉弦数或细数。

【配伍】

生地 20g，配银柴胡 10g，地骨皮 15g，鳖甲 15g，青蒿 15g。治阴虚内热。

生地 15g，配玄参 10g，麦冬 15g，北沙参 15g，玉竹 15g。治血虚发热。

鲜生地 30g，配玄参 15g，银花 20g，麦冬 15g，黄连 6g，水牛角 60g。治热病吐衄，斑疹。

生地炭 20g，配槐花 15g，地榆炭 20g，侧柏炭 20g。治咯血、衄血。

生地炭 20g，配白茅根 30g，小蓟 20g，茜草炭 15g，车前子 20g。治尿血不止。

生地炭 20g，配当归炭 15g，白芍 15g，阿胶 10g，艾叶 8g。治崩漏不断。

生地 20~30g，配麦冬 20g，天花粉 20g，知母 10g。治消渴大饮。

生地 30g，配忍冬藤 30g，赤芍 15g，野桑枝 30g，晚蚕沙 30g。治热痹肿痛。

【用量】15~30g，鲜品捣汁用 40~120g。

【禁忌】①实寒证、虚寒证均不宜用本药，如用则可使寒邪不化，损伤阳气。②脾胃虚弱，腹满便溏者，不宜使用，用则会使脾胃损伤，并可出现呕吐，不思饮食等症状。

【体会】干生地（即生地）以滋阴清热力胜；鲜生地以清热、凉血、止血力专；生地炭以滋阴止血力强。在以下情况下必用生生地黄：①阴虚内热，午后为剧，两颧潮红；②热病后期，津液受损；③阴血不足，时有低热；④吐血，咯血，衄血，便血，尿血诸种血证；⑤消渴引饮，烦热不安；⑥风湿热痹，关节肿痛。

陆　德　铭

【适应证】复发性口腔炎，疖，痤疮，酒渣鼻，脂溢性皮炎，甲状腺功能亢进症，系统性红斑狼疮等。

【用药指征】口干欲饮，手足心热，舌红少苔中有裂痕。

【配伍】

配天花粉 15g，白花蛇舌草 30g。主治痤疮、酒渣鼻、脂溢性皮炎。

配黄芪 60g，女贞子 15g，半枝莲 30g。主治白塞病、复发性口腔炎。

配玄参 12g，半枝莲 30g。主治疖病。

配黄芪 30g，鳖甲（先煎）15g，柴胡 9g。主治甲状腺功能亢进症。

【用量】15~30g。

【禁忌】大便溏薄 1 日数次应减少剂量或停用。

【体会】口腔溃疡反复发作，日久耗气伤阴，肾阴不足，水不济火，虚火上炎；疖病发病缠绵不愈，乃由气血不足、卫外不固，外来之邪侵袭所致；而痤疮、脂溢性皮炎等皆为阴虚火旺所致；甲状腺功能亢进症、系统性红斑狼疮等均有气阴不足之候，故治以益气养阴。

陈健民

【适应证】服用激素后引起的不良反应，免疫系统疾病；乳腺肿瘤。

【用药指征】舌红中裂、苔少。

【配伍】

生地30g，配天冬30g，黄芪15g，葛根30g，蒲公英30g，柴胡10g。治疗乳腺病。

生地30g，配黄精30g，明党参30g，黄芪15g，扁豆30g。治疗细胞免疫功能低下。

生地30~120g，配知母10g，甘草6g，白芥子10g，川草乌各6g。治疗类风湿关节炎，胶原性疾病等。

生地30g，配知母10g，甘草6g，治疗服用激素后引起的不良反应。

【用量】10~120g。

【禁忌】舌苔厚腻者不用。

【体会】内分泌激素紊乱、免疫功能紊乱类疾病常用该药。生地与地塞米松合用，可减轻皮质激素对下丘脑－垂体－肾上腺轴的抑制作用，故生地用于内分泌、免疫功能紊乱所引起的疑难杂症，有较好的疗效。个别人用生地15g即可引起腹泻，若腹泻不甚者可酌加山药、扁豆等。

张重华

【适应证】鼻出血，萎缩性咽炎，鼻炎，口腔溃疡，慢性咽喉炎，眩晕，耳鸣耳聋，头面部肿瘤放、化疗前后。

【指征】阴虚内热，血热妄行引起的鼻出血，或伴血瘀征象；慢性咽炎，咽干咽燥，黏膜干红、光亮、萎缩、溃疡；放、化疗引起阴亏津伤，局部干痛、红肿；耳鸣耳聋渐起，日久不愈，眩晕反复发作。

【配伍】

生地12g，配玄参9g，麦冬12g。适用于慢性咽炎，咽干咽燥，鼻出血，血色鲜红、量多，萎缩性鼻炎，咽炎，咽干，黏膜光亮，口腔溃疡，放疗后口干少津，舌红苔剥。

生地12~30g，配生白芍9g。适用于鼻出血；慢性咽炎，咽部异物梗阻感；耳鸣耳聋，眩晕。

【用量】9~30g。

【禁忌】腹胀，纳呆，便秘，舌苔厚腻者不宜用，误用会碍胃助湿，加重腹泻。

【体会】鼻衄重危急症，色鲜量多时，可用鲜生地60g。

夏 翔

【适应证】自身免疫性疾病，如类风湿关节炎，系统性红斑狼疮，干燥综合征，心肌炎等；过敏性皮肤病，糖尿病。

【用药指征】凡舌质偏红，苔薄少，有内热征象者即可用。

【配伍】

生地15~30g，配黄芪30g，怀山药

15g，黄精 15g，党参 15g，天花粉 15g，知母 12g，石斛 12g，白术 15g，茯苓 12g，山萸肉 12g。治疗糖尿病。

生地 30~60g，配黄芪 15~45g，知母 12g，丹皮 12g，赤芍 15g，银花 15g，荆芥 9g，苍耳子 30g，辛夷 15g，苦参 12g，菝葜 15g。治疗过敏性皮肤病。

生地 30~90g，配细辛 6g，杜衡 12g，杜仲 12g，制川草乌各 9g，知母 15g，威灵仙 15g 等。治疗自身免疫性疾病关节疼痛明显者。

【用量】12~90g。

【禁忌】向有脾胃虚弱，阳虚，舌质淡者不宜用，误服可能致便溏。

【体会】过敏性皮肤病及表现关节疼痛的自身免疫性疾病必用。生地在治疗自身免疫性疾病时可用至最大剂量，运用时可以从小剂量开始。有脾胃虚弱者，配伍黄芪、蔻仁等健脾温中之品。

梁　冰

【适应证】血液病，属阴虚内热，热毒炽盛迫血妄行者。

【配伍】

配丹皮 15g，赤芍 15g。治血热炽盛。

配女贞子 20g，旱莲草 15g，黄精 15g，麦冬 20g，知母 20g。治阴虚内热。

【用量】20~25g。

【禁忌】脾肾阳虚之腹泻者不用。

程益春

【适应证】消渴，心悸，腰痛，血痹，

视瞻昏渺，瘿病，肠燥便秘，温病热入营血，血热妄行，脱发，咽喉肿痛等。

【用药指征】口渴多饮，多尿消瘦，口舌干燥，五心烦热，腰酸腿软，乏力，舌红少苔，脉细数；或有头晕、两目干涩，肌肤麻木；或脱发，大便秘结，身体消瘦；或热病之后，口燥咽干，心悸烦躁等。

【配伍】

生地 12~15g，配云苓 12g，泽泻 9g，山萸肉 9g，山药 9g，丹皮 9g。治阴虚型消渴。

生地 15~30g，配黄芪 30g，天花粉 9~12g。治气阴两虚型消渴。

生地 15~30g，配当归 9g，麻仁 9g，枳壳 9g。治阴血虚肠燥便秘。

生地 12~15g，配炒枣仁 30g，阿胶 11g，麦冬 15g。治心悸，怔忡，心烦失眠。

【用量】9~30g。

【禁忌】脾虚有湿及腹满便溏者不宜。

【体会】消渴病症属阴虚内热者必定使用该药。生地甘苦而寒，以清热凉血养阴为主，对阴虚有热，肾精不足的下消证特别适用；气阴两虚及脾肾两亏型的消渴，可配伍他药同用。生地同时有润肌肤、逐血痹、通血脉、利耳目的作用，对消渴病的变证也有较好的治疗作用。

焦中华

【适应证】血热妄行，如急性白血病热毒炽盛型；温热病热入营血者；阴虚内热而见出血或皮疹者，如血小板减少性紫癜，过敏性紫癜，荨麻疹等；糖尿病；热病后期症见伤阴者。

【配伍】

配麦冬，治温热性疾病。

配水牛角粉，治血热妄行。

配防风，治荨麻疹。

配山药，治糖尿病。

配丹皮，治血小板减少性紫癜。

【用量】12~90g。

【禁忌】慢性病脾虚有湿，腹满便溏者不用。

【体会】急性白血病热毒炽盛型者宜大量使用。

裴正学

【适应证】虚热伴盗汗者，肥胖食量大者。

【配伍】

配青蒿、鳖甲治疗虚热。

配大黄治疗肥胖。

【用量】10~20g。

【禁忌】虚劳、消瘦、食少纳呆者慎用。

【体会】另与砂仁拌投可减少碍胃之不良反应。

薛 芳

【适应证】快速型心律失常，植物神经功能失调，糖尿病；更年期综合征。

【用药指征】依据心电图出现的窦性心动过速、过早搏动、室上性阵发性心动过速、阵发性心房颤动、短阵室速。血糖增高、尿糖阳性、糖耐量实验减低等。

【配伍】

配丹皮15g，知母15g，盐制黄柏15g，山萸肉15g，制龟甲15g，玉竹15g，麦冬15g，炒枣仁20g，姜制黄连10g，竹叶2g，龙齿20g，治窦性心动过速，过早搏动，室上性阵发性心动过速，阵发性心房颤动，短阵室速等心律失常。

配麦冬20g，萸肉20g，黄精30g，天门冬20g，桑螵蛸20g，姜制黄连10g，地骨皮15g，治Ⅱ型糖尿病，辨证属阴虚火旺者。

【用量】20~50g。

【禁忌】缓慢型心律失常不宜用，用则出现心率减慢。

【体会】心电图窦性心动过速时必用该药。

代 赭 石

本品为三方晶系氧化物赤铁矿的矿石，产于许多种矿床和岩石中。主产于山西、河北、河南、山东等地。本品味苦、辛，微寒。归心、肝、肾经。具有清热凉血、活血散瘀等功效。

本次被调研的330位名中医中擅长运用代赭石的有4位。主要为上海、山西、黑龙江、陕西等地的内科、妇科医家。

1. 用药指征及配伍

关于代赭石的用药指征主要有以下几点：①阳气上亢征象：头痛，眩晕，烦躁，烘热汗出，嗳气，呃逆，呕吐，呕血，衄血，气喘等。②舌脉征象：舌红，或舌干，苔白，或苔燥；脉弦滑有力，或弦数者。③理化检查：血压偏高。

与代赭石配伍较多的有滋阴清热药，如天冬、生地、沙参、玄参、黄芩、菊花、知母；止血药：有栀子、丹皮、藕节、茅根、侧柏叶、三七、白及；理气活血药：如郁金、当归、川芎、怀牛膝、地龙等；泻下药：如大黄；化痰药：如旋覆花、半夏、皂角、胆星、瓜蒌；平肝息风药：如生石决明、龙骨、牡蛎、全蝎、珍珠母；以及补益药：如人参、甘草、首乌、熟地、女贞子、桑椹、黄芪、仙茅、淫羊藿等。

2. 主治病症

代赭石所主治的病症主要有内科病，如头痛、眩晕、呕吐、噎膈、反胃、气喘、吐血、衄血、上消化道出血、高血压、颅内高压、甲状腺功能亢进症、胃炎、胃溃疡等；妇科疾病，如月经不调、崩漏、更年期综合征等。

3. 禁忌证及用量

在禁忌方面大多数医家认为：本品苦寒重坠，有致泻不良反应，故脾胃虚寒，大便溏泻者勿用，体弱气虚下陷、虚寒证、妇女子宫下垂等禁用。

用量最小每剂15g，最大60g。

许 占 民

【适应证】肝阳上亢，头痛眩晕；胃气上逆，呕吐嗳气；肺肾虚损，气逆喘促；血热妄行，吐衄崩漏；痰热互结，结胸痞满等病症。

【用药指征】血压增高，呕吐哕逆，脉弦滑有力者可使用本品。

【配伍】

配白芍，治肝阳头痛。

配旋覆花，治胃逆呕哕。

配人参，治气脱喘促。

配蒌仁，治痰热痞满。

【用量】15~60g。

【禁忌】脾胃虚寒，大便溏泻者勿用，本品苦寒重坠，有致泻不良反应。

【体会】胃脘痞满者用代赭石配瓜蒌仁疗效较佳。

张　琪

【适应证】呃逆不止，噎膈反胃、呕吐，惊痫抽搐，头痛眩晕，吐血，衄血。

【配伍】

代赭石30g，配半夏15g，人参10g，甘草10g，生姜10g，大枣3枚。治膈肌痉挛，呃逆不止，脉弦有力，舌苔白者。

代赭石30~40g，配人参10g，当归15g，天冬15g，生地15g，半夏20g，沙参15g。治噎膈反胃（贲门失弛缓症，食道炎），见口干舌红脉弦滑者。

代赭石30g，配生地黄20g，焦栀子10g，丹皮15g，郁金10g，藕节20g，茅根20g，侧柏叶20g。治吐血，衄血。

赭石50g，配皂角7g，胆星15g，龙骨20g，牡蛎20g，大黄10g，全蝎10g。治癫痫抽搐，见脉弦数舌红苔燥者。

赭石50g，配龙骨20g，牡蛎20g，生地20g，玄参20g，黄芩10g，菊花15g，生石决明30g，珍珠母30g。治肝阳上亢之头痛，眩晕（包括高血压病），见脉弦数，舌干苔燥者。

【用量】20~50g。

【禁忌】体弱气虚下陷、泄泻、妇女子宫下垂等禁用。

【体会】《本草纲目》主张本药须醋淬煅用，依余师张寿甫之经验应用生者研碎入煎剂疗效较佳。

徐木林

【适应证】高血压等心脑血管疾病。

【用药指征】肝阳上亢证，症见头痛，眩晕，脉弦有力；病势上逆证，症见来势急的嗳气，呃逆，呕吐，气喘；高血压性脑出血，颅内高压，以及并发上消化道出血者，尤其是后者，见吐衄。

【配伍】

代赭石30g，配怀牛膝20g。用治高血压，高血压脑病，高血压脑出血见肝阳上亢之眩晕，头痛，呕吐者。

代赭石30g，配怀牛膝、制首乌（或熟地）、女贞子、桑椹。治阴虚阳亢。

代赭石30g，配怀牛膝、黄芪、当归、川芎、地龙。治肝阳上亢兼气虚血瘀者。

代赭石30g，配怀牛膝、法半夏、胆南星、全瓜蒌、旋覆花。治肝阳挟痰饮上逆者。

代赭石30g，配三七粉10g（冲服）。治疗高血压性脑出血并发上消化道出血，症见呕衄者。

代赭石30g，配三七末10g，石决明30g，怀牛膝30g。治疗高血压脑出血并发上消化道出血，血压居高不下者。

代赭石30g，配三七末（冲服）10g，大黄。治以上诸症兼胃火炽盛者。

【用量】20~60g。

【禁忌】非肝阳上亢者不可使用。误用

杀人正气，加重病情，使人软弱无力。

黄保中

【适应证】上消化道出血，高血压，甲状腺功能亢进症，更年期综合征，胃炎及胃溃疡。

【用药指征】呕血，头痛眩晕，烦躁，肢麻，烘热，汗出，急躁，月经不调，嗳气，呃逆，呕吐等气逆、阳亢之证。

【配伍】

配白及、三七、大黄。治疗呕血。

配山药、牛膝、杭白芍、生地、玄参。治疗高血压。

配牛膝、柴胡、枳实、白芍、甘草。治疗甲状腺功能亢进症。

配当归、知母、仙茅、淫羊藿。治疗更年期综合征。

【用量】15~45g。

【禁忌】虚寒病症不宜使用该药。

仙 鹤 草

本品为蔷薇科植物龙芽草 *Agrimonia pilosa* Ledeb. 的地上部分。全国大部分地区均产。其味苦、涩，性平。归肺、肝、脾经。具有收敛止血、止痛补虚等功效。

本次被调研的 330 位名中医中擅长运用仙鹤草的有 5 位。主要为上海、江苏、浙江、甘肃等地的内科、五官科医家。

1. 用药指及配伍

仙鹤草的用药指征，概括起来大致有以下几点：①出血：吐血、咳血、鼻衄、便血、尿血、崩漏等。②气虚征象：如面色萎黄，神疲乏力，整天有疲劳感，纳佳而无明显脾虚之证，自汗盗汗，白带过多，遗精早泄，大便滑泻等。③舌脉征象：舌质淡，或嫩红，苔白，或薄白、少苔；脉沉细，或浮虚，或细数无力。

与仙鹤草配伍同用的药物种类较多，有仙茅、淫羊藿、白术、大枣等补益药；也有黄连、马齿苋等清热药；蝉蜕、防风等祛风抗过敏药；生地、藕节、旱莲草等凉血药；糯稻根、黑料豆、麻黄根、生牡蛎、浮小麦等敛汗药；酸枣仁、合欢皮、夜交藤等安神药。

2. 主治病症

仙鹤草所主治的病症主要有出血性疾病，如吐血、咳血、鼻衄、崩漏下血、便血、尿血等，以及疲劳综合征、失眠、眩晕、出汗异常、胃脘痛、腹泻、消渴、恶性肿瘤、慢性咽喉炎、喉源性咳嗽、过敏性鼻炎、鼻喉乳头状瘤等。

3. 禁忌证及用量

在禁忌证方面大多认为：实证、瘀血出血、痰火诸证不宜应用该药。

在用量上，最少每剂用 6g，最多达 60g，多数认为用 10~30g。

干 祖 望

【适应证】脱力证，神疲乏力，整天疲劳感，纳佳而无脾虚之证。

【配伍】

配仙茅 6g，淫羊藿 6g，主治脱力证。

【用量】6~10g。

【禁忌】属脾虚证者不宜用此药。

【体会】仙鹤草与仙茅、淫羊藿同用，自拟为三仙汤，专治不明原因的神疲乏力，具有类似激素样作用，但无激素的不良反应，服后使人振奋精神。

王 自 立

【适应证】咳嗽，胃脘痛，消渴，肾虚，气虚。

【用药指征】舌淡、苔白，脉沉细者多可应用。

【配伍】

仙鹤草 30g，配蜂房 15g。治疗虚寒性咳嗽。

仙鹤草 30g，配高良姜 15g。治疗胃脘痛。

仙鹤草 30g，配马齿苋 30g。治疗消渴证。

【用量】10~30g。

【禁忌】实证不宜应用该药，误用后则加重病情。

【体会】气虚胃痛，气虚咳嗽火用该药。仙鹤草性味平和，功效独特，无任何毒副作用，临床可治多种病症效果颇佳。现代药理研究证实有强心、抗炎、抗寄生虫及镇痛作用。

李 炳 文

【适应证】吐衄咳血、崩漏下血、便血尿血等多种出血证，大便滑泻，遗精早泄，白带过多，自汗盗汗，津血脱失，脱力劳伤所致精力萎顿，疲乏无力之证。

【用药指征】舌质嫩红，苔薄白或少苔，脉浮虚或细数无力。湿郁化风、土虚木乘之下利，脾不统血之崩漏，脾肾两虚之带下、崩漏、遗精、自汗、盗汗等必用。

【配伍】

配黄连、广木香、蝉蜕、防风、白术、白芍、陈皮、炙甘草。治肠功能紊乱，慢性结肠炎等所致慢性泄泻，慢性溃疡性结肠炎腹泻，便脓血。

配大枣 10 枚，仙鹤草 30g。浓煎后代茶饮，每日 1 剂。治疗自汗、脱力劳伤。

单味浓煎，治吐衄、崩漏、便血等虚性出血证，或加入辨证方药中，用于各种出血性疾病。如血热吐衄者，配伍生地、藕节、生大黄等；虚寒吐衄，崩漏下血者，配伍黄土汤。

【用量】15~30g。

【禁忌】证属实热，瘀血，痰火者，不宜单独使用该药。

【体会】仙鹤草，味苦涩性平，归肺肝脾经，除能收敛止血外，尚能涩肠止利、涩精止带、涩津止汗。另外，该药有补虚强壮，恢复疲劳之功，治疗疲劳综合证，效果亦佳。

张 重 华

【适应证】鼻出血，慢性咽喉炎，喉源性咳嗽，眩晕，过敏性鼻炎。

【用药指征】肝肾不足，脾肾两亏，气血偏虚，症见鼻出血，眩晕，耳蝉鸣等。凡出血有气虚见症者均可用。过敏性疾病，局部痒甚，阵发性咽痒、呛咳、无痰者尤适用。

【配伍】

仙鹤草 15~30g，配旱莲草 12g。适用于气阴两虚，鼻出血，短气无力者。

仙鹤草 30g，配蝉蜕 9g。适用于喉源性咳嗽，过敏性鼻炎。

仙鹤草 30g，配化橘红 9g。适用于喉源性咳嗽、过敏性鼻炎。

仙鹤草 30g，配白术 9g，泽泻 12g，适用于眩晕，兼头昏，头重肢重困乏，纳差恶心，气闷欲吐。

【用量】15~60g。

【禁忌】本药安全平和，大剂量应用亦未见明显不良反应。

【体会】仙鹤草对喉源性咳嗽有较明显效果，亦可用于治疗鼻喉乳头状瘤。

赵 树 珍

【适应证】癌症伴出血、疼痛者，肿瘤手术、放疗后气血亏虚，伴多汗羸劣等；内科血证，盗汗，自汗，失眠等。

【用药指征】正气虚衰，气血不足，症见面色萎黄，乏力神疲，多汗羸劣，出血等。正虚而伴出血者必用。

【配伍】

仙鹤草30g，配香茶菜30g，薜荔果

30g，藤梨根30g。治胃癌。

仙鹤草30g，配野荞麦根30g，山海螺30g，龙葵30g。治肺癌。

仙鹤草30g，配糯稻根30g，黑料豆30g。治盗汗。

仙鹤草30g，配麻黄根10g，生牡蛎30g，浮小麦30g。治自汗。

仙鹤草30g，配酸枣仁30g，合欢皮12g，夜交藤30g。治失眠。

仙鹤草30g，配干蟾皮10g，蜈蚣2条，延胡索15g。治癌痛。

【用量】一般15~30g，最大用量60g。

【禁忌】血瘀证而伴出血者不宜用。

【体会】本药扶正补益、抗癌止痛、养血止血、敛汗宁神，对不同癌症，安全无毒，疗效满意。

白　术

白术为菊科多年生草本植物白术 *Atractylodes macrocephala* Koidz. 的根茎。主产于浙江。本品性味苦、甘、温。归脾、胃经。具有补气健脾、燥湿利水、止汗安胎等功效。

在被调研的医家中，擅长运用本品的有 12 位。主要为辽宁、安徽、北京、福建、甘肃、黑龙江、河南、吉林、江苏等地的内科、妇科、外科、儿科、肛肠科医家。

1. 用药指征及配伍

本品的用药指征主要有以下几点：①脾胃虚弱征象：面色萎黄，脘腹胀满，四肢不温，大便溏薄，尿少浮肿，困倦乏力，自汗等；②舌脉征象：舌嫩，质淡红，边有齿痕，苔薄白或腻；脉细，或细弦，或沉细，或脉濡滑无力。

与白术配伍较多的药物主要有人参（包括党参、白参、太子参共 12 次）、茯苓（14次）、甘草（8 次）、半夏（4 次）、黄芪（4 次）、陈皮（4 次）等。

2. 主治病症

白术所主治的病症主要有腹胀、腹泻、自汗、水肿、带下、便血、郁证、鼓胀等病症。包括现代医学中消化、泌尿等系统疾病。消化系统疾病主要有消化不良、慢性胃炎、胃十二指肠溃疡、慢性肠炎、慢性肝炎、溃疡性结肠炎、习惯性便秘、肝硬化各期；泌尿系统疾病包括慢性肾炎、肾病综合征、肾功能不全等；还可用于高血压、糖尿病、内耳眩晕症、重症神经官能症，以及慢性盆腔炎、功能性子宫出血等妇科疾病。

3. 禁忌证及用量

在禁忌证方面，多数医家认为阴虚内热、津液亏耗、血虚、湿热内蕴诸证不宜使用。

在用量上，最小每剂 5g，最大 80g，一般为 10~30g 左右。

王 文 彦

【适应证】各种原因引起的肝功能损伤，慢性胃炎，胃、十二指肠溃疡。

【用药指征】有脾胃虚弱见症。

【配伍】

配柴胡、泽兰、丹参、郁金等。治肝炎。

配丹参、泽兰、蓼实、枳椇子等。治肝硬化。

配党参、云茯苓、砂仁、鸡内金等。治慢性胃炎。

配半夏、天麻等。治眩晕。

【用量】10~80g。

【禁忌】大便干燥者一般不用。

【体会】白术小剂量健脾，大剂量健脾燥湿。

王铁良

【适应证】脾虚湿阻或湿浊困脾之慢性肾炎或肾功能不全；卫气不固，易于感冒之肾炎；脾虚湿浊中阻之肾病综合征水肿。

【用药指征】腹胀纳差，尿少浮肿，困倦乏力，舌质嫩，边有齿痕，脉滑濡无力。

【配伍】

白术 30g，配猪苓 20g，泽泻 15g，桂枝 15g，金银花 30g，连翘 20g，板蓝根 30g。治脾虚湿阻，湿浊困脾之水肿或蛋白尿不消者。

白术 20g，配党参 20g，茯苓 20g，山药 15g，扁豆 15g，莲子 15g，陈皮 15g，苡仁 15g，砂仁 15g，桔梗 10g，益母草 30g，白花蛇舌草 50g。治脾虚不摄，清气不升所致的水肿，蛋白尿。

【用量】10~30g。

【禁忌】阴虚内热或津液亏耗燥渴者忌用。

【体会】白术味苦而甘，既能燥湿实脾，又能暖脾生津，其性最温，服之能健食消谷，为脾脏补气第一要药。凡是脾虚湿阻，或湿浊困脾者，本品均为首选药物。

王德林

【适应证】脾胃虚弱，脾虚水停引起的水肿等症。

【用药指征】面色萎黄，腹胀，泻泄，水肿。

【配伍】

白术 15g，配党参 15g，茯苓 15g。治疗脾胃虚弱引起的面色萎黄，神疲乏力等。

白术 15g，配泽泻 15g，茯苓 15g。治疗脾虚水停引起的水肿，泄泻等。

【用量】10~30g。

【禁忌】实证、气滞不宜用，误用易留邪。

曲 生

【适应证】脾胃虚弱，食少，腹胀，泄泻，乏力，水湿停留，肿满痰饮，表虚自汗等症。

【用药指征】纳差，腹胀喜按，泄泻，自汗。

【配伍】

配人参 10g，茯苓 15g，甘草 10g。治气虚。

配人参 10g，甘草 10g，清半夏 10g，砂仁 10g，陈皮 15g，茯苓 20g。治食少，腹胀，便溏等。

配茯苓 20g，桂枝 10g，甘草 10g，生姜 10g。治痰饮病，心悸，眩晕，气短，咳嗽，胸胁胀满。

配黄芪 30g，浮小麦 20g，牡蛎 20g。治表虚自汗。

【用量】10~30g。

【禁忌】阴虚燥渴者或肾虚者不宜。

【体会】白术甘苦温，具有补气健脾、燥湿利水、固表止汗之功。有火者宜生用。

朱秉宜

【适应证】慢性腹痛，长期便秘而无器质性病变者。

【配伍】

白术 30g，治疗长期便秘。

白术 30g，配生地 20g，天冬 20g，麦冬 20g，玄参 20g，柴胡 10g，升麻 15g。治疗长期便秘伴口干者。

白术 30g，配当归 20g，肉苁蓉 15g。治疗血虚肠燥之便秘。

【用量】 10~30g。

李 莹

【适应证】 肾病综合征，慢性肾功能不全以水肿为主要表现者，脾气虚弱、运化失常所致之食少便溏，脘腹胀满，倦怠无力等症，脾虚气弱，肌表不固之自汗证。

【配伍】

白术 20g，配陈皮 10g，大腹皮 15g，茯苓 30g。用于阳水之水湿浸渍型；阴水之脾气虚衰，肾阳衰微型。

白术 20g，配人参 10g，茯苓 30g，炙甘草 6g。用于脾气虚弱，运化失常所致之食少便溏，脘腹胀满，倦怠无力等症。

白术 15g，配桂枝 10g，茯苓 30g，炙甘草 10g。治胸胁支满，心下痞闷，胃中有振水音，脘腹喜温畏冷等症。

【用量】 5~30g。

【禁忌】 阴虚内热或津液亏耗燥渴者不宜。

【体会】 该药燥温之性，可并用滋阴清热之品制之；根据具体病情，分别选用生白术、炒白术、焦白术；水肿之阴水及阳水中水湿浸渍型者均须用之。

李鸣皋

【适应证】 腹泻，慢性结肠炎，腰痛；功能性子宫出血。

【用药指征】 脘腹胀，四肢不温，大便溏薄，舌质淡红，舌苔薄白，脉沉而细。

【配伍】

白术 15g，配云苓 15g，黑山楂 20g，车前子 15g，砂仁 6g。治脾虚泄泻。

白术 20g，配生地炭 15g，车前子 30g，黑蒲黄 15g，茜草 15g。治功能性子宫出血。

白术 15g，配熟地 15g，杜仲炭 12g，苡米 20g，怀牛膝 10g，补骨脂 6g，西茴 10g。治腰痛。

【用量】 5~30g。

【禁忌】 血虚、湿热内蕴者不宜，误用则口舌生疮。

【体会】 一般以生白术入药，传统炒白术有咽干之弊，生白术有抗菌利尿之效。

汪达成

【适应证】 脾胃虚弱、运化不健、痰湿内蕴的胃纳不振，泄泻便溏，水肿尿少等症。

【配伍】

配枳实、鸡内金、砂仁、谷麦芽。治食欲不振、纳后脘胀、便溏便秘（胃肠功能紊乱、肠易激综合征）。

配当归、肉苁蓉、大生地、桔梗。治老年人习惯性便秘。

配桂枝、猪苓、茯苓、泽泻、玉米须、车前子。治钠潴留性水肿。

【用量】 10~30g。

张 林

【适应证】郁证（重症神经官能症），鼓胀（肝硬化各期），肾病重症水肿（慢性肾炎、尿毒症、肾病综合征）属脾虚者。

【配伍】

白术 15~50g，配白参 25g，香附 20g，升麻 10g，远志 10g，石菖蒲 10g，杭芍 10g，郁金 10g，菊花 10g，甘草 10g。主治郁证。

配黄芪、首乌等。主治鼓胀。

炒白术 40~60g，配党参、黄芪、首乌、黄精等。主治肾病重症水肿。

【用量】10~60g。

【禁忌】内热燥渴者不宜。

【体会】白术乃补气健脾之要药，功善燥湿，更有补中补阳，固表止汗，安胎之功。培土固能制水，故善治脾肾阳虚，水湿失运之水肿、泻泄诸症。临床补气生血宜生用，健脾燥湿宜炒用，补中健脾止泻宜土炒焦用。

郑 孙 谋

【适应证】脾胃气虚，体倦乏力，自汗，带下，中气下陷，脱肛，久泻，子宫下垂，气不摄血之便血。

【配伍】

白术 5~12g，配党参 24g，黄芪 24g。治中气下陷证。

白术 5~12g，配苍术 5g，黄柏 9g，苡米 9g。治带下证。

白术 5~12g，配黄芩 6g，灶心土。治脾虚失摄之出血证。

【用量】5~12g。

【禁忌】大实之病，阴虚火盛者慎用。

赵 忠 仁

【适应证】慢性萎缩性胃炎，慢性肠炎。

【配伍】

白术 15g，配茯苓 20g，当归 10g，白芍 12g，川芎 10g，枸杞子 12g，太子参 20g，山萸肉 18g，丹参 12g。治贫血。

白术 15g，配茯苓 20g，太子参 15g，半夏 10g，陈皮 10g，桔梗 10g，杏仁 10g，川贝母 12g，甘草 4g，藿香 10g。治湿阻中焦证。

白术 18g，配茯苓 20g，太子参 20g，砂仁 6g，木香 10g，陈皮 10g，炒麦芽 15g，半夏 10g，甘草 3g，炒枳壳 12g。治脾虚失运，胃失和降。

【用量】9~24g。

【禁忌】气滞痞满胃胀者不宜用。

魏 龙 骧

【适应证】高血压病，慢性肝炎，慢性溃疡性结肠炎，糖尿病，慢性肾炎，内耳眩晕症；小儿单纯性消化不良；慢性盆腔炎；老年性习惯性便秘等。

【用药指征】舌淡苔白或腻，脉细或细弦。

【配伍】

炒白术 10~15g，配柴胡、芍药。治慢性肝炎、溃疡性结肠炎。

炒白术 10~30g，配天麻、清半夏。治眩晕、失眠等。

炒白术 10~30g，配制附子、生龙牡各10g。治高血压病等。

生白术 15~90g，配生地、升麻。治老年性习惯性便秘。

【用量】10~20g。

【禁忌】阴虚内热，津液亏耗燥渴者禁用。

【体会】白术有生熟之分，生用生津止渴，炒用补气除湿，焦用则健脾止泻。脾虚失运、水湿内停者必使用该药。

白 芍

本品为毛茛科植物芍药 *Paeonia lactiflora* Pall. 的根。主产于安徽亳州、浙江杭州和山东菏泽，主要为栽培品。传统认为本品味苦、酸，性微寒。入肝、脾经。具有养血和营、缓急止痛、敛阴平肝等功用。

在被调研的 330 位名中医中，擅长运用本品者共 29 人，主要为辽宁、吉林、内蒙古、甘肃、天津、河北、陕西、山西、江西、湖南、重庆、安徽、上海、福建和广东等 16 个省市的内科、妇科、五官科和儿科医家。其中以陕西医家居多。

1. 用药指征及配伍

白芍的用药指征主要有以下几点：①疼痛痉挛抽搐：头痛，胸胁痛，胃脘痛，腹痛，痛经，肢体肌肉关节疼痛，多呈痉挛性或隐隐作痛；腓肠肌痉挛，四肢手足颤动，呈细颤、微颤者。②血虚征象：头昏体倦，面色无华，爪甲不荣。③阴虚阳亢征象：眩晕，头痛，耳鸣，面部潮红或烘热，两目干涩。④舌脉征象：舌质红嫩，或淡红，苔少，或薄白、薄黄；脉弦，或弦细，或弦紧，或弦滑，或细弱，或涩，或滑数。

与白芍配伍同用较多的药物有补气药，如甘草（40 次）、白术（10 次）、黄芪（6 次）、大枣（3 次）、山药（3 次）；补血药，如当归（25 次）、熟地黄（8 次）；活血祛瘀药，如川芎（18 次）、延胡索（3 次）、牛膝（3 次）；理气药，如柴胡（16 次）、木香（10 次）、陈皮（5 次）、枳实（3 次）、香附（3 次）；解表药，如桂枝（15 次）、防风（8 次）；平肝息风药，如牡蛎（7 次）、石决明（6 次）、龙骨（6 次）、代赭石（4 次）、菊花（3 次）；清热药，如黄连（7 次）、黄芩（5 次）；补阴药，如生地（6 次）、麦冬（4 次）、枸杞子（3 次）；利湿药，如茯苓（6 次）等。

2. 主治病症

白芍所主治的病症多达 75 种，主要为内科（57.3%）、妇科（25.3%）、外科（8%）和五官科（8%）疾病。内科疾病包括胃脘痛、胁痛、腹痛、自汗、盗汗、高血压病、动脉硬化、脑血管意外、血管神经性头痛、三叉神经痛、面肌痉挛、消化性溃疡、慢性胃炎、胃下垂、黄疸、慢性肝炎、肝硬化、胆囊炎、胆石症、慢性胰腺炎、痢疾、肠炎、过敏性结肠炎、缺铁性贫血、再生障碍性贫血、白细胞减少症、原发性血小板减少性紫癜、风湿性关节炎、类风湿关节炎、抑郁症、自主神经功能紊乱、神经官能症、精神分裂症、帕金森病、糖尿病、甲状腺功能亢进症、肺纤维化、肝癌、胃癌、水肿、外感风寒表虚证等，妇科疾病如月经不调、痛经、闭经、经行头痛、经行乳胀、功能性子宫出血、带下病、癥瘕、妊娠腹痛、妊娠恶阻、产后腹痛、产后身痛、乳汁过少、急慢性盆腔炎、子痫、先兆子痫、不孕症、更年期综合征等，外科疾病如腰颈椎骨质增生、坐骨神经痛、肠梗阻、疝气、乳腺增生等，皮肤科疾病如荨麻疹，五官科疾病如鼻出血、梅核气、慢性咽喉炎、鼻咽乳头状瘤、耳鸣耳聋等。其中以痛证、汗证以及月经病较多。

3. 禁忌证及用量

在禁忌证方面，多数医家认为，胸腹胃脘胀满痞闷者、虚寒证、寒湿证不宜使用本品。

在用量方面，每剂最少3g，最多90g，多数为10~15，大剂量白芍通常用于缓急止痛。

丁 莲 蒂

【适应证】各种原因引起的痉挛性疼痛，如急腹症、肝胆疾患、痛经等。

【配伍】

配延胡索15g，柴胡10g，黄芩12g，桂枝6g，甘草10g。治各种痉挛性疼痛。

【用量】12~60g。

【体会】白芍解痉缓急效果较好，若配合活血化瘀药当归、丹参、赤芍、川芎等，治疗急慢性肺纤维化疗效亦佳。

于 鹄 忱

【适应证】拘急挛缩性疼痛，如胃脘痛、小腹痛、胁痛、关节痛、三叉神经痛、慢性痢疾。

【配伍】

白芍30~50g，配甘草10g，川芎30g，牛膝30g，柴胡10g，僵蚕10g（即自拟治痛缓急汤）。治三叉神经痛，偏头痛。

白芍30g，配木香10g，当归30g。治慢性痢疾。

白芍30g，配葛根30g，延索胡30g。治痛证。

【用量】15~50g。

【体会】用白芍止痛，剂量小效果差，剂量大效果好。但不宜连续服用，否则可出现头昏、恶心不适等感觉。

马 骏

【适应证】肝气不和的胁痛，肝脾失调所致的脘腹挛急作痛，血虚引起的四肢拘挛作痛，肝强脾弱所致的慢性腹泻，湿热下利，腹痛。

【配伍】

白芍15g，配当归10g，白术10g，柴胡10g，茯苓15g，薄荷6g，炙甘草6g。治血虚肝郁之胁肋胀痛。

白芍15g，配炙甘草10g。治各种挛急疼痛。

白芍15g，配陈皮10g，白术10g，防风6g，砂仁8g，蔻仁8g，炙甘草3g。治肠鸣腹痛泄泻，泻后痛缓，舌淡苔薄白，脉弦而缓。

白芍15g，配当归10g，黄连6g，槟榔6g，木香6g，黄芩9g，地锦草15g，大黄3g，滑石20g，炙甘草6g。治湿热痢，症见腹痛，便下脓血，赤血相兼，里急后重，肛门灼热，小便短赤，舌红苔黄腻者。

【用量】6~50g。

【体会】脘腹、胸胁挛急，肢体痉挛等症可用芍药。腹痛、下利者必用芍药。

王文彦

【适应证】风湿及类风湿关节炎，胃肠及横纹肌痉挛所致疼痛，肝功能异常。

【配伍】

配甘草、防风、防己，治风湿性关节炎。

配白术、云茯苓等。治胃肠疾病。

配甘草、枸杞子等。治肝病。

【用量】20~50g。

【禁忌】肠麻痹者不宜使用。

邢月朋

【适应证】帕金森病，糖尿病，咳嗽，各种疼痛包括颈椎病疼痛、坐骨神经痛、腹痛等。

【用药指征】各种疼痛证，以疼为主，不伴胀、坠、酸等，病程长，或兼有积聚；颤证，特点为四肢手足颤动，以细颤、微颤者效果好。

【配伍】

白芍60~80g，配甘草6g。治痛证。

白芍30g，配麦冬10g，玄参10g，龟甲10g，龙骨15g，牡蛎15g。治震颤麻痹。

白芍40g，配桂枝10g，生姜3片，大枣3枚，甘草6g。治腹痛，胃脘疼痛。

【用量】30~80g。

【禁忌】疼痛兼有肿胀时不宜使用。

【体会】临床用药时，白芍的用量应逐渐增加。

曲　生

【适应证】胸闷胸痛，头痛，眩晕；月经不调，崩漏，带下，痛经。

【用药指征】胸闷胸痛、痛经伴胁胀脉弦，头痛眩晕伴面潮红、急躁易怒，月经不调色淡无块伴腹痛。

【配伍】

配柴胡10g，青皮15g，郁金15g。治肝郁胸胁疼痛。

配黄芩15g，甘草5g。治痢疾。

配羚羊角3g，桑叶10g，菊花20g。治头晕目眩。

配当归15g，熟地20g，川芎15g。治血虚或妇女月经不调。

【用量】5~30g。

【禁忌】虚寒证、血瘀证不宜使用。

【体会】白芍苦酸寒，有养血敛阴、柔肝止痛的作用。血虚或肝阳上亢时用此药效果更佳。

曲竹秋

【适应证】甲状腺功能亢进症，腹痛，手足挛急，营卫不和的自汗，腹痛下痢，肝阳上亢的眩晕证，血虚证；肝郁不舒的月经不调。

【配伍】

白芍10g，配夏枯草30g。治甲状腺功能亢进症。

白芍30g，配甘草10g。治腹痛，手足挛急。

白芍10g，配桂枝10g。治营卫不和之

自汗。

配当归、熟地、川芎。治月经不调，崩漏带下及血虚证。

配柴胡，治胁痛不舒，肝功能异常。

配木香，治腹痛下痢。

配石决明，治阴虚阳亢之头晕、高血压。

【用量】10~60g。

【禁忌】感冒初期或湿邪、寒邪为患者不宜使用。

【体会】《内经》曰："肝欲散，急食辛以散之，以甘缓之，以酸泻之。"治疗甲状腺功能亢进症用白芍，是取其酸泻肝木之用，治疗腹痛时，白芍用量宜大。

刘 云 山

【适应证】小儿泄泻，痢疾，腹痛，四肢拘挛，自汗，盗汗，头痛，目眩。

【用药指征】外感风寒，营卫不和之证，阴虚阳浮之自汗盗汗，肝脾失和之脘腹挛急作痛，血虚引起的四肢拘挛作痛，血虚肝旺所致的头痛目眩等，气血失和及一切挛急疼痛。

【配伍】

配桂枝、甘草、生姜、大枣。治外感风寒表虚自汗而恶风。

配甘草，治肝脾失和，脘腹挛急作痛。

配当归、白术、柴胡。治血虚肝郁，胁肋疼痛。

配木香、黄连。治下痢腹痛。

配龙骨、牡蛎、柏子仁。治阴虚盗汗。

【用量】1~6g。

【禁忌】中寒腹满、泄泻、腹中冷痛者忌用。虚寒腹痛、泄泻者慎用。

【体会】①阳衰虚寒之证不宜单独应用。②要减低白芍的寒性，可以用酒炒。③白芍与桂枝同用调和营卫，又可甘温补中，临床应用较广；配甘草或木香治疗小儿腹痛，疗效满意。

孙 康 泰

【适应证】头晕头痛，胃痛；月经不调。

【用药指征】胸胁疼痛，手足拘挛疼痛。

【配伍】

配升麻5g，葛根15g。治头晕头痛。

配郁金12g，佛手12g。治肝郁气滞之胃痛。

配川芎10g，当归15g。治月经不调。

【用量】10~60g。

李 世 平

【适应证】胃脘痛，关节炎，骨质增生，肌肉痉挛，神经痛，高血压，面目浮肿，水肿，便秘，腹痛，痛经。

【用药指征】脘腹痛，喜揉按，得食痛减，舌苔少。

【配伍】

白芍30~45g，配甘草10g。治脘腹痛。

白芍45~90g，配甘草10g。治痹证肢体痛。

生白芍30g，配生龙骨30g，生牡蛎30g，代赭石30g，怀牛膝15g，菊花10g。治高血压头晕心悸。

白芍 10g，配麻黄 10g，桂枝 10g，茯苓 10g，白术 10g。为治饮证基础方。

【禁忌】 脾胃病舌苔厚腻者不可用，用后痞胀疼痛加重；易泄泻者不可用，用后作泄。

【体会】 白芍常规用作和血药，以四物汤为代表方，重用可平肝、止痛。除阳虚证、中焦寒湿证不宜重用外，无特殊禁忌。

李寿彭

【适应证】 各种平滑肌痉挛所致的腹痛（如肠痉挛，慢性胆囊炎，慢性胃炎，胰腺炎），各种抽搐、痉挛性疾病（如面神经麻痹，腓肠肌痉挛）。

【配伍】

白芍 20g，配甘草 10g，山药 20g，熟地 20g，此为常用配伍。

白芍 18g，配柴胡 12g，枳实 12g，甘草 10g。治慢性胆囊炎，慢性胰腺炎，肠痉挛等病。

【用量】 5~50g。

【禁忌】 横纹肌性疼痛，如风湿性肌炎、外伤、运动系统疾患不宜使用。痛风误用此药后血尿酸可略增高。

何同录

【适应证】 痛经、妊娠腹痛、产后腰痛等各种妇科痛证，血虚阴亏之月经过少、月经后期、闭经、乳汁过少等，血虚肝旺或脾虚肝旺之经行乳胀、经行头痛、子晕、子痫、不孕症、带下病等。

【用药指征】 舌质淡红或嫩红，苔薄白，或薄黄，脉沉细或沉细弦，或弦滑；小腹疼痛，按之痛减或按之痛甚，或拒按。妇科检查子宫或附件触压痛，乳房触压痛或有结块。

【配伍】

配当归、川芎、茯苓、泽泻、白术。治各种妇科痛证。

配当归、川芎、熟地等。治血虚或血虚肝旺之月经不调、经行乳胀、不孕症等。

配黄芪、桂枝等。治产后腹痛，产后身痛。

【用量】 12~30g。

【体会】 吾常以当归、白芍二药配用，作为养血和血之对药，广泛用治妇科多种疾患，此即"妇人以血为本"之意。

张重华

【适应证】 鼻出血，梅核气，慢性咽喉炎，鼻喉乳头状瘤，眩晕，耳鸣耳聋。

【用药指征】 肝阳上亢，鼻出血色鲜量多而猛，伴头痛，潮热升火，口苦，烦躁，便秘；肝气郁结，肝脾失和，咽部异物梗阻感，咳嗽少痰；肝阳上逆，眩晕，耳轰鸣，耳聋。

【配伍】

生白芍 9g，配丹皮 9g。治鼻出血，慢性咽喉炎。

生白芍 9g，配生地 15~30g。治鼻出血，眩晕，耳鸣耳聋。

生白芍 9g，配当归 9g，枸杞子 9g。治耳鸣耳聋、眩晕属肝肾不足者。

生白芍，配稽豆衣 9g，白蒺藜 9g。治眩晕、耳鸣耳聋属肝阳上亢者。

生白芍，配绿萼梅 9g，柴胡 9g。治梅核气、慢性咽喉炎、耳鸣耳聋伴肝郁征象者。

【用量】9~12g。

【禁忌】中寒痞满者慎用之，否则会使症状加剧，令中满难化。

【体会】白芍有双向调节作用，治蛔证不忌。白芍生用、炒用之主治有所不同，平肝抑阳需生用。

畅 达

【适应证】高血压、动脉硬化、神经衰弱等所致头晕目眩属肝阳上亢者，腹部拘挛疼痛属肝脾不调者，各种原因所致的自汗、盗汗；月经不调及肝气郁结之妇科病症。

【用药指征】头痛，头胀，眩晕，耳鸣，烦躁易怒，舌质红，脉弦；腹部拘急疼痛，手足面部肌肉痉挛；月经不调或其他妇科病见肝血不足或肝气郁结征象者。

【配伍】

配天冬 10g，麦冬 10g，代赭石 30g（生煎），生石决明 30g 等。治高血压，动脉硬化，神经衰弱等。

配枳实 12g，炙甘草 10g，治胆囊炎、胆石症、胃痉挛、疝气、肠梗阻之胁肋、胃脘、脐腹拘急疼痛。

配龙骨 30g，牡蛎 30g，浮小麦 30g。治自汗，盗汗。

【用量】10~60g。养血柔肝 10~15g，解痉止痛 30~60g。

【禁忌】阳虚、胸满者慎用。

岳 景 林

【适应证】胃炎，胃、十二指肠球部溃疡，乙型肝炎，胆囊炎、胆石症，肠炎，胰腺炎，风湿、类风湿关节炎，荨麻疹，水肿，汗证，一切疼痛性疾病。

【用药指征】辨证属中医的肝脾之病、营卫不和之病以及一切有疼痛症状者。

【配伍】

白芍 25g，配乌药 15g，川朴 15g，砂仁 15g。治胃、十二指肠球部溃疡。

白芍 30g，配青皮 15g，柴胡 15g，白花蛇舌草 30g。治乙型肝炎。

白芍 20g，配细辛 5g，防风 15g，香附 15g，川乌 10g。治风湿、类风湿关节炎。

白芍 20g，配桂枝 10g，防风 15g，黄芪 30g。治荨麻疹、汗证。

白芍 30g，配六味地黄汤。治阴虚水肿。

白芍 40g，配甘草 10g 等。治一切痛证。

【用量】15~40g。

【禁忌】外感表实证不宜使用白芍，误用后易使外邪留恋不去。

【体会】白芍酸苦微寒，入肝脾两经，故治肝脾之病必用之。白芍止痛效果非常好，治疗痛证必不可少。白芍利水而不伤阴，实为治疗阴虚水肿之要药。

金 益 强

【适应证】慢性胃炎，消化性溃疡，病

毒性肝炎，肝硬化，胆囊炎，胆石症，偏头痛，三叉神经痛，手足肌肉挛急，缺铁性贫血，再生障碍性贫血，白细胞减少症，原发性血小板减少性紫癜，肝癌，胃癌，痛经，月经不调。

【用药指征】胁痛，头痛，神经痛，胃脘痛，腹痛，痛经；血虚征象；阴虚阳亢征象；自汗；肝功能损伤。

【配伍】

白芍 25g，配甘草 10g。治胃脘痛，腹痛，痛经。

白芍 15g，配柴胡 10g，延胡索 10g。治胸胁痛，偏头痛。

白芍 20g，配黄芪 20g，防风 10g。治自汗。

【用量】10~30g。

【禁忌】反藜芦。

赵 健 雄

【适应证】自主神经功能紊乱，神经官能症，精神分裂症，更年期综合征，慢性胃炎，胃下垂，消化性溃疡，慢性肝炎，慢性胆囊炎，胆结石，慢性胰腺炎，胃肠痉挛，手足挛急，腓肠肌痉挛，糖尿病，乳腺增生，月经不调、痛经、崩漏，肝郁气滞证，肝肾阴虚证。

【用药指征】肝痛，月经不调，痛经，崩漏，胃肠痉挛，消化性溃疡等。

【配伍】

白芍 15g，配柴胡 10g，枳壳 10g。治肝郁气滞。

白芍 15g，配甘草 6g。治胸胁脘腹痛

及手足拘挛。

白芍 15g，配当归 10g，川芎 10g。治月经不调，痛经，崩漏。

白芍 15g，配桂枝 10g，甘草 6g。治表虚自汗。

白芍 15g，配龙骨 30g，牡蛎 30g。治阴虚阳浮的盗汗。

白芍 15g，生地 10g，牛膝 30g。治肝阳上亢之头痛，眩晕。

【用量】6~30g。

【禁忌】胸腹胀满者不宜使用本药，长期服用可加重病情。

【体会】白芍有柔肝止痛及解痉止痛作用，能缓解肝气不舒引起的腹痛及痛经等，如芍药甘草汤治腹痛、手足挛急，腓肠肌痉挛，小建中汤治胃脘痛，都以白芍为主。痛经、胃肠痉挛和胸胁脘腹疼痛使用本药必定有效。白芍对阴虚阳亢而引起的高血压、头痛、眩晕、失眠等病症亦有良好疗效。

俞 长 荣

【适应证】肝脉拘急之胁肋痛、脘腹痛、四肢挛痛，肝气郁结之抑郁症，肝阳上亢之头痛头晕，阴血亏虚之月经病，贫血，自汗，盗汗。

【配伍】

白芍 10g，配柴胡、枳实、甘草。治肝气怫郁之胁肋痛。

白芍 10g，配陈皮、防风、甘草。治脾虚肝郁之痛泻。

白芍 15~30g，配甘草。治肝血不足，阴液受伤之肢体拘挛。

白芍 10~15g，配钩藤、石决明。治肝阳上亢之头晕头痛。

白芍 10g，配木香、黄连。治下痢腹痛。

白芍 10g，配当归、川芎、地黄。治贫血，月经病。

白芍 10g，配桂枝、甘草、红枣。治营卫失和之自汗。

白芍 10g，配龙骨、牡蛎。治阴虚阳浮之盗汗。

【用量】10~30g。

【体会】气滞血瘀者，宜改用赤芍，并与行气化瘀药配伍。

姚希贤

【适应证】细菌性痢疾，Hp 感染及慢性胃炎，结肠炎，胆囊炎，消化性溃疡等所致痉挛性疼痛。

【用药指征】腹部隐痛、绞痛，呈持续性或阵发性加重者。

【配伍】

白芍 30g，配甘草 10g。治各种腹痛。

【用量】8~30g。

【禁忌】湿热壅滞之疼痛慎用，以防滋腻滞胃。

【体会】白芍配甘草缓急止痛，治疗消化系疾病所致腹痛效果较好，尤其适用于阴血不足，筋脉失养所致疼痛。慢性肝病阴血不足者用白芍养血柔肝，与黄连并用治疗慢性肠炎、菌痢，效果亦佳。

骆继杰

【适应证】胸腹胁肋疼痛或肌肉拘急疼

痛等痛证，阴虚阳亢或肝火旺盛之证；妇科病，胎前产后诸病。

【配伍】

白芍 10~60g，配白术、陈皮。治腹痛泄泻。

白芍 10~60g，配黄连、木香。治下痢腹痛。

白芍 10~60g，配熟地、川芎、当归。治妇科诸疾。

白芍 10~60g，配阿胶、艾叶。治崩漏。

【用量】10~90g。

【禁忌】阳衰虚寒之证不宜单独使用。反藜芦。

【体会】白芍适用于多种病症，临证须根据不同病情调整用量，如头痛属于肝阳上亢者可用至 60g，妇科病和胎前产后病用中等量即可（常用 10~15g），调和营卫配桂枝同用宜二者等量。而胃脘痛一般情况下可不用白芍，或用少量且配制酸药物如乌贼骨等。

夏桂成

【适应证】月经失调，痛经，妊娠腹痛，产后腹痛等。

【用药指征】行经后期或经后小腹隐痛，绵绵不已，月经量少，月经后期，甚至闭经。不孕症属血虚者，基础体温示：低相偏长，甚至无排卵；阴道涂片：雌激素水平呈持续低影。

【配伍】

配当归、熟地、川芎、山药。治血虚肾亏之月经不调、痛经、产后虚弱、不孕等。

【用量】6~20g。

【禁忌】阳虚寒湿凝滞者、有瘀血征象者不宜使用白芍，否则会加重病情。

【体会】白芍配熟地、当归以养血为主，配山药、山萸肉、枸杞则以滋阴为主，应根据临床辨证选择应用。赤芍配当归、红花以活血化瘀止痛为主，配五灵脂、蒲黄则以化瘀止血祛痛为主，前者用于瘀血性疼痛出血不多者，后者用于瘀血性疼痛出血量多者。赤芍、白芍味酸，不仅有缓挛急止疼痛作用，而且有抗过敏作用，在抗精子抗体阳性时，也是必用之品。

柴彭年

【适应证】消化性溃疡，慢性胃炎，慢性肝炎。

【用药指征】胃脘胀痛，两胁不舒，泛酸。

【配伍】

配理气活血药。治痛经。

配健脾化湿药。治慢性结肠炎腹泻。

【用量】10~30g。

【禁忌】湿热壅滞，舌苔厚腻者不宜用。

高上林

【适应证】贫血，腹痛，肝脾不调证，痢疾。

【用药指征】贫血：头晕体倦，面色㿠白，脉涩或弦紧，或细弱，舌苔薄白；腹痛：少腹拘急，四肢亦痛，苔白；肝脾不调：情志抑郁，腹胀胁痛，脉弦苔白；痢疾：里急后重，下痢脓血，脉滑数，苔腻。

【配伍】

芍药15g，配当归10g，川芎10g，生地20g，麦冬15g，五味子10g。治贫血。

芍药20g，配甘草15g。治腹痛。

芍药15g，配柴胡10g，半夏10g，厚朴10g。治肝脾不调证。

芍药20g，配甘草15g，黄芩6g，黄连6g，木香10g。治痢疾。

【用量】10~20g。

【体会】《伤寒论》与《金匮要略》两书中，用芍药者64方，药用之广可见一斑。芍药苦酸而寒，恐伐生发之气，基于妇科"胎前宜清凉，产后宜温补"之说，不少医家认为妇人产后不宜使用，然妇人产后患病亦有虚实寒热之分，不该因其苦寒而将其列为禁品。

郭谦亨

【适应证】贫血，胃痛，肝炎，痢疾，多汗；月经不调，痛经，经闭，功能性子宫出血，不孕症等。

【用药指征】①贫血：面色苍白，舌淡，头晕，气短乏力，耳鸣眼花，心悸，脉虚软；②胃痉挛病：胃脘疼痛，且有挛缩拘急感，舌暗，苔白，脉细弦；③肝炎：右胁痛，纳差，身疲倦，口苦，呕恶，或出现黄疸；④痢疾：腹痛，便频，里急后重，大便黏液、脓血；⑤痛经：经前腹痛，经后痛止，量少色黑；⑥功能性子宫出血：经来量多，日久不止，唇舌色淡，体倦乏力。

【配伍】

配黄芪，熟地各15~30g，当归9~12g，川芎 6~9g，阿胶 9g，大枣 2~5 枚。治贫血。

配甘草 4~9g，香附 6~9g。治胃痛。

配丹参 12~20g，柴胡 5~9g，茵陈 12~15g，"四苓"各 9g，板蓝根 12~15g，甘草 4~6g。治黄疸型肝炎。

配首乌（生用）20g，当归，麻仁各 15g。治血虚肠燥的便秘。

配生地 15~20g，川芎，菊花各 9g，夏枯草 12g。治血虚有热之眩晕。

配龟甲 12~15g，石决明 9~12g。治阴虚阳亢之眩晕。

配木香 6g，槟榔 9g，焦楂 9~12g，治痢疾，或加黄芩 9g，白头翁 12g，秦皮 10g。治细菌性痢疾。

配地黄 15~20g，当归 9~12g，川芎 6~9g，黑芥穗 9g，杜仲炭 12g，赭石 9g 等。治功能性子宫出血。

【用量】9~30g。

【禁忌】在气滞血瘀，或新产恶露不下而腹痛的情况下，不宜使用该药。误用后会出现瘀滞难消，恶露不下，腹痛更甚等不良反应。

【体会】芍药分赤、白二种，其性质实有区别。白者名白芍，其味甘酸居多，有敛、补作用，主收敛肝脾之阴气；赤者名赤芍，其苦泻之性大于白芍，有消、泻作用，主行滞、活血、通利血脉。养阴补血，用生白芍；柔肝、敛阴、止汗用醋炒白芍；和中、缓急用酒炒白芍。

由于白芍入肝，能补血、柔肝、收敛肝阴，又缓解筋肉挛急，且有镇痛、镇静作用，故由肝血不足、筋肉失荣引起的拘急、疼痛，用之都能缓解，但以加炙甘草、香附，其效尤佳。当胃脘拘急疼痛时，或肢体其他部有挛急之症，我必用该药。

由于白芍为酸敛性能，故伤风自汗，用配桂枝通卫阳以疏表，白芍和营敛阴以止汗；表虚汗出，配黄芪以固表，和营止汗；配银柴胡、地骨皮、鳖甲，以滋清阴分虚而止盗汗，其效最捷。

海忠乃

【适应证】胃脘痛，呕吐，黄疸，腹痛。

【用药指征】胃痛，口苦，纳差，烦渴思饮，恶热喜凉，身目黄染，脘腹疼痛，右肋下痛，尿赤，便结，舌苔干糙，脉弦数。

【配伍】

芍药 100g，配麦冬 80g，黄连 50g，木香 80g，黄柏皮 70g，龙胆草 80g，秦艽 40g，制木鳖子仁 80g，蒸研细末，每日 2 次，每次 5g。治黄疸，胃脘痛。

【用量】3~10g。

【体会】身目黄染时必用本品。

黄宗勖

【适应证】头痛，三叉神经痛，面肌痉挛，手足拘挛疼痛，胁痛，肝气犯胃之胃痛；腰、颈椎骨质增生；血虚月经不调、痛经。

【配伍】

白芍 30g，配石决明、牡蛎、蜈蚣。治三叉神经痛。

白芍 30g，配木瓜、伸筋草、薏苡仁。治脑血管意外，手足拘挛疼痛。

白芍 30g，配黄芪、桂枝。治胃、十二指肠溃疡。

白芍 30g，配石决明、钩藤、生地。治肝阴不足，肝阳上亢，头胀、头痛，眩晕。

白芍 30g，配独活、桂枝、鸡血藤。治坐骨神经痛。

白芍 30~60g，配木瓜、威灵仙。治骨质增生。

白芍 15~20g，配当归、地黄、川芎。治月经不调，痛经。

白芍 12~15g，配当归、川芎。治不孕症。

【用量】10~60g。

【禁忌】肝功能欠佳者不宜长期大量服用。

【体会】实验研究表明，白芍有镇静、镇痛及松弛平滑肌等作用。白芍配甘草酸甘化阴，缓急止痛，是我治疗三叉神经痛和腰、颈椎骨质增生必用之品。治三叉神经痛，方中重用白芍、牡蛎以柔肝潜阳息风。颈椎骨质增生，X 线摄片显示颈椎椎体缘唇状骨质增生，椎间隙变窄，椎间孔缩小等；腰椎骨质增生，血沉增高，腰椎两侧有压痛，X 线显示腰椎体缘呈增生形骨赘，以上两种情况，我必用白芍 30~60g。

蔡 小 荪

【适应证】月经不调，痛经，闭经，妊娠病，产后病，盆腔炎。

【用药指征】有血虚肝旺之征象。

【配伍】

白芍 10g，配当归 10g，川芎 10g 等。

治产后血虚发热。

白芍 10g，配平肝潜阳之品，治子痫，先兆子痫。

【用量】6~15g。

【体会】芍药有赤芍和白芍之分。一般凉性药物大多有止血之弊，因血得寒则止，而赤芍正与其相反，为凉血活血，长于散瘀，临床多用于血热血瘀之证。白芍养血平肝，长于敛阴，多用于血虚阴虚之证。

廖 金 标

【适应证】慢性肝病，胆囊炎，胆石症，慢性胃炎，过敏性结肠炎，高血压病，神经官能症，四肢肌肉挛急性疼痛；更年期综合征，月经不调等。

【用药指征】①面色苍白或萎黄，时有面部烘热或潮红。②头晕目眩，目干畏光，两目昏花，月经量少甚或闭经。③手足肢体麻木或爪甲不荣，筋脉拘急疼痛。④舌质红嫩，苔少，脉弦细。其中面色苍白、头晕目眩、两目干涩、四肢挛痛、脉弦细等为必用之征。

【配伍】

配甘草，治胃气不和，腹中挛痛，发汗不当而脚挛急不能伸等症。

配柴胡，治肝郁血虚，影响脾土不和引起的两胁作痛，神疲食少。

配白术、防风、陈皮。治肝脾不和引起的泄泻腹痛，得泻痛减，脉弦而缓之症。

配代赭石，治肝肾阴亏，肝阳上亢，肝风内动所致的头目眩晕，面色如醉，脉弦长有力等症。

配桂枝，治发热头痛、汗出恶风之外感风寒表虚证，杂病、病后、产后、妊娠恶阻营卫不和，时而微寒，时而微热，汗出脉缓等症。

【用量】6~60g。养肝补血用 10~15g；敛肝止痛用 30~60g。

【禁忌】①平素脾胃虚弱，寒湿内生，食少便溏，甚或上呕下利者，不宜使用。②饮食积滞，脘腹胀闷，嗳气吞酸，恶心呕吐或腹痛者不宜使用。因白芍味酸苦，性微寒，有收敛作用，滥用可使病情加重，久而难愈。

【体会】白芍药入肝脾二经，能收能补，具有养阴补血，柔肝平肝，缓急止痛之功，为肝家之要药。

颜 文 明

【适应证】肝阳上亢之头痛，三叉神经痛，血管神经性头痛，腹痛，下肢肌肉痉挛。

【用药指征】脉弦，掣痛，肌肉拘急。

【配伍】

白芍 15~30g，配川芎、白芥子等（《辨证录》之"散偏汤"）。治偏正头痛。

白芍 10~15g，配防风、白术、陈皮。治慢性结肠炎，左少腹痛，痛则即泻，便后即舒者。

白芍 30g，配甘草。治下肢腓肠肌痉挛。

配川芎、生地黄、当归、蜈蚣、全蝎、僵蚕。治颜面神经痉挛。

【用量】6~40g。

【禁忌】胸满闷者不宜使用。

【体会】白芍用量过大会引起腹泻。

白 芥 子

本品为十字花科植物白芥 *Sinapis alba* L. 的种子。主产于安徽、河南、山东、江苏、四川、山西等地区。本品味辛，性温。归肺经。具有化痰润肺、利气散结、通络止痛等功效。

本次调研的330位名中医中擅长运用白芥子的共有4位。主要为江苏、青海、江西等地的内科与外科医家。

1. 用药指征及配伍

白芥子的用药指征，概括起来大致有以下几点：①全身痰湿征象：头昏眩晕，头沉如蒙，困倦嗜睡，目窠虚浮，面色晦滞等。②肺经痰阻征象，如咳喘多痰，痰多色白清稀，或胸闷憋气等。③皮下或肌肉可触及肿块或结节状物，不红不热不痛。④痰湿痹阻经络征象：如面瘫麻木，或面肌痉挛，四肢关节酸痛或肿胀等。⑤舌脉征象：舌淡，或暗，或舌下静脉瘀暗，苔薄白微腻，或滑腻；脉滑，或弦、涩、迟。⑥理化检查：胸部 X 线，或 B 超检查提示有胸腔积液；CT 或 MRI 检查提示有脑梗死灶；血液流变学检查呈浓、黏、聚、凝等特征；具有波动的可以穿刺抽出液体的囊性肿块。

与白芥子同用药物主要有半夏、茯苓、苍术、苏子、葶苈子、莱菔子、贝母、全瓜蒌等化痰湿药；青皮、枳壳、木香、厚朴、槟榔、陈皮等理气药；白附子、天麻、白僵蚕、菖蒲、郁金等祛风化痰开窍药；甘遂、大戟等逐水药；当归、赤芍、地龙、水蛭等活血通经药；麻黄、肉桂、附子、川乌、草乌等温经散寒药。

2. 主治病症

白芥子所主治的病症主要有内科心脑血管疾病，如肺心病、冠心病、高脂血症、动脉硬化症、高血压、脑梗死等；呼吸道疾病，如咳喘、渗出性胸膜炎；各种良性肿瘤，如甲状舌骨囊肿、甲状腺囊肿、腘窝囊肿、坐骨结节囊肿、多发性脂肪瘤等阴疽痰核；关节诸疾，如类风湿关节炎、寒湿顽痹等。

3. 禁忌证及用量

在禁忌证方面大多认为：有舌红，少苔，或干燥无苔等阴虚火旺征象；咽干，咳痰色黄，或肺虚久咳不愈者；外科痈疽表现红肿热痛者，囊肿继发感染者均不宜使用。囊肿病史过久，囊肿壁过于肥厚者无效。

在用量上，最少每剂用 3g，最多达 15g，以用 5~6g 居多。

刘 再 朋

【适应证】甲状舌骨囊肿，甲状腺囊肿，腘窝囊肿，坐骨节囊肿等，多发性脂肪瘤。

【用药指征】具有波动的可以穿刺抽出液体的囊性肿块。

【配伍】

配二陈汤，治甲状舌骨囊肿、腘窝囊肿。

配桃仁四物汤，治慢性坐骨结节滑囊炎、髋部滑囊炎。

配平胃散，治多发性脂肪瘤。

配四海舒郁丸，治甲状腺瘤。

配化坚二陈汤、白头翁、僵蚕、山慈菇、猫爪草。治淋巴结核。

【用量】5~15g。

【禁忌】囊肿继发感染不用。囊肿病史过久，囊肿壁过于肥厚，用药无效。

【体会】白芥子化皮里膜外之凝痰，专治外科之痰证，如痰核、痰包、痰块、痰疬。

吴 震 西

【适应证】痰嗽气喘，胸胁悬饮，寒湿顽痹，阴疽痰核。

【用药指征】舌苔薄白微腻，脉滑；痰多色白清稀；四肢关节酸痛或肿胀；疮形温肿平塌，不红不热；理化检查示：胸腔积液。

【配伍】

配苏子、莱菔子。治咳嗽气喘痰多(支气管炎、肺气肿)。

配甘遂、大戟、大枣。治悬饮（结核性、渗出性、癌性胸膜炎）。

配川乌、草乌、苍术。治寒湿痹痛(风湿性、类风湿关节炎)。

配肉桂、麻黄。治阴疽流注（深部脓肿、骨结核、慢性骨髓炎）。

单用炒白芥子 10g，加适量面粉敷贴于胸背部，治胸腔积液。

【用量】6~15g。

【禁忌】凡舌红苔少之阴虚火旺证及咽干、咳痰色黄和肺虚久咳不愈者，外科痈疽表现红肿热痛者，都不宜使用，用之易耗气伤阴助火。

【体会】本品味辛性温，功能豁痰利气、散肿止痛，其性善走善通，搜剔痰结，无处不达。余在临证与止咳化痰药同用，以祛除有形之痰，与活血温经通络药同用，可消化无形之痰，疗效显著。本品炒黄研末外用作"引赤药"，如欲发疱，必须生用。

陈 祥 林

【适应证】肺心病，冠心病，高脂血症，高血压，脑梗死，老年动脉硬化症，面神经炎，渗出性胸膜炎，类风湿关节炎。

【用药指征】眩晕头昏，头沉如蒙，困倦嗜睡，胸闷憋气，咳喘多痰，目窠虚浮，面色晦滞，面瘫麻木或面肌痉挛，肢体关节肿胀疼痛，皮下结节，舌暗苔腻，舌下静脉瘀暗，脉弦、滑、涩、迟。理化检查：血液流变学呈浓、黏、聚、凝特征；胸部 X 线、B 超检查示胸腔积液；CT 或 MRI 检查有脑梗死灶。

【配伍】

白芥子6~15g，配苏子10~15g，葶苈子10~15g，赤芍15~30g。治肺心病。

白芥子6~15g，配生山楂15~60g。治高脂血症。

白芥子6~15g，配全瓜蒌15~30g，薤白6~10g，黄芪15~30g。治冠心病。

白芥子6~15g，配黄芪15~30g，地龙10~15g，功劳叶15~30g。治渗出性胸膜炎。

白芥子6~15g，配水蛭3~10g，郁金10~15g，菖蒲10~15g。治脑梗死，老年动脉硬化症。

白芥子6~10g，配白僵蚕6~10g，白附子6~10g，黄芪10~30g。治面神经炎。

白芥子6~10g，配天麻10~15g，益母草15~60g，泽泻15~30g。治高血压病，高脂血症。

白芥子6~10g，配威灵仙15~30g，乌梢蛇10~15g。治类风湿关节炎。

【用量】6~15g。

【禁忌】阴虚内热者不宜使用，误用会助火伤阴。

【体会】谨守痰凝气结、湿瘀阻滞之核心病机。"痰在胁下及皮里膜外，非白芥子莫能达。"湿热偏重者，酌情配伍清疏之品。白芥子用量宜由轻到重，逐渐增加，生用效佳。若出现胃肠道刺激症状，则宜炒制增量捣碎入煎。

周炳文

【适应证】痰饮水湿留着胸膈、肌肉、关节诸疾。

【用药指征】舌淡，苔腻滑。

【配伍】

白芥子8g，配白芍20g，黄芩8~12g，知母8~12g，槟榔10~12g，厚朴8~10g，草果8~12g，甘草5g。治胸膜炎积液，高热稽留不退，呼吸短促胸闷者。

白芥子10g，配茯苓15g，白术10g，草果10g，木瓜10g，附子8g，炮干姜5g，厚朴10g，木香8g，甘草5g，大腹皮10g，猪苓15g，泽泻15g，生姜3片，红枣3枚。治肝硬化腹水，腹高腿肿，便溏尿少者；或心包积液，腹胀胸憋者。

白芥子8g，配大腹皮、枳壳、厚朴、莱菔子、茯苓、泽泻。治湿食停积，三焦壅滞，胸膈胀满，小便不利，单腹胀而体力未衰者。

白芥子8g，配木香、当归、川芎、白芍、苏叶、台乌药、黄芪、青皮、槟榔、枳实。治贴骨流痰（流注疮）。

白芥子3~5g，配杏仁、茯苓、陈皮、半夏、桑白皮、浙贝母、甘草。治咳嗽痰多之慢性气管炎。

白芥子8g，配当归、白芍、郁金、香附、泽泻、丹皮、栀子、黄芩、甘草。治经期提前，痛经。

【用量】3~10g。

【禁忌】舌红干燥无苔者不宜用。

【体会】本品辛温入肺胃经，能行水化饮，燥湿宣痹，其用量不能过大，过量则可引起皮肤燥热。

白 花 蛇 舌 草

本品为茜草科植物白花蛇舌草 *Hedyotis diffusa* Willd. 的全草。主产于福建、广东、广西等地。传统认为本品味苦、甘，性寒，入心、肺、肝、大肠经。具有清解毒、利湿等作用。

在被调研的 330 位名中医中有 15 人擅长运用白花蛇舌草。主要为辽宁、吉林、甘肃、新疆、山东、湖北、湖南、浙江、上海、福建等 10 个省市的内科、外科、皮肤、五官科医家。

1. 用药指征及配伍

白花蛇舌草的用药指征主要有以下几点：①热毒或湿热征象：如口苦，咽痛，痰黄，尿黄，小便涩痛，发热，黄疸。②舌脉征象：舌苔黄腻；脉弦滑，或数，或弦。

与白花蛇舌草配伍同用次数较多的药物有清热药：半枝莲（13 次）、金银花（10 次）、半边莲（5 次）、土茯苓（5 次）、栀子（3 次）、黄芩（3 次）、鱼腥草（3 次）、连翘（3次）、败酱草（3 次）；利湿药：茵陈（5 次）、虎杖（4 次）、苡仁（4 次）、茯苓（3 次）、白茅根（3 次）；化痰药：浙贝母（5 次）；补气药：白术（4 次）、甘草（5 次）；疏肝理气药：柴胡（3 次）、川楝子（3 次）；泻下药：大黄（3 次）等。

2. 主治病症

白花蛇舌草所主治的病症约有 60 余种，涉及内（53.3%）、外（15%）、皮肤（20%）、妇（3.3%）、眼（8.3%）等各科。内科疾病包括恶性肿瘤，如肺癌、胃癌、肝癌、肠癌、胰腺癌、淋巴瘤、白血病、宫颈癌；泌尿系统疾病，如急性肾炎、紫癜性肾炎、狼疮性肾炎、慢性肾炎、肾病综合征、慢性肾衰、尿道炎、膀胱炎、肾盂肾炎、乳糜尿；消化系统疾病，如急慢性肝炎、肝硬化；呼吸系统疾病，如急慢性支气管炎、咽喉肿痛、肺炎、肺脓疡；外科疾病包括阑尾炎、急性胰腺炎、慢性前列腺炎、前列腺增生症、下肢慢性复发性丹毒、浆细胞性乳腺炎、疮痈肿毒、毒蛇咬伤、瘰疬；皮肤科疾病包括白塞病、痤疮、脂溢性皮炎、扁平苔藓、荨麻疹、变应性血管炎、红斑狼疮、银屑病、系统性硬皮病、虫咬性皮炎、皮肌炎、各类疣等；妇科疾病主要为盆腔炎、附件炎；眼科疾病主要为角膜炎、角膜溃疡、急性虹睫炎、巩膜炎和眶假瘤等。其中运用较多的疾病为恶性肿瘤、泌尿生殖系统感染，以及急慢性肝炎等。

3. 禁忌证及用量

禁忌证方面，多数医家认为：虚寒证、气阴两虚证、气血亏虚证等均属不宜，脾胃虚寒者尤须忌用；晚期癌症以虚象为主者不宜多用；孕妇慎用，怀孕早期禁用。

在用量上，每剂最小 15g，最大 120g，常用量为 15~30g。

万文谟

【适应证】急慢性肝炎，急慢性肾炎，急慢性支气管炎，急慢性尿路感染。

【用药指征】有口苦尿黄、尿频尿急、尿道涩痛、咳嗽咽痛、咯痰黄稠等湿热内蕴症状。

【配伍】

白花蛇舌草30g，配虎杖、茵陈、栀子、金钱草等。治黄疸型肝炎，胆囊炎。

白花蛇舌草30g，配鱼腥草、滑石、车前等。治尿路感染及肾炎脓球、蛋白尿等。

【用量】15~60g。

【禁忌】脾虚泄泻，无湿热者不宜使用。本品用量过大（如30~60g）可出现腹泄现象，但停药则止。

【体会】现代报道表明，本品有抗菌消炎、增强吞噬细胞活力、抗肿瘤、治毒蛇咬伤等作用，值得重视。

王雨梅

【适应证】乙肝（包括慢性活动性肝炎、慢性迁延性肝炎），丙型肝炎，肝硬化腹水。

【用药指征】转氨酶升高，自体免疫力低下，易癌变的肝硬化病人，以及中医辨证属脾虚湿困或湿热内盛者。

【配伍】

配茵陈、栀子、大黄。治湿热盛者。

配白术、茯苓、泽泻。治脾虚湿困之证。

配柴胡、川楝子、焦白术、白芍。治肝郁克脾之证。

配大毛、白术、泽泻、茵陈。治肝硬化。

配半边莲、水红花子、苦参。治肝癌。

【用量】15~60g。

【禁忌】肝肾阴虚，病程长久，有低热、五心烦热、盗汗等症者禁用，误用后易伤阴气，使虚者更虚；胃阴亏虚者亦不宜使用。

【体会】慢性乙肝病人及肝癌病人均为免疫力低下者，用白花蛇舌草可提高机体的免疫力，从而达到治疗肝病的目的。

田素琴

【适应证】风热型荨麻疹，变应性血管炎，红斑狼疮，血热风燥型银屑病，脾肾阴虚型系统性红斑狼疮，系统性硬皮病；虫咬皮炎，皮肌炎，皮肤癌，各类疣。

【配伍】

配金银花、连翘、白茅根、板蓝根、槐花。治风热血燥型银屑病。

配百部、薏苡仁、板蓝根、败酱草。治尖锐湿疣，扁平疣。

配金银花、紫草、小蓟、白茅根、槐花炭、侧柏炭。治变应性血管炎。

配半枝莲、浙贝、金银花。治皮肤癌。

配通草、滑石、薏苡仁、金银花、车前子、石韦。治淋病。

【用量】15~60g。

【禁忌】气阴两虚者禁用。

【体会】本品有清热解毒、消肿利湿之功，凡热毒炽盛之证均可使用。

刘宝厚

【适应证】急性肾炎，紫癜性肾炎，狼

疮性肾炎，慢性肾炎急性发作期，肾病综合征。

【用药指征】有湿热见症。

【配伍】

配半枝莲、银花。治上焦湿热。

配牛蒡子、僵蚕、蝉蜕。治咽喉肿痛。

配蚤休，治皮肤痒肿

配鱼腥草、黄芩。治咳吐黄痰。

配藿香、佩兰、苍术、黄连。治中焦湿热。

配车前草、土茯苓。治下焦湿热。

【用量】30~60g。

【禁忌】无湿热者不宜使用，脾胃阳虚者忌用。

【体会】清化湿热是治疗肾脏病的重要方法之一，据本人多年临床体会，"湿热不除，蛋白难消"。

刘 继 祖

【适应证】一切癌肿，疫毒，郁热病症，食积；疮肿痈毒，前列腺炎。

【用药指征】热毒证候，癌瘤而无虚寒表现者。

【配伍】

配虎杖 15g，治病毒性肝炎。

配山慈菇 6g，治各种肿瘤。

配连翘 20g，治各种郁热、瘀热病症。

配鸡内金 10g，山楂 10g，神曲 10g，麦芽 10g。治食积化热。

配银花 15g，治各种热疮（肿）痈毒。

配浙贝母 10g，治各种肿毒。

配桃仁 10g，治前列腺炎，前列腺增生及盆腔炎。

【用量】30~60g。

【禁忌】阴寒之毒或虚寒证不宜用。

【体会】白花蛇舌草散结消肿力强，宜于任何肿瘤。其性寒却不致碍胃，反可消积食，故用之少忌。

杜 锦 海

【适应证】急性肾炎，慢性肾衰，尿道炎，膀胱炎，肾盂肾炎，癌肿，乳糜尿；前列腺炎，阑尾炎。

【用药指征】有热毒或湿热征象。

【配伍】

白花蛇舌草 30g，配鱼腥草 24g，茅根 30g。治急性肾炎水肿、蛋白尿。

白花蛇舌草 30g，配黄芪 24g，制大黄 6g。治慢性肾衰。

白花蛇舌草 30g，配土茯苓 30g，瞿麦 9g，萹蓄 9g，海金沙 15g。治尿路感染。

白花蛇舌草 30g，配半枝莲 15g。治癌肿。

白花蛇舌草 30g，配荠菜 30g，爵床 18g。治乳糜尿。

白花蛇舌草 30g，配虎杖 15g，败酱草 15g。治急、慢性前列腺炎。

白花蛇舌草 30g，配蒲公英 24g，紫花地丁 15g，银花 15g，鬼针草 18g。治阑尾炎。

【用量】18~45g。

【禁忌】阳虚证、寒证不宜使用。

【体会】白花蛇舌草治疗尿路感染、乳糜尿、慢性肾衰，若配伍得当，效果特佳。对尿路感染在清除症状和菌尿方面有较好疗效。对慢性肾衰热毒型患者，还可将本品作为灌肠主药，常配大黄同用。

杨少山

【适应证】肺癌，胃癌，肝癌，肠癌，淋巴瘤等多种癌症。

【用药指征】有热毒内蕴征象者。

【配伍】

白花蛇舌草 30g，配半枝莲 30g，半边莲 30g，麦冬 10g，炙甘草 5g，川贝粉 3g，桑白皮 15g，野荞麦 30g。治肺癌。

白花蛇舌草 30g，配半枝莲 30g，半边莲 30g，白茯苓 15g，炒白术 10g，佛手 6g，炙鸡内金 10g。治胃癌。

白花蛇舌草 30g，配半枝莲 30g，半边莲 30g，柴胡 10g，白芍 15g，炙甘草 5g，平地木 30g，荷包草 30g，黄芩 10g。治肝癌。

【用量】15~60g。

【禁忌】晚期癌症以虚象为主者，不宜多用，以免攻伐太过损伤正气。

【体会】癌症热毒内蕴之证，必定要使用白花蛇舌草。但该药单用作用甚弱，需大剂量（至少 30g）同时配合半枝莲、半边莲，以增强清热解毒之力。

杨吉相

【适应证】慢性前列腺炎。

【用药指征】睾丸会阴不适，小便淋痛，肛诊前列腺质硬有结节，前列腺液白细胞增多，卵磷脂小体缺如。

【配伍】

白花蛇舌草 15g，配橘核 20g，荔枝核 20g，延胡 15g，川楝子 20g，桃仁 15g，赤芍 15g，蒲公英 25g。治慢性前列腺炎。

白花蛇舌草 15g，配黄连 10g，虎杖 15g，龙胆草 15g，金银花 20g。治非淋菌性尿道炎，急性前列腺炎。

【用量】15~30g。

【禁忌】脾胃虚寒者不宜使用。

李兴培

【适应证】疮痈肿毒，毒蛇咬伤；淋证，瘰疬，癥结，肾炎。

【配伍】

配菊花、银花、连翘、桔梗、胖大海。治咽喉肿痛。

配银花、菊花、半枝莲、甘草。治毒蛇咬伤。

单用或配萹蓄、木通、白茅根、六一散。治湿热淋痛。

配玄参、夏枯草、浙贝、牡蛎。治瘰疬。

配半枝莲、莪术、牡蛎、龟甲、鳖甲。治癥结。

【用量】30~90g。

【禁忌】纯寒之证，不宜单用。

【体会】据多年经验，白花蛇舌草微苦甘寒，大剂独行功专效宏，非但不伤中，反有健胃、扶助正气和增强体力之作用。单用 60~90g，治肠痈甚效。用 30~90g，可利尿消肿，长期服用有促进肾功能逐渐恢复之作用。

陆德铭

【适应证】下肢慢性复发性丹毒，浆细胞性乳腺炎，白塞病，痤疮，脂溢性皮炎，扁平苔藓等。

【配伍】

配柴胡 9g，治浆细胞性乳腺炎。

配半枝莲 30g，治下肢慢性复发性丹毒。

配生地 30g，治痤疮，脂溢性皮炎。

配蛇莓 30g，蛇六谷 30g，治白塞病，扁平苔藓。

【用量】30g。

【禁忌】乳腺癌及乳腺癌术后不宜使用。

【体会】白花蛇舌草具有促进内皮细胞吞噬之功能及抑制脂质分泌作用，所以对下肢复发性丹毒有一定预防复发作用，并可用于痤疮、粉刺和脂溢性皮炎。另外，因其有类雌激素样作用，所以对于乳腺癌及其术后患者不宜使用。

赵国章

【适应证】癌症（以胃癌、食道癌、肠癌等消化道肿瘤和肺癌为常用），肾小球肾炎，泌尿系感染；妇科炎症。

【用药指征】有热毒或湿热症状。

【配伍】

详见"增敏解毒方"及"肾炎基础方"。

【用量】15~50g。

【禁忌】无热毒及湿热见症者不宜使用。

【体会】本品药性比较平和，无毒，具

有利湿解毒、祛瘀消痈之功，另外尚有增强免疫功能的作用。

钱伯文

【适应证】胃癌、肠癌等胃肠肿瘤；急、慢性阑尾炎。

【用药指征】胃肠道肿瘤见吞咽困难、食入作吐、脘腹疼痛、大便有黏液脓血等热毒壅盛，痰湿交阻征象者。

【配伍】

配败酱草 20g，红藤 20g，生苡仁 20g。治阑尾炎。

配石见穿 12g，苦参 10g，薏苡仁 20g，地榆 20g，土茯苓 20g。治胃肠道肿瘤。

【用量】15~30g。

【禁忌】该药清热解毒之中寓有散瘀之功，故孕妇慎用，尤其对早期孕妇（怀孕1~4 月间）应禁用，以防影响食欲和流产。

【体会】临证用治以热毒壅盛、痰湿瘀滞为主的肺癌、淋巴肉瘤、膀胱癌、子宫颈癌等，亦可获得一定的疗效。

郭振球

【适应证】急性呼吸道感染，肺炎，肺脓肿，急性胰腺炎，胰腺癌；盆腔炎，附件炎，子宫颈癌。

【用药指征】凡急性感染发热，咳逆，胸、腹部疼痛，尤其是对抗生素过敏及产生抗药性者应首选本品。

【配伍】

白花蛇舌草 25g，配麻黄 3g，杏仁 12g，生石膏 25g，甘草 3g。治上呼吸道感染。

白花蛇舌草 30g，配瓜蒌皮 15g，浙贝母 12g，鲜芦根 25g。治肺脓肿，寒战、高热、胸痛、咳嗽。

白花蛇舌草 30g，配川楝子 15g，延胡索 13g，枳壳 10g，半夏 12g，竹茹 10g，茵陈 15g，山栀 10g，大黄 12g。治急性胰腺炎，发热、恶心呕吐、左上腹部疼痛拒按、黄疸、便秘、小便黄涩、脉弦。

白花蛇舌草 20g，配当归 16g，川芎 10g，荆芥 10g，车前草 12g，茯苓 12g。治盆腔炎，附件炎，下腹隐痛、腰背及骶部酸痛、白带增多、月经过多、痛经不孕。

白花蛇舌草 30g，配黄芪 30g，当归 15g，滇山漆 10g，蚤休 10g，治子宫颈癌Ⅰ期，癌肿局限于子宫颈者。

【禁忌】孕妇慎用。

谌 宁 生

【适应证】急性病毒性肝炎、重型肝炎及慢性活动性肝炎，肝功能明显异常，属肝胆湿热者。

【用药指征】头晕，乏力，纳差，腹胀，胁痛，发热，黄疸，便结，尿黄，苔黄腻，脉弦滑或数。

【配伍】

白花蛇舌草 15g，配夏枯草 10g，田基黄 15g，茵陈 15g，甘草 5g。治急性肝炎或重症肝炎之急性期患者。

【用量】10~50g。

【禁忌】急性肝炎或重症肝炎恢复期，出现乏力、纳差、便溏、舌淡、脉细等脾虚气弱证候时，不宜使用，误用可使病症难以痊愈。

【体会】肝功能异常，血清丙氨酸氨基转移酶、血清门冬氨酸氨基转移酶、血清总胆红素和直接胆红素等明显升高及有黄疸发热者，必用白花蛇舌草。本品有抗肝炎病毒及护肝作用，还有抗肿瘤及增强免疫功能等作用。故不仅常用治病毒性肝炎，亦可用于肿瘤患者。药性平和，无毒副作用。

蔡 华 松

【适应证】角膜炎，角膜溃疡，急性虹睫炎，巩膜炎，眶假瘤等属肝火炽盛或痰热壅盛者。

【配伍】

白花蛇舌草 18g，配半枝莲 12g，防己 12g 等。治急性色素膜炎。

白花蛇舌草 20g，配黄芩 12g，土茯苓 12g 等。治眶假瘤证属肝火痰郁型者。

白花蛇舌草 15g，配半枝莲 15g，土贝母 10g 等。治巩膜炎急性期。

【用量】15~30g。

【禁忌】脾胃虚寒，气血亏虚者不宜使用。

【体会】该药对免疫机制有双向调节作用，当实验室检查提示免疫功能异常时均可使用。

瓜 蒌

本品为葫芦科植物瓜蒌 *Trichosanthes kirilowii* Maxim. 和双边瓜蒌 *Trichosanthes rosthornii* Harm. 的成熟果实。全国都有，主产于河北、河南、安徽、浙江、山东、江苏等地。本品甘、微苦，寒。归肺胃大肠经。具有清热化痰、宽胸散结、润肠通便等功效。

本次被调研的 330 位名中医中擅长运用瓜蒌的有 4 位。主要为山东、黑龙江、吉林等地的内科、妇科医家。

1. 用药指征及配伍

关于瓜蒌的用药指征，大多数医家认为：①胸部症状：胸部憋闷，或胸部刺痛，气促，心悸；乳房结块肿痛等。②痰热壅肺征象：咳嗽，咯吐黄稠痰，或痰黏稠难咯，或胸脘痞满，按之则痛，大便不爽等。③舌脉征象：苔厚腻；脉滑数等。

与瓜蒌配伍同用的药物主要有理气药，如薤白、郁金、枳实、柴胡；活血化瘀药，如乳香、没药、当归、红花、丹参；化痰药，如川贝母、半夏、远志；清热药，如黄芩、夏枯草、知母、葛根、黄连等。

2. 主治病症

瓜蒌所主治的病症主要有咳喘、胸痹、肺痈、消渴、便秘、气管炎、支气管炎、冠心病心绞痛、脑血管病（急性期）、胃炎、病毒性肝炎、脂肪肝等内科疾病；乳痈、乳腺增生等妇科疾病；以及带状疱疹等。

3. 禁忌证及用量

在禁忌方面大多数医家认为寒湿、湿痰证，或脾虚而大便溏泻者不用。

用量上，最少每剂 10g，最大 60g，一般 15~30g。

于 凯 成

【适应证】冠心病心绞痛，脑血管病（急性期），支气管炎。

【用药指征】冠心病心绞痛症见胸中憋闷、时有刺痛、心悸者；气管炎病人见咳痰黄稠、胸闷、大便不爽、舌苔厚腻、脉滑者。

【配伍】

配枳实、薤白、半夏、桂枝。治冠心病心绞痛。

配川贝、杏仁、枳实。治气管炎。

配丹参、远志、天竺黄、地龙。治脑血管病。

【用量】15~30g。

【禁忌】本品甘寒而滑，脾虚便溏或湿痰、寒痰者忌用。

【体会】心、脑血管病属本虚标实证，急性期标实为主，常痰瘀互结、阻塞脉络，故应用本品时常与化瘀通络药并用，如丹参、赤芍、桃仁、红花等。血瘀多兼气滞，故加沉香、郁金、香附。

所区别。瓜蒌皮偏于清热化痰，利气宽胸；瓜蒌仁偏于润燥化痰，润肠通便；全瓜蒌兼有皮、仁两者的功效。

李炳文

【适应证】冠心病，气管炎，哮喘，胃炎，病毒性肝炎，带状疱疹。

【用药指征】痰浊阻于胸膈所致胸痹心痛、咳嗽痰喘，痰热互结所致的胸脘痞满、按之则痛，舌苔厚腻等。

【配伍】

配薤白、半夏、桂枝、枳实等。治冠心病胸闷心痛。

瓜蒌10~15g，配三子养亲汤或千金苇茎汤。治痰热咳嗽。

瓜蒌15g，配半夏、黄连（小陷胸汤）、丹参饮或柴胡舒肝散。治胃脘疼痛。

瓜蒌15~20g，配乳香、没药、当归、甘草，即神效瓜蒌散。治乳痈及一切痈肿初起。

瓜蒌20~25g，配红花，加入辨证方药中。治各型病毒性肝炎。

瓜蒌10~15g，配温胆汤。治痰热所致胸痹心痛。

【用量】10~25g。

【禁忌】病属寒湿或脾虚而大便溏泻者不用。

【体会】瓜蒌性甘味寒，归肺胃大肠经，能润燥开结、荡热涤痰。其性似补非补，似泻非泻，不寒不热，属痰热为患者必定使用。药理研究揭示瓜蒌能显著增加冠脉流量，并有降血脂、抗病毒等作用，治带状疱疹，量宜大，可用至25g。本品有瓜蒌皮、瓜蒌仁及全瓜蒌之分，使用时应有

张子义

【适应证】咳喘，胸痹，便秘，肺痈，乳痈，消渴。

【用药指征】咳喘发作或胸闷憋痛，乳痈早期必用。

【配伍】

瓜蒌25g，配路路通10g，木通10g，丹参10g，生地15g，茯苓15g，郁金10g，甘草6g。治胸痹。

【用量】15~30g。

【禁忌】大便稀且次数多者不宜使用。

陈景河

【适应证】冠心病，乳腺增生，脂肪肝。

【用药指征】心前区痛，胸闷气促；或乳腺增大；或B超检查示脂肪肝。

【配伍】

瓜蒌50g，配薤白15g。治胸痹。

瓜蒌50g，配黄连15g。治痰热结胸证。

瓜蒌30g，配黄芩15g。治痰热壅肺之咳嗽。

瓜蒌30g，配知母30g，川贝母10g。治痰热伤津之咳嗽。

瓜蒌30g，配夏枯草20g，鹿角20g。治乳腺增生症。

瓜蒌30g，配郁金20g，柴胡20g，白芍30g，金钱草30g，葛根15g。治脂肪肝。

【用量】20~60g。

【禁忌】病属寒痰，湿痰，脾虚泄泻者禁用。因瓜蒌性寒，用之对病情不利。反乌头。

【体会】瓜蒌主治必须是热邪伤津，痰热黏稠之胸闷，气机不畅者为宜。若用其散结之功能治寒痰，须配白芥子，且量倍于瓜蒌而有效。重用瓜蒌，配鹿角，一寒一温，寒不伤阳，温不伤阴，取通气活血祛瘀，化痰消肿散结之功，治疗乳腺增生症，疗效显著，治疗冠心病，痰湿阻滞脉络者为宜，治疗脂肪肝，须配金钱草、葛根，清肝家之郁热，散阳明之腑气。

半　夏

本品为天南星科多年生草本植物半夏 *Pinellia ternata*（Thumb.）Breit. 的块茎。我国南北各地均有生长，以长江流域生产最多。性味辛、温、有毒。具有燥湿化痰、降逆止呕、消痞散结等功效。

在被调研的 330 位名中医中有 15 位擅长使用本品。主要为天津、内蒙古、山东、安徽、四川、福建、黑龙江、新疆及北京等地的内科、妇科医家。

1. 用药指征及配伍

半夏的用药指征概括起来主要有以下几点：①体形特征：形体较肥胖，虚浮。②气机不利征象：胸闷憋气，喘咳，腹满痞闷，胃痛，呕逆；③有形之痰：痰白量多，易咳出，或呕吐清稀痰涎；④精神症状：失眠，梅核气，头晕，头痛等；⑤舌脉征象：舌淡，苔白腻、白厚腻，或白滑；脉滑，或濡滑。

与半夏配伍较多的有补气药，如甘草（27 次）、党参（16 次）；化湿药，如茯苓（25 次）、白术（18 次）；补阴药，如白芍（8 次）、麦冬（7 次）；清热药，如黄芩（6 次）、黄连（5 次）；以及生姜（16 次）、厚朴（10 次）、干姜（8 次）、瓜蒌（6 次）、桂枝（5 次）、苍术（5 次）、郁金（4 次）等。

2. 主治病症

半夏所主治的病症主要有痰证、咳逆、呃逆、呕吐、腹胀、胃痛、痰核、瘿瘤、头晕、头痛、噎膈、瘰疬、泻泄、不寐、梅核气、癫狂等症。这些病症多属于现代医学消化、呼吸及精神、神经系统疾病。

3. 禁忌证及用量

在禁忌证方面，多数医家认为阴虚内燥多干咳、干呕，舌红、少苔等忌用。

在用量上，制半夏每剂最少 3g，最多 120g。一般为 6~30g。有医家提出 6~12g 和胃，20g 降逆止呕，30g 以上治不寐，60g 以上具有镇痛效果。

于 鹄 忱

【适应证】胃炎，胆囊炎，失眠，动脉硬化等，辨证属痰湿者。

【用药指征】恶心，呕吐，咳嗽，头昏，失眠，舌苔白腻。

【配伍】

半夏 10g，配茯苓、陈皮、甘草。治咳嗽，胃部郁闷，恶心呕吐等痰湿疾患。

半夏 10g，配茯苓、陈皮、甘草、枳壳、竹茹。治胆系疾患或痰湿上蒙清窍所致的惊悸、虚烦不得眠之神经衰弱、动脉硬化等疾患。

【体会】温胆汤用途甚广，特别是用于心烦不眠之头昏头痛，常收到满意疗效。

马　骏

【适应证】中焦湿浊太盛而致的脘腹满闷、气逆、呕吐，脾失健运、痰涎壅滞所致的咳嗽、痰多、梅核气、痰核、瘿瘤等。

【用药指征】胃气上逆之恶心，呕吐，脘腹痞闷；或咳嗽，痰多，气逆，气急，胸脘痞闷，舌淡苔腻，脉滑者。

【配伍】

姜半夏 10g，配黄连 6g，黄芩 10g，干姜 5g，党参 10g，白术 15g，炙甘草 6g。治脾胃虚弱，外邪乘虚而入，寒热错杂，升降失调而致的脘腹痞满疼痛，呕吐，泄泻等症。

法半夏 10g，配陈皮 10g，茯苓 15g，白术 10g，杏仁 6g，黄芩 10g，厚朴 10g，前胡 10g，苏子 10g，胆南星 10g，炙甘草 6g。治湿盛痰多，肺失肃降而致的咳嗽，咯痰，胸闷气喘，舌苔白厚腻，脉滑等症。

半夏 10g，配苏子 10g，陈皮 10g，桂枝 6g，茯苓 15g，白术 10g，干姜 6g，细辛 3g，五味子 5g，炙杷叶 15g，炙甘草 6g。治中焦虚寒，水饮不化，饮邪上犯于肺而致的咳嗽，咯清水或泡沫样痰，胸背畏寒，喘促上气等症。

【用量】5~10g。

【禁忌】阴虚血少、津液不足、舌赤红无苔者及孕妇后期忌用。

王　琦

【适应证】失眠属脾胃不和、胃失安和者。

【配伍】

法半夏 10g，配黄连 6g，制胆星 3g，延胡索 10g。治不寐，胃脘痞满不适。

法半夏 10g，配厚朴 10g，炙甘草 6g，党参 10g。治胃脘痞满、不适。

【用量】10~15g。

【禁忌】心肾不交、阴虚火旺、肝阳扰动、气血亏虚所致的不寐者不宜用。

【体会】半夏燥湿化痰、降逆止呕、消痞散结，更有镇静安眠的功效。《内经》十三方之一的半夏秫米汤即为治疗胃不和而夜不得眠之症。半夏通阴阳，使阳入阴而令眠，秫米和脾胃，制半夏之辛烈，二者相伍，阴阳通，脾胃和，其人即可入睡，故张景岳谓之"治久病不寐者神效"。张锡纯在分析此方时也指出："观此方之义，其用半夏，并非为其利痰；诚以半夏生当夏半，乃阴阳交换之时，实为由阳入阴之候，故能通阴阳和表里，使心中之阳渐渐潜藏于阴，而入睡乡也。"后世也常以温胆汤治疗痰热内扰，虚烦不眠证。

牛元起

【适应证】呕吐，呃逆，痞证，湿阻，泄泻，不寐。

【用药指征】苔腻，脉滑。

【配伍】

配生姜，治疗脾不化湿、酿痰停饮，

胃逆呕恶诸证。半夏与生姜的用量相同，一般用9~15g。

配生姜、麦冬等。治疗阴虚气逆，脾虚生湿，胃气呆滞诸证，半夏用量为6~9g，麦冬的用量则应为半夏的7倍。

【用量】6~120g。

【体会】苔白腻而水滑，即湿浊中阻者一定要使用该药。

刘继祖

【适应证】咳喘，呕吐，哕，眩晕，郁证，痰核，瘰疬，肿瘤。

【用药指征】但见痰，各种有名、无名肿物，一切上逆之症（痰咳喘、呕吐哕、眩晕），无明显阴伤表现者。

【配伍】

配陈皮10g，治胃脘痞胀逆气。

配白芥子6g，治痰甚胸闷，黏痰不去。

配浙贝母10g，黄芩10g。治痰黄腥臭。

配白花蛇舌草30g，治疗一切有名无名肿物。

配附子8g，治疗腹中雷鸣攻痛、吐泻清痰之寒痰内结。

配全瓜蒌12g，治疗胸痹。

配远志6g，竹茹10g，治疗不寐。

配天麻8g，治疗风痰眩晕。

配礞石3~6g，治疗癫、狂、痫。

【用量】3~10g。

【禁忌】阴虚内燥（舌裂少苔、脉弦小）者不宜用。

【体会】半夏目前应市者良莠并存，故用之临床宜先分水半夏、法半夏、姜半夏。后据效用不同选用。半夏辛温体滑，性燥

能走能散，故血家、渴家、汗家禁用。

孙恩泽

【适应证】咳嗽，呕吐，眩晕，瘿瘤，瘰疬。

【用药指征】咳嗽气逆，胸膈痞闷，呕吐，眩晕，心悸，舌质淡，苔白腻，脉滑濡。

【配伍】

半夏15g，配陈皮15g，茯苓20g，甘草10g，厚朴20g，莱菔子20g，苏子15g，白芥子15g，当归15g，杏仁25g，胆南星15g。治痰湿咳嗽气逆。

半夏20g，配白术20g，天麻20g，砂仁15g，陈皮20g，生姜10g，竹茹20g，茯苓20g。治痰浊中阻之眩晕。

半夏15g，配海藻20g，昆布15g，青皮20g，陈皮15g，贝母25g，连翘20g，郁金20g，穿山甲15g，丹参25g。治痰结血瘀之瘿病。

【用量】5~30g。

【禁忌】阴虚内热者不宜服。

【体会】半夏具安神作用，对顽固性失眠疗效甚佳。

李恒明

【适应证】咳嗽，咯痰，呕吐，梅核气，胃脘痛。

【用药指征】痰多，苔白腻。

【配伍】

半夏10g，配茯苓12g，青皮10g，厚

朴 12g。主治咳嗽。

【用量】10~15g。

【禁忌】干咳无痰，咽干、渴时，不宜用该药，误用后痰更黏，不易咯出。

陈 连 起

【适应证】消化系统肿瘤，如食管癌，胃癌，肝癌；神经症，更年期综合征。

【用药指征】形体较肥胖，虚浮；舌苔厚腻色白，痰涎较多。

【配伍】

生半夏 30g，配生南星 30g，茯苓 15g，陈皮 12g，甘草 6g，皂角刺 12g，半枝莲 30g，石见穿 30g，白花蛇舌草 30g，党参 15g，生苡仁 30g，郁金 9g，海藻 15g，昆布 15g，猫爪草 30g，夏枯草 9g 等。治疗消化系统肿瘤。

生半夏 30g，配生南星 30g，牡蛎 30g，白芍 20g，丹参 30g，茯苓 15g，远志 6g，菖蒲 9g，苍术 10g，陈皮 12g，甘草 6g，黄连 6g 等。治疗神经症，更年期综合征。

【用量】30g。

【禁忌】形体枯瘦，苔少、舌较红者。误用会伤阴助火，使人躁扰不宁。

【体会】生南星、生半夏必须先煎煮 30~40 分钟，尔后再与他药共煎 30 分钟，方可服用，否则易引起中毒反应。临床用此药治疗上病必定生用，所谓"以毒攻毒"。

邵 祖 燕

【适应证】湿痰冷饮，呕吐反胃，咳喘

痰多，胸膈胀满，痰厥头痛，眩晕不眠以及癫狂证。外用消痈肿。

【配伍】

配胆南星 7.5g，枳实 6g，菖蒲 10g，竹茹 10g，橘红 10g，人参 6g。治中风痰迷心窍，舌强不语。

配瓜蒌 20g，薤白 12g，丹参 20g，延胡 20g，乳香 10g。治胸痹。

生半夏 6g，配白芥子 12g，大贝母 12g，地龙 15g，僵蚕 12g，生牡蛎 20g，夏枯草 20g。治瘰疬。

配生姜 4 片、厚朴 20g。治心下痞满，呕吐不已。

生半夏 3~6g，配葱白 6~9g，共捣烂成团塞患部对侧鼻孔 0.5 小时／次，2 次／日，治乳腺炎。

【用量】6~12g 和胃；10g 降逆止呕；30g 以上治不寐，60g 以上具有镇痛之效。

【禁忌】阴虚温燥病症慎用，或佐甘寒之品。

【体会】凡具"痰湿""气逆"之证者，必用此药。由于"百病皆生于痰"，所以半夏的临床应用范围甚广，配伍例不胜枚举。生半夏毒性较强，一般不内服，炮制后的半夏也有轻微毒性，大剂量长期服用时，有时可见舌、咽、口腔麻木、肿痛、流涎等症状，使用时应警惕。半夏中毒，可用白矾 9g，生姜汁 5ml 调匀内服解救。

林 朗 晖

【适应证】痰证，咳逆，吐逆，脑血管意外，梅核气。

【配伍】

煮半夏 10g，配党参 15g，白术 10g，茯苓 10g，甘草 5g，陈皮 5g。临证加减，既可用于内伤，亦可应用于外感。

【用量】 5~15g。

【禁忌】 妊娠妇女不宜使用。

【体会】 古书记载半夏辛温有毒，但按常规蒸制之后，已基本无毒。其辛燥之性，煮制之后与甘草同用可以缓解。法半夏在浸制以后原有性味变淡，本人很少应用。

尚志钧

【适应证】 恶心、呕吐清水、吞酸，咳嗽痰多清稀，眩晕，呃逆。

【用药指征】 呼吸道、消化道分泌过盛，如呕吐清水，咳痰清稀，不渴或渴而不欲饮，不饥不食。舌淡，苔薄白。

【配伍】

半夏 6g，配党参 15g，麦冬 10g，生姜 3g。治呕吐。

半夏 6g，配陈皮 3g，白术 10g，茯苓皮 15g，生姜 10g。治呕吐清水。

半夏 6g，配桂枝 3g，白芍 6g，细辛 1g，干姜 1g，五味子 1g，炙麻黄 1g，枇杷叶 20g，杏仁 10g，贝母 10g。治外感咳嗽，痰多而清稀。

半夏 6g，配陈皮 3g，茯苓 15g，泽泻 20g，白蒺藜 10g，蔓荆子 10g。治痰饮内停的眩晕。

【用量】 6~9g。

【禁忌】 干咳、干呕，舌红，苔黄，口干而渴或渴而能饮者禁用；肺、胃有出血史者禁用。

【体会】 以制半夏为主，生半夏只可外用，不可内服。

俞长荣

【适应证】 痰饮咳嗽，呃逆，呕吐，噎膈，梅核气，痰热互结之胸满、心下痞。

【配伍】

半夏 10g，配茯苓，陈皮。治痰饮咳嗽。

半夏 10g，配瓜蒌，黄连。治心下痞。

半夏 10g，配生姜，治寒饮呕吐。

半夏 10g，配竹茹，治痰热呕吐。

半夏 10g，配麦冬，太子参，黄连。治火热挟饮之咽喉不利。

半夏 10g，配紫苏，茯苓，川朴。治梅核气。

【用量】 6~10g。

【禁忌】 热甚阴伤，津液亏损者。

【体会】 半夏因炮制方法不同而有生半夏、煮半夏（姜半夏）、法半夏、清半夏、半夏曲之分。本人通常用煮（姜）半夏和法半夏，对老弱、小儿多用法半夏或半夏曲。生半夏甚少使用。

钱远铭

【适应证】 心、肺、肝、胃系疾病。

【用药指征】 胸闷憋气，喘咳痰多，腹满痞闷等属痰湿郁阻，气机不利者。

【配伍】

法半夏 10~15g，配瓜蒌、桂枝、薤白、石菖蒲、郁金等。治疗痰湿阻遏之冠心病。

法半夏 15g，配麻黄、黄芩、桑白皮、杏仁、射干、苏子、降香、白果等。治疗肺气肿。

法半夏 15g，配枳实、苍术、竹茹、川朴、鸡内金、郁金等。治疗湿痰中阻之胃脘痞闷、疼痛。

法半夏 15g，配柴胡、白芍、乌药、郁金、川楝子、延胡等。治疗肝胆系疾病。

【用量】5~15g。

【禁忌】阴虚而不见痰湿者不宜用。

【体会】无痰湿者忌用。本品宜久煎以去其毒性。

康 相 彬

【适应证】痰湿阻肺之咳喘，痰饮停胃之呕吐、呃逆，痰浊中阻之胃痞、胃脘痛，胃脘痛寒热错杂证。

【用药指征】痰白量多易咯出或呕吐痰涎，脉滑，舌苔白腻或白滑。

【配伍】

半夏 15g，配陈皮 15g，茯苓 15g，杏仁 10g，白果 15g，鱼腥草 30g，甘草 6g，木香 10g，麻黄 10g，枳壳 15g（用于大便干者）。治痰湿阻肺之咳喘。

半夏 15g，茯苓 15g，干姜 10g，泽泻 15~30g，钩藤 30g，丹参 15g，陈皮 15g。治痰饮停胃之呕吐、呃逆。

半夏 15g，配黄芩 10g，黄连 10g，吴茱萸 3~10g，党参 10g，川芎 10g，莪术 10g，香附 10~15g，郁金 15~20g，三七粉 3~6g，枳壳 10~15g。治胃脘痛寒热错杂证。

半夏 15g，配紫苏 10g，川厚朴 10g，茯苓 10g，陈皮 10g，香附 10~15g，枳壳 15g。治梅核气。

【用量】6~15g。

【体会】根据"有故无殒亦无殒也"的原则，可用半夏 10~15g，配人参、干姜治胃寒妊娠恶阻。脾肾虚寒，痰湿蕴阻证，要在健脾化痰方中加入附子以振奋阳气。

梁 贻 俊

【适应证】咳喘外感风寒及外寒内饮证，痞证，呕吐，反胃，呃逆，结胸，失眠，痰厥，眩晕，狂证，梅核气。

【用药指征】咳嗽痰多、色白、质稀；胃气上逆、饮邪犯胃致成呕吐、呃逆、反胃诸症；或呕而不渴，或先渴后呕及食入即吐等；胃气不和所致失眠。

【配伍】

半夏 10g，配旋覆花 15g（包煎），前胡 10g，细辛 3g，荆芥 10g，云苓 15g，甘草 6g，炙麻黄 3g，杏仁 10g。治外感风寒咳喘。

半夏 10g，配炙麻黄 6g，桂枝 6g，白芍 6g，生甘草 3g，干姜 3g，五味子 10g，茯苓 25g，杏仁 10g。治外寒内饮咳喘。

半夏 15g，配黄连 6g，黄芩 6g，干姜 6g，甘草 3g，党参 15g，大枣 5 枚，苏梗 15g，荷梗 15g。治痞证。

半夏 15g，配茯苓 50g，生姜 10g，橘皮 15g。治呕吐。

半夏 15g，配橘皮 15g，竹茹 10g，生姜 3 片，炙杷叶 10g，党参 15g，麦冬 10g，丁香 3g，柿蒂 15g。治呃逆。

半夏 15g，配茯苓 20g，冰糖 10g，降香 15g，沉香 10g，蜈蚣 1 条。治反胃。

半夏 15g，配瓜蒌 30g，黄连 6g，槟榔 15g，苏梗 15g，川军 3g。治结胸。

半夏 15g，配秫米 40g，内金 10g，山楂 15g，远志 15g。治胃气不和所致失眠。

半夏 15g，配陈皮 10g，茯苓 25g，竹茹 6g，黄连 6g，枳实 10g，当归 6g，白芍 10g。治失眠。

半夏 15g，配陈皮 15g，茯苓 20g，生甘草 10g，胆星 10g，竹茹 15g，节菖蒲 15g，枳壳 15g。治痰厥。

半夏 15g，配陈皮 20g，茯苓 30g，生甘草 5g，竹茹 15g，当归 15g，白芍 20g，黄连 10g，白术 30g，官桂 10g，石菖蒲 15g。治眩晕。

半夏 15g，配陈皮 15g，茯苓 20g，生甘草 5g，竹茹 15g，枳实 20g，黄连 5g，石菖蒲 3g。治狂证。

半夏 15g，配厚朴花 15g，茯苓 15g，生姜 3 片、苏梗 15g，苏子 10g，赤芍 30g，连翘 20g。治梅核气。

【用量】6~20g。

【禁忌】本品辛散温燥，故阴虚燥咳、伤津、血证均忌用。古人对本药有三禁：血家、渴家、汗家。半夏宜炮制使用，生用毒甚，宜慎之。

【体会】半夏有孕妇忌服之说，但关键在于用量大小，药证是否相符，有故无殒亦无殒也。

土 鳖 虫

本品为鳖蠊科昆虫地鳖 *Eupolyphaga sinensis* Walker. 或冀地鳖 *Steleophaga plancyi*（Boleng）雌虫的全体。主产于江苏、浙江、河南、山东等省。本品味咸，性寒。有小毒。归肝、脾经。具有破血逐瘀、续筋接骨等功效。

本次调查的 330 位名中医中擅长运用土鳖虫的有 5 位。主要为吉林、黑龙江、安徽、广东等地的骨伤科、内科、妇科医家。

1. 用药指征及配伍

土鳖虫的用药指征，概括起来大致有以下几点：①久治不愈的顽固性疾病。②腹部征象：两肋刺痛，脘腹痞硬，肝脾肿大。③损伤后组织瘀肿明显，疼痛较甚，或皮下有结节者。④舌脉征象：舌紫暗，或暗红有瘀点；脉沉紧。

与土鳖虫同用出现次数较多的药物有破血消癥药：水蛭、虻虫、麝香、干漆、三棱、莪术、大黄、穿山甲等；活血化瘀药：丹参、桃仁、红花、姜黄、生地、当归、赤芍、川芎、乳香、没药、三七、延胡、益母草等；化痰软坚药：郁金、鸡内金、海藻、昆布、半夏、贝母、牡蛎、鳖甲等；理气药：柴胡、青皮、陈皮、川楝子、合欢皮、苏木等；补气药：人参、白术、甘草、茯苓、紫河车等；强筋壮骨药：续断、川牛膝、自然铜、女贞子等；清热化湿药：茵陈、虎杖、丹皮、夏枯草等。

2. 主治病症

土鳖虫所主治的病症主要有骨伤科的慢性腰腿疼痛、骨折、软组织损伤、肌筋膜炎；内科的慢性肝炎、肝硬化、鼓胀、癥瘕、肾病顽固性蛋白尿等；妇科的经闭、乳癖等。

3. 禁忌证及用量

在禁忌证方面医家们认为：孕妇忌服，无瘀血见证者忌用；鼓胀伴有吐、衄、便血等出血证，失血较多，体质虚弱者慎用。

在用量上，最少每剂用 3g，最多达 20g，多数认为用 5~15g。

张 林

【适应证】肝血瘀阻型鼓胀。

【用药指征】肝脾肿大，脘腹痞硬，两肋刺痛，舌紫暗，脉沉紧，肝功能异常。

【配伍】

土鳖虫 10g，配人参 20g，川芎 25g，当归 25g，茵陈 25g，姜黄 15g，郁金 15g，丹皮 15g，赤芍 15g，茯苓 15g，鸡内金 15g，鳖甲 10g，柴胡 10g，青皮 10g，白术 10g，甘草 5g。主治鼓胀。

土鳖虫50g，配紫河车粉100g，红参100g，茵陈100g，三七30g，郁金30g，内金30g，姜黄30g，藏红花10~20g，共面蜜丸，9g重，日服2次。主治肝硬化。

【用量】5~15g。

【禁忌】诊断不明确者及孕妇均不宜用；鼓胀伴有吐、衄、便血等出血症，无瘀滞时也不宜用，或酌减其量。

【体会】土鳖虫乃血肉有情之品，素有虫类搜剔之性，因其功善破血逐瘀，通经散滞，止痛，故对外伤癥瘕，经闭等均效。此用治鼓胀也必具肝血瘀阻，瘀硬疼痛，同时应证清，量妥，随症调之。

罗致强

【适应证】慢性腰腿疼痛，慢性肝炎，肝硬化，肾病顽固性蛋白尿。

【用药指征】舌质暗紫或暗红有瘀点，久病，顽病。

【配伍】

土鳖虫12g，配全蝎6g，续断30g，川牛膝15g。治慢性腰腿疼痛。

土鳖虫12g，配女贞子18g，虎杖18g。治慢性活动性肝炎。

土鳖虫9~12g，配益母草30g，蝉蜕9g。治顽固性蛋白尿。

【用量】9~15g。

【禁忌】无瘀血见证者忌用。个别有过敏反应。

【体会】土鳖虫除配他药煎服外，还可焙黄、研末，用白酒送服，对慢性腰腿痛有效。

董克勤

【适应证】血瘀经闭，癥瘕，乳癖。

【配伍】

土鳖虫3g，配海藻30g，昆布30g，半夏10g，贝母10g，夏枯草30g，陈皮20g，三棱5g，莪术5g，茯苓20g，川楝子7.5g，合欢皮25g。主治乳癖（乳腺增生症）。

土鳖虫10g，配丹参25g，红花15g，桃仁15g，益母草30g，当归20g。主治血瘀经闭（体质壮实者）。

【用量】3~10g。

【禁忌】妊娠期及体质虚弱者忌服。土鳖虫有小毒，并有破血逐瘀之功效以防伤胎及损伤正气。

【体会】体虚患者需攻补兼施，临床可配伍扶正药。

樊春洲

【适应证】骨折。

【配伍】

配水蛭10g，虻虫2.5g，干漆3g，大黄15g。治妇女经闭腹满，干血成痨。

配郁金15g，姜黄20g，鸡内金5g，丹参15g。治肝脾肿大。

配山甲10g，桃仁15g，海藻15g，当归15g，延胡10g，没药10g，牡蛎15g。治宫外孕，急性腹痛，腹部包块不消等。

配归尾30g，川芎20g，桃仁20g，乳香20g，没药20g，龙骨30g，自然铜15g，麝香3g。治骨折筋断，瘀血肿痛。

【用量】6~15g。

【禁忌】无骨折者不用,误用易生"骨化肌炎"。孕妇忌服。

【体会】在伤重瘀血肿胀、骨折筋断疼痛难忍者必用。用该药后在 X 片上骨痂增多,愈合早。

戴勤瑶

【适应证】骨折筋伤,瘀血积结,筋结疼痛;妇女经闭。

【用药指征】骨折初期瘀肿明显,疼痛较甚者;肌筋膜炎可扪及肌筋膜结节者;妇女提前闭经且体质尚实者。

【配伍】

骨伤 I 号方(自拟)主治骨折及筋伤初期之肿痛证。土鳖虫 15g,赤芍 15g,丹参 15g,丹皮 15g,当归尾 15g,红花 10g,桃仁 10g,苏木 12g,大黄 10g(后下),茅根 15g,制乳没(各)12g,陈皮 10g,茯苓 30g,生地 30g。

蟹龙接骨丸(见后)。

【用量】5~20g。

【禁忌】失血较多,体质虚弱者慎用;孕妇忌用;体质虚弱的高血压、肺结核患者慎用,误用后易耗损阴液或造成出血。

百　合

本品为百合科植物百合 *Lilium brownii* F.E.Brown var.*viridulum* Baker、卷丹 *Lilium lancifolium* Thunb. 及细叶百合 *Lilium pumilum* DC. 等的鳞茎。主产于湖南、江苏、陕西、四川等地区。本品味甘，性寒。归心、肺经。具有养阴润肺、清心安神等功效。

本次被调研的 330 位名中医中擅长运用百合的有 6 位。主要为湖南、江苏、宁夏、江西、河南等地的内科、妇科医家。

1. 用药指征及配伍

百合的用药指征，概括起来大致有以下几点：①虚热征象：喜冷恶热，五心烦热，咽干口燥，唇红颧红，大便干结等。②心、肺、胃三经症状：心烦不宁，神志恍惚；久咳，痰中带血；胃中灼热疼痛，口疮口糜等。③舌脉征象：舌红少津，或有裂纹，苔少或剥；脉细弦或细数。

与百合同用出现次数较多的药物有养阴清热生津药：如生地、知母、麦冬、天冬、沙参、玉竹、白芍、地骨皮、白薇、山药等；宁心安神药：如酸枣仁、茯神、五味子、莲子、小麦、大枣、甘草等；清热泻火药：如黄连、黄芩、莲心、桑皮等；止咳化痰药：如紫菀、款冬花、百部、全瓜蒌、蛤粉等；收敛止血药：如白及、乌贼骨、藕节、阿胶等；理气活血药：如乌药、檀香、苏叶、柴胡、佛手、蔻仁等。

2. 主治病症

百合所主治的病症主要以内科的呼吸、心血管、消化系统疾病为主，如咳嗽、咯血、肺痨、支气管扩张、百合病、心悸怔忡、失眠、妇女癔病、轻度精神分裂症、更年期精神障碍、胃脘痛、胃及十二指肠溃疡等。

3. 禁忌证及用量

在禁忌证方面大多认为：风寒咳嗽，或中寒胃中冷痛、腹胀便溏、脉沉迟或濡细者皆不宜使用；寒、痰之象明显者不可单用。

在用量上，最少每剂用 10g，最多达 35g，多数认为用 15~30g。

万友生

【适应证】胃脘痛。

【用药指征】胃中灼热疼痛，喜冷恶热，咽干口燥，大便结。

【配伍】

百合 15~30g，配芍药（或赤白芍同用）15~30g，佛手 15~30g，甘草 10~15g。治胃脘热痛。

【用量】15~30g。

【禁忌】胃中冷痛忌用。

王 行 宽

【适应证】咳嗽，咯血，惊悸，失眠，多梦，胃痛。

【用药指征】凡证属阴虚有热或肝胃不和者均可用之。

【配伍】

百合 15~20g，配沙参、麦冬、玉竹、黄芩、知母、桑皮、地骨皮。治肺热咳嗽。

百合 20~30g，配生地、知母、小麦、枣仁、甘草、大枣。治神经症及虚烦少寐。

百合 15~20g，配柴胡、苏叶、黄连、吴萸、蔻仁。治胃痛。

【用量】10~30g。

【禁忌】寒、痰之象明显者不可单用。

刘 永 年

【适应证】咳血，心悸怔忡，口疮口糜，不眠，百合病。

【用药指征】苔少或剥，舌红少津或有裂纹，脉细弦或细数；口干舌燥，唇红颧红，五心烦热，大便干结，心烦不宁等虚热之候；症状表现多集中在心、肺、肾三脏；有现代医学的相关检查指征。

【配伍】

配生地、阿胶、白及、藕节。治肺肾阴亏咳血（支气管扩张、肺结核）。

配太子参、麦冬、五味子、莲心、玉竹。治心阴不足，怔忡（如心肌炎后遗症）。

配玉竹、生地、淡秋石。治水亏火炎，

口疮口糜。

配阿胶、鸡子黄、黄连、珍珠母。治阴虚火旺不眠。

配地黄、知母、竹叶、甘草。治热病以后，虚热烦扰之症。

【用量】10~30g。

【禁忌】心阳气虚弱，寒自内生，如形寒畏冷、口淡不渴、面黄苔白、腹胀便溏、脉沉迟或濡细者，皆不宜使用，误用则有重伤阳气、内生寒湿之患。

【体会】百合味甘苦性寒、功效滋阴清火。故使用本药关键在有阴虚内热证者，且对心、肺、肾三经尤佳，素体阳虚或寒湿偏盛者，皆非所宜。本品用量宜大，可食疗。使用百合后出现腹脘痞胀，可酌加运脾行气之味矫之。

张 磊

【适应证】失眠，咳嗽，胸胁腹部疼痛属阴虚内热者。

【配伍】

配生地、麦冬、炒枣仁、茯神。治失眠。

配水沙参、天冬、阿胶、山药。治咳嗽。

配乌药、丹参、檀香、白蒺藜、全瓜蒌。治胸、腹、胁痛。

【用量】内服一般用 30g。

【禁忌】中寒或有实邪者不宜。

【体会】百合治疗心腹疼痛，主要为气郁化热阴伤之证，服热药不效或增剧者，用百合最为适宜。

陈 卫 川

【适应证】失眠多梦，热病后余热未清。

【配伍】

配酸枣仁 12g，治失眠多梦甚则梦遗。

配莲子 15g，治心神不宁虚烦。

配紫菀 30g，治痨嗽。

【用量】15~30g。

【禁忌】风寒咳嗽早期或中寒便溏不宜用。

【体会】百合甘淡微寒，益于肺心，常服有滋补镇静作用，对妇女癔病及轻度精神分裂症有一定作用。

郭 振 球

【适应证】肺痨咳血，支气管扩张，更年期精神障碍，胃及十二指肠溃疡。

【用药指征】久嗽痰中带血，神志恍惚必用。

【配伍】

百合 20g，配白及、蛤粉、款冬花各 15g，百部 10g。主治肺痨，支气管扩张，症见久咳、痰中有血。

百合 30g，配生地 25g，丹参 15g，白薇 10g。治更年期精神障碍，症见焦虑、心烦、抑郁、忧愁、伤感、月经紊乱。

百合 30g，配乌药 12g。治胃及十二指肠溃疡，症见上腹疼痛、口苦、吞酸。有出血倾向者，配白及、乌贼骨各 15g。

【用量】15~35g。

【禁忌】外感病初期，虚寒便滑者忌服。

【体会】百合，益气利气，养正而能清热，治阴虚火旺，上灼肺金，肺痨暮热，咳嗽咽痛，咯血。若以其治外感伤风咳嗽，未免滋腻遏抑。

当　归

本品为伞形科植物当归 *Angelica sinensis*（Oliv.）Diels 的根。主产于甘肃、云南等地区。本品味甘而辛，性温。入肝、心、脾经。具有补血、活血、调经、止痛、润肠通便等功效。

在被调研的 330 位名中医中有 37 位擅长运用本品。主要为河南、山东、陕西、江苏、吉林、北京、四川等 19 个省市的内科、妇科与伤科医家。

1. 用药指征及配伍

当归的用药指征，大多数医家认为：①疼痛：包括胃脘痛、腹痛、少腹痛、胸胁痛、身痛、关节肌肉疼痛等。且以肿痛，冷痛，痛时喜温喜按为特征。②血虚征象：面色苍白，口唇、爪甲色淡无华，肢体发凉、麻木，出血淡红，疮疡破溃后久不收口，或疮疡漫肿平塌者等。③瘀血征象：面唇、肢端、爪甲暗红或青紫，足背动脉减弱或消失，出血颜色暗红，腹部肿块，有外伤史等。④舌脉征象：舌质淡，或淡而嫩，或淡紫，或青紫，或有瘀斑、瘀点，舌下脉络迂曲怒张，苔薄白；脉细，或涩，或虚细数，或脉细涩，或细弦。⑤辅助检查：红细胞计数及血红蛋白低于正常值；全血或血浆比黏度及红细胞压积升高；黄体功能不足等。

与当归配伍同用出现次数较多的主要有补气类药：如黄芪（28 次）、白术（10 次）、茯苓（9 次）等；补血类药，如熟地（21 次）、白芍（21 次）、生地（12 次）、首乌（6 次）等；活血类药，如川芎（37 次）、赤芍（31 次）、红花（17 次）、桃仁（14 次）、丹参（13 次）、益母草（7 次）、桂枝（6 次）、没药（5 次）、乳香（4 次）、丹皮（4 次）等；理气类药，如香附（9 次）、柴胡（6 次）、枳壳（5 次）、延胡索（4 次）等。

2. 主治病症

当归所主治的病症多达 61 种，主要为内科（44.27%）、妇科（29.51%）、伤外科（19.68%）、皮肤科（6.56%）疾病。内科疾病中包括消化、呼吸、心血管、血液、精神神经、泌尿、肌肉关节等多个系统的病症，如慢性肝炎、肝硬化、慢性胃炎、慢性结肠炎、习惯性便秘、腹部癥瘕、慢性支气管炎、冠心病、高血压、脑梗死、贫血、血管性头痛、自主神经功能紊乱、慢性肾炎、风湿与类风湿关节炎、慢性发热等；妇科病症主要有月经不调、痛经、崩漏、经闭、赤白带下、不孕、妊娠腹痛、胎动不安、胎位不正、滞产、产后出血、产后腹痛、产后恶露不绝、更年期综合征等；伤科主要为跌打损伤所致的软组织肿胀疼痛、骨折、脱臼等；外科有血栓闭塞性脉管炎、雷诺病、脱疽、疮疡破溃后久不收口、腰椎间盘突出症、颈腰椎病等；皮肤科有荨麻疹、红斑狼疮、硬皮症、斑秃等。其中较多的病症为月经不调、痛经、崩漏、闭经等妇科疾病与跌打损伤所致的软组织肿胀疼痛、关节痹痛、习惯性便秘等。

3. 禁忌证及用量

在禁忌证方面，多数医家认为湿盛中满，大便溏泄者，以及血热妄行之出血，非瘀血引起的月经量过多，阴虚火旺，口干唇燥，舌质红绛者均不宜使用。

在用量上，最少每剂用5g，最多达100g，多数用10~30g。

于鹄忱

【适应证】月经不调；便秘等属血虚者。

【配伍】

当归30g，配木香30g，牛蒡子30g。治血虚肠燥便秘。

当归15g，配熟地、白芍、川芎。治月经不调。

当归20g，配黄芪15g，川芎15g，牛膝15g。治气血亏虚之头痛。

【用量】15~30g。

王子义

【适应证】痛经，月经不调，血瘀腹痛，赤白带下，宫寒不孕等。

【用药指征】妇女月经超前错后，经行腹痛，月经颜色不正，并加杂有黑褐色血块，行经血漏，淋漓不止。

【用量】6~12g。

【禁忌】血热妄行以及非气滞血瘀型血崩者慎用，误用后可能会加重出血倾向。

【体会】当归可以多方面调节子宫平滑肌功能活动，具有兴奋子宫与抑制子宫的双向调节作用。药理实验证明当归挥发油具有镇痛、消炎作用。因此，妇女痛经及其他妇科疾患采用当归治疗疗效确切。

王云铭

【适应证】月经不调，崩中漏下；经络不利，风湿痹痛，跌仆损伤，气血亏虚，肠燥便秘。

【用药指征】血虚血瘀者，必用该药。

【配伍】

当归9g，配川芎9g，白芍9g，熟地24g。主治月经不调等症。

当归15g，配川芎9g，赤芍9g，熟地24g，桃仁20g，红花9g，丹皮9g，香附9g，延胡9g。治痛经。

当归尾15g，配山甲片（炮）6g，柴胡9g，红花9g，栝楼根20g，甘草9g，桃仁20g，酒大黄9g。治跌打损伤，恶血留于胁下，或小腹作痛，或胸胁胀闷等症。

当归尾15g，配大黄9g，桃仁20g，麻子仁20g。治血瘀肠道干涩，大便秘结。

【用量】6~15g。

【禁忌】出血情况下，不宜用当归。

【体会】当归甘辛苦温，入心、肝、脾三经。功能补血活血、润燥滑肠，是治疗血分病的常用药，尤为妇科所重。凡妇女月经不调，血虚经闭诸证都用为主药。古有"一物三用"之说。归身补血，归尾活血，全当归养血，各有所长，至今宗之惟该药行（活血）则有余，守（养血）则不足。临床上凡月经过多、崩漏之症，多"炒"用。酒炒活血散瘀，炒炭止血，清水养血和血。

王文彦

【适应证】风湿及类风湿关节炎，贫血，各种原因引起的血瘀证。

【用药指征】有血虚或／和血瘀证表现。

【配伍】

配温经散寒药，治风湿性关节炎。

配益气养血药，治血虚证。

配活血化瘀药，治血瘀证。

【用量】10~40g。

【禁忌】慢性肠炎，月经过多者不宜使用。

王春来

【适应证】瘀血所致的关节痹痛，腰椎间盘突出症。

【配伍】

当归 20g，配川芎 15g，白芍 20g，延胡 15g，五灵脂 10g。治腰椎间盘突出症（瘀血型）。

【用量】5~50g。

【禁忌】当归含挥发油，故脾胃阳虚而腹泻者不宜用；肺虚内热，肝火偏旺，或吐血初止者不宜用。

【体会】当归久服、多服会出现咽喉痛，鼻孔灼热等症状，可在处方中加银花、生地。

王铁良

【适应证】慢性肾炎水肿有瘀血现象，

冠心病、高血压病、脑血栓形成属气滞血瘀者，慢性肾炎、肾病综合征属气虚血瘀者。

【用药指征】浮肿，头晕失眠，心烦心悸，腰酸无力，舌紫暗，边有瘀斑，脉涩或弦。

【配伍】

当归 20g，配赤芍 25g，川芎 15g，白术 20g，茯苓 30g，泽泻 15g，益母草 30g，冬瓜皮 30g，白花蛇舌草 50g。治慢性肾炎水肿。

当归 20g，配桃仁 15g，红花 15g，川芎 10g，赤芍 15g，生地 15g，牛膝 20g，柴胡 30g，桔梗 15g，枳壳 20g，甘草 7.5g。治疗冠心病，高血压，脑血栓形成，也可用于因瘀出血的肾炎血尿。

【用量】10~30g。

【禁忌】阴虚火旺，湿盛中满，大便泄泻者忌服。

【体会】当归还可用于治疗风湿性骨关节病，血虚肠燥便秘，脱发，贫血等。

田素琴

【适应证】荨麻疹，红斑狼疮，硬皮症，血虚风燥型银屑病。

【配伍】

配黄芪、桂枝、干姜、大枣、白术、防风、陈皮。治血虚气虚型荨麻疹。

配黄芪、干姜、白术、大枣、附子、白芍、肉桂。治脾肾阳虚型红斑狼疮。

配黄芪、白术、防风、蝉蜕。治人工荨麻疹。

配黄芪、肉桂、人参、茯苓、白术、甘草、熟地、白芍、川芎。治硬皮症。

【用量】15~30g。

【禁忌】表实邪盛，气滞湿阻，食积内停，阴虚阳亢，痈疽初起或溃后热毒尚盛者，均应忌用。

【体会】气血两虚之人冬季常饮黄芪当归鸡汤，可以益气养血活血，增强机体免疫力。

曲　生

【适应证】虚劳寒热，咳逆上气，便秘，痿痹癥瘕；跌打血凝作痛；血虚经闭，月经不调，痛经等。

【配伍】

配熟地20g，白芍15g，川芎15g。治血虚经闭，月经不调。

配丹参20g，没药10g，乳香10g。治创伤痈肿或产后瘀血作痛。

配桃仁10g，麻仁15g，瓜蒌仁15g。治血虚便秘。

配黄芪50g，治血虚（贫血）。

【用量】5~30g。

刘茂甫

【适应证】高脂血症。

【配伍】

当归15g，配天麻15g，钩藤12g，生石决明15g，川芎15g，丹参15g，赤芍15g，首乌15g，枸杞12g，女贞子12g，川牛膝15g等。用于高脂血症、动脉硬化性高血压，症见头晕或头痛烦躁易怒，多梦，舌质红绛，舌苔微黄，脉弦。

【用量】以上药物为一般用量，最大用量：凡15g者可加至18g，12g者可加至15g。

【禁忌】如五十岁左右妇女，月经量多，不宜使用，用则经量更多。

【体会】肾虚血瘀为老年病的基本原因，特别是心、脑血管病，更是如此。《素问·上古天真论》所载"七七、八八"之论是很正确的。天癸的变化，实与内分泌的改变有相通或相似之处；此外，老年人的血脂变化和血液流变学的改变，这实质上是中医血瘀证的有力证据，用补肾化瘀法，可以取得较好的临床疗效。

刘瑞祥

【适应证】月经不调，经闭，痛经；跌打损伤，瘀血作痛，痹痛麻木；痈疽疮疡；血虚证见面色萎黄，头晕眼花，心悸失眠，及老年人肠燥便秘等症。

【用药指征】一切血虚血滞的内、妇科疾病，如月经病，胎产诸症，属血虚有寒时必用。

【配伍】

当归12g，配川芎10g，白芍10g，香附10g，桃仁6g，红花6g，丹皮8g。治月经不调，痛经，瘀血腹痛。

当归25g，配红花6g，防风6g，天南星6g，白芷5g，苏木6g。治跌打损伤，瘀血肿痛。

当归12g，配川芎10g，丹参15g，白芍 10g，白薇 10g，阿胶 10g，延胡 10g，艾叶 6g。治经行腹痛，宫冷不孕。

当归 15g，配白芍 10g，川贝母 6g，炒枳壳 8g，白术 12g，菟丝子 6g，芥穗 6g，黄芪 15g。治气血两虚，胎动不安，小产，滑胎。

当归 15g，配黄芪 12g，鹿角胶 10g，阿胶 10g，大枣 5 枚，桂枝 10g，甘草 15g。治久病体虚，心悸气短，胸闷憋气。

【用量】3~30g。

【禁忌】中焦湿热，脘腹胀满，大便溏泻，血崩量多时不宜使用。误用易致中满呕吐，腹泻，妇女月经量过多。

【体会】补血用归身，破血用归尾，和血用全当归；补血润肠宜生用，减其润性用土炒，增加活血之力用酒炒。临证体会当归尚有安神除烦，保肝护胃作用，可用于慢性肝病，虚烦不寐者。

许 润 三

【适应证】月经过频，月经稀发，闭经，痛经，功能性子宫出血，更年期综合征，带下病，先兆流产，胎位不正，产后出血，不孕症等。

【用药指征】血虚证，血瘀证。

【配伍】

当归 10g，配川芎 10g，名佛手散。可验胎之生死。

当归 20g，配黄芪 60g。治血虚气滞。

当归 10g，配赤芍 10g。治血瘀证。

当归 30g，配芦荟 10g。治月经不调。

当归 30g，配肉苁蓉 10g。治便秘。

【用量】5~30g。

【禁忌】便溏或腹泻病人不宜使用该药，用之则使腹泻加重。如必须用，则用土炒当归。

【体会】本药适用于血虚证、血瘀证。凡是血分的病症，都必定使用该药，但气分方面的病，往往也伍用当归。《本草》谓当归主治崩中漏下，可今人多畏而不用，恐其动血引起出血更多，殊不知子宫异常出血系由某种病因致使血液不能归其所归，其治疗应在治疗病因的基础上加用当归，使血归其所归，则疗效更佳。

李 同 生

【适应证】骨折，脱位，软组织损伤。

【用药指征】损伤后出现肿痛，损伤后有瘀血。

【配伍】

配桃仁 6g，红花 6g，川芎 6g，生地 9g，赤芍 9g 等。治疗骨与关节损伤等病症。

【用量】5~20g。

【体会】"新伤责之于瘀，旧伤重在通络"。当归用其活血化瘀之功。

李 寿 彭

【适应证】再生障碍性贫血，乙型肝炎；月经不调。

【用药指征】贫血面容，月经不调，肝区疼痛等。

【配伍】

当归补血汤，八珍汤。治再生障碍性

贫血。

配柴胡等药，方如逍遥散。治乙型肝炎。

【用量】5~15g。

【禁忌】大出血时不宜用，用后可使出血量增加。

李 国 衡

【适应证】各类跌打损伤，血瘀肿痛；血虚体弱，风寒湿痹痛；妇女外伤后月经不调。

【用药指征】气血偏虚之局部肿块疼痛，尤其是开放性骨折以及妇女行经期间的损伤。

【配伍】

当归 12g，配白芍 9g，乳香炭 9g，生地 12g，川芎 9g，没药炭 9g，即四物止痛汤（伤科验方）。主治各类跌打损伤，血行阻滞肿胀疼痛。

配黄芪 20g，党参 15g，制首乌 12g，大熟地 12g，川牛膝 9g。主治骨折后期气血两虚肢体无力。

配羌独活各 9g，桂枝 4.5g，白芍 12g，鸡血藤 9g，防风 9g。主治风寒湿痹痛。

【用量】6~12g。

【禁忌】损伤期间内热过重、口干唇燥、舌质红绛者不宜使用。

【体会】当归为治疗血肿、血瘀、血虚的要药，既能活血又能补血。伤科临床上内服、外用一般均离不开当归，不仅是妇科常用药，也是伤外科常用药。

杜 健 民

【适应证】急、慢性肝炎，脑梗死，中风半身不遂，血管性头痛，慢性发热病症；颈、腰椎病，血栓闭塞性脉管炎，雷诺病；月经病等。

【用药指征】下肢发凉，膝下酸痛，麻木不仁，足背动脉减弱或消失，甚则足部紫绀，足趾溃烂，苔薄，脉细数等。

【配伍】

全当归 100g，配生黄芪 50g，土茯苓 30g，粉黄柏 20g，金银花 20g，连翘衣 20g，粉丹皮 10g，京赤芍 10g，生地黄 10g，红丹参 50g，广三七 5g，生甘草 5g，西黄丸 1 盒。治血栓闭塞性脉管炎（足趾溃烂）。

【用量】10g~100g。

【禁忌】湿热性发热，内热出血，不宜使用本药。误用可使发热、出血加重。

【体会】我在临床上治疗肝炎、肝硬化，当归为首选药物，此药可保护肝脏，促进细胞再生，预防和治疗肝恶性变。

杨 友 鹤

【适应证】慢性泄泻日久，舌质淡胖者。

【配伍】

炒当归 15g，配生熟地炭各 15g，黑山楂 10~30g。治慢性泄泻。

【用量】10~15g。

【禁忌】大便干结者不用。

【体会】当归须炒用，对慢性泄泻日久，舌质淡，体胖者为必用。

杨守玉

【适应证】血虚证，月经不调，痛经，脉管炎。

【用药指征】面色苍白，口唇无华，舌淡，苔薄白，脉细，或手足逆冷，遇寒加重。

【配伍】

当归 10g，配白芍 15g，熟地 15g，川芎 6g。治血虚证，月经不调；调经时于经后服用 1 周。

当归炭 15g，配益母草 30g，艾叶 30g。治崩漏。

当归 12g，配赤芍 15g，香附 15g，炮姜 6g。治寒凝痛经。

当归 30~60g，配玄参 30g，金银花 30g。治脉管炎。

【用量】6~60g。

【禁忌】非血虚证不宜使用，阴虚火旺者忌用。

【体会】当归为养血调经之妇科常用药，因其有活血之功，故出血时应慎用，或改用当归炭止血。其性辛散，在南方使用易导致口干舌燥。调经时应注意勿在排卵期后使用，治脉管炎可取大剂量，用至 30~60g。

何少山

【适应证】妇女月经不调，痛经，闭经，产后腹痛，癥瘕积聚，崩漏，及血虚而致的面色萎黄，头晕目眩，心悸健忘，失眠，肢麻乏力，皮肤干燥，便秘等病症。

【用药指征】血虚、血瘀之证，均可选用。月经量少，色淡或暗，经痛，经汛后期，稀发，甚至闭经，排卵障碍，黄体功能不足等。

【配伍】

当归 12g，配川芎 6g，熟地 15g，炒白芍 10g，淫羊藿 15g，甜苁蓉 15g，巴戟肉 12g，益母草 30g，制香附 10g，广郁金 9g。治妇女月经量少后期，闭经，排卵障碍，黄体功能不全。

当归 30~60g，配川芎 15~30g，莲房 45g，益母草 30g，熟大黄 9g，马齿苋 15g，失笑散 10g。治人流、药流后恶露不绝。

当归身 10g，配杭白芍 10g，阿胶珠 12g，艾叶炭 2g，桑寄生 10g，苎麻根 10g，黄芩 5g，焦冬术 10g。治妊娠腹痛，胎漏，胎动不安。

当归 30g，配炙黄芪 30g，王不留行子 6g，通草 6g，羊乳 20g。治产后缺乳或久病虚羸。

【用量】10~60g。

【禁忌】本品富含油脂，对湿阻中满，大便溏泄者忌用。当归味辛而气温，对血热者有动血之嫌。对气虚血热所致的月经先期、量多等症亦当慎用。

【体会】传统认为归头上行而养血止血，归身中守而养血补血，归尾下行而活血化瘀，但目前临床多以全当归之。需增加活血化瘀之功，可以酒炒用之。对于妊娠期须养血补血者，最好用归身，疗效更确切。

何同录

【适应证】月经病，妊娠病，产后病，

妇科杂病等属于血虚或血瘀者。

【用药指征】口唇色淡或紫绀，爪甲色淡或青紫，舌质淡红或淡紫，或有瘀点瘀斑，脉细或细涩。查血象红细胞或血红蛋白降低者。血液流变学指标见全血或血浆比黏度及红细胞压积等升高；妇科检查提示子宫肌瘤、卵巢囊肿、巧克力囊肿、痛性结节等。

【配伍】

配白芍、川芎、云苓、白术、泽泻等。治疗肝脾不调，血滞湿阻的各种妇科痛证。

配白芍、川芎、熟地等。治疗月经过少、月经后期、闭经等属于血虚者。

配柏子仁、肉苁蓉、火麻仁、鸡血藤、何首乌等。治疗妇人血虚便秘，尤其是产后大便难。

配川芎、红花、益母草、川牛膝、枳壳等。治疗堕胎、小产、难产、胞衣不下及人工流产后宫内残留物等。

【用量】6~30g。

【禁忌】妇科各种出血证不属于瘀血者，禁用当归，误用后可加重病情，造成出血不止。

【体会】当归性动滑利，对妇科各种出血证或有出血倾向者（如月经先期、经量过多、经期延长等），当慎用。即使有使用当归的指征，亦须把握好用量，一般不宜超过10g。

汪 履 秋

【适应证】内科肝病；妇科月经不调。

【用药指征】面黄、贫血貌，血红蛋白低于80g/L。

【配伍】

配白芍、川芎、生地为四物汤。治疗妇科病及血病。

配枳实、白芍。治妇人病。

配黄芪，治贫血。

配白术，运脾养肝。治慢性肝炎。

配生地、阿胶，治阴虚血痹。

【用量】一般用10g为宜，脉管炎用至30g。

【禁忌】肥胖之人、痰湿重者不宜用；大便溏者不宜用，用则更溏；肝硬化有腹水者不宜用，用后水增多。

【体会】归身养血，归尾破血，全当归活血。当归甘温养阴补血、祛瘀生新，内妇科杂病均用之。

宋 贵 杰

【适应证】跌打损伤所致的血瘀疼痛，风寒湿痹，血虚证，骨折。

【配伍】

配黄芪20g，熟地15g，首乌12g。治疗一切血虚证。

配川芎12g，赤芍12g，香附12g，木香10g。治疗气滞血瘀证。

配川芎12g，羌活10g，秦艽12g，防风12g。治疗风寒湿痹证。

配三七粉3g，骨碎补10g。治疗骨折疼痛，骨不愈合者。

【用量】9~18g。

【禁忌】无特别禁忌证。唯外感时不宜用，用之有"引邪入内"之虑。

【体会】当归是伤家首选中药，其性甘温而润，辛香善于行走，归头上行补血，归身养血中守，归尾破血下行。伤科多用全归或独用归尾，生用为多。

暖宫药同用；凉血常与生地、焦栀子、黄柏等清热凉血药同用。

张子义

【适应证】血虚，月经不调，痛经，便秘，咳喘。

【用药指征】咳喘发作时必用。

【配伍】

当归 15g，配熟地 30g，陈皮 10g，半夏 10g，甘草 10g，云苓 10g，杭芍 15g，旋覆花（包煎）15g。治慢性支气管炎。

【用量】10~30g。

【禁忌】大便稀，次数较多者不宜用。

张文阁

【适应证】月经不调，痛经，闭经，崩漏，癥瘕，不孕等。

【配伍】

当归 12g，配鹿角 9g。对阴阳俱虚所致的经迟，月经量少，闭经，产后身痛，产后腰痛等均有良效。

当归 12g，配紫河车 9g，狗脊 12g。用于肾虚子宫发育不良者，以及肾虚所致的月经不调，闭经，不孕症等。

当归 9g，配丹参 12g。可治血虚夹瘀血阻滞引起的经、孕、产、杂诸疾。

【用量】6~15g。

【禁忌】与血分无关的实证、热证不宜。

【体会】补血用归身，常与人参、黄芪等补气药同用；活血用归尾，常与丹参、赤芍、桃仁、红花等活血药同用；温经常与艾叶、炮姜、桂枝、小茴香等温经散寒

张文泰

【适应证】各种骨及软组织损伤。

【用药指征】以骨折及软组织损伤，血虚瘀滞而致疼痛为指征，有血虚证者用此药最佳。

【配伍】

当归 15g，配红花 15g，川芎 15g，赤芍 15g，黄芪 15g，香附 15g，乳香 15g，没药 15g，党参 15g，甘草 10g。主治各种骨折及软组织损伤。

【用量】6~30g。

【禁忌】本品助湿滑肠，凡湿盛中满，大便滑泄者，均当慎用。

尚志钧

【适应证】慢性筋骨痛，贫血，脱发（斑秃初起），自主神经功能紊乱，神经官能症，痛经，月经不调。

【用药指征】各种疼痛，喜按喜温，面色苍白，舌淡而嫩，脉虚细数。

【配伍】

当归 50g，配黄芪 30g，焦三仙 20g，烘干研粉，早晚各服 6g。治贫血，脱发。

当归 50g，配柴胡 10g，白芍 30g，茯苓 10g，白术 10g，甘草 5g，薄荷 3g，烘干研末，早晚各服 6g。治精神紧张，自主神经功能紊乱，神经官能症，癔病。

当归 10g，配白芍 20g，熟地 10g，川芎 5g，香附 5g，木香 5g，乌药 5g。治

痛经。

当归 15g，配白芍 10g，熟地 10g，川芎 5g。治月经不调，于经期服，量多者去川芎，量少者，川芎可加至 10g。

【用量】水煎：3~20；研粉：0.3~9g。

【禁忌】月经过多，有出血倾向者禁用，误用加重出血；高血压面赤者不宜用。

【体会】当归以新、肥大者为佳，陈旧者（油当归）只能作润大便用；水煎当归宜当日服，隔夜不服；制成粉剂或丸剂，在雨季宜放置干燥处，防止发霉，霉则不用；当归宜配焦三仙，特别是消化不良者，更宜配伍消食药；慢性病应坚持服药；若服药过程中感受外邪、发热者应停药。

孟宪杰

【适应证】骨折、脱位的初期、中期和后期，开放性骨折失血，风湿痹痛，肢体麻木，痈疽疮疡等。

【配伍】

当归 15g，配赤芍 15g，没药 10g，红花 10g，莪术 10g，连翘 30g，茯苓 12g，陈皮 10g，甘草 4g。治跌打损伤初期，肿胀，疼痛。

当归 15g，配黄芪 12g，川断 15g，土鳖虫 10g，自然铜 10g，淫羊藿 15g，山药 15g，骨碎补 15g，甘草 4g。治骨折迟延愈合。

当归 15g，配川芎 10g，乌药 10g，木香 9g，郁金 15g，延胡 12g，甘草 4g。治胁肋部损伤，痛不能转侧，不能深呼吸及咳嗽者。

当归 20g，配黄芪 15g，党参 10g，升麻 7g，熟地 12g，茯苓 15g，桂圆肉 15g，白芷 12g，紫草 12g，甘草 4g。治疮疡久不愈合。

【用量】5~20g。

【禁忌】湿盛中满或大便泻泄者慎用。

【体会】素有当归头止血、当归身补血、当归尾破血，全当归和血之说，但目下调剂科室很少将其分用。

钟秀美

【适应证】月经不调，崩漏，痛经，胎漏，胎动不安，妊娠腹痛，滞产。

【用药指征】出血颜色暗红或淡红，血块或有或无，贫血貌，舌淡或暗紫，有瘀点，脉细涩或细弦；血红细胞或血红蛋白低于正常值。

【配伍】

当归 15g，配乳香 6g，没药 6g，丹参 15g。经前 1 天开始服药，连服 3 剂。治痛经。

当归 20~25g，配黄芪 15~20g，鳖甲 10g，水煎频服。治产力异常引起的产程过长（超过 20 小时）。

当归尾 15~20g，配怀牛膝 15g，益母草 15g，鸡内金 10g。治月经后期或早早孕要求流产者。

【用量】6~25g。引血归经 5~6g，补血或化瘀 10g，逐瘀者 15g 以上。

【体会】当归为血中气药，只要配伍得当，用于治疗崩漏、胎漏可以取得养血补血，引血归经的良效。若便溏者，可加白术以减少当归之滑润。

段 亚 亭

【适应证】贫血，月经不调，血滞经闭，腹痛，崩漏，便干，头昏等。

【配伍】

配熟地、黄芪、党参、大枣。治血虚体虚。

配柴胡、天花粉、红花、山甲、甘草、桃仁。治血瘀胁痛。

配熟地、川芎、白芍。治月经不调。

配生地、麻仁、桃仁、枳壳。治肠燥便秘。

配羌活、姜片、黄芪、赤芍、防己、鸡血藤。治痹证。

【用量】3~30g。

【禁忌】便溏泄泻者不宜用。

【体会】用于活血时，用酒当归；偏于血虚，用归身；偏于祛瘀，用归尾。

姚 希 贤

【适应证】慢性肝炎，肝硬化，慢性胃炎，老年人习惯性便秘，慢性结肠炎。

【配伍】

归尾 60g，配赤芍 15g，水蛭 30g，丹参 30g。治慢性肝炎，肝硬化具有瘀血表现者，如肝脾肿大，肝掌，腹壁静脉曲张等。

【用量】10~60g，治疗便秘用全当归 30~60g。

【禁忌】湿热壅滞，脾气壅遏不畅者。

【体会】当归既活血又补血，性温润，

尤适用于老年人。当归有润燥滑肠作用，治疗老年性便秘，疗效颇佳。因其具有活血作用，用于肝硬化治疗可以降低门静脉压力，防止上消化道出血，我们的实验研究表明当归可降低肝硬化引起的门脉压力，作用略低于丹参。

夏 桂 成

【适应证】月经不调，痛经，产后恶露不绝等症，在排卵期、经期、产后均须使用。凡是临证中有血虚或血瘀证，无明显热象者，在上述诸情况下，可使用本药。如在排卵期，患者阴道涂片示：雌激素水平呈中、高影者，可用该药促排卵。

【配伍】

配赤芍、白芍、熟地、山药、山萸肉、丹皮、茯苓等，主治阴血不足的月经不调、不孕症等。

【用量】6~10g。

【禁忌】阴虚有热的出血，或大便溏泄者不宜使用，误用后可加重出血或加剧泄泻。

郭 春 园

【适应证】外伤；妇女月经不调及身疼。

【配伍】

当归 15g，配黄芪 20g。治开放性损伤，亡血过多者。

当归 15g，配赤芍 9g，生地 15g，川芎 6g，桃仁 9g，红花 3g，柴胡 9g，桔梗 9g，炒枳壳 9g，甘草 4.5g，牛膝 9g。治外伤瘀滞胁痛，下肢伤肿。

【用量】6~30g。

【禁忌】便溏者应减量或不用。

【体会】当归之所以为妇科主药、伤科要药，皆因其有养血活血之功。本品治疗外伤，无论早、中、晚期均宜，早、中期用之以活血，晚期用之以补血。

唐祖宣

【适应证】血栓闭塞性脉管炎，红斑性肢痛症，雷诺病，动脉硬化闭塞症，中风脱疽（瘀滞性坏疽）。

【用药指征】临床辨证属气虚血瘀，气血不和者，症见肢体发凉、麻木，皮色暗红等。

【配伍】

当归15g，配黄芪30g，石斛10g，金银花30g，玄参30g，甘草12g，潞党参15g，川芎12g，赤芍15g，蜈蚣2条，全蝎10g。治血栓闭塞性脉管炎。

当归15g，配党参15g，桂枝12g，白芍15g，细辛6g，黄芪30g，水蛭15g，桃仁10g，红花10g，川芎15g，赤芍15g。治中风脱疽。

【用量】10~30g。

诸方受

【适应证】各种急性外伤，瘀血停滞，肿胀疼痛等。

【用药指征】有明确的外伤史，伤处肿胀疼痛，脉形细涩或舌有瘀点。

【配伍】

当归尾10g，配丹参10g，红花6g，

川芎10g等，活血消肿止痛。治急性损伤早期。

当归，配川续断、制狗脊、伸筋草、杜仲等，和血强筋壮骨。治损伤后期，慢性劳损。

【用量】入煎剂，6~30g。

【禁忌】脾阳不振，运化力弱，大便溏软或有习惯性腹泻者慎用。因当归含有挥发油，兼有润滑之性，故不宜应用，以免引起稀便、水样便等不良反应。

董克勤

【适应证】崩漏，痛经，不孕症，产后腹痛，便血，风冷劳，妊娠小便难，胎动不安，妊娠咳嗽等。

【用药指征】舌质淡，血色素及红细胞计数偏低；或舌质隐青，有瘀斑或瘀点，舌下脉络迂曲怒张；腹中冷痛，触之皮温低。

【配伍】

当归25g，配丹参25g，赤芍15g，延胡15g，川楝子15g，三棱15g，莪术15g，山药30g，芡实25g，土茯苓25g，香附10g。主治瘀血而致的不孕症。

当归30g，配艾叶10g，枳实10g，延胡15g，益母草20g。主治月经不调，痛经等瘀血证。

当归20g，配百部15g，白前10g，前胡10g，黄芩10g。主治妊娠咳嗽。

【用量】10~30g。

【禁忌】湿浊内盛禁用，误用易致便溏。

【体会】当归为妇科调经要药，辛温味

甘，辛能散结，温可祛寒除滞，甘可调中补虚。妇人之病重在调理气血，"气血冲和，万病不生"，故主治妇人之病甚多。然其行中有补，开中有合，养血为主，故配行气化瘀药疗痛经，月经不调；配宣肺清解剂，疗妊娠咳嗽；配补肾之品疗肾虚崩漏，其效颇佳。

【体会】当归既能补血，又能活血，在妇科中应用极其广泛，治疗崩漏，有人不主张用当归，认为其辛散动血，而实际上当归辛散止血而不留瘀，可以理血、养血调经、祛瘀生新而无走窜之弊，亦可用当归炭。产后病必用当归，配伍川芎补血、润肠、理气。

蔡小荪

【适应证】月经不调，崩漏，闭经，痛经，月经前后诸症，更年期综合征，带下病，妊娠病，产后病，癥瘕，不孕症及其他妇科杂病。

【用药指征】有血虚、血瘀征象者。

【配伍】

当归10g，配川芎6g，白芍10g，熟地10g等。治月经不调。

当归10g，配香附10g，延胡12g等。治经行腹痛。

当归12g，配桃仁10g，红花6g等。治经闭。

当归10g，配牛角10g，仙鹤草20g等。治崩漏。

当归10g，配白芍10g，丹参10g等。治妊娠高血压。

当归6~10g，配生地10g，白芍10g等。治胎漏。

当归12g，配桂枝茯苓汤等。治子宫肌瘤。

油当归10g，配苁蓉12g，首乌12g等。治产后血虚便秘。

【用量】6~12g。

熊永文

【适应证】用于疮疡后期久不愈合的伤口，或脓液不出者，或病后气血亏损和瘀血停滞者。

【用药指征】疮疡破溃后久不收口或疮疡漫肿平塌者。

【配伍】

配金银花15g，赤芍10g，穿山甲10g等。用于痈疽疮疡。

配黄芪15g，熟地10g，排脓生肌。

配人参15g，黄芪15g，熟地10g。治疮疡溃后久不收口者。

配桃仁10g，红花10g。治痈血疼痛者。

【用量】10~30g。

【禁忌】化脓性痈证早期或阳热证，用后热势更甚，中满、大便滑泻者慎用。

【体会】该药属于补血主药，应用得当，在疮疡三个时期均可应用，既可补血，也可活血，消肿止肿排脓。并可用于病后体虚。

潘星北

【适应证】贫血，月经不调伴有瘀血见

证者，痛证。

芍 30g，延胡 10g。治痛经。

【配伍】

【用量】10~30g。

当归 20g，配川芎 15g，生地 30g，白

延 胡 索

本品为罂粟科多年生草本植物延胡索 *Corydalis yanhusuo* W.T.Wang 的块茎。主产于浙江、江苏等地。传统认为本品性温，味辛、苦。入心、肝、脾经。具有活血散瘀、行气止痛的功效。

在被调研的 330 位名中医中有 8 位擅长运用本品。主要为上海、广东、河北、江苏、黑龙江、河南、安徽地的内科、伤科、妇科医家。

1. 用药指征及配伍

延胡索的用药指征，主要有以下几方面：①疼痛：头痛，胸胁痛，胃脘痛，腹痛，腰痛，痛经，肢体关节疼痛，特别是肝胆二经循行部位的疼痛，且痛处固定。②精神因素：情志抑郁，病症常随喜怒消长。

与延胡索配伍同用出现次数较多的主要有理气药，如柴胡、郁金、青皮、枳实、厚朴、川楝子、香附、乌药等；活血止痛药，如当归、白芍、赤芍、大黄、丹参、川芎、乳香；清热解毒药，如黄芩、黄连、大黄、夏枯草、龙胆草、金钱草；化痰宽胸药，如瓜蒌、薤白等。

2. 主治病症

延胡索所主治的病症大约有 15 种，主要为内科、伤科、妇科疾病。内科疾病中包括失眠、心律不齐、心动过速、肋间神经疼痛、急慢性胃炎、消化性溃疡、急慢性阑尾炎、胆石症等；伤科疾病主要有跌打损伤、腹部挫伤、腰部骨折等；妇科病症主要有乳房疾病、痛经等。

3. 禁忌证及用量

在禁忌证方面，多数医家认为阴血亏虚及孕妇慎用。

在用量上，每剂最少用 3g，最多达 30g，多数用 5~15g。

丁莲蒂

【适应证】肝郁气滞引起的各种痛证。

【配伍】

配白芍、柴胡、乌药、当归、郁金等，治疗内科各种痛证。

配白芍、赤芍、威灵仙、活血藤、大黄等，治疗非手术适应证之外科痛证。

【用量】10~30g。

【体会】延胡索用于止痛的最大优点是：连续大剂量使用，不会成瘾。

王翘楚

【适应证】胃脘痛，胸胁痛，腹痛，心律不齐、心动过速；痛经。

【用药指征】脘腹疼痛非急腹症者，一

219 •

般都用；急慢性单纯性阑尾炎，拟作保守治疗者，可用。

【配伍】

延胡索 15g，配金铃子 10g，或郁金 15g。主治上述病症。

【用量】一般用 10~15g。

【禁忌】严重心绞痛、心律不齐者，一般不用，因尚难立即控制病情，以防延误病机。

【体会】本人曾于 1956 年首先在《上海中医杂志》上发表，采用复方红藤煎剂治疗阑尾炎、阑尾脓肿，取得良好效果。对部分患有其他慢性疾病并发急慢性阑尾炎，不宜手术或不愿手术者颇为适用。该方除红藤、紫花地丁必用外，延胡索也必用。取其既能止痛，又能理气活血，达到消炎止痛，排除阑尾内腔梗阻的作用。

邓福树

【适应证】肢体痛。

【配伍】

配当归 20g，川芎 15g，白芍 20g，五灵脂 10g，杜仲 15g，地龙 10g，三棱 15g，莪术 15g，防己 10g，泽泻 15g，车前子（包）10g。治疗腰椎间盘突出症。

配木瓜 10g，秦艽 10g，独活 10g，川羌活 10g，威灵仙 15g，牛膝 10g，黄柏 10g，苍术 10g，薏苡仁 30g。治疗热痹证。

【用量】10~15g。

【体会】凡是肢体有疼痛，就可以使用延胡索，尤其有固定性疼痛时，如神经痛、头痛、腰痛、关节痛。

任 义

【适应证】肋间神经疼痛，急慢性胃炎，消化性溃疡及肝胆疾病所致的疼痛；痛经。

【配伍】

配半夏 10g，砂仁 10g，厚朴 15g，黄连 6g，旱三七 5g。治胃炎。

配柴胡 10g，金钱草 15g，枳实 12g，龙胆草 10g，大黄 4g。治胆囊炎，胆石症。

配厚朴 10g，乌药 10g，青皮 10g，儿茶 10g。治痛经。

配柴胡 10g，枳实 10g，白芍 15g，郁金 10g。治肋间神经痛。

【用量】5~15g。

【禁忌】阴虚出血及孕妇慎用。

【体会】延胡索含有多种生物碱，镇痛作用良好。

杨吉相

【适应证】乳房疾病，胆石症。

【用药指征】情志抑郁，肝胆二经循行部位疼痛无常，随喜怒消长。

【配伍】

配夏枯草 25g，丹参 20g，柴胡 10g，瓜蒌 15g。治乳癖。

配瓜蒌 20g，牛蒡子 15g，蒲公英 25g，紫花地丁 20g，柴胡 15g。治乳痈。

配柴胡 15g，黄芩 15g，黄连 10g，大黄 10g，川楝子 20g。治胆石症，胆囊炎。

【用量】10~20g。

【禁忌】阴血虚者不宜使用。

杨泽民

【适应证】凡胃脘疼痛及或不眠者必用之。

【配伍】

配黄芪建中汤、左金丸、煅瓦楞子（剂量同前）治疗寒热夹杂型胃脘痛及括血瘀型胃脘痛。

【用量】10~15g。

【禁忌】嗜眠者不宜应用，用后加深睡眠及嗜睡或白天亦有嗜睡感。

【体会】延胡索能活血止痛和镇静止痛。其成分为四氢帕马丁，其镇静止痛安神作用较酸枣仁、茯神等传统安神药明显为好。胃脘痛患者因胃不和则寐不安，但更多的是寐不安则胃不和。

孟宪杰

【适应证】跌打损伤、血瘀气滞所引起的周身疼痛，腹部挫伤或因腰部骨折而致的腹满胀痛等。

【配伍】

延胡索10g，配没药10g，赤芍15g，柴胡10g，金银花20g，连翘30g，茯苓12g，甘草4g。治损伤瘀血肿痛。

延胡索12g，配瓜蒌15g，薤白12g，乌药10g，郁金15g，香附10g等。治胸胁痛（肋软骨炎）。

延胡索12g，配当归15g，赤芍12g，

桂枝10g，鸡血藤20g。治四肢或周身瘀滞疼痛。

【用量】5~15g。

【体会】该品可研细末，直接吞服，温开水送服，每次2~3g，该品醋制可加强止痛作用。

樊春洲

【适应证】由外伤引起的气滞血瘀疼痛。

【配伍】

配川楝子10g。治疗肝郁气滞血瘀，胸胁胃脘疼痛。

配良姜15g，檀香10g，荜茇15g。治寒凝气滞血瘀，胸痹疼痛。

配乌贼骨20g，枯矾15g。治消化道溃疡。

配吴茱萸15g，小茴香15g，乌药。治疝气疼痛。

配当归15g，赤芍15g，蒲黄20g，肉桂，姜黄，乳香。治产后瘀阻，经闭癥瘕。

延胡15g，配当归尾30g，血竭10g，乳香15g，地鳖虫15g，自然铜15g。治跌扑损伤，遍体疼痛。

【用量】3~15g。

【禁忌】血虚无瘀者、孕妇忌服。

【体会】伤后肿胀，疼痛者必用，比一般药的止痛效果好。

全　蝎

本品为钳蝎科动物东亚钳蝎 *Buthus martensii* Karsch 的全体。主产于山东、河南等地区。传统认为本品性平，味辛，有毒。入肝经。具有祛风解痉、通络止痛、解毒散结等功效。

在被调研的 330 位名中医中有 16 位擅长运用本品。主要为山东、山西、上海、云南、四川、北京、福建、广东、广西、黑龙江、江西、河北、江苏等地的内科、妇科、儿科与外科医家。

1. 用药指征及配伍

全蝎的用药指征，大多数医家认为：①疼痛：头痛，关节肢体疼痛，呈酸痛，或掣痛，或僵肿疼痛，且久治不愈者。②拘挛抽搐：手足肢体痉挛抽搐、角弓反张；口眼歪斜，阵发性抽搐。③舌脉征象：舌质暗晦见有瘀斑，舌下静脉曲张，苔薄；脉弦或数。

与全蝎配伍同用出现次数较多的主要有祛风化痰解痉类药：如蜈蚣（17 次）、僵蚕（14 次）、地龙（8 次）、附子（5 次）、钩藤（5 次）；以及补气养血活血药，如黄芪（6 次）、白芍（5 次）、川芎（5 次）等。

2. 主治病症

全蝎所主治的病症多达 51 种，主要为内科、妇科、儿科、外伤科、皮肤科疾病。内科疾病中包括神经、心血管、血液、呼吸、消化、肌肉关节等多个系统的病症，如声带麻痹、面神经麻痹、末梢神经炎、中风后遗症（半身不遂、口眼歪斜、语言謇涩、颜面神经麻痹）、面肌痉挛、眼肌病、动眼神经麻痹所致的复视重影、肢体震颤、脑血管痉挛、神经血管性头痛、偏正头痛、血栓闭塞性脉管炎、小儿高热抽搐、破伤风、癫痫；慢性关节痛、肩关节周围炎、骨关节炎、风湿性关节炎、类风湿关节炎、骨关节损伤后遗症、风湿痹痛、重症哮喘、难治性肾病综合征、萎缩性胃炎、结核肿块、肿瘤；妇科病症主要有乳腺非典型增生病、乳腺癌、子宫肌瘤；皮肤科有银屑病、慢性湿疹、顽固性外阴瘙痒症、带状疱疹、牛皮癣；外科有疮疡肿毒等。

3. 禁忌证及用量

在禁忌证方面，多数医家认为有肝、肾功能损害者不宜用；气虚、血虚等虚证，体弱脉细者也不宜用。

在用量上，每剂最少 1.5g，最多 15g，多数用 3~6g，小儿 1.5g~3g。

干祖望

【适应证】声带麻痹，面神经麻痹。

【配伍】

全蝎5g，配蜈蚣1条，僵蚕10g，油松节10g，木瓜10g，络石藤10g，丝瓜络10g，鸡血藤10g。治疗声带麻痹。

全蝎5g，配蜈蚣1条，僵蚕10g，板蓝根10g，夏枯草10g，菊花10g，柴胡3g，白芍10g。治疗面神经麻痹。

【用量】3~10g。

【禁忌】口干较甚者、有炎性症状者不宜用。

【体会】甲状腺、纵隔肿瘤术后所造成的声带麻痹，治疗效果较理想。面神经麻痹，尤以耳郭带状疱疹所造成的，发病时间短，疗效显著。

万 政

【适应证】面神经麻痹，癫痫，破伤风，关节肿胀疼痛，肢体麻木；疮疡肿毒。

【用药指征】痉挛抽搐、角弓反张、口吐涎沫或肢体麻木、疼痛或疮癣病久不愈、瘙痒、渗液等情况下必用。舌质红或暗，舌苔黄或薄，脉弦或数。

【配伍】

全蝎5g，配僵蚕10g，白附子10g，防风10g。治面神经麻痹。

全蝎5g，配桂枝10g，白芍16g，甘草10g，生姜3片，大枣4枚。治顽固荨麻疹。

全蝎10g，配黄芪30g，桃仁10g，红花10g，川芎12g，地龙10g。治中风，半身不遂。

全蝎10g，配丹皮12g，生地15g，紫草15g，蛇蜕10g，蝉蜕10g，赤芍12g。治牛皮癣。

蝎尾7个，配丁香3g，川椒7粒，肉桂2g，干姜3g。治小儿消化不良。

【用量】1.5g~10g。

【禁忌】虚证不宜用。误用轻者有皮疹等过敏反应，重则出现脏腑损害，恶心呕吐，溲血便血，甚则休克、昏迷、死亡。

【体会】全蝎有息风止抽的作用，能引各种风药直达病所。白虎汤配全蝎、蜈蚣治疗乙脑高热抽搐，效果满意。

王寿康

【适应证】疮疡，痹证（风湿病）及带状疱疹。

【用药指征】局部疼痛、酸痛、掣痛等，均可使用。

【配伍】

配蜈蚣，止痛。

【用量】以全蝎、蜈蚣分别用糯米炒，勿焦，去米，研细末，取等份和匀，痛时服1.5~3g（或装入胶囊）。最大剂量：每次服3g，每日2次，最小剂量为痛时服1.5g。

【禁忌】血虚生风者不用。

叶传惠

【适应证】难治性肾病综合征。

【配伍】

配黄芪30g，地龙20g，僵蚕20g，白花蛇舌草 30g。治肾病综合征或慢性肾炎尿蛋白持续不消者。

【用量】6~15g。

【禁忌】有肝功能损害者不用，否则会加重肝损害。

【体会】全蝎多为盐制，浪咸，用时须反复冲洗，浸泡，宜烘干研粉，药汁冲服。

朱良春

【适应证】诸风掉眩及惊痫搐搦，中风后口眼㖞斜，半身不遂，肢体震颤及癫痫，顽痹，癌肿，结核，血栓闭塞性脉管炎者；小儿高热抽搐。

【用药指征】凡风动痉搐，痹着疼痛，瘀凝僵肿者均可使用。

【配伍】

配钩藤、地龙、紫河车，等份研末。每服 3.5g，2 次/日，治疗血管神经性头痛。

配蜈蚣、地龙、僵蚕等份研末。每服 3g，3 次/日，治疗高热惊搐，癫痫等症及面神经麻痹。

配穿山甲，用生全蝎 30g，炮山甲 45g，共研细末。每服 4.5g，1 次/日，治疗丹毒有速效。

【用量】一般每次用量散剂为 1g，少则乏效，大量每次不宜超过 2g。

【禁忌】本药能祛风定痉、搜风剔邪、蠲痹通络、开瘀解毒。凡气血亏虚而无瘀凝者均应禁用，如必须用时，宜配伍养血益气之品始妥。该药属风药中较为平和者，误用后一般尚无不良反应。

【体会】本品因含有异体蛋白质，应以

散剂或丸剂内服，入煎剂影响疗效。气血亏虚者及孕妇慎用。个别过敏体质，服用后皮肤瘙痒者，宜停止，暂用涂长卿 15g，地肤子 30g，白癣皮 30g 煎服可以缓解。

任启瑞

【适应证】中风面瘫，脑血管痉挛，偏正头痛，风湿性、类风湿关节炎；牛皮癣；小儿惊风。

【用药指征】凡有痉挛抽搐而非血虚所致者皆可用。

【配伍】

全蝎 10g，配黄连 10~15g。治牛皮癣。

全蝎 6~10g，配僵蚕 10g，白附子 10g，连翘 20~30g，升麻 10g。治面瘫。

全蝎 6~10g，配僵蚕 10g，地龙 10g，天麻 10g，白芍 10~15g。治中风，脑血管痉挛。

全蝎 6~10g，配川芎茶调散治偏正头痛。

全蝎 6~10g，配祛风湿药治风湿性或类风湿关节炎。

【用量】3~10g。

【体会】本药有毒，用量不宜过多。

李友余

【适应证】顽固性皮肤病，如银屑病、慢性湿疹、顽固性外阴瘙痒症；癫痫，中风病后遗症，顽固性头痛，风湿性关节炎等痹证。

【用药指征】患病日久，毒瘀互结，其

他药物治疗无效者。

【配伍】

全蝎 5g，配蜈蚣。治疗顽固性皮肤病或炎症性皮肤病，如银屑病、神经性皮炎、慢性湿疹。

全蝎 5g，配自拟五藤饮。治疗风湿性关节炎。

全蝎 5g，配蜈蚣、僵蚕、白芷、温胆汤。治疗癫痫。

全蝎粉 5g 冲服，配血府逐瘀汤。治顽固性头痛。

全蝎 5g，配补阳还五汤。治疗中风后遗症。

全蝎 5g，配蜈蚣 1~2 条，入五味消毒饮中。治疗慢性疔肿。

【用量】5g。本品有毒，用量不宜加大，且不宜长期服用。

【禁忌】低血压患者，血虚生风者不宜使用该药。误用可致神经毒性反应，严重时突然血压下降，呼吸困难，部分病人可见肾功能损害诸症及肺水肿，终因呼吸中枢麻痹而死亡。

李济春

【适应证】中风（半身不遂，口眼歪斜，语言謇涩，及颜面神经麻痹），面肌痉挛，眼肌病，动眼神经麻痹所致的复视、重影，风湿痹痛，手足拘挛、抽搐。

【用药指征】风动明显，因风致病者。

【配伍】

全蝎 10g，配僵蚕 10g，白附子 6~5g，川芎 10g，橘络 10g，丝瓜络 10g，蜈蚣 1条，防风 10g，天麻 10g，钩藤 10g，磁石 20~30g，何首乌 10g。治颜面神经麻痹，面肌痉挛，眼肌病，动眼神经麻痹。

全蝎 10g，配黄芪 60~100g，当归 10g，赤芍 12g，丹参 15g，水蛭 10g，菖蒲 10g，僵蚕 10g，褴膊 15~30g，红花 6g，桃仁 6g，地龙 10g。治中风。

【用量】6~15g。

【禁忌】风象不著者不用，血虚者慎用，否则恐有伤正之弊。

【体会】临床使用不必去头尾，功效主要在尾。痹证年久者，可用活蝎数条，酒浸百日，每日早晚各服 5ml，有显效。

陈益群

【适应证】慢性关节痛，肩关节周围炎，骨关节炎，风湿性关节炎，骨关节损伤后遗症；外科肿疡，结核肿块。

【用药指征】疼痛肿胀酸楚或麻木，凡是软组织损伤，慢性疾患以疼痛为主均可用。

【配伍】

炙全蝎 8g，配当归 10g，炙甲片 8g，制附子 10g，川牛膝 10g，制乳没（各）6g，杜仲 10g，炙蜈蚣 10g，麻黄 6g，熟地 10g。治疗椎管狭窄和腰椎间盘突出症之根性神经痛。

【用量】5~10g。

【禁忌】一般说禁忌证少，从理论上说体虚者慎用。

陈景河

【适应证】面神经麻痹，癫痫，神经性头痛，末梢神经炎。

【用药指征】口眼歪斜，或阵发性抽搐，口吐白沫，握拳大指在内。

【配伍】

全蝎10~15g，配蜈蚣1~3条，地鳖虫5~10g。上药按此比例用量配药，研末，每日2次，每次3~5g，治疗骨结核，类风湿关节炎之肿痛。

全蝎10g，配僵蚕10g，南星7g，白附子10g，露蜂房20g。治面瘫。

全蝎10g，配川芎50g。治神经性头痛。

全蝎10g，配桂枝15g，鸡血藤50g。治末梢神经炎。

【用量】5~15g。

【禁忌】血虚生风者禁用。误用后易耗血助风，诸症蜂起。

【体会】蝎性有毒，用其尾以毒攻毒，较善解毒，善入肝经，故镇痉止搐，通络止痛。本品能通里达外，上下走行，无经不入，无络不通，故治病甚广，尤对神经性疾患效著。《玉楸药解》云："穿筋透骨，逐湿除风，故治风湿有通络止痛，搜剔风寒湿之邪，从筋骨间涂涂而出，使瘀散、结破、肿消之效。"余治风湿性结节红斑或红斑肢痛皆与附子、鸡血藤同用，疗效颇佳。

林 毅

【适应证】乳腺非典型增生病（痰瘀互结型），乳腺癌（痰瘀互结型），乳腺癌复

发转移，子宫肌瘤（肌层或浆膜下肌瘤）。

【配伍】

全蝎5g，配莪术12g，生山楂15g，丹参15g，郁金12g，青皮10g，延胡索12g，海藻12g，益母草12g，昆布12g。治乳腺非典型增生病。

全蝎10g，配莪术15g，三棱10g，田七3g（研末），丹参15g，浙贝母15g，黄芪30g，白术15g，山慈菇12g，半枝莲30g，白花蛇舌草15g，女贞子12g。治乳腺癌。

全蝎5g，配莪术12g，三棱10g，延胡索12g，生牡蛎30g，益母草15g，生山楂15g，丹参15g，黄芪30g，半枝莲12g，黄药子10g，山慈菇12g。治子宫肌瘤。

【用量】5~10g。

【禁忌】气血亏虚，低血压、心功能不全者不宜使用。误用会出现眩晕、血压下降、流涎、四肢强直痉挛，严重者可致呼吸麻痹。若与扶正药合用可减轻其毒性。

【体会】全蝎有直接抑制肿瘤细胞、消散癌肿的作用，但因其有毒，误用会引起眩晕，血压下降，流涎，四肢强直抽搐，甚则引起呼吸麻痹。故常在患者正气未衰的情况下使用，或配以扶正培本药、清热解毒药。

罗致强

【适应证】喘咳，中风，癫痫。

【用药指征】小儿咳喘，肺部有哮鸣音；肢体痉挛抽搐。

【配伍】

全蝎6g，配僵蚕9g，蝉蜕6g。治小儿

喘咳，痉挛性支气管炎。

全蝎 6g，配蜈蚣 2 条，地龙 12g。治中风，口眼歪斜。

全蝎 6g，配地龙 12g，白芍 30g，石菖蒲 9g，郁金 15g。治癫痫。

【用量】3~12g。

【禁忌】虚风内动者不宜使用。

【体会】全蝎有毒，用量不可过大。本品通络止痛作用较佳，可治疗头痛、风湿痹痛等证。

周跃庭

【适应证】各种原因引起的惊厥，痫证，神经血管性头痛，类风湿关节炎；新生儿破伤风。

【用药指征】惊厥抽搐，包括中枢神经感染、电解质紊乱、癫痫、新生儿破伤风等。外风所致的口眼歪斜，突然发病，无内脏病变。顽固难愈的痹证。神经血管性头痛，头痛时发时止，发作突然，常与情绪变动有关，除头颅占位性及器质性病变。

【配伍】

配紫雪丹、局方至宝丹或安宫牛黄丸。治外感热病，邪入心包，出现神昏惊厥者。

配僵蚕 6~10g，钩藤 6~10g，珍珠母 15~30g，生石决明 15~30g。治一般抽搐。

配法半夏 6~10g，胆星 3~10g，牵牛子 1.5~6g。治癫痫。

配蜈蚣 0.3~0.6g，钩藤 3~6g。治新生儿破伤风。

配僵蚕、钩藤、天麻各 6~10g，川芎

3~6g。治神经血管性头痛。

配秦艽 6~10g，威灵仙 10~15g。治痹证。

【用量】小儿：入煎剂 1.5~3g，入丸散 0.3~0.5g。成人：入煎剂 3~6g，入丸散 0.5~1g。

【禁忌】本药辛平有毒，解毒通散之力有余，体虚无风者慎用。虽有抽搐，如正气过虚，则以扶正为主，本品慎用。

【体会】全蝎有较强的止痉作用，但引起痉厥、抽搐的原因较多，应用时须结合病因病机不同，配合治本之药。

顾振东

【适应证】各种肿瘤及血液病。

【配伍】

配蜈蚣 2~3 条（研冲），穿山甲 3~15g。治各种肿瘤及急、慢性白血病。

【用量】6~10g。

涂福音

【适应证】惊风，抽搐，血瘀型头痛或萎缩性胃炎。

【用药指征】舌质晦暗见有瘀斑，或舌下静脉曲张。胃镜下见胃黏膜水肿或萎缩。

【配伍】

全蝎 3g，配浙贝 6g，冰片 0.3g，蜈蚣 1 只，研细末服。治血瘀型头痛，血管痉挛性头痛。

全蝎 3g，配徐长卿 15g，九节茶 15g，黄芪 15g，白术 10g，蒲公英 20g，白芍

10g，鸡内金 9g，甘草 3g。治萎缩性胃炎。

【用量】3~6g。

【禁忌】气血两虚，体弱脉细者不宜使用。用量不宜过大。

【体会】全蝎配蜈蚣、浙贝具有化痰散结、解痉定痛之功。

黄吉赓

【适应证】慢支喘息型或哮喘急性发作期。

【用药指征】重症哮喘，痰鸣，胸闷气急甚则不能平卧，舌苔薄、质暗红。

【配伍】

配蜈蚣 15g。研末冲服或装胶囊口服。

【用量】1.5~3g。

【禁忌】虚证及对虫类药过敏者不用。

【体会】祛风解痉药有抗过敏及缓解支气管痉挛的作用，对于顿咳也有一定疗效。

防　风

本品为伞形科植物防风 *Saposhnikovia divaricata*（Turcz.）Schischk. 的根。主产于黑龙江、吉林、辽宁、内蒙古、山西、河北等地。本品味辛、甘，性温。归膀胱、肝、脾经。具有祛风解表、胜湿止痛、解痉、止痒等功效。

本次被调研的 330 位名中医中擅长运用防风的有 4 位。主要为浙江、江苏、黑龙江、河北等地的内科医家。

1. 用药指征及配伍

防风的用药指征，概括起来大致有以下几点：①体表症状：恶风，发热，自汗，全身酸楚，面浮，头痛，身痛，关节疼痛，皮肤瘙痒，抽搐等。②消化道症状：腹泻，腹胀等。③舌脉征象：舌苔薄白，脉弦紧。

与防风同用出现次数较多的药物有祛风解表药，如荆芥、羌活、独活、白芷、蔓荆子、辛夷、蝉蜕、威灵仙、苍耳子、地肤子、白鲜皮等；温经散寒药，如桂枝、附子、细辛、川乌、草乌等；清热药，如黄芩、银花、连翘、生地、丹皮、地榆、槐角、苦参等；息风药，如全蝎、天麻、乌蛇、白附子等；养血活血通络药，如当归、白芍、川芎、牛膝、伸筋草、鸡血藤、地龙等；补气固表药，如黄芪、白术、甘草；收敛药，如五味子、乌梅、石榴皮等；理气消食药，如陈皮、木香、山楂、神曲、莱菔子等。

2. 主治病症

防风所主治的病症主要为内科的外感类疾病，如伤风感冒、自汗、肾炎急性期、鼻窦炎、破伤风、正偏头痛、面神经麻痹、荨麻疹、痹证、风湿性关节炎、坐骨神经痛；以及肠道疾病，如腹泻腹痛、肠易激综合征、肠风便血（痔疮下血）等。

3. 禁忌证及用量

在禁忌证方面，医家们认为：血虚不能养筋的发痉，或阴虚火旺、热病后期津液亏耗者慎用。

在用量上，最少每剂用 5g，最多达 30g，多数认为用 10~15g。

万　政

【适应证】伤风感冒，鼻窦炎，风湿痹痛，破伤风，肠易激综合征，肠风便血（痔疮下血），正偏头痛，面神经麻痹，坐骨神经痛；荨麻疹。

【用药指征】凡头痛，身痛，腰腹痛，瘙痒，抽搐，舌苔薄白，脉弦紧者必用。

【配伍】

防风 10g，配荆芥 10g，丹皮 10g，生地 15g，辛夷 10g。治鼻窦炎。

配当归 12g，羌活 10g，威灵仙 12g，桂枝 12g。治风湿痹证。

配全蝎 10g，白附子 10g。治面神经麻痹。

配川乌 10g，乌蛇 10g，牛膝 15g，伸筋草 15g。治坐骨神经痛。

配白术 15g，白芍 20g。治肠易激综合征及溃疡结肠炎。

配蝉蜕 12g，苦参 10，生地 10g，丹皮 10g。治荨麻疹。

配荆芥 10g，葱白 3 段，生姜 3 片。治风寒感冒。

防风炭 10g，配地榆炭 10g，槐角 10g。治肠风下血。

防风 12g，配天麻 10g，蔓荆子 15g，川芎 12g，细辛 3g。治正偏头痛。

【用量】10–15g。

【禁忌】在多汗及热病后期津液亏耗、阴虚火动的情况下不宜使用该药。

【体会】防风具有退热除湿，镇痛解痉等功效。可治一身尽痛，通治风证，散发血中风邪而不伤血，有"风药润剂"之称。鉴于消风散中用防风、荆芥等祛风药治荨麻疹有效，进而考虑肾炎蛋白尿亦是机体过敏所致，在肾炎急性期，面浮、恶风，采用防风、荆芥加蒺藜、益母草之属，消除蛋白尿有一定效果。

汪 达 成

【适应证】外感风邪、卫表不固之自汗，木郁侮土之腹痛便溏，风寒湿痹证等。

【配伍】

配防己、羌活、独活、川草乌、鬼箭羽、当归尾、鸡血藤。治风湿性关节炎。

配炙黄芪、白术、炙甘草、五味子。治表虚自汗。

配地骨皮、丹皮、桑白皮、白鲜皮。治风燥血热所致顽固性荨麻疹。

配甘草、乌梅、五味子、地龙。治过敏性哮喘。

配白术、陈皮、炒白芍、甘草、山药、煨木香、补骨脂、石榴皮。治慢性泄泻。

【用量】10~15g。

【体会】防风为祛风胜湿要药，既能治表，又能治里，乃风药中之润剂，故防风之运用范围，有待于扩大。

沈 有 庸

【适应证】外感风寒风热而致头痛、全身酸楚、咳嗽、发热、畏寒咽痛等表证，风郁于肌腠而致瘾疹，风寒湿侵袭而致痹证，肝木侮土之腹泻、腹胀，食滞而致腹胀不适，风邪袭肺之咳嗽，肠风便血。

【配伍】

防风 10g，配荆芥 10g，连翘 15g，薄荷 5g。治外感风邪之表证。

防风 10g，配银花 15g，连翘 15g，浙贝 10g，杏仁 10g。治风邪入肺之咳嗽。

防风 10g，配苍耳子 15g，地肤子 15g，五味子 6g。治风邪郁于肌腠之瘾疹。

防风 10g，配白芍 10g，白术 15g，柴胡 10g。治肝木侮土之腹胀、泄泻。

防风 10g，配山楂 30g，神曲 30g，炒莱菔子 30g。治食滞所致腹胀不适。

【用量】5~10g。

【禁忌】血虚发痉或阴虚火旺慎用，以免更伤阴血。

【体会】防风注注与荆芥相伍使用，其中防风对轮状杆菌所引起的腹泻有较好治疗效果。

陈 景 河

【适应证】感冒头痛，风湿性关节炎，自汗，肠风腹泻。

【用药指征】若外感风寒头痛或风寒湿痹阻经脉所致关节疼痛者必用。

【配伍】

防风 20g，配川芎 35g，白芷 10g。散头目之风，治头风痛。

防风 25g，配羌活 15g，独活 15g。治风寒腰痛，腿痛。

防风 25g，配当归 20g，祛血分之风。血热者加黄芩 15g，生地 20g；血寒者加桂枝 10g，附子 10g。

防风 20g，配白术 20g。祛脾、胃、肠之风，治慢性腹泻，又治风湿证。

防风 20g，配附子 7g，桂枝 15g。治风湿痛。

防风 15g，配黄芪 50g，白术 10g，生地 20g。治自汗。

防风 10g，配黄芩 25g。治热痹。

【用量】10~30g。

【禁忌】血虚不能养筋的痉急及阴虚火旺者不宜用，用之因其发散耗伤阴血，使病情加重。

【体会】防风性温，气和而不燥，为风药中之润剂，升发而能散，但随白芍引药亦能敛，故治一切风邪之病。其特点能润能散，祛风外达不伤津，又能助卫阳，抵御外邪。与引经药起协同作用，功效益大。如与麻黄、附子、甲珠同用，入筋骨拔风湿之毒涂涂外出而止痛；与白术、黄芪同用治疗慢性腹泻，活化胃肠功能，升阳除湿而止泻。

赤 芍

本品为毛茛科多年生草本植物毛果赤芍（川赤芍）*Paeonia veitchii* Lynch 和卵叶赤芍 *Paeonia obovata* Maxim 或芍药 *Paeonia lactiflora* Pall. 的根。主产于内蒙古、四川及东北各地。本品性寒、味苦，归肝经。具有清热凉血、祛瘀止痛等功效。

在 330 位医家中共有 9 位医家擅长使用本品。主要为山东、上海、湖南、河北、江苏、北京等地的内科、妇科、外科、皮肤科医家。

1. 用药指征及配伍

赤芍的用药指征，主要有以下几点：①疼痛：胁痛，腹痛，多呈痉挛性，或伴见腹部包块；行经后期或经后小腹隐痛，绵绵不已。②火热症状：发热，口苦，口渴欲饮，尿黄赤；疮疡红肿热痛。③舌脉征象：苔黄腻；脉弦滑或数。④辅助检查：妇科检查见附件增厚甚至有包块。

与赤芍配伍同用出现次数较多的药物主要有当归（10 次）、丹参（5 次）、红花（4 次）、川芎（4 次）、桂枝（3 次）等。

2. 主治病症

赤芍所主治的病症主要为内科疾病肝胆系统疾病，如急性肝炎、重症肝炎、瘀胆型肝炎、慢性活动性肝炎、肝硬化及胆囊炎等；心脑血管病，如冠心病、心绞痛等；泌尿系统疾病，如血尿、尿路感染、肾盂肾炎等；妇科疾病，如急慢性盆腔炎、月经不调、痛经、闭经、子宫内膜异位症、子宫肌瘤、陈旧性宫外孕、妊娠腹痛、产后腹痛等；外科疾患，如毛囊炎、疖、痈、蜂窝织炎、急性乳腺炎、急性阑尾炎、血栓闭塞性脉管炎、下肢静脉炎、雷诺病、下肢丹毒、腰肌劳损、坐骨神经痛、关节痹痛、骨质增生等；以及过敏性紫癜、红斑狼疮等皮肤病。

3. 禁忌证及用量

关于本品的使用禁忌，医家们认为疮已破溃，或色泽不红之阴寒证不宜；体虚及脾胃虚弱者，以及虚证如月经过多，出血而无瘀滞者，妇女行经期，孕妇，因血小板减少，或凝血酶原异常而有出血倾向者均慎用。

在用量上，每剂最少用 6g，最大为 120g。一般用 10g~30g。

许 润 三

【适应证】血热或血瘀引起的一切病症。

【用药指征】红肿热痛等症皆可用之。

【配伍】

赤芍 15g~30g，配甘草 10g。治急性热证腹痛及痉挛腹痛。

赤芍 20g，配当归 20g。治血瘀腹痛、血瘀包块。

赤芍 15g，配枳实 15g。治气滞血瘀腹痛。

【用量】10~30g。

【禁忌】虚寒证不宜使用，若用需配伍甘温之品。

余 鹤 龄

【适应证】疔毒恶疮（皮肤软组织化脓性感染，如毛囊炎、疖、痈、蜂窝织炎等）。

【用药指征】阳证疮疡红赤肿痛之早期，恶寒发热，邪盛血热者。

【配伍】

赤芍药 10~15g，配当归尾 8~10g，金银花 15~30g，连翘 15~30g，蒲公英 15~30g，野菊花 10~20g，草河车 10~20g，半支莲 15~20g 等。治面疔、唇疔、手指疔、疖痈等急性化脓性感染疾病。

【用量】6~20g。

【禁忌】疮已破溃，或色泽不红之阴寒证；或妇女行经期不用。本品反藜芦。本品能对抗凝血酶之活性，误用有延长出血时间之弊端。

【体会】外科辨证重在"气、血"，尚需辨层次、部位，辨肿、痛、痒、脓及善恶顺逆等，治法有祛风、清热、润燥……其重点在于"行气活血"。痈疽疮疡无不导致气滞血瘀，阻碍气血流通，郁而化火则生热毒，而赤芍药性味微苦寒，入肝、心两经，能清热凉血、祛瘀止痛，其特点能散血中之滞，故外科常用。现代药理研究：赤芍药有较好解痉、镇痛、抗炎、降压作用，与甘草有协同作用，能抗凝血酶之活

性；赤芍药尚能增加血液循环量，促进机体新陈代谢，影响机体结缔组织代谢等，用途很广。

张 崇 鄞

【适应证】尿路感染伴血尿，肾盂肾炎，肝炎，胆囊炎等。腰肌劳损，坐骨神经痛，关节病疼痛，偏正头痛，骨质增生病的疼痛，内脏充血、缺血性疼痛等。

【配伍】

赤芍 30g，配黄芪 30g，桂枝 15g，鸡血藤 20g，当归 10g，制没药 8g，细辛 3g，青风藤 12g，生甘草 5g。主治缺血性腰腿痛，关节痛，骨质增生，坐骨神经痛，雷诺病，下肢静脉炎等。

赤芍 15g，配桂枝 12g，当归 10g，木通 8g，延胡索 10g，香附 12g，青皮 10g，佛手 15g。主治肝郁胁痛。

【用量】10~60g。

【禁忌】该药性凉，体虚寒者慎用或忌用。此类病症用该药后多致腹泻伴腹胀；因血小板减少，或凝血酶原异常而有出血倾向或不易凝血者，用该药时要谨慎，否则会引起或诱发出血，但感染性炎症伴出血者不在忌用范围，如泌尿系感染伴血尿者，可用赤芍，且效果较好。

【体会】纵观历史名方，赤芍与桂枝经常相伍为用，成为公认的一组对药，如桂枝汤类，黄芪桂枝五物汤，桂枝茯苓丸等。特别针对气病及血，营卫不和气血不和，血病及气，气滞血瘀出现的癥瘕积聚等病变，桂枝与芍药更是经常相伍为用，所以

临证如何处理好二者之间的用量比例，则又是实现治疗目的的关键所在，小建中汤与桂枝汤就是其中很好的范例。另外，桂芍相伍也体现了活血与通阳之间的相辅相成关系。

施赛珠

【适应证】感染性疾病，免疫性疾病（体液免疫增高，细胞免疫低下），过敏性疾病，血栓性疾病，脉管炎，肿瘤类疾病，心脑血管性疾病，产后诸病。

【用药指征】有热性症状及疼痛者。

【配伍】

赤芍 30g，配连翘 10g，栀子 10g。治疮疖类。

赤芍 30g，配黄柏 30g，地丁草 30g，车前子 15g，车前草 15g。治慢性尿路感染湿热证。

赤芍 30g，配川牛膝 30g。治糖尿病下肢麻木刺痛。

赤芍 30g，配丹参 30g，黄芪 30g。治冠心病、心绞痛。

赤芍 30g，配紫草 30g，生地 15g，牡丹皮 10g。治过敏性紫癜，红斑性狼疮。

赤芍 30g，配泽兰叶 15g，黄柏 30g，川牛膝 30g。治下肢丹毒。

赤芍 15g，配香附 10g。治月经过多。

【用量】10~30g。

【禁忌】无实热证者不宜。

【体会】炎症性、血管阻塞性疾病伴有疼痛者用赤芍为佳；慢性免疫性疾病（如SLE 肾炎、慢性肾盂肾炎）治疗中加用赤芍可能起到加强疗效的作用。

姜兆俊

【适应证】疮疡阳证，急性乳腺炎，急性阑尾炎，血栓闭塞性脉管炎，闭塞性动脉硬化症（ASO），皮肤病等。

【配伍】

配当归 15g，川芎 10g，桃仁 10g，红花 10g，丹参 15g 等。能使外科疾病的炎症减轻，病灶局限，渗出减少，促使炎性肿块的消散。

配红藤 30g，当归 15g，桃仁 10g，红花 10g，山甲珠 10g，三棱 10g，莪术 10g。主治腹部炎性肿块。

配金银花 30g，蒲公英 30g，紫花地丁 15g，连翘 15g，板蓝根 15g。能加强清热解毒的作用，提高治疗疮疡阳证的疗效。

配当归 15g，丹参 30，川芎 10g，鸡血藤 15g。主治血栓闭塞性脉管炎，闭塞性动脉硬化症，肢端动脉痉挛病。偏热者加金银花 30g，玄参 30g；偏寒者加熟附子 10g，桂枝 10g；偏气虚者加生黄芪 30g，党参 15g；偏湿热者加苍术 10g，黄柏 10g，防己 10g。

【用量】10~30g。

【禁忌】血虚证及疮疡溃后无瘀症者不宜。

【体会】临床应用时须配伍相关的行气药。

夏桂成

【适应证】月经失调，痛经，妊娠腹痛，产后腹痛，盆腔炎等病症。

【用药指征】行经后期或经后小腹隐

痛，绵绵不已，月经量少，月经后期，甚至闭经；痛经的行经期、产后腹痛、急慢性盆腔炎，妇检见附件增厚甚至有包块者，即有瘀血之征者，均可使用赤芍。

【配伍】

赤芍、当归、五灵脂、延胡索，治经行腹痛、产后腹痛、急慢性盆腔炎等。

【用量】 赤芍 6~15g。

【禁忌】 出血期间无瘀血征象者，用赤芍可加重出血或出血期延长。

【体会】 赤芍配当归、红花则以活血化瘀止痛为主，配五灵脂、蒲黄则以化瘀止血祛痛为主，前者用于瘀血性疼痛出血不多者，后者用于瘀血性疼痛出血量多者。赤芍、白芍味酸，不仅有缓挛急止疼痛作用，而且有抗过敏作用，在抗精子抗体阳性时，也是必用之品。

高淑华

【适应证】 急慢性盆腔炎，子宫肌瘤，痛经，陈旧性宫外孕，月经不调，子宫内膜异位症。

【配伍】

赤芍 20g，配丹参 15g，三棱 12g，莪术 12g，昆布 12g，海藻 12g，蒲公英 15g，黄柏 10g 等治慢性盆腔炎。

赤芍 15g，配三棱 12g，莪术 12g，地鳖虫 6g，桂枝 10g，茯苓 12g，昆布 12g，海藻 12g 治子宫肌瘤。

赤芍 20g，配桃仁 12g，丹参 12g，三棱 12g，莪术 12g 治陈旧性宫外孕。

赤芍 15g，配当归 10g，川芎 10g，熟地 10g，桃仁 10g，红花 6g，益母草 10g，牛膝 10g 治闭经。

【用量】 10~20g。

【禁忌】 虚证如月经过多，妊娠泄泻，先兆流产等不宜使用。

【体会】 临床极少单味使用，大多用于复方，药理报道能使血管扩张，血流增加，增强向腹腔内的通透性，促进单核细胞系统的吞噬能力，将宫外孕的血液及血肿吞噬吸收，因而对陈旧性宫外孕有满意疗效。

谌宁生

【适应证】 肝胆疾病（急性肝炎、重症肝炎、淤胆型肝炎、慢性活动性肝炎、肝硬化和胆囊炎等），见高胆红素血症。

【用药指征】 身目俱黄，胁痛，脘腹胀满，发热，口苦，口渴欲饮，纳呆厌油，大便秘或不爽，尿黄赤，苔黄腻，脉弦滑或数。

【配伍】

赤芍 30~60g，配丹皮 10g，生地 15g，茵陈 30g，蛇舌草 15g，治肝病黄疸出现血热血瘀证候。

【用量】 10~120g。

【禁忌】 患者无湿热证候，脾胃虚弱者慎用，误用时可使病症难以恢复。

【体会】 赤芍，味苦微寒入肝经，可清热凉血、活血散瘀，改善肝脏血循环，有护肝利胆退黄作用。长期临床实践证明，重用赤芍对退黄有显效，故认为赤芍为治黄要药，黄疸明显，肝功能异常，TBIL＞80μmol/L 时必用之。

焦西姝

【适应证】急、慢性盆腔炎，瘀血所致的胁痛、腹痛和月经不调，经闭腹痛。

【配伍】

配清热、凉血、活血药。治急、慢性盆腔炎。

配桂枝10g，香附10g，延胡索10g，三棱、莪术。治瘀血所致的腹痛，癥瘕。

赤芍10~12g，配红花、归尾、牛膝、三棱、莪术。治经闭腹痛。

【用量】6~12g。

苍　术

本品为菊科多年生草本植物茅苍术 *Atractylodes lancea*（Thumb.）DC. 或北苍术 *Atractylodes chinensis*（DC.）Koidz. 的根茎。本品性味辛、苦、温。具有燥湿健脾、祛风湿等功效。

在被调研的 330 位名中医中有 7 位擅长使用本品。主要为陕西、上海、安徽、福建、甘肃、河北等地的内科、妇科、外科医家。

1. 用药指征及配伍

苍术的临床用药指征主要有以下几点：①湿浊中阻征象：胸膈痞闷，胃脘胀痛，或痞满、嗳气，口干不渴，食欲不振，恶心呕吐，腹胀，便溏。②湿困肌表征象：身热不扬，或见恶寒，困重，倦怠嗜卧，身痛，筋骨疼痛，脚膝肿痛，痿软无力。③舌脉征象：苔厚腻，或白腻，或淡黄腻，或薄白滑而不干燥；脉缓，或濡缓，或沉细。

与苍术配伍同用出现次数较多的药物有理气药，如厚朴、陈皮、白蔻仁、砂仁等；清热泻火药，如黄柏、知母、苦参、玄参、蒲公英、薄荷等；祛风药，如威灵仙、白芷、蝉蜕、羌活、独活、升麻等；及其他药，如牛膝、藿香、熟地等。

2. 主治病症

苍术所主治的病症主要有内科外感病，如湿温、外感发热、暑湿感冒、风寒头痛等；消化系统疾病，如食积、胃脘痛、消化不良、慢性胃炎、急慢性肠胃炎、急性肝炎、肝硬化腹水、慢性腹泻等；代谢性疾病，如糖尿病、痛风性关节炎等；关节肌肉病，如风寒湿痹、类风湿关节炎等；男妇科疾病，如前列腺炎、前列腺增生症、带下、阴道炎、滴虫病、尖锐湿疣；皮肤科疾病，如鹅掌风、牛皮癣、湿疹、神经性皮炎；及其他疾病，如脚气病、雀盲症、眩冒、口腔黏膜炎症及溃疡等。

3. 禁忌证及用量

对于本品的使用禁忌，大多数医家认为阴虚燥热，舌光红少苔，及大便秘结者不宜使用该药。

在用量方面，每剂最少 5g，最多 60g，一般用 5g~30g。

王自立

【适应证】食滞，消渴，泄泻，着痹。

【用药指征】苔白、苔黄腻，脉沉细者多可考虑应用。

【配伍】

苍术 15g，配厚朴 10g，石菖蒲 12g，麦芽 12g，陈皮 10g。治疗食滞。

苍术 30g，配马齿苋 30g，艾叶 10g，明矾 10g，治疗消渴。

苍术 30g，配薏苡仁 30g，防己 15g，木瓜 15g，蚕沙 15g，威灵仙 30g，治疗着痹。

【用量】10～30g。

【禁忌】阴虚阳亢者，少苔及便秘者不宜使用该药，误用后则出现口干、舌燥、咽痛、便秘等症。

【体会】湿滞中焦者必用。苍术为燥湿良药，凡因湿浊中阻，脾胃失和而见脘腹胀满，嗳气呕恶，食少倦怠者均可应用。临床上常收到较好的效果。

尹莲芳

【适应证】湿温证，糖尿病；湿热带下，阴道炎；前列腺炎、前列腺增生症。

【用药指征】脾胃不和之纳差，胃脘痛证；湿困身痛、筋骨疼痛。或腹胀纳呆，口苦无味，呕吐恶心，胸膈痞闷，倦怠嗜卧，舌苔白腻或滑或淡黄腻，脉濡缓者；或风寒湿痹，脚膝肿痛，痿软无力者。

【配伍】

苍术 10g，配黄柏 10g，苦参 30g，蛇床子 30g 等。内服，外用治多种原因所致的阴道炎。

苍术 10g，配蒲公英 30g，黄柏 10g，瞿麦 15g，乌药 10g 等。治前列腺炎。

苍术 10g，配浙贝母 10g，牡蛎 30g，玄参 15g。治前列腺增生症。

苍术 10g，配威灵仙 15g，秦艽 10g。合六味地黄丸治痛风性关节炎及痹证。

苍术 10g，配砂仁 5g，川朴 10g，陈皮 10g，广木香 10g。治湿困脾胃之胃脘痛。

苍术 10g，配藁本 10g，白芷 10g，细辛 3g，川芎 10g 等。治风寒头痛。

苍术 10g，配玄参 15g，知母 10g，玉竹 10g，熟地 20g 等。治糖尿病。

【用量】10～15g。

【禁忌】阴虚内热、气虚多汗，或湿邪已从热化；症见发热，口渴不欲饮，心烦，便秘溲赤，舌尖红无苔者禁用。误用则伤阴，出现痞闷愈甚、口干唇燥、吐血、鼻衄等症。

【体会】苍术治湿，上、中、下皆可，且能总解诸邪。痰、火、湿、食、气、血六郁，皆因传化失常，不能升降所致。苍术入脾、胃二经，为足阳明经药，气味辛烈，强胃健脾，能入诸药，疏泄阳明之湿，实为治湿之要药。临证须依舌脉选用之。

任启瑞

【适应证】急、慢性肠胃炎，暑湿感冒，风寒湿痹；鹅掌风，牛皮癣，神经性皮炎；妇女带下，月经不调。

【用药指征】有湿浊表现的均可使用本药，舌苔腻可为客观用药指征。

【配伍】

苍术 15～20g，配首乌 20～30g，熟地 10～15g，当归 10～20g，桑枝 10g，牛膝 10g，蝉蜕 10g。治鹅掌风。

苍术 15～30g，配黄柏 10～15g，苦参 10～15g，白鲜皮 10～15g，蝉蜕 10～15g，土槿皮 10g。治湿疹，神经性皮炎。

苍术 15～30g，配黄柏 10～15g，苦参 10～15g，椿根皮 10～15g，荆芥炭 10g，车前子 10g。治妇女赤白带下，滴虫病，尖锐湿疣。

苍术 10~15g，配陈皮 10g，厚朴 10g，藿香 10g，佩兰 10g。治急、慢性肠胃炎属内伤暑湿者。

苍术 10~20g，配羌活、独活各 10~15g，防风 10g，玄驹（蚂蚁）等。治类风湿关节炎。

【用量】5~30g。

【禁忌】阴血虚者慎用，或配伍养阴药同用亦可。

陈 健 民

【适应证】湿阻脾胃所致的脘腹痞满、食少体倦，舌苔厚腻；湿热内蕴，舌苔黄腻；阴伤湿阻，舌红中裂苔厚腻。

【用药指征】苔腻。

【配伍】

苍术 30g，配砂仁 6g，蔻仁 6g，黄柏 10g，黄连 6g，牛膝 15g。治疗湿热内蕴诸证。

苍术 15g，配玄参 12g，知母 10g。治疗阴伤而兼湿阻。

【用量】10~30g。

【禁忌】舌光红少苔、中有裂纹者不宜使用该药。

【体会】苍术燥湿健脾、祛风湿功效卓著，但必以舌苔厚腻为准，且剂量要用至30g。若见黄腻苔应配黄柏、黄连。若为白腻苔则要配砂仁、蔻仁、草果、附子等。

林 朗 晖

【适应证】风寒湿痹，痰饮眩冒，脚气病，口腔黏膜炎症及溃疡，雀盲症。

【配伍】

苍术，配升麻。治头痛眩冒（包括血管性、风湿性头目眩晕）。

苍术，配黄柏。治风寒湿痹拘痛，脚气肿胀，口腔黏膜炎症、溃疡。

苍术 10g，配黄柏 10g，白芷 10g，甘草 10g，连翘 10g，麻黄 3g，生黄芪 15g，治口腔炎，口腔黏膜溃疡，风湿肢节酸痹，慢性肠炎，咳喘痰黏，脘腹胀满，痰证眩晕呕恶。

【用量】5~15g。

【禁忌】阴分不足，舌绛苔光，大便秘结者不宜使用。

【体会】陈修园医书记载苍术能明目，但有呕恶者不宜使用。经临床验证，本品治雀盲疗效优于鱼肝油，但不会引起呕吐。另外，如果经久无人居住的房屋用 1 斤苍术燃烧烟熏，可避霉气而杀菌。

俞 尚 德

【适应证】功能性消化不良，慢性胃炎，慢性腹泻或痞满、嗳气等。

【用药指征】脘闷、便溏、苔白滑或白腻者。

【配伍】

炒苍术 10g，配制川朴 10g，沉香曲 20g，佛手片 10g，苏梗 10g，蒲公英 10g，代赭石 15g。治慢性浅表性胃炎有脘痞、嗳气等症状者。

炒苍术 15g，配制川朴 10g，炙甘草 10g，赤芍 10g，苏木 6g，炒枳壳 6g，薤白头 10g，薄荷 3g，生姜 3 片。治功能性消化不良。

【用量】6~15g。

【禁忌】舌红光剥者不宜使用，用之灼伤阴津。

【体会】舌苔薄白滑而不干燥，无阴虚表现者用之为宜。

黄保中

【适应证】肝炎、肝硬化腹水及外感热病。

【用药指征】身热不扬，或见恶寒，困重，口干不渴，食欲不振，纳差中满，大便不实，苔腻，脉缓。

【配伍】

配藿香、香薷、滑石、甘草、薄荷。治疗外感热病。

配鱼腥草、升麻、茵陈蒿、金钱草。治疗急性肝炎。

配炒白术、枳壳、川芎、牛膝。治疗肝硬化腹水。

配藿香、白蔻仁、羌活、独活。治疗湿阻。

【用量】15~60g。

【禁忌】燥热阴虚慎用。

【体会】苍术性味散、清、燥结合，现代药理研究含多种维生素，以维生素 A 为主，古有用于夜盲及骨伤病症，不可拘泥于温燥伤阴之世俗偏见。

杜 仲

本品为杜仲科植物杜仲 *Eucommia ulmoides* Oliv. 的树皮。主产于四川、湖北、贵州、云南、陕西等地区。本品味甘、微辛，性温。归肝、肾经。具有补肝肾、强筋骨、安胎等功效。

本次调查的 330 位名中医中擅长运用百合的有 5 位。主要为黑龙江、广东、陕西、湖北等地的骨伤科、内科、妇科医家。

1. 用药指征及配伍

医家们对杜仲的用药指征论述不多，主要有：①腰腿痛，足跟痛，特别是休息后初走疼痛。②舌脉征象：舌淡，苔薄白，脉沉或沉细。

与杜仲同用出现次数较多的药物有补肝肾、强筋骨药，如川续断、补骨脂、骨碎补、龙骨、牡蛎、淫羊藿、肉苁蓉、菟丝子、胡桃肉、山萸肉、山药等；补气温阳药：如党参、黄芪、肉桂等；活血化瘀药：如丹参、地龙、三棱、莪术等；祛风湿药，如防风、桑寄生、泽泻、车前子等；平肝潜阳药：如石决明、夏枯草、白芍等。

2. 主治病症

杜仲所主治的病症主要有腰腿痛、椎间盘突出症、老年骨质疏松症、骨折、眩晕、高血压、尿频、阳痿、胎动不安、习惯性流产等。

3. 禁忌证及用量

在禁忌证方面大多认为，阴虚火旺者不宜使用。

在用量上，最少每剂用 5g，最多达 35g，以 10~20g 居多。

王春来

【适应证】肾虚，寒湿所致腰腿痛，椎间盘突出症。

【配伍】

杜仲 20g，配地龙 10g，三棱 5g，莪术 5g，防风 15g，泽泻 15g，车前子 10g，党参 15g，黄芪 15g。治腰椎间盘突出症（湿阻型）。

【用量】10~25g。

【禁忌】阴虚火旺者不宜使用。

【体会】单味杜仲 50g 煎服，可治疗高血压。

刘茂甫

【适应证】老年骨质疏松症属肾阳虚者。

【配伍】

杜仲 15g，配川续断 15g，补骨脂 15g，骨碎补 15g，淫羊藿 15g，肉苁蓉 12g，肉桂 9g，菟丝子 12g，煅龙骨 15g，煅牡蛎

12g。用于骨质疏松，经常骨折，手术治疗后用此方。

【用量】上药为 50~70 岁者的用量。

【体会】肾主骨的理论是《内经》首先提出的。《素问·六节脏象论》说："肾者主蛰，封藏之本，精之处也，其华在发，其实在骨……"据现代研究表明，骨细胞的生长，骨钙的重吸收，脑垂体、甲状腺、甲状旁腺以及卵巢或睾丸的一系列的生理变化与中医所说的肾阳盛衰有密切的关系，此类患者在临床上注注服此类药，不仅性功能有所改善，同时，可以提高骨钙与骨密度，从而证明肾主骨的理论之正确性。

李 同 生

【适应证】腰腿痛疾病。

【用药指征】肾虚引起的腰腿痛。

【配伍】

配续断 9g，治疗肾虚腰痛。

【用量】5~20g。

【体会】应用杜仲补益肝肾同时，也作引经药用。

郭 文 勤

【适应证】肝肾不足所致的腰膝酸痛，痿软无力，眩晕，阳痿；胎动不安及习惯性流产。

【用药指征】脉沉或沉细，舌淡，苔薄白，凡肝肾不足，阴虚阳亢者必用。

【配伍】

杜仲 25g，配补骨脂 25g，胡桃肉 25g，桑寄生 15g。治肾虚腰酸疼痛。

杜仲 25g，配山萸肉 15，菟丝子 20g，补骨脂 20g。治肝肾虚寒引起的阳痿，尿频。

杜仲 25g，配川断 15g，山药 25g，黄芩 15g。治胎动不安。

生杜仲 25g，配石决明 25g，夏枯草 15g，白芍 25g。治肝阳上亢，头目眩晕。

【用量】15~35g。

【禁忌】阴虚火旺者不宜使用。

【体会】肝肾阴虚用杜仲炭，流血不止亦可用杜仲炭，治疗高血压用生杜仲。

郭 春 园

【适应证】骨关节内压增高引起的疼痛，特点为休息后初走痛，晨僵痛。

【配伍】

炒黑杜仲 9g，配丹参 12g，治足跟痛，特别是休息后初走痛者，腰膝酸痛（腰脊骨内压增高痛），晨僵。

【用量】6~12g。

【禁忌】血压过低者宜慎用。

【体会】杜仲（炒）有良好的降血压作用，与丹参为伍可降低增高的骨关节内压。

连 翘

本品为木犀科植物连翘 *Forsythia suspensa*（Thumb.）Vahl 的果实。主产于我国东北、华北、长江流域至云南。性味苦、微寒。具有清热解毒、消痈散结等功效。

在被调研的 330 位医家中有 6 位擅长使用本品。主要为内蒙古、陕西、广东、江苏、新疆等地的内科、外科医家。

1. 用药指征及配伍

连翘的用药指征概括起来主要有以下几点：①上焦风热或热毒征象：发热，口苦，心中烦热等。②热毒郁结征象：痈肿疮疡红、肿、热、痛、积（积块），如各种炎性结节、肿块等。③舌脉征象：舌红，苔黄；脉数或滑数。

2. 主治病症

从调查来看，本品临床应用范围较广，主要有风热感冒、温病、黄疸、胆囊炎、急慢性胃炎、食积、急性肾炎、肾盂肾炎等内科疾病；也有甲状腺腺瘤及囊肿、肠痈、痈肿疮疡、瘰疬结核、面部黄褐斑、痤疮、荨麻疹、过敏性紫癜、口腔溃疡、中耳炎等外科、皮肤科、五官科疾病。

3. 禁忌证及用量

关于本品的使用禁忌，大多认为脾胃虚寒等寒证不宜。

在用量方面，每剂最小 6g，最大 40g，一般用 6g~15g。

乐 德 行

【适应证】外感风热，火郁诸证；痈肿疮疡。

【用药指征】舌红，苔黄，脉滑数。

【配伍】

配银花 12g，黄芩 9g，薄荷 6g。治外感风热。

配竹叶 10g，木通 3g，生甘草 3g。治心火旺诸症。

配野菊花 10g，蒲公英 15g，生甘草 3g。治痈肿疮疡。

【用量】9~20g。

刘 继 祖

【适应证】外感风热，食积，风毒、温毒及蕴积热毒。

【用药指征】红、肿、热、痛、积。

【配伍】

配防风 10g。治各种时邪。

配银花 10g。治风温发热。

配三仙各 10g。治食积。

配黄芩 10g。治各种肿毒、痈疮。

配浙贝母 10g。治各种肿瘤及蕴结痰核内痈。

【用量】10~30g。

【禁忌】寒泻不宜使用。

【体会】连翘性散，稍配消导药可防其寒凉遏胃。其质轻性消易散，对各种气郁、血瘀、热蕴、痰滞均可散而去之，若毒邪积而不散，瘀肿难消尤用。

杜 雨 茂

【适应证】肠痈，黄疸，胆囊炎，急性肾炎，肾盂肾炎，慢性萎缩性胃炎，感冒久治不愈；月经不调；瘾疹，疮痛；口腔溃疡，中耳炎。

【用药指征】口苦、苔黄，心中烦热，脉数。

【配伍】

配栀子。主治心中烦热。

配鱼腥草、杏仁、紫菀。治咳嗽气虚。

配炒枣仁、栀子仁、茯神等。主治心悸。

配白花蛇舌草、贯众、金钱草。治黄疸、病毒性肝炎。

配山楂、麦芽、陈皮等。主治消化不良、食积。

配丹皮、赤芍等。主治各种出血。

【用量】6~40g。

【禁忌】阳虚欲脱者慎用。

【体会】连翘清热解毒，清肝胆，通三焦，畅血脉，护心包等，是药清热而不伤阳，利湿而不损阴，不仅可用于实证，也可用于虚证。又因其性微寒平和，不独热证选用，寒证也可加入，重在随证灵活配伍。遣方之时，或舍其用而取其性，或舍其性而扬其用，或性用齐借，皆依证而定。

骆 继 杰

【适应证】外感风热表证之发热恶寒、头痛咽痛，温病邪入营血，慢性肾炎，紫癜；热毒所致疮疖痈肿，瘰疬结核，面部黄褐斑，痤疮；小儿一切热证。

【配伍】

连翘 10~15g，配银花。治感冒属风热表证者。

连翘 10~15g，配莲子心。治热入心包。

连翘 10~15g，配野菊花。治疮毒肿痛。

连翘 10~15g，配玄参，浙贝母。治瘰疬结核。

连翘 10~15g，配夏枯草。治目赤肿痛。

连翘 10~15g，配柴胡，当归，白芍，白术，茯苓，炙甘草。治面部黄褐斑，内分泌失调。

连翘 10~15g，配紫草，蒲公英。治面部痤疮。

【用量】10~15g。

【禁忌】脾胃虚寒者慎用。

【体会】在慢性肾炎的治疗中，使用益肾汤加连翘，有良好的预防感染的效果，特别是经常咽痛的慢性肾炎患者，其效尤为显著。研究表明该药能够能提高机体免疫功能及抗病能力，增强白细胞的吞噬功能，治疗内分泌失调引起的面部褐色斑，将连翘、紫草配入逍遥散，有相得益彰之妙。脾胃虚弱者，使用连翘宜辅以健脾之品，阴虚者应配伍补阴药。

康 相 彬

【适应证】外感热病，过敏性病症，炎

性结节、肿块，舌裂以及维生素 P 缺乏所引起的病症。

【配伍】

连翘 15g，配金银花 15g，黄芩 10g，知母 10g，生石膏 30g，荆芥 10g，薄荷 10g，牛蒡子 10g，豆豉 10g，甘草 6g。治外感热病卫分证。

连翘 15g，配夏枯草 10g，蒲公英 15g，山慈菇 15g，黄药子 15g，桃仁 10g，红花 10g，橘红 15g，海藻 15g，大贝母 15g。治甲状腺腺瘤及囊肿。

连翘 15g，配沙参 15g，麦冬 15g，炒白芍 10g，当归 10g，陈皮 10g。治阴虚舌裂。

连翘 15~20g，配金银花 15g，蒲公英 15g，紫草 10g，荆芥 10g，防风 10g，地肤子 15g，白鲜皮 15g，丹参 15g，党参 15g。治荨麻疹，过敏性紫癜。

【用量】 6~20g。

谢 昌 仁

【适应证】 外感风热、温病初起，发热斑疹烦躁，疮疡肿毒、丹毒乳癌，胃热积滞。

【配伍】

配桑叶、薄荷、连翘、银花、甘草。治外感风热、温病初起。

配银花、甘草、赤芍、细生地、牛膝。治发热斑疹。

配银花、大贝、蚤休、赤芍。治疮疡肿毒。

配山楂、神曲、枳实。治胃热积滞。

【用量】 10~15g。

【禁忌】 寒证勿用。

【体会】 此药是解热圣药。风热外感，温病初起，四时发热，尤其是小儿发热效果奇佳，清热解毒作用亦大。

何 首 乌

本品为蓼科植物何首乌 *Polygonum multiflorum* Thunb. 的块根。主产于河南、湖北、广西、广东、贵州、四川、江苏地区。本品味甘、苦、涩，性微温。归肝、肾经。具有养血滋阴、润肠通便、解毒散结等功效。

本次被调研的 330 位名中医中擅长运用何首乌的有 4 位。主要为四川、湖北、吉林等地的内科、妇科医家。

1. 用药指征及配伍

何首乌的用药指征，主要有以下几点：①头部症状：头晕目眩，耳鸣重听，须发早白，失眠多梦等。②肾经征象：腰膝酸软，尿频，夜尿多，或排尿不尽，遗精带下等。③舌脉征象：舌少苔，或无苔，脉沉细。

与何首乌同用出现次数较多的药物有补肝益肾药：如菟丝子、补骨脂、益智仁、淫羊藿、肉苁蓉、巴戟天、枸杞子、桑寄生等；滋阴养血药：如熟地、白芍、当归等；活血化瘀药：如三七、丹参、川芎、牛膝等；温中散寒药：如干姜、良姜、桂枝、肉桂、附子等；润肠通便药：黑芝麻、胡麻仁、郁李仁等；安神药：五味子、酸枣仁等；理气药：青皮、陈皮、香附等。

2. 主治病症

何首乌所主治的病症主要有动脉硬化、高脂血症、高血压、冠心病、神经衰弱、习惯性便秘、须发早白、荨麻疹、皮肤瘙痒等。

3. 禁忌证及用量

在禁忌证方面，医家们认为：实证、痰湿证不宜使用。

在用量上，最少每剂用 5g，最多达 30g，常用量 10~15g。

叶傅惠

【适应证】各种便秘。

【配伍】

配肉苁蓉 20g，蜂蜜 50g 或香油 30g。治便秘。

【用量】15~30g。

【体会】宜制成蜜炼膏，效果更佳。

全炳烈

【适应证】用于少阴人病症。赤何首乌用于脾肾阳虚引起的诸证；白何首乌用于风寒失音，胃寒证和中暑，暑滞，冷滞，蛔虫证，虚寒等证。

【用药指征】少阴人腰膝酸软、尿频、夜尿多，排尿不尽等。

【配伍】

以赤、白何首乌二药为君，配良姜、干姜、青皮、陈皮、香附子、益智仁。治四肢倦怠，小便不爽快，阳道不兴等。

白何首乌25g，配白术、白芍、桂枝、炮干姜、陈皮、炮附子、炙甘草。治少阴人胃寒、腹满自利，滞泻，吐蛔等。

【用量】5~25g。

【禁忌】少阴人以外其他的人不宜使用该药。如少阳人、太阴人使用后则有上火症状如头痛等。

【体会】少阴人老年病和虚证时使用，药效尤其明显；在中药学中，何首乌不分赤、白，而在朝药学中二者是不同的，所治疗的侧重面也有不同，历代朝医著作中对此有很多论述，比较倾向集中的观点是赤何首乌入血分，补血为主；白何首乌入气分，补气为主。

夏 天

【适应证】血虚精亏、肝肾两虚、冲任不足引起的动脉硬化，高脂血症，须发早白，高血压，冠心病，神经衰弱，荨麻疹、皮肤瘙痒等皮肤风燥疾病，便秘。

【用药指征】头昏眼花，腰膝酸软，耳鸣重听，失眠多梦，心悸怔忡，须发早白，未老先衰，遗精带下，或血虚肠燥，大便秘结。

【配伍】

首乌15g，配当归9g，菟丝子9g，牛膝9g，补骨脂9g，枸杞子10g。治血虚体弱，肝肾阴虚。

配银杏叶19g，钩藤15g，桑寄生12g，灵芝10g，丹参15g。治动脉硬化、高脂血症、冠心病、高血压。

配磁石30g，丹参9g，五味子9g，酸枣仁9g，川芎9g。治神经衰弱。

配胡麻仁10g，当归尾10g，肉苁蓉10g，生地30g，郁李仁10g。治肠燥便秘。

配淫羊藿12g，巴戟12g，肉桂9g，枸杞子15g，牛膝12g，熟地15g，当归10g。治黄体不健。

配熟地30g，黑芝麻15g，枸杞子15g，菟丝子15g，当归12g，牛膝12g。治须发早白。

配当归。补血润肠。

配旱莲草。滋肾乌发。

配牛膝。补血益肾。

【用量】9~30g。

【禁忌】实证多不用首乌。

【体会】首乌补肝肾、益精血、乌须发，用于气血亏损，遗精带下，腰膝酸软，须发早白，肠燥便秘等。首乌临床长期应用可收到一定的降压及降胆固醇作用。生首乌滑肠泻下消炎作用较好，制首乌补益肝肾作用较好。首乌虽补但无熟地之腻滞，阴中有阳，除补血外，尚有化阳益气之力。

徐 木 林

【适应证】心脑血管疾病，精血不足之疾病。

【用药指征】肝肾阴虚之头晕目眩，腰酸痛，脚软，遗精，脉沉细，少苔或无苔等。

【配伍】

制首乌 15g，配莱菔子 12g。治高胆固醇血症。

制首乌 15g，配三七 10g。治心绞痛。

制首乌 20g，配丹参 15g。治心肌梗死恢复期。

制首乌 12~15g，配川芎 10g。治肝肾阴虚头痛。

制首乌 15g，配怀牛膝 15g。用于阴虚阳亢的高血压及其并发症。若兼瘀血加地龙 12g，川芎 10g；兼痰湿加法半夏 12g，陈皮 10g；兼心火亢盛加黄连 3g，炒栀仁 15g；若肝阳亢盛加石决明 30g，代赭石 30g；兼肝郁加柴胡 10g，枳实 10g；兼肝火盛加龙胆草 12g，黄芩 15g；便秘加大黄 6g。

【用量】10~20g，常用量 12g。

【禁忌】非其症勿用其药。痰湿过重时勿用，若用则反助痰湿，导致腹泻等不良反应。

【体会】阴虚挟痰湿或兼消化功能差者，用熟地不良反应大，用女贞子作用太弱，此时必用该药。

皂 角 刺

本品为豆科植物皂荚 *Gleditsia sinensis* Lam. 的棘针。主产于四川、河北、山西、江苏、湖北等省。本品味辛，性温。归肝、胃经。具有活血消肿、托毒排脓、杀虫等功效。

本次被调研的 330 位名中医中擅长运用皂角刺的有 4 位。主要为上海、山东、天津、陕西等地的外科、妇科、皮肤科医家。

1. 用药指征及配伍

皂角刺的用药指征，概括起来大致有以下几点：①皮肤疮疡：疮疡已成未溃，肿块明显，皮色不红或微红，属气血凝滞或轻度化热者。②积块疼痛：腹内积块，或小腹疼痛；乳房结块，经前乳房胀痛，带下量多，或行经腹痛者。

与皂角刺同用出现次数较多的药物有活血祛瘀药：穿山甲、当归、川芎、赤芍、乳香、没药、三棱、莪术、丹参、王不留行、月季花、地龙等；化痰软坚药：鳖甲、牡蛎、昆布、海藻、苡米、大贝母、猫爪草、夏枯草等；补气药：黄芪、白术、甘草等；解毒消肿排脓药：如金银花、蒲公英、鱼腥草、天花粉、白芷、山海螺等；通络散结药：如全蝎、蜈蚣、僵蚕等。

2. 主治病症

皂角刺所主治的病症主要有妇科疾病，如经前乳房胀痛、盆腔炎、输卵管炎、输卵管阻塞、生殖道结核、不孕症、卵巢囊肿、子宫肌瘤、子宫内膜异位症等；外科疾病，如疮疡、乳癖、甲状腺腺瘤、颈淋巴结核（结节型）、乳腺增生病、血栓性静脉炎、静脉曲张等；皮肤科疾病，如皮肤瘙痒症、神经性皮炎、麻风、皮癣等。

3. 禁忌证及用量

在禁忌证方面，医家们认为：孕妇忌服，疮痈已溃者慎用。

在用量上，最少每剂用 6g，最多达 30g，常用量 10~20g。

姜兆俊

【适应证】疮疡，甲状腺腺瘤，乳腺增生病，顽固性皮肤瘙痒症，神经性皮炎之血虚风燥型，麻风，皮癣等证。

【配伍】

配生黄芪 15~30g，当归 10~15g，川芎 6g，金银花 30g，蒲公英 30g，白芷 10g，天花粉 10g。主治疮疡脓成未破者。

配当归 10~15g，金银花 30g，赤芍 10g，乳香 10g，没药 10g，大贝母 10g，陈皮 10g。主治疮疡肿块明显，皮色不红或微红，属气血凝滞或轻度化热时。

配生黄芪 15~30g，台参 15g，金银花

15~30g，川芎 10g，当归 12g，白术 10g，白芷 10g，甘草 6g。主治疮疡溃后，正虚不能托毒外出者。

配僵蚕 10g，全蝎 10g，蜈蚣 2 条，猫爪草 30g，夏枯草 12g，主治颈淋巴结核（结节型）。

配三棱 10g，莪术 10g，夏枯草 12g，昆布 21g，海藻 15g，大贝母 10g，生牡蛎 20g。主治甲状腺腺瘤，乳腺增生病。

【用量】6~15g。

【禁忌】疮疡红肿热痛显著，有化脓趋势者不宜；孕妇慎用。

姜 树 荆

【适应证】血栓性静脉炎，静脉曲张，外科疮疡。

【用药指征】疮疡已成未溃，静脉炎出现结节时，必定使用该药。

【配伍】

皂刺 30g，配山甲 10g，川芎 10g，当归 10g，黄芪 20g。治疮疡已成未溃。

皂刺 20g，配山甲 10g，川芎 10g，当归 10g，银花 10g，丹参 10g，土茯苓 60g，赤芍 30g，牛膝 10g，茵陈蒿 30g。治血栓性静脉炎属湿热证。

【用量】10~20g。

【禁忌】气血两虚者不宜使用。

韩 冰

【适应证】子宫肌瘤，卵巢囊肿，盆腔炎，子宫内膜异位症。

【用药指征】腹内积块或小腹疼痛，带下量多或行经腹痛时可使用。

【配伍】

配山甲 10g，鳖甲 15g，海藻 30g，苡米 30g 等。治子宫肌瘤、卵巢囊肿、盆腔炎、子宫内膜异位症。

【用量】10~30g。

【禁忌】疮痈已溃者慎用，孕妇忌服。

【体会】该药搜痰通络，活血化瘀，非实证者当慎用之。其配山甲取其攻走血脉，直达病所之功，配海藻消痰软坚以散结，配苡米渗湿以绝痰湿之源，鳖甲乃厥阴肝经血分之要药，合皂刺共收软坚散结，破癥结恶血之功。

蔡 小 荪

【适应证】输卵管炎，生殖道结核，不孕症，经前乳房胀痛，乳癖等。

【配伍】

皂角刺 12g，配丹参 12g，百部 12g，王不留行 9g，山海螺 15g，鱼腥草 10g，功劳叶 15g，夏枯草 12g，怀牛膝 9g，大生地 9g，路路通 9g。治生殖道结核（抗痨方）。

皂角刺 15g，配留行子 9g，月季花 4.5g，地龙 6g，降香片 12g。治输卵管炎、输卵管欠畅、阻塞。

皂角刺 20g，配甲片 10g，鳖甲 10g，丝瓜络 10g 等。治经前乳房胀痛、乳癖等。

皂角刺 12g，配化瘀散结之品。治内膜异位症。

【用量】12~20g。

沙 参

（南、北沙参）

北沙参为伞形科植物珊瑚菜 *Glehnia littoralis* Fr.Schmidtex Miq. 根。主产于山东、江苏、河北、辽宁等地区。本品味甘，性微寒。归肺、胃经。具有养阴生津等功效。

南沙参为桔梗科植物轮叶沙参 *Adenophora tetraphylla*（Thunb.）Fisch.、沙参 *Adenophora stricta* Miq. 及杏叶沙参 *Adenophora hunanensis* Nannf. 根。主产于安徽、江苏、浙江、贵州等地区。味甘、微苦，性寒。归肺、胃经。具有养阴清肺、祛痰、益胃生津等功效。

本次被调研的 330 位名中医中擅长运用沙参的共有 5 位，其中用北沙参者 4 位，南沙参者 1 位。主要为四川、内蒙古、甘肃、吉林、湖北的内科医家。

1. 用药指征及配伍

其用药指征，概括起来大致有以下几点：①肺经症状：咳嗽少痰，或咯痰带血，或伴胸痛，胸闷；②胃经症状：胃脘痛，有灼热感，嘈杂，或胃脘不舒，纳少，口舌干燥，精神不振等；③舌脉征象：舌质嫩红，少苔，或苔薄白干；脉细数。

与沙参配伍同用的药物主要有麦冬、石斛、百部、杏仁、砂仁、玉竹、扁豆、甘草等。

2. 主治病症

沙参所主治的病症主要为内科呼吸道与消化道疾病，如肺炎、慢性支气管炎、咽痛；慢性胃炎、胃溃疡、慢性肝炎、早期肝硬化、小儿厌食等。

3. 禁忌证及用量

在禁忌证方面，医家们认为：脾胃虚寒、湿盛者不宜用。

在用量上，最少每剂用 0.5g，最多达 60g，以用 10~30g 居多。

王 玉

【适应证】肺结核，气管炎属肺阴虚者。

【配伍】

配麦冬、百部、金银花、鱼腥草、前胡、杏仁等。治气管炎。

配麦冬、百部、黄精、白及。治肺结核。

【用量】15~20g。

【禁忌】阳虚不宜使用。

王 自 立

【适应证】阴虚燥咳，阴虚胃痛，咽痛；小儿厌食。

【用药指征】舌红，少苔。

【配伍】

北沙参 30g，配麦冬 10g，桑白皮 10g，地骨皮 10g，杏仁 10g，甘草 6g。治疗阴虚燥咳。

北沙参 30g，配麦冬 10g，玉竹 10g，陈皮 10g，麦芽 10g，白扁豆 10g。治疗阴虚胃痛。

北沙参 30g，配石斛 10g，花粉 10g，麦芽 12g，陈皮 6g，山楂 12g。治疗小儿厌食证。

北沙参 30g，配玄参 15g，僵蚕 15g，蝉蜕 10g，王不留行 10g。治疗咽痛。

【用量】10~30g。

【禁忌】湿邪壅盛者不宜应用，误用则会头重如裹，疲乏无力，纳差等。

【体会】阴虚阳亢者用该药。肺寒用人参，肺热用沙参；久病、阴虚、津亏者均可应用。

杜健民

【适应证】慢性肝炎，早期肝硬化，胃溃疡，慢性胃炎，肺炎等病症。

【用药指征】胃脘灼热痛，胸闷不舒，纳谷少进，精神不振，四肢无力，口舌干燥，舌尖赤，苔薄，脉细数等。

【配伍】

南沙参 30g，配杭麦冬 10g，生地黄 10g，川石斛 10g，云茯苓 10g，怀山药 10g，青陈皮各 10g，广郁金 10g，沉香 2g，

西砂仁 10g，杭白芍 10g，生甘草 5g。治慢性萎缩性胃炎。

【用量】10g~60g。

【禁忌】脾胃虚寒者不宜用沙参，误用可能使胃痛加重。

【体会】沙参不仅治疗胃病有效，对肺系疾病，配伍相关药物亦有效。

张巴斯尔

【适应证】北沙参适用于肺热咳嗽，慢性支气管炎。

【用药指征】咯痰带血，胸痛，胸闷；咳嗽体虚无力。

【用量】0.5~3g。

郑陶万

【适应证】慢性胃病属气阴亏损者。

【用药指征】口干渴，饮少，嘈杂，苔薄白干，质嫩红，脉细数。

【配伍】

北沙参 30g，配砂仁 15g，鸡内金 15g，麦芽 15g，治胃津伤，口干渴饮少，脘腹胀，纳差；再加红豆蔻 10g，治胃脘嘈杂，泛酸，效果颇佳。

【用量】15~40g。

【禁忌】脾胃虚寒，湿困脾胃者不宜使用该药，误用后易致腹胀不适，欲呕，纳呆。

【体会】反藜芦。

附 子

本品为毛茛科植物乌头 *Aconitum carmichaelii* Debx. 的侧根（子根）。主产于四川、陕西等地。传统认为本品味辛、甘，性热，有毒。入心、肾、脾经。具有回阳救逆、补火助阳、散寒除湿等功效。

在被调研的 330 位名中医中擅长运用附子者有 40 位。主要为辽宁、黑龙江、吉林、青海、甘肃、陕西、河北、北京、天津、河南、四川、湖南、安徽、浙江、江苏、上海、福建、云南等 18 个省市的内科、外科和骨伤科医家，其中陕西、四川、江苏、北京、河南、辽宁医家偏多。

1. 用药指征及配伍

附子的用药指征大致可以概括为以下几点：①阴寒征象：四肢厥冷，全身冰冷，患处有冷感，或背恶寒，或鼻准凉，喜暖恶寒，面色苍白，肤白指甲青紫。②疼痛：包括关节疼痛，肢体肌肉疼痛，心绞痛，胃脘痛，腹痛，腰膝疼痛等；疼痛的类型有剧痛、酸痛、隐痛，以夜间痛甚，痛时有冷感，遇冷更甚，温之按之则舒。③水肿：肢体、面部或全身水肿，腹水，尿少等。④阳虚征象：面色白虚浮，声音低怯，倦怠无力，精神萎靡，或神疲欲寐，倦卧，易于出汗，口不渴，腰膝酸软，完谷不化，尿少，或尿多不禁，阳痿遗精，带下清稀量多，体温低（36℃）。⑤亡阳征象：冷汗淋漓，汗出不止，心慌喘憋，血压下降，脉微欲绝。⑥舌脉征象：舌质胖、淡、嫩，或嫩红，或淡紫，舌边有齿痕，苔白滑，或滑润白腻，或薄白而润；脉弦紧，或迟，或迟缓，或迟缓结代，或迟细，或沉迟，或沉弦，或沉细，或沉伏迟缓，或沉而无力，或沉微，或沉而微细，或微弱，或微细，或微细欲绝，或虚大无力，或尺脉弱，或左尺独虚，或疾数。⑦辅助检查：甲状腺机能减退，FT$_3$、FT$_4$ 降低，STSH 增高；精子数不足，精液清稀，精子活动度低。

与附子配伍同用出现次数较多的药物有补益类药，补气药如白术（53 次）、黄芪（41 次）、甘草（36 次）、人参（27 次）、党参（19 次）、太子参（3 次）、山药（3 次）、蜂蜜（3 次）、大枣（3 次）；补阳药如淫羊藿（13 次）、杜仲（4 次）、巴戟天（4 次）；补血药有白芍（24 次）、当归（16 次）、熟地（11 次）；补阴药如麦冬（7 次）、山萸肉（6 次）、枸杞子（3 次）。解表类药，如桂枝（50 次）、麻黄（19 次）、生姜（15 次）、羌活（6 次）、防风（5 次）、葱白（3 次）、葛根（3 次）。清热类药，如生地（3 次）、丹皮（3 次）、黄连（3 次）。温里祛寒药，如干姜（34 次）、细辛（31 次）、肉桂（22 次）、炮姜（6 次）。祛痰药，如瓜蒌（3 次）、半夏（3 次）。利湿药，如茯苓（37 次）、泽泻（8 次）、葶苈子（4 次）、苍术（3 次）、车前子（3 次）。祛风湿药，如独活（6 次）、威灵仙（4 次）。泻下药，如大黄

（11次）。活血化瘀药，如丹参（13次）、赤芍（4次）、川芎（11次）、牛膝（8次）、桃仁（6次）、红花（5次）、地龙（5次）、水蛭（4次）。平肝息风及收涩药，如牡蛎（5次）、龙骨（4次）、天麻（3次）、五味子（8次）等。

2. 主治病症

附子所治疗的病症近70种，主要为内科（59.7%）、外科（16.4%）、妇科（16.4%）疾病，以及部分皮肤科、五官科疾病。内科疾病有风湿性关节炎、类风湿关节炎、强直性脊柱炎、心源性动脉栓塞、冠心病心绞痛、病态窦房结综合征、风湿性心脏病、心包积液、心力衰竭、心动过缓、房室传导阻滞、休克（包括创伤性、感染性、中毒性、心源性、失血性休克）、低血压、高血压病、肺源性心脏病、支气管哮喘、肺炎、胸水、肝硬化腹水、慢性肾炎、肾病综合征、肾功能不全、慢性胃炎、消化性溃疡、胃肠功能紊乱、慢性肠炎、慢性过敏性结肠炎、腹痛、便秘、血证、甲状腺机能减退、再生障碍性贫血、癌痛、蛔厥、虚人感冒等；外科疾病如男子不育、性功能低下、阳痿、血栓闭塞性脉管炎、动脉硬化闭塞症、雷诺病、腰椎退行性病变、阑尾炎、肌肉劳损、寒性痈疽等；妇科疾病如痛经、闭经、月经不调、带下、崩漏、不孕症、妊娠恶阻、产后自汗盗汗、产后血崩、子宫脱垂、慢性盆腔炎等；皮肤科疾病如系统性硬皮病，五官科疾病如慢性咽炎、复发性口腔溃疡等。其中运用较多的疾病为冠心病、病态窦房结综合征、心动过缓、心衰、休克、慢性肾炎、肾病综合征、肾功能不全、风湿性关节炎、类风湿关节炎、血栓闭塞性脉管炎和动脉硬化闭塞症等。

3. 禁忌证及用量

关于附子的禁忌证，多数医家认为：凡属阳热实证、阴虚证、阴虚内热或阴虚阳亢证、真热假寒证者均应忌用，误用会加重病情或出现咽痛、烦躁、眩晕、吐血、衄血等不良反应；孕妇忌用。

在用量方面，每剂最少3g，最多150g，大多用5~15g。为提高疗效，减少毒性反应，许多医家主张注意个体差异，参考患者所在地用药习惯，灵活而谨慎地把握用药剂量，需重剂取效者，其用量宜由小至大，逐渐增加。在用法方面，医家一致认为口服应选用制附子，并久煎。

于 凯 成

【适应证】慢性充血性心力衰竭，心动过缓，病态窦房结综合征等。

【用药指征】心脏病见心悸喘憋、面浮肢肿、脘痞腹胀、形寒肢冷、便溏尿少等症及心阳虚脱者。

【配伍】

配桂枝、白术、大腹皮、葶苈子。治心衰水肿。

配麻黄、桂枝、细辛、淫羊藿。治心动过缓，病态窦房结综合征。

配人参。治休克（厥脱）。

【用量】5~20g。

【禁忌】本品辛热燥烈，凡阴虚火旺及孕妇忌用。

【体会】本品有毒，内服须经炮制，且先煎0.5~1小时，至口尝无麻辣感为度。过量可引起各种心律失常如室速、室颤，或抽搐、昏迷，甚至死亡。

马连珍

【适应证】少阴病（充血性心力衰竭），胸痹（心绞痛），眩晕（高血压病），迟脉证（缓慢性心律失常），痹证（活动性风湿热、关节炎）。

【用药指征】心慌气短，活动后喘促，四肢欠温，尿少，肢肿或便溏，肢体困倦，面色不华，舌体胖大，边有齿痕，舌质淡，脉象沉细，或沉，或沉弦，或结代。心肾阳衰或脾肾阳虚证必用附子。

【配伍】

配人参10~15g，即参附汤。治充血性心力衰竭。

配桂枝10~12g。治阳虚血瘀型胸痹。

配白术12g。治心脾阳虚证。

配黄芪30g。治心衰，有补气固表之功。

配桑皮15g。葶苈子15g，治心衰喘咳。

配大黄6~10g。治心衰，可降气、通大肠。

配水蛭10g，治心脏病，可逐瘀止痛。

【用量】一般用10g，先煎；根据病情可用至18~20g。

【禁忌】痰热壅盛者慎用，用后助热生火。

【体会】附子之功在于温五脏之阳，其性辛热燥烈。善用附子者首推张仲景，在《伤寒论》中用附子的方剂有20多方，尤以四逆汤为代表。方中附子为君，具有振奋心肾之阳、散寒救逆的作用。现代实验研究表明，四逆汤对冠状动脉的流量有显著的增加作用，对心肌收缩振幅有明显增高作用。应用附子煎剂给麻醉狗静脉注射，可使左心室压力明显增高，使得冠状动脉和股动脉血流增加，血管阻力降低，从而降低左室的后负荷，提高心脏的能量和效率，增加心搏出量，有利于增加心肌贯壁的血流量。

王乐善

【适应证】阳虚寒盛，四肢厥逆，骨节疼痛，脉沉。

【配伍】

附子5g，配干姜5g，炙甘草15g。治四肢厥逆。

附子5g，配人参10g，焦白术15g，炮姜5g。治中寒呕痢腹痛。

附子5g，配甘草15g，白术15g，桂枝15g。治风湿痹证，关节疼痛。

【用量】3~10g。

【禁忌】阴虚发热者不宜使用。

【体会】附子用量不可大，否则会引起中毒。

王必舜

【适应证】脾胃病之脾胃虚寒证，关节病之风湿寒痹，一切慢性病之命门火衰、阴寒内盛证，阴虚之虚火上炎。

【用药指征】低体温，体温36℃以下；阴虚之低热，气虚之低热，体温37~38℃。

【配伍】

熟附片10g，配党参、白术、干姜。治脾胃虚寒。

附子12~30g，配鸡血藤、细辛、秦艽、威灵仙、蜈蚣、川芎、淫羊藿。治风寒湿痹。

熟附片3g，配青蒿、炙鳖甲、知母、生地、丹皮、沙参、肉桂。治低热。

【用量】3~30g。

【禁忌】小儿不宜。内服应先煎以去毒性。中毒可引起口干舌麻、呼吸麻痹，故用量宜从小剂量开始，逐渐加量。

【体会】附子主要用于寒证痛证。内服宜先煎久煎以去毒性，用量大时可配蜂蜜一勺送服以缓其毒性。

石景亮

【适应证】脾肾阳虚型肾病综合征，性功能低下，休克，痹证，心阳虚型心血管病。

【配伍】

制附片30g（先煎2小时），配大枣20枚，沉香6g（后下），炙甘草15g，太子参30g，麦冬30g，枸杞子20g。治病态窦房结综合征。

制附片10g，配茯苓20g，刘寄奴20g，白术15g，白芍15g，淫羊藿15g，生姜10g，仙茅10g，陈皮10g，生黄芪30g，地龙30g，益母草30g，玉米须30g。治脾肾阳虚型肾病综合征。

制附片20g，配红参20g，干姜15g，大枣15枚。治阳虚大汗、休克虚脱。

【用量】一般为5~10g，重症可用至15~30g。

【禁忌】阴虚内热者及孕妇忌用。

【体会】附子用量30g以上者，需先煎2小时，以减轻其毒性。

印会河

【适应证】心衰，肾衰，虚寒证。

【用药指征】脉细，肢凉（阳厥除外）。

【配伍】

配干姜6g，白术12g。治阴寒腹泻。

配茯苓30g，白术15g。治阳虚水泛之证。

配大黄30g，治慢性肾衰。

【用量】3~30g。

【禁忌】病非虚寒或热象明显者不宜使用该药。

朱良春

【适应证】阳虚厥脱，脾肾阳虚之水肿，久泻、痹证、慢性炎症等属阳虚或寒湿凝滞者。

【配伍】

配人参10g，麦冬10g。治感染性休

克，心源性休克。

配党参 15g，炮姜 6g，炒白术 20g。治脾阳虚之久泻。

配桂枝 10g，细辛 5g。治风寒湿痹。

配桃仁 15g，红花 30g，败酱草 30g。治慢性盆腔炎。

配黄芪 30g，金刚骨 50g。治慢性肾炎。

【用量】从小剂量（3~6g）开始，最大用量 30g。

【禁忌】非阳虚厥脱、无阳虚或寒湿凝滞者一般不用，若确需用者，可配伍寒凉药物以防化燥伤阴之弊。

【体会】大剂量使用附子，煎时宜加生姜三、五片，或再加蜂蜜一匙，以防中毒，也可将附子先煎半小时。煎附子之水要一次放足，不能中途再加凉水。

朱育华

【适应证】休克，风湿性关节炎，急慢性胃肠炎。

【用药指征】畏寒肢冷，腰膝疼痛，遇冷加重，或上腹部疼痛，大便稀溏，或汗出脉微，四肢厥逆，舌淡红，苔白，脉沉迟，或脉微欲绝。

【配伍】

配伍秦艽 10g，桑枝 30g，桂枝 10g。治寒痹。

配伍干姜 6g，茯苓 30g，车前子 30g，高良姜 10g。治脾胃虚寒性胃痛，泄泻。

附子 30g，配朝红参 30g。治各种休克及虚脱证。

【用量】6~150g。

【禁忌】热性病不宜选用。

【体会】附子有温补脾胃、回阳救逆、散寒止痛之功效，性热质燥，走而不守，外达皮毛而散表寒，内则温中焦、暖下元，彻内达外，诸脏腑、经脉无不可治。笔者临床多从 20g 开始，逐渐加重至 150g，可使痹痛减除。入汤剂先煎 30 分钟，然后入其他药物，未发生过毒副反应。

杜雨茂

【适应证】阳虚欲脱，阳虚恶风，阳虚发热，虚寒泄泻，肾气虚之不孕症，五迟五饮证，脾肾阳虚水肿，寒湿痹证，上盛下虚证。

【用药指征】有四肢厥逆、脉微等阳虚欲脱征象者必用附子。

【配伍】

配干姜、炙甘草、肉桂等。治阳虚欲脱。

配桂枝、白芍、高丽参、黄芪等。治阳虚恶风。

配干姜、炙甘草、人参等。治阳虚发热。

配葱白、胆汁、白芍等。治格阳于外。

配理中汤等。治虚寒泄泻。

配熟地、川断、巴戟、枸杞、艾叶等。治肾气虚不孕。

配肉桂、海马、巴戟、鹿角胶、紫河车等。治五迟五软。

配茯苓、泽泻、桂枝、葶苈子等。治阳虚水肿。

配川乌、桂枝、细辛等。治阳虚痹证。

桂附丸为主，加牛膝、龙骨、牡蛎等。治上盛下虚证。

【用量】3~30g。

【禁忌】有明显热盛实证者不宜使用。误用后生热助火，可出现吐血、衄血、肌衄等不良反应。

【体会】附子辛、甘、大热，有毒，主入肾、心、脾经，功能温补心肾脾胃，急救回阳，扶阳固表，并有温阳散寒，镇痛及温阳胜湿利水之效。近代研究提出，附子具有以下药理作用：①减慢心率；②强心；③使血压降低或升高（对正常血压无明显作用）；④扩张冠状动脉及四肢血管；⑤抗炎；⑥解热；⑦中枢性镇痛；⑧兴奋垂体-肾上腺皮质系统；⑨抗真菌；⑩局部麻醉。说明附子确实有较广泛的效能。但中医运用附子治疗临床各科疾病的机制，尚有用上述药理作用不能解释者。临床还须辨证施治，方能丝丝入扣，效如桴鼓。

李士懋

【适应证】冠心病，病态窦房结综合征，水肿，咳喘，眩晕，心悸，尿少。

【用药指征】以尺脉弱为主要指征，有时舌脉不一，舌红而尺弱则取脉舍舌。

【配伍】

配桂枝10g，细辛4~6g，茯苓15g，白术10g。治冠心病。

配麻黄5g，细辛4~6g。治水饮射肺之咳喘，胸中窒闷。

配桂枝10~15g，茯苓15g，白术10~12g，泽泻10~15g。治浮肿，尿少。

【用量】5~60g。

【禁忌】见阳脉不用此药，误用后会出现咽痛、烦躁等症。

【体会】宜先煎1小时，以去毒性。曾有一次用8g，因炮炙不好而出现口麻、心津不齐，但先煎则未见毒性反应。阴虚者，宜配滋阴药，取补阳以生阴之意。

李夫道

【适应证】风寒湿痹，寒厥证，脾肾阳虚之各种病症。

【用药指征】凡虚寒证、真寒假热证，脉沉迟、微弱及冬病夏治者必用附子。

【配伍】

配蜣螂。治顽痹。

配大黄。治慢性肾衰尿毒症。

【用量】9~30g。

【禁忌】实热证及真热假寒证忌用。

【体会】附子须经炮制，不能生用。一般病症需要先煎、久煎以减轻毒性，但对顽痹疼痛，大剂量宜先煎，小剂量宜同煎。

李文瑞

【适应证】男子不育，甲状腺机能减退，窦性心动过缓，病态窦房结综合征，风湿性关节炎，类风湿关节炎等。

【用药指征】男子不育症阳虚型之精子数不足、精液清稀、精子活动度低；甲状腺减退证属脾肾阳虚，游离 T_3、游离 T_4 降低，血清促甲状腺素增高者；窦性心动过缓、病态窦房综合征证属阳虚者；风湿病、风湿性关节炎、类风湿关节炎属寒证，类风湿因子增高。

【配伍】

配桂枝 10g，白术 10g，白芍 15g 等，基本方用天雄散加减。治男子不育之少精症、精液清稀症、精子活动低下症。

配淫羊藿 30~60g，黄芪 15~30g 等，基本方用真武汤加减。治甲状腺机能减退。

配麻黄 5~15g，细辛 5~20g，桂枝 10g，白芍 15g。基本方用麻黄附子细辛汤加减。治心率慢者。

配老鹳草 15~30g，威灵仙 10g，鸡血藤 15~30g。治风湿病、风湿性关节炎、类风湿关节炎属寒证者。

【用量】3~30g。

【禁忌】阴虚火旺者忌用附子。

【体会】附子大辛大热，具有温肾壮阳，逐寒生精，化油行水，宣痹止痛之功。临证宜用制附子，如辨证贴切可重用，但宜逐渐增量。重用时应延长煎煮时间，以去其毒。

吴 生 元

【适应证】阳虚证，阴寒证。

【配伍】

附子配干姜、甘草。治一般阳虚证。

附子配干姜、肉桂、甘草。治阳虚里寒证。

附子配党参、白术、干姜、甘草。治虚寒泄利。

附子配麻黄、细辛、桂枝、生姜、大枣、甘草。治阳虚感冒。

附子配陈皮、法夏、茯苓、炙麻黄、细辛、杏仁、干姜、甘草。治慢性痰饮咳嗽。

附子配补中益气汤，治中阳虚、气虚下陷之脱肛、脱疝、子宫脱垂。

附子配苓桂术甘汤。治心悸怔忡及心力衰弱。

附子配桂枝、细辛、川芎、怀牛膝、羌活、独活、五加皮、苡仁。治风寒湿痹。

附子配半夏、生姜。治妊娠恶阻。

附子配干姜、葱白。治阳虚发热。

独附汤、参附汤加肉桂，治"脱阳"、"亡阳"证。

【用量】制附片成人每剂药用 30~60g，个别阳虚阴寒重证亦有用至 100g 以上者。

【禁忌】实证、热证、阴虚证禁用，用之易伤阴助热；煎煮不透不宜服，否则易发生乌头碱样中毒反应；孕妇慎用。

吴 康 衡

【适应证】慢性肾小球肾炎，肾病综合征，慢性肾功能衰竭，以及多种肾脏疾病激素治疗减量过程中或激素药物停用后的巩固治疗。

【用药指征】全身或面部、双下肢浮肿，面色㿠白，舌淡体胖嫩，脉沉。若患者正处于激素减量过程中又具有阳虚之临床表现则必用此药。

【配伍】

附片 30g，配大黄 12g，炮姜 10g，党参 30g。治慢性肾功能不全。

附片 15~30g，配肉桂 12g，淫羊藿 30g，巴戟 15g。用于激素治疗减量过程中或停药后，以防复发。

附片30~60g，配芍药15g，生姜12g，白术15g，茯苓15g。治慢性肾炎、肾病综合征属阳虚水肿者。

附片20g，配桂枝15g，人参30g，丹参30g。治慢性充血性心力衰竭，心悸，尿少，身肿者。

【用量】 15~60g。

【禁忌】 本药为大热之品，因此，发热口渴、五心烦热（因激素引起的药性假证除外）、舌红苔黄、脉滑数者，不宜使用本药。误用后可加重临床症状，甚至造成病情的不良转归。

【体会】 附子有毒，入药必须使用经炮制后的附片，煎药时间必须在30分钟以上。经临床验证，本药对多种肾脏疾病有显著疗效，可用于激素的替代治疗，其动物实验证明，它有保护动物肾上腺，并促进肾上腺皮质激素分泌的作用。

何少山

【适应证】 阳随阴脱之崩漏，产后血崩，症见头晕乏力，四肢厥冷者；不孕症，月经不调，闭经，症见腰膝酸软，畏寒，经血量少色暗者；痛经见汗出肢冷，腹中冷痛，喜温喜按者；产后自汗盗汗，及一切沉寒痼冷之证。

【用药指征】 有阴寒内盛或阴盛阳虚、亡阳欲脱征象，如四肢厥冷，恶寒倦卧，神疲欲寐，腰膝酸软，腹痛喜温喜按，汗出不止，脉沉微细等。凡暴崩下血，阳随阴脱者，必用该药。

【配伍】

熟附片炭5g，配清炙芪30g，炮姜5g，生地炭12g，丹皮6g，鹿角霜10g，化龙骨30g，煅牡蛎18g。治阳虚型血崩。

淡附片6g，配肉桂3g（后下），当归12g，川芎6g，熟地15g，淫羊藿15g，甜苁蓉15g，胡芦巴10g，小茴香5g。治宫冷不孕及肾阳不足之月经不调，闭经。

熟附片5g，配桂枝5g，干姜2g，制香附10g，当归12g，川芎6g，淡吴萸5g，炒枳壳5g，乌药6g。治阴寒内盛、气血凝滞之痛经。

淡附片5g，配黄芪15g，炒白术10g，煨诃子肉12g，肉桂3g（后下），浮小麦10g，稽豆衣10g。治产后自汗不止，便溏。

【用量】 3~10g。

【禁忌】 阴虚阳盛、真热假寒者禁用，用之犹如火上加油。孕妇慎用。本品有毒，一旦中毒，最先出现的症状是头晕心慌，口、舌、唇、四肢麻木，说话不爽利。

【体会】 附子辛热雄壮、逐阴回阳，无所不至，对阴盛阳衰之证，救急有破阴回阳之功，缓治有益火消阴之效，故适用于一切沉寒痼冷之证。只要辨证得当，暑季但用无妨。

邹学熹

【适应证】 水肿，包括关节炎之四肢水肿，肝硬化中期水肿，癌症化疗的突然四肢厥冷及全身水肿。

【用药指征】 辨证属肾阳虚者。

【用量】 30~50g。

【禁忌】非阳气虚之水肿勿用。

汪 朋 梅

【适应证】亡阳虚脱，虚寒腹痛，腹泻，失血，漏汗，产后久汗，阳虚外感，痹证，失精，带下。

【用药指征】脉象沉伏迟缓、虚微或虚大无力，左尺独虚，舌质胖、淡、嫩或嫩红，苔白滑，畏冷肢厥、易汗出，完谷不化，尿多不禁，及遗精、带下清稀量多等属阳虚里寒证者。

【配伍】

生附子 10g（先煎），配干姜 10g，炙甘草 5g，治虚脱；再加人参 5g，治利止而脉沉微不复及心力衰竭。

配桂枝 10g，白芍 10g，炙甘草 5g，治卫阳衰微；再加当归 10g，生黄芪 15g，治产后营卫大虚，久汗不收。

配麻黄 10g，细辛 3g。治里阳衰微，太少两感。

配苍术 10g，防己 10g，防风 10g，羌活 10g，独活 10g，熟地 10g，白芍 10g，白术 10g，桂枝 5g，牛膝 10g，杜仲 10g，生黄芪 15g，治风寒湿痹；剧痛者再加制川乌 5g（先煎），制草乌 5g（先煎）。

配肉桂 5g（后下），治真寒假热证。

配白术 10g，白芍 10g，茯苓 10g，生姜衣 3g。治少阴腹痛、小便不利、心悸、阳虚水泛证，心肾阳衰证及过汗伤阳之证。

配大黄 20g，桂枝 10g，桃仁泥 10g，红花 10g，牡蛎（先煎）30g，柏子仁 10g，保留灌肠。治慢性肾功能衰竭。

熟附子 10g，配人参 10g。治面色苍白，自汗喘逆，四肢不温，亡阳脱液之证，常用于心衰。

熟附子 5g，配党参 15g，白术 10g，干姜 5g，炙甘草 5g。治阳虚里寒之慢性结肠炎。

熟附子 5g，配大黄 5g，黄连 5g，黄芩 10g。治邪热有余，阳气不足，心下痞满，恶寒汗出。

熟附子 5g，配熟地 10g，山萸肉 10g，山药 15g。治命门火衰、虚火上浮之目赤唇裂，肢冷浮肿，腰膝酸痛，少腹拘急小便不利或反多。

熟附子 5~10g，配阿胶（烊化）10g，黄芩 10g，生地 10g，白术 10g，炙甘草，灶心土 30g（煎汤代水）。治脾不统血之便血，呕血。

熟附子 5g，配党参 15g，生黄芪 15g，细辛 3g，桂枝 5g，炙甘草 5g，白芍 10g，羌活 10g，防风 10g，川芎 10g。治头痛发热，恶寒无汗，外感阳虚忌汗之证。

熟附子 5g，配大黄 10g（后下），细辛 3g。治冷积。

熟附子 5g，配茵陈 15g，干姜 5g。治阴黄。

熟附子 5g，配肉桂 3g，乌梅 10g，细辛 3g，川椒 5g，干姜 5g，党参 15g，黄连 15g，黄柏 10g，当归 10g。治蛔厥。

配龙胆草 5g。治湿热未清，肾阳已虚之慢性肝炎。

配淫羊藿 15g，肉苁蓉 15g，熟地 10g，山萸肉 10g，炙黄芪 15g，川牛膝 10g，杜仲 10g，夏枯草 15g，滁菊 10g。治血压居高不下，阳虚症状明显之高血压。

【用量】附子的用量，见仁见智，有重用100g以上的，有主张小量仅用1g的。笔者常用3~5g，即能取效，危重症10g足矣。

【禁忌】阴虚火旺之证不得妄用。如误用可见齿鼻衄血，咽喉干痛等反应。

【体会】①附子性味猛峻，用之得当，拯生命于垂危，用之不当，则祸不旋踵，因此辨证务必严谨，慎勿滥用。②回阳救逆、散寒止痛宜选生附子，温补命火宜选熟附子，二者均应先煎，生品尤应先煎1小时以上，也可与甘草、生姜同煎，以减其毒。③服后肌肤、脘腹温温然，是正常现象，可继服之。如有咽痛、燥渴、鼻衄，昌非中毒，但可能辨证欠准确，应立即停用，采取补救措施。若感唇舌麻痒，痛觉减失，咽燥腹痛，脉搏奇慢，甚或抽搐昏迷，属中毒现象，应立即抢救。④关于附子的用量，个体差异也是值得注意的，有人比较敏感，有人耐药力很强，有人喜用附子炖猪肉佐餐，100g亦不算多。然附子毕竟药性猛烈有毒，宁可先用小量，也勿初与大剂，通常以3~5g为宜，确系病重药轻，可逐步增量。笔者曾治一寒痹，用黑附片5g，制川乌5g（先煎），制草乌5g（先煎），略见小效，患者主动要求加大用量，最后增至黑附片30g，制川乌30g，制草乌30g，其痛若失，未见不良反应。

张 琪

【适应证】亡阳厥脱，心力衰竭，风寒痹痛，内伤低热，虚寒腹痛。

【配伍】

附子30g，配山茱萸25g，人参15g，干姜15g，龙骨20g，牡蛎20g，五味子15g。治心源性休克，症见手足厥冷，面色青，精神萎靡，昏厥，脉微细，舌滑润者。

附子20g，配茯苓20g，白术20g，白芍15g，生姜15g，红花15g，丹参20g，赤芍15g。治心衰，症见浮肿，心悸，气短不能平卧，四肢厥冷，小便少，舌胖嫩，质紫暗，唇甲青紫发绀，脉象沉细或涩结代者。

附子15g，配茯苓20g，白术20g，麻黄15g，桂枝15g，生姜10g，细辛7g，甘草15g。治慢性肾小球肾炎或肾病综合征，症见浮肿，咳喘不得平卧，头面肿甚者。

附子15g，配人参15g，黄芪20g，白术20g，茯苓20g，桂枝15g，五味子15g。治甲状腺功能低下，症见头眩嗜睡，精神萎靡不振，黏液性水肿，恶寒手足厥冷，舌胖嫩脉沉者。

【用量】5~50g。

【禁忌】附子为大辛大热之品，凡有里热之症者不可用。温热病及邪热炽盛证均应禁用。

【体会】本药为回阳救逆之要药，但因有毒，必须炙用，且须先煎半小时，然后入他药。

张 云 鹏

【适应证】再生障碍性贫血，低血压，慢性肺源性心脏病，支气管哮喘，风湿性心脏病，病态窦房结综合征，慢性胃炎，慢性过敏性结肠炎，风湿性关节炎，慢性肾炎尿毒症，虚人感冒，肺炎。

【用药指征】面色㿠白，背恶寒，四肢厥冷，倦怠，舌淡，脉微细或迟或沉而无力。见有其中三项者必用附子。

【配伍】

附子 10~15g，配党参 15g，当归 10g，大熟地 15g 等。治气血两虚的再生障碍性贫血。

附子 30g，配干姜 9g，炙甘草 6g，黄精 30g。治肾阳不足的低血压症。

附子 15g，配代赭石 30g，蛤蚧 1 对。治肺肾两虚的肺心病。

附子 10g，配茯苓 15g，炙苏子 10g 等。治阳虚咳喘。

附子 90g，配肉桂 15g，葶苈子 10g，茯苓 60g 等。治心肾阳虚的风心病、心衰并发肾衰。

附子 15~30g，配桂枝 10g，细辛 6g 等。治阳气衰微、脉沉迟的病态窦房结综合征。

附子 10g，配白芍 15g，木香 6g 等。治脾肾阳虚的胃痛。

附子 30g，配干姜 10g，白术 15g 等。治脾肾阳虚的泄泻。

附子 10~15g，配白术 15g，乌梢蛇 10g 等。治风寒痹证。

附子 30g，配大黄 10g，桃仁 10g 等。治阳虚浊阴上逆的尿毒症。

附子 6g，配麻黄 6g，细辛 6g。治太少两感证。

附子 10g，配麻黄 10g，生石膏 30g 等。治肺热阳虚的肺炎。

【用量】3~90g。

【禁忌】热盛、阴虚、肝阳偏亢、孕妇不宜使用附子。如辨证欠妥或炮制、煎药不当，可引起中毒反应，轻者舌麻肢麻、恶心呕吐、眩晕，重者影响心脏功能，甚至死亡。

【体会】使用附子时应注意耐药性与当地用药惯例，掌握辨证要点，注意恰当配伍。附子可以温阳救逆，邪盛正虚时亦可以寒温并用。阳气将亡之际，用药须当机立断，方能挽回阳气于顷刻之间。

陈益群

【适应证】类风湿关节炎（寒湿痹证），外伤久而未愈、局部血运欠佳之肌肉萎缩及不全强直，慢性腰痛。

【用药指征】局部酸痛或隐隐作痛，皮肤色白关节僵凝，阴雨天加重；重危病人虚脱厥逆。

【配伍】

制附子 10g，配麻黄 6g，鹿角胶 10g，炙全蝎 8g，全当归 10g，熟地 15g，炙黄芪 10g，雷公藤 10g，寻骨风 20g。治类风湿关节炎。

【用量】6~15g。

【禁忌】阳证，实证不宜使用，否则加重病情，耗伤津液，倍伤元气。

【体会】救治重危病人虚脱厥逆，我必用附子，可回阳救逆、转危为安。

陈潮祖

【适应证】心肾阳虚证，寒湿痹痛等。

【用药指征】舌质淡胖。

【配伍】

配人参。治心气虚衰。

配白术、茯苓、白芍、生姜。治阴虚水肿。

配白术、茯苓、白芍、生姜、桂枝、甘草。治寒湿痹痛。

配白术、茯苓、白芍、生姜、瓜蒌、薤白、半夏、粉葛。治阳虚湿滞之冠心病。

配白术、生姜、茯苓、白芍、人参、当归、黄芪。治心衰或阳虚卫表不固的自汗、易感冒。

配白术、茯苓、生姜、白芍、麻黄、细辛。治慢性咽炎或声音嘶哑。

【用量】10~100g。

【禁忌】舌红有热者忌用。

邵 祖 燕

【适应证】传统治疗阴盛格阳、大汗亡阳、吐利厥逆、心腹冷痛等，现代多用于病态窦房结综合征、血栓闭塞性脉管炎、心动过缓、房室传导阻滞、心力衰竭等。

【配伍】

附子20g，配炙麻黄15g，党参20g，黄芪30g，当归20g，川芎15g，丹参30g，干姜15g，细辛10g，甘草15g。治心动过缓。

附子15g，配丹参20g，桃仁12g，海马10g，细辛6g，当归20g，肉桂10g，银花60g。治血栓闭塞性脉管炎。

附子12g，配炒白术10g，焦艾叶10g，茴香10g，水煎服，连服50天。治胃下垂。

【用量】常用量3~9g，危重症可用15~30g，中毒量15~60g。

【禁忌】阴虚燥热证不宜使用。不宜久用。

【体会】本品为中医治疗危急重症的要药，凡属阳虚、阳脱的危重证必用。如参附注射液常用于治疗急性心肌梗死以及创伤性、感染性、中毒性、心源性休克。本品外敷生用，内服宜熟用。

武 明 钦

【适应证】亡阳脱证，心阳虚之心悸，痰饮，脾阳虚之胃脘寒痛、慢性腹泻、消化不良，肾阳虚之水肿、五更泻，痰湿中阻之低血压眩晕。

【用药指征】面色㿠白虚浮，声音低怯无力，脉沉而无力偏细弱，舌体偏大，边有牙痕，质淡红，苔滑润白腻。

【配伍】

炮附子15g，配西洋参10g。治心肾阳虚，心悸，畏寒，脉沉而无力，舌体大，质淡红，苔润滑白腻。

炮附子10g，配生黄芪30g，炒白术15g，防风10g，谷麦芽各15g，砂仁10g。治大便偏溏，纳谷不化，易外感者。

炮附子10g，配太子参30g，生黄芪40g，当归15g，明天麻12g，炒白术15g，炙甘草10g，枸杞20g，五味子10g。治低血压引起的眩晕，心悸。

炮附子10g，配茯苓15g，生白芍15g，炒白术15g，生姜3片。治肾阳虚弱，动则心悸。

【用量】6~30g。

【禁忌】该药味辛性大热，故阴虚内热者或外感热病者不宜使用。否则会加重病情或出现吐血、衄血等不良反应。

【体会】该药入肾助肾阳，温通十二经脉，凡脾肾阳虚，手足逆冷，自汗，乏力，食谷不化，腰酸腿困者必用附子。一般情况用炮附子。量大者先煎附子，后下余药，或分多次服。

罗 铨

【适应证】各种器质性心脏病所致慢性充血性心力衰竭，慢性风湿性、类风湿性关节炎，肌肉劳损，休克，虚脱，慢性胃炎，消化性溃疡，胃肠功能紊乱。

【用药指征】精神萎靡，语声低微，畏寒肢冷，舌淡不渴，脉沉细迟。阳虚水泛或阳气欲脱之证必用此药。

【配伍】

配黄芪 30g，生晒参 15g。治心力衰竭。

配桂枝 15g，细辛 5g。治缓慢性心律失常。

配全蝎 5g，蜈蚣 2 条。治慢性风湿、类风湿关节炎等。

【用量】15~100g。

【禁忌】舌质干红者不宜使用该药，误用则助热伤津。

【体会】本品须先煎 2~3 小时（开水先煎），以防中毒。忌酸冷食物。

周 信 有

【适应证】风寒湿痹所致之周身关节疼痛，冠心病心绞痛，病态窦房结综合征，肝硬化腹水，慢性肾炎，肾病综合征，肾

功能不全之浮肿、腹水，慢性胃炎等。

【用药指征】疼痛性疾病有脉象弦紧或迟缓，疼痛急剧，遇冷更甚，温之按之则舒的特点；心阳衰微者有心慌，憋气，畏寒，肢冷，脉迟缓结代之症；肝病、心病、肾病出现浮肿，腹水等。

【配伍】

制附片 15g，配桂枝 9g，麻黄 9g，黄芪 20g，当归 20g，赤白芍各 9g，丹参 20g，片姜黄 20g，延胡 20g，桑枝 20g，羌独活各 9g，海桐皮 20g，淫羊藿 20g，怀牛膝 9g，甘草 6g。治风寒湿痹之周身关节疼痛。

制附片 15g，配桂枝 9g，炙麻黄 9g，细辛 4g，淫羊藿 20g，仙茅 20g，红参 20g，黄芪 20g，五味子 20g，当归 9g，丹参 20g，肉桂 6g，炙甘草 20g。治病态窦房节综合征，窦性心动过缓等。

制附片 9g，配桂枝 9g，细辛 4g，瓜蒌 9g，赤芍 20g，丹参 20g，川芎 15g，广地龙 20g，延胡 20g，生山楂 20g，黄芪 20g，淫羊藿 20g，生水蛭粉 5g。治冠心病心绞痛。

制附片 9g，配淫羊藿 20g，党参 15g，炒白术 20g，黄芪 20g，醋鳖甲 30g，五味子 15g，茵陈 20g，柴胡 9g，丹参 20g，莪术 20g，大腹皮 20g，猪茯苓各 20g，车前子 20g，生水蛭粉 5g。治肝硬化腹水。

制附片 9g，配熟地 20g，山萸肉 20g，丹参 20g，泽泻 20g，猪茯苓各 20g，车前子 20g，怀牛膝 9g，益母草 20g，桂枝 9g，党参 20g，黄芪 20g，淫羊藿 20g，生水蛭粉 5g。治慢性肾炎，肾病综合征，肾功能不全引起的浮肿、腹水等。

【用量】6~30g。

【禁忌】阳热实证或阴虚阳亢之证不宜使用。如炮制或煎法不当，或用量过大，易引起中毒，出现流涎、恶心、呕吐、头晕眼花、口唇及四肢麻木等。

【体会】附子含乌头碱，辛热有毒。用量首次从9g开始，服5~7天后，无明显不良反应，可逐渐加大用量，本人一般加至30克为止。用量大时处方中兴须标明"另包先煎"。

赵 谦

【适应证】阳虚证，亡阳及格阳证，寒型痹证。

【配伍】

配桂枝10g，太子参10g。治胸痹。

配黄芪10g，桂枝10g。治阳虚自汗。

配麻黄10g，细辛5g。治阳虚感受风寒。

配干姜10g，党参10g，白术10g。治脾阳不振之腹痛吐泻。

配干姜10g，大黄5g。治脾肾阳虚之便秘。

配白术20g，茯苓10g。治脾肾阳虚之浮肿。

配干姜15g，甘草20g。治亡阳证。

配人参10g。治亡阳证兼有气虚者。

配龙骨15g，牡蛎15g，白芍20g。治亡阳证，阴阳欲脱证。

配干姜10g，葱白20g。治阴盛格阳证。

【用量】3~5g，回阳救逆可用15~30g。

【禁忌】实热证、阴虚内热证及孕妇禁用。

【体会】淡附片散寒止痛、回阳救逆力强，用于亡阳厥逆、水肿、寒痹等证；炮附子暖脾温肾，用于脾肾阳虚之泄泻、宫冷不孕。附子入煎剂宜先煎30~60分钟，以破坏乌头碱，降低毒性。

赵国章

【适应证】痛、厥、饮、毒等证。痛：痛经，痹痛，癌痛。厥：四肢厥逆。饮：胸水，腹水，心包积液。毒：肾病肾衰，尿毒内攻（含灌肠、贴敷等外治方法）。

【用药指征】阳虚里寒，肢体逆冷，恶寒喜温，脉象沉弦。

【配伍】

附子10~15g，配桃仁，红花，香附等。治痛经。

附子10~15g，配柴胡、白芍、佛手。治气厥证。

附子15g，配五苓散。治水湿痰饮证。

附子25~30g，配大黄保留灌肠。治肾衰之尿毒内攻证。

【用量】10~30g。

【禁忌】本品辛热燥烈，有毒，非阴盛阳衰之证不宜服用，阴虚内热者忌服。内服过量或敏感者服之，轻则有口舌烧灼、麻木感，皮肤蚁走感；重则恶心，呕吐，眩晕，烦躁，心慌，气短，流涎等。

【体会】附子有毒，入汤剂应先煎30~60分钟，以减轻其毒性，一般以入口无麻辣感为度，也可与生姜、生甘草配伍使用，以缓解毒性。附子用量应从小剂量开始逐渐递增，自10g起用，3剂后无毒副反应，再酌情增至 15~25g。肾衰治本时，熟附子可由 15g 起用至 30g。经皮肤外用可酌情加倍，但灌肠应参照口服剂量。附子之用，以阳虚为凭，但不必等到阳虚诸症俱备时再用，但见一二症即可。

胡毓恒

【适应证】冠心病，心源性、感染性、失血性等各种休克，咯血，蛔厥症，慢性肠炎，复发性口腔溃疡，性功能减退。

【用药指征】四肢厥冷，冷汗淋漓，气短，面色苍白，脉沉微。

【配伍】

熟附片 10g，配乌梅 10g，桂枝 7g，当归 12g，川椒 6g，黄连 6g，黄柏 8g，细辛 3g，西党参 15g，干姜 5g。治蛔厥证。

熟附子 10g，配麻黄 3g，细辛 3g，炮姜 3g，西党参 15g。治大咯血。

熟附子 5g，配熟地 20g，怀山药 15g，枣皮 10g，丹皮 10g，茯苓 10g，肉桂 3g，泽泻 10g，麦冬 15g。治复发性口腔溃疡。

【用量】3~15g。一般用 5~10g。

【禁忌】真热假寒证、实热证、阴虚内热证不宜使用该药。

【体会】附子大辛大热，力专而效宏。如辨证准确，用药得当，可收奇功。一般用制附子，不用生附子，需先煎 90 分钟。

查玉明

【适应证】心阳衰竭，趋于休克，多汗，气急，少神，四肢逆冷，脉微欲绝；阳气

虚衰，卫表不固，虚汗，倦怠，神疲；脾肾阳虚，湿浊凝聚，水肿，全身肿甚；肾功能衰竭，尿少尿闭，恶心呕吐，浮肿，少神，面色晦滞；寒痹，骨节烦痛，伸屈不利，肢冷形寒。

【配伍】

配生脉散。治元阳不足，多汗，气急，四肢凉，脉微细。

配黄芪 50g，桂枝 7.5g。治阳气虚衰，卫表不固，虚汗，倦怠。

配白术 25g，茯苓 25g，细辛 5g，黄芪 50g。治湿浊凝聚之水肿。

配桂枝 10g，细辛 5g，黄芪 50g。治寒痹，关节掣痛不得伸屈。

配大黄 7.5~15g。治慢性肾炎后期，肾功能不全。

【用量】7.5~15g。

【禁忌】有火者禁用；勿与贝母、半夏、瓜蒌、白及、白敛同用。

【体会】附子大辛大热，具有温经散寒、温补肾阳、振奋心阳、通行十二经等作用，为纯阳之要药，凡阴寒所致各种疾病皆可用之。入汤剂宜先煎 30 分钟。

俞长荣

【适应证】伤寒少阴寒化证；脾肾阳虚，下利清谷，或水肿；心肾阳虚，亡阳虚脱；阳虚厥逆；阳虚寒湿内渍之痹证；肾阳虚之阳痿。

【配伍】

附子 10g，配干姜、炙甘草。治少阴寒化证。

附子10g，配党参、白术（水肿，加黄芪）。治脾肾阳虚之下利，或水肿。

附子10~15g，配人参、黄芪。治亡阳虚脱。

附子10g，配白术、桂枝。风寒湿痹。

附子10g，配肉桂、滋阴药（如肾气丸）。治肾阴阳两虚之多种慢性疾患，以及虚火上浮之证。

【用量】10~15g。

【禁忌】热病阴虚者不宜使用。

【体会】附子有生、熟之别，本人常用熟附子，未发现不良反应。

姜树荆

【适应证】血栓闭塞性脉管炎，肢体动脉硬化闭塞症，系统性硬皮病。

【用药指征】肢体寒凉麻胀，皮肤寒冷指青。

【配伍】

附子30g，配忍冬藤90g，土鳖虫10g，牛膝10g，川楝子10g，乌蛇10g，地龙10g。治血栓闭塞性脉管炎之寒热并重证。

附子30g，配肉桂30g，桂枝15g，苍术15g，黄芪30g，丹参30g，白术10g，甘草10g，穿心莲10g。治血栓闭塞性脉管炎之寒证、系统性硬皮病之脾肾阳虚证。

【用量】10~30g。

【禁忌】凡湿热内蕴、火毒炽盛、热盛化燥、阴虚火旺者不宜使用该药。

【体会】使用大量附子时，须先水煎1小时后再与他药同煎煮，以除去毒性。

夏锦堂

【适应证】肺源性心脏病，慢性肠炎，慢性肾炎。

【用药指征】恶寒，肢冷，面色苍白，舌淡胖，脉沉迟。

【配伍】

熟附片10g，配桂枝6g，茯苓12g，甘草6g，炒白术10g，炒苏子10g，杏仁10g。治肺心病症见心悸，喘咳，肢冷，水肿者。

熟附片10g，配吴茱萸3g，炒白术10g，茯苓12g，五味子6g，肉豆蔻10g。治慢性肠炎症见腹痛肠鸣，每晨泄泻，舌淡苔白者。

熟附片12g，配肉桂3g，炒白术10g，猪茯苓各12g，泽泻10g。治慢性肾炎症见面浮肢肿，尿少，脉沉细者。

【用量】6~18g。

【禁忌】无阳虚征象不宜使用。误用可见心烦、眩晕。

徐迪华

【适应证】亡阳急证，命门火衰证，心阳衰弱证，胸痹脉迟（病窦综合征），风痰痹阻脉络之证，高血压有阳虚证候者。

【用药指征】形寒肢冷，面色苍白，精神萎靡，舌淡紫苔白滑，脉沉细或迟，血压下降等。

【配伍】

附片9g，配红参30g，黄芪30g，甘草90g。治亡阳急证（心源性休克、感染性休克、周围循环衰竭），兼有亡阴症状者加麦冬、炒白芍、五味子。

配肉桂、黄芪、锁阳、淫羊藿。治命门火衰。

配红参、黄芪、桂枝、川芎、茯苓、泽泻。治心阳衰弱证（充血性心力衰竭、心肌梗死后心力衰竭、高血压病Ⅲ期心力衰竭）。

配麻黄、细辛、桂枝、丹参、川芎、甘草。治胸痹脉迟（病窦综合征）。

配黄芪、桂枝、川芎、当归、葛根、炒僵蚕、干地龙。治风痰痹阻脉络（闭塞性动脉硬化症），寒痰型闭塞性脉管炎。

配肉桂、黄芪、天麻、钩藤、杜仲、葛根、干地龙，治Ⅲ期高血压病有阳虚症状者。

【用量】5~12g。

【禁忌】阴虚火旺证、温热病、肝阳上亢或肝火上扰证、阳强证、口舌咽喉赤肿疼痛等不宜使用。

【体会】识证要准，用量宜随病症的轻重缓急而增减，配伍要得当。用附子要先煎20分钟。

高忠英

【适应证】一切阳虚寒盛证。

【用药指征】暴寒伤阳或诸脏阳虚，肢冷，鼻准凉，心悸，脉疾数，水肿。

【配伍】

配人参、黄芪、干姜。治脾阳不振，寒凝中焦证。

配熟地、山药、山萸肉、桂枝。治肾气不足，水肿，小便不利。

配熟地、肉桂、菟丝子、巴戟天。治肾阳虚衰，阳痿睾冷无精。

配黄芪、白术、麻黄。治脾肺阳虚，卫阳不固之证。

配生地、麦冬、人参、桂枝。治心阳不振，心悸，怔忡，水肿。

配人参、干姜、桂枝。治寒盛阳虚之四逆证。

配苍术、桂枝、羌活、独活。治寒湿外侵、经络阻滞之痛痹证。

配黄芪、白术、茯苓、生姜。治寒湿困脾之鼓胀，水肿。

配伏龙肝、炮姜、赤石脂。治脾虚失统之久痢，便血。

【用量】5~50g。

【禁忌】无阳虚里寒者慎用。误用则口咽干燥，鼻衄，头昏，耳鸣，剂量过大会致昏睡不醒。

【体会】附子大热暴走，配参芪温中，配熟地温肾，得干姜救逆，配参草强心，得桂枝、羌独活则走络。生药不可大量使用，炮制品用量大火须先煎以消毒性。

唐祖宣

【适应证】血栓闭塞性脉管炎，雷诺病，心源性动脉栓塞，风湿性关节炎，阑尾炎等。

【用药指征】患肢发凉，扪之冰冷，喜暖恶寒，疼痛时感觉发凉。

【配伍】

炮附片15g，配白芍15g，黄芪30g，白术15g，潞党参15g，云苓30g，当归

15g，桃仁 10g，红花 10g，赤芍 15g，干姜 10g，甘草 10g。治阳虚型脉管炎。

炮附片 15g，配桂枝 12g，干姜 10g，白芍 15g，细辛 6g，木通 10g，甘草 10g，川芎 12g，苏木 15g，刘寄奴 15g。治雷诺病。

【用量】6~30g。

【禁忌】阴虚内热者不宜使用。

唐 福 安

【适应证】冠心病，病态窦房结综合征。

【用药指征】肾阳虚或心阳虚，脉象迟缓，舌淡胖，苔薄白而润。有阳气欲脱之征必用之。

【配伍】

配党参 15~30g，炙黄芪 15~20g，白芍 15~20g，丹参 15~30g，桂枝 9~15g，炙甘草 5~10g，麦冬 12~15g，茯苓 12~15g，炮姜 6g，降香 4.5g。治心气不足、脾阳不振之证。

配干姜 3g，全瓜蒌 15g，薤白 5g，丹参 15g，川桂枝 9~15g，炙甘草 5g，茯苓 12g。治心阳不足、胸阳痹阻之证。

【用量】9~30g，一般用 15g。

【禁忌】阴虚火旺时不宜使用。

【体会】一般配用甘草，以制附子之毒，煎药时以文火煎半小时为宜。

诸 方 受

【适应证】风湿痹痛，虚寒腰痛，阳虚水肿，气虚欲脱。

【用药指征】舌质淡红，少苔或白苔，脉沉细或迟细；风湿痹痛，痛处喜暖畏寒；慢性腰痛，经久不愈，X 片示腰椎退行性改变者；脾肾阳虚，腰膝酸软，便溏，腿足浮肿；阳气亏虚，四肢欠温，脉沉细微，气怯神疲。

【配伍】

配明天麻 6g，杜仲 10g，续断 10g，生薏苡仁 15g，威灵仙 10g。治腰椎骨质增生性关节炎引起的腰腿痛。

配炙黄芪 12g，炙升麻 10g，泽泻 10g，茯苓 12g，防风 10g，川牛膝 10g，白术 10g。治坐骨神经痛，病程久，兼有腿足浮肿者。

配党参 12g，白术 10g，当归尾 12g，血竭 6g。治创伤骨折急症，疼痛剧烈，脉细弦数，手足冷，神气虚怯欲脱。

【用量】6~15g，常用量 10g。儿童酌减，孕妇慎用。

【禁忌】外感时病，身热有汗、口渴咽痛、大便秘结、苔黄垢腻、脉浮洪数者，实热、热毒病症，禁用本药。

【体会】附子含有乌头碱等生物碱，对垂体－肾上腺系统有兴奋作用，能兴奋迷走神经，兼有强心作用。张元素称：附子以白术为伍，乃除寒湿之圣药。《本草汇言》云："附子，回阳气，散阴寒，逐冷痰，通关节之猛药也。"临床上常以附子大热温阳，除寒湿痹痛，治虚寒厥脱。附子辛热有毒，经炮制加工成淡附片，则毒力减轻。

崔 公 让

【适应证】阳虚型肢体缺血性疾病，动

脉硬化闭塞症，血栓闭塞性脉管炎，雷诺征等。

【用药指征】肢体畏寒怕冷，麻木发凉，呈阳虚体征。四肢厥冷者必用本品。

【配伍】

配四君子汤或补肾健脾药。治阳虚型肢体缺血性疾病。

【用量】10~30g。

【禁忌】热毒型与阴虚型禁用。

【体会】本品宜用制附片，若改为生附子，则会引起中毒。

焦中华

【适应证】肾阳虚型再生障碍性贫血。

【配伍】

附子配肉桂，治阳虚型再生障碍性贫血。

【用量】10~120g。

【禁忌】非阳虚者不宜使用。

【体会】凡具肾阳虚的再障患者，用附子时由小至大，疗效颇佳。

焦树德

【适应证】寒厥（休克），痛痹（风湿性关节炎），尪痹（类风湿关节炎、强直性脊柱炎）。

【用药指征】全身冰冷，脉迟细，关节疼痛，喜暖怕冷，夜间痛重。

【配伍】

制附片 12g，配干姜 9g，人参 10g，山萸肉 12g，炙甘草 6~9g。治寒厥。

制附片 12g，配防风 10g，羌独活各 10g，桂枝 10g，威灵仙 12g，生苡米 30g，白术 9g，炙草 5g。治痛痹。

制附片 12g，配制草乌 3g。治尪痹肾虚寒盛证。

【用量】3~12g。

【禁忌】热证；关节疼痛喜凉爽不喜暖或关节疼痛红肿而热者；假寒真热之证。误用后不仅病情加重，甚者还有性命之忧。

【体会】附子入汤药如用至 15g 时，要用蜂蜜 1~2 匙，加水先煎 20 分钟。

鸡 血 藤

本品为豆科植物密花豆 *Spatholobus suberectus* Dunn 的藤茎。主产于广西、福建等地。传统认为本品性温，味苦、微甘；入肝、肾经。具有活血舒筋、养血调经的功效。

在被调研的 330 位名中医中有 7 位擅长运用本品。主要为宁夏、四川、甘肃、黑龙江、吉林等北方地区的内科、妇科与骨伤科医家。

1. 用药指征及配伍

关于鸡血藤的用药指征，大致有以下两点：①肢体关节症状：手足麻木，周身关节痛，腰膝疼痛，筋骨痿弱，指节变形等。②月经病变：月经延后，量少，色淡，或紫暗，或经闭，或经行腹痛等。

与鸡血藤配伍同用出现 2 次以上的药物主要有络石藤（3 次）、海风藤（3 次）、甘草（3 次）、青风藤（2 次）、忍冬藤（2 次）、当归（2 次）、附子（2 次）、白芍（2 次）、熟地（2 次）等。

2. 主治病症

鸡血藤所主治的病症多达 19 种，主要为内科、妇科、伤科、五官科疾病。内科疾病包括风湿性心脏病、慢性肝炎、早期肝硬化、风湿性关节炎、类风湿关节炎、肩关节周围炎、坐骨神经痛、三叉神经痛；妇科疾病包括月经不调、闭经、痛经、乳腺增生；伤科疾病包括颈椎病、腰椎间盘突出、跌打损伤、肢节疼痛、四肢麻木、筋脉损伤、拘挛疼痛。

3. 禁忌证及用量

在禁忌证方面，多数医家认为阴虚热痹、血热引起的出血证、妊娠者不宜使用。

在用量上，每剂最少用 10g，最多达 70g，多数用 10~30g。

王 德 林

【适应证】风湿痹证、瘀血引起的月经不调，乳腺增生等。

【用药指征】有关节痛，手足麻木，瘀血，肿块等。

【配伍】鸡血藤 15g。

配青风藤 15g，络石藤 15g，海风藤 15g，威灵仙 15g。治疗风湿痹证，痛风等。

配浙贝 15g，天花粉 15g，玄参 15g。治疗乳腺增生。

配土鳖虫 8g，三棱 10g，莪术 10g。治疗妇女闭经。

【用量】10~30g。

【禁忌】无血瘀气滞及风湿痹痛者不宜。

刘 柏 龄

【适应证】颈椎病，肩关节周围炎。

【用药指征】年老体衰，气血虚弱，血不荣筋，经络不畅，手足麻木，筋骨痿弱，凡血瘀、血虚，或血虚兼有血瘀者皆可用之。

【配伍】

鸡血藤25g，配骨碎补20g，熟地20g，葛根20g，生黄芪20g，白芍20g，鹿角胶（烊化）15g，桂枝15g，泽兰15g，醋香附15g，甘草10g，即为颈肩痹痛饮（自拟方）。主治颈椎病（神经根型），肩关节周围炎。

【用量】10~30g。

【体会】本品既能活血，又能补血，且有舒筋活络之功效，尤其适用于中老年人，或久病体虚者。对损伤后期，患者患肢乏力，反复疼痛者，配续断、五加皮、木瓜可以增强舒筋活络，健骨强筋之功。肩关节周围炎，配生山楂30g，桑枝20g，姜黄15g，效果益著。

杨 家 林

【适应证】血虚、血滞、血瘀所致的月经后期，月经量少，闭经，痛经等病症。

【用药指征】月经延后，量少，色淡，或紫暗；或经闭不行；或经行小腹疼痛不适者。伴见血虚，血滞或血瘀的其他症状和舌脉。该药养血活血调经，月经后期、量少、闭经、痛经属血虚或有瘀滞者必用。

【配伍】

与四物汤合用养血活血调经。

配桃仁10g，红花10g，川牛膝12g，茺蔚子15g。活血通经。

配四逆散、金铃子散。治痛经。

【用量】18~30g。

【禁忌】因该药有收缩子宫作用，对妊娠子宫尤为明显，月经后期、量少、闭经当排除妊娠方可使用。

【体会】该药为养血活血之品，功似当归，但药性清润，无当归温燥动血之虑。

陈 卫 川

【适应证】血虚证，风寒湿痹；月经不调；跌打损伤。

【用药指征】血虚所致腰膝筋骨疼痛、手足麻木、指节变形、月经不调及跌打损伤等所致的瘀血疼痛；风湿疼痛麻木，尤其妇女产后，气亏血少感受寒湿，筋骨腰膝疼痛者必用此药。

【配伍】

配狗脊30g，当归15g。治血虚风湿。

配天麻12g，黑木耳20g。治手足麻木。

【用量】15~30g。

【体会】鸡血藤为强壮性补血药，用于治疗贫血性神经麻痹症，如肢体及腰膝酸痛，麻木不仁，又适用于妇女月经不调，痛经之疾。长期煎服鸡血藤15g，大枣5枚，对放疗、化疗引起的血细胞减少有一定疗效。

陈 向 明

【适应证】颈椎病，腰椎间盘突出，类风湿关节炎。

【用药指征】颈椎病出现双手麻痛；或腰椎间盘突出，出现下肢麻痛。

【配伍】

配络石藤 12g，青风藤 12g，海风藤 12g，忍冬藤 12g。治类风湿关节炎。

配伸筋草 12g，狗脊 15g，桑寄生 15g，生姜 12g，延胡 12g。治腰椎间盘突出。

【用量】10~20g。

【体会】该药效果好，血瘀、血虚皆可用之。

陈 治 恒

【适应证】血虚风湿，见肢节疼痛，游走不定四肢麻木，且伴舌质淡红，脉细等；筋脉损伤，拘挛疼痛，如注射损伤坐骨神经或拔牙损及三叉神经，症见所在筋脉拘挛疼痛；血虚月经失调或闭经，腹痛伴见舌质淡红，脉细，慢性肝炎及早期肝硬化。

【配伍】

配白芍 30g，甘草 15g。治筋脉损伤所致的拘挛疼痛。

配当归 10g，川芎 10g，白芍 15g，熟地 15g。治妇女血虚月经不调及经闭腹痛之症。

配秦艽 12g，炒桑枝 30g，海风藤 30g，络石藤 30g，伸筋草 30g，忍冬藤 30g，丝瓜络 15g，甘草 5g。即自拟方"鸡血藤汤"用于血虚风湿。

【用量】一般量 30g，也是最大剂量，轻则 15g。

【禁忌】阴虚内热者不宜。其性温甚微，即使阴虚之人，如与有关养阴药配伍，亦可使用。

【体会】鸡血藤的品种较多，如四川或丰城（江西）所产称贯肠血藤，广东、广西所产为白花油麻藤，目前市售两者均有，一般用云南丰庆所产。

陈 景 河

【适应证】风湿性关节炎，风湿性心脏病；闭经，痛经。

【用药指征】或周身关节痛；或经期腹痛，由血虚兼瘀滞所致者。

【配伍】

鸡血藤 50g，配防风 20g。治疗风寒身痛，伴血虚有瘀者。

鸡血藤 50g，配附子 10g。治疗风湿性心脏病。

鸡血藤 70g，配淫羊藿 20g，巴戟 20g，补肝肾壮阳气，提高免疫功能。

【用量】30~70g。

【禁忌】热痹阴虚，出血性疾患属血热者慎用。

【体会】鸡血藤温不伤阴，补不壅滞，善通络活血，活化血分风湿而不伤正气。配川芎、防风、全蝎可治舞蹈病；配玉竹治阴虚血热型风湿性心脏病；配附子治疗阳虚型风湿性心脏病；配益母草治月经不调及痛经。风湿痹痛偏于血虚者，用之最宜。

苦 参

本品为豆科植物苦参 *Sophora flavescens* Ait. 的根。我国各地均产。传统认为本品味苦，性寒，归肝、肾、大肠经。具有清热燥湿、利水、杀虫等功效。

在被调研的 330 位名中医中有 6 位擅长运用本品。主要为辽宁、山东、福建、河北、浙江、江苏等地的内科、妇科、外科医家。

1. 用药指征及配伍

关于苦参的用药指征，概括起来主要有以下几点：①心经症状：心悸，失眠，烦躁，胸闷等。②中焦症状：口干而苦，胃脘灼热，腹胀等。③下焦症状：带下黏稠色黄，大便黏滞不爽，或大便秘结，小便黄赤量少等。④舌脉征象：舌红，苔黄腻；脉数或促。⑤辅助检查：心电图示：快速心律失常，如室性、房性早搏，房颤等。

与苦参配伍同用出现次数较多的主要有补气类药：如党参、太子参、黄芪、白术、甘草等；活血类药：如玄参、丹皮、白芍、丹参、夜交藤等；清热解毒类药：如胡黄连、黄芩、黄柏、知母、金银花、蒲公英、白花蛇舌草、半枝莲、土茯苓等。

2. 主治病症

苦参所主治的病症多达 25 种，主要为内科、妇科、伤外科、皮肤科疾病。内科疾病中包括心血管、消化、血液等多个系统的病症，如室性早搏、房性早搏、房颤、静脉炎、胃炎、消化性溃疡、慢性肠炎、痢疾、久痢、胃癌、膀胱癌、直肠癌、宫颈癌等；伤外科疾病包括肛门肿痛、痔疮等；皮肤科有癣疥、身痒、湿疹、脚气等；妇科病症主要有妊娠心悸、子烦、胎动腹痛、白带、湿热带下、阴痒等。

3. 禁忌证及用量

在禁忌证方面，多数医家认为：脾胃虚寒者不宜使用。

在用量上，每剂最少用 5g，最多达 40g，多数用 10~30g。

李玉奇

【适应证】胃炎、消化性溃疡、胃癌癌前期病变属胃脘郁热者，室性早搏、房性早搏、房颤等心律失常；湿热型湿疹、静脉炎。

【用药指征】胃脘灼热，口干苦，大便秘结，舌红苔黄腻，或心悸，心电图有心律失常改变者。

【配伍】

苦参 10g，配黄芪 15g。治脾虚胃热证。

苦参 20g，配白鲜皮 20g。治湿热疮疡，湿疹。

苦参 10g，配何首乌 15g，肉苁蓉 20g。

治心阳虚之心律失常。

【用量】5~30g。

【禁忌】脾胃虚寒者不宜使用。

【体会】本品苦寒，内服有伤脾胃之虑，故临床多作外用。但从本人数十年经验来看，只要合理配伍，用量恰当，则无此忧，且每奏良效。

吴　熙

【适应证】妊娠心悸、子烦、胎动腹痛等见有湿热症状者。

【配伍】

苦参20，配鲜黄梅树根皮40g，冰糖50g，水煎服。治妊娠心悸。

苦参10g，配夜交藤10g，水煎代茶饮。治子烦。

苦参20g，配白术10g，水煎时煮鸡蛋一个，服药汁吃鸡蛋。治胎动腹痛。

【用量】10~20g。

【禁忌】无湿热症状者不宜使用，误用会出现多尿等不良反应。

【体会】苦参味苦性寒，有清热燥湿之功，《本草百录》称其"专治心经之火……似去心府小肠之火为多"，在苦寒药中属较平和之品，久用不伤脾胃。现代研究表明，苦参有延年益寿的作用。笔者用它治疗妊娠期心悸、子烦、胎动腹痛诸症，果有良效。胎儿在发育过程中耗却母体大量阴血，母体阳气相对有余而易生内火，火烁心阳则现心悸、子烦，扰及胎元则致胎体躁动，引起腹痛。鉴于妊娠用药多倡审慎，偏戾之品有致早产之虞，览及众药，苦参确为适宜之品。

张子维

【适应证】久痢，肛门肿痛，痔疮；癣疥，湿疹。

【配伍】

苦参20g，配蒲公英20g，白芍15g，胡连12g，黄芩12g，薏苡仁20g，枳壳12g，木香10g，甘草7g。治慢性结肠炎。

苦参40g，配公英30g，苍耳17g，蒺藜20g，玄参15g，丹皮12g，乌蛇10g，蝉蜕10g，白鲜皮15g，泽兰17g，甘草7g。治牛皮癣。

苦参30g，配苍术15g，蛇床子30g，明矾10g，川椒10g，外洗。治阴囊湿疹。

【用量】15~40g。

【禁忌】过用可因其性味苦寒而伤及胃气。

赵树珍

【适应证】痢疾，湿疹，白带，脚气，各种肿瘤及并发症，如白细胞减少、胸腹水等。

【用药指征】湿热壅滞或湿热下注证，症见发热、口苦、胸闷、腹胀、下痢，或大便黏滞不爽、带下黏稠色黄、小便黄赤量少等。现代医学的癌症（或伴胸腹水）、痢疾、霉菌感染、白细胞下降、心律失常等皆可辨证应用。

【配伍】

苦参30g，配白毛藤30g，蛇舌草30g，半枝莲30g，莪术15g。治宫颈癌。

配乌梅10g，川柏12g，川椒3g，煎汤含漱。治口腔霉菌感染。

配丹参 15g，补骨脂 12g，枸杞子 12g，炮甲片 10g，仙鹤草 30g，红枣 10 枚。治白细胞减少症。

配丹参 15g，党参 12g，黄芪 30g，麦冬 12g，五味子 10g。治心律失常。

【用量】15~30g。煎汤外用可适当加大。

【禁忌】脾胃虚寒者禁用。多用久用易伤胃。

【体会】本品苦寒，可清热燥湿，解毒抗癌且扶正，对癌症属湿热下注，或湿毒壅滞者用之最宜，如膀胱癌、直肠癌、宫颈癌等，若肿瘤晚期伴胸腹水，或化疗后白细胞下降者，辨证应用，也有较好的效果。

姚寓晨

【适应证】用于湿热带下，身痒，少寐以及心律失常等症，如带下黄白气腥质稠，或阴痒且坠及心律不齐（早搏者乃必用之品）。

【用药指征】上述病症服煎药或丸剂有小效而不显者，此为该药较客观的临床指征。

【配伍】

配苦参、赤石脂、炒黄柏。治赤白带。

配苦参、土茯苓、椿根皮、知母、黄柏、白花蛇舌草、鸡冠花。治黄白带下。

配白鲜皮、地肤子、紫草。治阴痒。

配酸枣仁、柏子仁、合欢皮、淮小麦。治少寐。

配苦参 30~40g，配太子参 30g，紫丹参 15g，淮小麦 30g，炙甘草 10g。治心律失常（早搏）。

【用量】15~30g。

【禁忌】脾胃虚寒之便溏、脾肾亏虚之带下不用。

【体会】该药能清热燥湿、祛风杀虫，对治疗妇科炎症有特效。

韩子江

【适应证】无名高热，慢性肠炎，心律失常（室早、房早、房颤），各种皮肤病。

【配伍】

苦参 10g，配土茯苓 30g，葛根 30g，黄芩 10g，金银花 15g，蒲公英 30g，大黄 3g（后下）。水煎服，日 1 剂，治心律失常。

【用量】10~20g。

【体会】量大后会出现恶心、呕吐。

郁 金

本品为姜科多年生宿根草本植物郁金 *Curcuma wenyujin* Y.H. Chen et C.ling 和莪术等四种植物的块根。味辛、苦，性寒。具有活血止痛，行气解郁，凉血清心，利胆退黄等功效。

在被调研的 330 位医家中有 4 位医家擅长使用本品。主要为河北、黑龙江、山西、上海等地的内科医家。

1. 用药指征及配伍

其用药指征主要有：①疼痛：主要为胸胁刺痛或闷痛拒按，或胃脘疼痛拒按。②精神症状：如情志不快，思维迟钝，言语动作减少，痴呆，甚则神昏等。③舌脉征象：舌质暗或有瘀斑、瘀点等。

本品常与柴胡、茵陈、金钱草、香附、枳壳、丹参、川芎、石菖蒲、白矾等理气化痰、活血化瘀药同用。

2. 主治病症

临床主要用于肝炎、肝硬化、胆石症、胆囊炎、浅表性胃炎、胆汁返流性胃炎、冠心病心绞痛见气滞血瘀证者；也有用于热病神昏、癫痫、抽搐神昏、老年痴呆、抑郁症，以及急慢性支气管炎、支气管哮喘、支气管扩张、呼吸衰竭等疾病。

3. 禁忌证及用量

有作者认为孕妇当慎用郁金。

在用量上，最小每剂用 3g，最大用 30g，一般用 6g~20g。

畅　达

【适应证】气滞血瘀之胸胁疼痛、冠心病心绞痛、乳腺增生，湿热蕴结之肝炎、胆囊炎、胆石症，湿痰蒙蔽清窍之癫狂、老年痴呆症等。

【配伍】

配瓜蒌 15g，薤白 10g，丹参 30g，枳壳 15g。治冠心病心绞痛。

配菖蒲 12g，半夏 9g，茯苓 15g，胆南星 9g。治老年痴呆及中风后遗症，语言不利等。

配金钱草 30g，内金 10g 等。治胆石症。

配白矾 10g，香附 10g 等。治癫痫。

【用量】6~15g。

【禁忌】孕妇慎用。

段 富 津

【适应证】胆囊炎，胆结石，肝炎，浅表性胃炎，胆汁返流性胃炎，抑郁症。

【用药指征】右胁刺痛或闷痛，胁下

拒按；或胃脘疼痛拒按，舌质暗或有瘀斑、瘀点；或情志不快，思维迟钝，言语动作减少。

【配伍】

郁金 15~20g，配木香 10g。治胁肋痛。

郁金 15~20g，配川楝 15g。治胃脘痛。

郁金 15~20g，配柴胡 15g，大黄 10g。治乙型肝炎。

郁金 15~20g，配白矾 10g。治癫疾。

郁金 15~20g，配金钱草 30~50g。治胆结石。

【用量】15~20g。

【禁忌】胁痛见有手足心热，口干咽燥者；胃脘痛喜按，而见气短，食少，四肢无力者。

【体会】郁金既活血，又行气解郁，且可芳香醒神，开窍化痰。为末每服 5g，与白矾 2g 同服。

黄 吉 赓

【适应证】急慢性支气管炎，支气管哮喘，支气管扩张，呼吸衰竭。

【用药指征】咳嗽日久或哮喘反复发作等，兼有气滞血瘀证时。

【配伍】

配丹参 10g，桃杏仁各 10g，枳壳 9g，桔梗 9g。治各种疾病兼有气滞血瘀症状者。

【用量】10~15g。

【体会】咳嗽日久或咳喘反复发作等肺系疾病，由于反复感邪，肺气阻塞、痰气交阻、气滞血瘀，所以对此类病症在用治咳、化痰、平喘、定哮，扶正固本的同时加入调理气机、活血化瘀之品。早期运用，可助肺气得宣，气机升降正常，防止病情迁延；后期使用，可使气血流通，脏腑功能恢复。

崔 金 海

【适应证】热病神昏，癫痫抽搐神昏，气滞血瘀之胸胁腹痛，肝炎肝硬化，胆石症，尿石症，血尿。

【配伍】

配石菖蒲 30g。治脑炎神昏。

配白矾。治癫痫。

配柴胡、丹参、香附、川芎等。治胸胁腹痛。

配柴胡、当归。治痛经、经前期综合征。

配鳖甲、莪术、牡蛎。治肝硬化。

配茵陈、龙胆草。治肝炎。

配金钱草。治胆石症。

配海金沙。治尿石症。

配黄连等。治老年性痴呆。

【用量】3~30g。

败 酱 草

本品为败酱草科多年生草本植物黄花败酱 *Patrinia scabiosaefolia* Fisch. 白花败酱 *Patrinia villosa* Juss. 的带根全草。产于长江流域中下游各省。传统认为本药辛、苦，微寒。归胃、大肠、肝经。具有清热解毒、消痈排脓、祛瘀止痛等功效。

在 330 名医家中共有 4 人擅长使用本品。主要为陕西、上海、黑龙江及河北等省市的内科、妇科、外科及肛肠科医家。

1. 用药指征

关于本品的使用指征论述不多，有的概括为腹腔感染，有的为湿热瘀滞，2 位医家认为有黄苔，1 位医家认为舌质偏红，苔黄腻，脉数。

2. 主治病症

败酱草所治疗的病症主要有腹泻、痢疾、溃疡性结肠炎、急慢性肝炎、肺痈等内科疾病；急性阑尾炎（肠痈）、腹膜炎、腹腔脓肿、术后腹腔感染等外科疾病；以及盆腔炎、带下、产后腹痛、不孕症等妇科疾病。

3. 禁忌证及用量

在禁忌证方面，有的认为无明显禁忌，有的认为虚寒型患者不宜使用。

在用量上，最少每剂 9g，最多每剂 30g。

毕 庚 年

【适应证】急性阑尾炎，慢性结肠炎，肠炎下痢，腹膜炎，腹腔脓肿，术后腹腔残余感染。

【用药指征】术后有腹腔感染，脉数，苔黄，余热未清者。

【配伍】

配薏苡仁、附子。治急性化脓性阑尾炎。

配蒲公英、川楝子、连翘、枳壳、银花。治腹腔感染及腹膜炎，术后腹腔残余炎症。

【用量】15~30g。

【体会】本品具有消炎，解凝，排脓，去瘀作用，治疗腹腔残余炎症效果特好，但一定要真品，有腐败豆酱气的伪品则效果不佳。

张 瑞 霞

【适应证】急慢性肝炎、肠痈、肺痈、胸肋疼痛如针刺者。

【配伍】

败酱草 15g，配金钱草 30g，蒲公英 30g，红藤 15g。主治各种肝炎引起的转氨酶升高。

败酱草 25~30g，配柴胡 15g，赤芍 15g，丹参 20g。主治血瘀性胁痛（痛如针刺）。

败酱草 30g，配合鱼腥草 30g，黄芩 15g。主治肺痈之咳唾脓血，胸痛。

败酱草 20g，配合苡仁 15g，附子 20g。治肠痈。

【用量】9~30g。

【禁忌】尚未发现明显禁忌。

【体会】败酱草可促进肝细胞再生，有降酶保肝作用。我临床常用于各种肝炎引起的血清转氨酶升高，有降酶保肝的作用，而且反跳率小于五味子。

谢 宝 慈

【适应证】湿热泄泻，痢疾，溃疡性结肠炎。

【用药指征】腹痛，腹泻，里急后重，痢下赤白，舌质偏红，苔黄或黄腻。

【配伍】

败酱草 9g，配黄柏 6g，黄连 6g，蒲公英 6g，怀山药 9g，木香（后下）6g，槐花 9g，枳壳 6g，银花 9g，甘草 3g，治湿热泄泻（肠炎），溃疡性结肠炎。

【用量】9~18g。

【禁忌】虚寒型患者不宜使用。误用不但无效反可能会拖延病情。

【体会】治疗溃疡性结肠炎，用此药配合其他中药保留灌肠，效果良好。

蔡 小 荪

【适应证】盆腔炎，带下病，产后腹痛等。

【用药指征】湿热瘀滞。

【配伍】

败酱草 20~30g，配红藤 15~30g 等。治盆腔炎。

败酱草 30g，配红藤 30g，银花 30g，蒲公英 15g，丹皮 10g。治流产、产后发热、产后腹痛为感染性者。

配茯苓 12g，桂枝 2.5g，柴胡梢 4.5g，赤芍 9g，败酱草 20g，丹皮 9g，鸭跖草 20g，川楝子 9g，红藤 15g，延胡 9g。治不孕兼有湿热瘀滞者。

【用量】15~30g。

金 钱 草

本品为报春花科植物过路黄 *Lysimachia christinae* Hance 的干燥全草。我国江南各省均有分布，主产于四川。本品味甘、淡，性平。具有利水通淋、除湿退黄、解毒消肿等功效。

在被调研的 330 位名中医药专家中有 4 位擅长使用本品。主要为重庆、甘肃、湖南、吉林等地的内科、妇科医家。

1. 用药指征及配伍

关于本品的使用指征，只有 1 位医家指出，即结石与排尿不畅。

与金钱草同用出现次数较多的药物主要有与柴胡、黄芩、茵陈、山栀、海金沙等清热利湿药。

2. 主治病症

金钱草所主治的病症主要为急慢性胆囊炎、胆结石、肝内胆管结石、肝炎、肝硬化、前列腺炎、前列腺增生、尿路结石、尿路感染、毒疮等。

3. 禁忌证及用量

对于金钱草的禁忌证，有的医家认为肝阴不足、肝肾阴虚、肝脾阳虚等证不宜使用，也有的认为体虚日久及孕妇慎用。

在用量上，每剂最小用 10g，最大 60g。一般用 15g~30g。

王文春

【适应证】急、慢性胆囊炎并发肝胆管结石。

【配伍】

金钱草 30g，配生地 12g，柴胡 12g，板蓝根 15g，黄芩 12g，白花蛇舌草 15g，川楝子 15g，木香 12g，郁金 15g，姜黄 15g，茵陈 15g，青皮 9g，延胡 15g，米壳 9g，车前草 12g，生甘草 9g。治胆囊炎、胆石症发作期。

恶心呕吐加清半夏 9g，竹茹 9g。如系胆总管结石，在服药后 20 分钟再冲服元明粉 15~20g 以利排石。

【用量】20~30g。鲜者用量加倍。

【禁忌】无肝胆湿热者忌用。

【体会】金钱草治疗泥沙状结石或手术后残留胆道结石效果较好。静止期用该药 30g，煎水代茶饮。

王雨梅

【适应证】黄疸性肝炎，慢性乙肝急性发作，肝硬化，胆囊炎、胆结石等急性热实证。

【配伍】

配茵陈、栀子、虎杖。治湿热黄疸。

配黄芩、蒲公英、佛手、鸡内金。治胆囊炎。

配枳实、茵陈、木香。治胆结石。

配茯苓、白术、泽泻。治湿热困脾。

【用量】 15~60g。

【禁忌】 体虚日久，如肝阴不足、肝肾阴虚、肝脾阳虚、肢冷者不宜应用。

陈 枢 燮

【适应证】 乙型肝炎，胆囊、胆管结石，尿路感染，肾膀胱结石；外敷治疗毒疮。

【配伍】

金钱草30g，配满天星30g，柴胡12g，枳壳12g，赤白芍各12g，虎杖15g，青陈皮各12g，甘草4g。此为自拟之金四逆散，治乙肝表面抗原阳性，两对半示大三阳或小三阳，临床见口苦咽干，两胁肋不适之乙肝患者。

金钱草30g，配银花藤3g，石韦15g，车前草30g，白茅根30g，泽泻15g，扁蓄15g，瞿麦15g，甘草4g。治尿路结石。

金钱草30g，配黄柏15g，丹参15g，柴胡15g，香附15g，广木香10g，茯苓30g，茵陈30g，银花藤30g，六一散15g。治胆管结石。

鲜金钱草适量配鲜十里光或鲜野菊花叶少量，共同捣烂，外敷疮疖处，日1次，如3次无效，或疮已溃破者停用。

【用量】 10~50g。

【禁忌】 年迈体弱及孕妇均不宜用，误用可致肝脾虚损，孕妇胎坠。

【体会】 金钱草性平味淡微寒，为清热利胆、渗湿利尿药物，性味平和，对湿热型乙肝、尿路结石均有一定疗效。余临床上用金钱草为主辨证处方配合四逆散加丹参、山栀、茵陈、黄柏治疗胆结石，疗效满意，尤以胆道泥沙样排石疗效最佳。

谭 新 华

【适应证】 肝、胆结石，尿路结石，前列腺炎，前列腺增生。

【用药指征】 结石或排尿不畅。

【配伍】

配茵陈15g，柴胡10g，黄芩10g，生山楂15g等。治胆囊炎、胆结石。

配滑石15g，地龙10g，海金沙20g，鸡肉金15g等。治尿路结石。

配蒲黄10g，五灵脂10g，黄柏10g，栀子10g。治前列腺炎。

配莪术10g，三七3g，合六味地黄丸。治前列腺增生。

【用量】 15~50g。

【禁忌】 阴虚内热证如盗汗、颧红、便结、舌红、脉细数者不宜使用。误用之有加重阴虚之弊。

【体会】 本人用此药以其利胆、利尿为目的，经检查有肝胆结石、尿路结石估计可通过利胆排石、利尿排石者用之，前列腺炎、前列腺增生有排尿困难者用之（单以此一味泡开水常服即有疗效）。

金 银 花

本品为忍冬科植物忍冬 *Lonicera japonica* Thunb. 的花蕾。主产于河南、山东等地区。传统认为本品性寒，味甘；入肺、心、胃经。具有清热解毒，消痈散肿，凉血止痢等功效。

在被调研的 330 位名中医药专家中有 12 位擅长运用本品。主要为辽宁、山东、陕西、广西、河南、吉林、新疆、贵州、四川、湖南等地的内科、外科、骨科、妇科、儿科、皮肤医家。

1. 用药指征及配伍

关于金银花的用药指征，大多数医家认为：①热毒症状：发热，口干，关节红肿热痛，肌肤灼热，或伤口腐烂流黄稠脓液，疮疡溃后期，虽见虚象，但脓液未尽者。②舌脉征象：舌红，或尖红，或舌绛而干，苔黄，或薄黄；脉浮数，或数、洪数、弦。③辅助检查：体温高于 38℃，白细胞增高。

与金银花配伍同用出现次数较多的主要有活血凉血类药：如当归（14 次）、赤芍（8次）、玄参（8 次）、丹皮（5 次）、没药（4 次）、生地（3 次）、丹参（3 次）、乳香（2 次）等；清热解毒类药：如连翘（9 次）、蒲公英（7 次）、地丁（7 次）、黄芩（4 次）、栀子（3 次）、牛蒡子（3 次）、菊花（3 次）、黄柏（3 次）等；其他如甘草（15 次）、黄芪（7 次）、茯苓（5 次）、白芷（3 次）、薄荷（3 次）等。

2. 主治病症

金银花所主治的病症多达 41 种，主要为内、外、妇科疾病。内科疾病主要有各种感染性疾病，如上呼吸道感染、肺部感染、心肌炎、热毒痢疾、下痢脓血，以及周围血管疾病，如血栓闭塞性脉管炎、闭塞性动脉硬化症、血栓性静脉炎、静脉血栓形成、红斑性肢痛症，肿瘤等；外科疾病，如痈、疽、疔、疖、手部感染、扁桃体炎、丹毒、急性淋巴结炎、开放性骨折、血源性骨髓炎、肛肠病血痢便血等；妇科疾病主要有急性乳腺炎、化脓性乳腺炎、盆腔炎、乳癌等；皮肤科疾病有皮肤瘙痒症，包括食物或药物过敏引起的皮肤瘙痒、急慢性荨麻疹、急慢性湿疹、带状疱疹、婴儿湿疹、皮肤溃疡、皮炎、疥癞风癣等。

3. 禁忌证及用量

在禁忌证方面，多数医家认为：虚证不用，寒证不用，无实热证候者不宜使用。

在用量上，内服每剂最小 10g，最多 90g，鲜品 150g，多数用 10~30g。

王 玉

【适应证】呼吸系统疾病。

【用药指征】血白细胞升高，肺功能降低。

【配伍】

配黄芩、川贝、麦冬、桑白皮、远志、鱼腥草。治气管炎。

配黄芩、川贝、麦冬、桑白皮、葶苈子、菖蒲。治肺心病。

配黄芩、川贝、麦冬、桑白皮、白果、苏子、苦参、炙麻黄。治支气管哮喘。

配黄芩、川贝、麦冬、桑白皮、百部、白及、地骨皮。治肺结核。

【用量】15~25g。

【禁忌】虚寒证禁用此方，误用使病情加重。

王 云 铭

【适应证】温病发热，血痢便血；痈疽肿毒；妇女盆腔炎，乳腺炎；斑疹咽痛等属热毒者。

【配伍】

金银花 30g，配牛蒡子 12g，淡豆豉 9g，荆芥 9g，薄荷 9g，淡竹叶 9g，栀子 9g，桔梗 9g，甘草 9g。治风温，温热诸证。

金银花 30g，配防风 9g，白芷 9g，当归 9g，陈皮 9g，甘草节 9g，贝母 9g，天花粉 15g，炮山甲 6g，皂角刺 9g。治痈疽初起，红肿焮痛，属于阳证者。

金银花 30g，配连翘 9g，蒲公英 30g，地丁 15g，荆芥 9g，防风 9g，丹皮 9g，栀子 9g，赤芍 9g，桃仁 15g，薏米 15g，玄胡 9g。治急性盆腔炎。

金银花 30，配连翘 9g，蒲公英 30g，地丁 15g，天葵子 9g，茵陈 9g，生蒲黄 9g，琥珀粉 6g（二次另入）。治慢性盆腔炎。

【用量】15~30g。

【禁忌】泄泻之属于虚寒者，疮疡流清脓无热毒者不宜。

【体会】金银花甘寒芳香，既可清风温之热，又可解血中之毒，适应于温病发热，斑疹咽痛，以及痈疽肿毒之证，是一味常用的清热解毒药，炒炭应用能止血痢，肠风下血。

王 行 宽

【适应证】痈肿疮毒，风湿热痹及肺系痰热内蕴者。

【用药指征】凡属热证、痰热证、热毒证、久病入络之热毒证等，均宜使用该药。

【配伍】

忍冬藤 15~20g，配麻黄、石膏、黄芩、鱼腥草、桑白皮。治肺痈及久咳属痰热者。

忍冬藤 20~30g，配络石藤、生石膏、麻黄、丝瓜络、炙地龙。治风湿热痹。

【用量】10~30g。

【禁忌】凡寒证慎用或不宜单独使用。

【体会】肺热病或久咳痰热者，不仅累及肺叶，肺络亦受邪侵，忍冬藤系藤类药物，藤能入经络、寒能清热毒，其清经络之热毒优于金银花。

王朝宏

【适应证】上呼吸道感染、肺部感染，心肌炎，脉管炎。

【用药指征】发热，咯黄痰，关节红肿，舌尖红，脉浮数。凡有气分热证，必用金银花。

【配伍】

配连翘 10~15g，黄芩 10g，大青叶 9g，板蓝根 10~15g。治上呼吸道感染，肺部感染，证属风热犯肺型。

配虎杖 10~15g，贯众 10~15g，黄芪 15~30g，麦冬 10~15g。治心肌炎，属气阴两虚，邪毒侵心证。

配玄参 30~60g，当归 30~60g，治脉管炎，证属脉痹不通，瘀而化热者。

【用量】10~60g。

【禁忌】寒证忌用。

【体会】金银花清热解毒，清轻宣达。宣散表邪，常与连翘、荆芥、薄荷配伍，治温病初起，如银翘散。经研究发现，金银花对多种细菌和病毒有抑制作用。对多种感染性疾病用之有效，且不易产生耐药性，唯用量宜大，方能收到较好的疗效。

杨吉相

【适应证】痈、疽、疔、疖等阳证疮疡。

【用药指征】舌质红，苔薄黄，脉数，白细胞增高。

【配伍】

配连翘 20g，牛蒡子 15g，薄荷 5g，栀子 15g，牡丹皮 15g。治颈痈。

配野菊花 15g，紫花地丁 20g，蒲公英 25g。治颜面疔疮。

配浙贝 15g，乳香 15g，没药 15g，当归 20g，陈皮 15g，皂刺 20g。治有头疽。

配玄参 20g，当归 25g，甘草 10g。治脱疽热毒证。

配黄柏 20g，泽泻 15g，牡丹皮 15g，牛膝 20g，茯苓 20g。治下肢丹毒。

【用量】15~30g。

【禁忌】非阳证疮疡不宜使用。

孟宪杰

【适应证】开放性骨折，血源性骨髓炎，疮疖痈毒，骨折初期瘀血生热。

【用药指征】身热，口渴，局部红、肿、热、痛，舌绛而干，神烦少寐。

【配伍】

金银花 30g，配连翘 20g，车前子 12g，茯苓 12g，当归 15g，赤芍 15g，白芷 12g，防风 10g，陈皮 10g，甘草 4g。治开放性骨折初期。

金银花 30g，配连翘 20g，地丁 20g，白芷 10g，丹皮 10g，当归 15g，赤芍 15g，皂刺 10g，甘草 10g，知母 12g。治血源性骨髓炎。

金银花 30g，配连翘 20g，生地 10g，赤芍 12g，没药 10g，延胡 12g，陈皮 10g，甘草 4g。治骨折初期瘀血肿胀发热。

【用量】10~40g。

【禁忌】虚热者勿用。

【体会】配以栀子泡水代茶，夏季可消

暑解渴。

赵纯修

【适应证】疮疡，风热和湿热型湿疹、皮炎，双花藤治神经炎、神经痛。

【配伍】

配连翘、黄芩。治风热型皮肤病。

配玄参、当归、甘草。治血栓闭塞性脉管炎。

配黄芪。治神经炎、神经痛。

配菊花。治风热头痛。

配土茯苓、苡仁，治天疱疮。

【用量】15~30g。

【禁忌】皮肤无实热证候不用。

【体会】双花是外科、皮科最常用药，性平和功效显著。尤擅治热毒蕴结的疮疡、湿疹风热型皮炎、血热型皮炎、各种急性神经病。

洪郁文

【适应证】风热感冒，高热不退，热痹，带状疱疹，热毒痢疾，下痢脓血。

【用药指征】恶寒发热，或局部肌肤灼热，或体温高于38℃。

【配伍】

配连翘20g，荆芥15g，牛蒡子15g，蝉蜕15g，薄荷15g。治外感风热或温热初起，发热恶寒者。

配玄参10g，丹参15g，赤芍15g，黄连5g，没药15g，大贝母15g，甘草10g，水牛角5g。治疮疡。

【用量】20~50g。

【禁忌】无热象者不宜使用。

姜兆俊

【适应证】疮疡阳证（疖、痈、手部感染、丹毒、急性淋巴结炎、急性乳腺炎等），急腹症，周围血管疾病，肿瘤，皮肤病，肛肠病，外伤感染，男性泌尿生殖系统疾病等。

【用药指征】局部红肿热痛，或酿脓，成脓阶段，伴身热、口干、苔黄、脉弦、洪数者，均为必用要药。疮疡溃后期，虽见虚象，但脓液未尽者，亦为常用。

【配伍】

配蒲公英15~30g，紫花地丁10~15g，野菊花10~15g。主治疖（疔），痈，急性淋巴管炎，手部感染等。

配瓜蒌15g，蒲公英30g，赤芍10~15g，柴胡10~15g。主治急性乳腺炎（郁乳期）。

配生黄芪15~30g，丹参15~30g，当归15g。主治血栓闭塞性脉管炎（TAO），闭塞性动脉硬化症（ASO），证属气虚血瘀者。

配玄参60g，当归60g，生甘草30g。治血栓闭塞性脉管炎（TAO），闭塞性动脉硬化症（ASO）趾（指）端紫黑，溃烂肿痛，证属阴虚热毒炽盛者。

配黄芪15~30g，当归10~15g，甘草6g。主治疮疡溃后肿痛，排脓不畅者。

【用量】10~60g。

【禁忌】疮疡阴证无化热趋向，无发热症状，或纯阴毒内结之症，均不宜。

【体会】金银花是中医外科最常用的药物，应用时量宜重，量小则力单。

唐祖宣

【适应证】血栓闭塞性脉管炎，静脉血栓形成，红斑性肢痛症。

【用药指征】患肢发热、疼痛，或伤口腐烂流黄稠脓液。

【配伍】

金银花30g，配玄参30g，蒲公英15g，甘草12g，黄柏15g，当归15g，红花10g，川芎12g，赤芍15g，丹参30g。治红斑性肢痛等。

金银花60g，配板蓝根30g，苍术12g，黄柏15g，当归15g，黄芪15g，乳香10g，没药10g，玄参30g，甘草15g。治热毒型血栓闭塞性脉管炎。

【用量】15~90g。

黄瑾明

【适应证】皮肤瘙痒症。包括食物或药物过敏引起的皮肤瘙痒，以及急、慢性荨麻疹，急、慢性湿疹，带状疱疹，婴儿湿疹，皮肤溃疡等各种皮肤病引起的瘙痒及疼痛。

【用药指征】单纯瘙痒即可用，如见皮疹、风团、皮肤溃疡、疮疹等必用。

【配伍】

金银花20g，配生地25g，土茯苓20g，

当归10g，皂角刺10g，赤芍10g，丹参10g，僵蚕15g，甘草10g，炮山甲（先煎）6g。治皮肤瘙痒症。

【用量】外用每剂50~100g；内服15~20g，小儿内服3~6g。

【禁忌】皮肤病外用无禁忌，若为阴证，内服应慎用。

【体会】上方具有清热解毒、软坚散结等功效，适用于热毒炽盛者，服后多数患者出现便溏。

熊永文

【适应证】疮疡类（阳证）疾病。常用于温热病，暑热，疔毒，疮毒，疥癣风癣，乳岩等许多疾病。

【用药指征】全身发热，局部红肿热痛。

【配伍】

配生地12g，丹皮12g等。凉血解毒。

配蒲公英30g，地丁15g。加强解毒消肿。

配山甲10g，皂刺10g。用于痈疮脓成未破溃。

【用量】干品10~30克，鲜者30~150g。

【禁忌】虚证不用，寒证不用，误用伤胃气。

【体会】不能久煎。单独应用其量可更大，用于现代所说的由于革兰阳性球菌感染者。不太苦寒，故寒证可配用，应用广泛。既能清气分、血分之热邪火毒，又能通营达表，溃坚消肿解痈疮之毒。

细　辛

本品为马兜铃科植物辽细辛 *Asarum heterotropoides* Fr.Schmidt var.*mandshuricum*（Maxim.）Kitag. 的带根全草。主产于黑龙江、吉林、辽宁。传统认为本品性温、味辛，有小毒，归肺、肾、心经。具有补血、活血、调经、止痛、润肠通便等功效。

在被调研的 330 位名中医中有 20 位擅长运用本品。主要为河南、山东、陕西、江苏、吉林、北京、四川等地的内科、妇科、伤科医家。

1. 用药指征及配伍

关于细辛的用药指征，主要有以下几点：①疼痛：头痛、胸痛、心绞痛、胃痛、腹痛、关节痛、痛经等，疼痛多呈刺痛，遇寒加重，得暖较舒者。②痹：肺气闭而咳、喘、哮；心脉痹而痛、憋、闷；血脉痹而肿、胀、痛等。③寒象：痰液清稀，胃脘发冷，四肢逆冷，口唇手指青紫，背部发凉，月经后期，面色少华，畏寒等。④舌脉征象：舌质淡，或淡润，胖润；苔白，或白腻、白滑；脉沉迟等。⑤辅助检查：胸部叩诊呈明显鼓音，听诊闻及干啰音或哮鸣音。

与细辛配伍同用出现次数较多的主要有甘草（17 次）、川芎（15 次）、白芷（14 次）、麻黄（13 次）、防风（12 次）、桂枝（12 次）、附子（10 次）、当归（10 次）、羌活（9 次）、黄芪（8 次）、白芍（8 次）、川乌（6 次）、赤芍（6 次）、红花（5 次）、生地（5 次）、白术（5 次）、党参（5 次）、五味子（5 次）、荆芥（4 次）、天麻（4 次）半夏（4 次）、干姜（4 次）、肉桂（3 次）、葛根（3 次）、连翘（3 次）、柴胡（3 次）、苍耳子（3 次）、僵蚕（3 次）、黄芩（2 次）等。

2. 主治病症

细辛所主治的病症多达 29 种，主要为内科、妇科疾病。内科疾病中包括呼吸、心血管、消化、肌肉关节等多个系统的病症。肺系疾病，如肺寒咳嗽、过敏性鼻炎、哮喘、急慢性支气管炎、痰饮证等；心血管系统疾病，如血管神经性头痛、病态窦房结综合征、冠心病心绞痛、慢性充血性心衰，心悸怔忡，水肿；各种疼痛证，如头痛、咽痛、牙痛、胃痛、腹痛、身痛、腰痛、肢体痛、关节痛、坐骨神经痛、三叉神经痛、癌症疼痛等；其他如冻疮、失眠、眩晕、耳鸣、耳聋等。

3. 禁忌证及用量

在禁忌证方面，多数医家认为阴虚火旺、气虚多汗、内闭外脱、里热实证者不宜使用，有出血及出血倾向者慎用或忌用。

在用量上，最少每剂用 1g，最多用 30g，多数用 3~5g。

王自立

【适应证】痹，痛痹，胃痛，腹痛，头痛。

【用药指征】舌淡苔白，脉沉迟者结合临床，风寒湿痹者多可应用。

【配伍】

细辛30g，配全蝎10g，防己15g，威灵仙10g，当归10g，赤芍15g。治疗尪痹。

细辛15g，配白芍15g，苍术10g，木瓜15g，桂枝10g。治疗痛痹。

细辛10g，配川贝母10g。治疗胃脘痛。

细辛6g，配川花椒3g，白芍6g。治疗小儿脐周疼痛。

细辛15g，配僵蚕10g，当归10g，赤芍10g，川芎12g，防风10g。治疗头痛。

【用量】6~30g。

【禁忌】阴虚阳亢、心悸气短者忌用。误用后出现舌麻、咽干、胸闷。

【体会】风寒湿痹必用该药。该药素有"细辛不过钱"之说，但本人用量之所以大，是要求患者必须久煎，因在久煎的过程中，可去其毒性，而其功效不会有大的改变。

牛元起

【适应证】咳嗽，喘证，痹证，痛证（头痛、腰痛、腹痛、肢体痛、关节痛），眩晕，耳鸣耳聋。

【用药指征】肺气闭而咳、喘、哮，心脉痹而痛、憋、闷，血脉痹而肿、胀、痛等皆可用之，特别是诸般痛证，取其通窍开痹之功，用之必效。

【配伍】

配五味子，治疗痰喘憋闷，属肺气闭

而不宣之证，细辛用量不可过大，常用量3g即可。

配川芎、防风、威灵仙以及藤类药、虫类药，具有较强的通痹止痛功效。细辛用量宜大，需用至10g左右。

【用量】3~10g。

【禁忌】有出血及出血倾向者慎用或忌用。

【体会】大量使用以水煎剂为宜，需用粉剂或研末冲服则量小，以不过钱为宜。

李济春

【适应证】风寒型的神经，血管性头痛，风湿痹痛，寒饮咳逆。

【用药指征】头痛、痹证、咳喘属寒湿者。

【配伍】

细辛6~15g，配羌活10g，白芷10g，蔓荆子10g，川芎10g，防风10g，丹参15g，治血管神经性头痛。若加桑叶10~15g，菊花10~15g，薄荷10g，荆芥10g，治外感头痛。

细辛6~30g，配羌活15g，独活15g，川牛膝15g，千年健30g，白芷10g，苍术10g，木瓜10g，生薏仁30g，艾叶10g。治风湿痹痛。

细辛6~15g，配麻黄6~15g，桂枝10g，干姜10g，五味子10g，甘草6~10g，白芍10g，地龙15~30g，白芥子10~15g，半夏10g。治痰饮，咳嗽气喘。

【用量】3~30g。

【禁忌】寒热证，不宜使用，否则有辛

温助火之弊。

【体会】散剂冲服量宜小，一般1~4g，汤剂煎服量宜较大，但应递量增加，一般6~30g，煎煮时，应加盖药壶盖，避免因挥发过多，而使药效减低。

杜雨茂

【适应证】头痛，牙痛，心悸，水肿，哮喘，咳嗽，头晕，属少阴寒凝阳阻时。

【配伍】

配黑虚汤，治牙痛。

配麻黄、附子，主治少阴头痛。

配宁心定悸汤，治心悸。

配五苓散，主治水肿。

配麻黄、杏仁、紫菀、半夏等。主治咳喘。

配桑寄生、川断、菊花等。主治头晕。

【用量】1~9g。

【禁忌】实火不宜用细辛，若细辛用量过大，会出现恶心、呕吐、心悸等反应。

【体会】使用该药时，应根据产地、症状等掌握细辛用量。一般镇痛时，细辛剂量应大一些，镇咳，用量不宜太大。

吴　熙

【适应证】寒凝胞宫型痛经，寒凝血瘀型癥瘕积聚，气血两虚、复感风寒型产后身痛。

【配伍】

细辛3g，配当归12g，生地15g，延胡12g，小茴香6g，川芎5g，吴茱萸10g，甘草5g，白芍15g。治痛经。

细辛5g，配桂枝10g，丹皮10g，三棱10g，炮山甲10g，茯苓10g，桃仁12g，莪术10g，夏枯草12g，赤芍10g。治癥瘕积聚。

细辛6g，配肉桂3g，白芍15g，秦艽12g，茯苓10g，川芎5g，熟地15g，川牛膝10g，桑寄生10g，当归12g，鸡血藤30g。治产后身痛。

【用量】1~6g。

【体会】细辛临床用量一般为1~6g，若恐其耗伤阴血，常与地黄配伍应用，未见不良反应。但产后病人不宜久服，应得效即止。若药后烦躁，眩晕，汗出过多，出现红疹者，当减量或停药。

吴　生　元

【适应证】风寒感冒表实证，咳喘痰饮证，心肾亡阳不交之失眠证，风寒湿痹，阴盛格阳之发热证。

【配伍】

桂甘姜枣麻辛附子汤治风寒感冒表实证；痰饮咳嗽及慢性哮喘；心肾阳虚，水火不济之失眠证；风寒湿痹之关节肌肉疼痛。

白通汤加细辛，治阳虚发热。

【用量】成人用量每剂5~8g。古有"辛不过钱"之说，个人认为不必拘泥。

【禁忌】温热燥证及阴虚者不宜使用，误用后可能促使伤阴、化热、化燥。

张　鸣　鹤

【适应证】风湿或类风湿关节炎，外感

风寒，急、慢性支气管炎；牙痛，三叉神经痛，过敏性鼻炎。

【用药指征】风湿或类风湿关节炎病位在颞颌关节，项背或上肢关者；外感风寒，风湿有明显头痛，鼻渊者；急、慢性支气管炎有寒痰壅塞者。

【配伍】

细辛10g，配黄芪30g，贯众15g，白术15g，防风10g，麻黄6g，桂枝6g，苍耳子12g，辛夷12g，白芷10g。治过敏性鼻炎。

细辛10g，配金银花30g，红藤20g，板蓝根20g，升麻10g，僵蚕10g，白芷10g，全蝎9g，水煎服。治三叉神经痛。

细辛6g，配麻黄6g，桂枝6g，荆芥12g，白芷10g，葛根20g，川芎10g，生姜6g，水煎服。治外感风寒头痛，鼻渊。

【用量】水煎剂5~15g；粉剂1~3g。

【禁忌】有明显内热，阴虚津亏、多汗者不宜，误用后易加重病情。

【体会】细辛入煎剂用量可适当超过药典用量，但不能无限制增加；细辛有止痛作用，但首先是祛邪，止痛是其次，所以必须辨证用药，不能为止痛而用药。

陈 阳 春

【适应证】病态窦房结综合征，冠心病心绞痛（心率偏慢、心绞痛发作频繁），头痛；鼻炎，牙痛。

【配伍】细辛6g，

配麻黄10g，附子10g，太子参30g，麦冬15g，五味子15g，桂枝10g。治病态窦

房结综合征。

配黄芪30g，白术10g，防风10g，鹅不食草20g，川芎10g，辛夷10g，苍耳子5g，甘草5g。治鼻窦炎。

细辛6g，合血府逐瘀汤或益气活血药，治气滞血瘀或气虚血瘀型冠心病，可缓解特发性心绞痛。

【用量】3~10g。

【禁忌】气虚多汗或阳气亢盛，脉数者不宜。

【体会】细辛有毒，古有辛不过钱之说，临床多年应用发现其所含挥发油，在煎煮中部分已挥发，故一般用量以6~9g为宜。又据现代研究报道，细辛活血作用优于川芎。故有血瘀表现，血液流变学有变化者均可使用。

陈 治 恒

【适应证】风寒头痛证，多伴有舌苔白，舌质正常或偏淡，脉浮紧；寒客少阴咽痛证，风寒牙痛证，咽部潮红，舌质正常或红有如热象者，但一经使用寒凉药疼痛反加剧，此时必须使用该药；少阴阳虚感寒发热脉沉证；风寒湿痹痛证以及寒实内结证；表寒里饮的咳喘证，少阴阳虚感寒的咳逆证；血虚寒厥所致的手足逆冷，脉细欲绝证以及痛经、闭经、冻疮等症；中恶痰厥发痧窍闭实证。与他药配伍，外用以治久咳（肺寒）或寒湿关节痛。

【配伍】

北细辛6g，配防风12g，川芎10g，白芷10g，羌活6g，黄芩10g等。治风寒头

痛，发热，脉紧者。

配附子 20~30g，麻黄 10~12g。治少阴阳虚感寒，反发热脉沉及少阴阳虚感寒咽痛证。

配桂枝 12~15g，白术 12g，附子 20~30g，甘草 3g，枸杞 12g，茯苓 12g。治风寒湿痹痛证。

配附子 30g，大黄 10g。治寒实内结证。

北细辛 6g，配干姜 15g，五味子 6g。用作治痰饮咳嗽的基础方。

北细辛 6g，配桂枝 10g，当归 10g，白芍 15g，川芎 10g，红花 5g。治血虚寒凝证，如闭经、痛经及冻疮等。

配牙皂，同研末，作为搐鼻，治中恶痰厥、发痧等窍闭实证以通关开窍。

【用量】1~10g。若非北细辛正品，用量必须增大一倍以上方能有效。

【禁忌】凡不属风寒所致的各种疼痛、痹证、咳嗽、喘逆以及阴虚阳亢证均忌用。凡属窍闭之虚脱证尤不宜用。若误用之，常使病情加剧，若为脱证，甚至引起不良后果。

【体会】市售辽宁、吉林所产者通称北细辛，质量好，疗效肯定，故有"辛不过钱（约 3g）"之说，但野生药源减少，大多为人工种植，临床疗效减弱，用量随之增大，亦未发现毒副作用。陕西产者质较次，四川产茗叶细辛，质量更差。因此，临床医师必须具体问题具体分析，才能取得应有疗效。

邵祖燕

【适应证】风寒痹证，少阴头痛，鼻

塞不利，风寒感冒，口舌生疮，痰饮喘咳，牙痛。

【配伍】

细辛 10g，配制附子 10g，豨莶草 30g。治类风湿关节炎。

细辛 45g，配肉桂 30g，麝香 1g，冰片 2.5g，研细少许吹鼻。治心绞痛。

细辛 10g，配制附片 10g，黄芪 18g，党参 12g，麻黄 6g，炙甘草 9g，桂枝 6g。治病态窦房结综合征。

细辛 3g，配黄柏 3g，煎水漱口治牙痛。

【用量】入丸散剂应不过 3g，煎剂可用 10g。

【禁忌】阴虚燥热证慎用，误用易中毒。

【体会】细辛有毒，其所含挥发油为主要有毒物质，这是一种神经阻滞麻醉剂与局部浸润麻醉剂。服药过量者一般在药后 40 分钟至 1 小时即可出现头晕、呕吐、汗出、烦躁不安，继则发热，颈项强，血压升高，随之昏迷。

武明钦

【适应证】痰饮（寒痰），症见吐涎沫较多，脉滑细弱，苔滑润薄白腻，或素体虚寒而外感者（少阴外感并脾虚），或牙痛，头痛，或阳虚水肿，或心动过缓，凡脉沉而细弱，舌体胖大，苔滑润白腻者必用。

【配伍】

细辛 12g，配麻黄 4g，炮附子 6g，党参 10g，炒白术 15g，茯苓 15g，炙甘草 10g，陈皮 10g。治寒湿痰饮证，咳喘吐涎沫较多，脉细弱，苔滑白腻者。

细辛 6g，配生甘草 10g，生石膏 25g，知母 15g，白芷 5g，防风 8g，丹皮 9g，玄参 15g，生地 15g，芒硝 6g，川壳 10g。治风火牙痛。

细辛 6g，配当归 12g，炒白芍 15g，桂枝 10g，木通 10g，鸡血藤 15g，桑枝 15g。治痛痹。

【用量】3~15g。

【禁忌】该药性味辛温，主散，凡阴虚血燥或气虚之人不宜使用。过虚或误用，则出现胸闷气短，甚至晕厥。

【体会】该药超过 15g，可麻痹心肌，用时需掌握好用量。若患者属虚寒痰饮过多，亦可先煎该药 10 分钟。

周炳文

【适应证】邪郁闭表而致的高热持续不退，寒湿痰浊闭窍证。

【用药指征】舌淡润或胖润，苔腻白滑。

【配伍】

细辛 3~5g，配旋覆花 10g，半夏 8g，前胡 8g，荆芥 10g，桔梗 8g，甘草 5g。治风寒痰凝失音。

细辛 5~6g，配羌活 8g，防风 8g，黄芩 10g，生地 20g，白芷 10g，川芎 10g，葛根 10g，柴胡 10g，甘草 5g，生姜、红枣、葱白。治重感风寒，湿郁于表之高热伤津，头剧痛，无汗，热不降者。

细辛 5~6g，配黄芪 30~50g，远志、石斛、牛膝、银花。治膝关节肿痛不消。

细辛 5~6g，配白芥子 8g，防己 15g，木瓜 10g，威灵仙 10g，薏苡仁 15g，穿山甲 5g，北黄芪 15-20g，甘草 5g，治痛风，双足跖踝肿痛，不能移步者。

细辛 3~5g，配生地 20g，当归 12g，川芎 10g，白芍 12g，蔓荆子 10g，白芷 10g，天麻 6g，甘草 5g。治偏正头痛。

细辛 3g，配白附子 6g，天麻 6g，石菖蒲 8g，僵蚕 6g，胆南星 6g，红花 3g，远志 5g，丹参 10g，橘叶 8g，甘草 5g。治小儿脑炎后遗症，失语，能听，痰涎多者。

【用量】2~6g。

【禁忌】舌干无津，苔黄燥者不宜用。

【体会】本品辛温入肺肾经，气味雄烈，具有祛风散寒止痛，温肺化饮，通关利窍之功，且发少阴之汗以降大热。能通风寒湿邪闭表之高热，佐甘寒之品，生津作汗。亦能退温热病邪闭表（或寒或热）之高热持续不降者。运用本品以辨舌为主，即见舌淡润或胖润，苔腻白滑，即使是温热病（如乙脑），亦可放胆使用。寒湿痰浊闭窍，非细辛不能通其关窍。当误用或过量，可出现舌缩肢麻，手足发热，烦躁不宁等症状。

郑孙谋

【适应证】外感风寒所致偏头痛，血管神经性头痛，女性经期前后头痛，鼻渊。

【用药指征】鼻塞，喷嚏，偏正头痛，疼痛性质呈刺痛。

【配伍】

配紫苏 5g。治风寒头痛。

配连翘 9g，牛蒡子 9g。治风热头痛。

配佩兰 5g，香薷 5g。治夏日暑热。

配白芷 3g，苍耳子 9g。通鼻开窍。

配六味地黄丸，治肾病综合征。

【用量】1~3g。

【禁忌】气虚多汗，阴虚阳亢之头痛禁用。

查 玉 明

【适应证】坐骨神经痛寒邪阻络型，下肢挛急痛者；风湿性关节炎属风寒湿痹阻，关节或窜痛或痛著不移或肿者；心动过缓心阳不足型，脉沉迟或结代；慢性充血性心衰，怔忡，水肿，气喘，唇青，少尿；虚证耳聋。

【配伍】

细辛 5g，配穿山龙 50g，红花 15g，羌活 15g，川牛膝 25g。治闪腰扭伤。

细辛 5g，配穿山龙 50g，天麻 10g，全虫 7.5g（寒胜，加川乌 5g 以祛寒邪；湿胜，加防己 15g，苍术 15g；风胜，加防风以疏散上下风邪）。治风寒湿痹。

细辛 5g，配人参 10g，黄芪 50g，五味 10g。治心痹。

细辛 5g，配真武汤，治慢性充血性心力衰竭。

细辛 5g，配益气聪明汤。治虚证耳聋。

【用量】5g（入煎剂）。

【禁忌】细辛味厚性烈，不可过用；里热实证忌用。

【体会】古云："辛不过钱"，《中国药典》规定，本品内服剂量为 1~3g。细辛气盛味厚而性烈，有一定的毒副作用，《本草

纲目》载：若单用末，不可超过一钱，多则气闷塞不通而死。现代实验报道，本品含挥发油，有镇静作用，多用可使呼吸麻痹而致死。因此，本品用量不可过大。但所谓细辛不过钱，是指散剂而言，不包括煎剂。我的经验是入煎剂用 5g 为宜，否则疗效不显。

姚 树 锦

【适应证】过敏性疾病、慢性咳喘急性发作，各种关节疼痛、癌症疼痛及虚人外感。

【用药指征】关节疼痛，血沉加快，喘咳倚息不得卧。

【配伍】

细辛 3g，配麻黄 3g，制附片 3g。治虚人外感，过敏性哮喘。

细辛 3g，配远志 10g，天竺黄 10g，川贝母 10g。治痰热咳喘。

细辛 3g，配乳香 10g，没药 10g，土鳖虫 10g，血竭 10g，甘松 10g，苏木 10g，降香 10g。治各种关节疼痛，癌性疼痛。

【用量】3~5g。

【禁忌】外感实证，阴虚内热者不宜使用。误用后正气耗散，对病无益。

【体会】辽细辛，可谓不过钱却疗效好，土细辛使用 5g，也事倍功半。

夏 锦 堂

【适应证】血管神经性头痛，心绞痛，风湿性关节炎。

【用药指征】头痛、胸痛、关节痛，遇冷加重，舌苔白。外寒入侵或内寒凝滞经络所致疼痛必用之。

【配伍】

细辛6g，配白芷10g，防风10g，羌活10g，赤芍10g，川芎6g。治血管神经性头痛经常复发，头部怕冷者。

细辛10g，配肉桂6g，延胡索10g，檀香3g，红花6g。治心绞痛发作，症见胸闷肢冷，脉沉弦者。

细辛10g，配制川乌6g，桂枝10g，麻黄6g，生甘草6g。治风湿性关节炎，症见关节剧痛，屈伸不利，遇冷加重者。

【用量】3~10g。

【禁忌】阳盛之体或阴虚之人不能用，误用可致头目昏眩。

黄宗勖

【适应证】寒性哮喘，肺寒咳喘，头痛，血管性头痛，身痛，牙痛。

【用药指征】哮喘或咳喘，痰液清稀，叩诊胸部呈明显鼓音，听诊两肺有明显哮鸣音。血管性头痛，双侧太阳穴血管怒张，双侧瞳孔等大同圆，对光反射存在。

【配伍】

细辛5~7g（喘剧用至9g），配麻黄，附子。治寒性哮喘。

细辛5~7g，配干姜，半夏，五味子。治肺风咳喘，痰液清稀。

细辛3~5g，配羌活，防风，白芷。治风寒感冒或风湿所致之头痛，身痛及牙痛。

【用量】最小量3~5g，最大量9g。

【禁忌】阴虚阳亢头痛及肺热咳喘不宜使用。

【体会】细辛通阳平喘，喘息甚时非此不克，必须重用，喘剧者可用至9g以上。所谓"辛不过钱"之说，实系指细辛入散剂而言，复方汤剂酌用5~9g，水煎，每日2~3次分服，多无碍。临床常见顽固性哮喘，用大量激素不效，投以麻黄附子细辛汤一剂，即见显效。细辛既能散在表风寒，又除入里之寒邪，而且还有较强的止痛作用。

梁 冰

【适应证】各种头痛，癌症，属风寒、寒痰者。

【配伍】

配白芷15g，川芎15g，柴胡10g，葛根15g，玄胡10g，川楝子15g，香附12g，治头痛。

【用量】治疗肿瘤从6~9g开始，每3~5天后渐增3g每次，直至21g每天为止。

【禁忌】阴虚火旺证及阴虚阳亢证不宜。

董国立

【适应证】慢性支气管炎，支气管哮喘，偏头痛，眩晕，神经衰弱，慢性胃炎；妇女不孕症，月经不调，痛经。

【用药指征】喘息时口唇手指青紫，肺部听诊闻及干啰音或哮鸣音；慢性头痛1个月至10年以上，用各种药物不效者；慢性胃痛，胃脘发冷，四肢逆冷及背部发凉者；妇女月经不调，久有痛经者。

【配伍】

细辛 3g，配麻黄 6g，杏仁 12g，生石膏
15g，金银花 15g，连翘 12g，牛蒡子 12g，
前胡 12g，桑枝 12g，瓜蒌 15g，川贝 12g，
半夏 12g，地龙 10g，麦冬 12g，芦粮 30g，
甘草 6g。治疗哮喘及慢性支气管炎，对多
年寒喘，本方去生石膏、金银花、连翘、
地黄等，加黄芪 30g，党参 15g，胡桃肉
15g，补骨脂 15g，紫河车 10g。

细辛 3g，配吴茱萸 10g，制川乌 10g，
木香 10g，沉香 10g，白术 12g，茯苓 12g，
砂仁 12g，肉豆蔻 12g，荜茇 10g，党参
15g，乌药 30g，川楝子 12g，香附 12g，甘
草 6g，延胡 12g，莪术 10g。治疗慢性胃炎。

细辛 3g，木香 10g，沉香 10g，檀香
10g，制川乌 10g，紫蔻 10g，荆三棱 10g，
莪术 10g，泽兰 12g，益母草 15g，丹参
15g，当归 15g，赤芍 12g，川芎 12g。治疗
痛经。

细辛 4g，配独活 12g，羌活 12g，续断
12g，牛膝 12g，杜仲 15g，制川乌 10g，青
枫藤 15g，海枫藤 15g，络石藤 15g，莪术
10g，海桐皮 15g，豨莶草 15g，草薢 12g，
木通 12g，生地 15g，当归 15g，甘草 6g。
治疗关节炎。

细辛 3g，配党参 15g，黄芪 30g，瓜蒌
15g，薤白 12g，荜茇 10g，丹参 30g，木香
10g，沉香 10g，当归 15g，赤芍 12g，穿山
甲 10g，路路通 12g，桃仁 12g，红花 10g，
甘草 6g。治疗心绞痛、冠心病。

细辛 3g，配柴胡 12g，白芷 15g，川芎
12g，羌活 12g，防风 12g，荆芥 12g，天麻
15g，蔓荆子 12g，藁本 12g，胆星 10g，金
蝎 10g，蜈蚣 2 条、川乌 10g。治疗各种顽
固性头痛。

【用量】1~5g。小剂量用于小儿咳喘，
大剂量用于关节炎、慢性头痛等。

【禁忌】妇女妊娠不宜。

【体会】细辛，其味极辛，能达三阴，
外温经而内温脏。哮喘寒饮伏肺，非用此
配生麻黄不足以宣肺平喘；各种痛证，尤
其慢性的顽固性疼痛及胸痹剧痛者，非细
辛不足以散结止痛。

韩 冰

【适应证】子宫内膜异位证，不孕症。

【用药指征】经行腹痛，喜暖畏寒或月
经后期，量少伴腰膝疲软，面色少华，肢
冷畏寒，不孕等可使用该药。

【配伍】

细辛 10g，配桂枝 10、干姜 6g 等。治
一切寒性疼痛，如子宫内膜异位症。

细辛 3g，配吴茱萸 10g，补骨脂 10g。
治肾阳不足所致的月经失调、不孕。

【用量】1.5~10g。

【禁忌】气虚多汗，血虚头痛，阴虚咳
嗽等症忌服本药。

茵 陈

本品为菊科多年生草本植物茵陈蒿 *Artemisia capillaris* Thunb. 的幼苗。主产于陕西、山西、安徽等地。本品性寒，味微苦，归脾、胃、肝、胆经。具有清热利湿、利胆退黄的功效。

在被调研的 330 位名中医中有 10 位擅长运用本品。主要为辽宁、山东、四川、湖北、广东等地的内科、外科及儿科医家。

1. 用药指征及配伍

茵陈的用药指征大致有以下两点：①湿热征象：身目俱黄，尿黄，发热，咽干口苦，胸脘痞闷，不思饮食，身重体困，大便干结等。②舌脉征象：舌红，或淡胖，边有齿痕，苔黄腻，或薄黄，或白腻，或厚；脉弦滑，或弦数，或濡数，或滑。

与茵陈配伍同用出现次数较多的主要有清热类药：如黄芩（11 次）、栀子（9 次）、大黄（8 次）、柴胡（7 次）等；活血类药：如郁金（6 次）、白芍（4 次）、虎杖（4 次）、赤芍（3 次）、丹参（3 次）等；利湿类药：如泽泻（4 次）、茯苓（4 次）、猪苓（3 次）、苍术（3 次）等；此外还有枳壳（7 次）、白术（6 次）等。

2. 主治病症

茵陈所主治的病症有 21 种。主要为内科（80.95%）疾病，此外，还有一些外科（14.29%）疾病。内科疾病中包括消化、呼吸、心血管等多系统疾病。如胆囊炎、胆结石、肝炎、胰腺炎、肠炎、糖尿病、咳嗽、哮喘、高血压、蛔虫病、湿温、暑温等。外科疾病有丹毒、血栓闭塞性脉管炎、头癣等。

3. 禁忌证及用量

禁忌证方面，多数医家认为阴虚津亏者慎用，阳虚有寒者宜配伍温药同用。

在用量上，最少每剂 5g，最多达 250g，一般用 10~60g。

王雨梅

【适应证】慢性乙肝，包括慢性活动性肝炎、慢性迁延性肝炎、丙型肝炎，肝硬化腹水，黄疸性肝炎，胆囊炎。

【用药指征】有黄疸，口干不欲饮，头重如裹，纳果、脘闷，舌质淡胖，周边有齿痕，苔白腻，脉弦滑。

【用量】9~30g。

【配伍】

配栀子、大黄。治阳黄。

配白术、附子等。治阴黄。

配柴胡、川楝子、莱菔子。治肝郁脾虚。

配金钱草、黄芩、虎杖等。治胆结石、胆囊炎。

配鸡内金、石韦、海金沙。治湿热淋。

【禁忌】阴虚有热、阳虚有寒皆不宜用该药。

【体会】茵陈蒿汤治疗慢性乙肝疗效甚好，特别降转氨酶效果显著。

龙 治 平

【适应证】黄疸胁痛（急慢性病毒性肝炎、药物中毒性肝炎、酒精中毒性肝炎、寄生虫病肝损害、急慢性胆囊炎、胆石症），鼓胀（病毒性肝炎、酒精性肝炎肝硬化、肝癌中晚期），腹痛（急慢性胰腺炎），泄泻（急性肠炎、细菌性痢疾、慢性结肠炎），眩晕（眩晕综合征、高血压病、脑动脉硬化症），消渴（糖尿病）。

【用药指征】尿黄、口苦、舌红、苔黄腻，脉弦滑。

【配伍】

配黄芩 15~18g，金钱草 20~30g，连翘 12~15g，蒲公英 20~30g。治急慢性病毒性肝炎。

配黄芩 15~18g，炒麦芽 15~20g，丹参 24~30g，炒白术 15~18g。治酒精性肝炎。

配丹参 20~40g，鳖甲 10~30g，白芍 15~18g，白茅根 20~30g。治肝硬化。

配五味子 6~12g，菊花 15~18g，猪苓 10~18g，炒白术 12~20g。治疗各种原因引起的肝功能损害。

配红藤 12~20g，败酱 20~30g，蒲公英 20~30g。治急性肠炎，菌痢等肠道感染疾病。

配郁金 12~18g，香附 12~20g，柴胡 6~12g，白芍 12~20g，黄芩 15g。治多种眩晕属湿热者。

【用量】5~30g。

【禁忌】脾胃虚弱者、肝肾阳虚者、心阳不振者、寒湿证寒重于湿者不用。误用易导致食欲减退。

【体会】在肝病中应用此药，正如《医学衷中参西录》所言："善清肝胆之热，兼理肝胆之郁，热消郁开，胆汁入肠之路毫无阻隔也。故茵陈为退黄之圣药，活肝之要药。"当各种原因导致的肝功能异常，及各种肝炎有黄疸者必用。

刘 清 贞

【适应证】新生儿黄疸，湿温，暑湿。

【用药指征】黄疸；苔腻。

【配伍】

茵陈 10g，配栀子、大黄、黄芩、枳壳、郁金、威灵仙。治黄疸便秘。

茵陈 10g，配党参、白术、茯苓、干姜。治黄疸便稀。

茵陈 10g，配猪苓、泽泻、桂枝、茯苓、白术。治小便不利。

茵陈 6g，配川芎、赤芍、猪苓、泽泻、天花粉、生地、知母。治瘀热黄疸。

茵陈 15g，配滑石、藿香、木通、黄芩、浙贝母、薄荷、白豆蔻。治湿温、暑湿发热。

茵陈 6g，配代赭石、龙骨、牡蛎、麦芽、白芍。治肝郁化热。

【用量】6~15g。

【禁忌】寒湿证宜配伍温药。

【体会】茵陈总以湿热证为要。

毕庚年

【适应证】胆石症，胆系感染。

【配伍】

配栀子10~15g，黄芩10~15g，枳壳10~15g，木香10g，郁金12g，柴胡10g。治胆系感染，胆石症。

配栀子，为阳黄必用之药。

【用量】30~45g。

【禁忌】因肿瘤堵塞或压迫造成胆道完全性梗阻，虽有黄疸也不可用之。

【体会】临床上不要见黄就用，而要分析具体病情，根据阴黄，阳黄，梗阻程度用药。茵陈适合胆道炎症性梗阻及不完全性梗阻者。本品利胆，促进胆汁排泄，若误用于完全性胆道梗阻，可使原本增高的胆压继续升高，对病情不利。此种黄疸，多为阴黄，且病程较久，应注意。

杜健民

【适应证】甲、乙型肝炎，慢性活动性肝炎，肝硬化，胆汁性肝硬化，肝硬化恶变，胰腺病恶变，胆囊炎，胆结石等病所引的黄疸。

【用药指征】身目俱黄，鲜明如橘皮色，发热，口苦，咽干，胸脘痞闷，大便干结，小便黄，脉弦数，舌苔薄黄。

【配伍】

西茵陈50g，配焦山栀10g，大黄10g，北柴胡10g，黄芩10g，法半夏10g，广郁金10g，赤芍10g，白芍10g，青皮10g，陈皮10g，陈枳实10g，云茯苓10g，六一散10g。治黄疸性肝炎，慢性活动性肝炎，胆囊炎等。

【用量】20~250g。

【体会】我在临床上用本药，量较大。曾治一例肝炎，某医师用茵陈蒿，黄疸不退反升。我亦用原方，加大茵陈用量，黄疸即降，效果显著。

张志钧

【适应证】肝炎，胆囊炎胆石症，湿邪困脾之脾胃不和证。

【用药指征】巩膜或皮肤发黄发痒，尿黄，或脘腹痞胀，不思饮食，身重体困，脉濡数，舌苔腻。

【配伍】

绵茵陈20g，配木贼草15g，虎杖15g，栀子10g，大黄10g，矮脚茶15g，田基黄15g，丹参20g，鹿含草15g，治疗黄疸型肝炎。

绵茵陈20g，配柴胡10g，枳壳15g，赤芍15g，甘草6g，栀子8g，大黄10g，郁金15g，虎杖15g，黄芩10g，路路通15g。治疗胆囊炎。

绵茵陈20g，配广木香6g，砂仁6g，苍术8g，厚朴15g，陈皮6g，甘草6g，佩兰15g，枳壳15g，白术10g。治疗脾虚湿困，消化不良。

【用量】15~60g。

【体会】绵茵陈本人使用较多，除治湿热黄疸外，还用来治疗脾胃湿热，专用于治疗舌苔腻为特征的脾胃湿困等病症。故本人对腻苔包括薄腻和厚腻而同时具有脾胃湿热等临床指证的患者必用。

迟 景 勋

【适应证】急、慢性胆囊炎，肝炎；小腿丹毒，血栓闭塞性脉管炎，见湿热，肿胀尤下肢湿热者。

【配伍】

配大黄 10g，栀子 10g，黄柏 10g，柴胡 10g。治胆囊炎及慢性肝炎。

配金银花 30g，蒲公英 18g，紫花地丁 12g，苍术 10g。治小腿丹毒。

配生薏苡仁 30g，赤小豆 30g，苍术 12g，黄柏 10g，牛膝 10g。治血栓闭塞性脉管炎。

配秦艽 12g，桑寄生 12g，当归 12g，威灵仙 10g。治风湿痹症。

【用量】12~30g。

【禁忌】阴虚津亏者慎用。

【体会】本品苦寒，主治湿热证，湿热下注者可配清热利湿药，湿热蕴于脾胃者可与健脾导滞药伍用。

罗 致 强

【适应证】肝胆疾患引起的肝经湿热，脾胃湿热证，痰湿化热、内阻心脉证。

【用药指征】苔厚或黄腻，脉滑，心胸

憋闷，脘腹痞闷。

【配伍】

茵陈 15g，配泽泻 18g，枳实 9g。治湿阻中焦证。

茵陈 15g，配郁金 15g，虎杖 15g，大黄（后下）6g。治肝胆湿热引起的黄疸。

茵陈 15g，配木棉花 15g，鸡蛋花 15g。治湿阻证。

【用量】9~30g。

【禁忌】非湿重或湿热证患者不宜使用。

【体会】茵陈蒿有绵茵陈和土茵陈之分，绵茵陈疏肝利胆作用强，而土茵陈化湿作用较好，有时可两者同用，共奏疏肝利胆，清热化湿之功。

易 希 元

【适应证】咳嗽，哮喘，黄疸，肝硬化，蛔虫病，冠心病，胆囊炎；头癣等。

【配伍】

茵陈 20g，配杏仁 15g，法半夏 10g，款冬花 10g。治咳嗽。

茵陈 20g，配麻黄 6g，苏子 10g，葶苈子 10g，地龙 10g，天冬 15g，款冬花 10g。治哮喘。

茵陈 15g，配银花 15g，连翘 10g，柴胡 10g，秦艽，治急性肾炎。

【用量】15~30g。

【禁忌】发黄由于蓄血者不宜用。

【体会】该药运用广泛，疗效确切。咳嗽多痰，过敏性疾病，胆道疾患，哮喘，黄疸无论阴黄、阳黄必定使用该药。

贺瑞麟

【适应证】各类黄疸，包括胆总管结石所致阻塞性黄疸、胰头肿瘤压迫所致黄疸及肝病所致黄疸。

【配伍】

茵陈30g，配栀子15g，大黄（后下）7g，黄芩15g。治肝胆管结石。

茵陈25g，配黄芩15g，厚朴10g，枳实15g，泽泻20g，大腹皮20g，茯苓15g。治胰头肿瘤压迫所致黄疸。

茵陈25g，配苦楝子20g，乌梅15g，使君子15g，槟榔15g，川椒5g，玄胡索15g。治胆道蛔虫症。

【用量】15~50g。

【体会】茵陈为利湿退黄要药，主要用于肝胆或脾胃湿热所致急黄，治疗阳黄，常加大黄、栀子；治疗阴黄，常加附子、干姜。茵陈有良好的抗感染作用，与金银花、连翘、柴胡、槟榔、莱菔子相配，用于胆道感染（包括毛细胆管炎）效果明显。

茯苓

本品为多孔菌科真菌茯苓 *Poria cocos*（Schw.）Wolf 的菌核。主产于云南、安徽、湖北、四川等地。性味甘、淡、平。归心、脾、肾经。具有利水渗湿、健脾、安神等功效。

在被调研的 330 名中医有 6 位擅长运用此药。主要为天津、山东、陕西、吉林、安徽、广东等地的内科医家。

1. 用药指征及配伍

有关茯苓的用药指征医家们论述较少，主要有：水肿，气喘，心悸，中满不思饮食，小便不畅，眼底渗出，舌淡胖有齿痕，脉濡滑等。

与茯苓配伍同用出现次数较多的主要有陈皮（10 次）、白术（9 次）、半夏（5 次）、泽泻（5 次）、车前子（5 次）、大腹皮（5 次）、猪苓（4 次）、甘草（4 次）、山药（3 次）。

2. 主治病症

茯苓所主治的病症计有 21 种，多为内科（85.71%）及眼科（14.29%）疾病。内科疾病包括泌尿、消化、呼吸等多系统的病症。如水肿、泄泻、痰饮、心悸、失眠、肾炎、肾病综合征、肾功能不全、肝硬化腹水、呼吸道感染、头晕、痹证等。眼科疾病有陈旧性各种眼底出血疾患、渗出性眼底疾患及眼球后肿物等。

3. 禁忌证及用量

在禁忌证方面，医家们有的认为阴虚火旺者忌用；有的认为虚寒、气虚下陷等所致的小便失禁、滑精者不宜使用。

在用量上，每剂最少用 6g，最多达 90g，多数用 10~30g。

曲 竹 秋

【适应证】水肿，小便不利，泄泻，痰饮，心悸，失眠等症。

【配伍】

茯苓 30g，配泽泻 10g。治水肿。

茯苓 30g，配猪苓 15g，桂枝 10g，白术 10g。治水湿内停、外有表寒所致的水肿、身重、小便不利。

茯苓 10g，配半夏 10g，枳实 10g，陈皮 12g，竹茹 12g，生姜 31g。治痰饮，呕吐等。

茯苓 15g，配车前子 12g。治小便淋浊不利。

茯苓 15g，配山药 12g，白术 10g，莲子肉 10g，扁豆 10g。治泄泻。

茯苓 15g，配远志 10g，炒酸枣仁 15g，夜交藤 15g。治失眠。

茯苓皮 30g，配五加皮 15g，桑白皮 10g，陈皮 10g，大腹皮 10g。治特发性水肿。

【用量】10~60g。

【禁忌】阴虚燥热，舌红无苔者不宜用。

【体会】健脾利湿用茯苓，利水消肿用茯苓皮，养血安神用茯神。舌淡胖有齿痕，脉濡滑，属脾虚湿盛者尤用该药。

关 国 华

【适应证】陈旧性各种眼底出血性疾患，渗出性眼底疾患（中心性浆液性脉络膜炎，中心性渗出性脉络膜炎，后部葡萄膜炎，玻璃体混浊），眼球后肿物。

【用药指征】有痰湿、瘀血、湿热停留眼内而引起的一切积聚不散之症，如陈旧性出血、变性、渗出、机化病灶，眼球肿瘤。

【配伍】

茯苓18g，配法半夏10g，陈皮7g，昆布15g，海藻15g，乌贼骨，玄参，连翘，牡蛎。治眼底出血或炎症渗出物沉积。

【用量】6~18g。

【体会】早期眼底渗出性炎症伴视网膜水肿者，可在上述配伍中，再加泽泻12g，薏苡仁30g，车前子12g，或加茺蔚子，泽兰。

李 莹

【适应证】小便不利、水肿、水饮内停等水湿证，慢性肾炎、肾病综合征、肾功能不全见双下肢及足部浮肿者，停饮所致之头晕、心悸、咳嗽等。

【配伍】

茯苓50g，配猪苓20g，泽泻20g。治阳水之水湿浸渍型。

茯苓30g，配干姜10g，附子5g，白术10g，大腹皮10g。治阴水之脾阳虚衰型。

茯苓20g，配党参10g，白术10g，甘草10g。用于脾虚体倦，食少便溏者。

茯苓30g，配朱砂0.5g，杏仁20g，远志10g。治心悸，失眠等证。

茯苓皮30g，配生姜皮10g，桑白皮10g，陈皮10g，大腹皮20g。治多种疾病所致之水肿。

【用量】10~50g。

【禁忌】阴虚不宜。

【体会】欲发挥其利水作用时可选用茯苓皮，或适当增大药量，亦可与其他渗湿利水药相须用之；白茯苓偏于健脾，赤茯苓偏于利湿，茯神偏于安神；利水渗湿之时还应纵观整体状况，注意患者水、电解质、酸碱平衡情况，不可单为利水而利水。双下肢及足部浮肿，按之凹陷不易起者，尤用。

赵 忠 仁

【适应证】肾性水肿，脾虚水肿，心脾两虚所致的心悸、失眠。

【配伍】

云茯苓20g，配泽泻10g，猪苓10g，车前子20g，山萸肉15g，丹皮10g，杞果12g，山药20g，熟地15g，肉桂6g。治肾气不足所致的水肿。

云茯苓20g，配白术18g，陈皮10g，车前子20g，麦芽15g，大腹皮12g，木瓜10g，山药18g。治脾失健运所致的水肿。

云茯苓20g，配太子参20g，炒白术

15g，砂仁 6g，木香 10g，陈皮 10g，半夏 10g，麦芽 15g，川黄连 4g，甘草 4g。治脾胃不和所致的食欲不振。

【用量】12~30g。

【禁忌】阴虚火旺者忌用。

黄少华

【适应证】皮下肌肤及内脏水肿，如急慢性肾炎水肿，水气凌心之心悸，肝硬化腹水等。

【用药指征】凡体表有水肿，或内脏有水气者均可用该药。肌肤高度水肿，或高度腹水所致之喘气心悸等。

【配伍】

配杏仁 10g，苏叶 12g，焦白术 10g，猪苓 10g，泽泻 10g，车前子 15g，六一散 10g，陈皮 10g，厚朴 12g，大腹皮 12g。治疗急性肾炎水肿，慢性肾炎急性发作水肿。

配桂枝 10g，太子参 25g，白术 10g，葫芦瓢 30g。治疗高度腹水，水气凌心之心悸。

配半枝莲 30g，苡米 30g，茵陈 30g，葫芦瓢 30g。治疗肝硬化腹水。

【用量】最小 20~30g，最大 60~90g。

【禁忌】失水，小便失禁及滑精者不宜使用该药。

熊 永 文

【适应证】水肿，痰饮，小便不利，心神不安之证。

【用药指征】患疮疡中满不思饮食，小便不畅，水肿者。

【配伍】

配党参 15g，白术 10g，甘草 5g。治脾胃而致短气倦怠，少食便溏。若加陈皮成异功散；四君子汤甘则补，淡则渗，补中气健脾胃，渗水湿，调气机，益中州。若四君加香附 9g，砂仁益气扶脾，行气止痛。

配半夏 9g，陈皮 9g，甘草 5g。治脾不化湿，痰湿咳喘，即二陈汤等。

【用量】6~50g。

【禁忌】对有虚寒、滑精、气虚下陷者不宜，用后更乏力，疮疡沉陷，疮口不愈。

【体会】本品还有导油气，开心智，安神定惊等功。

枳　壳

本品为芸香科植物酸橙 *Citrus aurantium* L. 等接近成熟的绿色果实。主产于四川、湖南、陕西、福建等地。本品味苦、辛，性温。归脾、胃、大肠经。具有行气消积、化痰除痞的功效。

在被调研的 330 位名中医中有 10 位擅长运用此药。主要为辽宁、甘肃、河北、河南、安徽等地的内科医家。

1. 用药指征及配伍

枳壳的用药指征大致可概括为以下几点：①胸腹症状：胃脘痞满，脘腹作胀，或疼痛拒按。②大便：大便不畅，泻下不爽，里急后重。③舌脉征象：舌质淡，或红，或有瘀点，舌体胖大，苔白；脉象弦数。④辅助检查示：低血压，脏器下垂等。

与枳壳配伍同用出现次数较多的主要有补益类药：如白术（11 次）、甘草（6 次）、黄芪（4 次）、党参（3 次）等；理气类药：如厚朴（7 次）、陈皮（6 次）、香附（3 次）等；清热类药：如黄连（4 次）、黄芩（3 次）、柴胡（4 次）、大黄（4 次）、茵陈（3 次）等；活血类药：如赤白芍（4 次）、丹参（3 次）、川芎（3 次）等。

2. 主治病症

枳壳所主治的病症达 22 种，主要为内科疾病，还有一部分妇科疾病。内科疾病包括呼吸、消化、心血管、精神神经等多个系统的病症，如腹胀、郁证、内脏下垂、慢性胃炎、胆囊炎、胆石症、便秘、胸痹；妇科疾病包括月经不调、带下、更年期综合征等。其中主治较多的病症为腹胀、郁证、内脏下垂、慢性胃炎、胆囊炎、胆石症等。

3. 禁忌证及用量

在禁忌证方面，大多数医家认为气虚无积者、孕妇慎用。

在用量上，最少每剂用 5g，最多达 50g，多数用 10~15g。

马　骏

【适应证】食积停滞所致的腹痛便秘、泻痢不畅、里急后重之证；痰浊阻塞气机，胸脘痞满之胸痹证；将枳实加入补中益气汤中，可以主治内脏下垂。

【用药指征】临床若见有食后脘腹作胀，心下痞满，腹痛，肠胃积气，大便不畅或泻下不爽，里急后重等证者，必用。

【配伍】

枳实 10g，配山楂 15g，麦芽 15g，神曲 10g，川芎 6g，香附 10g，莪术 9g，莱菔子 10g，槟榔 6g，鸡内金 10g。治食积不化，脘腹胀痛嗳腐，大便不畅。

枳实 10g，配白术 15g。治脾胃虚弱，食后腹胀。

枳实 10g，配厚朴 10g，大黄 10g。治热结便秘。

枳实 10g，配厚朴 10g，薤白 10g，桂枝 6g，瓜蒌 10g，姜半夏 10g，炒川连 6g，赤芍 15g，甘草 6g。治痰浊阻塞气机，胸阳不振的胸痹证及食道炎。

【用量】5~25g。

【禁忌】气虚者禁用，孕妇慎用。

王 必 舜

【适应证】胸痹，痞证胀满，便秘，肝郁气滞；月经不调，带下。

【配伍】

枳壳 15~20g，配柴胡、白芍、甘草、香附、川芎、金钱草、茵陈。疏肝利胆，治疗肝胆病。

枳壳 12~15g，配白术、莱菔子、陈皮、茯苓。治疗脾虚气滞，痞证。

枳壳 15g，配瓜蒌薤白半夏汤。治疗胸痹。

枳壳 10~15g，配逍遥散。治疗月经不调。

枳壳 24~30g，配党参、焦槟榔、白术、生熟山楂。治疗便秘。

枳壳 30g，配补中益气汤。治疗胃下垂。

【用量】10~30g。

【禁忌】孕妇慎用，过量可致流产。气虚胀满应配伍补气药同用。

【体会】枳壳除实邪胀气可为君药，用于虚胀配补气药。现代研究，枳壳对胃肠道平滑肌有一定兴奋作用，可使胃肠运动

收缩节律性增加，故用于胃下垂时大剂量可减轻病症。

王 自 立

【适应证】痞满，疼痛，便秘，食滞。

【用药指征】舌红，舌边有瘀点，苔白，脉象弦数。

【配伍】

枳壳 30g，配生白术 60g，升麻 10g。治疗便秘。

枳壳 30g，配丹参 30g，调气活血。治疗胸痹，胁痛。

枳壳 30g，配苍术 15g，炒麦芽 15g，石菖蒲 10g，行气化滞。治疗食滞。

【禁忌】气血双虚的情况下不宜使用。误用后则气血更虚。

【体会】气滞血瘀、气机不畅、食滞不畅的情况下必用该药。枳壳量大有通便之功。脾胃虚弱者应注意本品用量。

王 德 林

【适应证】胃脘痛，肝郁气滞，胆石症等。

【用药指征】胀满不适，拒按。

【配伍】枳壳 10g

配厚朴 10g，神曲 15g，麦芽 15g，干姜 8g，黄连 8g。治疗胃脘痛。

配柴胡 10g，郁金 10g，鸡内金 15g，茵陈 15g。治疗肝郁气滞和胆石症。

【用量】8~15g。

【禁忌】气虚证、痛而喜按者不宜。

毕庚年

【适应证】胆石症，胆系感染，胃肠功能失调、蠕动无力，胆道机能紊乱。

【配伍】

配大黄、厚朴、莱菔子，治肠梗阻。

配茵陈、栀子、黄芩、陈皮、半夏。治胆系感染，胆石症。

配败酱草。治腹腔感染及胃肠功能失调，动力低者。

【用量】9~12g。

【禁忌】胆压过高者，用药应特别注意。

【体会】本药在急腹症中常用，尤以胃肠功能失调时用，效果较好。配合下法也用此药。本药可使胆囊收缩，胆压升高，对排石也有一定的效果。大承气汤用时，常将枳实改为枳壳。

陈健民

【适应证】腹胀，内脏下垂，咯痰无力，心血管供血不足。

【用药指征】舌质淡、舌体胖大。全身各脏器收缩功能下降。二项中有一项，必定使用。

【配伍】

枳壳 30g，配黄芪 15g，党参 15g，甘草 6g，升麻 10g，柴胡 10g。治疗内脏下垂。

枳壳 15g，配葛根 30g，牛膝 30g，黄芪 15g，丹参 15g，川连 6g。治疗心血管供血不足。

枳壳 15g，配前胡 10g，桔梗 6g，甘草 6g，半夏 10g，党参 15g。治疗咯痰无力。

【用量】10~30g。

【体会】枳壳药性平和，临床未见有什么不良反应。配合黄芪、党参、甘草、升麻、柴胡等，治疗内脏下垂及功能减退确有很好的疗效。

周耀群

【适应证】冠心病心绞痛、心肌供血不足，慢性胃炎，胃及十二指肠溃疡，急慢性肝炎，急慢性胆囊炎，胆石症，慢性支气管炎，支气管哮喘，乳腺增生，脑梗死恢复期及后遗症期等具有气滞表现者。

【用药指征】有气滞表现如胸闷胸胀，脘腹胁肋胀闷；或无气滞表现但辨证属瘀血为患者。

【配伍】

枳壳 15g，配半夏 15g，白术 25g，陈皮 15g，木香 15g，砂仁 15g，黄芩 15g，海螵蛸 25g。治慢性胃炎（肥厚型），胃窦炎，胃及十二指肠溃疡。

枳壳 15g，配麻黄 15g，杏仁 15g，甘草 15g，石膏 25g，陈皮 15g，桑白皮 15g，地龙 15g，黄芩 15g。治慢性支气管炎，支气管哮喘。

枳壳 15g，配白术 25g，川朴 15g，大黄 15g，芒硝 10g。治黏连性、粪块性肠梗阻。

枳壳 15g，配黄芪 50g，赤芍 15g，当归 15g，川芎 15g，桃仁 15g，红花 15g，丹参 25g，地龙 25g，降香 5g，冰片 0.5g。治脑梗死，冠心病心绞痛。

枳壳 15g，配丹参 15g，川芎 15g，当归 15g，桑白皮 15g，陈皮 15g，清半夏

15g，瓜蒌 25g。治冠心病心绞痛。

【用量】5~50g。

【禁忌】气虚证、血虚证一般不宜使用。

【体会】重症可以枳实易枳壳。对气虚或血虚证，枳壳一般不宜使用，但对哮喘之肺气虚或肾气虚证，则可在理虚的同时配伍枳壳以调气，从而避免中满之虞。本品用量过大，或体虚老人用之，可引起肠鸣腹泻。

赵 国 岑

【适应证】慢性胃炎、胃神经官能症，胃脘痞闷，消化不良；慢性气管炎、哮喘，胸闷，热痰不易咯出；肝脾肿大，肝区疼痛；便秘腹胀大，腹痛；胃下垂、子宫脱垂、脱肛；湿热痰郁之结胸证。凡腹胀、脘腹痞满者必用此药。

【配伍】

枳实 10g，配枳壳 10g。治气郁结于中焦。

枳实 10g，配厚朴 10g，大黄 6g，牵牛子 10g。治阳明燥热，脘腹疼痛，腹满实坚，大便秘结。

枳实 10g，配白术 15g，治脾虚气滞，胃痛不欲食。

枳实 15g，配白术 6g。治气滞伤脾食欲减退。

【用量】6~15g。

【禁忌】气虚无痰无积者不宜使用。

【体会】枳实宽中理气，功能速于枳壳，以行气理气为主，临床使用安全效速，在以上用量范围内未发现不良反应和毒副作用。

赵 健 雄

【适应证】自主神经功能紊乱，神经官能症，精神分裂症，慢性胃炎，胃下垂，消化性溃疡，慢性肝炎，慢性胆囊炎，胆结石，慢性胰腺炎，低血压及休克，内脏下垂，倾倒综合征，肝郁气滞证，胸胁腹胀；更年期综合征，乳腺增生，月经不调。

【用药指征】以气滞证为使用该药的临床指征，胸胁腹胀、低血压及脏器下垂使用本药必定有效。

【配伍】

枳壳 10g，配柴胡 10g，白芍 15g，甘草 6g。治肝郁气滞。

枳壳 10g，配木香 6g。治胃肠气滞。

枳壳 10g，配白术 10g。治湿阻气滞之心下痞证。

枳壳 10g，配陈皮 10g，生姜 3 片。治寒凝气滞。

【用量】5~20g。

【禁忌】阴虚、气虚患者慎用，误用可耗气伤阴，损伤脾胃，因该药增强子宫收缩力，故早孕者慎用，误用可致流产。

【体会】结合现代医学研究，枳壳可兴奋 α 受体，加强心肌收缩，增加心输出量，增加心、脑、肾的血流量而用于低血压及休克；可调节胃肠运动而用于功能性消化不良和胃肠痉挛；均取得了明显的临床疗效。

段 富 津

【适应证】胆汁反流性胃炎，胃下垂。

【用药指征】胃脘痞闷，胀满，疼痛者。

【配伍】枳实 15~30g，

配黄芪 20~40g。治气虚兼气滞之胃下垂，心下痞满者。

配白术 15~20g。治脾虚气滞之痞证。

配厚朴 15g。治脘痞兼腹满者。

配香附 20g，黄连 10g。治嗳气，呕苦之心下痞。

【用量】15~30g。

枸 杞 子

本品为茄科落叶灌木植物宁夏枸杞 *Lycium barbarum* L. 成熟果实。主产于宁夏、甘肃等地。本品性味甘平。归肝、肾经。具有补肝肾、明目等功效。

在被调研的 330 位名中医中有 9 位擅长运用此药。主要为北京、青海、山东、吉林、江苏等地的内科与妇科医家。

1. 用药指征及配伍

枸杞子的用药指征可概括为以下几点：①肝肾不足征象：头晕耳鸣，两目昏暗、视物不清，神疲乏力，面色不华，腰膝酸软等。②月经改变：月经延后，量少，色淡红，或经闭不行，或月经先期，经期延长等。③舌脉征象：舌质淡红，苔白或少；脉沉细或细迟。④实验室指标：外周白细胞小于 4.0×10^9/L，红细胞小于 3.5×10^{12}/L，血小板小于 80×10^9/L。

与枸杞子配伍同用出现次数较多的有补益类药：如地黄（5 次）、淫羊藿（4 次）、当归（4 次）、杜仲（3 次）等；清热类药：如菊花（5 次）、生地（3 次）等。

2. 主治病症

枸杞子所主治的病症有 30 多种，多为内科（50%）、妇科（30%）及眼科（20%）疾病。内科疾病包括消化、泌尿、血液等系统疾病，如糖尿病、慢性肝炎、脂肪肝、年老体虚、腰膝酸软、眩晕、贫血、白细胞减少症、高原性疾病、各种癌症、阳痿、遗精等。妇科疾病有不孕症、功能性子宫出血、月经不调、闭经、女子阴冷、更年期综合征、妊娠高血压、经前期综合征、绝经后骨质疏松症等。眼科疾病有白内障、视神经萎缩、夜盲症、视力疲劳、屈光不正等。

3. 禁忌证及用量

在禁忌证方面，外感发热或脾虚湿盛便溏者不宜；肝气郁滞者不宜。

在用量上，最少每剂用 6g，最多用 100g，一般用 10~20g。

曲 生

【适应证】肝肾阴虚，腰膝酸软，阳痿遗精，头眩，目黑，视物模糊等。

【配伍】

配巴戟天 10g，补骨脂 15g，金樱子 20g，芡实 20g。治肾虚腰痛遗精。

配菊花 20g，熟地 20g，山萸肉 15g。治肾虚所致的头晕目眩，视物模糊。

配何首乌 30g，女贞子 20g。桑椹子 15g。治须发早白。

配淫羊藿 20g，鹿茸粉 1g，阳起石 20g，韭菜籽 10g。治阳痿。

【用量】15~100g。

【禁忌】肝气郁滞者不宜，便滑者慎用。

李　莹

【适应证】肝肾阴虚诸证，亦可用于阴虚劳嗽（肺结核）的辅助治疗；对视力减退类病症有一定疗效，如视神经萎缩、夜盲症、视力疲劳、屈光不正等。

【配伍】

枸杞子20g，配干地黄15g，天门冬15g。治各种原因所致的头晕耳鸣，视力减退。

单用本品蒸熟嚼食，可治消渴，用量不拘多少。

枸杞子20g，配菊花10g、地黄30g。有清头明目，滋补肝肾之功。

枸杞子20g，配麦冬10g，知母15g，贝母10g。用于肺结核（阴虚劳嗽）的辅助治疗。

【禁忌】脾虚便溏者不宜。

【体会】药性平和，各种原因所致之肝肾阴虚证均可用之；疗程宜长；可做成药膳，达到食药统一，宜于久服。

李夫道

【适应证】糖尿病，阳痿，白内障，高原性疾病等。

【用药指征】肝肾不足而致腰膝酸软无力、两目昏暗、视物不清。

【配伍】

配地黄。滋补肝肾、明目清障，对晶体混浊、飞蚊症、老年性两目昏花、早期白内障有效。

配当归。用于肾气虚损，气血两虚。

配黄芪。治高原缺氧、慢性高原疾病、高原红细胞增高症、高原神经性头痛。

配丹参、山楂、淫羊藿。对慢性高原性疾病属肝肾不足者疗效好。枸杞子用量大至50g。

【用量】9~50g。

【禁忌】外感发热、消化不良者慎用。

【体会】在高原地区用途很广，未发现任何不良反应。在平原地区不宜大量长期使用，易引起血随气升而致鼻衄。

李辅仁

【适应证】年老体虚，无发热、急性感染者。

【配伍】

枸杞10g，配菟丝子10g，益智仁15g。治老年人夜尿频多，遗尿者。

枸杞10g，配菊花10g，天麻15g。治老年人肝肾不足，头晕目眩者。

枸杞10g，配葛根20g，生地20g。治糖尿病。

枸杞10g，配当归15g，生地15g。治血虚、肾虚、月经病。

【用量】10~15g。

杨家林

【适应证】肝肾不足、精血亏虚所致的月经不调（以月经后期、量少为主），闭经，不孕，绝经前后诸证，绝经后骨质疏松症。

【用药指征】月经延后，量少，色淡红，或经闭不行，或原发不孕，或发病于绝经前后。伴见腰酸膝软，头晕耳鸣，或视物昏花，舌质淡红，苔白，脉沉细等症。

【用量】10~15g。

【禁忌】肾阳虚内寒，或水湿停聚者不用。

【体会】其根之皮，即地骨皮，配伍用，治疗阴虚内热，因其善滋阴故能退虚热；而地骨皮其根下行，禀地之阴气最厚，性凉而长于退虚热。肾虚精亏者必用。

邵梦扬

【适应证】各种中、晚期癌症，尤其对肝癌、肾癌、肠癌、胃癌、血癌、骨癌等疗效较好，白细胞减少症，贫血，放化疗引起的白细胞减少症，慢性肝炎，脂肪肝，虚损性内伤杂病，如目疾、白发、眩晕、久咳、消渴、遗精、阳痿等。

【用药指征】不论是癌症，还是内伤杂病，临床以头晕目涩，视物昏花，腰膝酸软，神疲乏力，面色不华，或萎黄或白，脉虚弱细迟，舌淡苔少为指标。

【配伍】

枸杞子10~40g，配鬼箭羽、太子参、八月札、土茯苓，治胃癌。配无花果、败酱草、蒲公英，治肠癌。配丹参、青黛、鸡血藤，治血癌。

枸杞子20~30g，配板蓝根、柴胡、当归、黄芩等。治肝炎、脂肪肝。

配何首乌、人参、淫羊藿、当归等。治白细胞减少症。

配知母、麦冬、百部、川贝母等。治虚劳咳嗽。

【用量】6~40g。

【禁忌】外邪所致之实热证或脾虚湿盛者不宜。实热者用之热不退，湿盛者用之易腹泻。

【体会】枸杞子治癌以宁夏产的较好。临床常用能抑制癌细胞，又能提高机体免疫力，并防治白细胞下降。正所谓"气可充，血可补，阳可升，阴可长，火可降，风湿可去有十全之妙用焉"。外周血白细胞小于4.0×10^9/L，红细胞小于3.5×10^{12}/L，血小板小于80.0×10^9/L者必用此药。

高淑华

【适应证】更年期综合征，经前期综合征，妊娠高血压。

【用药指征】眩晕，视物模糊，腰背疼痛；经期吐血、衄血的头昏、目眩。

【配伍】

杞子12g，配菊花6g，生地10g，白芍12g，茯苓10g，泽泻12g，丹皮12g，怀山药12g。治更年期综合征，经前期综合征，妊娠高血压。

配杜仲12g，寄生12g，川断10g，牛膝10g。治肾虚腰痛。

配潼白蒺藜各12g，白芍12g，白芷10g等。治头痛头晕属血虚者。

配朱茯苓12g，煅龙骨12g，珍珠母12g等。治更年期心烦不寐，心悸。

配浮小麦15g，甘草6g，糯稻根10g，麻黄根10g。治阴虚自汗盗汗。

【用量】10~20g。

【禁忌】凡有外邪实热，脾虚夹湿及泄泻者不宜。

【体会】肝肾阴虚者在用滋补肝肾之品的同时，稍佐补肾阳之品则"阴得阳助而生化无穷"，可提高临床疗效。

董 克 勤

【适应证】月经不调，经期延长，月经过多，女子阴冷（性冷漠）。

【配伍】

枸杞子400g，配山萸肉200g，阿胶100g，制成膏剂早晚分服30g。主治月经过多，经期延长等月经不调症。

枸杞子200g，配淫羊藿200g，鹿胎1具，制成膏剂，日2次，1匙每次。主治女子阴冷。

【用量】15~400g。

【禁忌】脾虚便溏者不宜。

焦 西 姝

【适应证】肝肾阴虚之腰膝酸软、遗精及不孕症，功能性子宫出血。

【配伍】

配杜仲、桑寄生、淫羊藿、菟丝子等。治遗精、排尿障碍。

配菊花、地黄。平肝明目。

配巴戟天、补骨脂。治阳痿。

配杜仲。治肾虚腰痛。

【用量】6~20g。

【禁忌】上感急性期忌用。

骨 碎 补

本品为水龙骨科多年生附生蕨类植物槲蕨 *Drynaria fortunei*（Kunze）J.Sm. 或中华槲蕨 *Drynaria baroni* Diels 等的根茎。前者主产于浙江、湖北、广东、四川；后者主产于甘肃、陕西、青海、四川等地。味苦，性温。归肝、肾经。具有补肾、续伤的功效。

在被调研的 330 位名中医中有 8 位擅长运用此药。主要为山东、甘肃、吉林、北京等北方地区的骨伤科与内科医家。

1. 用药指征及配伍

关于本品的用药指征医家们论述的不多，主要有筋骨受伤，骨质受损，关节变形，僵挛不得屈伸，疼痛固定不移等。

与骨碎补配伍同用出现次数较多的主要有活血类药：如土鳖虫（5 次）、红花（5 次）、自然铜（4 次）、丹参（3 次）、乳香（3 次）、没药（3 次）、血竭（3 次）、川芎（3 次）、延胡索（3 次）等；补益类药：如杜仲（5 次）、黄芪（4 次）、熟地（3 次）等。

2. 主治病症

本品所主治的病症大多为骨伤科疾病，包括骨折、股骨头缺血性坏死、骨折迟缓愈合、急性腰扭伤等，以及肾虚腰痛、腰椎间盘突出症、腰椎管狭窄、类风湿关节炎等内科疾病。

3. 禁忌证及用量

在禁忌证方面，多数医家认为阴虚内热，或无瘀血者慎用。

在用量上，最少每剂用 5g，最多用 40g，多数用 10~20g。

马在山

【适应证】股骨头缺血性坏死，骨折迟缓愈合，肾虚引起的骨关节病。

【用药指征】股骨头坏死引起的髋关节痛，主要治疗肾虚瘀毒型股骨头坏死。

【配伍】

配血竭 1g，乳香、没药各 10g。治股骨头坏死。

配自然铜 15g。治骨折、骨折迟缓愈合。

【用量】10~30g，一般 15g。

【禁忌】阴虚内热无瘀血者慎用。

【体会】骨碎补能活血补肾，不同于一般单纯补肾药，又可解骨中之毒。激素性股骨头坏死，酒精中毒性股骨头坏死必用。

王菊芬

【适应证】筋伤骨折，骨折后功能障碍及风寒湿痹等症。

【配伍】

配川断 30g，土鳖虫 30g，甜瓜子 30g，丹参 30g, 自然铜（煅）50g。骨折中后期及愈后功能障碍。

【用量】9~30g。

【禁忌】凡属实火证不用。

【体会】该药除治疗上症外, 对以肾虚阳浮以致齿摇、齿痛、遗精、耳鸣等症, 配合应用亦有良效。

刘柏龄

【适应证】腰椎间盘突出症, 腰椎管狭窄症, 急性腰扭伤。

【配伍】

骨碎补 20g, 配丹参 15g, 杜仲 15g, 狗脊 15g, 鹿角霜 15g, 地龙 15g, 泽兰 15g, 延胡索 15g, 川牛膝 15g, 土鳖虫 15g, 陈皮 15g, 即为腰痛杜仲汤（自拟）。主治腰椎间盘突出症, 急性腰扭伤。

【用量】10~20g。

【禁忌】阴虚内热, 无瘀滞者慎用或不用。

【体会】本品既能补肾壮骨, 又善止痛。以之与补骨脂、熟地、胡桃仁、牛膝等同用, 治肾虚腰腿痛有效; 本品有活血、续伤、止痛之功, 以之与自然铜（煅）、炙乳香、炙没药、红花同用, 可治筋伤、骨损、肿痛。现代研究表明: 骨碎补有一定的改善软骨细胞功能, 推迟细胞退行性变的作用; 且能促进对钙的吸收, 并提高血钙和血磷的水平, 从而有利于骨折的愈合。

李同生

【适应证】骨折后期, 肿痛未除。

【用药指征】损伤后期, 肝肾不足, 筋骨不坚者。

【配伍】

配续断 9g。治损伤后期, 骨与关节尚肿痛者。

【用量】5~20g。

【体会】对损伤后期, 筋骨未坚, 肝肾不足者有较好作用。

宋贵杰

【适应证】跌打损伤、筋断骨折、瘀血肿痛、筋骨疼痛之证, 骨折后骨痂稀少、经常肿痛; 肾阳亏虚可配伍应用。

【配伍】

配续断、红花、当归。治疗跌打损伤、瘀血肿痛。

配红花、续断、儿茶、血竭。治疗骨折中后期骨痂稀少。

配当归、川芎。治疗马坠车碾疼痛诸症。

配海桐皮、川芎、土鳖虫。治疗慢性伤筋。

配黄芪、熟地。治疗肾阳亏损, 气绝不能言。

【用量】9~15g, 鲜品加量。

【禁忌】未发现不良反应。

【体会】骨碎补苦温性降, 能补肾强骨、活血止痛, 为伤科常选之品。

孟宪杰

【适应证】骨折, 肾虚性腰痛。

【配伍】

骨碎补 12g，配当归 15g，黄芪 10g，山药 12g，川断 15g，自然铜 12g，女贞子 15g，杞果 15g，陈皮 10g，甘草 4g。用于骨折中、后期，可促进骨折愈合。

骨碎补 12g，配黄芪 12g，细辛 4g，乌药 10g，杜仲 15g，延胡 12g，当归 15g，甘草 6g。治肾虚腰痛。

【用量】10~20g。

【禁忌】阴虚内热或无瘀血者慎用。

【体会】生药外用，捣烂为末，经调敷患处可治跌打肿痛。

焦 树 德

【适应证】尪痹（类风湿关节炎、强直性脊柱炎）；跌打损伤。

【用药指征】痹病入肾损骨，筋脉失荣，而致的关节变形，骨质受损，僵挛不得屈伸。跌打损伤，伤及筋骨，疼痛固定不移。

【配伍】

骨碎补 15~20g，配桂枝 12~15g，赤白芍各 12g，知母 12~15g，制附片 9~12g，防风 9~12g，干姜 6g，白术 6~9g，炙麻黄 3~5g，羌、独活各 10g，白僵蚕 9~12g，伸筋草 15~30g。治类风湿关节炎、关节变形者，即尪痹肾虚寒盛证。

骨碎补 10~12g，配红花 10g，桃仁 10g，续断 15g，杜仲 15g，归尾 9g，自然铜 6~9g（先煎），土鳖虫 6~9g，乳香 5g，没药 5g。治跌打损伤，伤及筋骨者。

【用量】9~20g。

【禁忌】无瘀血及症情与肾、骨无关者

不用。

【体会】本品主入肾经，有活血化瘀、补肾接骨（壮骨）、祛骨中毒风的作用，善治瘘痹骨折。多在复方中使用，很少单味使用。最好与益肾药、祛风湿药、活血化瘀药同用。在知柏地黄汤中加本品 9~15g，细辛 3g，治肾虚阳浮而致的牙痛常有良效。

樊 春 洲

【适应证】骨折疼痛。

【配伍】

配乳香 50g，没药 50g，延胡 70g，牛膝 70g，五灵脂 50g，丹参 70g，川芎 50g。治一般损伤。

配补骨脂 100g，桂心 70g，杜仲 70g，槟榔 70g，桃仁 50g，安息香 70g。治肾虚腰脚疼。

配熟地 100g，山萸肉 100g，茯苓 100g，丹皮 75g，泽漆 40g。治肾虚耳鸣，耳聋，牙痛。

骨碎补（鲜）50g，配斑蝥 5 只，烧酒 3 两，浸 12 天，过滤搽患处，日 2~3 次。治斑秃。

骨碎补 120g，浸酒 1 斤，分 10 次服。治筋骨损伤，痛不可忍。

骨碎补研面，入猪肾中煨熟食。治肾虚久泻。

【用量】10~40g。

【禁忌】没有骨折不宜使用该药，误用可导致骨化性肌炎。

【体会】阴虚内热，无瘀血者不宜用。骨折时必定要用该药。

香 附

本品为莎草科多年生草本植物莎草 *Cyperus rotundus* L. 的根茎。主产于山东、福建、湖南、湖北等地。味辛、微苦、微甘，性平。归肝经。具有行气疏肝，调经止痛等功效。

在被调研的 330 位全国名中医中有 5 位擅长运用此药。主要为内蒙古、湖北、陕西、河北、江苏等地的内科与妇科医家。

1. 用药指征及配伍

概括起来香附的用药指征大致有以下两点：①疼痛：头痛、胸痛、胁痛、腹痛，常于情志不舒时加重，伴嗳气，反酸苦水；及妇女行经腹痛，乳房胀痛等。②舌脉征象：舌苔薄白，脉弦或弦细。

与香附配伍同用出现次数较多的药物主要有白芍（5 次）、柴胡（3 次）、川芎（3 次）、甘草（3 次）等。

2. 主治病症

香附所主治的病症主要为内科（58.33%）和妇科（41.67%）疾病。内科疾病包括胸痛、胁痛、胃痛、疝痛、外感头痛等。妇科疾病包括痛经、月经不调、闭经、不孕症、经行乳胀等。

3. 禁忌证及用量

在禁忌证方面，大多认为气虚或阴虚证不宜使用。

在用量上，最少每剂用 6g，最多用 15g。

任 达 然

【适应证】胃气阻滞证。

【用药指征】舌苔薄白，脉细弦，胃脘按之软，但觉胃脘闷塞，嗳气则舒。

【配伍】

配老苏梗、陈皮、茯苓、佛手、郁金、合欢皮、枳壳。治胃气阻滞。

【用量】6~10g。

【禁忌】舌质红、无苔，阴津亏损的情况下不宜使用，误用有口干等不良反应。

【体会】关键在于理气宽中，诚如李时珍所说：香附为气病之总司。无气滞者不用，阴虚者慎用。

杨 牧 祥

【适应证】胁痛，胸痛，胃脘痛，腹痛，少腹痛，疝痛；月经不调，痛经等。

【用药指征】因情志不遂所致之胸胁脘腹胀闷疼痛者必用该药。

【配伍】

香附 15g，配郁金 10g，川楝子 15g。治肝胆疾患。

香附 10g，配乌药 10g，橘核 10g。治少腹疼痛。

香附 10g，配白芍 15g，柴胡 10g，川芎 15g，治痛经。

【用量】 10~15g。

【禁忌】 气虚，无明显气滞表现者慎用。

【体会】 本品辛散苦降，为气病良药，可行三焦气分，开上达下，走表入里，条达气机，用治范围广泛。临床使用应注意炮制方法。一般生用可上行胸膈、外达肌肤；炒用则下达肝肾，通利腰膝。

张 文 阁

【适应证】 月经后期，月经先后无定期，痛经，闭经，行经乳胀，不孕症。

【配伍】

香附 9g，配白芍 12g。对经乱、痛经、胞阻等多有效验。

香附 12g，配川芎 6g。治肝郁气血凝滞所致之经行头痛，经行胁痛、经迟、痛经、经闭等。

香附 9g，配黄连 6g。治由心肝郁火所致之经行烦躁，经行头痛，痛经等。

【用量】 6~12g。

【禁忌】 气虚、血热者不用。

【体会】 香附、木香均为芳香理气药。然而香附疏肝胆之气为主，又擅调经，多用治胸、胁、脘、腹胀痛、乳胀、痛经等。

木香理肠胃之气，多用治肠胃气滞、腹痛、泻痢，不能入血。香附生用药性横窜，偏于上行胸膈，化郁去滞，童便浸则性凉润；酒炒，则性发散；醋炒则入血，米泔水，盐浸后炒，则药性平和不燥。此药炮制很重要，直接影响药物功效。胸胁、胃脘、小腹、乳房胀痛者必用。

封 万 富

【适应证】 胁痛，胃痛；痛经。

【用药指征】 脉弦或弦细、虚弦，有气滞不通者或气滞血瘀，虚证实证皆可使用。

【配伍】

香附 15g，配当归 18g，白芍 15g，柴胡 10g，茯苓 15g，白术 10g，薄荷 9g。治肝气不舒诸症（郁证、胁痛、胃痛）。

【体会】 本品可与甘草之运用相媲美，为治疗气滞诸症之和事佬。临床尚未发现毒副作用。

黄 少 华

【适应证】 胃炎，胃十二指肠溃疡，外感风寒之头痛；妇女行经时痛经等病症。

【用药指征】 凡属寒邪所致的气滞不通之疼痛均可用。如肝胃不和，寒凝气滞之胃炎，胃十二指肠溃疡，症见上腹部隐隐疼痛，胁痛，情志不舒时加重，打嗝或反酸苦水等；感冒的头胀闷痛，恶寒或发热；妇女行经时腹痛，头痛，性情急躁，心烦易发怒，月经夹有紫色血块，乳房胀痛等。

【配伍】

配枳实 12g，青皮 12g，良姜 6g，白芍 15g，炙甘草 10g，海螵蛸 12g，旱莲草 30g。治疗肝胃不和之胃炎，胃十二指肠溃疡，梅核气等。

配良姜 9g，旱莲草 30g，合黄芪建中汤。治脾胃虚寒之胃炎，十二指肠溃疡。

配当归 12g，川芎 10g，柴胡 8g，乌药 10g，白芍 15g，炙甘草 10g，益母草 18g，白芷 10g。治经行气滞血瘀之腹痛、头疼。

【禁忌】凡气阴两虚之症，如胃阴不足之胃炎，食道炎，胃十二指肠溃疡；湿热瘀结，肝肾亏损之痛经；风热感冒之头痛等证不宜使用。

穿 山 甲

本品为脊椎动物鲮鲤科穿山甲 *Manis pentadactyla* Linnaeus. 的鳞片。主产于广西、广东、贵州、云南等地。味咸，性微寒。归肝、胃经。具有活血通经、下乳、消肿排脓等功效。

在被调研的 330 位全国名中医中有 5 位擅长应用此药。主要为山东、广东、广西、江苏等地内科医家。

1. 用药指征及配伍

其用药指征大致可概括为以下两点：①瘿瘤癥瘕：如甲状腺、舌、肝、乳腺、前列腺等部位的肿瘤，质地较坚硬者，或有压痛。②舌脉征象：舌质多暗，或有瘀斑，脉弦紧或沉细或涩。

与穿山甲配伍同用出现次数较多的有化痰软坚类药：如牡蛎（4 次）、贝母（4 次）；活血类药：如赤芍（3 次）、当归（3 次）；清热类药：如银花（4 次）、夏枯草（3 次）；补益类药：如黄芪（5 次）、甘草（4 次）等。

2. 主治病症

穿山甲所主治的病症主要为内科（73.33%）、妇科（13.33%）及外科（13.33%）疾病。内科疾病包括消化、泌尿、血液等多系统疾病。如肝癌、乳腺癌、舌癌、白血病、慢性肝炎、早期肝硬化、风湿病、甲状腺腺瘤、泌尿系结石、前列腺增生、再生障碍性贫血等。妇科疾病包括乳腺增生、缺乳等。外科疾病包括皮肤瘙痒症、疮疡等。

3. 禁忌证及用量

在禁忌证方面，有的医家认为出血期间及剧痛时慎用，有的认为无肿块者慎用。

在用量上，最少每剂用 3g，最多用 20g，一般用 6~15g。

刘 永 年

【适应证】石淋、砂淋（泌尿系结石），癃闭（前列腺增生），虚劳（白细胞减少、慢性再生障碍性贫血）。

【用药指征】脉弦紧或沉细或涩；小便频，淋沥不畅或滴沥而出，尿流中断，尿道有涩痛；腰腹发作性疼痛；气血虚弱征象（某些血液系统疾病）；借助 X 线、B 超、骨髓穿刺、实验室检查有相应客观指征者。

【配伍】

配金钱草、地黄、海金沙、冬葵子、生薏苡仁、川牛膝、生草梢。治石淋（泌尿系结石无尿血者）。

配黄芪、党参、升麻、白术、炙甘草、菟丝子、煅牡蛎。治气虚癃闭（前列腺增生）。

配地黄、黄柏、知母、泽泻、肉桂、牛膝。治阴虚癃闭（前列腺肥大引起的尿潴留）。

配黄芪、党参、枸杞、丹参、鸡血藤、虎杖、阿胶。治虚劳（白细胞减少）。

【用量】3~12g。

【禁忌】本品味咸入血，性走窜，故出血期间慎用。绞痛发作期间，亦难耐攻窜，否则增加剧痛或生厥变（休克），治疗再生障碍性贫血、白细胞减少等体弱患者，宜配入补益药物，避免虚虚之弊。

【体会】本药功擅通络透窍、化瘀消肿，故凡临床见有形之物阻塞脉络，气血运行痹阻而产生的疼痛、闭塞等证象，皆可用之。至于治虚劳，由于营血化生功能呆滞，一味纯补难达，以穿山甲入方中，可使脏腑生血功能旺盛，以利新血再生。

何 炎 燊

【适应证】慢性肝炎，早期肝硬化，风湿骨痛；甲状腺腺瘤，乳腺增生；缺乳。

【用药指征】瘿瘤癥瘕质硬，或有压痛，风湿骨痛，烦热走窜，脉无定体，舌质多暗，或有瘀斑。

【配伍】

炮山甲15g，配鳖甲25g，丹参15g，三七6g，田基黄30g，茵陈20g，黄芪20g，太子参20g，茯苓15g，白芍15g，女贞子15g，糯稻根须25g。治慢性肝炎，早期肝硬化。

炮山甲15g，配白薇15g，泽兰10g，忍冬藤30g。治风湿性关节炎热壅脉络证。

炮山甲15g，配鳖甲25g，牡蛎30g，玄参25g，贝母15g，猫爪草30g，夏枯草20g，罗汉果10g，凤栗壳15g，丝瓜络15g，半夏15g，瓜蒌仁15g，治甲状腺腺瘤。

【用量】10~20g。

【禁忌】正虚者当与补益药配伍同用，以免犯虚虚之禁。

【体会】本品生用有小毒，必须炮用；山甲号称"和平将军"，以治实证为主，但与补虚药物配伍，也可治虚实错杂之证。

姜 兆 俊

【适应证】疮疡，甲状腺腺瘤，乳腺增生病。

【配伍】

配生黄芪15~30g，当归10~15g，川芎6g，金银花30g，蒲公英30g，白芷10g，天花粉10g。主治疮疡脓成未破者。

配当归10~15g，金银花30g，赤芍10g，乳香10g，没药10g，大贝母10g，陈皮10g。主治疮疡肿块明显，皮色不红或微红，属气血凝滞或轻度化热时。

配生黄芪15~30g，台参15g，金银花15~30g，川芎10g，当归12g，白术10g，白芷10g，甘草6g。主治疮疡溃后，正虚不能托毒外出者。

配僵蚕10g，全蝎10g，蜈蚣2条，猫爪草30g，夏枯草12g。主治颈淋巴结核（结节型）。

配三棱10g，莪术10g，夏枯草12g，昆布21g，海藻15g，大贝母10g，生牡蛎20g。

主治甲状腺腺瘤，乳腺增生病。

【用量】6~15g，一般为 10g。

【禁忌】疮疡红肿热痛显著，有化脓趋势时不宜；孕妇禁用。

顾 振 东

【适应证】各种肿瘤及白血病。其中以肝癌、乳腺癌、舌癌最为常用。

【配伍】

配全蝎 6~10g，蜈蚣 1~3 条，治各种肿瘤及血液病。

【用量】3~15g。

【体会】穿山甲用量在 15g 内时，无明显不良反应。

黄 瑾 明

【适应证】乳腺增生病，皮肤瘙痒症

（有皮疹出现），以及一切肿块性疾病。

【配伍】

配浙贝 10g，赤芍 10g，青皮 10g，生牡蛎 30g，柴胡 6g，柑叶 10 张，甘草 6g，刘寄奴 10g。治乳腺增生。

炮山甲 6g（先煎），配生地 15g，通草 5g，银花 15g，蒲公英 15g，路路通 15g，陈皮 6g，丹皮 10g，赤芍 10g，甘草 6g。治急性乳腺炎。

【用量】6~10g。

【禁忌】非肿块性疾病一般不宜使用。

【体会】入煎剂宜先煎。由于本品价格昂贵，可改为研粉冲服，每次用 1~2g。

莱 菔 子

本品为十字花科草本植物萝卜 *Raphanus sativus* L. 的成熟种子。全国各地均产。传统认为本品味辛、甘，性平。入脾、胃、肺经。具有消食除胀、降气化痰、止咳平喘作用。

在被调研的 330 位名中医中有 5 位擅长运用莱菔子。主要为辽宁、内蒙古、河南、江苏、河北等地的内科与儿科医家。

1. 用药指征及配伍

本品的用药指征概括起来主要有以下几点：①腹部症状：脘腹胀满堵闷，或腹胀，叩诊鼓音，或痛，嗳气，纳呆，食少，排气不畅，大便溏或干结。②咳喘：咳声重浊多痰，气喘喉间有痰声者。③舌象：舌苔白腻，或淡黄腻，或苔微厚者。

与莱菔子配伍同用出现次数较多的药物主要有木香、枳实、枳壳、白术、半夏、陈皮、大黄、芒硝、槟榔、山楂、谷麦芽等理气消食药。

2. 主治病症

莱菔子所主治的病症主要急慢性胃炎、消化性溃疡、食积、急慢性支气管炎、哮喘、百日咳、泄泻、痢疾、腹胀、腹痛、粘连性肠梗阻、手术后腹胀等。

3. 禁忌证及用量

在禁忌证方面，多数医家认为气虚明显者一般不用此药。

在用量上，每剂最少用 4g，最多用 60g，多数用 10~15g。

马 新 云

【适应证】厌食，腹痛，腹胀，咳嗽。

【用药指征】腹胀，叩时鼓音，有胀气；咳嗽有痰，伴纳呆，食少，舌苔微厚者。

【配伍】

炒莱菔子 6g，配焦三仙 12g，焦槟榔 4g。主治消化不良。

配半夏 6g，生姜 2 片。治胃脘不适，呕吐腹痛者。

配苏叶 6g，橘红 8g。治痰湿咳嗽。

【用量】4~8g。

【禁忌】患儿体质虚弱要慎用；无明显胀气者不宜用。此外量宜小不宜大，因本药误用后有破气作用。

李 乃 庚

【适应证】积滞腹胀，支气管炎，哮喘，百日咳，伤食泻等。凡是需要消食导滞、下气定喘、化痰止咳、理气消胀者都用此药。

【用药指征】有以下四项之中一项者即可用：咳声重浊多痰者；气喘喉间有痰声

者；舌苔白腻或淡黄腻者；腹胀大便溏或干结者。

【配伍】

配山楂、神曲、陈皮、槟榔等。治积滞腹胀。

配苏子、白芥子等。治支气管炎、哮喘等。

配槟榔、木香等。治下痢后重。

配天丝窝1只，姜竹茹等。治疗百日咳。

【用量】5~10g。

【禁忌】无积滞、痰喘征象者，气虚者都不宜用，以免犯虚虚实实之戒。

【体会】凡积滞夹有风邪，咳喘兼有外感者，可用生莱菔子；凡为痰喘、积滞、下痢可用炒莱菔子，不管生用熟用，皆要用于有痰、有积的实证方可取效。

宋一亭

【适应证】脾虚食滞证，气郁腹胀证，正气未虚型便秘，痰浊中阻证。

【用药指征】腹胀伴嗳气时，必用此药。

【配伍】

配白术，治脾虚食滞证。

配枳壳，治气滞腹胀证。

配熟大黄，治正气未虚之便秘。

配枳实，治痰浊中阻。

【用量】15~60g。

【禁忌】明显气虚或脾胃虚弱时不宜用。

【体会】临床未见任何不良反应。

赵国岑

【适应证】①急慢性胃炎、消化性溃

疡，见胸闷腹胀，嗳气吞酸，脘腹胀气，食积不化；②急慢性支气管炎，咳嗽痰壅，胸闷；③泻痢腹痛。

【用药指征】有腹胀或痰多气喘者必用此药。

【配伍】

炒莱菔子20g，配炒麦芽15g，炒山楂15g，炒神曲10g。治伤食腹胀。

莱菔子15g，配陈皮10g，制半夏10g，杏仁10g。治咳嗽痰壅。

【体会】莱菔子治疗消化不良、伤食腹胀宜熟用，治疗风痰咳嗽宜生用。

贺瑞麟

【适应证】粘连性肠梗阻，手术（尤其是胃、十二指肠切除术）后腹胀。

【用药指征】①粘连性肠梗阻早期，痛，呕，胀，闭，但仍有少许排气；②手术后饮食不消，脘腹堵闷，嗳气，排气不畅。

【配伍】

配芒硝，治粘连性肠梗阻。

莱菔子（炒）20g，配木香（后下）10g，枳实15g，槟榔15g，山楂15g。治胃、十二指肠切除术后腹胀。

【用量】5~20g。

【禁忌】气虚者忌用。

【体会】胆道疾病，常影响脾胃，导致腹胀，莱菔子消积化滞，理气除胀，山楂能够助消化，两者可配伍同用。

莪 术

本品为姜科多年生草本植物莪术 *Curcuma phaeocaulis* Val. 或广西莪术 *Curcuma kwangsiensis* S.G.Lee et C.F.Liang 的根茎。主产于广西、四川、浙江、福建、云南等地。本品味苦、辛，性温。归肝、脾经。具有破血行气、消积的功效。

在被调研的 330 名中医中有 12 位擅长运用莪术。主要为天津、辽宁、上海、云南、安徽、甘肃、广西等地的内科与妇科医家。

1. 用药指征及配伍

莪术的用药指征大致可概括为以下几点：①气滞血瘀证：局部肿块，疼痛，固定不移，唇绀；或妇女经闭腹痛，呈刺痛，腹部可扪及包块。②食积证：脘腹胀痛，嗳腐吞酸，呕吐不消化食物，吐后痛缓，大便不畅等。③舌脉征象：气滞血瘀时舌质紫或有瘀点，脉沉弦或涩；食积时舌苔厚腻，脉滑或沉实。④实验室检查：血液黏度或血小板计数增高。

与莪术配伍同用出现次数较多的主要有活血类药：如三棱（18 次）、赤芍（10 次）、丹参（9 次）、桃仁（8 次）、当归（8 次）、红花（7 次）、川芎（6 次）、鳖甲（4 次）等；理气类药；如香附（10 次）、枳壳（7 次）、乌药（6 次）、木香（6 次）、青皮（5 次）、陈皮（4 次）、沉香（4 次）、砂仁（4 次）等；补益类药：如黄芪（10 次）、白术（8 次）、甘草（8 次）、茯苓（6 次）、淫羊藿（4 次）、党参（4 次）等；其他与莪术配伍次数较多的药有柴胡（8 次）、半枝莲（5 次）、山楂（4 次）等。

2. 主治病症

莪术所主治的病症多达 41 种，主要为内科（41.46%）、妇科（39.02%）、外科（12.20%）疾病。内科疾病中包括消化、泌尿、心血管等多个系统的病症，如肝炎、肝硬化腹水、肝脾肿大、慢性胃炎、肝癌、胃癌、胰腺癌、泌尿系结石、难治性肾病、食积、冠心病心绞痛、顽固性头痛、甲状腺腺病等；妇科病症主要有痛经、闭经、子宫肌瘤、子宫内膜异位症、宫颈癌、宫外孕、卵巢囊肿、附件炎、月经不调、乳腺增生、乳腺癌等；外科病症主要有急腹症、跌打损伤、血栓性脉管炎、动脉栓塞等。此外，莪术还可主治疣、带状疱疹后神经痛及小儿疳积等。

3. 禁忌证及用量

在禁忌证方面，医家们认为气血亏虚及有出血倾向者不宜，孕妇忌用。

在用量上，最少每剂用 5g，最多用 30g，多数用 10~20g。

马 骏

【适应证】伤食而致的脾胃功能失调出现脘腹胀痛、饮食积滞不化之证，气滞血瘀而致的癥瘕、积聚等证。

【用药指征】脘腹胀痛，嗳腐吞酸，呕吐不消化食物，吐后痛缓等消化不良症状，舌苔厚腻，脉滑或沉实；妇人经闭腹痛，呈刺痛，痛处固定，腹部可扪及包块，舌紫暗，有瘀斑，脉弦涩。

【配伍】

莪术 10g，配谷芽 20g，槟榔 6g，枳实 10g，木香 6g，川芎 6g，炒山楂 15g，砂仁 8g，香附 10g，大腹皮 10g，炙甘草 3g。治食积。

莪术 10g，配三棱 10g，川芎 6g，川牛膝 15g，赤芍 15g，干地黄 15g，当归 15g，桃仁 6g，红花 6g，茺蔚子 15g。治妇人经闭腹痛。

莪术 10g，配丹参 20g，鳖甲 15g，柴胡 10g，枳壳 10g，姜黄 10g，青皮 10g，郁金 10g，三棱 10g，甘草 6g。治癥瘕积聚。

【用量】5~15g。

【禁忌】气血虚弱者、月经过多的妇女及孕妇忌用。

【体会】莪术性温味辛苦，归肝、脾经；具有破血化瘀、消癥、行气止痛的功效，为妇科常用药；因其有行气化瘀、助消化、消积滞的作用，故在临床上常用于饮食不节，脾运失常所致的积滞不化、脘腹胀满疼痛之症。因莪术破气消积之力较峻猛，故兼见脾虚气弱证候者要注意配合使用健脾益气药以制之。

吴 康 衡

【适应证】难治性肾病；经糖皮质激素、细胞毒性药物及中医辨证治疗，均不能缓解病情，尿蛋白，红细胞长漏不止者。

【用药指征】属久病难治，伴有不同程度的血瘀证，如果有肾穿病检，提示肾小球基底膜增殖和不同程度的纤维化，血液流变学检查指标异常者效果更好。

【配伍】

莪术 20g，配三棱 15g，瓦楞子 15g，白芥子 15g，治肾病综合征（肾穿病检属系膜增殖型）经泼尼松、环磷酰胺等正规治疗不敏感者，以及乙肝相关性肾炎，症见面红而晦，尿中大量蛋白，红细胞，舌紫暗，脉涩迟等。

【用量】15~30g。

【禁忌】本药为活血破瘀之品，对于初发肾脏疾病而非反复发作、难治性肾病者，不宜过早使用，否则可加重蛋白尿、血尿。

【体会】在用本药时，若患者虚象明显，可与等量人参、北芪同用，不至于在破瘀之中，加重元气损伤。本药为行气破血之品，其用于治疗难治性肾病，主要依据中医理论"久病入络为瘀"之说。现代医学认为，肾脏病的"四高"特点即高度浓稠性、高度黏滞性、高度聚集性和高度凝固性是肾脏病发生发展的重要因素，说明了继发性凝血障碍是肾小球病变发展与恶化的主要原因。药理学研究证明，莪术能明显改变血液流变学各种参数，抗血栓形成，改变全血黏度，降低细胞压积，血沉等。

张 代 钊

【适应证】各种常见癌瘤（癥瘕积聚）。

【用药指征】血瘀气结，经闭瘀阻，跌打损伤，食积胸腹胀痛。

【配伍】

配三棱 9g，山慈菇 15g，土贝母 15g，龙葵 20g，草河车 20g，半枝莲 30g，海藻 15g，夏枯草 20g。治疗各种常见肿瘤。

配黄芪 30g，太子参 20g，白术 9g，薏米 30g 等。治疗癥瘕积聚之脾虚者。

配加青皮 9g，陈皮 9g，槟榔 15g，木香 9g 等。治疗癥瘕积聚之气滞者。

【用量】6~20g。

【禁忌】有出血倾向者，脾胃气虚者，正气亏虚者。

【体会】莪术挥发油中提取的"榄香烯乳"对多种瘤谱具有很显著的抗癌活性。

张 丽 蓉

【适应证】子宫肌瘤，子宫内膜异位症，闭经，功能性子宫出血，附件炎，宫外孕，宫颈癌，外阴癌等见气滞血瘀者。

【用药指征】以上病症引起疼痛、包块、月经异常。

【配伍】

配三棱 20g，夏枯草 15g，桃仁 10g。治疗子宫肌瘤。

配三棱 20g，香附 20g，玄胡 10g。治疗子宫内膜异位症。

配草河车 30g，地锦草 30g。治疗盆腔炎性包块。

配三棱 20g，丹参 15g，赤芍 10g。治

疗宫外孕破裂盆腔血肿。

配穿山甲 10g，皂刺 10g 等。治疗输卵管不通。

配半枝莲 30g，半边莲 30g。治疗宫颈癌。

【用量】10~30g。

【禁忌】血虚无瘀滞者不宜使用；孕妇禁用。

陆 德 铭

【适应证】乳腺癌，乳腺癌术后，疣，甲状腺腺瘤，带状疱疹后遗神经疼痛，乳腺小叶增生症。

【用药指征】局部有肿块或固定疼痛之症。

【配伍】

配石见穿 30g。治乳腺癌术后、乳腺小叶增生、甲状腺腺瘤。

配黄芪 60g。治带状疱疹后遗神经痛。

配柴胡 9g。治乳腺癌。

配板蓝根等，治疣。

【用量】9~30g。

【禁忌】经行时不宜使用。

陈 乔 林

【适应证】肝胆疾患、脘腹胀痛，胃肠疾患、食积痞满，泌尿系结石、少腹坠痛，癥瘕积聚，跌打损伤作痛者；妇女痛经、经闭属血瘀气滞者。凡当有气滞血瘀，食积胀痛，邪实而正气尚支者，必用之破气中之血。

【配伍】

配合大柴胡汤，更加蒲公英、茵陈。治肝胆疾患，胁肋脘腹膜胀作痛者。

胃肠疾患，脘腹胀满，常于辨证处方中酌加莪术；实证用量大至 15g，虚实兼杂证宜少至 10g 或以下。

配逍遥散加减。治妇女痛经、经闭。

配柴胡、乌药、地龙、车前草、滑石等。治泌尿系结石，少腹坠胀作痛者。

配三棱、白花蛇舌草、半枝莲等。消癥瘕积聚。

【用量】成人 10~15g。

【禁忌】单纯虚证不宜用，因有抗着床、抗早孕作用，故孕妇忌用。

【体会】本品性苦味温，入肝脾经，功能行气破血，消积止痛。《本草正》谓："性刚气峻，非有坚顽之积不宜用"。但实际用之得当，最擅行气解郁，疏理肝胆，不必顾忌。

林　毅

【适应证】乳腺增生病，乳腺癌，癥瘕积聚。

【配伍】

莪术 12g，配三棱 9g，益母草 12g，丹参 15g，赤芍 12g，茯苓 15g，山慈菇 12g，僵蚕 10g，肉苁蓉 10g，青皮 9g，香附 10g，浙贝母 15g 等。治乳腺增生病，证属痰凝血瘀型。

莪术 12g，配全蝎 5g，丹参 15g，黄芪 15g，郁金 12g，山慈菇 12g，半枝莲 12g，白花蛇舌草 30g，昆布 10g，海藻 10g，山

药 15g。治疗乳腺癌，证属痰瘀互结型。

莪术 15g，配益母草 12g，桃仁 10g，茯苓 15g，丹皮 10g，赤芍 12g，泽兰 10g，青皮 10g，枳壳 10g，山楂 15g，鳖甲 12g。治子宫肌瘤，证属血瘀型。

莪术 10g，配桃仁 10g，红花 6g，王不留行 12g，延胡索 12g，川楝子 12g，当归 9g，丝瓜络 10g。治外伤性乳房脂肪坏死。

【用量】10~30g.

【禁忌】非坚顽之积不宜用；妇人小儿当慎用。

【体会】研究表明，莪术可对癌细胞产生直接的抑制和破坏作用，也能对抗肿瘤细胞引起的血小板聚集及瘤栓形成，改善血液的高凝状态，并且能抗血管痉挛和双向调节机体的免疫功能，从而使肿瘤细胞处于抗癌药及机体免疫功能的控制下。可见该药具有很好抗癌效果。不过须同其他药物配伍使用，方能收到较好的疗效。若血液黏稠度和（或）血小板计数增高，必定使用该药。

周信有

【适应证】肝脾肿大，肝硬化腹水，冠心病心绞痛，萎缩性胃炎镜检胃黏膜结节隆起肠上皮化生，肿瘤疼痛；血瘀痛经、闭经等。

【用药指征】有的可触及肿块，有的表现血脉瘀滞不通则痛的疼痛之征。同时可诊见上下唇和周围黏膜紫色，及唇绀、舌暗、面色青紫之征象。

【配伍】莪术 20g，

配丹参 20g, 醋鳖甲 30g, 淫羊藿 20g, 党参 15g, 炒白术 20g, 黄芪 20g, 五味子 15g, 茵陈 20g, 柴胡 15g, 大腹皮 20g, 猪茯苓各 20g, 泽泻 20g, 车前子 20g, 生水蛭粉 5g。治疗肝硬化腹水。

配赤芍 15g, 川芎 15g, 丹参 20g, 延胡 20g, 生山楂 20g, 广地龙 20g, 桂枝 15g, 细辛 4g, 荜茇 9g, 黄芪 20g, 淫羊藿 20g, 生水蛭粉 4g。治疗冠心病心绞痛, 胸痛彻背。

配炒白芍 20g, 党参 20g, 炒白术 9g, 黄芪 20g, 陈皮 4g, 姜半夏 9g, 香附 9g, 砂仁 9g, 鸡内金 9g, 蒲公英 15g, 乌梅 9g, 甘草 6g。治疗萎缩性胃炎, 镜检有胃黏膜结节隆起, 肠上皮化生。

配三棱 15g, 当归 15g, 川芎 15g, 赤芍 15g, 桂枝 9g, 小茴香 9g, 香附 9g, 乌药 9g, 益母草 20g, 桃仁 9g, 红花 9g。治疗血瘀痛经, 闭经。

【用量】 9~20g。

【禁忌】 有出血、失血情况者不宜用; 孕妇及月经过多者忌服。

【体会】 医书记载, 莪术为行气破血之品, 仅适用于气滞血瘀所致之实证, 实际莪术性味平和, 既有攻坚消积之功, 又有保肝护心、增强人体免疫之功能。故临床适用于虚实夹杂之证, 如肝硬化腹水、冠心病心绞痛等。

赵 国 章

【适应证】 肝癌, 胃癌, 胰腺癌, 宫颈癌, 卵巢癌; 痛经, 月经涩少。

【用药指征】 有肿块, 舌质紫或有瘀点, 脉沉弦或涩。

【配伍】 详见"消瘤息痛汤"和"加减温经汤"。

【用量】 一般 10~15g, 男性肝癌中期, 体质壮实者可用至 25g。

【禁忌】 肿瘤晚期患者临终时忌用, 妊娠期忌用。

【体会】 本品具有较好的抗癌和预防转移作用。

赵 冠 英

【适应证】 冠心病, 恶性肿瘤及癌性疼痛, 慢性胃炎, 功能性消化不良, 血栓性脉管炎及动脉硬化闭塞症, 动脉栓塞; 盆腔包块, 卵巢囊肿, 输卵管不通等妇科疾病, 宫外孕; 跌打损伤。

【用药指征】 凡由气滞血瘀所致癥瘕积聚, 瘰疬痰核及瘀血肿痛等皆用该药。

【配伍】 莪术 15g,

配黄芪 15g。治冠心病, 萎缩性胃炎, 脉管炎。

配白术 15g, 治慢性胃炎, 慢性肝炎、肝硬化及功能性消化不良引起的胃脘胀满、纳差食少。

配香附 15g。治肝硬化胁胀痛, 肝癌疼痛及妇科盆腔包块、卵巢囊肿、输卵管不能、宫外孕等。

配黄连 6g。用于幽门螺杆菌引起的慢性胃炎、胃脘痛。

配红花 10g, 或苏木 10g。治冠心病、心肌缺血引起的顽固性心绞痛, 频繁发作,心律失常及心肌梗死后的心绞痛。

配荔枝核 10g，小茴香 10g。用于慢性前列腺炎引起的小腹隐痛，会阴坠胀及前列腺肥大引起的排尿不畅。

配全蝎 6g，蜈蚣 2 条。治恶性肿瘤及癌性疼痛，无脉证，血栓性静脉炎。

配苏木 10g，乳香 6g，没药 6g。用于跌打肿痛。

配三棱 10g。用于一切瘀肿癥瘕。

配半枝莲 15g，白花蛇舌草 15g。用于各种恶性肿瘤产疗间期。

配附子 8g，细辛 4g。用于急性肠系膜动脉梗塞症。

【用量】9~30g，一般用 9~15g。

【禁忌】凡属气血亏虚及有出血倾向、凝血障碍者不宜用。

【体会】本药行气破瘀、消积抗癌作用强，尤其对消化系统癌症和妇科子宫癌疗效好。

钱伯文

【适应证】肝癌，胃癌，胰腺癌。

【用药指征】腹部胀满，肝区或两胁隐痛，胃纳不佳，大便不畅等肝郁气滞、瘀血蕴结者。

【配伍】

配三棱 12g，香附 6g，橘叶 6g，川楝子 9g，广郁金 12g。治疗肝气郁结、疏泄失调、气血凝滞、瘀血蕴结的肝癌、胃癌、胰腺癌。

【用量】6~15g。

【禁忌】本品药力较峻，非体弱气虚者所宜。

【体会】临床亦可用于血凝气结的中晚期卵巢癌、宫颈癌等，症见腹中包块坚硬，疼痛拒按，月经不调或崩漏下血，带多赤白腥臭等，常与墓回头、三棱、紫草根、露峰房等配合应用。

董国立

【适应证】各型肝炎有腹胀者，肝硬化腹水，慢性胃炎，急腹症，顽固性头痛、关节炎，甲状腺功能亢进症；妇女月经不调及不孕，妇女乳腺增生；闪挫扭伤腰痛；小儿疳积。

【配伍】

莪术 10g，配荆三棱 10g，柴胡 12g，枳壳 12g，木香 10g，沉香 10g，厚朴 12g，白术 12g，茯苓 12g，乌药 30g，砂仁 12g，肉豆蔻 12g，当归 15g，白芍 30g，黄精 15g，丹参 15g，甘草 6g。治疗乙肝。

莪术 10g，配荆三棱 10g，香附 12g，木香 10g，沉香 10g，大贝母 15g，昆布 15g，海藻 15g，黄药子 12g，青皮 12g，陈皮 12g，王不留行 12g，路路通 12g。治疗妇女乳腺增生及甲状腺功能亢进症。

莪术 12g，配荆三棱 12g，大黄 12g，芒硝 12g，枳实 15g，厚朴 15g，槟榔 15g，木香 10g，沉香 10g，当归 15g，赤芍 12g，桃仁 12g，红花 12g，乌药 30g，穿山甲 12g，甘草 6g。治疗急腹症。

莪术 10g，配荆三棱 10g，大黄 10g，木香 10g，沉香 10g，当归 15g，赤芍 12g，桃仁 12g，红花 12g，路路通 12g，鸡血藤

15g，络石藤 15g，乌药 30g，川断 12g，牛膝 12g，三七粉冲 3g，甘草 6g。治疗腰扭伤。

【用量】5~12g。

【禁忌】大病之后，身体骤虚，虽有腹满胀闷，不能用莪术破瘀行气，用之则胸更闷，并可出现气短不足以息；肝病见舌红无苔，虽肝脏明显肿大者也不可用莪术化郁，否则营血更伤，形体更弱。

【体会】莪术治乙肝疗效很好，凡有腹胀满可较长时间应用莪术、三棱，防止肝脏纤维化。

桂 枝

本品为樟科植物肉桂 *Cinnamomum cassia* Presl 的嫩枝。主产于广西、广东、云南等地区。传统认为本品味辛而甘，性温。入膀胱、心、肺经。具有散寒解表、温通经脉、通阳化气等功效。

在被调研的 330 位名中医中有 24 位擅长运用本品。主要为辽宁、天津、四川、湖北、河南、江苏、云南、新疆等 16 个省市的内科、妇科和儿科医家。

1. 用药指征及配伍

桂枝的用药指征大致可以概括为以下几点：①阳气不足诸症：面色淡白，怕冷恶风，手足发凉，自汗出，心悸气短，胸闷，口不渴，水肿，小便量少不利。②经络不通诸症：胃痛，腹痛，喜按喜暖，或胸痛畏寒，或关节肌肉疼痛，或肩背肢节酸痛，或有寒性结节，颜色不红，或皮肤麻木而硬。③舌脉征象：舌淡润，或胖嫩，或质紫暗，苔薄白，脉浮缓，或迟，或沉细，或结代，或虚数无力。④辅助检查示：心动过缓，2 度以上房室传导阻滞等。

与桂枝配伍同用出现次数较多的药物主要有：白芍（33 次）、甘草（33 次）、生姜（18 次）、茯苓（14 次）、附子（13 次）、当归（12 次）、大枣（12 次）、白术（11 次）、黄芪（11 次）、川芎（9 次）、防风（7 次）、麻黄（7 次）等。

2. 主治病症

桂枝所治的病症多达 69 种，主要为内科病症，占 70% 左右，其余为皮肤科及妇、儿科疾病。内科疾病中包括呼吸、消化、心血管、泌尿及肌肉关节多个系统。如感冒、汗证、痰饮、咳嗽、哮喘、蓄水证、心悸、便秘、心肌炎、胸痹、冠心病、心肌梗死、房室传导阻滞、心动过缓、心律不齐、窦房阻滞、病态窦房结综合征、肺源性心脏病、心功能不全、胃炎、黄疸、胆石症、疲劳综合征、虚痨、遗精、失眠、水肿、慢性肾炎、肾病综合征、肝硬化腹水、腰痛、腿痛、胃痛、腹痛、寒疝、肩痛、背痛、颈肌劳损、血栓闭塞性脉管炎、痹证、风湿性关节炎、类风湿关节炎、动脉炎、静脉炎及肝脾肿大等；皮肤科疾病有湿疹、神经性皮炎、荨麻疹、结节性血管炎、脂膜炎、冻疮、雷诺病、硬皮病、苔藓、瘙痒证及痒疹；儿科疾病有小儿厌食、小儿痿证、小儿情感性交叉两腿摩擦证及小儿心脏疾患；妇科疾病有更年期综合征、妊娠恶阻、月经不调、闭经、经痛等。

3. 禁忌证及用量

在禁忌证方面，医生们大多认为里热炽盛、阴虚火旺、血热妄行，及风温、湿热病症，见高热烦躁，咽喉肿痛，舌红花剥，大便干结，小便短赤，月经量多等热性病症，及高血压头痛者均不宜使用。

在用量上，最少每剂用 1g，最多达 50g，多数用 5~15g。

于作盈

【适应证】风寒表证，胸痹属心阳不振者，痰饮证，血瘀证及中焦虚寒证等。

【用药指征】外感风寒：头痛、身痛、发热、恶寒、有汗或无汗之表证；心脾阳虚，水湿内停而致痰饮证；风寒湿痹肩背肢节酸痛。

【配伍】

桂枝15g，配麻黄和营通阳治表实无汗。两者相须为用，可助麻黄发汗而表证得解。

桂枝15g，配茯苓、白术。温运脾阳，化湿利水，治痰饮证。

桂枝10~20g，配炙附子、黄芪、丹参、人参、淫羊藿。治胸痹、胸痛或心悸之心阳不振之证。

桂枝15g，配赤芍、川芎、炙附子、茯苓。宣痹止痛，用于风寒湿痹。

桂枝15g，配细辛5g，半夏10g，远志10g，五味子10g，茯苓15g，瓜蒌15g。温阳化痰止咳。

【用量】5~30g。

【禁忌】温热病，内有湿热，阴虚阳盛，血热妄行之证均禁用；孕妇及月经过多者慎用。

【体会】在胸阳不振而致胸闷、气短、乏力，心前区疼痛之胸痹证时，必用桂枝；桂枝具有发汗解表、温经通阳之用，在临床上用于和营、通阳、利水、下气、行瘀、补中，其功最大，施之最广，在和营为首药。

于鹄忱

【适应证】关节冷痛，肢体麻木，慢性胃炎，营卫不和之表虚自汗证；妊娠恶阻辨证属虚寒者。

【配伍】桂枝10g，

配白芍，治腰腿痛。

配白芍、生姜、大枣。治胃痛、妊娠恶阻。

【用量】5~15g。

【禁忌】"桂枝下咽，阴胜则愈，阳胜则毙"，热证不宜用桂枝。如误用，必加重病情。

【体会】桂枝有舒展神经的作用，如桂枝加附子汤治"四肢微急，难以屈伸者"，用后即愈；再如手足拘挛用桂枝配伍恰当，收效较好。临床上使用桂枝时，如果寒、热辨证不明，必加白芍、黄芩以制其性。

石景亮

【适应证】颈肌劳损，病态窦房结综合征，盗汗。

【配伍】

桂枝20g，配太子参20g，麦冬10g，苦参10g，甘草10g，玉竹15g，川芎15g，丹参30g，生黄芪30g，甘松6g，细辛5g。治病态窦房结综合征引起的心动过缓。

桂枝20g，配白芍20g，葛根20g，甘草15g，苍耳子5g，防风10g，生姜10g，大枣5枚。治颈肌劳损，证属痹阻太阳、颈筋失和者。

桂枝15g，配白芍30g，浮小麦30g，牡蛎30g，炙甘草10g，生姜10g，大枣5枚，山萸肉 20g，黄精 15g，制附片 6g。治盗汗，证属营卫失调，肺肾两虚者。

【用量】一般用量为 5~10g，最多可用至 15~30g。多从 10g 开始，逐渐增加。

【禁忌】风温热病及阴虚阳盛之证、喉证、血证或素有内火而口干舌燥等象者忌用。

【体会】所谓"无汗不得用桂枝"之说，是指桂枝汤而言，并非指桂枝一味而论。

龙 治 平

【适应证】风寒感冒，水肿（慢性肾炎、肾病综合征，心功不全，更年期综合征引起的水肿），鼓胀（各种肝硬化腹水），胸痹（冠心病，心肌梗死），痹证（风湿、类风湿关节炎），经寒瘀滞的月经不调，闭经腹痛证。

【用药指征】舌淡胖嫩，苔白，脉细弱或结代。

【配伍】

配白芍 9~12g，生姜 12~15g，大枣 6~12g。治体虚风寒感冒。

配制半夏 9~12g，细辛 6~9g，干姜 9~12g。治外有风寒内有悬饮者。

配茯苓 10~20g，白术 12~20g，大腹皮 12~18g，泽泻 9~12g。治脾肾阳虚的水肿，腹水。

配瓜蒌 12~18g，薤白 9~15g，半夏 9~12g。治胸阳不振的胸痹（冠心病，心肌梗死、心律失常等）。

配细辛 6~9g，秦艽 12~15g，独活 10~15g，威灵仙 12~18g。治痛痹证（风湿，类

风湿关节炎）。

配白芍 12~15g，香附 12~15g，川芎 12~18g，牛膝 6~12g。治经寒痛经，月经不调。

【用量】6~15g。

【禁忌】风寒感冒日久有化热倾向者；水肿、鼓胀，胸痹病而舌红，苔黄，口干者；热痹者；温热病及阴虚火旺者；孕妇或月经量过多者。桂枝辛温，误用有燥热伤阴，迫血妄行之弊。

边 天 羽

【适应证】急性荨麻疹、瘙痒及痒疹属表寒证者；脾胃寒湿证之全身慢性瘙痒性皮肤病；寒凝血瘀之结节性血管炎、脂膜炎、冻疮与雷诺病；气虚血瘀之硬皮病，硬化性、萎缩性苔藓、雷诺病。

【用药指征】怕冷、手足发凉、皮肤麻木而硬、寒性结节、溃疡以及其他虚寒表现。

【配伍】

配麻黄 4.5g，赤芍 9g，杏仁 9g，红枣 5 枚、生姜 3 片、甘草 6g。主治急性荨麻疹、瘙痒证及痒疹。

配陈皮 10g，半夏 10g，白术 10g，苍术 10g，猪苓 9g，黄芩 15g，栀子 10g，泽泻 10g，甘草 6g，茯苓 10g。主治全身慢性瘙痒性皮肤病。

配牛膝 9g，干姜 6g，细辛 3g，威灵仙 9g，归尾 9g，赤芍 9g，红花 9g，甘草 6g，鸡血藤 15g。主治结节性血管炎、脂膜炎、冻疮及雷诺病。

【用量】一般用6~10g。

刘 亦 选

【适应证】心力衰竭属心肾阳虚者；脑血管病引起的偏瘫，面神经麻痹等无热象者。

【用药指征】冷（形寒肢冷），清（小便清长），疲（神疲乏力），淡（唇舌淡白），迟（脉迟无力），即有阳虚表现。

【配伍】

桂枝15g，配真武汤。治心肾阳虚型心力衰竭。

桂枝15g，配补阳还五汤。治中风后遗症，肢体偏瘫。

桂枝10g，配僵蚕10g，白附子15g，钩藤15g。治面神经麻痹。

【用量】3~30g。

【禁忌】热实证不宜使用桂枝，误用则会耗伤阴液，使热实证加重，出现口干口苦，烦躁不安，甚则四肢发抖，抽搐等症。

【体会】中医传统认为舌红不用桂枝，即阴虚、热证忌用桂枝。我的体会是，舌红而有津可用桂枝，即不光阳虚证可用桂枝，阴虚但阴液尚未大亏者亦可用。虚寒疼痛用桂枝止痛宜后下。

刘 继 祖

【适应证】伤风发热，自（盗）汗，风疹，痹痛，心悸不寐，胃痛，虚劳，遗（滑）精；妇人诸病。

【用药指征】脉缓，口不渴者均可用之。若表卫不足如恶风畏冷或心阳不足自汗心悸或经脉不利者必用该药。

【配伍】

配白芍10g，治发热自汗。

配白芍20g，治脘腹痛。

配炙甘草10g，治心悸。

配麻黄10g，治风寒表实无汗。

配牛膝10g，治肢节痛。

配杜仲20g，治腰痛。

配党参20g，治身痛。

配当归10g，治月经不调。

配大黄5~10g，治急腹症。

【用量】1~20g。

【禁忌】实热者忌用。

【体会】桂枝有多向调节作用：寒者用其温，热者用其散；虚者用其补，实者用其托；尤其经脉不利、气血滞寒用之更当。桂枝为助阳要药，如张景岳云"惟高明见道之士，常以阳衰根本为忧"，故多可用之。又桂枝牲通达，助阳而不致阳遏成热，故用之少顾虑。

李 乃 庚

【适应证】风寒表证、肢体酸痛，胸痹痰饮、尿少浮肿，卫阳不固、寒湿痹阻等。

【用药指征】素体阳虚、面色白、四肢欠温、汗出恶风；苔薄白，舌质淡。

【配伍】

配白芍、甘草、生姜、红枣。治外感风寒，有汗表不解。

配白芍、甘草、龙骨、牡蛎、生姜、

红枣等。对自汗、盗汗，心烦心悸者甚好。

配白芍、甘草、苍耳子、银花、大黄、生姜、红枣等。治风疹块而伴有腹痛者，若无腹痛可合用玉屏风散治之。

【用量】2~9g。

【禁忌】凡阴虚阳亢之证不用，温热病不用，血证不用。因桂枝为肉桂之嫩枝，其性辛温，误用则耗伤阴津。桂枝能通脉行血，血证用之会加重出血。

【体会】桂枝的使用常离不开桂枝汤，而桂枝汤的类方有 20 余种，取效的关键是要掌握桂枝汤和营卫、调阴阳的总原则。

吴生元

【适应证】表虚感冒，心悸怔忡（心阳虚），心性、肾性水肿，失眠证，风寒湿痹，营卫不和之自汗烘热，血寒气滞之妇女绝经诸证。

【用药指征】心悸、气短，失眠，自汗，小便不利，下肢甚至胸腹部水肿，风寒湿性关节疼痛，脉浮缓或紧。

【配伍】

桂枝汤治外感表虚证。

桂枝汤配玉屏风散合方，治营卫不和之自汗证。

桂枝龙牡汤治失眠。

苓桂术甘汤加味，治水肿。

黄芪防己桂枝汤，治风寒湿痹之关节、肌肉疼痛。

大温经汤加减，治妇女月经不调及绝经前后诸证。

【用量】10~20g。

【禁忌】阴虚证、风热证、温热性疾病不宜用。误用有伤阴、化燥、化热的不良反应。

汪履秋

【适应证】外感风寒，内伤寒痛，各类风湿痹痛。

【配伍】

桂枝 10g，白芍 10g，甘草 3g，加姜枣，为桂枝汤。外证得之，可以解肌和营卫，内证得之，可以化气调阴阳。

配白芍用 15g 或 20g，加饴糖，名小建中汤。治虚劳里急，腹中痛，20 世纪 60 年代治疗胃脘痛颇有效。

桂枝汤加黄芩，名阳旦汤。治伤寒表证又夹里热者，用之效果较佳。

【用量】3~20g。

【禁忌】热性疼痛或疼痛不甚者、阑尾炎腹痛、高血压性头痛、阴虚烦热、伤寒温病化热入里，均不宜用。

【体会】桂枝是临床上最常用的药物，既能解表又能清里，横行手臂，止汗舒筋，表证里证均得用桂枝，《伤寒论》113 方，用桂枝汤化裁者就占 1/4；桂枝止汗止痛，但单用很少，需配伍才行；桂枝虽属辛温药，但很平和，一般服后无不良反应。

张云鹏

【适应证】冠心病，心律失常，腹水，血栓闭塞性脉管炎，风湿性关节炎，类风湿关节炎，普通感冒，疲劳综合征，遗精，闭经，自汗。

【用药指征】心阳不足，胸闷，胸痛，心悸，脉结代；营卫不和，时常汗出；风湿入络，关节疼痛；经脉痹阻，肢体麻木，闭经；水气内停，水肿，鼓胀。总之，阳气式微，经脉痹阻，气血不和时必用桂枝。

【配伍】

桂枝9g，配枳实9g，薤白9g，全瓜蒌9g，丹参9g，白檀香6g等。治冠心病胸痹型。

桂枝12g，配炙甘草6g，党参15g，麦冬10g，五味子6g，丹参15g，生黄芪15g等。治心律不齐，心阳不足，气阴两虚。

桂枝10~15g，配水蛭10g，土鳖虫10g，大腹皮30g，车前草30g，黑白丑10g等。治肝硬化腹水，血瘀水结，阳气不通。

桂枝15~30g，配当归30g，细辛6g，木通6g等。治血栓闭塞性脉管炎，寒凝经脉。

桂枝10~30g，配白芍10g，知母10g，地龙10g，乌梢龙10g等。治类风湿关节炎，风湿入络。

桂枝9g，配麻黄9g，白芍9g，杏仁9g等。治普通感冒，汗出不彻的外感风寒证。

桂枝10g，配党参10g，白芍10g，炙甘草10g，红枣12枚等。治中气不足的虚痨证。

桂枝10g，配龙骨30g，牡蛎30g，芡实15g等。治遗精，阴阳两虚。

桂枝10g，配当归15g，泽兰15g，益母草30g等。治瘀阻闭经。

桂枝10g，配白芍10g，炙甘草6g，生姜5g等。治营卫不和的自汗。

【用量】6~45g。

【禁忌】在阳盛时不宜使用桂枝，误用后出现咽痛、鼻衄、热甚。

【体会】桂枝功能颇多，贵在通阳。外感用量宜轻，杂病剂量可重。

张崇鄠

【适应证】周围血管病，如动脉炎、静脉炎、雷诺征，缺血性疼痛，类风湿关节炎，充血性肝、脾肿大，腺体结节，如乳腺、甲状腺的纤维结节等；某些皮肤病，如湿疹、皮肤瘙痒，神经性皮炎等。

【配伍】

桂枝20g，配赤芍15g，当归10g，川芎10g，细辛5g，木通10g，玄参15g，虎杖20g，炮姜5g，地龙12g，葱白5g，生甘草10g，温经通脉，消肿散结，治下肢静脉炎，雷诺病。

【用量】10~30g。

【禁忌】阴虚阳甚而无阳郁者，有出血倾向或出血宿疾者，用桂枝时要慎之又慎，误用可诱发出血及使出血加剧。

【体会】①在治疗四肢病变，如肩周炎，尺、桡神经损伤，雷诺病，坐骨神经痛，末梢神经炎，下肢静脉炎等病症时，均可用较大剂量的桂枝作为温通经脉，助阳化气的主药，但与之配伍的药物选择应有随症变通之法，不能只重用桂枝一味。有一经验可供参考：动脉炎，多肢厥，治疗时需扩张动脉（即辛散温通），故可重用桂枝；静脉炎时多肿胀，治疗时静脉血管不宜扩张（即需消肿祛瘀），桂枝用量应审慎，不可不加选择地一味重用。②阳气不足，阴寒内盛，附子为首选；阳郁不伸，血脉瘀阻，桂枝当为首选。可见附桂虽都为助阳药之列，但作用方向却迥然有别，各有侧重。桂枝的温通经脉之性，是该药的主要方向，助阳化气作用是在温通经脉基础上得以体现的。只有实现了桂枝的温通作用，才能达到助阳的目的。而这一切又和桂枝与他药的配伍，以及用药剂量相关，此点需仔细品味。

张瑞霞

【适应证】外感风寒，自汗，皮肤风团，心悸，气短，胸痛，腹痛，关节冷痛，黄疸，鼓胀，水肿等病症。属营卫不和，脾阳不振，心阳痹阻，风寒湿痹者。

【配伍】

桂枝15g，配白芍12g，防风10g。主治外感营卫不和，多汗，皮肤风团。

桂枝12g，配柴胡15g，金钱草30g，茵陈30g。主治肝胆疾病出现黄疸，胆石症，湿热明显者减半。

桂枝15g，配生黄芪60g，茯苓60g，白茅根30g。主治鼓胀水肿。

桂枝15g，配白术30g，茯苓30g。主治脾阳不振，饮停胸胁，胸胁支满，胸疼心悸气短。

桂枝15g，配丹参饮。主治脘腹冷痛，心阳痹阻之胸痛。

桂枝12g，配附子10g，羌活12g，防风12g。主治关节冷痛。

【用量】6~15g。

【禁忌】阴虚内热、血热妄行者不宜使用，有加重出血的现象。

【体会】桂枝中有健胃解痉、强心、镇静的成分，我在肝胆疾病中对黄疸、胆石症常用桂枝取其温通之性，能制约苦寒药，并能解痉利胆促进排石。对肝硬化腹水、肾病之水肿取桂枝的温阳通经、发汗之性以利水湿的排泄。

陆 拯

【适应证】体虚感冒，浮肿尿少，脘腹疼痛，风湿痹痛，胸阳不振，痛经怯寒，瘀血内阻。

【用药指征】舌苔薄白或质紫暗，脉浮缓或沉细。在以下情况下必用桂枝：①恶风自汗，面色淡白；②午后微热，背部有寒感；③遍体浮肿，小便量少；④胃痛，腹痛，喜按喜暖；⑤心悸气短，胸痛畏寒；⑥妇人脏躁，悲怒无常；⑦瘀血内阻，络脉不畅。

【配伍】

桂枝3~5g，配白芍10g，尘仆仆5g，大枣6枚，生姜2~4片。治体虚感冒；汗出多者可加生黄芪20g。

桂枝5g，配白术15g，茯苓20g，生姜皮8g，冬瓜皮20g。治浮肿尿少；兼有表证者，加紫背浮萍10g。

蜜炙桂枝5~8g，配白芍20g，炙黄芪30g，干姜3~6g，炙甘草5g，饴糖30g（如无，可用炼蜂蜜30g分冲），大枣12枚。治脘腹疼痛属虚寒者；如实寒者用炒桂枝

6~8g，配高良姜 5g，荜澄茄 5g，广木香 10g，炙甘草 5g。

桂枝 8~12g，配熟附子 10g，乌梢蛇 20g，苍术 15g，炒当归 15g，独活 10g，炙甘草 6g。治风湿痹痛。

桂枝 6~8g，配薤白 10g，丹参 30g，白檀香 5g。治胸阳不振，胸痹心痛；如心气不足，心动悸，脉结代者用炙桂枝 5~8g，配炙甘草 6~8g，党参 20g，麦冬 20~30g，阿胶 10g。

炒桂枝 6g，配丹皮 10g，赤芍 15g，桃仁 10g。治妇女痛经，闭经。

【用量】3~12g，寒邪极甚者可用至 15g。

【禁忌】热证咳血、吐血、衄血、便血、溲血不宜使用，用则加重出血；阴虚内热，舌光红，脉细数等不用，用则虚热加重，阴液更伤；实证高热，邪从火化、燥化者不宜用，用则可伤阴劫液，热势加甚，甚至出现吐血、咯血等。

【体会】生桂枝，辛甘性温，以散寒解表力专，多用于表寒证；蜜炙桂枝，味甘微辛，性温润，以温中补虚力强，多用于里虚寒证；炒桂枝，味甘微辛，性温燥，以温里祛寒力胜，多用于里寒证。

陈宝义

【适应证】外感发热、心肌炎（心动过缓、重度房室传导阻滞或心力衰竭）、腹痛及血瘀诸证。

【用药指征】外感发热时里无热证而

属风寒在表或营卫不和身热不退者，心动过缓，2 度以上房室传导阻滞以及心力衰竭等。

【配伍】

桂枝 10g，配伍白芍 15g，丹参 15g，附子 6g，云苓 15g，生地 20g，炙甘草 9g，治重度房室传导阻滞、心动过缓、心律不齐、窦房阻滞及病态窦房结综合征。

【用量】6~12g。

【禁忌】若咽喉肿痛，里热炽盛或舌光红无苔者不宜使用该药。

【体会】因病情需要长期治疗时，配伍生地或黄连，即无化燥伤阴之虞。

陈鸿文

【适应证】表虚中风证，寒凝诸痛，痰饮，蓄水证，心悸。

【用药指征】恶风汗出，胸闷胸痛，心悸眩晕，小便不利，舌淡苔薄白或苔白而润，脉浮缓或弦滑或结代。

【配伍】

桂枝 10g，配麻黄 10g。治风寒表实证。

桂枝 10g，配白芍 10g。治风寒表虚证。

桂枝 10~15g，配茯苓 30~50g。治痰饮病，蓄水证，心悸。

桂枝 10g，配附子 10g。治阳虚外感病。

桂枝 10~15g，配丹参 15~20g。治胸痹。

桂枝 10~15g，配白术 15~20g。治痰饮病，蓄水证。

桂枝 10g，配大黄 10~15g。治阳虚便秘。

桂枝 10g，配薤白 10~15g。治胸痹。

桂枝 10~15g，配赤芍 10~15g。治风寒痹证，胸痹。

桂枝 10~15g，配川芎 10~15g。治寒痹，胸痹。

桂枝 10~15g，配甘草 20~30g。治表虚中风，心悸，胸痹。

【用量】5~15g。

【禁忌】阴虚火旺、血热妄行、孕妇及月经过多者不宜使用。

【体会】桂枝其用有六：通阳，散寒，通脉，利水，行瘀和扶卫实表。本品辛温，易伤阴动血，故用时应谨慎，量不可过重。

罗　铨

【适应证】心阳痹阻之冠心病、肺源性心脏病、缓慢性心律失常等，寒湿痹阻经络之风湿性关节炎等，各种心、肾疾病所致水肿小便不利，风寒外感。

【配伍】

配黄芪 30g，附子 30g，细辛 5g 等。治缓慢性心律失常。

配生姜 3 片，茯苓 15g，法半夏 15g 等。治胸痹。

配粉葛根 30g，苏叶 15g，黄芪 30g。治气虚外感。

【用量】6~15g。

【禁忌】热象明显者不宜使用。

【体会】出血性疾病一般不用。

周伯康

【适应证】多汗症，感冒，哮喘，水肿尿少，腰痛。

【用药指征】自汗，恶风，脉缓，舌淡红，苔薄白。

【配伍】

桂枝 12g，配白芍 12g，生姜 12g，炙甘草 12g，大枣 15g。治感冒太阳中风证，服药后饮稀粥，令得微汗；上方再加厚朴、杏仁，治哮喘并有汗出恶风者。

桂枝 10g，配猪苓 15g，泽泻 15g，茯苓 20g，白术 15g。治慢性心衰，心悸气促，水肿，小便不利而渴，但不敢多饮。

桂枝 15~30g，配白术 15g，黄芪 30g。治妇人产后腰痛，下肢沉重，口淡纳呆，不耐劳倦，容易出汗，时有畏风，日久不愈。

【用量】9~50g。

【禁忌】多汗表实证、热证及阴虚者不宜使用。若误用则病情加重，甚至引起出血，如衄血等。

【体会】服桂枝剂若有"燥热"之感，可在煎好的药液中加入生盐 1g 左右，治产后顽固性腰痛，用量可由 9g 起渐渐加大，最大可用至 30~50g。桂枝和桂枝汤的变法为张仲景所常用，应用范围甚广，临床若运用得当则疗效确实。所谓"温经通络"，我体会有改善微循环的作用。

骆继杰

【适应证】外感风寒之头痛、恶寒、发热、汗出，营卫不和之发热证，风寒湿痹之关节疼痛，心阳不足之心悸、脉结代，心血痹阻之胸痛，阳虚饮停之水肿、小便不利，中焦虚寒之腹痛；寒凝瘀滞之痛经、闭经。

【配伍】

桂枝 3~15g，配麻黄。治表寒虚证。

桂枝 3~15g，配阿胶。治心动悸，脉结代。

桂枝 3~15g，配雷公藤。治风寒湿痹。

桂枝 3~15g，配红参、附子、白术、炙甘草。治心阳虚弱之胸闷、心悸。

【用量】3~15g。

【禁忌】温热病，阴虚阳盛证，血热妄行证，孕妇及月经过多者不宜使用。

【体会】对于长期低热，既无热象，亦无寒象者，从营卫不和论治，运用以本品为君的桂枝汤原方（桂枝、白芍等量）治疗，常能收到满意效果。皮肤瘙痒证用其他方药治欠佳者，投予桂枝汤调和营卫，多可药到病除。

徐 木 林

【适应证】冠心病，心律失常，风寒湿痹，周围血管病。

【用药指征】心阳虚证之胸闷，胸痛，心悸，脉结代；寒湿阻络之肩、背、上肢、手指疼痛，怕冷，色苍白等。

【配伍】

桂枝 10g，配甘草 6g。治冠心病，心律失常等各种心血管疾病属心阳虚，见胸闷，胸痛，心痛，心悸、怔忡，脉结代者；若有血瘀，加三七 10g 或丹参 15g 或川芎 10g，当归 12g；若属寒湿痹阻胸阳之胸痹，加瓜蒌 12g，薤白 10g；或枳实 12g，薤白 10g；若并发水肿，加茯苓 20~30g；若兼

失眠多梦，加龙骨、牡蛎各 30g，炒枣仁 15g；兼喘则加桂枝 15g，银杏 10g；若脉结代，则甘草易炙甘草 10~15g。

桂枝 10g，配当归 15g，通草 12~15g，治雷诺病及脉管炎等周围血管病。

桂枝 10g，配姜黄 12g。用于寒湿痹之肩痛。

桂枝 10g，配乌药。用于寒湿痹之背痛。

桂枝 10g，配羌活 12g。用于风寒湿痹之上肢关节疼痛。

桂枝 10g，配独活 12~15g。用于风寒湿痹之下肢关节疼痛。

【用量】6~15g，常用量 10g。

【禁忌】非其证勿用此药，误用必犯虚虚实实之戒，加重病情。

郭 文 勤

【适应证】心悸，手足麻木、四肢厥冷，少尿、浮肿，伤寒表虚证；经闭，痛经。

【用药指征】自汗，舌淡，苔薄白，脉浮缓，或缓或迟。

【配伍】

桂枝 15g，配白术 15g，茯苓 15g，泽泻 15g，猪苓 15g。治心衰浮肿。

桂枝 15g，配麻黄 5g，红参 10g，黄芪 40g，附子 10g。治心动过缓。

桂枝 15g，配白芍 15g，甘草 10g，生姜 15g，大枣 7 枚。治表虚营卫不和自汗。

桂枝 15g，配炙甘草 15g，生龙骨 25g，生牡蛎 25g。治心悸，怔忡。

桂枝 20g，配艾叶 15g，干姜 15g，当归 20g，川芎 15g。治经寒瘀滞，经闭，

痛经。

桂枝 15g，配附子 15g。治风寒湿痹，肩背肢节酸痛。

【用量】15~50g。

【禁忌】凡温热病、阴虚阳盛及血热妄行者忌用。

【体会】桂枝发汗力较强，阴虚盗汗，咳喘由于肾不纳气者均应忌用。临床上治疗心动过缓或肺源性心脏病、风湿性心脏病、心肌病心衰，重用桂枝均获显效。

郭 庆 贺

【适应证】风湿病。

【用药指征】营卫不和，关节疼痛不甚，恶风汗出，头痛，脉浮缓。

【配伍】

桂枝 15g，配豨莶草 15g，防风 10~20g，白芍 20g，当归 15g，川芎 10g。治风湿病。

【用量】5~15g。

【禁忌】风湿病属湿热、阴虚火旺、血热妄行等证者忌用，孕妇及月经过多者慎用。

【体会】桂枝辛、甘、温，入心、肺、膀胱经。具有发汗解肌、温经通阳的功效，治风湿病常与豨莶草、防风、当归、川芎等同用，取其温通经络，祛风除湿之功效。

梁 冰

【适应证】风湿性关节炎属表虚者；更年期综合征属肝郁不舒者。

【配伍】

配黄芪 30g，赤白芍各 10g，当归 10g，独活 10~15g，桑枝 15g，川楝子 10g，延胡 10g。治表虚外感致风湿者。

配柴胡 10~12g，白芍 10g，当归 10g，黄芩 10g，枳实 10~15g。治更年期综合征属肝郁不舒者。

【用量】10~15g。

董 廷 瑶

【适应证】太阳中风证，汗证，痰饮咳喘，寒疝，中虚腹痛；小儿厌食，小儿痿证，小儿心脏疾患，小儿情感性交叉两腿摩擦证。

【用药指征】小儿面色㿠白，发热，汗出恶风，四肢欠温，中虚腹痛，心悸怔忡，脉弱或结代，舌淡红苔薄润，自汗盗汗，咳嗽痰稀或遗尿，脾胃失调之厌食症；阳虚发热，汗出恶风，虚寒腹痛，四肢清冷，心悸心慌，舌苔淡润，脉细软无力。

【配伍】

桂枝 3g，配炒白芍 6g，甘草 3g，生姜 3 片，大枣 5 枚，防风 6g。治外感风寒，发热、汗出、恶风。

桂枝 3g，配白术 9g，茯苓 9g，甘草 3g，半夏 9g，杏仁 6g，川朴 5g，炙苏子 10g。治痰饮咳喘。

桂枝 3g，配炒白芍 9g，炙甘草 3g，煨姜 3 片，红枣 5 枚，饴糖 30g。治中虚腹痛。

桂枝 3g，配炒白芍 9g，炙甘草 5g，生龙骨 30g，生牡蛎 30g，丹参 9g，朱麦冬 9g，党参 9g，茯神 12g，生姜 3 片，红枣 5

枚。治小儿心脏疾患。

桂枝 3g，配炒白芍 6g，炙甘草 3g，生姜 3 片，红枣 5 枚，川石斛 9g，谷芽 9g，神曲 10g，佛手 6g。治小儿厌食、汗多。

桂枝 3g，配桂心 2g，川朴 3g，木香 5g，炒白芍 6g，橘核 6g，荔核 6g，小茴香 3g，煨姜 2 片，红枣 3 枚。治小儿寒疝。

桂枝 3g，配白芍 6g，甘草 3g，青蒿 9g，白薇 9g，天花粉 9g，川石斛 9g，生姜 2 片，红枣 3 枚。治小儿缠绵低热。

【用量】3~9g。

【禁忌】咽喉红肿，高热汗多，烦躁，舌红花剥，或苔黄腻，大便干结，小便短赤，脉数疾等属温热痛范畴，不宜使用。

【体会】由于脾胃主一身之营卫，营卫主一身之气血。小儿因营卫不和，影响脾胃的气机。又因厌食消既不宜，补又不合，适用桂枝汤调和营卫，以促醒胃气，使之能食，故谓之"倒治法"。用本方治小儿厌食，仅数剂即能使患儿知饥思食，确有意想不到的效果。

桃 仁

本品为蔷薇科多年生木本植物桃 *Prunus persica*（L.）Batsch 或山桃 *Prunus davidiana*（Carr.）Franch. 的种子。全国各地均产；山桃主产于辽宁、河北、河南、山东、四川、云南等地。传统认为本品味苦、甘，性平。入心、肝、大肠经。具有活血祛瘀、润肠通便、止咳平喘等功效。

在被调研的 330 位名中医中有 4 位擅长使用本品。主要为山东、江苏等地的妇科与内科医家。

1. 用药指征及配伍

其用药指征大致可概括为以下几点：①疼痛：痛处固定，且拒按。②大便：多干结难解。③舌象：舌质紫暗或舌有紫气。

与桃仁配伍同用出现次数较多的药物主要有红花、赤芍、川芎、大黄等活血化瘀药。

2. 主治病症

桃仁所主治的病症主要有腹痛、胁痛、肠痈、便秘、癥瘕积聚、跌打伤痛、闭经、痛经、外痔、肛痈等。

3. 禁忌证及用量

在禁忌证方面，医家们认为：血虚或有出血倾向而无瘀滞者不宜使用。

在用量上，最少每剂用 5g，最多用 24g，一般用 10~15g。

丁 泽 民

【适应证】血栓外痔，肛痈初起，肠燥便秘。

【用药指征】舌质紫暗或舌有紫气，痛处固定，拒按，大便干结难解。

【配伍】

配红花 10g，当归 20g，川芎 10g，赤芍 10g，三七 10g，制大黄 6g，土鳖虫 10g。主治血栓外痔。

配红花 10g，当归 10g，川芎 10g，赤芍 10g，白芷 10g，皂刺 10g，穿山甲 10g，酒大黄 6g。主治肛痈初起。

配杏仁 10g，麻子仁 10g，郁李仁 10g，苁蓉 10g，首乌 10g，枳壳 10g，白术 10g，当归 10g。主治肠燥便秘。

【用量】5~15g。

【禁忌】有出血倾向或肠炎病史者不宜。

王 云 铭

【适应证】血滞腹痛，胁痛，肠痈便秘，癥瘕积聚；跌打伤痛；闭经，痛经。

【配伍】

桃仁 24g，配红花 9g，三棱 9g，莪术 9g，当归 9g，川芎 9g，赤芍 9g，大黄 9g。治血瘀经闭。

桃仁 20g，配冬瓜子 24g，大黄 9g，丹皮 9g，枳实 9g，玄明粉 9g，乳香 6g，没药 6g，延胡 9g。治急性盆腔炎，身热减退而见下腹包块者。

【用量】9~24g。

【禁忌】失血而无瘀滞者不宜。

【体会】桃仁是行血祛瘀的常用药品。气行则血行，气滞则血凝，故临床应用多配伍红花 9g，三棱 9g，莪术 9g，以行气散气、破血消积。去皮尖生用和血；连皮尖炒用破血；双仁者，毒性强，不用。

陈 益 群

【适应证】一切新老损伤，尤其对新伤及胸腹损伤所致的胸闷、腹胀、便秘更佳。

【配伍】

桃仁 10g，配泽兰 10g，泽泻 10g，赤芍 10g，当归 10g，青皮 6g，陈皮 6g，制乳香 5g，制没药 5g，红花 5g，生大黄 10g。治疗跌打损伤之疼痛。

【用量】10~15g。

【禁忌】血虚者慎用。

姚 寓 晨

【适应证】血瘀经闭，癥瘕痞块，痛经，产后瘀滞腹痛等。

【用药指征】如痛经属于瘀寒或瘀热交阻者，或闭经不利，腹胀经滞者，均为其临床特征。

【配伍】

配红花、当归、川芎、香附。治经滞或不行及产后瘀阻等症。

配琥珀、红花、制香附。治瘀阻痛经。

配三棱、生山楂、川牛膝。治瘀阻闭经。

【用量】6~15g。

【禁忌】无瘀滞者不用。

夏 枯 草

本品为唇形科植物夏枯草 *Prunella vulgaris* L. 的果穗。主产于江苏、安徽、浙江、河南等地。传统认为本品味辛而苦，性寒。入肝、胆经。具有清肝明目、消肿散结等功效。

在被调研的 330 位名中医中有 6 位擅长运用本品。主要为天津、山东、上海、云南、北京、广东等地的内科、外科、妇科及眼科医家。

1. 用药指征及配伍

本品的用药指征大致可以概括为以下两点：①肿块：颈部、乳房等处触及肿块，伴有红肿热痛；或 B 超检查等发现子宫肌瘤或卵巢囊肿等。②火热上炎征象：头晕头痛，目赤肿痛，或眼珠疼痛，眼底检查有炎性渗出物，或机化物，或结节样隆起。

与夏枯草配伍同用出现次数较多的药物主要有柴胡、白芍、郁金等疏肝柔肝理气药；连翘、蒲公英、山栀等清热解毒药；海藻、昆布、山慈菇等消肿散结药；桃仁、赤芍、三棱、莪术等活血化瘀药。

2. 主治病症

夏枯草所主治的病症约有 30 余种，主要为内科、外科、妇科及眼科病症。具体为甲状腺功能亢进症、甲状腺腺瘤、甲状腺肿、急性甲状腺炎、甲状腺囊肿、痈、疖、痈肿初期，颈淋巴结结核、淋巴结炎、乳腺增生、乳腺炎、腮腺炎、带下、阴肿、月经过多、崩漏、痛经、经行头痛、盆腔癥瘕、盆腔炎、卵巢囊肿、息肉、子宫肌瘤、视网膜静脉血栓、高血压、头痛、眩晕、高血压性视网膜病变、渗出性眼底病变、泡性眼炎、巩膜炎及目赤肿痛等。

3. 禁忌证及用量

在禁忌证方面，多数医家认为脾胃虚寒者不宜用。

在用量上，最少每剂 6 克，最多 30 克，多数用 15~20 克。

史 济 招

【适应证】瘤及瘤样增生，如乳腺增生、卵巢囊肿息肉、子宫肌瘤、甲状腺囊肿。

【用药指征】检查病变部位是否有肿块，质地是否坚硬并有相应的物理检查，如超声波、X 线、红外线、乳腺干板相等，凡诊为上述病症者均可应用。

【配伍】

配柴胡 10g，当归 10g，白芍 10g，香附 10g。治肝郁气滞所致的乳腺增生。

配桃仁 10g，红花 10g，丹参 15~30g，穿山甲 10g。治甲状腺肿、子宫肌瘤、胆囊息肉等瘤样增生。

配苦丁茶 10~15g，菊花 10~12g，枸杞子 10~15g。治阴虚型高血压。

【用量】15~30g。

【禁忌】脾胃虚弱者不用，必要时与温补药同用。与当归配伍时，如大便溏软，改为丹参。

【体会】瘤及瘤样增生属中医"积聚""痰核"的范畴，统称为肿物，其发病机制一般认为起源于肝郁气滞，气滞血瘀，肝旺克脾，脾虚生痰，肝脾两经痰、气、血互凝形成肿物。因此治疗原则为疏肝理气、活血化瘀、健脾化痰，佐以软坚散结，治疗方法：肝郁气滞加当归、白芍、香附，气滞血瘀加桃仁、红花、丹参、茜草及逍遥散。脾虚生痰加补中益气汤。此药单用不如复方效果好。

曲 竹 秋

【适应证】瘿瘤（包括甲状腺功能亢进症、甲状腺腺瘤、甲状腺肿），头痛、眩晕、目赤肿痛、痈疖肿痛、瘰疬。

【配伍】

夏枯草30g，配白芍10g，桑叶10g，扁豆10g，麦冬10g。治甲状腺功能亢进症。

夏枯草30g，配山慈菇10g，贝母10g，海藻10g，桃仁10g，海浮石15g。治甲状腺腺瘤、单纯性甲状腺肿、瘰疬。

夏枯草15g，配菊花10g，丹皮10g，栀子10g，羚羊粉0.6g。治肝火上扰之头痛、眩晕、目赤肿痛。

夏枯草30g，配玄参15g，连翘12g，蒲公英15g，丹皮10g。治痈疖肿毒。

【用量】10g~30g。

【体会】从中医看来，甲状腺功能亢进症多由郁怒伤肝，肝阳上亢所致，夏枯草配伍他药，清泻肝火，软坚散结，能取得

较好的疗效。

乔 仰 先

【适应证】肝胆疾病，瘿瘤瘰疬，高血压，眼病。

【用药指征】头晕头痛，目赤流泪，胸胁胀痛，淋巴腺瘤与乳房肿痛等。

【配伍】

夏枯草12g，配蝉蜕9g，石决明30g，菊花6g，炒山栀6g，炒黄芩6g。治肝火上炎头痛头晕，目赤肿痛。

夏枯草15g，配半枝莲24g，蛤壳24g，牡蛎30g，海藻15g，大贝母12g。治瘰疬痰结，淋巴腺肿。

夏枯草20g，配蜀羊泉24g，炙蜈蚣2条，猪殃殃24g，水红花子15g。治肿瘤疾病。

夏枯草15g，配白菊5g，珍珠母30g，紫石英30g，山羊角30g。治降血压。

夏枯草15g，配当归15g，白芍15g，茺蔚子15g，甘草6g，生地24g。治肝虚眼珠痛。

【用量】12~20g。

【禁忌】脾胃虚弱者慎用。

关 国 华

【适应证】视网膜静脉血栓，高血压性视网膜病变，渗出性眼底病变，泡性眼炎，巩膜炎，外眼炎引起的目赤肿痛。

【用药指征】目赤肿痛，眼珠夜痛，眼底血管阻塞之出血或眼底渗出性炎症所致渗出物和机化物，巩膜炎之结节样隆起或疼痛。

【配伍】

夏枯草 15g，配昆布 15g，海藻 15g，乌贼骨 15g 等，治静脉血栓形成或渗出性眼底炎症所形成之硬性渗出物。

夏枯草 15g，配杭菊花 12g，香附 12g。治目赤肿痛或眼珠夜痛。

【用量】6~15g。

易修珍

【适应证】乳癖，乳痈，带下，阴肿，月经过多，崩漏，痛经，经行头痛，盆腔癥瘕，盆腔炎，卵巢囊肿等属肝经郁热者。

【配伍】

配天冬、麦冬、昆布、路路通、甲珠。治乳癖。

配柴胡、连翘、浙贝母、皂角刺、蒲公英。治乳痈。

配龙胆草、苡仁、黄柏、天花粉等。治阴肿。

配二妙散、椿皮、蛇舌草、赤芍。治带下。

配藁本、柴胡。治经期头痛。

配逍遥散。治痛经。

配莪术、牡蛎、当归、川芎、三七。治癥瘕。

配桑叶、茜草、小蓟、炒贯众。治崩漏，月经过多。

【用量】15~20g。

【禁忌】脾胃虚寒者不宜用，用之易伤脾气引起腹泻。

【体会】本药苦辛寒，入肝经，有清肝散结的作用，广泛应用于妇科肝经有热或瘀热、痰热、湿热、郁热等诸疾，同时在配方中尚能起到引经的作用。

姜兆俊

【适应证】颈淋巴结结核，急、慢性淋巴结炎，单纯甲状腺肿，甲状腺腺瘤，急性甲状腺炎，乳腺增生病，乳腺炎，腮腺炎，疬病，癌肿初期等病。

【配伍】

配板蓝根 15g，连翘 12g，蚤休 10g，白头翁 10g，金银花 30g，牵牛子 10g，全蝎 6g，柴胡 6g。主治急性颈淋巴结炎。

配瓜蒌 15g，广郁金 10g，大贝母 10g，橘核 10g，山甲珠 10g，赤芍 15g，蒲公英 30g，柴胡 10g。主治乳房慢性炎块。

夏枯草 12g，配山甲珠 10g，三棱 10g，莪术 10g，昆布 21g，海藻 15g，大贝母 10g，生牡蛎 20g。主治甲状腺腺瘤，乳腺增生病。

配海蛤粉 10g，昆布 30g，海藻 15g，海螵蛸 15g，青木香 10g，广郁金 10g，柴胡 10g。主治单纯性甲状腺肿。

配板蓝根 30g，大青叶 15g，蒲公英 30g，金银花 30g，连翘 15g，牛蒡子 10g，柴胡 10g，僵蚕 10g，贯众 10g，全蝎 6g。主治流行性腮腺炎。

配生黄芪 30g，白花蛇舌草 30g，半枝莲 15g，瓜蒌 15g，昆布 15g，海藻 15g，大贝母 12g，山甲珠 10g，柴胡 10g。主治乳腺癌（肝郁痰瘀交阻型）；原方去柴胡加鱼腥草 30g，薏苡仁 30g，半夏 10g，主治肺癌（早期）。

【用量】6~15g。

【禁忌】阴虚及无肝气郁结者忌用。

柴 胡

本品为伞形科植物柴胡 *Bupleurum chinense* DC. 或狭叶柴胡 *Bupleurum scorzonerifolium* Willd 的根。主产于河北、辽宁、吉林、黑龙江等地区。传统认为本品味苦、辛，性微寒。入肝、胆经。具有解表退热、疏肝解郁、升举阳气等作用。

在被调研的 330 位名中医中有 51 位擅长运用本品。主要为辽宁、天津、内蒙古、山东、山西、陕西、上海、北京、四川、福建、广东、广西、黑龙江、湖南、江西、河南、吉林、浙江、江苏、新疆等 20 个省市的内科（46 位）、妇科（15 位）、儿科（10）的医家。

1. 用药指征及配伍

柴胡的用药指征大致可以概括为以下几点：①发热：往来寒热，微热，低热，外感高热日久不退，夜间发热，身热如火，胸背烧灼热，骨蒸潮热。②肝气郁结症状：胸中郁闷，或胸胁胀满疼痛，思虑不悦，心烦，易怒，五心烦热，失眠，病情发生发作与情绪有关。③舌脉征象：舌红，苔薄白或薄黄；脉弦。④辅助检查示：乙肝表面抗原阳性，肝功能异常，肝硬化，脂肪肝，肝脾肿大，脏器下垂等。

与柴胡配伍同用出现次数较多的主要有清热药：如黄芩（64 次）、银花（10 次）、山栀（9 次）、连翘（8 次）、板蓝根（5 次）；解表药，如升麻（16 次）、薄荷（10 次）、葛根（9 次）、防风（9 次）；活血药，如丹参（13 次）、赤芍（12 次）；补气药，如甘草（43 次）、党参（27 次）、黄芪（19 次）、白术（21 次）、茯苓（14 次）、大枣（7 次）；补血药，如白芍（46 次）、当归（23 次）；理气药，如枳壳（21 次）、郁金（16 次）、陈皮（13 次）、香附（13 次）；和胃止呕药，如半夏（28 次）、生姜（11 次）。

2. 主治病症

柴胡所主治的病症多达 89 种，主要为内科（79.7%）、妇科（13.5%）疾病。内科疾病中包括消化、呼吸、心血管、泌尿、精神神经、血液及肌肉关节系统等病症，如乙肝病毒携带者、急慢性肝炎、脂肪肝、肝硬化、急慢性胆囊炎、胆结石、黄疸、急性胰腺炎、肠功能紊乱、胃脘痛、萎缩性胃炎、浅表性胃炎、消化性溃疡、泄泻、脱肛、内脏下垂、胃下垂、感冒、流感、头痛、项背痛、腮腺炎、淋巴结炎、慢性副鼻窦炎、咽峡炎、扁桃体炎、急慢性支气管炎、气管炎、肺炎、支气管哮喘、支气管扩张、胸膜炎、心肌炎、急性肾盂肾炎、慢性肾盂肾炎急性发作、肾炎、肾病、尿路感染、郁证、偏头痛、耳鸣耳聋、冠心病、胆心综合征、心脏神经官能症、高血压、低血压、糖尿病、失眠症、健忘症、精神抑郁症、焦虑症、自主神经功能紊乱、神经官能症、眩晕、癫狂、类风湿关节炎、风湿热、痹证、坐骨神经痛、胸胁痛、肋间神经痛、肋软骨炎、带状疱疹、少阳证、疟疾、钩端螺旋体病、溶血性贫血、骨髓增生异常综合征、老年厌食等；妇科病症有热入血室、更年期综合征、乳腺炎、乳腺增生、月经不调（月经先期、月经后期、月经过多、月经难行）、崩漏、闭经、痛经、子宫脱垂、乳房胀痛、湿浊带下、附件炎、盆腔炎等。此外还有阴囊湿疹、阳痿、跌打肿痛、术后胃肠功能紊乱、小儿外感发热、夏季热等。其中使用柴胡较多的病症是肝炎、胆囊炎、胃炎、精神性疾病及月经不调等。

3. 禁忌证及用量

在禁忌证方面，多数医家认为阴虚阳亢，虚火上炎者不宜用此药。

在用量上，升举清阳用 3~5g；疏肝解郁用 10~15g；清热用 10~100g，但多数用 10~20g。

王　烈

【适应证】热证，肝、胆、肺病，如感冒、肺炎、肝炎、胆囊炎等。

【配伍】

柴胡 10g，配黄芩 10g。治热邪充斥内外表里。

柴胡 10g，配石膏 15g。治热之在表。

柴胡 10g，配寒水石 10g。治热之在里。

柴胡 10g，配白芍 10g。治肝炎。

柴胡 10g，配佛手 10g。治胃炎。

柴胡 10g，配郁金 10g。治胆囊炎。

柴胡 10g，配重楼 10g。治咽峡炎。

柴胡 10g，配青蒿 10g。治低热。

【用量】5~20g。

【体会】热证之外者多属表，故外热即表热风热之类，热之早期，体温高与不高均可，但以热象为主。无热象者用之必佐生地之类，防止伤阴。

王文彦

【适应证】各种原因引起的肝脏病及其他各系统疾病。

【用药指征】有肝气郁结症状，寒热往来。

【配伍】

配丹参、泽兰等。治肝硬化。

配连翘、板蓝根等。治乙肝病毒携带者。

配桂枝、桑枝等。治类风湿关节炎。

配白芍、蓼实等治酒精性肝硬化。

配磁石、草决明、丹参等。治脂肪肝。

【用量】10~30g。

王必舜

【适应证】肝胆病（肝炎），胆囊炎，胆石症，脾胃病（萎缩性胃炎，浅表性胃炎，消化性溃疡，胰腺炎），外感病（上呼吸道感染）；月经病（月经不调，附件炎，盆腔炎），乳腺病（乳腺增生）。

【用药指征】上述病症凡出现肝气不舒或邪在半表半里必用该药。

【用量】6~15g。

【禁忌】无严格禁忌。

【体会】柴胡苦微寒，入肝胆三焦经，和解少阳，疏肝解郁，外举阳气，凡半表半里之郁热、肝胆三焦之郁结、中气下陷之虚证，非柴胡无良效。该药用途甚广，除一些常用处方如四逆散、柴胡疏肝散、小柴胡汤等为主药外，临床治疗脾虚肝郁气滞者均可配用。本人尚配入自拟止嗽散，治疗急慢性支气管炎引起的咳嗽。

王 行 宽

【适应证】外感热病（风寒、风热表证及少阳证），情志抑郁引起的多种身心疾病（冠心病、高血压、溃疡病、胃炎、糖尿病、内分泌疾病）。

【配伍】

入荆防败毒散、桑菊饮、银翘散、柴葛解肌汤及小柴胡汤等。治风寒、风热表证及少阳证。

柴胡 10g，配郁金 10g，白蒺藜 10g。疏肝解郁、条达情志。

【用量】5~10g。

【体会】多种疾病虽然辨证无肝经证象，然其发病或转归往往与情志变化有关，即所谓心身疾病，在辨证基础上，加用疏肝解郁之剂如柴胡、郁金、香附、白蒺藜等往往可增强疗效。

王 翘 楚

【适应证】外感热病，失眠症，精神抑郁症，焦虑症。

【用药指征】寒热往来，晨轻晚重，迁延不愈，口干苦；情志不畅，肝郁气滞，胸脘胀闷或痛；夜寐不安，心烦易怒，口干口苦；经前紧张，心烦不安，月经难行。

【配伍】

柴胡 10g，配龙骨、牡蛎各 30g。主治上述病症。

【用量】10~15g。

【禁忌】肝肾阴虚，无肝郁气滞者不宜使用。

【体会】柴胡是一味和解肝胆药，配伍龙骨、牡蛎则既有疏肝之意又有平肝潜阳之效，故本人常用此基本方加减治疗各种精神性疾病，颇有良效。

卢 芳

【适应证】发热性疾病，病毒感染性疾病，急、慢性肝炎。

【用药指征】对发热、病毒感染、感染、肝炎、脂肪肝、肝硬化、自主神经功能紊乱而表现为胸胁苦满、口苦咽干、往来寒热者，必用此药。

【配伍】

配黄芪，治半表半里证。

配白芍，治肝脾失调。

配枳实，治肝气上逆。

配升麻，治肝胃不和。

【用量】用于发热，如病毒感染、抗炎等，用量 50g；用于肝胆疾病，取常规量。

【禁忌】虚证而无肝气郁滞者不用该药。

【体会】柴胡是疏肝清热要药，治疗慢性发热，在辨证施治中加柴胡 50~100g，疗效显著。

印 会 河

【适应证】外感热病，往来寒热者，感染性疾病如胆系感染，泌尿系感染等以及肝胆疾病。

【配伍】

配五味子 10g。治感染性疾病如泌尿系感染、胆道感染等。

配生石膏 30g。治外感热病。

【用量】10~30g。

乐 德 行

【适应证】发热，肝气郁结，肝经湿热火旺，气虚下陷诸证。

【配伍】

柴胡 24g，配黄芩 10g，党参 10g，半夏 10g。治疗往来寒热。

柴胡 10g，配前胡 10g，羌活 10g，防风 10g。治疗外感表证之发热。

柴胡 10g，配香附 10g，枳壳 10g，青皮 10g。治肝气郁结。

柴胡 10g，配黄芩 10g，栀子 10g，龙胆草 3g。治肝经湿热火旺。

柴胡 6g，配升麻 6g，黄芪 20g，党参 20g。治疗中气下陷诸症。

【用量】6~24g 克。

乔 仰 先

【适应证】风邪束表发热，邪在少阳，疟疾，胸胁胀痛，久泻脱肛，子宫下垂，月经过多。

【配伍】

柴胡 5g，配炒山栀 6g，炒黄芩 9g，甘草 6g，当归 15g，赤芍 15g，丹皮 15g，桃仁 15g，红花 15g，丹参 20g。治产后热入血室，寒热，神昏，面赤，恶露少而腹痛。

柴胡 6g，配升麻 15g，黄芪 30g，党参 15g，甘草 6g，白术 15g。治气虚下陷，久泻、子宫下垂、脱肛。

柴胡 6g，配常山 10g，槟榔 9g，青皮 6g，草果 5g。治疟疾之寒热往来，得汗热退者。

【用量】4~9g。

【禁忌】其性升散，多用伤阴。

刘 云 山

【适应证】伤寒少阳病，外感发热，头痛，目眩，胁痛，疟疾等。

【用药指征】少阳证，寒热往来、胸胁苦满、口苦、咽干、目眩等证。骨蒸潮热、肝气郁结所致的胸胁胀痛之症。

【配伍】

配党参、黄芩、半夏、甘草治伤寒邪在少阳证。

配当归、白芍、香附、枳壳治肝郁气滞，胸胁胀痛。

配人参、黄芪、升麻、甘草、治中气下陷之证。

配升麻、葛根、防风、芍药、甘草治劳役感寒发热。

配青蒿、鳖甲、地骨皮、西洋参治虚劳骨蒸潮热证。

【用量】1~3g。

【禁忌】真阴亏损、肝阳上亢、六经血分有热者忌用，误用后可致肝阳升发太过，肝肾阴亏，出现目眩，耳鸣等证。

【体会】①该药性能升发，邪实者可用，正虚者当酌其量。②柴胡苦辛微寒，轻清升散，疏邪透表，故邪在少阳不得疏散者，取其清透之性，导邪外出。小儿肝常有余，感邪后易化火生风，配黄芩、白芍、葛根、既解肌表之热，又可清热平肝。③小儿为稚阴稚阳之体，易虚易实，柴胡辛散，用量不宜过大。

刘茂甫

【适应证】慢性胆囊炎，慢性肝炎。

【用药指征】右胁下疼痛，腹胀，纳差，小便黄，大便不爽，舌苔厚腻或黄厚，脉象弦涩。

【配伍】

治疗慢性胆囊炎处方如下：柴胡15g，黄芩12g，党参15g，清半夏9g，金钱草30g，炒白芍15g，广郁金12g，甘草6g。

治疗慢性肝炎处方：当归15g，炒白芍15g，柴胡9g，云苓15g，白术12g，薄荷9g，紫草15g，五味子12g，生山楂15g，甘草6g。

【用量】以上处方为一般用量，如病情较重还可适当增加用量。

【禁忌】如肝木克脾，脾虚明显者，或合并有便溏者，则不适用平肝清热，解毒药物。

【体会】不论慢性胆囊炎或慢性肝炎，从中医辨证来讲，均可称肝郁胁痛。刘教授认为，凡肝郁胁痛者，主要应疏肝理气，但必须兼以清热解毒。如肝郁克脾，表现为乏力，纳差，便溏者，则必须健脾渗湿，适当配伍解毒之品。如慢性胆囊炎应加金钱草，用量宜大；慢性肝炎者加紫草、五味子用量宜中等。

刘清贞

【适应证】外感发热，郁证，心肌炎，腮腺炎，淋巴结炎，久泄不止。

【用药指征】寒热往来，胸胁苦满，气短乏力。

【配伍】

柴胡10~15g，配石膏、金银花、黄芩、半夏。退热。

柴胡6~9g，配白芍、香附、茯苓等。疏肝。

柴胡6~9g，配夏枯草、连翘、浙贝母、黄芩、半夏。清肝化痰，治淋巴结炎。

柴胡9~12g，配黄连、黄芩、牛蒡子、板蓝根、僵蚕等。治腮腺炎。

柴胡3~6g，配升麻、黄芪、人参、党参、白术。治心肌炎属气虚心血不足者。

柴胡3~6g，配白术、葛根、茯苓、黄芪、白芍。治久泄不止。

【用量】3~15g。

【禁忌】阴虚火旺者不宜。

【体会】柴胡应用以半表半里、体侧肝胆经循行部位的病症及气虚下陷、清阳不升者为要。

刘 瑞 祥

【适应证】感冒发热，寒热往来，胸胁苦满，心烦喜呕，口苦咽干；肝气郁滞，胸肋胀痛，月经不调，腹胀腹痛；气虚下陷，久泻脱肛，子宫脱垂，胃下垂，疟疾等症。

【用药指征】邪入少阳，寒热往来或肝气郁结，胸胁胀痛时必定使用。

【配伍】

柴胡 15g，配葛根 30g，芥穗 10g，板蓝根 30g，黄芩 10g，薄荷 10g，地丁 10g，白芷 10g，玄参 15g。治感冒发热，咽喉肿痛。

柴胡 12g，配黄芩 12g，半夏 10g，生姜 6g，甘草 6g，人参 6g，大枣 5 枚。治寒热往来，胸胁苦满，心烦喜呕，口苦咽干。

柴胡 12g，配白芍 15g，当归 12g，枳壳 10g，香附 10g，青皮 10g，槟榔 10g，乌药 10g。治肝气郁结，胸胁胀痛，乳房胀痛，月经不调。

柴胡 10g，配黄芪 30g，党参 10g，升麻 10g，白术 15g，云苓 10g。治胃下垂，气虚脱肛，子宫脱垂。

柴胡 12g，配黄芩 12g，常山 10g，草果 12g，青蒿 10g。治疟疾，寒热阵作。

【用量】3~24g。

【禁忌】体虚气逆不降之恶心、呕吐或阴虚火旺，肝阳上升之耳鸣、耳聋、头晕、头痛时不宜使用。误用或用量过大易致血压升高、恶心呕吐、水肿、少尿或无尿、大汗虚脱，甚则可引起过敏性休克。

【体会】柴胡具有升发之性，疏肝用量不宜过大，以防散肝；醋炒能减轻升散之性，并能加强镇痛作用。柴胡少量可补肝，解肌退热用量宜大，且宜久煎。柴胡尚有健胃除湿作用，升腾脾胃阳气，化湿邪为津液，使邪不下注为患，还可用于带下疾病。

汤 益 明

【适应证】消化性溃疡，慢性胃炎，胆囊炎，肝炎，胆心综合征，心脏神经官能症，更年期综合征。

【用药指征】胁肋胀满痛，胸闷气短，心悸心慌，口苦咽干，苔腻脉弦。

【配伍】

配白芍 20g，枳壳 30g。治更年期综合征，心脏神经官能症。

配党参 20g，白术 15g，茯苓 20g。治消化性溃疡，慢性胃炎。

配茵陈 20g，黄芩 15g，虎杖 20g。治胆囊炎，肝炎。

【用量】10~20g。

杨 少 山

【适应证】肝胃不和或肝郁气滞。

【用药指征】症见中脘疼痛，涉及两胁，或胸肋胀痛，嗳气，喜叹息，脉弦，每因情志不遂而发。

【用量】6~10g。

杜 健 民

【适应证】急慢性肝炎，肝硬化，胃及十二指肠溃疡、慢性胃炎，胆囊炎，胆结石，急、慢性发热症；月经不调等。

【用药指征】右胁下痛，脘腹胀闷，纳谷少进，精神不振，四肢无力，大便时干时溏，脉弦，苔薄等。

【配伍】

柴胡 10g，配全当归 10g，杭白芍 10g，焦白术 10g，云茯苓 10g，生甘草 5g，青皮 10g，陈皮 10g，广郁金 10g，红丹参 10g，西砂仁 10g，北五味 10g，炒三仙各 10g。治急、慢性肝炎。

【用量】5g~20g。

【禁忌】肝阳上亢的患者不宜用本药，误用后会使血压升高。

【体会】我在临床上用软柴胡治疗肝胃病，北柴胡治疗慢性发热症，银柴胡治疗阴虚发热病症。

李 寿 山

【适应证】病毒性肝炎辨证属湿毒内蕴、肝气郁滞者，慢性胃炎肝胃不和、肝脾不和，症见痛、胀、嘈、噫、泻者，外感风热初起，见三阳经证者。

【配伍】

柴胡 15g，配枳壳 10g，土茯苓 15~30g，虎杖 15g，白花蛇舌草 20~30g，黄芪 15g，丹参 15~20g，焦术 10~15g，茯苓 15g，甘草 6g。治急慢性肝炎，早期肝硬化，乙型肝炎病毒携带者。

柴胡 6~10g，配枳壳 6~10g，香附 10g，良姜 5g，炒白芍 15g，甘草 6g。治慢性胃炎肝胃不和，脘胁胀痛，噫气，嘈杂。

柴胡 15g，配黄芩 15g，党参 15g，姜半夏 10g，金银花 15g，甘草 6g，姜枣为引。治风热外感初起，热多寒少或往来寒热。

柴胡 15~20g，配黄芩 15g，木香 6g，郁金 10g，黄连 6g，甘草 6g。治气郁型急慢性胆囊炎。

【用量】6~30g。

【禁忌】真阴亏损或相火亢盛者不宜使用。误用、久用或大量使用可耗伤肝阴，或出现真寒假热证。

【体会】柴胡在内科应用很广，为疏肝解郁、和胃的常用药。用治病毒性肝炎之肝郁脾虚证，慢性胃炎之肝胃不和证，慢性肠炎之肝脾不和证，均有良好疗效。

李 鸣 皋

【适应证】低烧，胃炎，胃下垂，肝郁证。

【配伍】

配蚤休汤，治病毒性肺炎。

配百合散，治胃炎。

配香砂六君子汤，治胃下垂。

【用量】9~20g。

【禁忌】细菌感染之发热不宜，退热较慢。内科病非肝郁之病机者不宜。

【体会】用柴胡治疗发热病必须合抗病毒之剂。用于内科肝郁为病，必合调节自主神经之剂。

何 炎 燊

【适应证】外感热病邪在卫分或气分

（太阳或少阳）、急慢性胃炎、急慢性肝炎、胆囊炎、胰腺炎等属肝脾不和或肝胃不和者。

【用药指征】发热恶寒，或寒热往来，胁痛，胸脘痞闷，腹痛里急。脉弦，舌苔白或黄，中心略厚，向边尖渐薄。

【配伍】

柴胡 12g，配防风 9g，白芍 9g，甘草 5g，陈皮 5g，桂枝 9g，生姜 3 片，大枣 2 枚。治外感风寒表虚证。

柴胡 12g，配防风 9g，白芍 9g，陈皮 5g，甘草 5g，银花 12g，连翘 12g，栀子 9g，黄芩 9g。治外感风热表证。

柴胡 12g，配防风 9g，白芍 9g，陈皮 5g，甘草 5g，桑叶 9g，菊花 9g，牛子 9g，杏仁 9g，桔梗 5g。治风热犯肺证。

【用量】5~15g。

【禁忌】肝阴不足，肝阳偏亢，内风升动者忌用，用之有劫肝阴之弊。

【体会】仲景于少阳病禁发汗而独任柴胡，可知柴胡非发汗药。服柴胡淂潢然汗出而热解者，乃旋转枢机之功也。

汪 达 成

【适应证】凡中焦闷胀痞满、脘胁疼痛连背、思虑不悦、胸腋不舒者，常用柴胡以疏泄宣畅气血，协调脾胃。

【用药指征】闷胀痞满，痛引两胁；舌苔薄腻，脉弦或细弦；病情发作与情绪有关；大便溏泄隐痛不适，无里急后重。

【配伍】

配黄芩、赤芍、枳实、蒲公英。治急性胆囊炎，便秘加大黄。

配郁金、金铃子、延胡索。治慢性胆囊炎，大便不畅加制大黄。

补中益气汤加重使用柴胡、白术、枳实、升麻。治胃下垂。

痛泻要方中加入柴胡，重用防风、白术、炒白芍、炙甘草。治慢性腹泻（肠功能紊乱）。

【用量】5~15g。

【禁忌】凡舌质红、口干乏津、头晕目眩、时有呕恶、心烦耳鸣（或有高血压）者，以及阴虚燥热者均不宜使用，肝阴不足肝阳上亢者禁用。

【体会】柴胡为疏泄肝胆要药，能宣畅气机、散结调经，运用关键在于抓住气机郁结之病机。根据病情虚实用量可以变化，实证应予重用，虚实夹杂当轻用。

沈 有 庸

【适应证】外感高热不退，肝郁胆滞或肝胆湿热之胁痛，邪入半表半里之少阳病或少阳阳明合病，气虚下陷而致的内脏下垂，慢性副鼻窦炎，因肝气郁滞而致的郁证，不寐，胸痹，月经失调，阳痿等。

【配伍】

柴胡 30g，配黄芩 60~80g。治外感高热不退。

柴胡 30g，配黄芩 60~80g，姜半夏 10g，生大黄 6~10g。治少阳病及少阳阳明合病。

柴胡 10g，配黄芩 30g，虎杖 15g，枳壳 15g，大黄 6~10g，治肝胆湿热之胁痛，黄疸，肝炎等。

柴胡 10g，配枳壳 15g，白芍 15g，薄荷 5g，治肝气郁滞而致疾病。

【用量】5~30g。

【禁忌】有明显阴虚或阴虚火旺症状不用。

【体会】小儿用量为成人 1/3~1/2，大剂量柴胡只可短期使用，如 2~3 天，不宜长期应用。

迟景勋

【适应证】主治：肝炎，胆囊炎，乳腺炎，带状疱疹，耳鸣耳聋，肋间神经痛，阴囊湿疹。

【配伍】

配薄荷 12g，菊花 12g，钩藤 12g。治偏头痛。

配桑叶 12g，连翘 12g，菊花 12g。治感冒。

配龙胆草 10g，栀子 10g，黄芩 12g。治实热之耳鸣耳聋。

配瓜蒌 12g，牛蒡子 12g，天花粉 12g。治乳腺炎。

配香附 12g，郁金 12g，当归 10g。治乳腺病。

配银花 12g，板蓝根 18g，茵陈 12g。治胆囊炎及慢性肝炎。

配黄芪 18g，当归 12g，丹参 12g。治胃下垂，脱肛。

【用量】12~24g。

【禁忌】体虚者及阴虚火旺之人，肝阳上亢证，肾功能不佳，高血压者忌用。

【体会】本品有升发之性，凡寒热注来

及肝郁气结诸症皆可用之。因其有发汗及扩张毛细血管的作用，故大剂使用要防止虚脱及出血。

张鸣鹤

【适应证】肝病（病毒性肝炎、早期肝硬化），胆囊炎，胰腺炎，外感发热，风湿热，神经官能症（肝气郁结、肝胃不和）。

【用药指征】肝病胁痛、腹胀；外感发热，寒热往来；急性胰腺炎引起高热，剧烈腹痛腹胀者；由于恼怒后出现胁痛，脘闷，嗳气者。

【配伍】

柴胡 20g，配黄芩 15g，蒲公英 30g，紫花地丁 30g，板蓝根 30g，半夏 10g，党参 20g，枳实 10g，延胡 15g，生大黄 15g（后入），甘草 6g，生姜 6g，大枣 6 个，水煎服。治急性胰腺炎。

柴胡 30g，配黄芩 15g，金银花 20g，党参 15g，板蓝根 20g，生石膏 30g，石斛 15g，羌活 15g，川芎 12g，丝瓜络 10g，甘草 6g，生姜 6g，水煎服。治急性风湿热高热不退。

柴胡 12g，配小蓟 30g，蚤休 20g，贯众 15g，黄芩 12g，郁金 12g，青皮 10g，乌梅 10g，山萸肉 15g，川楝子 12g，丹参 20g，甘草 6g，生姜 6g，水煎服。治病毒性肝炎活动期（无黄疸者）。

【用量】6~30g。

【禁忌】明显气阴不足，自汗、盗汗或呕吐频繁者不宜。

【体会】柴胡用量出入较大，用于清解高热剂量宜大，用于引经或升提阳气剂量宜小，用于疏肝理气剂量中等；柴胡全草入药，体质轻清，气味俱薄，具升发之性，用于升提阳气宜茎叶，用于清热，疏肝理气宜根。

张 镜 人

【适应证】胃脘痛（肝胃不和者），胁痛（肝气郁结者），泄泻（肝脾不调者）。

【配伍】

柴胡 6g，配黄芩 9g。主治肝胃不和、气滞热郁引起的胃脘痛。

柴胡 9g，配川楝子 9g，延胡索 9g。主治肝气郁结引起的胁痛。

柴胡 5g，配白术 10g，白芍 10g，防风 10g，陈皮 10g。主治肝脾不调引起的腹泻。

【用量】3~9g。

【禁忌】肝阳上越，头目眩晕，泛泛不和者不宜使用，误用后会引起症状加重。

陈 克 忠

【适应证】发热，肝炎，胆囊炎，月经不调，肝郁气滞等。

【用药指征】外感发热，肝郁气滞者，必用该药。

【配伍】

柴胡 12g，配黄芩 9g。解除寒热往来、口苦咽干。

柴胡 9g，配白芍 9g。疏肝止痛。

柴胡 10g，配香附 12g。疏肝解郁。

柴胡 10g，配枳实 9g。升清降浊。

【用量】6~25g。

【禁忌】因该药具升发之性，若虚人气升呕吐，或阴虚火旺、肝阳上亢之耳鸣、头晕、头痛等症均当忌用。误用则肝阳更亢，眩晕加剧。

【体会】"杂病从肝治"，因肝为气机出入之枢纽，盖人之脏腑，一气相通。百病生于气也，肝气郁滞易致气郁、火郁、瘀血、食滞等。柴胡为疏肝解郁之要药，故临床常用。另据研究柴胡中之植物甾醇有升压作用，大量可致血压升高，恶心呕吐，少尿等，用中大剂量（20g）时，需与云苓、车前子配合。

陈 治 恒

【适应证】①治少阳病和解退热，症见寒热往来，胸胁苦满，默默不欲食，心烦喜呕之症，但非全备，故仲景有"但见一证，不必悉具"之论；②治伤寒病后发热不退，但当外无太阳之表，内无阳明之里，故以之和解退热；或太、少阳同病，必有两经见症一、二，而无他经见症者；③治疟病发热；④治肝经抑郁不舒的头晕、目眩、发热、耳鸣、两胁作痛或月经不调等症；⑤治瘀血留着，日久发热不退；⑥治食滞胃脘，邪留少阳，寒热时作之症；⑦治气虚下陷所致之子宫脱垂、脱肛及少气倦怠等症，应与升麻、人参、黄芪同用。

【配伍】

配黄芩 10~12g。治邪在少阳，寒热往来。

配黄芩 10g，桂枝 10~12g，或葛根 20g。治太少并病。

配黄芩 10g，芒硝 20g，或配半夏 10g，枳实 10g，大黄 10g，黄芩 10g，芍药 12g 等。治少阳兼里所致之腑实或胆热郁滞发黄（胆囊炎）。或配黄芩 10g，合平胃散（常用量），治日发寒热，日久不退，胃气不和之候。

配桃仁 12g，归尾 10g，川芎 10g，红花 5g，生地 12g，赤芍 10g。治瘀血发热，日久不解之症。

配黄芩 10~12g，合平胃散（常用量）加常山 10g，草果 10g，治疟疾。柴胡达原饮，治痰湿阻于募原之症。

配当归 10g，白芍 10g，白术 10g，茯苓 10g，甘草 3g。治妇女肝郁血虚，肝脾失调或月经不调等症。

配升麻、人参、黄芪、当归、白术等。治气虚脱肛，子宫下垂等症。

【用量】5~20g。

【禁忌】凡真阴亏损，肝阳上升者忌用。误用后常使病情有增无减。

【体会】柴胡有南柴胡、北柴胡和竹叶柴胡三类，作用相同，但有生用、酒炒、醋炒之别，应据病情，各随其宜，以期获得满意效果，仲景书中小柴胡等方去滓再煎，但今人很少遵循此法，亦能获效。

陈宝义

【适应证】外感发热，胸胁腹痛，纳呆厌食。

【用药指征】凡外感高热日久不退，胸胁满痛，口苦纳呆，舌红苔黄、脉弦数等者，或外感热病逾一周以上不退热者必用。

【配伍】

柴胡 10g，配黄芩 12g，知母 10g，青蒿 10g，赤芍 10g，寒水石 20g，厚朴 10g，芥穗 10g，甘草 6g。治流感，扁桃体炎，肺炎高热。

【用量】6~12g。

【禁忌】凡属伤阴重证不宜使用，误用后一般不会有严重不良反应。古代温病家谓柴胡升散劫阴，验之临床实不足虑。

【体会】凡退热，柴胡与黄芩同用；疏肝解郁或理气止痛，柴胡与苏梗配伍。

陈鸿文

【适应证】少阳证，疟疾，胸胁痛，脏器下垂，眩晕，月经不调。

【用药指征】往来寒热，口苦咽干，头痛目眩，久泄脱肛，脏器下垂，胸胁胀痛，舌红，苔薄白或薄黄，脉弦。

【配伍】

柴胡 10g，配黄芪 30~50g。治中气下陷诸症。

柴胡 10~15g，配白芍 10~15g。治胸胁痛。

柴胡 10~15g，配黄芩 10~15g。治少阳证。

柴胡 10~15g，配青皮 10g。治胁痛。

柴胡 15g，配常山 10g。治疟疾。

柴胡 10~15g，配枳实 10~15g。治胁痛。

柴胡 10~15g，配香附 15~20g。治胁肋肿胀。

柴胡 10~15g，配薄荷 10~15g。治少阳证。

柴胡 10~15g，配大黄 10~15g。治肝郁气滞之里实证。

柴胡 10~15g，配羌活 10~15g。治风湿痹证。

【用量】5~15g。

【禁忌】肝阳上亢，气逆呃逆、呕吐，阴虚火旺者忌用。因柴胡性升散，用之可加重病情。

【体会】柴胡苦辛微寒，其用有五：退热，升阳，疏肝，止痛和调经。但本品古有劫肝阴之说，故用量不可过大。

林 朗 晖

【适应证】表证，伤寒心下烦热，胸中郁闷，胁下痞硬，内伤痨热，胆囊炎，胃炎，肝炎，偏头痛；乳腺炎；妇女月经不调，热入血室；小儿外感发热，夏季热。

【配伍】

北柴胡 10g，配煮半夏 6g，甘草 6g，丹参 20g，赤芍 10g，五味子 6g，贯众 20g，土茯苓 20g，丹皮 10g。治乙型肝炎活动期或恢复期。

【用量】6~15g。

【禁忌】柴胡服后有恶心反应，故胃气上逆者暂可不用。

【体会】所谓北柴胡即硬柴胡，不同于毛柴胡即软柴胡，用时必须辨明，毛柴胡药性大不如前者。福州老中医称：小儿科北柴胡可以当饭服。说明儿科柴胡可常用。古人有"柴胡常用劫肝阴"之说，不必拘此。唯胃气上逆者暂可不用。古人之小柴胡汤柴胡与半夏同用的方法，值得参考。治内伤痨热须用鳖血制。

尚 志 钧

【适应证】低热（以气虚发热为主），神经官能症，轻度精神异常，肋间痛（含轻度肋软骨炎，肋间神经痛），低血压。

【用药指征】低热不退，一般劳则发热，热度不大，舌象、脉象接近正常；情绪紧张，易怒；呼吸时肋间痛；血压偏低，蹲下突然站立时头晕，两眼发黑。

【配伍】

柴胡 6g，配黄芩 3g，生姜 3 片，半夏 3g，党参 20g，甘草 3g，大枣 3 枚。治低热不退。

柴胡 10g，当归 50g，白芍 30g，茯苓 10g，白术 10g，甘草 5g，薄荷 3g（研末），每日早晚各服 6g。治情绪紧张。

柴胡 6g，配党参 10g，黄芪 10g，葛根 5g，陈皮 3g，升麻 3g，当归 10g，焦三仙各 10g，烘干研末，每日早晚各服 6g。治低血压。

【用量】粉剂：0.1~1g；煎剂：3~6g。

【禁忌】高血压禁用，误用出现头晕；贫血禁用。

【体会】柴胡用于退热须配参或芪，单用不行；柴胡用于调和情志须配当归、白芍；高血压者忌用；用于血虚者须配当归，但当归用量不宜过大，过大易溶血中毒。

畅 达

【适应证】炎症感冒等以寒热往来为特征者，急慢性胆囊炎、胆石症、各型肝炎、慢性胃炎等见胁肋胃脘胀满疼痛者，胃下垂、脱肛等气虚下陷症；妇女月经不调及神经衰弱属肝郁气滞者，子宫脱垂。

【配伍】

配黄芩10g，半夏10g，党参10g，陈皮12g，枳壳12g等。治肝郁化热，胃失和降之浅表性胃炎，胆汁返流性胃炎。

配白芍30g，枳实12g，大黄10g，金钱草30g。治急慢性胆囊炎，胆石症。

配当归10g，白芍10g，白术10g，郁金12g等。治月经不调，乳腺增生等。

配黄芩9g，半夏10g，生龙牡各30g。治癫狂。

【用量】3~15g。最大剂量15g，用于解热；最小量3g，用于升举阳气；疏肝解郁用6~10g。

【禁忌】阴虚火旺，虚阳上扰，虚而气逆不降者慎用。

【体会】本人所用为北柴胡，疏肝解郁用醋炒柴胡。

金益强

【适应证】慢性胃炎，消化性溃疡，病毒性肝炎，胆囊炎，胆石症，胰腺炎，胸膜炎，肺炎，乳腺增生病，月经病，肝硬化，偏头痛，更年期综合征，发热，胃下垂，子宫脱垂，脱肛，神经官能症。

【用药指征】少阳证，感冒发热，感染发热，肝经经气不舒，情志失调，气虚下陷，肝功能损伤。

【配伍】

配前胡，治外感发热，胸闷喘满。

配葛根，治外感发热不退。

配黄芩，治少阳证。

配白芍，治胸胁痛，胃脘痛。

配升麻，治内脏下垂。

配枳实，治肝郁气滞。

【用量】10g。急性高热实证用20g。

【禁忌】肝阳上亢，肝阳化风，严重阴血亏损禁用。

赵健雄

【适应证】自主神经功能紊乱，神经官能症，精神分裂症，慢性胃炎，胃下垂，消化性溃疡，慢性肝炎，慢性胆囊炎，胆结石，慢性胰腺炎，少阳证，肝郁气滞证，中气下陷证；乳腺增生，更年期综合征，月经不调。

【用药指征】以转氨酶、胆红素升高，脏器下垂等为使用该药的客观临床指征，黄疸、胁痛、胃脘痛、腹痛等因肝郁气滞者或脏器下垂因中气下陷者，使用本药必定有效。

【配伍】

柴胡10g，配黄芩10g，半夏10g。治少阳证。

柴胡10g，配白芍15g，枳壳10g。治肝郁气滞。

柴胡6g，配黄芪30g，升麻6g。治中气下陷证。

【用量】5~15g。

【禁忌】患者自觉疲乏明显者不宜使用该药，误服后可使疲乏症状加重。真阴亏虚、肝阳上亢者不宜使用本药。

【体会】肝郁气滞和中气下陷者必用，

结合现代药理学研究，可用于镇静、镇痛、抗炎、解热、降血脂、降血压及保护肝功能等。

俞长荣

【适应证】伤寒少阳证，外感高热，不明原因发热，疟疾，肝胆疾病，肝胃不和证，抑郁症。

【用药指征】寒热往来或高热不退，长期低热，胁下痛，中气下陷。

【配伍】

柴胡 10~20g，配黄芩，银花，连翘。治外感高热。

柴胡 10~20g，配黄芩，青蒿，草果。治邪留募原，往来寒热。

柴胡 10g，配玉竹，黄芩，白芍，青皮。治不明原因发热。

柴胡 10g，配白芍，枳壳，大黄。治胆道、胰腺病。

柴胡 10g，配茵陈，栀子。治黄疸。

【用量】3~20g。

【禁忌】外感属阳虚阴寒内盛，热病阴虚津液亏损，以及肝阳上亢者，均应忌用。

【体会】福州地区所用柴胡有北柴胡、软（南）柴胡、毛柴胡3种。本人只用北柴胡。另有一种银柴胡，与北柴胡功用不同，多用于阴虚发热、劳热骨蒸或小儿疳热。

贺瑞麟

【适应证】胆囊炎，胆石症，急慢性胰腺炎，手术后胃肠功能紊乱。

【用药指征】呕吐，心烦，伴有微热；手术后肠胀气。

【配伍】

柴胡 15g，配半夏 10g，黄芩 15g，陈皮 15g，木香 10g，枳壳 15g，甘草 10g。治胆囊炎，胆石症。

柴胡 20g，配半夏 10g，大腹皮 20g，莱菔子 20g，陈皮 20g，升麻 10g，延胡索 20g，赤芍 15g，甘草 15g。治手术后肠胀气。

柴胡 15g，配当归 15g，白芍 15g，茯苓 15g，白术 15g，栀子 10g，丹皮 10g。治肝胆手术后，胃肠功能紊乱。

【用量】10~30g。

【禁忌】阴虚火旺者忌用。

【体会】柴胡为治疗肝胆疾病的一味好药，味薄而善升清阳，平少阳、厥阴之邪热。行少阳黄芩为佐，行厥阴黄连为佐。在补中益气汤与逍遥散中又显和中之功。术后肠蠕动减弱甚至消失者，用之可促进、增强肠蠕动，加快胃肠功能恢复，减少并发症。

骆继杰

【适应证】外感病属少阳证者，虚痨骨蒸潮热，营卫不和之体热盗汗，郁证，胸腹痛，黄疸，肠胃病；妇科病见肝郁者。

【配伍】

柴胡 15g，配黄芩。治外感发热邪在半表半里之间者。

柴胡 15g，配葛根。治头痛、项背痛。

柴胡 10g，配赤芍，白芍。治腹痛。

柴胡 10g，配田七，红花，桃仁。治跌打肿痛。

【用量】 5~15g。

【禁忌】 真阴亏损，肝阳上亢之证不宜使用。

【体会】 柴胡药用广泛，临床常用于清热、疏肝和升阳等三方面。此药解表清热用量宜大，多用 15g；疏肝解郁用量要适中，以 8g 为宜；升阳用量宜小，5g 已足够。

栗 德 林

【适应证】 郁证，伤寒少阳证，胸痹，胃脘痛，腹痛，胁痛，少寐等。

【用药指征】 胸闷气短，胁肋胀痛，往来寒热，少寐多梦，心烦易怒。

【配伍】

柴胡 15g，配白芍 20g，香附 15g，陈皮 15g，当归 15g，郁金 15g，木香 10g，旋覆花 15g。治气滞所致郁证，如男女更年期综合征。

柴胡 15g，配枳实 10g，白芍 15g，甘草 10g，地龙 15g。治阳郁厥逆者。

柴胡 15g，配白芍 15g，白术 15g，当归 15g，茯苓 10g，薄荷 5g，生姜 3 片，益母草 15g。治肝郁血虚引起的月经不调。

【用量】 5~15g。

【禁忌】 肝阳上亢，气机上逆时忌用。

【体会】 凡有气滞之证皆可用之，疗效满意。

原 明 忠

【适应证】 风热感冒，胆囊炎，胰腺炎，病毒性肝炎，清阳不升，热入血室，火郁营卫，火郁上焦。

【配伍】

柴胡 15~20g，配黄芩 15g，半夏 9g，太子参 15g，地骨皮 30g，丹皮 20g，生地 20g。治热入血室的夜间发热，谵妄。

柴胡 15g，配黄芩 10g，丹皮 20g，生地 20g，党参 10g，秦艽 15g，栀子 15g，地骨皮 20g，白薇 10g。治火郁营卫的身热如火，口苦心烦，肢体酸困，或上焦郁火的胸背发热，难安。

柴胡 10g，配黄芩 10g，赤芍 15g，茵陈 30g，板蓝根 30g，丹参 10g，黄芪 10g，白花蛇舌草 10g，甘草 9g，当归 10g。治乙肝表抗阳性，症状不显。

柴胡 15g，配黄芩 10g，半夏 9g，枳壳 15g，赤芍 20~30g，连翘 30g，大黄 10~15g，玄明粉 10g，败酱草 40g。治急性胰腺炎，发热绞痛。

柴胡 10g，配黄芩 10g，枳壳 15g，郁金 15g，茵陈 30g，栀子 10g。治慢性胆囊炎；加大黄（后下）10~15g，玄明粉 10~15g，治急性胆囊炎右胁痛。

【用量】 6~30g。

【体会】 治急性胰腺炎、胆囊炎表现腑实证，需通泻后痛可解。若畏泻则不效。一日泻 3~5 次方可；治慢性胆囊炎，宜服 2~3 个月，治疗前后做胆囊 B 超，以判定疗效。多在症状不明显情况下治疗。

柴 彭 年

【适应证】急性肾盂肾炎，慢性肾盂肾炎急性发作。

【用药指征】发热、腰痛、尿频、尿急、尿痛。实验室检查提示白细胞尿。

【配伍】

入逍遥散，治疗郁证、月经不调。

配二陈汤、左金丸，治疗胃炎、消化性溃疡。

【用量】10~15g。

【禁忌】阴虚火旺者不宜使用。

高 上 林

【适应证】伤寒少阳病，肝胃不和，中气下陷，月经不调。

【用药指征】往来寒热，胸胁苦满，口苦不欲食，心烦喜呕，脉弦，舌苔薄白。肝胃不和：两胁胀痛，纳呆食少，脉弦苔薄。中气下陷：食少，体倦，少气懒言，脉细弱，舌淡苔白。月经不调：肝气郁结，月经不调，或先期而至，或过期不来，脉细数或弦涩，舌红少苔或舌质紫暗。

【配伍】

柴胡 10g，配黄芩 10g，半夏 10g，甘草 10g，党参 15g，生姜 3 片，大枣 5 枚。治往来寒热的少阳病。

柴胡 10g，配枳壳 15g，厚朴 10g，半夏 10g，芍药 15g，生甘草 10g。治肝胃不和。

柴胡 10g，配升麻 10g，黄芪 30g，党参 15g，山药 30g。治中气下陷。

柴胡 10g，配当归 10g，芍药 10g，丹皮 15g，地骨皮 15g。治月经先期。

柴胡 10g，配当归 10g，芍药 10g，丹皮 20g，牛膝 15g。治月经后期。

【用量】10~20g。

【禁忌】高血压或表虚多汗者不宜使用该药。误用后容易血压升高或过汗伤阴等不良反应。

【体会】柴胡是中药第一要药，它经少阳调理肝胆，仲景之名方小柴胡汤，以该药为主，和解半表半里，畅达内外，宣通上下。"人体失和，百病由生"，"八法之中，以和为主"，临证时，审病求因，或和而清者，或和而温者，或和而下者，或和而补者，随症化裁，效若桴鼓。

高 忠 英

【适应证】表证，郁证，热毒证及脾气下陷证。

【用药指征】表证当见寒热；郁证以胸闷太息为准；热毒以胸部或热淋为用。

【配伍】

重用柴胡，配白芍、枳实、郁金。治肝郁实证。

轻用柴胡，配当归、白芍、人参、白术。治肝郁虚证。

配黄芩，治少阳证及热郁证。

配常山，合达原饮，治正疟、暑湿疟。

配银花、板蓝根、赤芍，治胸肺热毒证（肺炎、胸膜炎）。

重用柴胡，配黄芩、五味子、车前草，治热淋证。

配人参、黄芪、葛根、升麻，治气虚下陷，久痢脱肛或上虚眩晕耳鸣健忘证。

配活血化瘀药，治血瘀胸胁诸痛。

配白术、茯苓、山药、海螵蛸,治湿浊下注白带证。

【用量】3~30g。

【禁忌】阴虚肝热、气火冲逆者不可用。

【体会】柴胡常用量为10~15g,升清举陷用量宜3~6g,郁证实证及热毒证可用至30g,无不良反应。

黄文政

【适应证】肾炎,肾病,尿路感染,感冒发热,气管炎,肺炎,胆囊炎、胆结石,肝炎等。

【用药指征】水肿,蛋白尿,尿中有白细胞或脓细胞,发热,转氨酶升高。

【配伍】

配黄芩、黄芪、山萸肉、丹参等。治肾炎、蛋白尿。

配黄芩、银花藤、萆薢等。治尿路感染。

配黄芩、知母、草果。治时邪发热,苔白厚腻。

配前胡、胡连、乌梅。治劳风热郁。

配茵陈、栀子、金钱草、郁金。治胆囊炎,胆结石,肝炎等。

【用量】10~30g。

【禁忌】阴虚阳亢,虚火上炎者,不宜用此药,误用可使阴津耗伤,虚火浮动,血压升高。

【体会】柴胡具有保肝、利胆、抗炎、退热等多种作用,用之稳当,久用亦未见不良反应。

黄吉赓

【适应证】急慢性支气管炎,支气管哮喘,支扩及肺部感染,病毒感冒引发高热。

【用药指征】痰热壅盛者以黄痰为主,或虽以白痰为主,但伴有发热者;血白细胞或中性粒细胞明显增高者;病毒感冒伴高热者;某些过敏性疾病属热证者。

【配伍】

配黄芩15~30g,银花15~30g,连翘15~30g,冬瓜子15~30g,干芦根15~30g,桔梗10g,生甘草10g,败酱草30g,生米仁30g,桃仁10g。治肺系疾病属痰热或热毒,感冒热证,夏季暑热证,类似于现代医学的肺部感染,上呼吸道感染。

【用量】10~120g。

【禁忌】脾阳虚弱者不宜用较大剂量。

【体会】肺系病非特异性炎症用抗生素无效者,或支气管感染对抗生素耐药者,柴胡仍有较好的疗效。

黄瑾明

【适应证】内妇科杂病。如胃脘痛,头痛,胁痛,眩晕,失眠,癫痫;月经不调,痛经,乳腺增生,更年期综合征等。

【用药指征】辨证属肝气不舒且太冲穴有明显压痛者。

【配伍】

配白芍15g,佛手10g,枳壳10g,砂仁(后下)6g,苏梗10g,海螵蛸10g,浙贝10g,陈皮6g,木香6g,延胡索10g。治胃痛。

配白芍15g,香附10g,枳壳10g,合欢皮 15g, 夜交藤 15g, 炒枣仁 10g, 五味子 6g, 柏子仁 10g, 太子参 10g, 茯苓 10g, 白术 10g, 炙甘草 6g。治失眠。

【用量】4~10g。

【体会】上述所列治胃脘痛之方, 患者若无反酸者, 可去海螵蛸、浙贝, 体虚者酌加四君子汤。治失眠一方, 患者若心悸者, 可加煅龙骨 30g, 体质充实者可去太子参、白术、茯苓、炙甘草。

龚子夫

【适应证】少阳病, 肝气郁结证, 肝胆湿热证, 如肝炎, 胆囊炎等; 月经不调。

【用药指征】发热恶寒交替发作, 口苦咽干, 两胁胀痛, 妇人行经乳房胀痛, 少腹胀痛。

【配伍】

柴胡 10g, 配黄芩 6g, 党参 10g, 甘草 3g, 法半夏 10g, 生姜 3 片, 红枣 3 枚, 青蒿 10g。治寒热往来, 口苦咽干者。

配白芍 10g, 当归 10g, 薄荷 5g, 白术 10g, 甘草 3g, 茯苓 10g, 煨姜 3 片。治肝气郁结之胁痛, 月经不调, 闭经。

配虎杖 30g, 郁金 10g, 茵陈 15g, 泽泻 10g, 金钱草 30g, 鸡内金 10g, 车前仁 10g。治肝胆湿热引起的肝炎, 胆囊炎。

【用量】5~20g, 一般成人常用量 10g。

【禁忌】肝阴不足, 肝阳上亢, 阳虚内热五心烦热者不宜用。误用会导致病情加剧。

【体会】柴胡有北、川之分, 北柴胡解热见长, 川柴胡疏肝较著, 还有银柴胡用于退虚热, 红柴胡善于清肝热。

康相彬

【适应证】外感热病, 气郁证, 肝胆湿热证, 气虚下陷证。

【用药指征】往来寒热, 口苦, 咽干, 目眩, 胸胁苦满, 不欲饮食; 心下肿满疼痛, 善太息者; 黄疸, 发热或不发热, 胁痛, 口苦, 咽干; 头昏, 心悸, 短气, 神疲懒言, 肢体困倦, 内脏下垂。

【配伍】

柴胡 15g, 配黄芩 10g, 半夏 10g, 党参 10g, 甘草 6g, 生姜 3 片, 大枣 3 枚。治热病半表半里证。

柴胡 15g, 配黄芩 10g, 茵陈 15g, 炒栀子 10g, 郁金 15g, 大黄 10g, 鸡内金 15g, 延胡索 15g, 川楝子 15g, 金钱草 30g, 木通 10g, 龙胆草 10g。治属肝胆湿热证的胆囊炎、胆石症、急慢性肝炎。

柴胡 10g, 配枳壳 10~15g, 炒白芍 10g, 川芎 10g, 陈皮 12g, 香附 10~15g。治气郁胁痛, 肝胃气滞之胃脘痛。

柴胡 10g, 枳壳 10~15g, 炒白芍 10~15g, 甘草 6g, 川芎 10g, 酸枣仁 10~15g, 茯神 10~15g, 桂圆肉 10~15g, 钩藤 30g, 琥珀粉 3g。治自主神经功能紊乱。

【用量】一般用量 10g, 疏肝解郁。小量 3g, 用于升提中气。大剂量 15g 以上, 用于清热。

梁 贻 俊

【适应证】发热（胆系疾病、流感、肺炎、钩端螺旋体病、溶血性贫血、骨髓增生异常综合征、成人 Still 病、妇人热入血室），胁痛，腹痛，郁证，水肿，髀痛（坐骨神经痛），久泻，脱肛，老年厌食脾虚胃弱证；子宫脱垂，崩漏。

【用药指征】寒热往来，两胁痛胀，气虚下陷。

【配伍】

用小柴胡汤，西洋参或太子参 10~20g 易人参。治发热诸证。

柴胡 6~10g，配川芎 10g，枳壳 6~10g，白芍 10g，香附 10g，王不留行 10g，赤芍 10g，橘叶 10g。治胁痛、乳胀。

柴胡 10g，配当归 6g，白芍 10g，茯苓 15g，香附 10g，郁金 10g，赤芍 15g，益母草 10g，内金 10g，生山楂 10g。治郁证。

柴胡 10g，配白芍 30g，甘草 10g，独活 10g，藁本 10g，当归 10g，丹参 30g，乳香 10g，没药 10g。治髀痛。

柴胡 3g，配黄芪 40g，党参 20g，白术 10g，陈皮 6g，当归 9g，升麻 3g，葛根 6g，丹参 10g。治久泻、脱肛、子宫脱垂、崩漏、老年厌食。

【用量】2~50g。

【禁忌】本药有升发之性，凡阴虚火炎、气升者忌用。病人虚而气逆不降，虚阳上升者均慎用。元气下绝，阴火多汗者，尤当禁忌。

【体会】柴胡退热不仅用于外感病，内伤诸病亦可用。用于血液病的妇人崩漏时，柴胡用炭 3~10g。该药的用量治发热病一日可达 50g，只要药症相符，则效如桴鼓，未曾发现有劫阴之弊。

谌 宁 生

【适应证】肝胆疾病，如慢性肝炎，胆囊炎，属肝气郁结及肝胃不和者。

【用药指征】胁肋疼痛，胸脘胀满，精神抑郁，或急躁易怒，苔薄黄，脉弦，肝功能异常（转氨酶或球蛋白升高），B 超示肝、脾肿大等。凡见胁痛、脉弦者必用之。

【配伍】

柴胡 10g，配白芍 15g，枳壳 6~10g，甘草 5g。治急慢性肝炎，胆囊炎，出现肝郁气滞或肝胆湿热者。

【用量】最大用量 15g，最小用量为 3~5g。

【禁忌】肝病患者出现夜眠不宁，烦躁失眠多梦，口干舌燥，舌质红，少苔，脉弦细数等肝肾阴虚证候时，不宜使用柴胡，误用可加重阴虚症状。

【体会】柴胡能舒肝解郁，适用于各种类型的肝病治疗，特别对慢性肝炎为常用之要药。

焦 树 德

【适应证】发热，热入血室，右胁疼痛，脘胁疼痛，急性肝炎，胰腺炎，胆囊炎，胆结石，疟疾，胃炎。

【用药指征】表里不和之往来寒热（发热前先觉发冷，然后即发热，每日一、二次）或发热持久不退；妇女月经适来或刚止，受寒而致发热不退，甚至下午高语谵语；肝气郁滞之右胁（肝区）疼痛或隐痛，或两胁痛。

【配伍】

柴胡 10~15g，配黄芩 9~12g，半夏 10g，荆芥 10g，苏叶 3~9g，防风 10g，薄荷 6g(后下)，银花 12~15g。治表里不和寒热往来。

柴胡 12g，配银柴胡 12g，黄芩 10g，青蒿 15g，秦艽 12g，地骨皮 10g。治低热久不解。

柴胡 10g，配黄芩 10g，半夏 10g，炒川楝子 12g，皂刺 5g，红花 10g，白蒺藜 10g，焦四仙各 10g。治急慢性肝炎，胆囊炎等符合肝郁气滞、表里不和证者。

【用量】3~18g。

【禁忌】虚阳上越诸症不宜使用，因本药有升阳作用。阴虚阳旺证不宜用，古人有"劫阴"之论。

【体会】近些年来常用于治疗外感病（如感冒等）在表证期，未能及时解表，用其他方法治疗，而致发热久久不解，热虽不甚高（37.7℃~38℃或稍高），但数周甚至数月不解者，以柴胡为主组方，常收良效。慢性肝胆病，用燮枢汤(见后)有良效。

谢 昌 仁

【适应证】寒热往来、疟疾，肝气郁结、胁肋胀痛，气虚下陷，泄泻脱肛；月经不调。

【配伍】

配炒黄芩、半夏、甘草。治寒热往来。

配草果、青皮、常山、半夏。治疟疾。

配白芍、甘草、枳实。治肝气胁肋胀痛。

配甘草、芍药、丹参。治月经不调。

配党参、黄芪、柴胡、升麻。治气虚下陷。

【用量】5~15g。

【禁忌】阴亏津少及肝阳上亢者不宜应用。

【体会】柴胡轻清升散，又能疏泄，既能透表退热、疏肝解郁，又可用于升举阳气。此药余用之最广，能治之病较多。关键在于辨证清楚，配伍得当。

魏 龙 骧

【适应证】感冒，支气管炎，肺炎，肝炎；小儿上呼吸道感染；妇人经血不调。

【用药指征】症见苔薄白脉弦之少阳经病，肝郁气滞之征。

【配伍】

柴胡 3~10g，配连翘或防风、苏叶等。治感冒，小儿外感发热，呼吸道感染等。

柴胡 10~15g，配黄芩、清半夏、生石菖蒲。治急慢性支气管炎、肺炎等。

柴胡 5~10g，配黄芩、茵陈等。治肝炎。

柴胡 5~10g，配金钱草、海金沙。治胆囊炎，胆石症。

【用量】3~15g。

【禁忌】阴虚津亏，肝阳上亢者忌用。

【体会】由于炮制不同，功效亦不同，如醋柴胡疏肝解郁效佳。

益 母 草

本品为唇形科一年或二年生植物益母草 *Leonurus japonicus* Houtt. 的全草。我国大部分地区均产。传统认为本品味辛而苦，性微寒。入肝、心、膀胱经。具有活血化瘀、利水消肿、清热解毒等功效。

在被调研的 330 位名中医中有 11 位擅长运用本品。主要为内蒙古、陕西、安徽、四川、广东、黑龙江、河北等地的妇科与内科医家。

1. 用药指征及配伍

益母草的用药指征大致可以概括为以下几点：①月经异常：月经不调，或闭经，或经前腹痛，或产后腹痛，多呈刺痛，痛有定处；阴道出血，血色暗红有块。②水肿及小便异常：浮肿不易消，或尿混浊成棕色，或尿频，尿道灼热。③舌象：舌色暗，有紫点或紫斑。

与益母草配伍同用出现次数较多的有活血化瘀药，如蒲黄、三七、川芎、当归、芍药、桃仁、红花、泽兰等；以及利水消肿药，如生黄芪、茯苓、泽泻、防己等。

2. 主治病症

益母草所主治的病症有 23 种，主要为妇科及内科病症。妇科疾病主要有痛经、月经不调、闭经、崩漏、胎动不安、产后腹痛、产后恶露不绝、人流术后出血、带下病、更年期综合征、子宫肌瘤、慢性盆腔炎、附件炎等；内科疾病主要有高血压、肾炎、肾结石、水肿、腹水、前列腺炎、癥瘕、冠心病等；此外还有痤疮、目赤翳障等皮肤与眼科疾病。

3. 禁忌证及用量

在禁忌证方面，多数医家认为孕妇及血虚无瘀滞者不宜使用。

在用量上，最少每剂用 1.5g，最多达 120g，多数用 10~30g。

王 铁 良

【适应证】肾病综合征明显水肿，腹水；慢性肾炎顽固性水肿，经常反复不消，兼有瘀滞者；顽固性蛋白尿；慢性肾盂肾炎急性发作。

【用药指征】浮肿不易消；或尿浑浊成棕色，或尿频、尿道灼热。舌边有瘀点。

【配伍】

益母草 30g，配党参 30g，生黄芪 30g，当归 20g，茯苓 30g，远志 15g，酸枣仁 30g，木香 5g，龙眼肉 25g，炙甘草 7.5g，白花蛇舌草 50g，冬瓜皮 30g。治肾炎顽固性水肿，蛋白尿。

益母草 30g，配车前子（包）15g，黄柏 20g，茯苓 20g，桂枝 15g，萹蓄 20g，瞿麦 20g，金银花 30g，连翘 20g，半枝莲 30g，石苇 20g，白花蛇舌草 50g。治疗慢性肾盂肾炎，有明显膀胱刺激征者。

【用量】20~50g。

【禁忌】明显出血现象者禁用。

【体会】益母草可用于治疗产后瘀血腹痛，恶露不净，难产，胞衣不下，也可用于治疗冠心病。

尹 莲 芳

【适应证】急、慢性肾炎见水肿、血尿者，高血压，痤疮，妇科病，如月经不调、闭经、痛经、崩漏、产后瘀血腹痛。

【用药指征】腹痛拒按，经行或产后恶露有血块；高血压，全身或下肢凹陷性水肿；青春期面部痤疮或妇女经前痤疮，舌质暗，舌尖边有瘀点或瘀斑。

【配伍】

益母草 30g，配当归 10g，白芍 15g，川芎 10g，香附 10g 等。治月经不调。

益母草 30g，配丹参 30g，泽兰 10g，归尾 10g，川芎 10g 等。治闭经。

益母草 30g，配炙乳香 10g，炙没药 10g，五灵脂 10g，延胡索 10g 等。治产后瘀血腹痛，恶露不下。

益母草 15g，配当归 10g，川断 10g，参三七（研末冲服）5g，侧柏叶 10g 等。治崩漏。

益母草 30g，配防己 15g，连翘 15g，赤小豆 30g，白茅根 30g 等。治急性肾炎引起的水肿。

益母草 30g，配茯苓皮 30g，冬瓜皮 30g，通草 10g，生黄芪 30g 等。治慢性肾炎水肿。

益母草 30g，配山萸肉 10g，桑寄生

10g，槐花 30g，怀牛膝 20g 等。治高血压。

益母草 30g，配白芷 10g，天花粉 15g，紫花地丁 15g，连翘 15g 等。外用，治痤疮。

【用量】10~30g。

【禁忌】阴虚血少、气虚无瘀之血崩、习惯性流产者禁用。

【体会】益母草行血而不伤新血，养血而不滞瘀血，兼能利水消肿，为妇科之常用药。临证酌施则血可活，瘀可消，结可除，有祛瘀生新的作用。瘀血水肿的体征明显者必用该药。现代药理研究表明，益母草有扩血管作用，故有降压作用。

刘 锐

【适应证】水肿，更年期综合征，月经病。

【用药指征】上述病症见水肿、血瘀时必用。

【配伍】

配蒲黄 10~15g，治慢性肾炎水肿。

配逍遥散（一般剂量），治更年期综合征、月经不调。

【用量】10~30g。

【禁忌】血虚时慎用。误用后，因多有配伍药物，一般无明显不良反应。

许 润 三

【适应证】月经病，带下病，产后病，冠心病，肾炎。

【用药指征】月经不调，白带，子宫脱垂，凡是月经病，产后病都必定要使用。

【配伍】

益母草 30g，配当归 30g，香附 10g。治月经不调。

益母草 20g，配白术 30g，当归 20g。治脾虚引起的带下证。

益母草 20g，配白术 100g，枳壳 15g。治子宫脱垂。

益母草 20g，配党参 100g，三七粉 3g。治产后恶露不绝。

益母草 50g，配生黄芪 200g。治水肿。

益母草 20g，配生黄芪 50g，三七粉 3g。治冠心病。

【用量】10~50g。

【禁忌】妊娠病患者不宜使用。

杨守玉

【适应证】闭经，崩漏，月经不调。

【配伍】

益母草 15g，配桃仁 15g，红花 10g。治闭经。

益母草 30g，配艾叶 30g，大黄炭 15g，当归炭 15g，治崩漏。

益母草 12g，配熟地 15g，山萸肉 15g。治月经不调。

【用量】12~40g。

【体会】本品用作调经或通络时应取小剂量 12~15g，用于崩漏止血宜取大剂量，可用至 30g 以上。

杨家林

【适应证】血滞、血瘀所致的月经不

调，痛经，闭经，产后腹痛，产后恶露不绝等病症。

【用药指征】阴道出血，色暗夹块或小腹刺痛，痛有定处，或经闭不行，兼有其他血瘀、血滞之症状和舌脉者。活血调经、祛瘀、缩宫止血必用该药。

【配伍】

配茜草 12g。行血止血，增强活血调经、化瘀止血之功。

配鸡血藤 18g。通收兼施，活血调经止痛。

与生化汤合用。治产后腹痛，产后恶露不绝等病症。

【用量】15~30g。常用量 15g，治疗闭经，活血通经可用 30g。

【禁忌】该药有收缩子宫的作用，孕妇不可使用；血虚无瘀滞者不用。

杜雨茂

【适应证】水肿，肾结石，月经不调，胎动不安，子宫肌瘤，前列腺炎属瘀血内停，水气不利者。

【配伍】

配五苓散、真武汤等。主治水肿。

配四物汤加三七等。主治月经不调，产后恶露。

配四物汤加白术等。主治胎动不安。

配刘寄奴、野菊花等。主治前列腺炎。

配桂枝、茯苓。主治子宫肌瘤。

配金钱草、茯苓、泽泻、海金沙等。主治肾结石。

【用量】15~90g。

【禁忌】有明显出血倾向者不宜使用，误用后加重出血。

张文阁

【适应证】月经不调，闭经，产后腹痛，产后恶露不绝，人流术后出血等。

【配伍】

益母草 20g，配泽兰叶 15g，卷柏 10g。治瘀血经闭。

益母草 15g，配香附 12g。治气滞血瘀所致的月经不调、月经量少、痛经等证。

益母草 15g，配仙鹤草 15g。治瘀血阻滞、虚实夹杂之月经过多、崩漏、产后恶露不绝等证。

【用量】10~30g。

【禁忌】无瘀滞者不宜，孕妇忌用。

【体会】益母草可加强子宫收缩，可使产后或人流术后的子宫将余血、浊液、残留物排出，从而达到祛瘀活血的目的。

张巴斯尔

【适应证】痛经，月经不调，闭经，高血压，急、慢性肾炎之水肿，目赤翳障，经常流泪。

【用量】1.5~3g。

【禁忌】月经过多者不宜。

赵玉庸

【适应证】肾脏疾病，属水湿不去而兼瘀滞者。

【配伍】

配健脾祛湿药，治疗水肿。

【用量】10~20g。

【体会】水肿而兼血尿者，不宜轻易使用，误用易造成血尿不易改善。

夏　天

【适应证】月经不调，产后出血，恶露不尽，痛经，闭经，腹有癥瘕（如慢性盆腔炎、附件炎），肾炎。

【用药指征】月经不调，血滞闭经，经前作痛，产后血瘀腹痛，及癥瘕等有血瘀见症或肾炎水肿及血尿。

【配伍】

益母草 30g，配当归 9g，川芎 6g，赤芍 6g，桃仁 6g，红花 6g，三棱 6g，莪术 6g，牛膝 6g。治月经不调，产后出血不止，恶露不尽，闭经，痛经。

配熟地 30g，当归 9g，白芍 15g，川芎 9g，党参 12g，荆芥穗 12g，地榆炭 12g，阿胶（烊化）10g，艾叶 10g。治疗同上。

益母草 20g，配制香附 30g，延胡 15g，川芎 10g，当归 15g，乌药 15g，小茴香 10g。治痛经。

益母草 30g，配黄芪 30g，党参 30g，赤芍 15g，石苇 20g，茯苓 15g，泽泻 15g，丹皮 10g，鹿含草 15g。治肾炎浮肿和血尿。

益母草 30g，配茅根 30g，车前草 15g，玉米须 15g。治肾炎水肿兼瘀者。

【用量】15~20g。

【禁忌】孕妇慎用。

【体会】本品能去瘀生新，活血调经，

利尿。其生药有效成分含量低。故水煎剂用量大。一般15~60g，治肾炎用量更大，可用30~120g。本品治急性肾炎较慢性肾炎好。临床活血调经常配当归，利水消肿祛瘀常配茅根。

黄 芩

本品为唇形科多年生草本植物黄芩 *Scutellaria baicalensis* Georgi 的根。主产于河北、山西、内蒙古、山东等地。本品味苦，性寒。归肺、心、肝、胆、大肠经。具有清热泻火、燥湿解毒、止血、安胎等功效。

在被调研的 330 名中医中有 11 位擅长应用此药。主要为四川、吉林、山东、福建、浙江等地的内科、妇科、外科、五官科医家。

1. 用药指征及配伍

黄芩的用药指征大致可概括为以下几点：①火热征象：发热，头痛，痰黄，尿赤，鼻流浊涕，白睛红赤，或创伤感染病灶见红、肿、热、痛者。②出血征象：咯血、吐血、衄血、尿血等。③舌脉征象：舌红，苔黄或黄腻；脉滑数，或细数，或弦数。

与黄芩配伍同用出现次数较多的主要有清热类药：如柴胡（11 次）、黄连（4 次）、大黄（5 次）、茵陈（4 次）、菊花（3 次）等；补益类药：如白芍（6 次）、白术（6 次）、黄芪（4 次）、甘草（3 次）等。

2. 主治病症

黄芩所主治的病症计 35 种，主要为内科(54.29%)、妇科(14.29%)、五官科(14.29%)、外科（8.57%）、皮肤科（8.57%）疾病。内科疾病中包括消化、呼吸、循环、泌尿等多系统的病症，如黄疸、胁痛、咳嗽、淋证、郁证、消渴、泄泻、哮喘、血证、外感发热等；妇科病症主要有崩漏、孕妊恶阻、不孕症、胎动不安等；五官科病症主要有角膜炎、巩膜炎、眶假瘤、鼻渊等；外科病症有疖肿、痈疽、疮疡等；皮肤科病症有风疹、丹痧等。

3. 禁忌证及用量

在禁忌证方面，大多数医家认为气血不足等虚证、寒证不宜使用。还有个别医家认为阴虚证不宜。

在用量上，最少每剂用 1g，最多达 100g，一般用量 10~30g。

王 玉

【适应证】呼吸系统疾病。

【用药指征】血白细胞升高，肺功能降低。

【配伍】

配远志 15g，鱼腥草 15g。治气管炎。

配葶苈子 15g，菖蒲 15g。治肺源性心脏病。

配白果 10g，苏子 15g，苦参 15g，炙麻黄 10g。治支气管哮喘。

配百部 15g，白及 20g，地骨皮 10g。治肺结核。

【用量】黄芩 10~15g。

【禁忌】虚寒证禁用此方，误用使病情加重。

王 烈

【适应证】感冒，咳嗽，肺炎，哮喘，腹泻，痢疾，丹痧，肾炎，心肌炎，水痘，腮腺炎，肝炎等。

【配伍】

黄芩 10g，配柴胡 10g。治内外之热。

黄芩 10g，配白芍 10g。治热泻。

黄芩 10g，配党参 10g。治肾病。

黄芩 10g，配白屈菜 10g。治热咳。

黄芩 10g，配木通 5g。治水痘。

黄芩 10g，配板蓝根 10g。治肝炎。

黄芩 10g，配葶苈子 10g。治肺炎。

【用量】1~15g。

【禁忌】虚证、里寒证不宜用，用后易泻。

【体会】具有热的证象，尤其里热者必用。

龙 治 平

【适应证】黄疸胁痛（急慢性病毒性肝炎、药物中毒性肝炎、酒精中毒性肝炎、寄生虫病肝损害、急慢性胆囊炎、胆石症），咳嗽（呼吸道感染、肺炎），淋证（急性尿路感染、肾盂肾炎、前列腺炎），郁证（神经衰弱、癔病、更年期综合征），胎动不安，孕妇恶阻，不孕症（人流后自然流产后、腹腔炎症等致继发性不孕），消渴

（糖尿病）。

【用药指征】发热，舌红，苔黄腻，脉滑数。

【配伍】

配茵陈 15~18g，金钱草 20~30g，蒲公英 20~30g，连翘 15~18g。治急慢性病毒性肝炎。

配桔梗 9~18g，桑白皮 12~18g，杏仁 9~15g，菊花 15~18g，陈皮 6~9g。治肺热咳嗽（呼吸道感染，肺炎）。

配茵陈 15~18g，炒麦芽 18~20g，丹参 20~30g，炒白术 15~18g。治酒精性肝炎。

配茵陈 15~18g，猪苓 9~12g，炒白术 15~18g，五味子 6~12g。治各种原因的肝功损害。

配车前子 9~18g，金钱草 20~30g，木通 6~10g，滑石 15~18g。治急性尿路感染，肾盂肾炎，前列腺炎等致的小便灼热，疼痛，不利。

配柴胡 6~9g，郁金 10~15g，白芍 9~18g，香附 9~15g。治神经衰弱，癔病，更年期综合征属肝郁化热者。

配炒白术 15~10g，地黄 12~10g，怀山药 12~18g。治胎动不安，孕妇恶阻。

配黄连 6~9g，生地 12~18g，知母 10~15g，麦冬 12~18g。治糖尿病（属上消肺热津伤证）。

【用量】3~30g。

【禁忌】辨证属寒湿重者，脾胃虚弱，气血不足者，低血压者。低血压者用之不当可发生晕厥。

【体会】此药苦寒厚味，能清热、燥湿、泻火，解毒，温热毒盛者首选，临床

配方应用十分广泛，但配伍使用宜顾脾胃。各种肝炎出现黄疸（阳黄）者，各种原因致肝功能异常，尤以谷丙转氨酶、黄疸指数升高者以及呼吸道感染而属肺热壅盛者，义用此药。

邢月朋

【适应证】气管炎，泌尿系感染，胆囊炎，肝炎，高血压病，上呼吸道感染。

【用药指征】壮热不退，体温在 38℃以上；或头痛且胀，血压高。

【配伍】

黄芩 30g，配柴胡 30g。治发热。

黄芩 15g，配玳瑁 3~6g。羚羊角 3~10g，玄参 15g，水煎服。治头痛。

【用量】15~30g。

【禁忌】脾肾两虚之泄泻不宜。

【体会】治疗发热，热退后应及时减药或停用，在治疗期间，水煎汤剂日服 3~4 次，效果较好。

李恒明

【适应证】肺热咳嗽，咳痰黄稠，胃脘烧灼，口苦，舌红，苔黄，体温高，血象中性及总数高。

【配伍】

黄芩 12g，配杏仁 10g，连翘 12g，柴胡 10g，梨皮 10g，治咳嗽，咯黄稠痰，发热恶寒。

【用量】12~15g。

【禁忌】咳清稀痰时不宜。

吴震西

【适应证】肺热咳嗽，湿热泻痢，肝病胆痛；热盛出血、胎动不安；风热痒疹；鼻渊赤眼。

【用药指征】舌质红、苔黄或黄腻、脉弦数或滑数；疼痛拒按、恶热喜凉；面红发热、痰黄尿赤；咯血、吐血、衄血色鲜红；鼻流浊涕、白睛红赤。

【配伍】

配知母、贝母、桑白皮。治肺热咳嗽（急性支气管炎、慢性支气管炎发作期、慢性支气管炎），诸般咳嗽，不论有热无热，少佐黄芩。

配白芍、葛根、黄连。治湿热泻痢（急性肠炎、痢疾）。

配柴胡、茵陈、大黄。治肝病胆痛（急性肝炎、胆囊炎、胆石症、胰腺炎）。

配生地、丹皮、侧柏叶。治热盛出血（支气管扩张咯血、消化道出血、衄血、功能性子宫出血）。

配白术，治胎动不安（先兆流产）。

配荆芥、防风、蝉蜕。治风热痒疹（荨麻疹、湿疹）。

配白芷、菊花、夏枯草。治鼻渊、赤眼、头痛。

【用量】3~15g。

【禁忌】若见舌淡苔白、脉沉细弱、疼痛喜温喜按，属体弱虚寒之证，则不宜使用，用之伤阳助寒，发生他变。

【体会】本品苦寒气薄，功能泻火解毒、清热燥湿，临床用于湿热实证，屡起沉疴。余用药讲究炮制，配伍注意病症，清上焦火多用枯芩，泻下焦火善用条芩，安胎宜以清炒，止血炙用炒炭。肺虚寒饮之咳喘、脾胃虚寒之泻利、血虚引起的胎动不安禁用。

天）使用，中病即止。脾胃虚寒者应慎同。小儿用量为成人的1/3~1/2。

沈有庸

【适应证】风热袭肺或痰热蕴肺之咳嗽、肺痈，外感高热不退，肝胆湿热之胁痛、黄疸、肝炎，肠道湿热之泄泻或痢疾，湿热下注之淋证，热毒蕴阻之咽喉肿痛、疮痈、无名肿毒及皮肤病，胎动不安，热毒内盛、迫血妄行之便血、尿血、咳血、紫癜等血证。

【配伍】

黄芩60~80g，配柴胡30g。治外感高热不退。

黄芩60~80g，配柴胡30g，姜夏10g，大黄6~10g。治少阳病或少阳阳明合病。

黄芩18g，配槟榔20g。治风热袭肺或痰热蕴肺之咳嗽、肺痈。

黄芩30g，配柴胡10g，虎杖15g，大黄6~10g。治肝胆湿热之胁痛、黄疸、肝炎等。

黄芩30g，配白芍15g，甘草5g，大黄6~10g，川连10g。治肠道湿热之痢疾。

黄芩30g，配紫花地丁15g，野菊花15g。治热毒内盛之疮痈肿毒、浸淫疮。

黄芩15g，配生白术15g，杜仲15g，苎麻根15g。治胎动不安。

【用量】10~100g。

【禁忌】阴虚患者或伴脾胃虚寒应慎用。

【体会】大剂量黄芩只能短期间（2~3

陈阳春

【适应证】糖尿病并发血管神经性病变，肺心病。

【用药指征】肢体末端瘀胀、麻木、疼痛，检查：末稍循环障碍，眼底有改变。

【配伍】

黄芩20~25g，配黄芪30g，葛根20g，水蛭10g，黄连15g，毛冬青30g，山药30g，赤白芍各15g，甘草5g。治糖尿病并发微循环障碍。

黄芩15g，配黄芪30g，白果15g，生熟地各15g，茯苓15g，橘红10g，卜子10g。治肺源性心脏病。

【用量】10~25g。

【禁忌】脾胃虚弱者慎用，或配健脾补气之品。

钟秀美

【适应证】崩漏，胎漏，妊娠腹痛，发热，淋证。

【用药指征】阴道出血，色暗红，质黏稠，舌质红，苔薄黄，脉细数。

【配伍】

黄芩10~15g，配夏枯草15g。治卵巢囊肿，妊娠高血压。

黄芩6g，配苏梗10g，麦芽15g，竹茹15g。治妊娠恶阻，呕吐苦水。

黄芩10g，配黄芪15g，苎麻根15g，糯米 20g（后下）。治胎漏。

黄芩 10~15g，配火麻仁 15g，山栀子 10g，枳壳 10g，荆芥炭 6g，甘草 3g。治肛裂。

黄芩 10g，配川芎 5g，当归 6g，生白芍 15~20g，白术 10g。治妊娠腹痛。

【用量】6~15g。

【禁忌】寒凝血瘀者不宜使用。

【体会】黄芩味苦性凉，具有清热燥湿，泻火解毒，止血止痛的功效，临床运用广泛。妇科病中多种原因引起的出血，用之均有良效。凡出血时间久者，即使属气虚证，也要用黄芩。本品历来被奉为安胎圣药，现代药理研究也证实有抑制前列腺素分泌，缓解子宫平滑肌痉挛等作用。只要配伍得当，毋须过多顾虑其伤胃耗阴。

郭汉章

【适应证】外伤创面化脓感染，各种热毒内蕴，疖肿，疹痘，痈疽，疮疡等。

【用药指征】创面感染化脓，有坏死组织，及出血者，各种部位的感染病灶见红、肿、热、痛者。

【配伍】

配大黄、黄连、黄柏。治骨科的急性化脓性感染，如骨髓炎初起，创伤性血肿化脓感染等早期。

【用量】10~15g。

【禁忌】体质虚弱者不宜，外用无禁忌。

【体会】单味黄芩煎液，配制成10%溶液，泡洗治四肢外伤性部分坏死，可使化脓创面新生，坏死组织脱落，骨髓炎愈合，并有止血作用。

蔡华松

【适应证】热邪炽盛的各种眼病，如各种角膜炎、急性色素膜炎、巩膜炎、眶假瘤等。

【配伍】

黄芩 15g，配半枝莲 15g，柴胡 12g。治急性色素膜炎。

黄芩 12g，配土茯苓 9g，山豆根 12g。治眶假瘤，证属肝热痰郁者。

黄芩 15g，配柴胡 12g。治急性视神经炎。

【用量】9~15g。

【禁忌】角膜炎后期，久不愈合属肝血亏虚，眼底病变属气血亏虚者慎用。

黄 芪

本品为豆科多年生草本植物蒙古黄芪 *Astragalus membranaceus*（Fisch.）Bge.var.
mongholicus（Bge.）Hsiao 或膜荚黄芪 *Astragalus membranaceus*（Fisch.）Bge. 的根。主产
于内蒙古、山西、甘肃、黑龙江等地。本品味甘，性微温。归脾、肺经。具有补气升阳、
补肺固表、利水消肿、托疮生肌等功效。

在被调研的 330 位名中医中有 126 位擅长应用本品，居最擅长应用中药之首。这些医
家遍布全国 30 个省市自治区。从分科来看，主要为内科、妇科、外科、骨伤科医家，其
中以内科医家居多。

1. 用药指征及配伍

黄芪的用药指征大致可概括为以下几点：①气虚征象：面色白或萎黄，体胖，面浮肢
肿，形寒怕冷，精神不振，头晕目眩，食少倦怠，酸困无力，半身不遂，肢体麻木，声低
气怯，自汗盗汗，心悸气短，动则喘促，易外感，或阴疮不溃，痈疽久不收口，骨折延迟
愈合。②气陷征象：脘腹胀满，中气下陷，久泻脱肛，内脏下垂，子宫脱垂，阴道前后壁
膨出。③舌脉征象：舌质淡，或淡红少津，舌体胖大，有齿痕，或舌暗有瘀斑，苔白，或
薄白，或薄，或白滑，或厚腻而不黄，或微黄滑而不燥；脉细弱，或沉细，或虚缓，或浮
大中空，或沉迟，或迟涩结代，或弦。④实验室检查：血色素低于正常，白细胞计数减少，
细胞免疫指标低下，E-玫瑰花环结形成率及巨细胞吞噬率均低于正常值。血糖增高，血液
流变学呈"浓、黏、凝、聚"特点，血小板聚集率增高等。

与黄芪配伍出现次数较多的主要有补气类药：如白术（137 次）、党参（85 次）、甘草
（63 次）、人参（40 次）、山药（34 次）、玄参（14 次）、太子参（12 次）、大枣（13 次）等；
补血类药：如当归（57 次）、白芍（47 次）、熟地（18 次）、阿胶（9 次）、龙眼肉（4 次）
等；补阴类药：如麦冬（26 次）、黄精（15 次）、枸杞（14 次）、女贞子（13 次）、山茱萸
（8 次）、沙参（6 次）、石斛（5 次）、玉竹（5 次）、鳖甲（4 次）等；补阳类药：如杜仲（11
次）、淫羊藿（18 次）、益智仁（5 次）、鹿角胶（5 次）、菟丝子（4 次）、补骨脂（4 次）、
川断（4 次）等；祛湿类药：如茯苓（63 次）、泽泻（23 次）、车前子（11 次）、薏苡仁
（11 次）、猪苓（9 次）、茯苓皮（7 次）、苍术（7 次）、大腹皮（6 次）、玉米须（5 次）、羌
活（5 次）、茵陈（4 次）、冬瓜皮（4 次）等；祛风湿类药：如防己（8 次）、桑寄生（8 次）、
独活（5 次）、桑枝（4 次）、豨莶草（4 次）等；活血类药：如川芎（64 次）、丹参（57 次）、
赤芍（49 次）、红花（35 次）、桃仁（27 次）、牛膝（22 次）、水蛭（20 次）、益母草（19
次）、鸡血藤（12 次）、穿山甲（12 次）、皂刺（9 次）、莪术（9 次）、郁金（4 次）、降香（4

次）等；解表类药：如桂枝（65次）、防风（61次）、升麻（44次）、柴胡（32次）、生姜（14次）、葛根（11次）、细辛（11次）、白芷（7次）、麻黄（5次）；清热类药：如生地（33次）、银花（15次）、天花粉（12次）、白花蛇舌草（11次）、黄芩（9次）、白茅根（9次）、玄参（8次）、黄柏（7次）、黄连（7次）、大黄（7次）、丹皮（5次）、连翘（5次）、知母（4次）、地骨皮（4次）等；收涩类药：如五味子（27次）、浮小麦（12次）、麻黄根（11次）、芡实（8次）、金樱子（7次）等；平肝安神类药：如地龙（48次）、牡蛎（24次）、龙骨（15次）、全蝎（7次）、僵蚕（7次）、远志（7次）、枣仁（6次）、菖蒲（4次）等；温里药：如附子（13次）、肉桂（12次）；理气类药：如陈皮（26次）、枳壳（14次）、延胡索（15次）、砂仁（6次）、木香（4次）等；化痰类药：如贝母（8次）、桔梗（7次）、桑白皮（7次）等；此外，还有消食类药：如山楂（9次）。

2. 主治病症

黄芪所主治的病症多达198种，主要为内科（77.27%）、妇科（10.10%）、外科（8.59%）、骨伤科（6.57%）、皮肤科（3.54%）、五官科（3.03%）疾病。内科疾病包括消化、心血管、泌尿、呼吸、免疫、血液、精神神经等多系统病症。消化系统疾病主要有胃下垂、慢性胃炎、慢性肠炎、胃肠黏膜脱垂症、急慢性肝炎、消化道溃疡、肝硬化腹水、肝脾肿大、胆囊炎、久泻、脱肛、便血、便溏、复发性口腔溃疡等；心血管系统疾病主要有冠心病心绞痛、心肌炎、心律失常、充血性心力衰竭、风湿性心脏病、扩张性心肌病、心动过缓、心肌梗死、肺源性心脏病、血栓闭塞性脉管炎、雷诺病、低血压、高血压、深部静脉炎、大动脉炎、动脉硬化、高脂血症、周围血管病等；泌尿系统疾病主要有慢性肾小球肾炎、慢性肾盂肾炎、肾功能不全、肾病综合征、肾下垂、糖尿病、糖尿病肾病、紫癜性肾炎、尿毒症、尿崩症等；呼吸系统疾病主要有慢性气管炎、支气管炎、久咳、喘证、肺炎、肺气肿、肺结核、肺癌等；免疫系统疾病主要有红斑性狼疮、硬皮病、重症肌无力、肌营养不良、皮肌炎、干燥综合征、（类）风湿性关节炎等；血液系统疾病主要有贫血、血虚发热、高原性红细胞增多症、血小板减少性紫癜、再生障碍性贫血、原发性白细胞增多症、白细胞减少症、白血病等；精神神经系统疾病主要有自主神经功能紊乱、中风、中风后遗症、脑瘫、脑震荡后遗症、脑萎缩、中枢神经退行性疾病、周期性麻痹、神经炎、末梢神经损害、失眠等；此外还有自汗、盗汗、体虚易感、肿瘤、水肿、虚劳、脏器下垂、眩晕、疲劳综合征、肥胖症、癌肿放化疗后、营养不良、甲状腺功能亢进症、慢性中毒、疰夏、阳痿等。妇科疾病包括功能性子宫出血、月经不调、子宫脱垂、闭经、习惯性流产、不孕症、更年期综合征、乳腺炎、乳腺增生、乳腺癌、产后大出血、席汉氏综合征、产后癃闭、缺乳、难产等。外科疾病包括痈疽疮疡、疽毒内陷、疮疡久溃不愈、毛囊炎、慢性疖肿、囊肿性痤疮、脱发、疝气、前列腺炎、前列腺肥大、足跟痛、术后创口迟缓愈合等。骨伤科疾病包括颈椎病、骨髓炎、肩周炎、股骨头缺血性坏死、腰腿痛、膝关节炎、骨折、骨质疏松、骨折延迟愈合、腰椎间盘突出症等。皮肤科疾病包括荨麻疹、银屑病、黄褐斑、疣、带状疱疹后遗神经痛、各种过敏性疾病等。五官科疾病包括各种慢性眼病、色素膜炎、老年耳聋、过敏性鼻炎、鼻窦炎等。

3. 禁忌证及用量

在禁忌证方面，医家们大多认为表实邪盛，气滞湿阻，食积内停，阴虚阳亢，痰瘀化热，热毒蕴盛，正气未虚者均不宜使用；痈疽初起、溃后热毒尚盛者禁用；出血未止，脉浮有力者不宜；中风急性期，脉弦劲滑数，苔黄燥，舌红绛等邪盛标实时禁用。

在用量上，小儿最少每剂用 3g，成人最少用 6g，最多用 250g，大多用 15~30g。

丁泽民

【适应证】直肠黏膜脱垂，老年及术后体虚之脱肛及肛门坠胀，痈疽不溃不敛。

【用药指征】面色少华，动则气短汗出，肛门坠胀，便意频频排之不畅。便血清淡量多，痈疽塌陷脓出不爽，X 片示直肠黏膜套叠。

【配伍】

配党参 10g，白术 10g，升麻 10g，陈皮 5g，当归 10g，柴胡 10g，甘草 3g。治脱肛，肛门坠胀。

配党参 10g，龙眼肉 10g，酸枣仁 10g，白术 10g，当归 10g，茯苓 10g，槐花 10g，荆芥炭 10g。治气不摄血所致便血。

配当归 10g，穿山甲 10g，皂刺 10g，肉桂 3g，人参 10g，白芷 10g，公丁香 5g，桃仁 10g。治气血不足所致痈疽不溃或溃久不敛。

【用量】10~60g。

【禁忌】表实邪盛，气滞湿阻，食积内停，阴虚阳亢，痈疽初起或溃后热毒尚盛等证不宜用。

于尔辛

【适应证】肺癌，乳腺癌，恶性淋巴瘤，晚期癌肿化疗后。

【配伍】

黄芪 30g，配枸杞 15g。治化疗后白细胞低下或贫血。

黄芪 30g，配天冬 10g，橘核 10g，荔核 10g。治乳癌。

黄芪 30g，配枸杞 15g，黄柏 10g，黄芩 10g。治恶性淋巴瘤发热。

【用量】15~50g。

【禁忌】腹胀、恶心、呕吐者慎用。

【体会】凡有气虚、血虚、表虚不固、癌肿发热多汗等必用。

于凯成

【适应证】心肌炎，冠心病，心律失常，慢性充血性心力衰竭，风湿性心脏病，心肌病，糖尿病等。

【用药指征】心脏病人表现心悸，气短，乏力，自汗者。

【配伍】

配人参、麦冬、大青叶等。治心肌炎。

配人参、葶苈子、桂枝、茯苓皮、益母草。治心衰浮肿。

配白术、防风、桂枝、白芍等。治表虚不固、营卫不和之自汗、乏力、经常感冒。

配当归、川芎、人参。治低血压，头目眩晕。

配生地、山药、缫丝。治糖尿病。

配当归、地龙、红花。治中风（中经络）属气虚血瘀者。

【用量】15~50g。

【禁忌】阴虚火旺或表实邪盛者不宜；胸闷腹胀、肺结核咯血、口唇干燥者不宜。

【体会】黄芪有生黄芪、炙黄芪和炒黄芪之分，补中益气宜炙用，益气健脾宜炒用，其他宜生用。

于鹄忱

【适应证】清阳不升，脾气下陷之眩晕，头痛，体乏无力，或妇女血崩等证；脾胃虚弱等证。

【配伍】

黄芪30~50g，配蔓荆子、升麻、党参、白芍等。治清阳不升之头昏、耳鸣、耳聋。

黄芪30g，配白术、陈皮、升麻、柴胡、党参、当归，治中气下陷之消化功能减退，见腹部胀闷，体乏无力等症状者。

黄芪90g，配当归、川芎、红花、桃仁、赤芍、地龙。治半身不遂。

黄芪60g，配白术、玄参、葛根、麦冬等。治糖尿病。

【用量】15~90g。

【禁忌】高血压患者或阴虚阳盛者或热毒太盛者不宜使用，如误用则头昏胀痛，血压升高，胸闷气滞。

【体会】黄芪使用不当，确有壅滞气机之患，且少量长期使用亦有上述反应。

万 政

【适应证】消渴，肾炎，慢性肝炎，肝硬化，冠心病，贫血，腹泻，自汗，低血压，高血压，痹证。

【用药指征】神疲体倦，纳呆便溏，自汗怕风，面唇淡白，舌淡，苔薄白，脉细弱。

【配伍】

黄芪30g，配当归15g。治贫血。

配益母草30g，芡实15g。治肾炎浮肿蛋白尿。

配大黄10g。治尿毒症。

配女贞子15g，花粉30g，生地15g。治糖尿病。

配白术15g，防风10g，麻黄根10g，牡蛎30g。治自汗。

配升麻10g。治低血压。

配防己15g，白术15g，桂枝12g，茯苓15g，益母草15g。治肾炎浮肿。

配丹参30g，降香10g，治冠心病。

配茯苓15g，附子10g，泽兰15g。治充血性心衰。

配党参5g，白术5g，桂枝3g，丁香

3g，甘草 3g。治小儿消化不良。

配车前子 15g。治高血压。

配葛根 12g，羌活 12g。治颈椎病。

【用量】15~60g。

【禁忌】在胸闷痞满，舌红苔黄腻厚燥，脉滑数有力的情况下不宜使用该药。

【体会】现代药理学研究证实：黄芪能增强机体免疫力、利尿、抗菌，增强心肌收缩力，扩张冠状动脉，且有升降血压的作用，但临床运用时必须把握乏力、气短、面白、舌淡、脉细弱这一指征。

万文谟

【适应证】慢性肝炎，肝硬化，慢性气管炎，慢性肾炎，尿毒症，脾虚泄泻，脱肛，自汗，盗汗，老年及久病正气不足等。

【用药指征】慢性肝炎性功能减退，慢性肾炎蛋白尿，泄泻，脱肛，自汗，乏力，苔白脉弱者。

【配伍】

黄芪（生用炙用均可）30g，配淫羊藿等。治疗慢性肝炎，慢性肾炎，慢性气管炎等有气虚乏力，阳痿，蛋白尿等症。

生黄芪 30g，配山萸肉、龙牡、防风等。治阳虚自汗；阴虚盗汗者亦可适当配伍应用。

【用量】10~120g，一般用 30g。当用大剂量黄芪时，须配伍理气药。

【体会】黄芪有明显的强壮作用，用之临床也是可信的。现代研究本品还有强心、降压、降低蛋白尿、降血糖、抗肿瘤等作用，都值得重视。

【禁忌】阴虚阳盛，面红目赤，舌红苔黄，脉象弦数者不宜使用。

马 山

【适应证】慢性浅表性胃炎，萎缩性胃炎，消化性溃疡，糖尿病，中风后遗症，脑萎缩，脑动脉硬化，冠心病，风湿性心脏病，慢性支气管炎，肺气肿，肺源性心脏病，各种过敏性疾病。

【用药指征】上述各种疾病有气虚证者。

【配伍】

黄芪 60g，配防风 12g，地龙 10g，水蛭 10g，白术 10g 等。治慢性支气管炎合并肺气肿，肺源性心脏病，于稳定期用药，可预防发作。

黄芪 30g，配党参 15g，吴茱萸 10g，细辛 4g，桂枝 10g，丹参 30g，三棱 10g，莪术 10g，炮山甲 8g 等。治慢性萎缩性胃炎。

黄芪 100g，配水蛭 10g，丹参 80g，赤芍 15g，当归 12g，桃仁 10g，红花 10g，防己 10g，桂枝 10g，泽泻 30g 等。治下肢深静脉栓塞并下肢凹陷性水肿。

黄芪 30g，配党参 15g，五味子 15g，麦冬 20g，丹参 30g，茵陈 30g，桑寄生 30g，苦参 30g，黄连 12g，龙骨 20g，牡蛎 20g，山楂 15g，炙甘草 12g 等。治冠心病房颤伴心律不齐。

【用量】30~120g。

【禁忌】急性病不宜。

马连珍

【适应证】胸痹（冠心病心绞痛），中风、中经络及中风后遗症，胃脘痛，少阴病（充血性心力衰竭）。

【用药指征】气短乏力，少气懒言等气虚证表现。舌体胖大或有齿痕，舌质淡，脉细弱。

【配伍】

重用黄芪60~120g，配全蝎10g、蜈蚣2条、防风10g，地龙15g，人参12g，赤芍10g。治疗中风中经络及其后遗症。

配防己15g，茯苓30g，猪苓30g，红参10g，附子10g。治疗心衰水肿。

配细辛3g，良姜10g，白芷10g，荜茇10g，桂枝10g，延胡15g，丹参24g。治疗胸痹、心痛症。

配杭芍18g，桂枝10g，炙甘草10g，甘松10g，延胡10g，川楝子10g。治疗胃脘痛。

【用量】一般用量30~60g，最大用量为120g。

【禁忌】阴虚有热或痰热蕴结为主证者慎用，用后助热恋邪。

【体会】黄芪为补气扶正的代表，处方中常以该药为君，治疗以气阳虚弱及气虚邪实之证。临床上黄芪配防风，增强黄芪助气温阳作用；黄芪配防己，补气健脾利水。常以该药为主治疗心、脑血管疾病。现代药理研究表明：黄芪能加强正常心肌的收缩能力，使心脏收缩的振幅增大，明显增加心排出量，每搏输出量及心脏指数等血流动力学指标。对于中毒或疲劳而陷于衰竭的心脏作用更为明显。

王烈

【适应证】五脏脏气不足，如哮喘、肾炎、心肌炎、肺炎、肾病、贫血、肺气肿、紫癜、血小板减少症、佝偻病等。

【配伍】

黄芪10g，配五味子5g。治心肌炎（后期）。

黄芪10g，配玉竹10g。治哮喘。

黄芪10g，配苦参5g。治心肌炎（早期）。

黄芪10g，配当归10g。治贫血。

黄芪10g，配牡蛎10g。治佝偻病。

黄芪10g，配五倍子5g。治汗证。

【用量】3~30g。

【禁忌】实热证用之宜慎，必用时须与其他药配伍。

【体会】该药治虚为主，早晚期均可用，关键在佐剂之伍。早期用与攻剂为伍标本兼配；后期用与补血剂共治气与血之虚。

王云铭

【适应证】虚损羸瘦，自汗盗汗，脾虚泄泻，便血脱肛，崩漏带下，水肿脚气，痈疽内陷等症。

【配伍】

黄芪30g，配当归6g。治气血亏虚证。

黄芪30g，配当归9g，生地24g，熟地20g，黄芩9g，黄柏9g，黄连2g，龙骨

20g，牡蛎 20g，麦门冬 24g，玄参 15g。治自汗，盗汗。

黄芪 30g，配白术 9g，荆芥 9g，防风 9g，熟地 24g，干山药 12g，山茱萸 15g，党参 20g，麦冬 20g，五味子 9g。治中老年人常年性感冒。

黄芪 30g，配芡实 20g，薏米 15g，山茱萸 15g，杞果 15g，巴戟天 12g，干山药 20g，党参 20g，白术 12g，茯苓 15g，甘草 9g。治肾炎蛋白尿。

【用量】6~30g。

【禁忌】气滞湿阻、消化不良、胸腹胀满痞闷，以及外疡初起，表实邪盛者不宜。

【体会】黄芪甘温，入脾肺二经，功能补气固表、托疮生肌。主治虚损羸瘦，自汗盗汗、脾虚泄泻、崩漏带下、水肿脚气、痈疽内陷诸症。临床上生用固表，蜜炙温中。自汗盗汗者，黄芪可以实卫敛汗；气血亏虚，神疲体倦者，黄芪可以补虚益损；脾胃虚弱，纳减泄泻者，黄芪可以培土止泻；阳气不运，水肿溲闭者，黄芪可以运阳利水；中气下陷，崩漏脱肛者，黄芪可以固气摄脱。是可知黄芪应用广泛，是一味补气助阳之要药。凡气滞食阻、消化不良者则非所宜。

王文春

【适应证】虚证自汗，疮疡内脓已成不溃。

【配伍】

配女贞子 15g，防风 9g，白术 12g，麻黄根 12g，浮小麦 30g，煅龙牡各 20g（先下）、五味子 12g，陈皮 9g，炙甘草 9g。治自汗。

配生地 12g，玄参 12g，地骨皮 12g，制鳖甲 12g。治兼有阴虚内热盗汗者。

生黄芪 30g，配女贞子 12g，当归 9g，熟地 12g，白芍 9g，补骨脂 12g，玉竹 12g，白花蛇舌草 20~30g，土茯苓 15~20g，天花粉 12g，川楝子 12g，延胡 15g，生草 9g，阿胶（冲服另包）6g，治疗宫颈癌经放疗、化疗者，可减轻患者病情，延长生存期。

【用量】15~30g。

【禁忌】内有积滞者忌用。

【体会】根据国内文献报告，黄芪与女贞子配伍，有加强人体免疫功能。该药体外实验，对痢疾杆菌、链球菌、葡萄球菌等均有抑制作用，从中医临床分析，该药具有扶正祛邪的作用，因此，本人在临床上在重用黄芪的基础上，配合女贞子，再随症加减用药，除治疗上述病症外，并对外感缠绵不愈，多发性疖肿、晚期癌症患者或正虚邪实等疾病在临床上均以该药为主辨证论治。

王乐善

【适应证】自汗，中气不足证，疮疡久溃不愈。

【用药指征】自汗，气短，善太息。

【配伍】

黄芪 40g，配焦术 15g，陈皮 15g，升麻 10g，柴胡 15g，党参 15g，甘草 15g，当归 15g，枳壳 15g。治子宫脱垂，胃下垂，脱肛。

黄芪 40g，配焦术 15g，陈皮 15g，升麻 10g，柴胡 15g，党参 15g，甘草 15g，当归 15g，防风 15g。治面瘫，重症肌无力。

黄芪 40g，配当归 5g。治气血两亏之闭经。

黄芪 40g，配白术 15g，防风 15g，甘草 15g。治自汗。

【用量】15~100g。

【禁忌】中满腹胀者不宜使用。误用会加重病情。

【体会】对见有上述气虚指征的各类疾患投予本品，常收桴鼓之效。曾治一 8 岁男童，睾丸萎缩，如黄豆粒大小，质软而瘪，自汗，独头汗出，发如水洗，昼多夜少。遂重用黄芪、白术，配伍防风、甘草，处方予服。用药 19 天，汗止而睾丸显著增大，如麻雀卵大小。

王必舜

【适应证】阳气虚弱，表虚自汗，痈疽水肿。包括现代医学的心脑血管病、慢性胃炎、消化性溃疡、肝炎、胆囊炎及所有的慢性病气血虚弱者。

【用药指征】免疫功能低下或血常规见白细胞减少。

【配伍】

黄芪 30g，配当归 15g。治疗气血虚弱及一切慢性病。

黄芪 20g，配白术、防风、甘草。治疗卫阳虚易感冒者。

黄芪 30~40g，补阳还五汤加陈皮补气行气。治疗中风后遗症。

黄芪 30g，配桂枝、白芍、生姜、甘草、大枣。治疗脾虚虚寒。

【用量】20~40g。

【禁忌】无明显禁忌。

【体会】黄芪大量应用时可出现气滞，故需配陈皮同用。此外，免疫功能低下者忌用，肿瘤放疗化疗后体虚忌用。

王春来

【适应证】股骨头缺血性坏死和骨质增生（退变）性改变。

【配伍】

黄芪 100g，配当归 20g，淫羊藿 15g，赤芍 20g，川芎 15g，桃仁 15g，红花 15g，地龙 10g，乳没各 15g，牛膝 15g，川乌 15g，丹参 20g，补骨脂 15g。治股骨头坏死。

【用量】15~100g。

【禁忌】外有表邪，内有积滞，或阳盛阴虚及血分有热者忌用，阳气炽盛者用之会以热益热，使病情加重。

【体会】只要病人有阳虚表现，黄芪忌用，且量大些才能取得效果。

王铁良

【适应证】脾虚不摄，肾虚不固之慢性肾炎蛋白尿；肾炎日久，脾虚不运之水肿；慢性肾炎易于感冒者；慢性肾功能不全贫血者；肾虚血瘀之肾性高血压；气阴两虚之劳淋。

【用药指征】神疲乏力，气短懒言，自汗出，顽固性水肿，面色白无华，头晕，舌质淡嫩，苔白滑，脉沉细无力或弱。

【配伍】

黄芪 30g，配白术 20g，防风 15g，生地 15g，山药 15g，山茱萸 20g，泽泻 15g，丹皮 15g，茯苓 20g，益母草 30g，白花蛇舌草 50g。治慢性肾炎卫表不固，易于感冒而诱发加重。

黄芪 100g，配当归 20g，党参 30g，熟地 15g，山药 15g，山茱萸 20g，泽泻 15g，丹皮 15g，茯苓 20g，女贞子 20g，首乌 30g，益母草 30g，半枝莲 30g，白花蛇舌草 50g。治肾性贫血。

黄芪 30g，配党参 20g，白术 20g，茯苓 25g，砂仁 15g，扁豆 20g，桔梗 15g，山药 15g，茅根 30g，冬瓜皮 30g，金樱子 30g。治慢性肾炎日久蛋白尿，水肿难消属脾虚者。

黄芪 25g，配赤芍 15g，川芎 30g，地龙 30g，桃仁 15g，红花 15g，杜仲 20g，女贞子 20g，首乌 30g，益母草 30g，白花蛇舌草 50g。治肾性高血压，见头晕，腰酸，舌紫暗有瘀点者。

【用量】10~100g。

【禁忌】表实邪盛、内有实热、肝阳上亢、气火上冲或湿热阻滞者忌用；虚实夹杂者要注意实邪的轻重缓急而慎用。

【体会】黄芪为补气要药，用于糖尿病、冠心病、疮疡久不愈合疗效颇佳。黄芪单味药制成膏，临床研究表明能消除蛋白尿、降低血脂，提高血浆蛋白。

王 朝 宏

【适应证】心脏病，上呼吸道感染，自汗、泄泻，眩晕等属气虚者。

【用药指征】舌淡胖有齿痕，脉细弱，脉压差＜30mmHg，心功能减退。

【配伍】

配附子 10g，桂枝 10g。治阳虚水泛之水肿。

配葶苈子 15g。治饮邪犯肺之喘证。

配党参 10~30g，白术 10~30g，桔梗 10~15g，枳壳 10~30g。治眩晕，泄泻，证属中气下陷。

配党参 10~15g，五味子 10~15g，山萸肉 10~15g。治表虚自汗，肺虚咳嗽。

配黄精 15~30g，枳壳 10~30g，炙甘草 10~15g。治低血压。

配白术 15g，防风 10g，五味子 10g。治免疫功能低下。

【用量】10~60g。

【禁忌】阴虚火旺之眩晕不宜使用。

【体会】黄芪能较好地改善减退的心功能，且不引起烦躁、失眠、易激惹等症状。对免疫功能低下，易感冒者常服本品能增强机体免疫力，减少复发。动物实验表明能直接诱导小鼠产生干扰素。凡气虚之心悸、胸痹、自汗必用该药。

邓 福 树

【适应证】颈椎病，腰椎间盘突出症，坐骨神经痛，肢体麻木。

【配伍】

配当归 20g，川芎 15g，白芍 20g，延胡 15g，五灵脂 10g，杜仲 15g，地龙 15g，防己 10g，三棱 10g，莪术 10g，泽泻 15g，车前子（包）10g。治颈椎病，腰椎间盘突出症。

【用量】30~60g。

【体会】黄芪少用可补气升阳，而多用利水消肿。本人重用主要消除神经根水肿，无菌炎症。有手臂或下肢麻木刺痛者，效果较好。

卢　芳

【适应证】糖尿病，高脂血症，高血压，动脉硬化，冠心病心绞痛，脑血管病，中枢神经退行性疾病，性腺功能减退，乳汁分泌减少，贫血，免疫功能低下，放、化疗所致血细胞减少，过敏性疾病等。

【用药指征】心悸，气短，乏力，舌体胖大，脉弱，自汗，易感冒，健忘，早衰均可用。

【配伍】

配山药。用于降血糖、消蛋白尿，可治老年性便秘。

配防风，治顽固性荨麻疹、体虚感冒。

配茯苓。治气虚水肿，如特发性浮肿。

配牡蛎。治自汗、盗汗。

配附子。治阳虚自汗。

配桂枝。治末梢神经炎。

【用量】50~100g。

【禁忌】非气虚者不宜用。

【体会】神经退变，如脑萎缩，老年性痴呆，多发性硬化，脊髓侧索硬化症必用。

叶傅惠

【适应证】急慢性肾功能衰竭，肾病综

合征，慢性肾炎。

【配伍】

配大黄10g，丹参30g。治急慢性肾功能衰竭。

配芡实15g，金樱子30g，地龙20g，僵蚕20g。治肾病综合征。

配金樱子30g，僵蚕20g，地龙20g，白茅根30g，大小蓟各15g。治慢性肾炎。

【用量】15~60g。

【禁忌】合并严重感染者不用，否则易出现口干，发热难退。

【体会】肾病综合征或慢性肾炎患者，尿蛋白持续不消者，常在辨证论治的基础上加用全蝎。有蛋白尿者必用此药。

田　隽

【适应证】疰夏，厌食，崩漏，癃闭，疲劳综合征，低血压，老年耳聋，脑血管意外后遗症，肌无力，肌营养不良，眩晕。

【配伍】

治疗崩漏。气为血帅，气行血行，所以有"血脱宜固气，下血必升举"这一治崩止漏之大法。1958年以前，我对"水克火""以黑制红"深信不疑，但以"焦"药止血有效有不效。在一前辈治此病患者遍查方书，投药无效时，嘱我接诊。因患者家贫，不能用陈修园之法投独参汤或用鹿茸，情急之中就开了一张以黄芪为主（合当时5两），配补肾助阳之剂，先后煎3次，共得汁1500ml，再浓缩成300ml，令分2次在5小时内服完。晚7时许服完第二次，半夜血便止住，唯觉少腹疼痛，遂又以此方减黄芪量（至 30g），又加赤芍 30g，少腹疼痛感消失了。后命名为"补肾固气摄血汤"，屡用屡效，特点是不用"焦药"。因为所有止血之焦药生药本身就是止血剂，炒焦后一则损失原药中的有效成分，再则灰类药几乎不被肠道吸收（肠梗阻术后服炭末，看大便色黑即证明梗阻已通），故不取"焦"类药。

配其他益气升阳之药治疗暴聋（突发性耳聋）、肌无力、肌营养不良、屡抽屡增的胸水、腹水（无论何因）均有效。

【用量】6~150g。用大量必须熬 3 次，浓缩后再分服。

【禁忌】非气虚者不宜使用。我一直坚持"祛邪就是扶正"，把祛邪放在重要位置，只要体力能够承受，尽量不用或少用扶正药，当病邪祛除后再扶正复元。

【体会】黄芪主治气虚，这里之气虚就是功能减退。骨为肾所主，横长肌、平滑肌就是脾所主（脾主肌肉，脾主四肢），由此推论身乏无力、内脏下垂皆可用之，因气虚所致之清阳不升（耳重听、目不明）可与补肾药配用，效果佳。方书、本草皆谓气滞、食积、阴虚阳亢或表实邪盛忌用本品，我临床体会，只要配伍得当，对体实患者之慢性鼻窦炎、鼻炎患者频频感冒在主方中加本品 15~30g，反可减少发作，乃至治愈鼻炎、鼻窦炎。小儿食积、干噫食臭，我用黄芪配 2 倍量枳实、等量鸡内金，效果比保和丸还好。对于接受放、化疗病人，以黄芪配滋阴药能减少不良反应。我所用黄芪必定要泽源县（距大同约 60 公里）、应县（也距大同 60 公里）系一道山脉所产，效果比内蒙古所产佳。

田素琴

【适应证】卫表不固型荨麻疹，脾肾阳虚及心气虚弱型红斑狼疮，脾肾阳虚型硬皮症，气血不足型脱发，血虚风燥型银屑病，气血两虚型黄褐斑。

【配伍】

配防风 30g，白术 30g。治疗表虚型荨麻疹。

配当归 15g，人参 20g，肉桂 10g。治气血不足所致的痈疽不溃或溃久不敛。

配防己，白术。治红斑狼疮，脾肾阳虚，浮肿尿少。

配当归，白芍，生姜，大枣，防风，蝉蜕。治气虚血瘀型荨麻疹，如夜间荨麻疹，人工荨麻疹等。

【用量】15~70g。

【禁忌】热毒炽盛，肝气郁结，湿热及血热者不宜使用。

乐德行

【适应证】胃下垂，自汗、盗汗、水肿，肺癌，慢性肾炎，慢性肝炎，消渴，免疫功能低下者；疽毒内陷。

【用药指征】倦怠乏力，精神不振，气短自汗，舌质淡，脉缓无力。

【配伍】

生黄芪 24g，配白术 12g，防风 6g，五味子 10g。治疗表虚自汗。

生黄芪 30g，配银花 30g，丹参 20g，赤芍 20g。治疗疽毒内陷。

生黄芪 20g，配防己 15g，白术 15g，炙甘草6g。治疗气虚水肿。

生黄芪30g，配山药30g，苍术10g，玄参15g。治疗消渴病。

【用量】10~120g。

【禁忌】体壮气实、高热烦躁、舌质红、脉滑数者不用，高血压症一般不用，误用易致病情加重。

边 天 羽

【适应证】慢性疖肿，毛囊炎，囊肿性痤疮，全身性红斑狼疮，硬皮病。

【用药指征】下肢皮肤病，皮疹复发难愈，舌质淡、脉沉细。

【配伍】

配当归9g，野菊花9g，银花15g，蒲公英15g，紫花地丁15g，连翘15g。主治虚毒热证。

配何首乌15g，鸡血藤24g，延胡12g，乳香12g，没药6g，泽兰24g，银花24g，丹参21g，夏枯草15g，玄参12g，郁金12g，血竭6g。气血亏者，加桂枝、当归、白芍，主治硬皮病、雷诺病、硬化性萎缩性苔藓等。

【用量】一般用30g。

【禁忌】实热证不宜用。

吕 承 全

【适应证】慢性肾小球肾炎，肾病综合征，慢性间质性肾炎，急性肾功能衰竭恢复期，肝硬化腹水，席汉综合征，难产，胃下垂，子宫脱垂，气虚感冒，再生障碍性贫血，脑血栓形成，外科溃疡，皮肌炎，糖尿病肾病，水痘，营养不良性水肿，扩张性心肌病，尿崩症，面神经麻痹，重症肌无力，直立性蛋白尿，肿瘤化疗后白细胞减少，尿潴留，脱肛等以气虚为主的病症。

【配伍】

黄芪30~60g，配桂附理中汤，加炙鳖甲、茯苓皮、冬瓜皮、陈皮、大腹皮等。治肝硬化腹水（肝脾两虚型），亚急性肝坏死（阴黄型），慢性肾炎（阴水证）。

黄芪30~60g，以补中益气汤为主方加减。治脱肛，子宫脱垂，胃下垂，肾下垂，难产等中气下陷所致疾病及功能性子宫出血，神经源性膀胱炎。

黄芪30~40g，配樟木、附子、人参、麦冬、五味子、炙远志、炒枣仁、桂枝、当归、茯苓、川芎、丹参、薏米、淫羊藿等。治扩张性心脏病，风湿性心脏病；或加细辛、炙麻黄，治肺源性心脏病等心脏病心功能不全者。

黄芪（皮）30~60g，配茯苓皮、冬瓜皮、地骨皮、草果皮、白蔻皮、砂仁皮、大腹皮、生姜皮、陈皮（即自拟方十皮饮）。治慢性肾炎，肾病综合征等以皮水为主的水肿。

黄芪30~60g，配川芎、当归、丹参、红花、桃仁、地龙、三棱、莪术、制白附子，治脑血栓形成，脑梗死，静脉炎，无脉证，皮肌炎。

黄芪30~45g，配当归、党参、茯苓、白术、川牛膝、鸡血藤、炒山药、淫羊藿、巴戟天、威灵仙、薏米、桂枝等。治重症肌无力，小儿麻痹后遗症。

黄芪 30~50g，配黄精、熟地、山萸肉、肉桂、车前子、茯苓皮、冬瓜皮、枸杞、丹参、川芎、三棱、莪术、陈皮、淫羊藿等。治糖尿病肾病，肾病综合征。

黄芪 30g，配当归、鹿角胶、阿胶、苜蓿、淫羊藿、巴戟天等。治再生障碍性贫血。

【用量】15~100g。

【禁忌】凡气虚兼实热者，不宜用黄芪。

【体会】治外风、黄芪常与川芎、白附子、僵蚕或防风、羌活配伍。治内风，常与当归、川芎、蜈蚣、钩藤、僵蚕配伍。升阳举陷，黄芪和升麻、枳壳配伍。治气血亏虚，黄芪与当归配伍。治痈疮难溃，黄芪常与当归、皂刺、浙贝合用。尤其是对肝硬化腹水和肾病水肿，属脾虚水泛者用黄芪最多，利水效果良好。亦曾用黄芪一味，每次 60g 煎服，共服用 38 斤黄芪，治愈 1 例肝硬化腹水症。凡气虚乏力，气血亏虚，中气下陷，表虚自汗，气虚水肿，痈疽难溃，溃疡久不愈合者必用黄芪。

曲 生

【适应证】气虚衰弱，表虚自汗，痈疽久不溃或溃久不敛，气虚水肿等症。

【用药指征】气短，懒言，神疲，自汗或痘疹不起者。

【配伍】

配当归 15g。治血虚。

配人参 15g。治气血虚弱。

配防风 15g，白术 15g。治表虚自汗。

配人参 15g，肉桂 5g。治痈疽久不溃或溃久不敛。

配防己 15g，甘草 10g，白术 15g。治风湿水肿。

配生地 20g，麦冬 15g，五味子 10g，天花粉 20g，黄精 20g。治消渴。

【用量】10~50g。

【禁忌】胸胃不宽者，气实或有表邪及表实者不用。

朱 良 春

【适应证】虚劳体弱，慢性肾炎，慢性胃肠疾病，肝脾肿大。气虚体弱或气虚血瘀等证可使用该药。

【配伍】

黄芪 30g，配莪术 10g。治疗萎缩性胃炎，消化性溃疡，肝脾肿大。

黄芪 30g，配地龙 15g。治疗慢性肾炎。

黄芪、配仙鹤草 30g，凤尾草 15g。治疗慢性结肠炎。

生芪 15g，配鸡血藤 30g，油松节 30g。治疗气血亏虚贫血，血小板减小症。

生芪 15g，配当归 10g，桂枝 10g，淫羊藿 15g。治疗痹证。

【用量】6~60g。

【禁忌】表实邪坚，阴虚阳亢，热毒蕴郁，正气未虚均不宜使用。

【体会】对慢性疾病有扶正祛邪之功，提高人体免疫功能。

任继学

【适应证】心肌炎，急性中风，肾炎，心肌梗死，2型糖尿病，慢性肝炎等。

【用药指征】气短，乏力，脉虚。

【配伍】

黄芪10~75g，配水蛭5g，豨莶草30g，蒲黄10g。主治气虚血滞型中风。

配土茯苓50g，爵床50g，砂仁15g。主治慢性肾炎蛋白尿长期不消者。

配防己20g，麦冬10g，仙鹤草15g，土茯苓50g。主治病毒性心肌炎。

配缫丝50g，生地30g（砂仁制），知母15g，王不留行15g。主治糖尿病属气阴两虚者。

配藤黄3g，人参15g，炒水蛭5g，蒲黄10g，樟树皮粉3g。主治急性心肌梗死。

配返魂草20g，片姜黄15g，茵陈10g，白芍10g。主治慢性肝炎湿浊内盛，脾气虚乏。

【用量】10~75g。

【禁忌】邪盛正不虚者忌用，误用易致实实之患，助长邪气。

【体会】黄芪味甘性微温，补气活血，托疮生新，利水消肿，应用范围十分广泛。然其应用须掌握好剂量与配伍。生用量小走表；炙用量中入里温中；生用量大活血通经。妙入配伍药中，展其才华，效用剧增。特别是托疮生新之用移至内科病中，扶正祛邪，可达邪去正复之佳境。属气虚血滞者必用。

刘锐

【适应证】脾胃病，肾病，水肿，血瘀证。

【用药指征】脾气虚。即中气不足，倦怠乏力；风水、皮水，上述诸症见有气虚水肿时均可用。

【配伍】

生黄芪30g，配五苓散（一般剂量），名黄芪五苓散，加连翘15g。治急性肾炎。

生黄芪30g，配车前子10~20g。治慢性肾炎水肿、血尿。

黄芪30g，配冬虫夏草5g（研末服）。治慢性肾功能衰竭。

黄芪30g，配四君子汤（一般剂量）。治克山病之心悸，心律不齐。

黄芪30g，配逍遥散（一般剂量），治崩漏。

生黄芪30~60g，配白花蛇舌草60g。治胃癌。

【用量】10~30g。

【禁忌】实证不宜用。如有反佐药并用，即使误用，一般也无不良反应。

【体会】黄芪生用益卫固表，利水消肿。于急性肾炎使用，可以利水消肿；于慢性肾炎使用，可消除蛋白尿、血尿。

刘再朋

【适应证】多发性疖肿，合并糖尿病的痈，大的深部脓肿，急性骨髓炎的溃后期等，出现正不胜邪时。

【用药指征】气血虚弱，正气不足，

热毒留恋，症见局部平塌漫肿，化脓脱腐迟缓，脓液清稀。

【配伍】

配桔梗、白芷。可以排脓解毒。

配山甲、皂刺。可透脓外出。

配党参、白术、茯苓。可托里生肌。

配银花、连翘。可扶正解毒。

【用量】15~30g。

【禁忌】火毒炽盛期不宜使用，补气则助火。

【体会】外科用黄芪，一定要生用。灸黄芪补中气，生黄芪补卫气、实腠理，托毒外出，防止毒气内陷。

刘 茂 甫

【适应证】崩漏（功能性子宫出血）。

【配伍】

黄芪18g，配党参15g，白术15g，当归身12g，茯神12g，远志12g，炒枣仁15g，淫羊藿18g，巴戟天15g，肉苁蓉15g，仙鹤草18g。阿胶15g。治疗功能性子宫出血。

【用量】该药为一般用量，不宜用量太小，过小则疗效差。

【禁忌】非功能性子宫出血，如子宫癌、子宫肌瘤不宜使用。

【体会】不少人认为，崩漏是由于脾不统血而发此症，故药以健脾补气为主，也有人认为妇女最易情绪波动而伤肝，伤肝则漏下，故应疏肝理气为妥。《素问·阴阳别论》说："二阳之病发心脾，有女子不得隐曲。"及《素问·上古天真论》七七之论，故以健脾为主，兼以补肾养肝。以此方治

疗崩漏收效较速。

刘 宝 厚

【适应证】慢性肾炎，肾病综合征，糖尿病性肾病，慢性肾盂肾炎。

【用药指征】疲乏无力，少气懒言，自汗，颜面虚浮，水肿尿少舌淡胖有齿痕、脉虚弱。

【配伍】

配太子参、女贞子。治气阴两虚。

配当归、制首乌。治气血两虚。

配防己、车前子。治气虚水肿。

配丹参、赤芍。治气虚血瘀。

【用量】10~60g。小量10~15g益气固表，升阳（有升压作用）；大量30~60g，利水，降压。

【体会】黄芪对血压、血糖，免疫功能有双向调节功能，应用得当，疗效很好。

刘 瑞 祥

【适应证】脾肺气虚，神疲乏力，食少便溏，气短懒言；气虚血瘀，四肢麻木，半身不遂；中气下陷，久泻脱肛，胃下垂，子宫脱垂；气不摄血之便血，崩漏；卫表不固之自汗，盗汗；痈疽疮疡，内陷不起，溃久脓稀，久不收口；心肾阳虚，四肢浮肿，小便不利，心悸气促及消渴等。

【配伍】

黄芪15g，配党参12g，白术10g，当归12g，升麻6g，柴胡8g，陈皮10g，炙甘草10g，生姜3片，大枣3枚。治脾胃气虚，

中气下陷，体倦乏力，食少腹胀，久泻脱肛，子宫脱垂。

黄芪12g，配党参12g，白术10g，茯苓10g，远志8g，炒枣仁25g，龙眼肉12g，木香6g，当归10g。治心脾两虚，心悸气短，失眠多梦，头晕目眩，肢倦乏力。

黄芪10g，配白术（麸炒）10g，防风6g，炒山药15g，贯众6g，炒杜仲12g。治卫气不足，自汗恶风，体虚易感风寒等症。

黄芪60g，配当归10g，人参6g，杜仲10g，木瓜10g，羌活6g，天麻8g，钩藤10g，牛膝10g。治气血虚弱，筋骨疼痛，四肢麻木，中风半身不遂等症。

黄芪30g，配双花15g，当归12g，川芎12g，穿山甲15g，皂刺6g，天花粉30g。治慢性疮疡，内陷不起，久不愈合。

【用量】10~120g。

【禁忌】凡表实邪盛、气滞湿阻、食积内停、阴虚阳亢，痈疽初起或溃后热毒尚盛时不宜使用。误用可致胸闷、脘满、呕吐、阳升火动、血压升高。

【体会】补气用蜜炙；止汗、利水、托毒生肌宜生用。黄芪能增强人体抗病能力及免疫功能，改善人体体质，振奋精神，延缓衰老，延长寿命，是良好的保健用药。气阳两虚、中气下陷需益气升提时必用。

阎 湘 濂

【适应证】急、慢性肾炎水肿，各种心脏病引起的心衰水肿，糖尿病并发肾病，周围血管病变，慢性肝炎，胆囊炎。当病

人有四肢乏力，食少纳呆者，必用此药。

【配伍】

黄芪20g，配防己15g，桂枝15g，甘草10g，桑白皮15g，大枣2枚，生姜适量。治急性肾炎水肿。

黄芪40g，配茯苓30g，大腹皮20g，益母草20g，陈皮20g，土茯苓25g，白茅根20g，白花蛇舌草15g。治慢性肾炎水肿。

黄芪30g，配太子参30g，茯苓25g，生地20g，黄精15g。治糖尿病并发肾病。

黄芪40g，配桂枝15g，白芍15g，丹参15g，牛膝15g，杜仲15g。治糖尿病并发周围血管病变。

黄芪25g，配鱼腥草20g，白芍15g，枳壳15g，黄芩15g。治慢性肝炎，胆囊炎。

【用量】15~75g。

【禁忌】外感发热时不应用此药，用后易助热，使发热加重。

汤 益 明

【适应证】老年人左室舒张功能不全（LVDD），冠心病心绞痛，缺血性脑卒中。

【用药指征】面色白，胸闷气短，神疲乏力，食少便溏，舌淡，体胖，边有齿痕。

【配伍】

配丹参20g，川芎20g。治LVDD、冠心病。

配水蛭10g，虻虫10g。治不稳定性心绞痛。

配当归20g，地龙15g。治缺血性中风。

【用量】20~60g。

许润三

【适应证】癌症，汗证，气虚证。

【用药指征】气虚的病症，一般都要使用。

【配伍】

生黄芪50g，配当归20g。治血虚证或血虚挟瘀证。

生黄芪50g，配蜀羊泉50g。治宫颈癌。

生黄芪50g，配白果10g，乌梅10g。治自汗。

生黄芪50g，配土茯苓20g。治梅毒。

【用量】30~200g。

【禁忌】火热盛而正气不虚者不宜使用。

杜锦海

【适应证】急、慢性肾小球肾炎，肾病综合征，糖尿病，乳糜血尿，慢性肾衰，预防感冒，慢性前列腺炎，精囊炎等见脾肺气虚证候者。

【配伍】

黄芪15g，配鱼腥草24g，爵床18g，茅根18g。治急性肾炎。

黄芪18g，配党参18g，白术9g，苡仁30g，茯苓24g，猪苓12g，泽泻12g，砂仁6g，厚朴6g。治肾炎水肿。

黄芪18g，配荠菜30g，茅根30g。治肾炎血尿。

黄芪30g，配党参30g，巴戟天12g，炒杜仲9g。治疗肾炎蛋白尿。

黄芪30g，配玉米须30g。治疗糖尿病。

黄芪30g，配制大黄3~9g。治慢性肾衰。

黄芪30g，配荠菜30g，猫须草30g。治疗乳糜血尿。

黄芪18g，配虎杖15g，败酱草15g。治前列腺炎。

黄芪18g，配白术9g，防风6g。预防感冒。

【用量】15~45g。

【禁忌】阳热实证或阴虚阳盛者一般不宜使用，偶尔使用，也必须与清热解毒药、养阴清热药配伍。

【体会】黄芪的用量在中医辨证基础上酌定。我在临床上常以黄芪和其主要配伍为基础方，再随症加减。

李 莹

【适应证】慢性肾炎、肾功能不全、肾病综合征、浮肿尿少者，消渴病、胸痹属气虚、气阴两虚者，卫气虚所致表虚自汗者。

【配伍】

黄芪40g，配白术10g，防己10g，炙甘草10g。治慢性肾炎，慢性肾功能不全，肾病综合征等属气虚失运，水湿停聚者。

黄芪30g，配人参7.5g。治病后气虚体弱及气血不足者。

黄芪20g，配附子7.5g。治气虚阳衰证。

黄芪50g，配人参10g，白术15g，升麻20g。治中气下陷，久泻脱肛，子宫下垂。

黄芪30g，配牡蛎50g，小麦30g，麻黄根15g。治自汗。

黄芪30g，配生地30g，黄柏15g，治盗汗。

【用量】10~100g。

【禁忌】表实邪盛、气滞湿阻、食积内停、阴虚阳亢及疮疡初起或溃后热毒尚盛者不宜。

【体会】黄芪药性平和，可单独使用，做成药膳汤服用，亦可与多种药物配合应用，治疗气虚证及其他证中兼见气虚表现者。长期应用有消尿蛋白和保护肾功能的作用。

李孚道

【适应证】脾胃虚弱，中气不足，大气下陷，表虚自汗，气虚发热，各类水肿兼气虚者（心性水肿、肾性水肿等）；疮痈内陷，久不收口，脓成不溃等。

【用药指征】气虚见证，脉沉迟、胸闷短气、内脏下垂、严重贫血等。

【配伍】

配党参。治气虚神疲。

配升麻。升举中气，治大气下陷。

配防己。益气行水消肿，治气虚水肿。

配山甲。托毒排脓。

【用量】15~60g。

【禁忌】胸闷胃脘满闷，表实邪盛，气实多怒者勿用。误用会导致气机不畅，加重脘腹胀满等症。

李玉奇

【适应证】消化性溃疡，慢性胃炎，水肿，慢性肾炎，疮疡后期等有脾胃气虚或虚寒症状者。

【配伍】

黄芪15g，配白及20g。治消化性溃疡，糜烂性胃炎。

黄芪30g，配茯苓20g。治慢性肾炎之脾虚水肿证。

黄芪15g，配苦参10g。治脾虚胃热证。

【用量】10~50g。

【禁忌】实证、热证不宜使用。

【体会】治疗胃病脾虚证，本品用量不宜过大，一般在10~15g之间，用量过大易致腹胀加重。

李世军

【适应证】自汗，盗汗，畏风，易感冒，鼻衄，肺痨，虚咳，中风偏瘫，痹证，肢体麻木，高血压，低血压，水肿，鼓胀，肥胖症；外科疮疡久溃不敛，骨痨；气虚失血崩漏，产后大出血。

【配伍】

配人参。治脾胃气虚之各种病症及失血证。

黄芪30g，配防己12g，茯苓30g，桂枝10g，白术10g，玉竹15g。补气利水，治心脏病水肿。

黄芪60~120g，配赤芍10g，当归10g，川芎10g，地龙10g，桃仁10g，红花10g，僵蚕10g，土鳖虫5g，白附子5g，菊花10g。补气活血，治偏瘫。

黄芪15g，配白术15g，防风5g，桂枝10g，白芍10g，甘草5g。补气固表治汗证，预防感冒。

黄芪30g，配玉米须30g，煮赤小豆

30g，糯米 30g，黑芝麻 10g。为粥代早餐治肾炎水肿消后，尿蛋白阳性者。

【用量】15~120g，脾胃病 15~30g，外科病用 30g，偏瘫 30~120g。

【禁忌】外感表证不用；高血压病属肝阳上亢不宜（中风亦同）；脾胃病湿邪重，苔厚腻者不用，用后痞胀加重；阴虚证不用。

【体会】黄芪性质温和善补气，大剂量入汤剂补气之力优于人参，二者相须，广泛用于气虚证、阳虚证；黄芪性缓，急症多不用；入丸散要煎汤浓缩，否则量少力轻。

李 同 生

【适应证】腰椎管狭窄症，骨髓炎。

【用药指征】腰椎管狭窄，出现气滞疼痛。

【配伍】
常配当归 9g，治疗腰椎管狭窄。

【用量】5~30g。

【体会】黄芪补中益气，助当归通督活血。

李 寿 山

【适应证】慢性原发性肾小球肾炎之水肿、蛋白尿因湿热久蕴、气虚血瘀所致者、病毒性肝炎迁延及活动期、早期肝硬化之气阴两虚、湿毒内蕴或气虚血瘀证，肺心病，冠心病心气亏虚型，慢性哮喘型支气管炎，慢性胃炎（胃气虚寒型），慢性肠炎。

【用药指征】面色㿠白，面浮肢肿，心悸气短，倦怠乏力，形寒怕冷，容易感冒，咳嗽喘促，痰清稀，畏风自汗，声低气怯，脘腹冷痛而喜暖喜按，久泻脱肛，舌淡脉细。

【配伍】

黄芪 30g，配防己 10g，白术 15g，甘草 6g。治风水及风湿病症。

黄芪 30g，配防己 10g，桂枝 7.5g，白术 15g，甘草 6g，茯苓 15g。治慢性肾炎，水肿时轻时重，时起时伏，蛋白尿。

黄芪 30g，配桂枝 10g，炒白芍 30g，炙甘草 10g，生麦芽 30g，生姜 10g，大枣 6 枚。治慢性胃炎及消化性溃疡之胃气虚寒，脘腹冷痛。

黄芪 30g，配白术 15g，防风 6g，甘草 6g。治卫虚自汗，畏风怕冷，容易感冒。

黄芪 30g，配丹参 30g（以此为基础，随症加味）。治心脑血管疾病、慢性肝炎、慢性胃炎、慢性肾炎属气虚血瘀者。

黄芪 30g，配丹参 30g，黄精 20g，三七 10g，远志 10g；水煎服；亦可将上述药物用量加倍，研细末，每服 3~5g，1 日 2 次。治冠心病、肺源性心脏病症属气虚血瘀者。

黄芪 50g，配粳米 30g，赤石脂 30g，罂粟壳 6g。治久泻久痢，滑脱不禁。

黄芪 60g，配核桃仁（研）30g，紫河车粉 30g，人参 30g，蛤蚧（研）2 对。煎汁加粉，调蜜为膏，每服 6~10ml，治久喘咳。

【用量】10~100g。

【禁忌】阳热实证、阴虚阳亢证及风热

外感表邪未解者，不宜使用。

【体会】古云：生黄芪治表虚，无汗能发，有汗能止；灸黄芪补里虚，善治虚损证。但我一般多用生黄芪治疗虚证，不仅补虚损，且有利水消肿功效。黄芪对血压有双向调节作用，血压高者能降，低者能升。

李寿彭

【适应证】再生障碍性贫血，中风（脑血管病），自主神经功能紊乱。贫血、汗多者必用。

【配伍】

黄芪 30g，配当归 10g。治贫血。

配赤芍、川芎、桃仁、红花。治中风后遗症，半身不遂。

【用量】6~60g。

【禁忌】肝阳上亢，血压升高，烦躁多怒不宜用。

李炳文

【适应证】气虚下陷之神疲乏力、久泻脱肛、子宫下垂、胃下垂等，卫气不固之表虚自汗，气血不足之疮疡内陷，气虚不运之尿少浮肿，气虚便秘，气虚血滞之半身不遂、肢体麻木。

【用药指征】上述病症见舌质淡嫩或舌体胖大，边有齿痕，脉虚细或浮大中空。

【配伍】

补阳还五汤（黄芪从 30g 用起，逐渐加至 60~90g，最多达 120g）。治脑卒中后遗症、面神经麻痹。

黄芪桂枝五物汤（黄芪用 15g）。治血痹，肌肤麻木不仁。

当归补血汤（重用黄芪 30g）益气以生血，治产后或术后或崩漏所致的失血证。

黄芪建中汤（黄芪 15g），酌加蒲公英 15g 左右。治虚劳里急，诸不足，腹中时痛，此证多属西医学十二指肠溃疡范围。

透脓散（黄芪 12g）。治疮痈肿毒，脓成不溃。

十全大补汤（黄芪 15g），可以托疮生肌，治痈疽溃后，脓出清稀，久不收口。

玉屏风散（黄芪用 30g），益气固表。治卫气不足，肌表不固之体弱自汗，易于感冒。

黄芪 30g，加入辨证方中，治慢性肾炎。一则能减少外感，避免因反复感冒而加重病情；二则能升清降浊；三则能利尿消肿。

牡蛎散（黄芪用 15g），加小麦 30g 煎服。治自汗盗汗。

补中益气汤（黄芪用 15~20g），加适量枳壳。治脾肺气虚，中气下陷之胃下垂、子宫下垂及脱肛。

配陈皮、火麻仁、白蜜，即黄芪汤。治气虚便秘，大便排出困难，伴神疲气怯者。

【用量】6~120g

【禁忌】凡外有表邪，内有积滞，阴虚阳亢，湿热内盛，痰火内结及痈疽初起，或痈疽溃后热毒尚盛者，均不宜应用。

李济春

【适应证】中风,半身不遂,慢性肾炎,水肿,体虚易感,中气下陷,如胃下垂,脱肛;子宫脱垂。

【用药指征】半身不遂,肢体麻木,语言蹇涩,面色㿠白,精神倦怠或有浮肿,自汗者;舌质淡,舌体胖或有齿痕,苔薄白或厚腻而不黄,脉沉细弱无力者。

【配伍】

黄芪60~120g,配当归10~15g,赤芍10~15g,豨莶草15~30g,丹参10~30g,地龙10~15g,红花6~10g,桃仁6~10g,水蛭6~10g,菖蒲10~30g,僵蚕6~10g,怀牛膝15~20g。治中风病,半身不遂,肢体麻木,语言蹇涩。

黄芪30g,配茯苓15g,白术10g,防己10g,桑白皮15g,车前子10g,大腹皮10g,泽泻10g。治慢性肾炎,水肿,若有蛋白尿时加山茱萸10g,山药30g,金樱子15g。

黄芪10~15g,配人参6g,当归10g,甘草6g,桔梗6g,升麻6g,柴胡6g,白术15g,陈皮6g,生姜3片,大枣3枚。治体虚脏气下陷,如胃下垂,脱肛,子宫下垂。

黄芪10g,配防风10g,白术10g,党参10g,桂枝10g,白芍10g,生姜3片,大枣3枚。治体虚反复感冒,自汗出或久感不愈,风邪未尽者。

【用量】6~150g。

【禁忌】中风急性期,肝阳暴亢,脉弦劲滑数,苔黄燥,舌红绛等邪盛标实明显时不宜应用,否则有助邪生风之弊。

【体会】黄芪在治疗中风时,对血压偏高者,量宜大,一般大于80g,对血压偏低者,量宜小,一般小于60g。大剂量黄芪扩张血管作用明显,往往使血压下降,小剂量黄芪对血管作用不明显,该药对血压有双向调节作用。

李辅仁

【适应证】各种虚衰劳损。

【用药指征】有虚损之证,脉沉细者均可使用。

【配伍】

黄芪20g,配当归10g。治气血不足。

黄芪15g,配茯苓15g,白术15g。治脾虚气弱。

黄芪15g,配丹参20g。治气虚血瘀。

黄芪15g,配益智仁15g,菟丝子10g。治肾虚尿频、遗尿。

生黄芪15g,配防风10g,白术10g。治表虚不固。

【用量】10~30g。

【禁忌】无虚象者不可用,以防"闭门留寇"。阴虚火旺者慎用。

【体会】黄芪甘微温,以补气见长。如气阴皆虚,可配伍麦冬、百合、女贞子等。如虚损之证有热者则用生黄芪。气血不足者必用。

吴震西

【适应证】气血虚证,气虚汗证,虚性水肿,中气不足、脾胃虚弱证。

【用药指征】舌质淡，苔白，脉沉细无力；面白音微，倦怠少气；疼痛喜温喜按；浮肿朝轻暮重。

【配伍】

配当归身，治各种贫血。

配白术，防风。治阴虚自汗。

配防己、白术。治气虚肢体浮肿（急慢性肾炎）。

配升麻、柴胡。治中气不足（内脏下垂）。

配桂枝、白芍。治脾胃虚寒、脘腹疼痛（胃及十二指肠溃疡、胃炎）。

配当归、芍药、地龙。治中风后遗之半身不遂、肢体麻木。

【用量】10~60g。

【禁忌】舌红苔黄之实热证、舌红之阴虚阳亢证以及病症初起红肿热痛者勿用。

【体会】本品甘温益气助阳、扶正固本，凡病属气虚者皆可用之。取效关键在于配伍及其用量，临床随证斟酌使用。另本品生用益卫固表、利水消肿、托毒生肌、炙用补中益气。

何 炎 燊

【适应证】心脑血管病，各类胃炎中气偏虚者；慢性肾炎偏于脾虚不能行水者，慢性肝炎偏于气虚肝郁者，中风偏瘫气虚瘀阻者。

【用药指征】心悸，脘痛不拒按，浮肿按之凹陷，纳差，短气，神倦，自汗，脉缓软，或虚大，或浮濡，舌质不华，苔薄白或微黄滑而不燥。

【配伍】

黄芪 30g，配玉竹 30g，丹参 15g。治心脑血管疾患。

黄芪 30g，配忍冬藤 30g，桑寄生 20g。治慢性风湿性关节炎。

黄芪 30~50g，配石韦 30g，白术 30g，带皮苓 30g，生姜皮 10g，大枣 20g，扁豆 25g，防风 15g，砂仁 6g。治慢性肾炎属脾虚水肿者。

【用量】10~150g。

【禁忌】表实、阴虚内热以及气逆者不宜使用，误用则病增。

【体会】升发清阳，益气固表，黄芪宜生用；建中气，补心脾，黄芪宜炙用。

邹 燕 勤

【适应证】肾脏病气虚水肿、蛋白尿、肾功能不全，气虚自汗。并可预防感冒。

【用药指征】气短懒言，神疲乏力，苔薄白，脉象细，肢体浮肿；尿常规检查有蛋白尿，查空腹血尿素氮，肌酐升高，肌酐清除率下降，低蛋白血症，尿及血的微球蛋白测定升高，B 超双肾有不同程度的缩小。

【配伍】

配防己、防风、白术、茯苓、红花等。治肾病水肿。

配太子参、白术、制僵蚕、全蝎、广地龙等。治肾脏病蛋白尿。

配太子参、制苍术、薏苡仁、桑寄生、泽泻、益母草、六月雪、制大黄等。治肾功能不全。

配白术、防风。治表虚自汗并预防感冒。

配当归、白芍、枸杞、紫河车。治肾脏病低蛋白血症。

【用量】20~30g。

【禁忌】苔腻纳少、脘腹胀滞、口干舌红者少用、不用。

【体会】肾病综合证三高一低，大量蛋白尿、高胆固醇血症、高度水肿、低蛋白血症，尤以白蛋白下降明显。用大剂量黄芪（30~50g）、大剂量当归（30~50g）、大剂量白芍、枸杞（30g以上）可再配伍血肉有情之品如紫河车10g等，能提高血浆白蛋白及改善贫血。本品用量一般偏大，常规剂量20~30g，并可用黄芪注射液每日20~30ml加入10%葡萄糖液250ml中静脉滴注，15天为1个疗程，对降低尿蛋白有效。

沈 有 庸

【适应证】气虚而致的虚劳、倦怠乏力，中气下陷而致的内脏下垂、脱肛、鼻渊，气虚卫外不固之自汗，气血不足、疮疡溃后久不敛口，气虚脾亏之水肿、小便不利，慢性肾炎、蛋白尿等。

【配伍】

生黄芪30~50g，配升麻5g，柴胡5g，党参15g。治气虚下陷之内脏下垂。

生黄芪30g，配当归6g。治气血双亏之虚劳。

生黄芪30g，配防风10g，白术10g。治中焦脾胃虚损之纳呆、泄泻。

生黄芪30g，配萆薢30g，金樱子30g。

治慢性肾炎之蛋白尿、水肿。

生黄芪50g，配当归10g，川芎15g，地龙15g。治气虚血滞之半身不遂。

【用量】10~100g。

【禁忌】一般实邪内盛、气滞湿阻或痈疽初起者不用。

宋 一 亭

【适应证】心脑血管病，外周血管病，肾小球疾病，气虚水肿，心肌炎，疮疡溃后，末梢神经损害。

【用药指征】气虚或气虚血瘀见症为黄芪应用指征。

【配伍】

配川芎，治冠心病心气虚，心血瘀阻。

配汉防己，治气虚性水肿。

配白芷，治肌肉损害。

配豨莶草，治高血压和中风后遗症。

配当归，治血虚便秘。

黄芪30g，配豨莶草30g，乌蛇10g。治末梢神经损害。

【用量】10~120g。

【禁忌】阴虚或实热者不宜用。

【体会】气短与自汗并存时，必用此药。

迟 景 勋

【适应证】血栓闭塞性脉管炎，各种溃疡久不收口，末梢神经炎，偏瘫，胃下垂、脱肛、子宫脱垂属气阳偏虚者。

【配伍】

配台参 12g，银花 18g，石斛 12g。治溃疡久不敛口。

配台参 12g，银花 18g，桃仁 12g，红花 12g，地龙 12g。治气血瘀滞型脱疽。

配当归 18g，丹参 12g，钩藤 12g，芍药 12g。治中风后遗症。

配桂枝 12g，白芍 12g，桑枝 12g，香附 12g，治肢端动脉痉挛症及末梢神经炎。

【用量】12~60g。

【禁忌】气滞湿阻，症见腹满胀，消化不良，或肿疡初起之表实邪盛者禁用，虽有气虚但阴液不足者也应慎用。

【体会】本品甘温，有补气生血功效，外科多生用，与台参、金银花配伍时在剂量上应视具体病情而有所偏重。

张 林

【适应证】肾病重症水肿（慢性肾炎、尿毒症、肾病综合征），淋浊（前列腺炎、肥大、增生），鼓胀（肝硬化、腹水、血浆蛋白低、球白倒置），属气虚者。

【配伍】

黄芪 30g，配党参 50g，首乌 15g，白术 40g，山药 30g，土茯苓 30g，桑寄生 25g，黄精 15g，巴戟 15g，茯苓皮 15g，车前子 15g，桑白皮 10g，炙甘草 5g，主治肾病重症水肿。

炙黄芪 100g，配白术 100g，白参 90g，三七 60g，黄精 50g，琥珀 30g，共研细面，枣，红糖水送服。主治肝硬化，血浆蛋白降低，球白倒置、贫血等。

黄芪 50g，配金银花、板蓝根、山楂等。主治淋浊。

【用量】15~150g。

【禁忌】体壮气盛之实热、血瘀，体温高，血压高而不降，脉弦紧有力，用之易致坏病。此外表实邪盛，气滞湿阻，阴虚阳亢，痈疽初起，毒热内盛者不宜用。

【体会】黄芪素有补气圣药之称，故临床非虚慎用；虚衰以及中气不足，阳虚挟寒，虚中挟瘀之证用之显效；用量及炮炙随证选用，补气升阳宜蜜炙，其他宜生用。

张 琪

【适应证】内伤脾胃气虚发热，脑梗死后遗症肢体不遂，脑供血不全眩晕属气虚不能上荣者，手足麻木不仁属气虚者，劳淋及肾病综合征蛋白尿。

【用药指征】呼吸气短无力，汗出不止，舌淡润面黄，脉弱或沉细无力。

【配伍】

黄芪 30g，配煅龙骨 20g，煅牡蛎 20g，麻黄根 15g，白术 20g，防风 10g。治自汗不止，症见乏力，气短，微恶风，脉弱，舌润者。

黄芪 150g，配川芎 15g，丹参 20g，当归 20g，赤芍 15g，地龙 15g，红花 15g，水蛭 10g，甘草 10g。治脑梗死后半身不遂或舌强语蹇，脉弱者。

黄芪 70g，配党参 20g，白术 15g，茯苓 15g，泽泻 15g，陈皮 15g，川连 10g，防风 10g，羌活 10g，柴胡 15g，白芍 15g，生姜 10g，红枣 3 个，甘草 10g。治肾病综合征，症见浮肿，小便少，大量蛋白尿，血浆总蛋白，白蛋白低下。口苦，舌苔白，脉弱者。

【用量】 15~200g。

【禁忌】 黄芪性温，多用则生热，凡有里热者不可用；表邪不解者不可用；痰热内蕴之肺部感染、支气管感染等皆禁用。

【体会】 黄芪为补气之圣药，凡中气虚，脾胃气弱或气陷，内伤劳倦，疮疡久不封口皆可用之；周围血管病及重症肌无力用之亦有较好疗效。

张云鹏

【适应证】 病毒性心肌炎，慢性肾炎，乙型肝炎，慢性支气管炎，贫血，胃下垂，中风偏瘫，汗证，疲劳综合征，月经过多，手术后创口愈合迟缓，肢体微循环障碍（血痹）。

【用药指征】 气虚血亏，中气下陷证为使用黄芪的指征。

【配伍】

黄芪15g，配麦冬15g，莲心10g等。治气阴两虚的心悸不整脉。

黄芪15~50g，配党参15g，石韦30g等。治水肿蛋白尿。

黄芪15g，配白花蛇舌草30g，丹参10g等。治实中夹虚，免疫功能低下的乙肝大三阳。

黄芪15g，配紫菀10g等。治肺虚咳喘。

黄芪30g，配当归15g，龙眼肉10g等。治气血两虚。

黄芪30g，配枳壳30g，升麻10g等。治中气下陷胃下垂。

生黄芪15~100g，配水蛭10g，地龙30g等。治中风偏瘫，气虚血瘀。

黄芪15g，配生白术10g，太子参10g，牡蛎15g。治气虚不固汗证。

黄芪15g，配杞子15g，丹参15g，太子参15g等。治疲劳综合征，脾肾气虚，亦可防衰老。

黄芪15g，配党参15g，阿胶10g等。治脾不统血的月经过多，无血块的崩漏症。

黄芪30g，配党参10g，川芎10g等。治手术后创口愈合缓慢，气虚不足者。

黄芪15g，配桂枝15g，白芍15g，鸡血藤10g等治血痹证，表现为肢体微循环障碍或肢体感觉障碍者。

【用量】 10~150g。

【禁忌】 表实邪盛，食积，阴虚阳亢不宜使用黄芪。

【体会】 黄芪一般生用，补虚时方用蜜炙。虚证用之，因黄芪能补五脏诸虚不足；实中夹虚者用之，因寓攻补兼施之意；有邪者，亦可用之，因能扶正祛邪也。少气，倦怠，自汗，水肿必定使用黄芪。

张代钊

【适应证】 常见癌瘤（胃癌、肠癌、肺癌、肝癌、乳腺癌）的中晚期，各种肿瘤放化疗前、中、后期，扶正培本治疗为主的病症。

【用药指征】 癌瘤患者见气短乏力，食少便溏，颜面苍白或萎黄，舌质淡，有齿痕，脉沉细，或泄泻，肛门下坠，子宫下垂，或气短乏力，口干消渴，便血崩漏，肢体麻木，痈疽溃久不愈，或表虚自汗汗出不止，容易感冒。

【配伍】

配太子参 15g，炒白术 9g，山药 20g，升麻 3g 等。治气虚，尤其是脾肺气虚者。

配生地 20g，沙参 30g，麦冬 12g，五味子 9g，花粉 30g，芦根 30g 等。治阴虚者。

配当归 9g，黄精 20g，鸡血藤 30g，赤芍 15g，龙眼肉 20g，丹参 20g 等。治气血双亏，气虚血脱者，黄芪可重用 30~60g。

配浮小麦 30g，红枣 7 枚，麻黄根 6g，煅牡蛎 20g。治疗虚汗、自汗。

【用量】15~60g。

【禁忌】无以上诸症之病人勿用此药，外有表邪、内有积滞或实邪内盛者不宜用，出虚汗者不宜用生黄芪，宜用炙黄芪，误用后会加重出虚汗。

【体会】药理学研究表明，黄芪促进正常人及肿瘤病人 T 细胞功能，与 IL-2 有协调作用，能强烈刺激 LAK 细胞对肿瘤的杀伤作用。即黄芪有抗癌和提高免疫功能作用。

张志钧

【适应证】生用治浮肿，肾病蛋白尿，自汗，脱肛，痈疽不溃或溃久不敛者；炙用治诸虚劳损，内脏下垂，及心肌炎，心肌病，糖尿病，重症肌无力，周期性麻痹，弛缓性瘫痪等。

【用药指征】声低气短，自汗乏力，肌肉萎软，头晕肢麻，低血压，蛋白尿，舌淡，脉细软。

【配伍】

黄芪 20g，配桂枝 10g，当归 10g，川芎 16g，赤芍 15g，广地龙 15g，蜈蚣 2 条，益母草 15g，鹿含草 15g，水蛭 15g，人工虫草粉。治慢性肾炎。

黄芪 40g，配防己 15g，茯苓 15g，益母草 30g，马鞭草 15g，半枝莲 15g，半边莲 15g，丹参 20g，山甲 15g，鹿含草 15g，路路通 15g，水蛭 15g，大黄 6g。治肝硬化腹水。

黄芪 30g，配当归 10g，川芎 10g，赤芍 15g，广地龙 15g，鹿含草 15g，桑枝 15g，伸筋草 15g，络石藤 15g。治中风偏瘫，手足麻木，以及肌肉痿废不用等症。

【用量】15~120g。

【禁忌】实证，阴虚阳盛及中满气滞者不宜用。误用易致中满气盛，甚或头目晕眩。

【体会】黄芪是一味补益中气，利水消肿的良药，特别对慢性肾炎中的肾病型出现低蛋白血症，明显浮肿，高胆固醇及尿中大量蛋白的患者，中医辨证为脾肾两虚，以补阳还五汤为主方，重用黄芪（生）100~120g，注注可以得到明显的效果。本人体会，黄芪用量过大时，为避免引起中满气盛，可配加陈皮、桑白皮佐之。

张丽蓉

【适应证】闭经，功能性子宫出血，子宫脱垂，习惯性流产，子宫内膜异位症，更年期综合征，缺乳等见气虚者。

【用药指征】主诉有倦怠乏力，气短，多汗，腹坠，便溏；或出血较多，淋漓不断；头痛，身痛等。血色素低于正常，或妇科检查有子宫脱垂，阴道前后壁膨出等。

【配伍】

配海螵蛸 30g，茜草 10g。治气虚型功能性子宫出血。

配三棱 20g，莪术 30g。治子宫内膜异位症。

配桃仁 10g，红花 10g，当归 12g。治气虚血瘀型闭经。

配地龙、羌活、独活、秦艽等。治疗气血痹阻之更年期头痛，身痛。

配升麻、柴胡、党参等。治疗子宫脱垂，阴道前后壁膨出。

配川断、寄生等治疗早产。

【用量】10~30g。

【禁忌】凡身体健康，脏腑功能活动正常，不宜使用此药。

张 学 文

【适应证】中风，心脏病，低血压，高血压，水肿，汗证，疝气，痹证及溃疡久不愈合。

【用药指征】面黄肌瘦，汗多，气短，便溏，肢体麻木，酸困无力，水肿久治不愈，尿蛋白增多，舌质淡，苔薄白，脉沉细无力或空虚。

【配伍】

配地龙 12g，川芎 10g，川牛膝 15g，桂枝 6g，乌梢蛇 10g，山楂 15g。治中风病之风中经络，恢复期和后遗症。

配桂枝 10g，白芍 12g，怀牛膝 12g，

甘草 6g，路路通 12g，独活 10g，桑寄生 15g，晚蚕沙 12g。治血痹。

配太子参 10g，麦冬 15g，丹参 15g，炒枣仁 30g，桂枝 10g，炙甘草 6g，鹿衔草 10g，桑寄生 15g，山楂 15g，桔梗 10g。治胸痹，心悸。

配党参 10g，白术 10g，蝉蜕 10g，山药 30g，益母草 30g，白茅根 30g，淫羊藿 12g，丹参 15g，川牛膝 12g。治水肿，尿蛋白。

配当归 12g，鹿角胶 10g（烊化），鸡血藤 60g，焦山楂 15g，土白术 10g，丹参 12g，山萸肉 12g。治严重贫血。

配白术 10g，浮小麦 30g，白芍 15g，山萸肉 12g，五味子 10g。治自汗（并用五倍子 10g，朱砂 1g 为末用醋调和敷脐）。

【用量】12~100g。

【禁忌】实证不宜使用该药，误用后会出现头晕目赤，血压升高；甚则口鼻出血。

【体会】凡气虚血瘀者必用黄芪。①黄芪用分生、炙。生黄芪托毒利水，炙黄芪益气固表。②在治疗心脑血管病，血压有波动或偏高时，用黄芪配等量或少量的川牛膝，以引其阳、热、血、水下行。③本品补力强，用途广，既治表又治里，是补气扶正的良剂之上品，只要辨证用药得当，确能得到良好效应。

张 崇 鄞

【适应证】慢性乙型肝炎（含活动性者），乙肝病毒携带状态中的"大三阳"者，胃炎，胃及十二指肠溃疡，结肠炎，动脉

炎，静脉炎，血栓闭塞性脉管炎，腰肌劳损，缺血性肌肉关节疼痛，类风湿关节炎、红斑狼疮，血虚出血病症，低血压，虚脱及中暑，心脑血管病等。

【配伍】

黄芪 50g，配当归 10g，益母草 30g，生蒲黄 10g，蜂房 10g，蚂蚁粉冲 6g，生山楂 15g，虎杖 20g，黄柏 12g，芙蓉叶 20g，生薏苡仁 20g，生甘草 10g。益气养血活血、健脾化湿解毒，治慢性活动性乙型肝炎。

【用量】 20~100g。

【禁忌】 病变初期未见虚象者，不宜使用该药。黄芪滞胃，胃肠壅滞者慎之。

【体会】 ①黄芪补气作用突出，然大量久用黄芪应防"气有余便是火"之弊，否则会劫伤真阴反易助火。②乙肝属免疫性疾病，临床中体会到乙肝的病变基础是免疫功能低下或失调，这与中医所指的正气不足相合。可见正气不足是乙肝的病变基础，正气不足当责之气血、脾肾，故此，立上方治疗乙肝（活动期），多有效验。

张 瑞 霞

【适应证】 鼓胀，积聚，水肿，虚劳，血证，泻泄，脏器下垂，消渴。

【用药指征】 腹胀、下肢浮肿、少尿；胁下积块、颜面苍白无华、头晕目眩、身倦无力、短气多汗、纳呆、便溏、口干，消瘦，多尿，属气虚水停，气血两虚，气虚血瘀者。

【配伍】

黄芪 30~60g，配党参 30g，白术 20g。主治气虚脾弱，中气不足，脾不摄血者。

黄芪 30g，配柴胡 12g，香附 15g，郁金 12g。主治肝脾不调者。

黄芪 60g，配当归 15g，白芍 20g。主治气虚血虚者。

生黄芪 60~90g，配猪苓 30g，茯苓 30g，白茅根 30g。主治脾虚水停之水肿，鼓胀。

黄芪 60g，配防风 12g，浮小麦 30g。主治气虚自汗者。

黄芪 60g，配党参 20g，升麻 9g，升阳举陷。主治脏器下垂者。

黄芪 30g，配山药 30g，麦冬 15g，太子参 30g。主治消渴。

【用量】 30~90g。

【禁忌】 凡湿热互结不宜用，用后有口苦、腹胀等反应。

【体会】 黄芪是一味重要的补气药，应用中非大剂不能取效。利水消肿、治疗消渴时常生用。肝肾疾病（现代医学）中出现的低蛋白、水肿、腹水、蛋白尿、消渴病、贫血、出血、肝肿大等症辨证属气虚水停、气血两虚、气虚血瘀者必定要应用该药。药理实验证明，黄芪能增强机体免疫力，增加体内干扰素，并有强心利尿、扩张血管、双向调节血压的作用。对肝脏有保护肝糖元减少的作用，对肾脏有减少肾病模型动物蛋白尿的作用，所以我常用于肝肾病患者。

陈 阳 春

【适应证】 气虚血瘀型高血压，中风先兆，冠心病，大动脉炎，糖尿病并发症，肺源性心脏病，体虚感冒，心功能测定指数偏低，免疫功能尤其是细胞免疫功能偏低，老年人双下肢无名水肿属气虚者；鼻窦炎。

【配伍】

黄芪 30~40g，配当归 15g，葛根 20g，川芎 10g，天麻 15g，全蝎 10g，赤芍 15g，生地 10g，泽泻 15g。治中风先兆。

黄芪 30g，配白术 10g，防风 10g，玉竹 10g，白薇 10g，荆芥 10g，甘草 5g。治体虚感冒。

黄芪为主，治鼻炎（见细辛方）。

黄芪为主。治糖尿病并发病，肺源性心脏病（见黄芩方）。

【用量】30~60g。

【禁忌】阴虚火旺，痰瘀化热者慎用。

【体会】黄芪属补气药。在气虚为本的病理基础上，既可升压，亦可降压；既可出现发热，又可退热。故必须把握好药证，使用起来方能得心应手。如治疗体虚感冒，肺动脉高血压症，高血压病，鼻窦炎，肺源性心脏病，脑血栓形成等等一系列本虚标实的疾病。

陈祥林

【适应证】老年气虚或兼血瘀证（几乎涉及西医学的各个系统疾病，但在心血管系统疾病中应用最频），老年糖尿病，高原红细胞增多症，复发性口腔溃疡。

【用药指征】气虚见症：疲乏，少气，懒言，自汗，心悸，浮肿，面色萎黄，舌淡体胖，边有齿痕，脉细、弱、濡、缓。血瘀见症：血色紫暗，口唇紫绀，肌肤甲错，身体某部固定性刺痛，或触之有硬块，妇女月经紊乱，经期腹痛，舌暗有瘀斑、瘀点，舌下静脉紫暗，脉弦、涩、迟。辅助检查：细胞、体液免疫指标失衡，主要为细胞免疫指标低下；超氧化物歧化酶（SOD）降低，丙二醛（MDA）升高；血液流变学呈"浓、黏、凝、聚"特点；血小板聚集率增高；心电图、超声多普勒等检查反映心脏功能状态及血流动力学变化具不同程度障碍。

【配伍】

黄芪 10~60g，配当归 10~30g，桑椹子 15~30g，鸡血藤 15~30g。治各类贫血。

黄芪 10~60g，配防风 3~10g，白术 15~60g，桔梗 3~6g，杏仁 3~6g。治表虚自汗，易患感冒者。

黄芪 10~30g，配山药 10~30g，枸杞子 10~15g，丹参 10~30g。治老年糖尿病。

黄芪 30~60g，配益母草 15~60g，杜仲 10~15g。治高血压病。

黄芪 15~60g，配防己 10~30g。治心源性、肾源性水肿。

黄芪 15~60g，配水蛭粉 1.5~10g。治肺气肿、肺源性心脏病、高原红细胞增多症。

黄芪 30~120g，配芡实 15~60g，莲须 15~30g。治肾炎蛋白尿。

黄芪 15~60g，配丹参 15~30g，肉桂 6~10g，治高原地区冠心病。

黄芪 30~60g，配党参 15~30g（或人参 6~15g），沙参 10~15g。治病毒性心肌炎。

黄芪 15~30g，配玄参 10~30g，肉桂 0.3~1.5g。治复发性口腔溃疡。

【用量】10~120g。

【禁忌】湿热阻滞甚者不宜用，若须用，也以生用为佳，用量宜控制在 15g 以下，并酌情配用清疏之品。若用量过大，或用炙黄芪，可致助火滋湿之弊，常见头昏、腹胀、咽喉干燥等症。

【体会】黄芪长于补气，亦善于通调血脉，畅行经络，具有良好的改善血流变学的异常，抑制亢进的血小板功能；具较强的调节机体免疫功能作用；具较强的体内干扰素诱生能力，达到间接抑制病毒的作用；具改善高原地区气虚、血瘀证候的作用；老年患者宜生用黄芪；低血压者用量宜控制在 30g 以下。

陈 鸿 文

【适应证】表虚自汗，中气下陷所致脱肛、久泻及脏器下垂，血虚发热，心悸，水肿，消渴，痹证，崩漏，偏瘫，尿频。

【用药指征】劳倦后发热，自汗动则尤甚，面色萎黄或㿠白，气短，食少，便溏，舌淡苔白，脉沉弱或脉大无力。

【配伍】

黄芪 30~50g，配白术 15~20g。治表虚自汗，泄泻，崩漏。

黄芪 30~50g，配人参 10~15g。治久泻，消渴。

黄芪 30~100g，配当归 15~20g。治血虚证。

黄芪 30~50g，配附子 10~15g。治脱证。

黄芪 30~50g，配桂枝 10~15g。治风湿痹证，胸痹，脱疽。

黄芪 30~50g，配防己 15~20g。治风水，风湿痹证。

黄芪 30~50g，配麻黄根 10~15g。治表虚自汗。

黄芪 30~50g，配升麻 10~15g 或柴胡 10g。治久泻，脱肛，脏器下垂，崩漏。

黄芪 30~50g，配赤芍 10~15g。治胸痹，痹证，脱疽。

【用量】25~250g。

【禁忌】表实邪盛、疮疡初起、气滞湿阻者不宜使用。

【体会】黄芪甘温，其用有五：①补诸病不足；②益元气；③补脾胃；④去肌热；⑤排脓止痛。生用固表，炙用温中。本品虽健脾益气，但易壅滞中焦气机，故临床应用时应适当配伍芳香醒脾、理气和中之品。

陆 拯

【适应证】中气不足，崩中漏下，血痹肢麻，瘀血阻滞，表虚自汗，体虚感冒，水肿尿少，消渴三多，肺虚咳喘，痈疽难溃。

【用药指征】舌质淡或紫暗，苔薄白或薄净，脉缓或沉细无力。在以下情况下必用黄芪：①中气不足，神疲乏力，阴挺，脱肛；②崩中漏下，月经过多，淋漓不净；③血痹肢麻，或半身不遂；④元气不足，瘀血内阻；⑤表虚自汗，反复不止；⑥体虚感冒，风邪常易侵入；⑦脾气不足，水肿尿少；⑧肺虚咳嗽，面白神疲。

托毒排脓力胜；炙黄芪补脾益肺，且有润燥作用。

【配伍】

炙黄芪 30g，配党参 20g，白术 15g，升麻 8g。治中气不足。

炙黄芪 20g，配当归 10g，党参 15g，龙骨 30g，茜草炭 20g。治崩中漏下。

生黄芪 30g，配桂枝 6g，赤芍 15g，当归 15g。治血痹肢麻。

生黄芪 60~120g，配当归 10g，川芎 15g，红花 6g。治瘀血阻滞；若死血难化者，可加水蛭 5~8g，土鳖虫 10g。

炙黄芪 20~30g，配白术 10g，麻黄根 6g，牡蛎 30g，五味子 6g。治表虚自汗。

生黄芪 20g，配桂枝 5g，白芍 10g，白术 10g，防风 5g。治体虚感冒。

生黄芪 30g，配白术 15g，防己 15g，玉米须 30g，茯苓皮 20g。治水肿尿少。

生黄芪 30g，配麦冬 15g，生地 20g，天花粉 20g。治消渴三多。

炙黄芪 20g，配紫菀 10g，款冬花 10g，五味子 6g。治肺虚咳喘。

生黄芪 15~30g，配炙甲片 10g，皂角刺 8g，当归 10g。治痈疽难溃。

【用量】常用 15~40g，特殊情况可用到 120~150g。

【禁忌】①外感热邪，口干咽燥者不宜使用，用则加重热势，甚至引起伤津；②阴虚内火，干咳无痰或咯血不宜用，用则可使虚火更甚，咳嗽，咯血加剧；③内有积滞，中满不舒者不宜用，用则腹满加剧，且易化热；④肝阳上亢，头目眩晕者不宜用，用则阳亢更盛，眩晕增剧。

【体会】生黄芪以固表止汗，利水消肿，

陆 德 铭

【适应证】乳腺癌术后，复发性口腔炎，甲状腺功能亢进症，带状疱疹后遗神经痛，疣。

【用药指征】神疲乏力，汗出，舌淡体胖边有齿痕等气虚之证。

【配伍】

配党参 15g。主治乳房癌术后、白塞氏综合征。

配生地 30g。主治复发性口腔炎、红斑狼疮。

配当归 12g，主治甲状腺功能亢进症、带状疱疹后遗神经痛。

配莪术 30g。主治疣病。

【用量】15~60g。

【禁忌】病属实证不宜使用黄芪，误用后致纳呆、腹胀。

【体会】口腔溃疡、白塞病、疣病，一般用量 60g 效果较好。乳腺癌后有远处转移时，剂量也加至 60g。

林 毅

【适应证】中气不振、诸气下陷，痈疽脓成久不破溃或已溃而久不收口者，乳腺增生病（卵泡期），乳腺炎，乳腺癌。

【用药指征】血清胃泌素，胰腺外分泌水平，E-玫瑰花环结形成率，巨噬细胞吞噬率，血小板计数低于正常值者。

【配伍】

黄芪 30g，配山药 15g，炒白术 15g，肉苁蓉 12g，菟丝子 12g，女贞子 12g，贝母 15g，陈皮 9g，丹参 15g，生山楂 30g，青皮 10g，延胡索 12g 等。治乳腺增生病，证属脾虚痰凝，冲任失调者。

黄芪 30g，配党参 12g，炒白术 12g，山药 15g，女贞子 12g，旱莲草 12g，鹿角胶 12g，熟地 12g，山慈菇 12g，白芥子 10g，苡米仁 20g 等。治乳腺癌，证属气血两虚型。

黄芪 15g，配白术 12g，山药 12g，党参 12g，苍术 10g，车前子 10g，陈皮 9g，泽泻 10g。治带下病，证属脾虚者。

黄芪 30g，配当归 12g，党参 15g，炒白术 12g，茯苓 12g，熟地 12g，川芎 9g，五味子 10g，芡实 9g，煅龙骨 30g，煅牡蛎 30g，炙甘草 6g。治气血亏虚型乳溢症。

黄芪 15g，配当归 10g，白术 10g，生地 15g，白芷 10g，皂刺 10g，丹参 15g，玄参 15g，白芍 12g。治急性乳腺炎(破溃期)。

【用量】15~30g。

【禁忌】胸脘气闷，肠胃积滞，属邪实者忌用；阴虚阳亢者不宜用。

林 朗 晖

【适应证】胃下垂，慢性胃炎，慢性肠炎，各类水肿，脑震荡后遗症，瘦弱症候群，体虚外感，表虚自汗，表实无汗，高血压，低血压，中风，肺结核，久咳，喘证；脓肿不易溃，创口不愈合。

【配伍】

黄芪 30g，配北柴胡 10g，青蒿 15g，

丹参 30g，败酱草 45g，治晚期血吸虫病及门脉性肝硬化，肝硬化腹水。

【用量】20~60g。

【禁忌】邪热内结者不宜使用，误用则心下痞硬。

【体会】除里实痞满硬坚外均可配方应用。

范 国 梁

【适应证】急、慢性肾风。

【用药指征】食少便溏，气短乏力、肢冷畏寒，自汗，盗汗，有蛋白尿者。

【配伍】

配党参，治急、慢性肾风有蛋白尿者。

【用量】10~100g。

罗 铨

【适应证】脑动脉硬化，脑萎缩，中风后遗症，冠心病，心肌炎，心衰，气虚外感，免疫功能低下。

【用药指征】气短乏力，脉细弱为用药指征。

【配伍】

配升麻 8g，柴胡 10g 等。治清阳不升，气虚下陷之头昏，气短等。

配丹参 15g，红花 10g 等。治气虚血瘀之冠心病，中风后遗症。

配桂枝 10g，粉葛根 30g 等。治气虚外感。

【用量】15~60g。

【禁忌】苔厚腻者不宜。

【体会】清阳不升、心气不足、卫表不

固等必用此药。

易希元

【适应证】自汗，水肿，疮疡痈肿，肝硬化，乙型肝炎，肾炎，冠心病，高血压，溃疡病，腹泻，中风，脱肛；崩漏。

【用药指征】气虚衰弱证。

【配伍】

黄芪 20g，配防己 10g，猪苓 15g。治肾炎蛋白尿。

黄芪 30g，配黑豆子 30g，芡实 15g。治肾炎蛋白尿。

黄芪 20g，配山楂 15g，麦芽 15g，湘曲 10g。治腹泻。

黄芪 30g，配浙贝母 10g。治溃疡。

【用量】15~50g。

【禁忌】实热证，阴虚阳盛证不宜使用该药。

【体会】该药应用广泛，疗效确切。正气不足时，必用黄芪。

岳景林

【适应证】气虚、阳虚诸证；外科疮疡肿毒。

【用药指征】舌质淡红，苔白，脉缓，脉弱，脉虚等。

【配伍】

黄芪 30g，配四君子汤。治一切气虚病症。

黄芪 25g，配茯苓 30g，防己 10g，泽泻 15g 等。治脾虚水肿，小便不利等。

黄芪 25g，配防风 15g，白术 20g，桂枝 10g，白芍 25g。治体虚多汗，易感冒。

黄芪 30g，配五味消毒饮，治外科疮疡肿毒。

黄芪 30g，配丹参 25g，当归 20g。治血虚证。

【用量】20~50g。

【体会】黄芪具有托疮生肌的作用，为治疗外科疾病的要药。

金益强

【适应证】充血性心力衰竭，病毒性心肌炎，缺铁性贫血，再生障碍性贫血，糖尿病，系统性红斑狼疮，内脏下垂，慢性肝炎，自汗，营养不良，血小板减少性紫癜，肾病综合征，慢性肾功能衰竭，小儿智力低下，免疫功能低下，慢性溃疡。

【用药指征】气虚；中气下陷；心肝肾功能受损；免疫功能低下；虚汗；慢性溃疡久不愈合；血糖增高。

【配伍】

黄芪 20g，配人参 5g，补气。治气虚。

黄芪 20g，配附子 10g，助阳。治脾肾阳虚。

黄芪 20g，配防风 10g，山茱萸 10g，固表止汗。治自汗。

黄芪 30g，配当归 10g，补气生血。治贫血。

黄芪 20g，配黄精 10g，五味子 5g。降血糖。

黄芪 20g，配怀山药 10g，补气养阴。治糖尿病。

黄芪 30g，配白术 10g，健脾止久泻。

黄芪 30g，配益母草 20g，玉米须 30g。治肾病蛋白尿。

黄芪 20g，配防己 10g，利水消肿。治四肢、面肿。

【用量】10~50g。

【禁忌】阳证、实证不宜用。

周信有

【适应证】①心脑血管系统疾患：冠心病，心律不齐，风湿性心脏病，心衰，中风偏瘫等；②消化系统疾患：慢性病毒性肝炎，肝硬化，肝硬化腹水，肝脾肿大，肝功能异常，消化性溃疡，萎缩性胃炎，胃下垂等；③各种贫血，尤其是再生障碍性贫血；④慢性风湿痹证；⑤外科溃脓不愈等。凡久病体虚均可用之。

【配伍】

黄芪 40g，配当归 9g，赤芍 9g，川芎 9g，广地龙 20g，丹参 20g，怀牛膝 9g，全蝎 6g。治疗中风后遗症，偏瘫。

黄芪 30g，配淫羊藿 20g，仙茅 20g，炙麻黄 9g，制附片 15g，细辛 5g，红参 20g，桂枝 9g，肉桂 6g，五味子 20g，当归 9g，丹参 30g，炙甘草 20g。治疗病态窦房结综合征，窦性心动过缓等。

黄芪 30g，配淫羊藿 20g，瓜蒌 9g，川芎 15g，赤芍 15g，丹参 20g，莪术 15g，延胡 20g，生山楂 20g，广地龙 20g，桂枝 9g，细辛 4g，荜茇 9g。治疗冠心病。

黄芪 20g，配党参 20g，黄精 20g，山萸肉 20g，女贞子 15g，淫羊藿 20g，巴戟天 20g，丹参 15g，鸡血藤 20g，龟甲 30g，

鹿角胶 9g，干地黄 15g，大枣 10 枚。治疗再生障碍性贫血。

黄芪 20g，配党参 15g，炒白术 20g，淫羊藿 20g，醋鳖甲 30g，五味子 15g，茵陈 20g，柴胡 9g，丹参 20g，莪术 20g，大腹皮 20g，猪茯苓各 20g，泽泻 20g，车前子 20g。治疗肝硬化腹水。

【用量】9~40g。

【禁忌】实而无虚，阳热实证；或阴虚阳亢之证，不宜用。

【体会】黄芪有补益元气，扶正培本之功。凡是缠绵难愈的慢性疾患，体质瘦弱、面色不华，均宜使用黄芪。临床常见的虚实夹杂病症，如各种肝炎所致的肝脾肿大、肝硬化腹水；各种心脏病所致的唇绀舌暗、血瘀肝大心衰水肿，肾病水肿等。此等病属虚实夹杂，均伴随出现虚羸不足之证。而虚为本，实为标，因虚而致实。故在祛痰、利水以泻其实的同时，均宜辅以补益之品，以益气行血，温阳利水。而补益之品，我一般首选黄芪。

周炳文

【适应证】诸虚不足，劳伤虚损，汗多消渴，虚喘动作息促；崩漏带下；痈疽疮疡。

【用药指征】舌淡胖，脉散大，气息短怯难续，汗多成流欲脱，大气下陷。

【配伍】

黄芪 20~30g，配熟地黄 20~30g，当归 15g，党参 20g，五味子 5g，桑白皮 10g，紫菀 10g，麻黄 5g，杏仁 10g，甘草 5g。治

肺肾俱虚，久年咳嗽哮喘证。

黄芪20~30g，配茯苓、白术、草果、木瓜、附子等。治肝硬化腹水，腹高腿肿，便溏，小便短少，脉细，舌淡腻者。

黄芪20~30g，配桑白皮、泽泻、苡仁。治面腿浮肿；腿肿不消者加海桐皮。

黄芪30g，配升麻、小蓟、蒲黄、生地、当归、藕节、栀子、茅根、木通、甘草。治血尿不止，无论结石或手术引起的均显效。

黄芪20~30g，配升麻、当归、白术、生地、黄芩、地榆炭、阿胶、附子、甘草。治肠风下血量多者。

黄芪20~30g，配阿胶、白芍、熟地、当归、黄芩、黄柏、香附。治血热妄行，月经过多。

黄芪15~20g，配北沙参、鳖甲、地骨皮、柴胡、生地、天门冬、白芍、青蒿、知母。治虚劳骨蒸劳热汗多。

黄芪30~50g，配当归、赤芍、川芎、桃仁、牛膝、红花、地龙、鸡血藤。治中风偏瘫。

黄芪15~30g，配当归、银花、甘草。治痈疽疮疡。

【用量】10~60g。

【禁忌】中满气滞而属实证者不宜用。

周 维 骥

【适应证】中风后遗症（风痱），肩周炎（肩痹），胃黏膜脱垂症（食痹）。

【配伍】

生芪80g，配地龙10g，水蛭6g，赤芍10g，牛膝10g。治中风后遗症，偏瘫。

生芪30g，配苍术12g，川朴6g，白蔻（后入）10g。治胃黏膜脱垂症。

生芪20g，配蚕蛹粉（冲）1g，石斛10g，怀山药30g，治2型糖尿病。

生芪30g，配忍冬藤30g。治肩周炎。

【用量】20~120g。

周 耀 群

【适应证】脑梗死的恢复期及后遗症期，冠心病气虚血瘀证，缓慢心律失常（如窦性心动过缓，病态窦房结综合征，房室传导阻滞），心肌炎，慢性肾炎，自汗，盗汗，中气不足之眩晕。

【配伍】

黄芪50g，配丹参25g，当归15g，川芎15g，麦冬15g，五味子10g，人参15g，治冠心病、心肌炎等引起的缓慢心律失常（如病窦综合征、房室传导阻滞）。

黄芪50g（也可用至100g），配地龙15g，赤芍15g，川芎10g，当归15g，桃仁15g，红花15g，丹参25g，枳壳15g，牛膝10g，降香5g，冰片0.5g。治脑梗死，冠心病心绞痛，脑外伤后头痛。

黄芪50g，配党参15g，沙参25g，麦冬15g，五味子15g，丹参25g，川芎15g，桑白皮15g，枳壳15g。治冠心病，风湿性心脏病，心功能不全（Ⅰ~Ⅱ级）。

黄芪50g，配桑寄生25g，熟地25g，泽漆15g，茯苓20g，桂枝15g，丹参25g，赤芍15g，益母草50g。治慢性肾炎，肾病，肾功能不全。

【用量】10~200g。

【禁忌】热证（气虚发热除外）、实证其中尤其是中焦阻滞证不宜使用。误用可致病情加重，出现心烦不安、呃逆等症状，一般停药后即可恢复。

【体会】本品可通过适当配伍，发挥益气化瘀、益气化痰、益气宽中、益气祛寒等作用，治疗气虚血瘀、气虚痰盛、气虚中满、气虚寒盛等证。

郑 孙 谋

【适应证】各种虚损病症，胃、肾、子宫等内脏下垂属中气下陷者，肝硬化腹水，肾病综合征。

【用药指征】内脏下垂伴脘腹胀满，乏力，腰酸，体倦；肝硬化腹水初期，腹胀大如鼓，乏力，浮肿，面萎；肾病出现蛋白尿。

【配伍】

黄芪24g，配人参9g，白术6g，升麻3g。治中气下陷证。

黄芪24g，配白术6g，泽泻9g，云苓9g。治肝硬化腹水。

黄芪24g，配玉米须9g，马齿苋12g。治肾炎、肾病综合征之蛋白尿。

【用量】10~48g。

【禁忌】表实邪盛，阴虚阳亢，热毒内盛时不宜使用。

郑 陶 万

【适应证】消化性溃疡，慢性胃炎，属气虚血弱者。

【用药指征】精神不振，身疲乏力，面色萎黄，心悸，舌质淡红，苔白润，脉细缓。

【配伍】

黄芪30g，配当归15g。治心悸，头晕，疲乏。

黄芪30g，配炙首乌15g。治中风后遗证，行走困难和偏瘫。

【用量】30~100g。

【禁忌】阳热上亢者，湿热证，高血压等不宜使用该药，误用后，易致眩晕，血压升高等不良反应。

【体会】①黄芪对面目浮肿尿少，有补气利尿退肿之功效，适用于气虚失运，水湿停聚之证。②黄芪能补五脏之气，对身体虚损，五劳羸瘦，中风后遗证见气血亏虚，肌肉削瘦，行走无力，足内翻和半身不遂等，疗效显著。

孟 宪 杰

【适应证】骨折愈合迟缓，骨髓炎，颈椎病，腰腿痛等。

【配伍】

黄芪15g，配当归15g，熟地15g，山药12g，骨碎补15g，芡实12g，生龙牡各15g，陈皮10g，甘草5g。治气血虚而骨不愈合。

黄芪20g，配白芍15g，姜黄15g，威灵仙12g，钩藤10g，鸡血藤20g，桂枝10g，川芎10g，生姜3片，大枣3枚，治颈椎病。

黄芪15g，配当归15g，细辛4g，巴戟15g，独活15g，川芎10g，制川乌10g，杜仲15g，延胡12g，甘草6g。治腰腿痛。

【用量】10~30g。

【禁忌】表实邪盛、食积内停、阴虚阳亢、痈疽初起或热毒内盛者均不宜。

【体会】补气升阳多用炙黄芪，其他方面多用生黄芪。

封万富

【适应证】感冒，胃痛，中风，痹证，腰痛，崩漏。

【用药指征】以上诸病症伴气虚者，如舌淡胖、有齿痕，脉沉细等皆可用。

【配伍】

生黄芪 25g，配当归 15g，川芎 6g，桃仁 10g，红花 10g，赤芍 10g，地龙 10g，寄生 25g，防风 10g 等。治中风、痛痹。

【用量】18~45g。

【禁忌】内有痰热蕴结、肝阳偏亢等不宜使用，误用后可使病症加重。

【体会】注意黄芪的真伪。气虚血滞型中风、痹证、腰痛必用。

查玉明

【适应证】冠心病，心律不齐，心动过缓，糖尿病，前列腺肥大，皮肌炎，血栓闭塞性脉管炎早期。

【用药指征】①心胸闷痛，短气，舌淡红少津，脉迟涩或结代；②形盛气虚，中满腹胀，大便溏薄，三多症状不显；③排尿困难，小腹膨满胀痛；④全身肌肉瘫软无力，眉发不荣，面色晦滞，形寒肢冷；⑤下肢凉甚，皮色变青，冷痛，遇寒加重。

【配伍】

配桂枝 7.5g，甘草 10g，茯苓 15g，人参 10g，五味子 10g，大枣 10 枚。治心动过缓，心律不齐。

配山药 50g，莲肉 25g，人参 10g，茯苓 15g，甘草 10g，白术 25g。治糖尿病寒湿证。

配车前子 30g，甘草 15g，牛膝 25g，滑石 30g，升麻 7.5g，淫羊藿 15g。治癃闭。

配桂枝 10g，白芍 15g，甘草 10g，当归 15g，红花 15g，细辛 5g。治皮肌炎。

配银花 50g，玄参 25g，当归 25g，甘草 10g，细辛 5g，牛膝 25g。治疗脱疽早期未溃者。

【用量】25~100g。

【体会】黄芪为补气药之长，故名为"耆"。用之须量大，方能奏效。

赵玉庸

【适应证】中气不足及中气下陷证，糖尿病，尿毒症及各种肾病，全身性虚弱症。

【配伍】

配健脾理气药，治气虚之证。

【用量】一般用量 15~30g，可因人而宜。

【禁忌】实证特别是气郁、气壅之证不宜使用。

【体会】黄芪治疗广泛，不单单用于虚证，虚实夹杂或实证，配伍得当也可使用。

赵纯修

【适应证】皮肤病（晚期血虚风燥证、血瘀证），红斑狼疮（气阴两虚），脱发，疮疡，过敏体质，神经痛、神经炎。

【配伍】

配金银花、当归、白芷。治过敏体质。

配熟地、当归、白芍、川芎。治硬皮病、鱼鳞病、脱发。

配金银花、土茯苓、苡仁。治天疱疮。

配甘草芍药汤，或川芎、白芷、细辛，或双花藤，或金铃子散，主治神经炎、带状疱疹引起的神经痛。

【用量】15~30g。

【禁忌】皮肤病之实证如风热证、湿热证不宜用。

【体会】黄芪为皮肤科补益法之首药；治神经炎、神经痛之要药；治天疱疮、红斑狼疮之要药。

赵忠仁

【适应证】冠心病，急、慢性肝炎，消化性溃疡，慢性肾炎，脑血管病。

【用药指征】身体困倦，少气懒言，舌体淡胖，苔薄，脉细缓无力。

【配伍】

黄芪30g，配当归10g，桃仁10g，红花10g，赤芍15g，川芎7g，地龙8g。治中风及中风后遗症，上肢不利者，加炒桑枝30g，鹿角霜20g，伸筋草15g；下肢不利者，加独活10g，千年健15g，鹿角霜20g，炒杜仲，狗脊15g。

黄芪20g，配炒白术15g，党参15g，陈皮10g，当归10g，云茯苓15g，升麻6g，柴胡5g，苡仁20g，干姜4g。治中气不足，脾虚下陷者。

【用量】15~120g。

【禁忌】凡表实邪盛、气滞湿阻、食积内停、阴虚阳亢、痈疽初起等证，均不宜使用；妊娠晚期慎用。

赵国章

【适应证】癌症，肾炎，肾功能衰竭。

【用药指征】气虚或阳虚，神疲体倦，短气自汗，浮肿，舌淡胖大，脉虚缓。

【配伍】详见"增效解毒汤"及"肾炎基础方"。

【用量】15~50g。

【禁忌】阴虚阳亢证忌用，以免升阳助火。

【体会】黄芪有双向调节作用，能提高机体免疫力，增强肿瘤对放、化疗的敏感性，在抗癌"四法"——扶正、解毒、化瘀、散结中占有重要地位，抗癌方剂几乎不可缺少本品。

赵健雄

【适应证】贫血，白血病，白细胞减少症，血小板减少性紫癜，慢性肾炎，肿瘤术后及其放化疗患者，免疫功能低下，镍中毒等慢性中毒患者，糖尿病，月经不调，气虚证，中气下陷证，表虚自汗证，气虚水肿，小便不利等。

【用药指征】以各种原因引起的血象和免疫指标下降均为使用该药的客观临床指征；临床表现为气虚，血虚、脾虚、中气下陷及蛋白尿者使用本药必定有效。

【配伍】

黄芪30g，配党参15g，白术15g。治气虚证。

黄芪30g，配党参10g，升麻5g，柴胡5g。治中气下陷证。

黄芪30g，配当归10g，山茱萸15g，阿胶10g。治血虚证。

黄芪30g，配白术10g，防风10g。治表虚自汗证。

黄芪30~60g，配防己10g，白术10g。治气虚水肿及蛋白尿。

【用量】30~60g。

【禁忌】实证发热患者不宜使用该药，误用犯"实实之戒"。

【体会】黄芪为治疗气虚、血虚之要药，临床常用于各种疾病引起的气血虚弱证；另外，黄芪还有强心、降压、利尿、降低蛋白尿、解毒、抗菌、保护肝脏及提高机体免疫功能等作用，临床可辨病用药。

钟 秀 美

【适应证】气虚或中气下陷所致崩漏，子宫脱垂，胎漏，滑胎，癥瘕，水肿，自汗，血虚。

【用药指征】面色㿠白，疲乏无力，纳少便溏，脉细弱。

【配伍】

黄芪20g，配白术15g，党参15g，神

曲15g，黄芩10g，当归6g，升麻6g，柴胡6g，甘草6g。治气虚崩漏。

黄芪20g，配益智仁10g，桑螵蛸10g。治老年性尿频，遗尿。

黄芪30g，配茯苓15g，泽泻10g，白术10g，猪苓10g。治子肿或水肿。

黄芪30g，配当归10g，炖坑降1只（学名棘胸蛙）。治血小板减少性紫癜。

黄芪20g，配生牡蛎30g，白术15g，生地15g，茯苓10g，麦冬10g，防风8g，甘草3g。治产后气虚大汗。

【用量】15~60g。

【体会】黄芪功擅补气，且能补血升阳，固表止汗，利水退肿。临床可配伍其他药物广泛用于妇科疾病，疗效颇佳。

钟 明 远

【适应证】胃、十二指肠溃疡，贫血，长期发热。

【用药指征】中气虚弱，神疲形倦，眼睑苍白，面㿠白无华，语声低微；中气下陷，脱肛，子宫下垂；气虚不摄，便血，崩漏。

【配伍】

黄芪50g，配当归10g。治贫血、气虚血亏之证。

黄芪15g，配桂枝6g，白芍6g，炙甘草6g，饴糖30g，煨生姜6g，红枣12g，乌药6g，佛手6g，三七粉3g。治虚寒型胃及十二指肠溃疡。

【用量】10~100g。

【禁忌】表实邪盛者不宜使用，阴虚阳

亢者宜慎用。

【体会】黄芪甘温，为补药之长，对脾胃素虚，中气不足，元阳衰惫，长期发热持续不退者，可用之以甘温除热，俾阳生则阴长，阴长则其热自退。

段 亚 亭

【适应证】表虚自汗，中气下陷，阳气虚弱，水肿，中风，半身不遂，糖尿病，贫血，崩漏等。

【配伍】

配白术、防风。治表虚自汗。

配当归、生地、黄连、黄柏、黄芩、浮小麦。治阴虚盗汗。

配党参、白术、当归、炙甘草、柴胡、升麻。治中气下陷所引起的内脏下垂，脱肛。

配党参、肉桂、皂刺、山甲。治阳气虚弱，痈疮。

配防己、白术、甘草。利水退肿。

配当归、赤芍、地龙、川芎、桃仁。治中风后遗症，半身不遂。

配山药、天花粉、泽泻、五味子、生地。治糖尿病。

【用量】10~150g。

【禁忌】表实证和阴虚者不宜用。

施 赛 珠

【适应证】肾病综合征、肾小球肾炎、脑心管疾病、冠心病、糖尿病、免疫性疾病等有气虚征象者。

【用药指征】低蛋白血症、水肿；免疫功能低下而易感者；糖尿病有微血管神经病变；心肾功能减退者。

【配伍】

黄芪 30g，配茯苓 24g，白术 10g。治肾脏病水肿。

黄芪 30g，配丹参 30g。治心脑血管疾病。

黄芪 20g，配生大黄 3~9g。治慢性肾功能衰竭。

黄芪 15g，配当归 10g。治贫血。

黄芪 15g，配白术 10g，防己 10g。治易感。

黄芪 20g，配淫羊藿 10g。治再生障碍性贫血。

黄芪 30g，配黄柏 30g。治慢性尿路感染。

黄芪 10g，配党参 10g。治气虚证。

【用量】10~30g。

【禁忌】脾胃湿困、肝郁、阴虚、便秘者不宜。

【体会】实验证明黄芪有调节凝血、纤溶作用，有助于益气活血。

洪 作 范

【适应证】气虚证，中气下陷证，表虚自汗证。

【配伍】

配党参 50g，白术 20g。治气虚乏力，中气下陷。

配当归 20g，川芎 20g，桃仁 20g，红花 20g。治中风。

配生地50g，麦冬25g，花粉50g。治消渴。

【用量】50~150g。

【禁忌】里热实证不宜使用。

祝谌予

【适应证】免疫力降低引起的疾病。

【用药指征】中气不足，神疲乏力，言语低微，舌边齿痕等。

【配伍】生黄芪30g。

配当归10g。治疗血虚。

配丹参30g，生地20g，葛根15g。治疗糖尿病。

配白术10g。治疗白细胞减少。

【用量】15~50g。

【禁忌】气滞者不宜用，误用上火。

姚寓晨

【适应证】月经不调，崩漏，不孕。

【用药指征】舌边齿印深，苔淡白，脉细无力；子宫出血患者血红蛋白及红细胞下降；慢性盆腔炎等妇科炎症可见免疫功能低下。

【配伍】

如漏下不止，症见经事淋漓，血色鲜或暗红有块，胸闷气短，口干喜饮则可加用炒黄芩15g，贯众炭15g，乌贼骨30g，大生地15g，太子参30g，熟女贞子15g，墨旱莲30g，重楼30g，续断15g。如瘀块较多，加煅花蕊石12g，贯众炭改用茜草炭；如气虚较甚，太子参改用潞党参30g。

【用量】15~45g。

【禁忌】一般实证不用。

贺永清

【适应证】慢性肾炎，肾病综合征，慢性肾功能衰竭，糖尿病，糖尿病肾病，血小板减少性紫癜，紫癜性肾炎，病毒性心肌炎，冠心病，风湿性关节炎，席汉综合征，肾下垂，子宫脱垂，脱肛，功能性子宫出血及痹证痈疽，虚劳。

【用药指征】水肿，少气懒言，身困乏力，面色萎黄无华，自汗盗汗，内脏下垂等虚损证。

【配伍】

配人参，增强补气之功。

配白术，治脾虚气少、便秘。

配当归，治气虚血亏。

配附子，治气虚阳衰。

配柴胡，治气虚阳衰。

配淫羊藿、鹿衔草，治阳痿。

配桑白皮、茯苓，治肾性水肿。

配白术、防风，治表虚易感。

配穿山甲、皂刺，治疮痈初期。

配人参、肉桂，治痈疽溃烂不敛。

配防风、羌活、细辛，治风湿痹痛。

配麦冬、黄精、地黄，治消渴。

配丹参、川芎，治胸痹心痛。

【用量】15~120g。

【禁忌】实证及阴虚阳盛者忌用，以免闭门留寇。

【体会】治肾性水肿，用量在15g左右。对慢性肾病有较好恢复肾功能的作用；对冠心病、病毒性心肌炎，能明显改善心脏功能。

骆 继 杰

【适应证】高血压病，低血压，内脏下垂，慢性肾炎，疮疖久治不愈及一切功能低下的疾病辨证属气虚者。

【用药指征】头晕，乏力，少气懒言，自汗，面色苍白或㿠白或萎黄，舌质淡、暗，脉细、虚或结、代、促、涩。

【配伍】

黄芪 15~30g，配六味地黄丸。治慢性肾炎，可消除尿蛋白。

黄芪 15~30g，配桂枝，当归。治心律失常。

【用量】15~250g。

【禁忌】肝阳上亢、肝火上炎之证，表实证，实证呕吐及腑实证，均不宜使用。

【体会】黄芪是食疗的主药，上述病症均可将黄芪加入食物如鸡、鱼等之中应用。

秦 亮 甫

【适应证】心肌炎及其后遗症，自汗、盗汗，体虚乏力，遗尿，脱肛，子宫脱垂，便溏，慢性肾炎、蛋白尿；疮疡溃后不愈。

【配伍】黄芪 30 克。

配党参 15g，枣仁 15g，远志 9g，煅龙牡各 30g，红枣 10g，茯苓 9g 等。治疗心肌炎及其后遗症。

配碧桃干 15g，浮小麦 15g，煅龙牡各 30g，糯稻根 30g 等。治疗自汗、盗汗。

配脱力草 30g，红枣 10 个。治疗体虚乏力。

配党参 30g，生甘草 6g。治疗疮疡溃后不愈。

配党参 30g，升麻 6g，煅龙牡各 30g 等。治疗遗尿、脱肛。

配金樱子 15g，桑螵蛸 15g，泽泻 15g，炒车前（包）15g，党参 15g，熟地 15g，萸肉 9g 等。治疗慢性肾炎、蛋白尿。

【用量】9~100g。

【禁忌】高热时不宜用，误用易致高热不退。

【体会】补益宜炙用，托毒排服、利水宜生用。

栗 德 林

【适应证】眩晕，心悸，少寐，胃痛，胃癌，泄泻，便秘，水肿，消渴，自汗，盗汗，中风等。

【用药指征】头晕，心悸气短，动则尤甚；腰以下浮肿；泄下清稀，腹痛喜暖；自汗不止。血常规检查红、白细胞均减少；X线示胃下垂；体液免疫低下；血压偏低等。

【配伍】

黄芪 25g，配白术 15g，防风 10g。治自汗。

黄芪 30g，配赤芍 15g，地龙 10g，当归 15g。治半身不遂。

黄芪 20g，配升麻 10g，柴胡 15g。治内脏下垂。

黄芪 25g，配山药 20g。治消渴。

黄芪 20g，配当归 15g。治虚劳。

黄芪 25g, 配汉防己 20g。治水肿。

【用量】15~60g。

【禁忌】凡实证时不宜使用。

贾 占 清

【适应证】气虚证, 中气下陷证。

【用药指征】气虚证: 头晕目眩, 少气懒言, 倦怠乏力, 自汗, 便溏腹泻。气陷证: 腹部有下坠胀感, 脱肛, 子宫脱垂, 胃下垂及易外感者。舌淡苔白, 脉细弱无力。

【配伍】

黄芪 40g, 配人参 15g, 治气虚神疲, 食少, 自汗等身体虚弱诸症。

黄芪 30g, 配附子 10g。治内伤疾病的阳虚自汗。

黄芪 50g, 配白术 15g。治气虚脾弱, 倦怠乏力, 气短懒言, 虚秘。

黄芪 60g, 配当归 12g。治劳倦内伤, 肌热面赤, 烦渴, 脉虚大无力及血虚发热。

黄芪 60g, 配升麻 15g。治气虚下陷的崩漏、脱肛、子宫脱垂。

黄芪 30g, 配防风 12g。治虚人四肢酸痛, 加用白术可用于表虚不固的自汗。

黄芪 30g, 配防己 12g。治风水汗出恶风者, 加用桂枝、茯苓、甘草治四肢浮肿。

黄芪 100g, 配桂枝 12g。治气血营卫不足, 肌肉痹痛, 肩臂麻木, 血痹肌肉麻木不仁。

黄芪 30g, 配穿山甲 10g。治痈疮脓成不溃或已溃脓汁清稀排出不畅。

黄芪 15g, 配牡蛎 20g。治阳虚自汗、盗汗。

【用量】15~120g。

【禁忌】阴虚阳亢, 外邪实热, 气滞湿阻, 食滞胸闷, 热毒实盛者不可使用。

【体会】黄芪补气多炙用, 托疮排脓多生用。小于 20g 有利尿作用, 小于 15g 可升压, 大于 30g 利尿作用趋向抑制, 大于 35g 可以降压。

夏 天

【适应证】急慢性肾炎, 表虚自汗、反复感冒, 内脏下垂, 脱肛, 子宫脱垂, 崩漏, 消渴, 痹证, 周围神经性麻痹, 脑血管意外（中风）后的半身不遂, 慢性风湿性关节炎, 肩周炎, 痈疽。

【用药指征】凡体倦乏力, 语言低微, 脉象濡缓者; 或急慢性肾炎有浮肿、尿蛋白者; 或中气下陷所致内脏下垂及脱肛、子宫脱垂、崩漏者; 或痈疽溃后久不收口者, 均为使用黄芪的临床指征。牙痛等。

【配伍】

黄芪 30g, 配党参 30g, 山萸肉 15g, 芡实 15g, 山药 30g。治急慢性肾炎出现蛋白尿。

黄芪 30g, 配茅根 30g, 益母草 30g。治急慢性肾炎出现血尿。

黄芪 30g, 配茯苓 15g, 猪苓 10g, 泽泻 10g。治急慢性肾炎出现浮肿。

黄芪 30g, 配白术 10g, 防风 10g, 麻黄根 20g, 浮小麦 20g。治表虚自汗。

黄芪 60g, 配党参 30g, 升麻 15g, 柴胡 15g, 当归 10g, 橘皮 10g, 白术 10g, 甘

草 5g。治中气下陷。

黄芪 60g，配当归 9g，赤芍 9g，地龙 6g，川芎 6g，桃仁 6g，红花 6g。治半身不遂。

黄芪 30g，配生地 15g，天花粉 10g，五味子 10g，山药 15g。治消渴。

【用量】30~120g。

【禁忌】消化不良、上腹胀痛和有实证时不用，否则加重病情；痈肿初起，炎症显著，毒热较剧，红肿热痛明显者不用；脑出血病人，出血未止，脉浮有力者不用，否则加重出血；心功能不全，有气喘者不用，否则喘更重；高血压面部有感染者不用，大剂量可致头痛、面红。

【体会】黄芪为补气药，主治表虚自汗，脾虚泄泻，中气下陷，消渴，痈疽久不收口之证。用本药利尿，剂量过小无利尿作用，剂量过大反而使尿量减少。生黄芪用于退虚热，托疮疡，炙黄芪用于补气。久服黄芪嫌其太热时，可酌加知母、玄参清解之。黄芪配当归，气血双补（当归补血汤）；配山药，补气生津止渴（玉液汤）；配白术，补脾益气、止汗利水（玉屏风散）；配升麻、柴胡，补气升阳（补中益气汤）；配桂枝，补气温阳通痹（黄芪桂枝五物汤）；配肉桂，温阳益气（十全大补汤）；配龙牡，固表止汗（牡蛎散）；配知母，一清一补，治气虚有热（升陷汤）；配红花，补气行瘀（补阳还五汤）。

夏　翔

【适应证】心脑血管疾病及外周循环不良性疾病，如雷诺病等；自身免疫性疾病，如类风湿关节炎、系统性红斑狼疮、干燥综合征等；肿瘤术后及疲劳综合征；慢性炎症，包括呼吸、消化、泌尿系统的慢性炎症及皮肤黏膜慢性溃疡。

【配伍】

黄芪 30~60g，配生地 15~30g，玄参 15g，知母 12g，丹皮 12g，赤芍 15g，苍耳子 30g，辛夷 15g，蛇舌草 15g，徐长卿 12g，菝葜 15g。治疗复发性口腔溃疡、类风湿关节炎、系统性红斑狼疮、干燥综合征、皮肤过敏等。

黄芪 20g，配党参 15g（或南北沙参各 9g），净麻黄 9g，佛耳草 15g，江剪刀草 15g，炙紫菀 12g，炙款冬 12g，象贝母 12g，蛇舌草 15g，苍耳子 30g，辛夷 15g。治疗慢性咳、喘、哮证。

黄芪 24g，配桂枝 12g，白术 15g，白芍 15g，枳壳 12g，蒲公英 15g，牡蛎 30g，蛇舌草 15g，八月札 12g，佛手片 9g，陈皮 9g。治疗胃炎及消化性溃疡。

黄芪 30~60g，配当归 10g，川芎 10g，赤芍 15g，地龙 15g，葛根 30g，杜仲 12g，杜衡 12g，威灵仙 15g，刘寄奴 15g，苏木 9g，治疗颈腰椎退行性病变、中风后遗症及外周循环不良性疾病。

黄芪 30g，配黄精 15g，桂枝 15g，麦冬 15g，淫羊藿 12g，首乌 15g，当归 10g，延胡 10g，川芎 10g，赤芍 15g，红花 9g，地龙 12g，旋覆花 9g（包），瓜蒌皮 15g。治疗冠心病。

黄芪 30g，配葛根 30g，麦冬 15g，川芎 15g，锁阳 15g，石菖蒲 15g，制南星

10g。治疗老年痴呆症。

【用量】12~60g。

【体会】凡属黄芪适应证均可应用，即使某些貌似相左的舌脉（如腻苔），也用之无妨，或通过配伍他药相制。凡具有神疲乏力等气虚临床特证者必定使用黄芪；病程在2周以上的炎性疾病，久治不愈的溃疡，亦必用黄芪。

原 明 忠

【适应证】表虚自汗，气虚脱肛，中气下陷，气虚遗尿，蛋白尿，过敏性鼻炎，乙肝，肢体麻木，半身不遂，心功能不全，溃疡久不愈合，消化性溃疡等。

【配伍】

黄芪30g，配乌药10g，益智仁10g，熟地15g，山萸肉10g，补骨脂9g。治肾气虚遗尿。

黄芪30~60g，配当归10g，川芎15g，赤芍15g，地龙20g，水蛭10~15g，红花15g，桃仁10g。治中风半身不遂。

黄芪30~50g，配枳壳15g，升麻10g。治气虚脱肛。

黄芪30g，配防风10g，白术10g，辛夷10g，麻黄9g。治过敏性鼻炎。

黄芪30g，配当归10g，川芎10g，白芍10g，僵蚕10g，白附子9g，全蝎5g。治复视。

【用量】10~60g。

【体会】治上述病症量宜大。

顾 振 东

【适应证】各种肿瘤，血液病见虚象时。

【配伍】

配党参15~30g，白术9~15g，云苓12~30g。主治各种肿瘤及血液病的虚证，尤以"气虚"为主。

【用量】15~60g。

【禁忌】阴虚内热，或火盛阳亢及体温升高时不用。

【体会】对各种病症的虚弱之象，应用该药特别有效。患者用后可感体力明显好转。

柴 彭 年

【适应证】慢性肾小球肾炎、糖尿病肾病的水肿、蛋白尿。

【配伍】

配小建中汤，而为黄芪建中汤，治疗脾胃气虚型的胃脘痛。用量为15~30g。

以黄芪为主药的补阳还五汤，治疗中风后遗症的气虚血瘀型。用量为120g。

【用量】15~120g。

【禁忌】表、热、实证者不宜使用，误用多致湿热蕴结，缠绵难愈。

【体会】均用生黄芪，炙黄芪疗效较差。

钱 远 铭

【适应证】气虚证，如气虚血瘀之冠心病，表虚不固的感冒，反复感染之慢性支气管炎等。

【用药指征】心电图提示心肌缺血缺氧诸症。血象检查有血细胞减少，尤其是白细胞减少。

【配伍】

黄芪 20~30g，配党参 15g，当归 10g，川芎 5g，丹参 15g，桃仁 10g，干漆炭 10g，水菖蒲 15g，郁金 10g，降香 15g。治冠心病，心之气阴亏虚证。

黄芪 20g，配防风 10g，白术 15g，白芍 10g，瓜蒌 15g，桑白皮 15g，苏子 15g，降香 10g，法夏 12g，补骨脂 15g，枸杞子 15g。用于慢性支气管炎，感染症状基本控制后作巩固治疗。

黄芪 20~30g，配五味子 10g，太子参 12g，麦冬 10g，莲心 5g，川芎 5g，水菖蒲 10g，板蓝根 15g，忍冬藤 15g，治病毒性心肌炎。

【用量】最小量 10~15g/日；最大量 50~100g/日。

【禁忌】表邪盛者不宜用。阴虚者宜少用或不用。

【体会】临床证明黄芪对癌肿病人放化疗后白细胞下降，配合其他升白药物同用，在很短时间内可使回升至正常，从而可以接受反复放、化疗，协助康复或延长生存时间。临床见面色白，少气无力，形瘦易倦，盗汗等气虚证必用之。

徐迪华

【适应证】元气虚损，血虚或气血两亏，肺虚易感，卫阳虚自汗，胸痹心痛，气虚阳虚水肿、气虚头昏，风水久涎，中风后偏瘫，血痹肢体不仁。

【用药指征】神萎气怯，形寒喜暖，自汗易感，四肢不暖，动后乏力，浮肿，肌肤不仁，筋脉萎缩，面色不华，舌色较淡，脉虚。

【配伍】

配白参、白术、肉桂、山药、枸杞等。治元气虚损（包括病后、术后、癌症化疗、放疗后的虚损）。

配当归、红参须、熟地、川芎、枸杞、黄精、鹿角胶、阿胶、陈皮。治血虚或气血两虚（营养不良及病后术后或失血后引起的贫血、低血压、免疫功能低下、新陈代谢功能低下者）。

黄芪配白术、防风、川桂枝、炒白芍、炙甘草。治肺气虚易感冒。

黄芪配制附片、红参须、桂枝、炒白芍、龙骨、炙甘草。治卫阳虚自汗。

黄芪配红参须、升麻、川芎、当归、葛根。治气虚头昏（低血压、颈椎病、椎基底动脉硬化等引起的脑供血不足）。

黄芪配丹参、当归、川芎、瓜蒌、薤白、葛根。治胸痹心痛（冠心病、陈旧性心肌梗死）。

黄芪配桂枝、白术、茯苓、泽泻、五加皮。治阳虚水泛（心脏性浮肿、肾病浮肿、特发性浮肿）。

黄芪配当归、川芎、赤芍、炒僵蚕、地龙、葛根。治中风（脑溢血或脑梗死）后偏瘫肢体萎冷；血压过高且有阳亢症状者去当归、川芎，加天麻、钩藤、石决明。

黄芪配防风、赤芍、生地、茯苓、薏

苡仁、益母草。治风水久延（慢性、迁延性肾炎）。

黄芪配桂枝、当归、红花、甘草梢、生姜、红枣。治血痹肢体不仁（末梢神经炎、微循环障碍）。

【用量】15~60g。

【禁忌】外感表实证勿用，如误用后汗不易出。有面赤、恶热、口渴、头脑胀痛等肝火或肝阳上亢者勿用，用后会加剧病情。食欲呆滞及舌苔腻厚者勿用，用后食欲更差，腻苔不化，甚至可见痞满。阴虚火旺有血热者慎用。

【体会】辨证要准，用量宜恰当，一般用量较大，配伍要恰当，煮药以煮沸后再以文火煮 20 分钟为宜。

郭 文 勤

【适应证】胸痹，脑梗死，自汗，盗汗，脱肛，子宫下垂，便血，崩漏，肢体麻木，半身不遂，消渴等有气虚见征者；痈疽不溃。

【配伍】

黄芪 40g，配红参 10g，麦冬 15g，五味子 15g，当归 15g，丹皮 15g。治胸痹心痛。

黄芪 40g，配红花 15g，桃仁 15g，赤芍 15g，川芎 15g，当归 15g，地龙 15g。治脑梗死。

黄芪 40g，配白术 15g，防风 15g，浮小麦 20g，生龙牡各 25g。治表虚自汗。

黄芪 40g，配当归 25g，穿山甲 10g，皂角刺 5g。治痈疽不溃。

黄芪 40g，配升麻 15g，柴胡 15g。治

脱肛，子宫下垂。

黄芪 40g，配地榆 15g，艾叶 15g。治便血，崩漏。

【用量】30~100g。

【禁忌】表实邪盛、气滞湿阻见舌淡红、苔薄白，脉细弱无力者。食积内停、阴虚阳亢、痈疽初起或溃后热毒尚盛等症，均不宜用。

郭 春 园

【适应证】足跟痛，严重外伤后期气虚浮肿，体虚感受风寒之身痛畏风。

【配伍】

黄芪 30g，配升麻 9g，加四物汤、六味地黄丸。治肾亏精血不足之足跟痛。

黄芪 30g，配杭白芍 9g，桂枝 9g，生姜 3 片，大枣 5 枚，桑寄生 9g，独活 6g，防风 6g，加四物汤。治虚痹痛。

黄芪 30g，配肉桂 6g，川断 9g，加四物汤、四君子汤（下肢加木瓜 9g，牛膝 9g）。治骨折久不愈合，气血双虚之证。

【用量】15~60g。

【禁忌】表证高热汗不出者不宜使用。

【体会】足跟痛属肾阳虚者，可用桂附地黄丸合四物汤加黄芪 30g，升麻 9g；兼有膝肿痛者，可用知柏地黄丸合四物汤加黄芪 30g，升麻 9g 治疗。

高 淑 华

【适应证】产后体虚，恶露不净，产后急性乳腺炎，子宫脱垂，巴氏腺脓肿，更

年期综合征，月经过多，痛经等。

【用药指征】产后恶露不净，量多，病程长或月经过多出现头昏，自汗等，Hb<8g/L。又如巴氏腺脓肿已形成脓疡未破，重用黄芪可托里排脓，若脓肿已破又清热排脓促进生肌。

【配伍】

炙黄芪 15g，配党参 12g，当归 10g，地黄 10g，阿胶 12g，艾叶 6g。治产后恶露不净，月经过多。

生黄芪 15g，配五味子 6g，麦冬 12g，白芍 10g，浮小麦 12g，甘草 6g，糯稻根 12g。治更年期综合征，经前期综合征。

生黄芪 15g，配黄（柏）芩 12g，银花藤 12g，赤芍 12g，丹皮 10g，天花粉 12g，生草 6g，贝母 10g。治急性乳腺炎，巴氏腺脓肿。

【用量】10~30g。

【禁忌】阴虚阳亢者不宜用。

【体会】蜜炙黄芪补气力强，若用于止汗、利水托疮生肌宜生用，气虚而阴液不足者多用党参，气虚而偏阳虚寒象者多用黄芪，对气虚较甚者，常相配使用。可提高、增强机体免疫功能。

唐 祖 宣

【适应证】血栓性静脉炎，血栓闭塞性脉管炎，动脉硬化闭塞症。

【用药指征】辨证属气虚、阳虚或气滞血瘀者均可应用，症见患肢麻木、发凉、疼痛、皮色紫暗等。

【配伍】

黄芪 45g，配当归 15g，苍术 15g，黄

柏 15g，苡米 30g，全蝎 6g，蜈蚣 2 条，金银花 45g，玄参 30g，甘草 10g，水蛭 15g，白芍 15g。治血栓性静脉炎。

黄芪 30g，配红花 10g，麦冬 15g，五味子 12g，丹参 15g，石斛 15g，玄参 30g，潞党参 15g，当归 15g，金银花 30g。治动脉硬化闭塞症。

【用量】15~60g。

【禁忌】湿热蕴蒸、气机不利者不用。

黄 文 政

【适应证】肾炎，肾病，慢性肾衰，糖尿病，慢性气管炎，脑血管疾病后遗症，贫血，免疫性疾病及老年病。

【用药指征】水肿、蛋白尿、贫血，长期慢性感染及低免疫状态。

【配伍】

配防己、白术、浮萍等。治肾炎水肿。

配丹参，土茯苓等。治慢性肾衰。

配苍术、山药、玄参、鬼箭羽等。治糖尿病。

配牡蛎、益智仁等。治蛋白尿。

【用量】10~120g。

【禁忌】邪实明显、阴虚阳亢的患者不用。

【体会】以黄芪为主药，通过适当的配伍可发挥利尿消肿，提高血浆蛋白，降低尿蛋白，调整机体免疫功能等作用。

黄 宗 勖

【适应证】类风湿关节炎，风湿性关节

炎，膝关节炎，胃下垂，子宫脱垂，重症肌无力，胃、十二指肠溃疡，肥胖症，面神经麻痹，脑性瘫痪，体虚自汗、盗汗。

【用药指征】久病体虚，食少，倦怠，乏力。

【配伍】

黄芪 30g，配人参。治病后气虚体弱。

黄芪 20g，配白术。治脾虚泄泻。

黄芪 20g，配党参，升麻，柴胡。治气虚下陷之脱肛，子宫下垂。

黄芪 20g，配麻黄根，浮小麦。治自汗，盗汗。

黄芪 20g，配防己，白术。治气虚体弱，水肿，小便不利，如慢性肾炎等。

黄芪 30~90g，配当归，川芎。治偏枯，脑血管意外后遗症。

黄芪 15~30g，配防己、白术。治肥胖症。

黄芪 15~30g，配益智仁，桑螵蛸。治尿失禁，遗尿。

黄芪 60~90g，配当归，赤芍，地龙。治面神经麻痹。

黄芪 20~30g，配党参，白术。治脑性瘫痪属气虚证者。

黄芪 60~90g，配石斛，远志，牛膝。治膝关节炎。

黄芪 15~30g，配桂枝，白芍。治胃、十二指肠溃疡。

【用量】12~120g。

【禁忌】无体虚气弱者不宜使用。

【体会】黄芪是我治疗慢性疾病时常用的补气要药，有兴奋中枢神经系统、提高抗病能力、增强免疫功能等作用，在久病体虚倦怠乏力的情况下炙用以补气。此药补中益气宜炙用，固表、利水、托疮宜生用。

黄保中

【适应证】肾炎，肝硬化腹水，内脏下垂证及诸气虚证。

【用药指征】虚浮肿胀，丰满肥胖，身疲懒言，动则气怯，形寒畏冷，脉虚舌胖。

【配伍】

配木防己、茯苓、川牛膝、桂枝。治疗肾炎。

配苍术、白术、枳壳、川牛膝。治疗肝硬化腹水。

配升麻、枳壳、益母草。治疗内脏下垂。

配炒白芍、枳壳、炒白术。治疗虚损性疾病。

【用量】30~100g。

【禁忌】消瘦烦热，脉细数，舌红而干不宜使用该药。

康相彬

【适应证】表虚不固证，中气虚弱证，气虚血瘀证，气虚水肿证，气虚虚热证，气血两虚证。

【用药指征】气虚见症及舌淡红、体胖，脉细弱。

【配伍】

生黄芪 15g，配白术 10g，防风 10g，莲须 15g，麻黄根 15g。治表虚自汗。

生黄芪 15~30g，配党参 15g，白术 15g，当归 10g，陈皮 10g，木香 6g，柴胡 6g，升麻 3g。治中气虚弱，脏器下垂证。

生黄芪 15~30g，配党参 15g，白术 15g，黄连 10g，当归 10g，柴胡 3g，半夏 10g，麦冬 10g，陈皮 10g，木香 6~8g，升麻 3g。治气虚生火，火乘阴位。

生黄芪 15~24g，配生白术 15~30g，茯苓 15~30g，防己 15g，猪苓 15g，泽泻 10g，益母草 15g，木香 6g。治气虚水肿。

生黄芪 15~30g，配当归 10g，丹参 15~30g，川芎 10~15g，赤芍 15g，桃仁 10g，红花 10g，桔梗 10g，牛膝 10g，柴胡 10g，枳壳 10g，甘草 6g。治气虚血瘀证。

生黄芪 15~30g，配当归 10g，炒白芍 12g，黄精 15g，川芎 10g。治气血两虚证。

【用量】6~90g，治疗水肿量须控制在 15~30g。

【体会】用此药，首先要辨明虚实两纲。根据具体情况灵活配伍，在益气的前提下，进行不同的配伍，可治不同的疾病。

梁 贻 俊

【适应证】虚劳，血劳，慢性消化系统疾病（胃脘痛、腹痛、泄泻）中焦虚寒、脾胃虚弱证，内脏下垂（胃下垂、子宫下垂、脱肛）中气下陷证，脑血管病变（中风恢复期）后遗症期，高颈段脊髓病，心血管疾病（心律失常）气虚血瘀证，周围血管病（深部静脉炎、大动脉炎），原发性血小板增多症瘀血证，特发性水肿气虚血瘀证，自汗、盗汗，风水；产后癃闭气虚、

膀胱气化失常证。

【用药指征】声音低微，多言则气短，动则气喘，自汗，形怯畏寒，便溏。舌质淡苔白，脉虚弱。临床见其中 2~3 个症状，舌脉象相符，即可选用。

【配伍】

黄芪 40g，配人参 10g，白术 15g，当归 10g，首乌 20g，淫羊藿 15g，菟丝子 20g，枸杞子 15g，女贞子 15g，赤芍 20g。治血劳（慢性再生障碍性贫血、白细胞减少、免疫功能低下）。

黄芪 15~30g，配赤芍 20g，川芎 15g，当归 10g，地龙 10g，红花 10g，丹参 20g，牛膝 15g，炒白术 30g，石斛 15g，郁金 10g，水蛭 6g，女贞子 15g，旱莲草 15g。治疗原发性血小板增多症。

黄芪 60g，配赤芍 20g，川芎 10g，当归 10g，地龙 10g，桃仁 10g，红花 10g，牛膝 15g，川断 15g，水蛭粉 2g（分冲）。治脑血管病，高颈段脊髓病。

黄芪 50g，配赤芍 20g，川芎 15g，当归 10g，地龙 10g，桃仁 10g，红花 10g，桂枝 12g，党参 15g，远志 15g，生地 20g，延胡 15g，川楝子 15g。治心血管疾病。

黄芪 60~80g，配赤芍 40g，当归 20g，川芎 40g，地龙 15g，红花 20g，桃仁 15g，水蛭 4~8g，土鳖虫 10g，穿山甲 12g，川断 10g，杜仲 15g，牛膝 20g，桑枝 30g，丝瓜络 6g。治周围血管病（双下肢深部静脉炎）。

补阳还五汤为主，重用黄芪。治特发性水肿。

防己黄芪汤，重用黄芪。治风水。

黄芪建中汤，治消化系统疾病。

黄芪五苓散为主，治产后尿闭。

【用量】15~200g。

【禁忌】本药性质温升，可以助火，又能补气固表，故外感表邪，内有积滞，气实胸闷，阳盛阴虚，肝旺多怒，痈疽初起，或溃后毒热尚盛，均不宜用。"气有余便是火"，误用则犯实实之过，加重病情。

【体会】本药治高血压病人用量可大，经观察配伍适当，则无升压作用，小剂量反有升压作用。用于补血生血时，与当归相配，一般为当归用量的3~5倍为好，治特发性水肿、血栓静脉炎，以益气为主，黄芪当重用，活血药用量宜小，以防伤气，治疗血小板增多的病人，以活血为主，活血药量宜大，黄芪用量不宜大。黄芪补气以防活血伤气，避免血栓形成。

董秀芝

【适应证】胃溃疡，溃疡性结肠炎，痈疽不溃，溃久不敛，便血，崩漏，泄泻，汗证，久泻脱肛，子宫下垂，重症肌无力，水肿，消渴，末梢神经炎，脑血管病，贫血。

【用药指征】食少，便溏，气短乏力，白细胞计数减少。

【配伍】

配野菊花15g，黄连12g。治胃溃疡，溃疡性结肠炎。

配白及15g，地榆炭12g，棕榈炭12g，生地30g。治便血，崩漏。

配党参30g，茯苓15g，白术10g，山药30g。治泄泻。

配防风10g，白术10g，生龙牡各30g，麻黄根12g，浮小麦12g。治自汗。

配生地20g，知母15g，地骨皮12g。治盗汗。

配党参20g，升麻12g，柴胡12g。治久泻脱肛，子宫下垂。

配当归15g，丹参20g，茯苓15g，党参10g，白术10g，山药30g。治重症肌无力。

配党参20g，茯苓15g，山药30g，防己12g，菟丝子20g，车前子（包煎）12g。治水肿。

配沙参30g，乌梅12g。治消渴。

配桂枝9g，白芍12g，桃仁12g，红花12g，鸡血藤30g。治末梢神经炎。

配当归15g，地龙12g，川芎9g，赤芍12g。治脑血管病。

配党参20g，茯苓15g，当归12g，生熟地各20g，杭芍15g，制首乌15g。治贫血。

【用量】30~120g。

【禁忌】表虚邪盛、气滞湿阻、食积内停、阴虚阳亢、痈疽初起；或溃后有热毒者均不宜。

程益春

【适应证】消渴病及消渴病的各种变症，瘿病，水肿，胸痹，汗证，血痹，痈疽，泄泻，中风，虚劳，阳痿等病症。

【用药指征】或身倦乏力，神疲懒言，气短自汗，水肿，泄泻；或中风后遗症；或痈疽久不收口，舌质淡胖边有齿痕，脉沉细或细弱无力。

【配伍】

生黄芪 30g，配黄连 9g，花粉 9g，枸杞 9g，山萸肉 9g，生地 9g。治消渴病。

生黄芪 30g，配连翘 9g，夏枯草 12g，浙贝 12g，黄药子 3g，川芎 9g，白蒺藜 1g，甘草 6g。治瘿病。

生黄芪 30g，配当归 9g，地龙 9g，川芎 9g，赤芍 12g，水蛭 3g，路路通 30g。治中风后遗症。

生黄芪 30g，配茯苓皮 15g，猪苓 15g，桑白皮 30g，陈皮 9g，桂枝 6g，大腹皮 12g，泽兰叶 12g。治水肿。

【用量】15~60g。

【禁忌】诸实证、阳证及阴虚阳盛者不宜。

【体会】黄芪在治疗消渴病中一般均为君药，须在辨证的基础上应用。黄芪治消渴病自古方就有，只要配伍得当，阴虚证也可应用。而消渴病气虚与阴虚往往同时存在，故用黄芪重在配伍，用量大，效果好。消渴病属气虚证，特别是脾气虚，必用该药。

焦 中 华

【适应证】各种肿瘤晚期、贫血、出血病症等；周围神经麻痹，脑血管意外后遗症等；表虚自汗证；各种原因引起的水肿、胸水、腹水等症；中气下陷所致的脱肛、内脏下垂、崩漏、慢性腹泻等。

【配伍】

配当归，治血虚证，如各种贫血。
配桂枝，治气虚血瘀证，如中风等。

配防风，治表虚自汗证。
配泽泻，治水肿证。
配花粉，治消渴证。

【用量】12~90g。

【禁忌】急性细菌性感染高热者，肝阳上亢及上部血热如头痛、牙痛者，上腹胀满、消化不良者不宜。

【体会】急性大量出血，当用大量黄芪。

路 焕 光

【适应证】开放性骨折伤口不愈合，伤口有脓液，骨折不愈合，腰痛，骨质疏松等。

【用药指征】开放性骨折，伤口不愈合者，伤口有分泌物，病人体质较差者。

【配伍】

配当归 15g，熟地 10g，赤芍 10g，山茱萸 12g，茯苓 15g，川芎 18g，防风 10g，黄柏 10g，山药 12g，陈皮 9g。治开放性骨折伤口不愈合者。

【用量】10~60g。

【禁忌】闭合骨折早期，骨折有错位，病人体质较强者不宜使用。误用后病人会出现烦躁、脘腹胀满等不良反应。

【体会】黄芪托里排脓、生肌敛疮之效较佳。

蔡 友 敬

【适应证】风湿性心脏病，肺源性心脏病，血小板减少性紫癜，白细胞减少症，慢性肾炎，中风（中经络），胃下垂，重症

431

肌无力；月经不调。

【用药指征】心悸气促，汗出恶风，身倦纳减，腹部坠胀，舌淡苔薄，脉沉细无力。

【配伍】

黄芪30g，配人参6g。治一切气虚证。

黄芪30g，配人参6g，熟附子10g。治气脱证。

黄芪30g，配人参6g，柴胡10g，升麻6g。治中气下陷证。

黄芪24g，配防己15g，党参15g。治浮肿。

黄芪24g，配白术10g，防风10g。治自汗，恶风。

黄芪30g，配当归10g，银花10g。治外疡。

黄芪30g，配当归10g，赤芍10g，红花10g。治半身不遂。

【用量】15~120g。

【禁忌】高热口渴，烦躁，舌红苔黄者不宜使用，误用则高热不退，烦躁更甚。

【体会】黄芪应用范围广泛，但必须视其病情配合其他药物。一般用以主治气虚证，实证在特殊情况下亦可使用。我曾用黄芪配合茵陈、白术、防风等治疗黄疸型肝炎而取效。

蔡华松

【适应证】各种慢性眼病，病程长、反复发作、视力久不提高；或年老体弱，舌淡，脉细弱等以气虚为主者；慢性免疫性疾病（如色素膜炎）。

【配伍】

黄芪30g，配生地15g，黄精15g，女贞子15g，防己15g。主治慢性色素膜炎，以气血亏虚为主者。

黄芪30g，配生地20g，当归12g。主治糖尿病性视网膜病变，以气阴两虚为主者。

黄芪24g，配当归12g，地龙9g，红花9g。治眼底出血，证属气虚血瘀者。

黄芪30g，配麦冬12g，大黄3g。治巩膜炎反复发作。

黄芪30g，配党参15g，丹参20g。治重症肌无力之眼肌型。

【用量】18~60g。

【禁忌】表实邪盛者如心肝火盛所致眼底出血、渗出等症不宜。

【体会】本人常用黄芪治疗慢性免疫性疾病（如色素膜炎）尤其是已经长期激素治疗无效，免疫力低下者，每每见效，可使病情稳定，减轻激素不良反应。如果实验室检查提示免疫功能低下者，则重用黄芪。

熊永文

【适应证】气虚下陷，脾胃不健，卫气不固，表虚自汗，阴疮不溃，水湿不运之症。如脾胃病，胆病气衰弱的病症。

【用药指征】倦怠少食，吞酸，体寒腹痛及阴疮不溃和疮后虚弱久不收口，脓清稀，或日间自汗或盗汗不止者。

【配伍】

配人参15g，白术10g。补气升阳。

配升麻 8g，当归 12g，柴胡 10g。治气虚下陷，中寒者。

配桂枝 8g，白芍 10g，炙甘草 10g。治中焦虚寒腹痛。

配当归 12g，党参 12g。用于气血虚损。

配赤芍 10g，大枣 10 枚，桂枝 6g。治血痹虚劳肌肤麻木痹痛不仁者。

配当归 12g，山甲 10g，皂刺 10g。治疮疡不溃，脓不外透。

配当归 12g，党参 15g，白芍 10g，白术 10g，茯苓 10g。治疮后不愈，久不收口。

配桂枝 10g，防己 10g，茯苓 15g。治水湿不运。

【用量】6~120g，可用至 200g。

【禁忌】无气虚可言或阳热实证及肝阳上亢者，疮疡初起，红肿热痛忌用，用后助邪，热势更张，痛必加重也，久服易伤阴。

【体会】近年来有治肾衰者，单独用至 250g；自汗、盗汗不止者与浮小麦两味各 250g 合用。补虚蜜炙，治疮宜生用。其为补气要药。

臧堃堂

【适应证】气虚证，气虚失血诸证，血痹，中风后遗症，肾炎，肾病综合征，免疫功能低下；疮疡肿毒。

【用药指征】脾肺气虚症见：神疲乏力，咳喘息促，语声低微，脘腹虚胀，自汗盗汗，久泻脱肛，内脏下垂，脉细弱无力。血痹见症：肌肉顽麻，麻痛。中风后遗症见：口眼歪斜，半身不遂，语言蹇涩，肢

痿无力。疮疡肿毒见：脓成未溃，或溃而不敛。肾炎见：水肿蛋白尿。

【配伍】

生黄芪 30g，配生晒参（另煎冲）5g，莪、白术各 10g，半枝莲 30g，白花蛇舌草 30g，云茯苓 30g，生苡仁 30g，鸡血藤 15g，七叶一枝花 15g。以扶正解毒，提高免疫抗病能力，防治肿瘤术后复发转移，主治肿瘤手术后，放疗、化疗之同时缓减放、化疗不良反应。

生黄芪 150g，配大地龙 15g，水蛭粉（分 2 次冲服）2g，丹参 20g，川芎 10g，葛根 30g。以益气活血通络，主治缺血性脑病，中风后遗症半身不遂，颈 - 椎底动脉供血不足等。

生黄芪 30g，配生白术 10g，防风 10g，煅龙骨 15g。以益气固表；主治体虚易感，表虚自汗等。

生黄芪 50g，配党参 50g，生、熟地各 10g，山萸肉 10g，金樱子 10g，茺蔚子 10g。以健脾益气，补肾摄精，主治慢性肾病蛋白尿。

生黄芪 20g，配汉防己 10g，泽泻 10g，生白术 10g，猪、茯苓各 10g，川桂枝 5g。益气通阳利尿，主治气虚水肿，肾炎水肿。

【用量】5~50g。

【禁忌】内有实热、肝阳上亢、气火上冲，湿热气滞、阳证疔痈、疮痈初起，表实邪盛者均忌。

【体会】黄芪 5~10g，能升阳举陷；15~30g，利尿作用显著；用至 50~60g 则尿量反减少；老年人气虚不摄，夜尿或尿频清长，则需较大量 30~50g，以益气摄尿；

脑血管意外、中风后遗弛缓性瘫痪，宜30~50g，方能发挥益气通络之效。

地龙、浙贝母、姜制厚朴、枳实等，以改善肺动脉高压。

潘 星 北

【适应证】体虚有外邪者，可扶正固表增加免疫功能。

【用药指征】有气虚见症，如：脾、肺、心等气虚皆为适应证，表现为中气虚时为首选药。

【配伍】

黄芪20g，配白术10g，防风10g，桂枝6g，银花10g，连翘10g，治风寒感冒。

【用量】10~60g。

薛 芳

【适应证】心力衰竭，心功能Ⅱ～Ⅳ级。

【用药指征】①心脏扩大；②肺瘀血；③两肺底可闻及湿性啰音；④肝颈静脉反流征阳性；⑤下垂性凹陷性水肿。

【配伍】

配党参15g，白术15g，茯苓15g，炙甘草6g，肉桂6g，猪苓12g，泽泻12g，防己12g。治慢性心功能不全。

【用量】15~30g。

【禁忌】自主神经系统功能失调，辨证属阴虚火旺、心神不安时不宜使用。误用则出现心悸、汗出、面红、失眠、心烦。

【体会】若属慢性肺源性心脏病，右心衰竭，尚须同时配伍应用抗炎、祛痰、改善肺通换气功能的药物，以及通畅腑气的药物，如银花、连翘、前胡、桔梗、杏仁、

魏 龙 骧

【适应证】肾炎，糖尿病，心脏病心功能不全，慢性肝炎，胃及十二指肠溃疡，脑血栓形成后遗症，风湿病、类风湿关节炎，系统性红斑狼疮，银屑病，月经不调，白细胞减少症，脏器下垂以及预防老年人流感。

【用药指征】症见舌体胖质淡边有齿痕，苔薄白。在临证中有气血两虚，脾虚失运，脾肺双虚者必须使用。

【配伍】

黄芪30~90g，配党参、山药。治慢性肾炎、肾病综合征。

黄芪10~30g，配白芍、桂枝。主治胃及十二指肠溃疡。

配当归、川芎。治心脑血管，治脑血栓形成后遗症、半身不遂其用量30~120g，心血管病用量一般在15~60g。

黄芪10~60g，配升麻、柴胡。治脏器下垂。

【用量】10~120g。

【禁忌】实证、热证禁用。上热下寒、阴盛格阳、气滞壅积忌用。痈疽初期或溃后热毒盛者不宜用。

【体会】黄芪因炮制不同有炙黄芪、生黄芪之异，临证使用根据病情而定。重用黄芪可促进尿蛋白的消退。

黄 连

本品为毛茛科多年生草本植物黄连 *Coptis chinensis* Franch. 三角叶黄连 *Coptis deltoidea* *C.Y.Cheng et Hsiao* 或云连 *Coptis Teetoides teeta Wall.* 的根茎。主产于四川、云南。味苦，性寒。归心、胃、肝、大肠经。具有清热泻火、燥湿解毒等功效。

在被调研的 330 位名中医中有 22 位擅长应用此药。主要为辽宁、山东、上海、云南、重庆、北京、黑龙江、河北、浙江、江苏等 14 个省市的内科（20 位）医家。

1. 用药指征及配伍

黄连的用药指征大致可以概括为以下几点：①脾胃经症状：脘腹疼痛痞满，泛恶呕吐，嘈杂泛酸，泄泻下痢，大便脓血，或牙痛口臭，口苦，或烦渴多饮，消谷善饥，或黄疸热盛。②心经症状：心悸怔忡，烦躁不眠，口舌碎痛，口疮，面赤。③热毒征象：痈疽疔疮，红肿热痛。④舌脉征象：舌红或紫红，苔黄或黄腻或黄糙；脉滑数，或弦，或弦滑。⑤实验室指标：大便检查有痢疾杆菌、白细胞，胃镜检查黏膜以红相为主或充血为主，幽门螺旋杆菌阳性；血糖、尿素氮、肌酐等升高；心电图提示室性早搏等。

与黄连配伍同用出现次数较多的有清热类药：如黄芩（26 次）、山栀（12 次）、生地（10 次）、大黄（8 次）、黄柏（7 次）、白头翁（6 次）、石膏（5 次）、天花粉（5 次）、秦皮（4 次）、菊花（4 次）；补益类药：如甘草（14 次）、白芍（13 次）、麦冬（6 次）、阿胶（6 次）、党参（5 次）、黄芪（5 次）等；理气类药：如木香（14 次）、枳壳（6 次）、陈皮（4 次）、厚朴（4 次）等；化痰类药：如半夏（13 次）、竹茹（5 次）；解表类药：葛根（13 次）、藿香（4 次）、苏叶（5 次）。

2. 主治病症

黄连所主治的病症多达 48 种，主要为内科（58.33%）、五官科（22.92%）、妇科（10.42%）、外科（8.33%）疾病。内科疾病中包括消化、心血管、精神神经、呼吸、泌尿等多系统疾病。如急慢性胃炎、细菌性痢疾、胃及十二指肠溃疡、上消化道出血、胆囊炎、结肠炎、心肌炎、心律失常、失眠、抑郁证、出血性紫癜、肺结核、肺炎、肺脓肿、泌尿系感染、肾功能不全、糖尿病、伤寒、急性热病、吐血、湿温、黄疸等；五官科疾病包括结膜炎、角膜炎、萎缩性鼻炎、咽峡炎、上颌窦炎、扁桃体炎、化脓性中耳炎、口疮、口臭等；妇科疾病包括阴中肿痛、阴痒、带下病、慢性盆腔炎、更年期综合征等；外科疾病包括痈肿、恶疮初起未溃、湿疹、痔疮等。

3. 禁忌证及用量

在禁忌证方面，大多数医家认为脾胃虚寒者不宜使用，阴虚津亏者不用。且不宜久服。

在用量上，最少每剂用 1g，最多用 15g。一般用 3~10g。

丁泽民

【适应证】慢性（肠炎）痔疮肿痛及脏毒下血污浊者。

【用药指征】下血污浊，久久不愈，或创面潮湿破溃，口苦、舌质红。

【配伍】

配黄芩 10g，槐角 10g，地榆炭 5g，荆芥 10g，当归 10g，生地 10g，木香 5g，槟榔 10g，猪大肠 10g。主治脏毒下血污浊。

配木香 10g，葛根，槟榔 10g，赤白芍各 10g，白头翁 10g。主治慢性肠炎。

配明矾 15g，鞣酸 0.7g，普鲁卡因 5g，甘油 100ml，加注射用水 1000ml 制成矾黄消痔注射液供黏膜下注射。

【用量】2~10g。

【禁忌】脾胃虚寒者忌用。

【体会】用药剂量宜从小量开始，使用时间不宜过长。

丁莲蒂

【适应证】急性胃肠炎、慢性浅表性胃炎、菌痢等消化系统疾病，心律失常，泌尿系感染，偏于胃肠之实热证者。

【用药指征】心律失常以室性早搏为主，临床辨证属胃热腑实，见口臭，便结者。

【配伍】

黄连 15g，配紫丹参 15g，赤芍 15g，川芎 12g，薤白 30g，桂枝 6g，葛根 30g，治冠心病引起的心律失常，频发室性早搏者。

【用量】6~15g。

【禁忌】脾胃虚寒者不宜使用。

【体会】黄连的用量超过 15g，须配伍桂枝、砂仁一起使用，否则苦寒伤胃，会出现胃脘疼痛、腹泻等不良反应；心律失常、频发室性早搏者，可口服黄连素片剂，静滴普乐宁，疗效较好。

田 隽

【适应证】热气，目痛，眦伤，泪出，肠澼，腹痛，下利，久服不忘，善记。用于治疗胃炎，溃疡病，慢性结肠炎，慢性盆腔炎，胆囊炎，阿弗他口炎，菌痢，伤寒，糖尿病，抑郁证，顽固失眠，长期接受抗生素治疗所致的二重感染，泌尿系感染，出血性紫癜，白血病之鼻衄，皮下出血其他方法难以控制者；湿疹（分泌物多时，内服，外掺）；结膜炎；妇人阴中肿痛，女性更年期的极度烦躁。

【配伍】

黄连 10g，配吴茱萸 2~3g。止痛制酸有良效。

黄连 15g，配秦艽、茵陈。治急性胆囊炎、黄疸型肝炎。

黄连 15g，配麻黄 20g（先煎去上沫，再加入黄连同煎）。仅此二味治疗虹膜睫状体炎，效果显著。

黄连 20g 浓煎，一半蘸纱布塞鼻（包括后鼻道），另一半与生大黄、黄芩各 10g 开水浸泡 10 分钟后的药液混合，频频饮服，治白血病所致鼻衄，有良好的止血效果。

【用量】3~15g。

【禁忌】该用甘寒药时不宜使用。曾治干燥综合征，继发感染致口腔黏膜、舌黏膜溃疡，内服配方用黄连和外用黄连粉掺局部，不仅无效，反致糜烂处干裂出血，疼痛加重，后改用甘寒方药，加涂鸡子黄油才好转。

【体会】黄连临床用药指证明确，有明显的热象，加舌绛、脉数、白细胞升高，发热，出血（鼻皮下、子宫、大小便出血、咯血、吐血），烦躁失眠（表现为躁扰不宁，全身易出汗），胃炎时有烧心感、泛酸、舌红。胃镜检查有糜烂等，溃疡病、皮肤病分泌物多、有渗出等。在热、渗出、烦躁、口鼻、皮下、泌尿道、消化道出血，黄疸，胃镜发现有糜烂，顽固性失眠时尤用。古代文献载"苦寒败胃"余认为也不尽然，对于临床辨证属"胃寒"而胃镜检查系胃窦炎、有糜烂，用黄连配方效果明显。另外黄连有良好的镇静、镇惊、安神的效果，对失眠烦躁、注意力不集中、强迫观念，在辨证处方中加黄连 10g，能明显提高疗效，消除注意力不集中后，有利于"不忘、善记"。黄连研粗末，加约两倍体积的水，置勺中（不用铝制品）熬开一次，连渣同饮，每日 3 次，每次 3g，有明显降血糖效果。小儿高热惊厥，平时每天服 1g 黄连（入胶囊）连续 1 周，可预防再次发高热时惊厥的出现。黄连我从不炒用。

史济招

【适应证】上中焦热证，热泻。

【配伍】

配葛根，治慢性腹泻、肛门灼热感。

配黄芪，治气虚发热证、虚不受补证，可制黄芪之温性。

配远志、酸枣仁，治顽固性失眠。

配白鲜皮、地肤子，治某些渗出性皮肤病。

配藕节、荷叶，治某些出血证。

【用量】3~10g。

【禁忌】脾胃虚寒者慎用，阴虚津枯者不用，不可久服。

【体会】黄连与补气药合用可抑制补气药的助热作用。某些患者虽有气虚，但服用黄芪等药后出现口干、舌燥，甚至便秘时，当加用黄连。临床常与补中益气汤合用。患者虚不受补，而须用温补药时宜加用本药。辨证为气虚挟热象时应配合使用此药。

刘清贞

【适应证】急性热病，心肌炎心律失常，呕吐，腹痛泄泻；扁桃体炎，口舌生疮，鼻出血，目赤肿痛等属湿热实火者。

【配伍】

黄连 6g，配黄芩、栀子等。治高热烦躁，扁桃体炎。

黄连6g，配葛根、黄芩等。治湿热泻泄、痢疾。

黄连6g，配白茅根、代赭石、牛膝。治鼻衄。

黄连6g，配蝉蜕、菊花、龙胆草。治目赤肿痛。

黄连3g，配苏叶、藿香、半夏、竹茹。治恶心呕吐。

黄连6g，配竹叶、生地等。治口疮、小便淋痛。

黄连9g，配金银花、连翘、马勃。治乳蛾。

黄连6g，配焦三仙、鸡内金等。治食积化热；配麻油等，治唇风。

黄连3~6g，配人参、大白、西洋参等。治心肌炎心律失常。

【用量】3~9g。

【体会】黄连少用则健胃，过用则伤脾，重用则泻火，不可久用。脾虚寒者不宜单用，误用则伤脾阳。若需使用，定要配合参、芪、术、草等补脾益气之品。

李寿山

【适应证】急慢性胃炎，急慢性结肠炎，细菌性痢疾，糖尿病，上消化道出血，疔毒恶疮初起未溃。

【用药指征】脘腹疼痛痞满，泛恶呕吐，嘈杂泛酸，泄泻下痢，舌红苔黄，脉弦或滑数。

【配伍】

黄连3~6g，配半夏6g，黄芩6~9g，党参10g，炮姜3~5g，炙甘草6g。治慢性胃炎，脘腹痞满，呕恶食少。

黄连5g，配广木香5g，炒白芍15g，甘草6g。治急慢性肠炎，泄泻腹痛，热痢后重。

黄连3~5g，配生熟地各10g，山药15g，花粉10g。治糖尿病，消谷善饥（中消）。

黄连6g，配黄芩10g，大黄（后下）6g。治肝胃热盛，迫血妄行，呕血、便血。

黄连10g，配金银花15g，紫花地丁15g，甘草6g。治痈疽疔毒初起。

黄连2g，配菊花2g。开水浸泡，熏洗眼部，治急性结膜炎。

【用量】3~10g。

【禁忌】脾虚久泻及寒痢不宜单独服用。

【体会】黄连生用善清热解毒，治无名肿毒；酒炙善治消渴病之中消；姜炙则有开胃消痞止嘈杂之功。但本品倘大剂或久服，则又有苦寒败胃之弊，导致脘腹痞满，纳呆食少等症。可见一物功过，全系于用。

杨少山

【适应证】湿热证。

【用药指征】腹泻，大便常规检查有白细胞，或慢性胃炎，消化性溃疡，HP（＋）。

【用量】1~5g。

杨牧祥

【适应证】急慢性胃肠炎，痢疾，糖尿病等。

【用药指征】胃热口苦苔腻。

【配伍】

黄连 10g，配吴茱萸 5g，木香 6g，砂仁 6g。治胃脘痛，嘈杂吞酸。

黄连 6g，配熟附片 10g。治慢性肠炎，慢性痢疾。

黄连 6g，配吴茱萸 10g，半夏 10g，竹茹 10g，丁香 3g，柿蒂 6g。治顽固性神经性呕吐。

黄连 9g，配牛蒡子 15，侧柏叶 10g，鬼箭羽 20g，虎杖 15g。治糖尿病。

黄连 9g，配大黄 6g，生地 15g，木通 6g。治口舌生疮。

【用量】6~10g。

【禁忌】脾胃虚寒性病症不宜使用，用后可加重病情；本品不宜久服，以免苦寒伤胃。

【体会】本品除按传统药性使用外，本人尤多用于糖尿病患者，用时可与他药相合，制成胶囊使用，降糖效果显著。

吴 生 元

【适应证】湿热痢疾，虚烦失眠，脾虚久泻，上热下寒之胃逆呕吐，湿热下注、小便淋涩不畅，妇女带下色黄浊臭，阴痒等。

【配伍】

葛根芩连汤治湿热痢。

黄连阿胶汤治心阴虚、心中烦热之失眠证。

参苓白术散加黄连治脾虚久泻。

导赤散加黄连治湿热下注之小便淋涩不畅。

蛇床子散加黄连治妇女多带、阴痒等疾。

【用量】10~15g。

【禁忌】阴虚燥热，肠燥津枯便秘，胃脘虚寒，风寒表证等皆不宜用，误用后则容易寒胃，再则大便燥结难解。

汪 履 秋

【适应证】胃脘痞闷、疼痛难受，热痢；口腔炎；湿疹。

【配伍】

配木香，治痢疾泄泻。

配干姜，治胃痛寒热错杂，取苦降辛通。

配肉桂，治失眠，使水火既济，交通心肾。

配黄芩、甘草，治疗狐惑病，即白塞病效果较好。

【用量】3~10g。

【禁忌】虚寒性胃痛腹痛、舌苔白润，不宜用，用后反增剧。

【体会】黄连苦寒泻心除痞、止痢厚肠、清湿热。心烦热盛，热痢泻下，必定使用。胃镜查有萎缩性胃炎，下利查到痢疾杆菌时用黄连效果更好。

陆 拯

【适应证】吐血，痢疾，胃病，不寐，瘀血证，泄泻，湿温，黄疸，湿疹。

【用药指征】舌苔黄腻或黄糙，质红或紫红，脉滑数或弦滑。

【配伍】

生黄连 6~8g，配大黄炭 10g，炒黄芩 12g，生藕节 20g，失笑散 20g。治胃热吐血。

炒黄连 6~8g，配炒黄芩 12g，煨葛根 20g，焦六曲 20g。治湿热泄泻。

炒黄连 8~10g，配大黄炭 10g，炒黄芩 12g，白头翁 20g，秦皮 15g。治赤痢后重。

炒黄连 8~10g，配制厚朴 10g，炒黄芩 12g，焦山栀 10g，石菖蒲 8g。治湿温证。

姜黄连 5g，配吴茱萸 2~3g，延胡索 10g，煅楞子 20g。治胃痛泛酸。

生黄连 8~10g，配茵陈 30g，生栀子 10g，大黄 10g，水牛角片 60g。治黄疸色深。

酒黄连 5g，配生地 15~20g，生麦冬 15g。治心火不寐。

生黄连 5~8g，配栀子 10g，黄柏 8~10g，白鲜皮 15g。治热毒湿疹。

酒黄连 6~8g，配栀子 12g，桃仁 10g，丹皮 10g。治瘀热互结证。

生黄连 5~8g，配蒲公英 20g，紫花地丁 20g，野菊花 15g，生赤芍 10~15g。治痈疽疔疖。

【用量】3~12g，常用 5~8g。

【禁忌】虚寒证和实寒证均不宜使用该药，如用则病情不会好转，反会加重；阴液耗竭亦不宜用，所谓"苦燥耗阴"是也。

【体会】生黄连大苦大寒，以泻火解毒力专；炒黄连味苦性寒，以清热燥湿，理肠止利力强；姜汁炒黄连，以清热燥湿，和胃止呕为胜；酒炒黄连以清心除烦力雄。在以下情况下火用黄连：①胃热吐血；②湿热泄泻；③湿温发热；④寒热错杂胃痛；⑤黄疸热盛；⑥心火不寐；⑦痢疾便下赤多白少；⑧温疹毒甚；⑨瘀热互结。

周维骥

【适应证】胃及十二指肠溃疡，慢性浅表性胃炎，慢性萎缩性胃炎，急性胃炎，心律不齐。

【用药指征】胃脘胀闷痛，口苦涩，舌红苔黄，胃镜检查黏膜以红相为主或充血为主。

【配伍】

川黄连 10g，配半夏 10g，肉蔻 10g，浙贝。治胃、十二指肠溃疡。

川黄连 10g，配细辛 3g，石菖蒲 3g。治幽门梗阻。

川黄连 10g，配白蔻（后下）6g，黄芪 15g，木香 10g。治胃络痛，胃痞。

川黄连 10g，配苦参根 10g，丹参 10g。治心律失常。

川黄连 10g，配黄芩 20g，同时用 20% 甘露醇 200ml 静脉滴注，治中枢性高热。

川黄连 10g，配莱菔子 12g，槟榔 10g，同时用 10% 甘露醇 500ml 灌肠，治机械性肠梗阻。

【用量】6~15g。

周楚良

【适应证】胃脘痛，心下痞，脘痞（十二指肠球部溃疡），糖尿病，失眠，心烦。

【配伍】

黄连 10g，配党参 30g，黄芩 15g，甘草 10g，大枣 10颗，姜半夏 15g，厚朴

20g，枳实 20g，生姜 15g，干姜 10g，藿香 20g。治胃、十二指肠溃疡，慢性胃炎。嘈杂泛酸者加牡蛎 40g，胃酸缺乏者去干姜，加生山楂 30g，乌梅 12g，麦冬 30g。

黄连 10g，配炒栀子 20g，麦冬 30g，生地 20g，当归 20g，川芎 10g，白芍 20g，枣仁 20g。治心烦，失眠。

黄连 10g，配太子参 30g，麦冬 30g，花粉 20g，葛根 30g，茯苓 20g，乌梅 15g，甘草 10g，黄芪 30g，五味子 10g。治消渴病（糖尿病）。

黄连 10g，配黄芩 15g，葛根 30g，广木香 15g，白芍 30g，吴茱萸 10g。治下痢腹痛，里急后重（菌痢）。

【用量】5~15g。

【禁忌】脾胃虚寒，长期便溏或下利清谷。误用则损伤脾胃，消化不良，未见其他毒副作用。

【体会】黄连用于胃肠湿热（胃肠道炎症、溃疡），心下痞满，隐痛者必姜连同用或萸连同用。

郑 志 道

【适应证】湿热型、寒热夹杂型胃肠道疾病，胃火亢盛所致之牙龈肿痛，心火亢盛所之心烦不寐。

【用药指征】口苦，舌苔黄腻。

【配伍】

配黄芩 10g，党参 12g，干姜 4g，大枣 3 枚，半夏 10g，炙甘草 6g，枳壳 10g，麦芽 10g。治寒热夹杂型胃肠道疾病。

配葛根 15g，黄芩 10g，甘草 3g，白芍 10g。治湿热型胃肠道疾病。

配木香 6g，枳壳 10g，大腹皮 10g，槟榔 8g。治湿热气滞型胃肠道疾病。

配知母 8g，生地 10g，升麻 8g，丹皮 8g。治胃火亢盛型牙龈肿痛。

配阿胶 10g，鸡子黄 1 个，白芍 10g，酸枣仁 10g，栀子 10g。治阴血不足，心火亢盛之心烦不寐。

【用量】3~10g。

【禁忌】虚寒明显，口淡，清涎多，舌质淡胖者不宜使用。

【体会】黄连上降心火，下清胃肠湿热，为治疗热证常用之药，除本身以苦寒之性清利湿热外，与干姜、厚朴配合治寒热夹杂之胃肠疾患，与阿胶、白芍配合治阴虚兼心火亢盛之失眠心烦，可谓应用广泛。

赵 谦

【适应证】实热证，湿热证，热毒证及血热伤络之出血证。

【配伍】

配黄柏 10g，山栀 10g，石膏 40g，黄芩 10g。治热入心包证。

配朱砂 0.5g，甘草 5g，夜交藤 10g。治心火偏盛之失眠。

配夏枯草 10g，菊花 10g，山栀 10g。治肝火上炎之目赤肿痛。

配吴萸 5g，五倍子 10g，丹皮 10g。治肝火犯胃之脘胁疼痛。

配生地 10g，白芷 10g，升麻 5g。治胃火上炎之牙痛。

配大黄 10g，黄芩 10g，海蚌舍珠 10g。治血热妄行之出血证。

配黄芩 10g，葛根 10g，地榆 15g。治湿热泄泻。

配黄柏 10g，白头翁 10g，秦皮 10g，木香 6g。治湿热痢疾。

配阿胶（烊化）10g，诃子 1g，地榆 10g。治久痢伤阴。

【用量】3~10g。

【禁忌】脾胃虚寒者禁用。

【体会】黄连大寒极苦，易伤阳气，损伤脾胃。用量不宜过大，亦不可久用，应中病而止。黄连炮制方法不同，可用于不同的病症。炒黄连用于心火偏亢、心烦少寐；生黄连用于温病壮热、热迫血行，以泻火解毒。姜汁炒，用于中焦湿热之恶心、呕吐及孕妇妊娠恶阻，以和胃降逆。

赵冠英

【适应证】胃肠炎，溃疡性结肠炎，痢疾，肺结核，冠心病心律失常，大叶肺炎，肺脓肿，脓胸，糖尿病，角膜炎，结膜炎，红眼病，化脓性中耳炎，萎缩性鼻炎，咽峡炎，上颌窦炎，湿疹，癌症，急慢性胆囊炎，

【配伍】

黄连 6g，配干姜 6g。治脾不健运、湿浊中阻、升降失常引起的心下痞，呕吐，下痢。

配肉桂 6g，治心火偏亢、心肾不交，怔忡失眠、夜寐不宁。

配香附 10g，治胸胁闷痛。

配半夏 10g，治脾不健运、升降升调引起的心下痞结、呕吐下泻等。

配细辛 3g，治心胃之火上炎，口舌糜烂生疮。

配升麻 9g，治胃有积热，牙龈肿痛，牙周出血。

配苏叶 6g，治胃内有热、胃气上逆之呕吐。

配吴萸 6g，治肝郁日久化火、横逆犯胃之胸胁胀痛，呕吐吞酸等。

配阿胶 10g，治少阴阴虚阳亢、胸热，心烦不寐或口舌生疮等。

配葛根 15g，治外感表证未解，热邪入里之身热下痢。

配地榆 15g，治血痢日久未愈，肠中有湿热之痢疾。

配乌梅 9g，能安蛔止痛。

配黄芩 10g，黄柏 10g，栀子 10g。治火热炽盛，烦躁狂乱，口燥咽干，大热大呕及外科疮肿疔毒。

配人参 6g，麦冬 15g，五味子 6g。治气阴不足、虚心扰心之心律失常。

【用量】6~15g。

【禁忌】阴虚烦热、脾胃虚寒证不宜用。

【体会】泻火、解毒、燥湿应用生品，清头目之火用酒炒，清胃热止呕用姜汁炒，治肝郁化火之胃热呕吐，用吴茱萸水炒。凡临床表现有毒热症状者必用该药。

施赛珠

【适应证】消化道疾病，泌尿道疾病，肾功能不全，尿路感染，糖尿病。

【用药指征】高血糖，尿素氮与肌酐升高伴胃肠道症状，恶心呕吐，腹泻；口舌

碎痛，齿痛，口疮。

【配伍】

配石膏，降血糖，泻胃火。

配黄柏，清热泻火治膀胱湿热。

配吴茱萸，清热止呕治肾功能不全有恶心呕吐。

配木香，治热痢。

配龙胆草，泻肝胆火治肝胆疾患。

配生山栀，泻肝胆火治肝胆疾患。

配细辛，治口疮。

配天花粉，解烦渴，降血糖。

配苦参，治心肌缺血，心律不齐。

配白花蛇舌草，治胃炎，Hp 阳性。

配黄柏、白头翁，煎剂灌肠，治结肠炎。

【用量】黄连一般用量 4g，止痢，抗心律不齐时用黄连 10g。

栗 德 林

【适应证】胃痞，胃脘痛，呕吐，吞酸，泄泻，痢疾，消渴病，热病。

【用药指征】腹痛肠鸣，里急后重，便脓血；胃脘痞满，口渴欲饮。大便痢疾杆菌（+），幽门螺旋杆菌（+），血糖及尿糖异常。

【配伍】

黄连 18g，配吴茱萸 3g。治吞酸。

黄连 10g，配黄柏 10g，秦皮 10g，白头翁 15g。治热痢。

黄连 10g，配半夏 15g，茯苓 15g，黄芩 10g。治胃痞。

黄连 10g，配生石膏 10g。治牙痛。

黄连 15g，配生地 20g。治消渴。

【用量】5~15g。

【禁忌】脾胃虚寒不宜使用；入汤剂不宜久服。

夏 锦 堂

【适应证】细菌性痢疾，急慢性肠炎，消化性溃疡。

【用药指征】大便脓血，泄泻黏臭，腹痛，胃痛，舌苔黄腻。

【配伍】

黄连 10g，配干姜 6g，木香 6g，党参 10g，炒白术 10g，大枣 3 枚。治细菌性痢疾，症见大便脓血，腹痛，里急，食少，日久不愈，脉细弱者。

黄连 10g，配黄芩 10g，苍术 10g，炒白术 10g，木香 10g，茯苓 12g。治慢性肠炎，时发时止，发则少腹痛，肠鸣，泄泻，带黏液，舌苔黄腻。

黄连 6g，配法半夏 10g，吴茱萸 6g，干姜 3g，陈皮 10g，竹茹 6g。治十二指肠球部溃疡，症见脘腹疼痛，呕吐酸苦水，苔白根黄者。

【用量】3~10g。

【禁忌】中焦虚寒者慎用，阴虚证忌用。

徐 迪 华

【适应证】胃热呕吐，湿热蕴阻中焦，胃病泛酸，胃胀或脘部痞满，心火上亢，热泻，赤痢。

【用药指征】胃脘有胀痛或灼灼痛，呕苦吐酸，舌赤，苔黄腻，口臭，面热赤，心烦，粪便中有黏液或血液，脘腹有压痛等。

【配伍】

配苏叶、藿香、半夏、制大黄、炒白芍、陈皮、竹茹、甘草。治胃热呕吐（伤食或感染引起的急性胃炎或慢性胃炎急性发作）。

配藿香、苏叶、黄芩、制半夏、厚朴、蔻仁、茯苓、六一散。治中焦湿热证（肠道沙门菌感染、慢性浅表活动性胃炎）。

配吴萸、制半夏、煅瓦楞子、甘草。治胃痛泛酸（慢性浅表性胃炎、消化性溃疡），胃脘有冷感而无舌光绛赤者加炮姜炭。

配苏叶、苏梗、制半夏、全瓜蒌、乌药、赤芍、白芍、炒川楝子、炒枳壳、枳实、陈皮。治胃胀痞满（慢性胃窦炎、肥厚性胃炎、十二指肠球炎）。

配黑山栀、郁金、珍珠母、生地、木通、甘草梢、淡竹叶。治心火上亢或伴口舌糜碎者（焦虑症、舌炎）。

配煨葛根、黄芩、炒白芍、煨木香、茯苓、车前草、神曲、甘草。治热泻（急性肠炎）。

配白头翁、秦皮、炒白芍、煨木香、甘草，治赤痢（急性菌痢）。

【用量】2~10g。

【禁忌】胃脘发冷而有白滑苔者，胃脘痞冷而有停饮者，脘腹痞按之反舒者，舌淡嫩而胖无黄腻苔者，食少食呆无腻苔且无胃中不适者，大便溏泄者，有鹅口疮者，服药后均可使病情加重。

【体会】用量要恰当，要随病情而定。急症、热证或用作解毒时，剂量宜大；清

胃热时则用中剂量，作醒胃时宜小剂量。本药不宜久服，治胃肠病时连服20天即宜暂停，大剂量或久用均能败胃伤阳。胃阴伤者不宜在空腹时服用，用后可见胃中嘈杂不适，若进餐后服，可免此反应。

郭庆贺

【适应证】糖尿病属肺胃火盛者。

【配伍】

黄连 3~10g，配花粉 10~25g，麦冬 10~20g，玄参 10~25g，太子参 15~30g，葛根 10~20g。治糖尿病肺胃热盛者。

【用量】入汤剂 3~10g；入胶囊 0.5~1.0g。

【禁忌】肾及脾胃虚寒者不宜使用。

【体会】黄连苦寒，归心、肝、胃、大肠经，具有清热泻火、燥湿解毒之功效，清热泻火作用较强。本品虽不入肺经，但中医认为肺属金，心属火，金畏火烁。肺热炽盛时，以之清泻心、胃、大肠之火，可使肺热得清，治疗糖尿病肺胃热盛者，常与天花粉、麦冬、玉竹、石斛、知母、石膏、太子参等同用，疗效甚佳。

程益春

【适应证】消渴病，瘿病，胃热，痢疾，呕吐，心烦不寐；痈肿，疗毒，湿疮；口臭，胃火牙痛等。

【用药指征】烦渴多饮，消谷善饥的实热消渴证；或痈疽疔疮，红肿热痛，大便秘结；或烦躁不眠，心悸怔忡；热痢；或

瘿病热盛，烦躁，多食，消瘦；牙痛口臭，牙龈红肿；呕吐，舌苔黄腻等。

【配伍】

黄连 9~12g，配花粉 9g，生地 9g，石膏 15~30g，知母 12g。主治消渴实热证。

黄连 9~12g，配清半夏 6g，陈皮 9g，茯苓 12g，竹茹 9g，枳实 9g。主治消渴急症中的湿毒中阻。

黄连 9g，配阿胶 11g，黄芩 12g，炒枣仁 30g，赤白芍各 12g。治热证的心烦，怔忡，不眠。

黄连 9g，配青黛 3~9g，石膏 15~30g，知母 12g，白芷 9g。治胃火牙痛，口臭，口疮。

【用量】3~15g。

【禁忌】脾虚泄泻及阳虚寒证不宜使用。

【体会】①消渴病急症浊毒中阻时必定用黄连；消渴变证，痈疽属湿热内盛时必定用黄连；②黄连为治疗消渴常用药，具有明显的降糖作用，在糖尿病肾病酮症酸中毒中，以浊毒上犯为主时应用效果较好。

黄　柏

本品为芸香科落叶乔木植物黄皮树 *Phellodendron chinense* Schneid. 或黄柏 *Phellodendron amurense* Rupr. 除去栓皮的树皮。前者称川黄柏，主产于四川、贵州；后者称关黄柏，主产于辽宁、吉林等地。本品味苦，性寒。归肾、膀胱、大肠经。具有清热泻火、燥湿、解毒等功效。

在被调研的 330 位名中医中有 4 位擅长应用此药。主要为福建、湖南、河南、江苏等省市的外科、内科、妇科的医家。

1. 用药指征及配伍

黄柏的用药指征大致可以概括为以下几点：①下焦湿热征象：小便频数，尿道涩痛，阳事易兴；大便后带血，疼痛下坠，痔疮脱出，瘙痒明显。②舌脉征象：舌质红，苔黄；脉弦，或弦数。

与黄柏配伍同用出现次数较多的有蒲公黄（4 次）、知母（3 次）、车前草（3 次）等药。

2. 主治病症

黄柏所主治的病症计 20 种，主要为外科（55%）、内科（30%）、妇科（15%）疾病。外科疾病主要有肛周湿疹、内痔、外痔、混合痔、肛裂、直肠脱垂、痔疮术后出血、湿疹、苔癣等；内科疾病包括湿热泄泻、赤白痢、前列腺炎、尿路感染、下肢及关节肿痛等；妇科疾病包括急慢性盆腔炎、阴道炎、外阴炎等。

3. 禁忌证及用量

在禁忌证方面，大多数医家认为脾胃虚寒、下焦无湿热者不宜使用。

用量上，每剂最少用 6g，最多用 15g。

宋光瑞

【适应证】内痔，外痔，肛裂，混合痔，直肠脱垂，肛门瘙痒，肛门潮湿。

【用药指征】大便后带血，疼痛，下坠，内痔脱出，瘙痒明显。

【配伍】

黄柏 30g，配防风 30g，艾叶 20g，白矾 20g，苦参 20g，治内痔出血、脱出、下坠，Ⅰ期、Ⅱ期肛裂，肛门湿疹。

【用量】10~15g。

【禁忌】过敏体质者慎用，误用后可加重病症。

高淑华

【适应证】巴氏腺炎和脓肿，湿疹，苔癣，尿路感染；急、慢性盆腔炎及各种阴道炎，外阴炎等属肝经下焦湿热者。

【配伍】

黄柏 15g，配知母 16g，生地 12g，赤芍 12g，赤苓 12g，蒲公英 15g，荔枝草 15g，琥珀末另服 2g，生草 6g，车前草 10g。治尿路感染。

黄柏 15g，配生大黄 10g，生黄精 15g，花椒 10g，蒲公英 15g，龙胆草 12g，车前草 10g。治霉菌性阴道炎。

黄柏 15g，配蒲公英 15g，银花 12g，赤芍 15g，三棱 12g，莪术 12g，生苡仁 12g，车前草 10g，延胡 15g。治盆腔炎。

【用量】10~15g。

【禁忌】非实火及脾虚泄泻，胃弱少食者不宜用。

【体会】黄柏既可治实火，清利湿热，又可用于阴虚火旺之证，药理研究表明，对痢疾杆菌、大肠埃希菌、链球菌均有抑制作用。

谢宝慈

【适应证】湿热泄泻，赤白痢，肛周炎症及脓肿，肛周湿疹，痔疮手术后创面出血，痔疮术后换药。

【用药指征】实热或湿热证，舌质红，苔黄。

【配伍】

黄柏 9g，配银花、连翘各 9g，蒲公英 9g，杠板归 9g，黄芩 6g，栀子 9g，甘草 3g。治湿热型肛周炎症，肛窦炎。

【用量】6~12g。

【禁忌】脾胃虚寒型泄泻，阴虚毒恋型肛周脓肿，血虚风燥型肛周湿疹，舌质淡，苔白者不宜内服。

【体会】将该药配制成外用药，如痔疮油、止血散，临床长期使用，疗效很好。

谭新华

【适应证】前列腺炎，非淋菌性尿道炎，下肢及关节肿痛等。

【配伍】

配知母、六味地黄汤，加金钱草 15~30g。治疗阴虚湿热型前列腺炎。

配黄芪 30g，白鲜皮 30g，萆薢 30g。治非淋菌性尿道炎，尿频、尿道痒。

配知母 12g，熟地 15g，牡蛎 15g。治遗精、早泄。

【用量】10~12g。

【禁忌】脾胃虚寒、下焦无湿热者不宜使用。误用则损肾阳，影响脾胃运化，出现腹胀不适。

【体会】本药善能泄相火、坚阴。脉弦或弦数，舌质红（尤以边红），苔根部偏黄，小便涩痛，尿频、尿道发痒，阳事易兴时火用，治男性前阴病若盐水炒，更妙。

麻 黄

本品为麻黄科多年生灌木植物草麻黄 *Ephedra sinica* Stapf、木贼麻黄 *Ephedra equisetina* Bge. 和中麻黄 *Ephedra intermedia* Schrenk et C.A.Mey. 的草质茎。主产于山西、河北、甘肃、陕西等地。传统认为本品味辛、微苦,性温。入肺、膀胱经。具有发汗解表、宣肺平喘、利水退肿等功效。

在被调研的 330 位名中医中有 24 位擅长运用本品。主要为辽宁、陕西、上海、重庆、北京、湖南、河北等地的内科（20 位）与儿科医家。

1. 用药指征及配伍

麻黄的用药指征大致可以概括为以下几点：①咳喘：咳嗽，或呛咳，胸闷，喘促，喉鸣，痰声辘辘，或伴发热，恶寒，无汗，浮肿，身痛等。②水肿：高度水肿，头面肿甚，尿少者。③关节痹痛：关节疼痛走窜不定，或久痹不愈，关节冷痛而无赤肿现象者，或关节酸楚，肢体麻木不仁，腰背肌肉僵硬，压迫时痛引下肢。④舌脉征象：舌质淡红，苔薄白；脉浮紧，或紧。⑤辅助检查：听诊有哮鸣音、痰鸣音、湿啰音；心动过缓，心率每分钟在 80 次，甚至在 40 次以下者；胃黏膜充血水肿显著，胃内潴留液多，幽门口水肿明显或溃疡周围黏膜水肿明显；痔核肿胀或脱出。

与麻黄配伍同用出现次数较多的是化痰止咳平喘药：如杏仁（42 次）、五味子（8 次）、半夏（8 次）、苏子（6 次）、桔梗（5 次）；辛温解表药：如桂枝（18 次）、细辛（12 次）、生姜（4 次）；清热药：石膏（17 次）、连翘（12 次）、银花（10 次）、黄芩（9 次）、桑白皮（7 次）；调和药：如甘草（34 次）。

2. 主治病症

麻黄所主治的病症达 36 种，主要为内科、儿科、皮肤科、外科病症。内儿科疾病有上呼吸道感染、咳嗽、支气管炎、肺炎、支气管哮喘、百日咳、冠心病、病态窦房结综合征、心动过缓、传导阻滞、胃炎、消化性溃疡、结肠溃疡、幽门不完全性梗阻、黄疸、肝炎、遗尿、水肿、风水、肾炎、非感染性尿频、痹证、风湿性关节炎、腰椎间盘突出症、痛风、重症肌无力、面神经麻痹；皮肤科病症有过敏性皮炎、风疹、湿疹、冻疮等；外科病症有阴疽、疮疡、脉管炎、痔疮等。

3. 禁忌证及用量

在禁忌证方面，大多数医家认为表虚自汗，阴虚盗汗，高血压患者，血热妄行之出血，心率偏快者禁用。

在用量上，最少每剂用 1g，最多达 30g，多数用 5~9g。

于凯成

【适应证】病态窦房结综合征以及各种心脏病引起的心动过缓或传导阻滞。

【用药指征】临床出现脉迟及畏寒等阳虚证者，凡心率在 40 次 / 分以下必用。

【配伍】

配黄芪、桂枝、甘松、甘草、淫羊藿。治心动过缓、病态窦房结征及传导阻滞。

【用量】5~20g。

【禁忌】表虚自汗、阴虚盗汗或脉象数疾者不用。

【体会】应用此药时应从少量逐渐增量，宜先煎去沫（武火沸腾后文火久煎），可使麻黄的发汗作用减弱或消失，从而避免伤阴损阳之弊。

马 山

【适应证】慢性胃炎急性发作，消化性溃疡活动期，结肠溃疡，胃炎伴黏膜糜烂，幽门不完全性梗阻，上呼吸道感染咳嗽，痔疮，腰椎间盘突出症，痛风，非感染性尿频，宫颈糜烂。

【用药指征】胃黏膜充血水肿显著、胃内潴留液多、幽门口水肿明显或溃疡周围黏膜水肿明显；痔疮急性发作，痔核肿胀或脱出；胃或肠黏膜急性片状糜烂。

【配伍】

麻黄 10g，配蒲公英 30g，金银花 10g，白术 10g，泽泻 30g，茯苓 15g，大黄 10g，生石膏 30g，陈皮 10g，厚朴 15g，王不留行 15g，丹参 30g，三棱 10g，莪术 10g，桃仁 10g，红花 10g 等。治幽门不完全性梗阻。

麻黄 10g，配黄芪 30g，柴胡 10g，五味子 10g，乌梅 10g，防风 12g，金银花 10g，黄芩 10g，鱼腥草 15g，紫菀 10g，款冬花 15g，杏仁 10g，厚朴 10g，土鳖虫 10g，地龙 10g 等。治慢性气管炎伴过敏。

麻黄 10g，配生地 20g，杏仁 10g，苡米 30g，蒲公英 30g，金银花 10g，黄芩 8g，蒲黄 10g，五灵脂 10g，当归 10g，赤芍 15g，白芷 15g 等。治胃黏膜糜烂。

麻黄 10g，配大黄 15g，生石膏 40g，萹蓄 30g，瞿麦 15g，草薢 30g，细辛 6g，白芍 30g，草乌 15g，白芷 15g，蒲黄 10g，五灵脂 10g，皂角刺 18g，制南星 10g 等。治痛风。

【用量】10g。

【禁忌】急性充血水肿消失后可不用或少用。

马新云

【适应证】外感咳嗽属风热重症，肺炎喘嗽，气管炎咳喘较重伴恶寒发热者，支气管痉挛，久咳不愈，痰多喉鸣者。

【用药指征】咳嗽，气粗，或喘促不足一息，喉鸣，痰声辘辘，听诊有干性啰音，痰鸣音，湿啰音。

【配伍】

配杏仁 6~8g，前胡 9g，炙枇杷叶 10g。治咳嗽，痰多的风热外感咳嗽。

配浙贝 8g，冬瓜仁 10g，黄芩 10g。治支气管肺炎。

炙麻黄 4g，配冬花 8g，葶苈子 6g，地龙 6g，桑白皮 8g。治支气管哮喘和哮喘性支气管炎。

炙麻黄4g，配五皮饮。治急性肾炎初期，眼睑浮肿，外感明显者。

【用量】2~6g。

【禁忌】没有明显喘促、外感初期咳嗽，热象明显而未用凉药时；患儿心率较快，心动过速的心肌炎时；血热妄行或血小板减少性紫癜，鼻衄，齿衄，肌衄者不宜使用，误用后可以引起口干，心率快。

朱秀峰

【适应证】风寒表证，哮喘，痹痛，阴疽，水肿等症。过敏性支气管哮喘必用。

【用药指征】支气管哮喘，以肺部哮鸣音，过敏皮试阳性为指征；支气管炎，肺炎见咳嗽气逆，胸闷者；痹痛，风湿性关节炎见关节红肿疼痛呈游走性，发热，抗"O"高，血沉快；阴疽，漫肿不红，不发热，血象不高。

【配伍】

配杏仁、桂枝、甘草。治风寒表实证之无汗、恶寒、身疼、脉浮紧。

配杏仁、生石膏、金荞麦、甘草。治肺炎发热咳喘、脉数、苔黄。

配石膏、白术、生姜、大枣、荔枝草。治风水、肾炎初期。

配白术、石膏、生姜、大枣。治热痹、风湿性关节炎活动期。

配杏仁、乌梅、防风、甘草。治哮喘发作期。

配鹿角胶、熟地、白芥子、肉桂、炮姜。治阴疽、漫肿不红。

【用量】最大量用9~10g，治哮喘；最小量用3~5g，治咳嗽、风水、痹痛、阴疽等。

【禁忌】表虚，动则汗出，脉虚者不用，误用可致亡阳；大出血后，虽发热无汗不用，恐其耗阴动血；虚喘，动则气短，为肺气阻滞，久用反益其喘；高血压病、心动过速者慎用，恐增其疾。

【体会】病邪在表，在肺，有从表解可能，可用麻黄，因势利导。麻黄煎时去上沫，用治表证宜盖衣取汗。

孙恩泽

【适应证】感冒，咳嗽，哮喘，水肿。

【用药指征】发热，恶寒，无汗而喘；头痛，骨节疼痛，体痛，无汗，舌质淡红，苔白或黄腻，脉浮紧。

【配伍】

麻黄15g，配桂枝10g，杏仁15g，甘草10g，桔梗15g，葛根15g。治风寒感冒之实证。

麻黄10g，配杏仁15g，石膏25g，甘草10g，金银花25g，连翘20g，前胡20g，板蓝根20g。用于外寒内热，肺气不宣之咳嗽。

麻黄10g，配杏仁15g，瓜蒌20g，桑白皮20g，川贝20g，黄芩15g，知母20g，桔梗15g，连翘20g，鱼腥草20g。治肺炎喘咳。

麻黄15g，配射干20g，白术20g，半夏15g，紫菀15g，细辛5g，五味子10g，甘草10g。治支气管哮喘。

【用量】5~20g。

【禁忌】表虚汗出者忌用；体虚者忌用。血压升高、心动过速者不宜使用。

【体会】麻黄为治咳喘之要药，对鼻炎、气管炎、支气管哮喘、肺炎等疗效显著，临床运用单方或复方，或内服，或外敷，灵活多样。麻黄煎剂体外实验证明有抗金黄色葡萄球菌、杆菌作用，对流感病毒有抑制作用。

李乃庚

【适应证】肺寒咳嗽，支气管炎，百日咳，肺炎，风水水肿；风疹瘙痒等病症。凡见风寒束表，肺闭咳喘者则用之。

【用药指征】恶寒无汗、咳嗽气喘；脉紧，舌苔薄白。

【配伍】

炙麻黄配杏仁、甘草等。治肺炎风寒闭肺。

配生石膏、杏仁、甘草。治肺炎脉浮有热，麻黄与生石膏的用量，常为1∶10。

炙麻黄配苏子、莱菔子、白芥子、杏仁、陈皮、制半夏。治咳嗽气喘、喉间痰声辘辘之小儿支气管炎。

配连翘、赤小豆、杏仁、甘草、姜、枣等。治急性肾小球肾炎，如血压高者，麻黄要少用或以紫背浮萍代用。

【用量】煎服3~6g，为1日量。

【禁忌】凡有汗之外感症、体虚自汗、盗汗者、阴虚火旺、眩晕头痛者不宜用，误用则伤人之元气，甚则能汗多亡阳。风水水肿属急性肾小球肾炎，血压高者不宜用，可用紫背浮萍换麻黄，因麻黄能使血压升高。

【体会】麻黄能解表发汗，开肺闭而定喘，若寒邪在表，无汗、发热口不渴，当生用。发汗解表还可以配桂枝或配葛根，以助麻黄发汗之力。若表邪不甚，而咳喘明显，且痰多者，可用炙麻黄，还可以配杏仁、苏子、厚朴等，以助麻黄温肺散寒、止咳定喘。

李世军

【适应证】咳喘，关节冷痛、肿胀、麻木，阴疽，中风、面瘫，水肿。

【配伍】

炙麻黄10g，配五味子10g，杏仁10g，合六味地黄汤治阴虚喘咳。

炙麻黄10g，配杏仁10g，款冬花10g，合全真一气汤治肺肾两虚咳喘。

麻黄10g，配桂枝10g为基础，组方治风寒表证，中风面瘫、水肿、痹证。

【用量】5~10g。

【禁忌】器质性心脏病脉数者不可用，误用心烦失眠，咳喘加重；咳血病人脉数者不可用，误用出血加重；中风血压高者不用，误用加重病情；水肿病，兼有咽痛发热者不用。

【体会】麻黄为咳喘必用之品，不拘虚实。配清肺药热证可用，配熟地、黄芪等虚证亦用，不配桂枝则汗证也不忌，心脏病脉不数或脉数而心脏无病之咳均可用。

汪履秋

【适应证】哮喘，肺炎，痹证，心动过缓。

【用药指征】哮喘发作时，肺炎早期，风寒闭阻、肺气不宣的咳嗽气喘；心动过缓，心率在 50 次以下；痹证寒象明显者。

【配伍】

配桂枝以助发汗。

配苍术除湿止痛。

麻黄 6g，配石膏 60g，解表清里。

麻黄 5g，配熟附子 10g，细辛 3g。治心动过缓。

【用量】3~10g。

【禁忌】哮喘伴有心悸、心动过速，或血压高者不宜用；痹证伴有高血压病、心脏病者不宜，用后往往引起血压升高，心跳加快；肺炎已经化热则不宜用；心动过缓，心率在 60 以上则不宜再用。

【体会】麻黄属峻药之类，辨证准确，效果很好，否则有汗出亡阳之弊，但临床并不多见，仅个别用后血压升高，心跳加快，一经停用或少用即恢复。

宋一亭

【适应证】咳嗽，喘息，水肿，外感无汗。

【用药指征】凡上述病症，无高血压和心率在 80 次 / 分以下者，均可使用。

【配伍】

配炒杏仁，止咳平喘。

配地龙，苍耳子，治过敏性哮喘。

配车前子，治肾炎水肿。

配桂枝，紫苏，治外感风寒无汗。

配蝉蜕，治过敏性皮炎。

【用量】3~15g。

【禁忌】高血压，冠心病，心率快，交感神经亢进者不宜使用。误用可能升高血压，加快心率，诱发心绞痛，甚至导致心肌梗死等。

陈乔林

【适应证】鼻息不畅，或音哑，或胸闷，或咳嗽不伸属肺气闭束者；水肿、痰湿证、小便不利者；气喘浮肿，属水饮渍肺、气化不利者；气血瘀滞、肌肤不仁者。

【配伍】

麻黄 10g，配荆芥、蝉蜕、木蝴蝶等。治上呼吸道感染见肺气闭束者。

麻黄 10g，配鱼腥草 30g，金荞麦 30g 等。治下呼吸道感染痰热壅盛。

配细辛，治鼻阻不通，胸憋闭者。

配连翘、赤小豆，治风水。

配五皮饮、制附子，治阴水。

配二陈汤、葶苈子、厚朴、杏仁，治痰湿咳喘。

【用量】成人 9~15g。

【禁忌】素体虚弱，无明显肺气闭束证惟不宜使用，误用后可耗气伤正。

【体会】有肺气闭束者，无论有汗无汗，属寒属热属燥，均可用之疏达肺气。

陈 益 群

【适应证】慢性腰痛（劳损，风寒湿痹阻），关节痹痛，腰椎间盘突出症。

【用药指征】凡是久病不愈，酸楚持久，肢体麻木，尤其是在肢体麻木不仁，腰背肌肉僵凝，压痛有时痛引下肢皆可应用。

【配伍】麻黄 5g，配细辛 3g，炙全蝎 8g，杜仲 10g，川续断 10g，制川草乌（各）10g，独活 10g，桑寄生 10g，寻骨风 15g。治疗关节痹痛日久不愈者。

【用量】6g 左右，不宜大量。

【禁忌】体虚易汗者不宜用，防汗出伤津。

【体会】麻黄具有疏风通络作用，使久瘀凝阻的经脉得以流通，能达到事半功倍的作用。

周 跃 庭

【适应证】风寒外束或外寒里热所致之咳喘；风邪引起的水肿（风水）；脾肾阳虚所致水肿（阴水）时配合应用；过敏性疾病，尤其是过敏性皮疹；痹证。

【用药指征】寒、湿在表之实证，发热或不发热，无汗，身痛、骨节疼痛，同时见有咳喘或浮肿时必用。脾肾阳虚，高度水肿，头面肿甚时必用，宜与干姜、附子同用。此时麻黄开肺、干姜温中、附子温肾，三焦兼施。痹证之疼痛走窜不定或久痹不愈时，可配用麻黄。过敏性皮疹风甚作痒时用。

【配伍】

配杏仁、苏子、葶苈子。治咳喘。

配杏仁、白术或苍术、生薏米（发热加生石膏）。治风水。

配生黄芪、干姜、淡附片。治脾肾阳虚阴水。

配秦艽、威灵仙，治痹证。

【用量】一般用量小儿 1~3g，成人 1.5~5g，治疗高度浮肿用量需大：小儿 3~5g，成人 5~10g。

【禁忌】表虚自汗、心气不足、心气阴不足、阴虚肝旺、肝阳上亢、血压增高者不用。

【体会】历来认为麻黄属发汗峻剂，我认为麻黄发汗之强弱，决定于配伍，如与桂枝、生姜、细辛等辛温发散药配伍，则发汗力强。如与生石膏、金银花、连翘、黄芩等清热药相配则发汗力弱，甚至不发汗，但仍保持较强的止咳定喘功用，故急性外感咳喘（如小儿肺炎、急性支气管炎等）多用之。

周 楚 良

【适应证】咳喘，水肿；皮肤瘙痒，湿疹。

【用药指征】咳嗽哮喘，皮肤过敏或见疹子，急性肾炎水肿或原因不明水肿，感寒，头身痛，恶寒无汗。

【配伍】

麻黄 6g，配白果仁 12g，款冬花 10g，姜半夏 12g，桑白皮 20g，苏子 12g，杏仁 15g，甘草 10g，黄芩 15g，石膏 30g。治哮喘。

麻黄（炙）6g，配杏仁 15g，石膏 30g，甘草 10g，银花 12g，连翘 15g，桔梗 15g，牛蒡子 15g，薄荷 10g，淡豆豉 20g，荆穗 12g，芦根 30g。治感冒发热咳喘。

麻黄 6g，配生地 20g，赤芍 15g，当归 15g，川芎 10g，丹皮 15g，防风 12g，蒺藜 20g，青黛 10g，苦参 10g，白鲜皮 20g，甘草 10g。治皮肤瘙痒，皮疹。

炙麻黄 8g，配大腹皮 15g，桑白皮 20g，五加皮 20g，冬瓜皮 30g，陈皮 15g，牵牛子 15g，甘草 10g。治水肿原因不明者。

麻黄 8g，配连翘 15g，赤小豆 30g，桑白皮 20g，杏仁 15g，党参 30g，黄芪 40g，牵牛子 20g，大枣 15g，甘草 10g。治风水（急性肾炎）。

【用量】6~12g。

【禁忌】心悸（心动过速、高血压）多汗不宜，用后症状加剧。

【体会】麻黄是发表药，体虚人用需配党参，黄芪。有汗火重用石膏，久咳口干少津者，加入清燥救肺汤。

郑 惠 伯

【适应证】喘咳，水肿，重症肌无力，面神经麻痹，急性感染性多发性神经炎；小儿遗尿。

【配伍】

麻黄 6g，配杏仁 10g，石膏 30g，虎杖 15g，银花 20g，大青叶 15g，柴胡 15g，黄芩 15g，鱼腥草 20g，青蒿 15g，贯众 15g，紫河车 12g，地龙 10g，僵蚕 10g，野菊花

15g，甘草 6g。治急性支气管炎，肺炎辨证为肺热喘咳者。

配连翘 15g，赤小豆 30g，大蓟 15g，小蓟 15g，白茅根 20g，益母草 20g，蝉蜕 10g，石韦 15g。治急性肾小球肾炎。

配党参 15g，黄芪 30g，白术 15g，附片 10g，仙茅 10g，淫羊藿 15g，当归 15g，川芎 12g。治重症肌无力。

配桂枝 10g，白芍 15g，葛根 30g，全蝎 5g，蜈蚣 1 条，僵蚕 10g，白附子 6g，甘草 5g。治面神经麻痹。

麻黄 4g，配山药 15g，台乌 5g，益智仁 5g，桑螵蛸 10g，枸杞子 10g，菟丝子 10g，覆盆子 10g，五味子 5g。治小儿遗尿。

【用量】3~10g。

【禁忌】高血压患者慎用。

赵 谦

【适应证】风寒感冒，风寒湿痹症，肺寒咳喘及寒饮咳喘，风水浮肿，解㑊证。

【配伍】

配桂枝 10g，杏仁 10g，甘草 5g。治风寒感冒。

配白术 10g，桂枝 10g，川芎 5g。治风寒湿痹。

配细辛 5g，干姜 10g，杏仁 10g。治寒饮，肺寒咳喘。

配石膏 40g，杏仁 10g，甘草 10g。治邪热郁肺之咳喘。

配连翘 10g，赤小豆 20g。治湿热黄疸。

配丹参 10g，白术 20g，枸杞子 10g。治解㑊证。

【用量】1~10g。

【禁忌】虚型汗证及高血压、心功能不全者忌用，少寐者慎用。

【体会】麻黄用量过大及配伍不当，用后可出现兴奋、失眠、不安甚至震颤。

胡 毓 恒

【适应证】外感咳嗽，痹证，冠心病，病态窦房结综合征，心动过缓，大叶性肺炎，急性肾炎水肿，急性肝炎，慢性支气管炎。

【配伍】

配桑叶、菊花、杏仁、连翘、桔梗、芦根、薄荷、甘草。主治寒温两感的外感咳嗽病。

配熟附子、细辛、白参、黄芪、麦冬、五味子、当归、丹参、枳壳、炙甘草。主治冠心病，心动过缓，病态窦房结综合征，心律不齐。

【用量】2~10g。一般量5g。

【禁忌】出汗较多者，有高血压者均要慎用或不用麻黄。否则引起病情加重。

【体会】麻黄用于四时外感病，冬季常配伍桂枝、细辛之品；春、夏、秋则配伍辛凉解表之药。吾体会感冒之病多为寒邪温邪合感，即细菌病毒合并感染，故西医单用抗生素或抗病毒药难奏效。吾常用麻黄配辛凉解表药，效果特佳，2~3剂可愈。

洪 作 范

【适应证】感受外邪，肺气不宣，咳嗽，

咯痰不爽，气喘，胸闷。

【配伍】

配杏仁20g，苏子20g。治咳嗽痰多，胸闷气喘。

配石膏20g，杏仁20g。治疗肺热咳嗽。

配五味子7.5g，半夏。治外有寒邪，内有痰饮之证。

【用量】7.5~15g。

【禁忌】表虚自汗者不宜使用。误服会导致大汗等症。

秦 亮 甫

【适应证】气管炎，支气管哮喘，感冒，风湿性关节炎。

【配伍】

麻黄6g，配款冬花9g，紫菀9g，黄芩9g，鱼腥草9g，浙贝母9g，杏仁9g，旋覆花（包）9g。治疗气管炎，支气管性哮喘。

麻黄6g，配白花蛇9g，桂枝6g，防风己各9g，当归9g，海风藤9g，羌独活各9g，制川草乌各9g，秦艽9g等。治疗关节炎，脊椎退行性病变。

【用量】3~15g。

【禁忌】病人极度虚弱，自汗盗汗者不用，误用易致汗出虚脱；有严重心脏病者不用，误用易使病情加重；血压高者不用，用后血压更高。

【体会】在治疗气管炎、支气管性哮喘、风湿性关节炎时，麻黄不可缺。

徐迪华

【适应证】风寒表实证，寒喘、热喘，风水，寒湿痹，冻疮。

【用药指征】恶寒无汗而有头身疼痛、脉浮紧、苔白者；喘息时肺气壅闭者，浮肿尿少者，关节冷痛而无赤肿现象者。

【配伍】

配桂枝、荆芥、防风、羌活、生姜、甘草。治风寒表实证。

配细辛、厚朴、杏仁、苏梗、制半夏、干姜、甘草。治寒喘（慢性喘息性支气管炎急性发作，无热象而有稀白痰者）。

配杏仁、银花、黄芩、前胡、桔梗、鱼腥草、大贝、全瓜蒌、地龙。治热喘（慢性喘息性支气管炎急性发作，发热而有脓黏性痰者）。

配厚朴、地龙、葶苈子、炙苏子、黄芩、炒车前子。治哮喘（过敏性哮喘常季节性发作者）。

配浮萍、银花、连翘、蝉蜕、丹皮、茯苓、车前草。治风水初期（急性肾小球肾炎）。

配炒苍术、桂枝、羌活、防风、川乌、川芎。治寒湿痹（寒冷性关节炎）。

配桂枝、黄芪、当归、细辛、吴萸、甘草梢。治冻疮。

【用量】3~9g。

【禁忌】汗多而表阳虚者、动则气喘的虚喘者、心悸，脉率110次/分以上者、阴虚火旺者、甲状腺功能亢进症或血压过高者，均不能使用。用后能加剧病情。

【体会】本药价格不贵，但市场上的质量品种良莠不齐，质量差者大多无效。最好将本品捣绒入煎可增药效。用本品为君药时，选的臣佐药亦很重要。

黄保中

【适应证】哮喘，肾炎，外感疾病，关节炎，皮肤病，阴疽等。

【用药指征】恶寒，无汗，哮喘，身痛，脉浮紧，及肿胀身半以上明显者。

【配伍】

配杏仁、薏苡仁、甘草、羌活、独活。治疗寒湿在表。

配杏仁、射干、干地龙、天竺黄、炒白芍、甘草。治疗哮喘。

配桑白皮、连翘、赤小豆、附子、细辛。治疗肿胀。

【用量】6~30g。

【体会】麻黄发散风寒，开发腠理，止咳平喘，宣肺利尿。但由于受传统理论的限制，麻黄的临床应用很难深化。

龚子夫

【适应证】风寒感冒，风湿痹证（风湿性关节炎），急性肾炎，老年慢性支气管炎（痰饮），寒性脓疡（阴毒初起）。

【用药指征】恶寒，发热，无汗的表实证；喘咳，胸闷的寒实证；浮肿以上部肿甚者。

【配伍】

配桂枝，治风寒表实，恶寒发热，需辛温解表发汗者。

配杏仁，治痰饮阻肺，肺气不宣之咳喘。

配五皮饮，治风水脉浮。

小剂量麻黄配熟地、鹿角胶、白芥子等，治阴疽肿毒。

【用量】2~30g，一般用量 5~6g（成人）。

【禁忌】表虚有汗，年老体弱，血虚，阴虚者忌用，误用可出现大汗亡阳。

【体会】临床上有因热闭引起的大汗淋漓，双脚瘫软，不能下地行走，用大剂量麻黄，可起止汗起瘫之功，有奇效。

梁 冰

【适应证】支气管哮喘，支气管炎，脉管炎。

【用药指征】咳喘属风寒，痰湿者多用，脉管炎属寒凝痰滞之阴证者。

【配伍】

配桂枝 10g，细辛 6g，杏仁 10g，五味子 10g。治咳喘。

配肉桂 10g，熟地 20g，鹿角胶 10g，桃仁 15g，红花 10g，赤芍 15g，川楝子 12g，延胡 10g。治脉管炎。

【用量】6~15g。

【禁忌】老人、小儿及体质虚者慎用，阴虚者慎用，误用令汗多伤津。

董廷瑶

【适应证】感冒，咳嗽，哮喘，痹证；小儿急性肾炎。

【用药指征】发热无汗，头痛身疼，骨节疼痛，畏寒，或呛咳，气促，舌苔白，脉浮紧，为使用该药的客观临床指征。哮喘发作期及急性肾炎浮肿时必定使用麻黄。

【配伍】

麻黄 3g，配桂枝 3g，杏仁 6g，甘草 3g。治太阳伤寒表实证，症见发热，恶寒，无汗，头痛。

麻黄 3g，配生石膏 30g，杏仁 9g，甘草 3g，炙苏子 10g，紫菀 6g，款冬花 9g。治肺热咳喘。

麻黄 3g，配细辛 3g，干姜 3g，半夏 9g，五味子 3g，杏仁 6g，甘草 3g。治寒饮咳喘。

麻黄 3g，配生石膏 15g，生姜 3 片，大枣 5 枚，甘草 3g，姜半夏 9g。治咳喘，目似脱状，脉浮大患儿。

【用量】3~9g。

【禁忌】夏令发热无汗不宜用。

【体会】外感宜用生麻黄，以发汗解表，治咳喘用水炙麻黄或蜜炙麻黄以宣肺平喘利水。

谢昌仁

【适应证】风寒外感、虚热盗汗、头痛多梦、风水水肿、恶风气短、浮肿、风疹疮疡、发热痒疹、疮疡、咳嗽咽痛、吐白痰，喘吼，气盛声粗。

【配伍】

配桂枝、防风、荆芥、杏仁、甘草、前胡。治风寒外感。

配防风、白术、甘草、连皮苓。治风

457 •

水水肿。

配连翘、赤小豆、赤芍、茯苓、银花。治风疹疮疡。

配杏仁、甘草、前胡、陈皮、半夏、浙贝。治咳嗽、气管炎。

配杏仁、甘草、石膏、炒僵蚕、桑白皮。治喘咳痰热。

【用量】3~10g。

【禁忌】表里不固、脾胃阴虚水肿、不纳气虚喘勿用。

【体会】麻黄发汗解表、宣肺平喘、利水。只要辨证清楚，此药效果显著。不宜过剂，夏日慎用。

淫 羊 藿

本品为小檗科植物淫羊藿 *Epimedium brevicornu* Maxim. 的茎叶。主产于陕西、山西、安徽、河南、广西、甘肃等地区。传统认为本品味辛、甘，性温。入肾、肝经。具有补肾壮阳、强筋健骨、祛风除湿等功效。

在被调研的 330 位名中医中有 18 位擅长运用本品。主要为山东、重庆、安徽、甘肃、湖北、湖南、河北、吉林、天津、陕西、上海、福建、广东、江苏等在的内科（13 位）、妇科、儿科医家。

1. 用药指征及配伍

关于淫羊藿的用药指征，大多数医家认为：①肾阳虚征象：肾不纳气之喘促气短，痰白清稀；肾府失养之腰膝酸软，关节冷痛，小便频数，淋沥，或尿少浮肿，大便溏稀；肾精不足之男子阳痿，不育症，女子月经量少，闭经，不孕症等。②舌脉征象：舌质淡，或淡胖、淡嫩，苔薄、薄白、滑白；脉沉细，或沉细弱、细迟。③实验室检查示：男性精液量<1.5ml，精液不液化，精子计数<0.6 亿 /ml，精子活力<60%，畸形数过多。基础体温单相或不典型双相等提示无排卵或黄体功能不健；女性内分泌检查示 E_2、P 偏低，血 FSH、LH 偏高；尿素氮、肌酐升高；甲状腺、肾上腺皮质、性腺功能减退；骨质疏松、骨质增生等。

与淫羊藿配伍同用出现次数较多的主要有温里药：如巴戟天（18 次）、仙茅（11 次）、菟丝子（9 次）、杜仲（6 次）、桑寄生（6 次）、肉苁蓉（5 次）、补骨脂（4 次）等；活血补血类药，如丹参（11 次）、熟地（4 次）、枸杞（4 次）、白芍（3 次）等；补气药，如黄芪（12 次）、甘草（6 次）、党参（5 次）等。

2. 主治病症

淫羊藿所主治的病症多达 68 种，主要为内科、妇科、男科疾病。内儿科疾病中包括肾病、肝病、心血管、呼吸、内分泌、血液、精神神经等多个系统的病症，如慢性肾炎、慢性肾功能衰竭、肾病综合征、肾性高血压；脑萎缩、神经衰弱、脊髓空洞症、中青年健忘症、老年痴呆心脑血管病、小儿麻痹症；气虚阳虚型冠心病、脾肾虚损之冠心病、心律不齐、病态窦房结综合征、病毒性心肌炎、头晕、失眠；慢性支气管炎、哮喘、慢性肺功能不全、肺癌术后肺虚证、肿瘤术后体虚；慢性病毒性肝炎、肝硬化腹水、肝功能异常；再生障碍性贫血、白细胞减少症、贫血、再生障碍性贫血；糖尿病、老年病、高血压、重症肌无力；风寒湿痹、风湿痹痛、慢性风湿痹证、筋骨痹痛、肢体麻木、筋骨痿软、关节肌肉风湿、风湿性关节炎、类风湿关节炎、骨无菌坏死、骨质疏松、骨质增生等。妇科病症主要有月经不调、月经后期、月经量少、闭经、痛经、不孕症、更年期综合征、青春期功能性子宫出血、更年期功能性子宫出血、更年期高血压、更年期内分泌紊乱等。男科病症主要为不育症、阳痿、早泄、遗精、男性性功能障碍、性欲减退、男性乳房发育症、性功能低下、小便淋沥、尿频、尿崩症等。

3. 禁忌证及用量

在禁忌证方面，多数医家认为阴虚火旺、五心烦热、相火易动、阳强易举、阳热实证、阳盛血热者不宜用；有泌尿系感染者不应过早使用该药。咳喘痰黄稠伴发热者不宜使用；口舌干燥，舌红苔黄，脉象弦数者不用或慎用。

在用量上，每剂最少用 3g，最多达 40g，多数用 10~15g。

万 文 谟

【适应证】肝肾不足所致的阳痿、早泄、头晕、失眠，风湿痹痛、肢体麻木等症。

【用药指征】肝肾阳气不足，如慢性肝炎，慢性肾炎，阳痿早泄，腰膝酸痛，肢冷畏寒，头痛失眠；风湿痹痛的四肢拘挛，麻木痿软等症，舌苔滑白，脉沉细者。

【配伍】

配黄芪、丹参、枸杞各 10~15g，治疗慢性肝炎，慢性肾炎以及头晕、失眠等症。

配逍遥竹 15g，五味子、川贝、化橘红各 10g，甘草 6g，鱼腥草 15g，桔梗 6g 等。治疗慢性支气管炎咳嗽气喘多痰。

【用量】3~30g，一般常用量为 10~15g。

【禁忌】阴虚火旺，口舌干燥，舌红苔黄，脉象弦数者不用或慎用。

【体会】本品辛温，但温而不燥。本人用以治疗慢性肝炎的性功能减退有得心应手之妙。根据心肾相交，水火既济的中医理论，治疗冠心病心气不足及神经衰弱也有较好的疗效。个别人用至 30g 时有短时

期的面红目赤，视力模糊现象，停药一日后即可恢复正常。

王 文 春

【适应证】男性不育症，男性性功能障碍。

【配伍】

配生熟地、仙茅、巴戟天、潼蒺藜、菟丝子、女贞子、枸杞子、川牛膝、陈皮、炙甘草。治男性不育症，早泄者加桑螵蛸 12g，金樱子 12g，芡实 12g；举阳欠佳者加韭菜子 12g，蜈蚣 1~2g。

【用量】20~30g。

【禁忌】有泌尿系感染者，不应过早使用该药。

孔 昭 遐

【适应证】贫血，气虚、阳虚型冠心病，风湿性或类风湿关节炎、慢性肾炎、肾病综合征；性欲减退，阳痿早泄，男性乳房发育症，青春期或更年期功能性子宫出血。

【用药指征】有阳虚，特别是肾阳虚证候者，如畏寒肢冷，腰膝酸软，阳痿，不孕，尿少浮肿，舌淡胖，脉沉细；有垂体、甲状腺、肾上腺皮质、性腺功能减退者，必定使用本品。

【配伍】

配仙茅、巴戟天、肉苁蓉、阳起石等。治性欲减退、阳痿早泄。

配圣愈汤加仙茅、巴戟天、阿胶、仙鹤草等。治青春期或更年期功能性子宫出血。

配八珍汤或十全大补汤、补骨脂、阿胶。治贫血；若为再生障碍性贫血，配少量鹿茸或鹿角胶。

配附子、桂枝、黄芪、党参等。治冠心病之心气虚、心阳虚者。

配参芪地黄汤、仙茅、桑寄生、杜仲等，治慢性肾炎、肾病综合征，特别是在激素减量过程中，加用本品和仙茅尤为重要。一方面激素减量，一方面本品加量，当激素减至维持量时，本品至少要用到30g。

配仙茅、柴胡、生牡蛎、桃仁等。治男性乳房发育症。

配秦艽、威灵仙、当归、川芎等祛风活血药，治风湿或类风湿关节炎；痛甚者配制川乌、草乌、全蝎、金钱白花蛇（后二味为研末吞服）。

【用量】15~30g。

【禁忌】阴虚火旺，阳强易举者不宜用。

【体会】淫羊藿与附子合用能增强心肌收缩力，改善冠脉灌流量，用于心衰患者，有较好的强心复脉作用；本品与桑寄生、杜仲配伍，对肾性高血压，有既补肾又降

压的作用；本品与仙茅、知母、黄柏配伍，既可调节内分泌功能，又降血压，可用于治疗更年期综合证烘热汗出，血压升高等症，对于年龄较轻，因乳腺癌术后出现的内分泌失调症状，也有良好的治疗作用。

尹莲芳

【适应证】阳痿；小便淋漓、尿频；不孕症；肾性高血压；风寒湿痹；尿崩症；冠心病心阳不振者。

【用药指征】畏寒肢冷，小便频数、淋沥，便溏，阳痿。苔薄质淡，脉沉细。凡属真阳不固或风寒湿痹者必用。

【配伍】

淫羊藿15g，配肉苁蓉10g，巴戟天10g，阳起石10g等。治阳痿。

淫羊藿15g，配桑螵蛸10g，菟丝子10g，覆盆子15g等。治年老多尿。

淫羊藿15g，配五子衍宗丸，加川断10g。治不孕症。

淫羊藿10g，配淡附片5g，菟丝子10g，芡实30g。治尿崩症。

淫羊藿10g，配党参15g，炒白术10g，钩藤10g，益母草20g。治肾性高血压。

淫羊藿15g，配桂枝6g，秦艽10g，白芍15g，羌活10g，独活10g。治痹证，尤其对腰背部冷痛者效果明显。

淫羊藿15g，配太子参15g，玉竹10g，葛根15g，沉香6g，延胡10g，丹参15g等。治冠心病心绞痛。

【用量】10~15g。

【体会】淫羊藿禀性辛温，专壮肾阳，

且温柔而不刚燥，助阳而不伤阴，辨证配伍，常获奇效。一般情况下使用剂量不必过大，即可达到治疗效果。

刘 茂 甫

【适应证】老年骨质疏松症属肾阳虚者。

【配伍】

配杜仲15g，川续断15g，补骨脂15g，骨碎补15g，肉苁蓉12g，肉桂9g，菟丝子12g，煅龙骨15g，煅牡蛎12g。治骨折或骨裂缝，手术治疗后用。

【用量】上药为一般用量，50~70岁用此量均可。

【禁忌】有高血压病，则不宜使用该药，用后有升高血压的不良反应。

【体会】肾主骨的理论是《内经》首先提出的。《素问·六节脏象论》说："肾者主蛰，封藏之本，精之处也，其华在发，其实在骨……"据现代生理学研究表明，骨细胞的生长，骨钙的重吸收与脑垂体、甲状腺、甲状旁腺，以及卵巢或睾丸的一系列的生理变化与中医所说的肾阳盛衰有密切的关系，从刘教授的经验来看，此类患者在临床上注注服此类药，不仅性功能有所改善，同时，可以提高骨钙与骨密度，从而证明肾主骨的理论之正确性。

刘 柏 龄

【适应证】骨无菌坏死，骨疏松，骨质增生。

【用药指征】腰膝冷痛，手足麻木，骨痿，筋挛等。肾阳虚衰，兼有风寒湿痹者必用。

【配伍】

淫羊藿30g，配熟地25g，骨碎补25g，生牡蛎25g，鸡血藤25g，丹参20g，三七20g，延胡索20g，藏红花15g，鹿茸片15g，陈皮15g，炮制后研末装胶囊，0.5g/粒，成人服6粒，3次/日。此即壮骨复肢胶囊（自拟），主治骨无菌性坏死。

【用量】10~15g（水煎剂量）。

【禁忌】阴虚火旺者不用，误用有助火纵欲之虞。

【体会】本品长于温肾壮阳，故多与熟地、龟甲胶、阿胶、紫河车等滋阴养血填精之品同用，可收壮阳益精、阴平阳秘之功效。本品还有祛风除湿散寒的作用，用于风寒湿痹或四肢麻木，以之与威灵仙、海桐皮、桂心等同用，多收奇效。本品温通阳气，还能促进血液循环，以之与独活、防风、五加皮等同用，可治中风偏枯、半身不遂。

李 寿 彭

【适应证】再生障碍性贫血；阳痿等性功能障碍。再生障碍性贫血全血减少情况下，必用该药。

【配伍】

淫羊藿15g，配黄芪20g，加八珍汤。治再生障碍性贫血。

淫羊藿15~30g，配右归饮。治阳痿不举，性神经衰弱。

【用量】10~30g。

【禁忌】阴虚阳旺者慎用。阳强不倒，精液自流者用之更甚。

【体会】全血减少的病人用八珍汤加黄芪、淫羊藿，效果很好。

邱 志 楠

【适应证】冠心病，糖尿病，痹证，肺癌术后肺虚证，慢性支气管炎，哮喘。

【用药指征】心肺气虚，心悸，气短，咳嗽，喘促；糖尿病之肾阳虚者；痹证腰膝或关节冷痛，畏寒；冠心病形寒肢冷；哮喘患者咳喘痰白清稀。

【配伍】

淫羊藿 15g，配巴戟天 10g，丹参 10g，黄芪 10g，炙甘草 6g。治冠心病。

淫羊藿 15g，配菟丝子 15g，山药 15g，黄芪 10g，白术 10g。治糖尿病。

淫羊藿 15g，配防风 10g，白芍 10g，羌活 10g，牛大力 30g。治痹证。

淫羊藿 10g，配桃仁 10g，款冬花 10g，紫菀 10g，炙甘草 6g。治肺癌术后肺虚证。

淫羊藿 10g，配苏子 10g，白芥子 10g，炙麻黄 6g，款冬花 10g。治哮喘。

淫羊藿 10g，配茯苓 10g，桃仁 10g，丹参 10g，黄芪 10g。治慢性支气管炎。

【用量】5~30g。

【禁忌】阴虚阳亢，以及咳喘痰黄稠伴发热者不宜使用。误用后可使原有症状加重，或出现烦躁失眠、口疮等症。

【体会】淫羊藿有下壮肾阳、上补心肺阳气之功，凡心、肾阳虚证，肺气虚证，风寒湿痹均可应用。

何 同 录

【适应证】肾阳虚衰、冲任虚寒之月经后期，月经量少、闭经、宫寒不孕等病症。

【用药指征】BBT 单相或不典型双相等显示无排卵或黄体功能不健；女性内分泌检查，有关指标异常如 E_2、P 偏低，血 FSH、LH 偏高，舌质淡或淡胖、淡嫩，苔薄白，脉沉细弱或细迟。无排卵或黄体功能不健之月经不调，不孕症表现为肾病虚者必用。

【配伍】

配仙茅或巴戟天、菟丝子、桑寄生等。治疗冲任虚寒之月经后期、闭经等证。

配石楠叶、仙茅、合欢皮等。治疗排卵功能障碍之月经不调、不孕症等。

配巴戟天、鹿寿草等。治疗女子性欲低下或淡漠，或带下量过少，阴中干涩。

【用量】15~30g。

【禁忌】阳盛血热或阴虚火旺者忌用，否则火上浇油，出现火热上攻之症如头痛头眩，目赤咽痛，口疮牙龈肿痛，大便燥结等不良反应。

陈 克 忠

【适应证】阳痿，冠心病，病毒性心肌炎，慢性气管炎。

【用药指征】阳痿有肾阳虚见证者必用。

【配伍】

淫羊藿 30g，配菟丝子 15g，蜈蚣 1 条，治阳痿。

淫羊藿 30g，配丹参 30g，甘松 12g。

治冠心病心绞痛。

淫羊藿 15g，配黄芪 15g。治病毒性心肌炎。

【用量】9~40g。

【禁忌】阴虚火盛、五心烦热、阳强易举者忌用。误用则伤阴助火。

【体会】研究认为淫羊藿具有调节机体免疫功能、内分泌功能、心血管功能等作用，表明该药可增强体质，保健益寿，尤对性功能低下和心血管病人尤为适用。

易希元

【适应证】糖尿病，风湿病，冠心病，高血压，慢性支气管炎，神经衰弱，小儿麻痹症，白细胞减少症，阳痿，遗精等。

【用药指征】凡肾阳不足者皆可使用，治阳痿必用此药。

【配伍】

淫羊藿 15g，配三七粉 5g。治心脑血管疾病。

淫羊藿 15g，配青葙子 10g，夏枯草 10g。治高血压病。

淫羊藿 15g，配黄芪 15g，黄连 5g，白芍 20g，桔梗 15g。治糖尿病。

淫羊藿 15g，配杏仁 15g，款冬花 10g。治支气管炎。

【用量】10~30g。

【禁忌】肾阳盛，阳强者禁用。

周信有

【适应证】脾肾虚损之冠心病，心律不齐，病态窦房结综合征，慢性病毒性肝炎，肝硬化腹水，肝功能异常，各种贫血，慢性风湿痹症，肝肾不足之筋骨痿软（包括重症肌无力）；肾阳虚所致阳痿早泄。

【配伍】

配党参 20g，黄芪 20g，赤芍 20g，丹参 20g，延胡 20g，郁金 15g，生山楂 20g，广地龙 20g，瓜蒌 9g，桂枝 9g，降香 6g。治疗冠心病。

配党参 15g，炒白术 20g，莪术 20g，大腹皮 20g，猪茯苓各 20g，泽泻 20g，白茅根 20g 等。治疗肝硬化腹水，虚实夹杂表现为脾肾阳虚的特点。

配巴戟天 20g，党参 20g，黄芪 20g，黄精 20g，山萸肉 20g，女贞子 15g，丹参 15g，鸡血藤 20g，龟甲 30g，鹿角胶 9g，干地黄 15g，大枣 10 枚。治疗再生障碍性贫血。

淫羊藿 30g，配仙茅 20g，红参 20g，黄芪 30g，五味子 20g，炙麻黄 9g，制附片 15g，细辛 5g，桂枝 9g，肉桂 6g，当归 9g，丹参 30g，炙甘草 20g。治疗病态窦房结综合征，窦性心动过缓等。

【用量】9~40g。

【禁忌】实而无虚，阳热实证或阴虚阳亢之证不宜用。

【体会】淫羊藿为补肾扶正之品，凡慢性疾患，须补肾扶正，增强免疫功能，一般必用淫羊藿。医书记载，淫羊藿辛温偏燥，凡阴虚而相火易动者忌用。根据自身临床体会，淫羊藿应是甘温而偏平，温而不燥，升中有降，无升阳动火之不良反应，对一切虚证或虚实夹杂证表现为阴阳气血两虚，而须补肾培本者均可用之。近代实验表明，淫羊藿还具有降血压、降血脂、降血糖和扩张冠状动脉的作用。

施赛珠

【适应证】再生障碍性贫血，骨质疏松、骨质增生，慢性肾功能衰竭，慢性支气管炎，慢性肺功能不全，哮喘，性功能低下，女子不孕。

【用药指征】再生障碍性贫血肾阳虚型；骨质疏松、骨质增生，有冷痛者；慢性肾功能衰竭，肌酐轻度升高 2~5mmol/L；哮喘、慢性支气管炎，冬病夏治；男子阳痿、女子不孕，无排尿。

【配伍】

配巴戟天 10g，治再生障碍性贫血，骨质疏松，哮喘的冬病夏治，肾上腺皮质激素的撤除。

配仙茅 10g，治阳痿、男性不育。

配生地，治阴虚阳亢之男性不育。

配生大黄，治尿毒症。

配桑寄生，治脊柱类疾病，腰部冷痛。

配五加皮、川牛膝。治下肢麻、不仁、冷、无力，如糖尿病神经病变，风寒湿痹证。

【用量】一般用量 10g，治再生障碍性贫血用 15g。

【禁忌】阴虚火旺，阳强易举者禁用。

姚寓晨

【适应证】肾阳虚亏的月经不调，闭经，痛经，不孕以及阴阳失调所致的妇女

更年期综合征。

【配伍】

配巴戟天、鹿角片、菟丝子。治肾阳虚亏引起的不孕。

配锁阳、紫河车、紫石英、小茴香。治肾虚宫寒不孕。

配补骨脂、鹿角胶、巴戟天、加三棱、莪术、制香附。治肾阳虚亏致使经闭之症。

【用量】10~20g。

【禁忌】阴亏火旺者不用。

黄文政

【适应证】肾炎，肾衰，性功能低下，更年期综合征，老年病，关节肌肉风湿。

【用药指征】肾炎水肿，尿素氮、肌酐升高，更年期高血压等。

【配伍】

配黄芪、丹参、益母草、泽泻等。治肾炎水肿。

配丹参、大黄等治疗尿毒证。

配知母、黄柏、巴戟等。治疗更年期综合征。

配杜仲、寄生等，治疗风湿性关节炎。

【用量】10~30g。

【禁忌】阴虚阳亢者不宜使用。

【体会】该药补肾阳，祛风湿，其性平和，具肾上腺皮质激素样作用。

黄宗勖

【适应证】阳痿，男性不育症，脑萎缩，脊髓空洞症，中青年健忘症，风湿痹痛。

【用药指征】阳痿，生殖器外观无异常，提睾反射存在，睾丸大小、软硬均正常；男性不育症，精液量<1.5ml，精液不液化，精子计数<0.6亿/ml，精子活力<60%，畸形数过多。

【配伍】

淫羊藿15~30g，配仙茅，巴戟天，肉苁蓉。治阳痿，遗精。

淫羊藿12~15g，配杜仲，巴戟天，桑寄生。治风湿痹痛兼见筋骨痿软，步履困难。

淫羊藿10g，配桑寄生。治小儿麻痹证。

淫羊藿40g，配鸡蛋。治中青年健忘。

【用量】10~40g。

【禁忌】相火易动，阳强易举者禁用。

【体会】近代研究证明，本品对脊髓灰质炎病毒有显著的抑制作用。本品用于阳虚咳喘，有一定的止咳平喘和祛痰作用，用于阴阳两虚型和妇女更年期高血压，有降低血压的作用。

崔 金 海

【适应证】筋骨痹痛，老年痴呆心脑血管病，老年骨质疏松，肾虚喘咳，肿瘤术后体虚；阳痿；不孕，更年期综合征，妇女更年期高血压。

【配伍】

配熟地、菟丝子、枸杞子。治不孕、不育。

配巴戟天、知母、黄柏等。治更年期综合征。

配仙茅、巴戟天等。治阳痿。

配杜仲、桑寄生、巴戟天。治心脑血管病。

配桃仁、川芎、枳壳。治心脑血管病。

配人参、白术、茯苓、甘草。用于消化道肿瘤术后及放疗化疗的扶正。

配熟地、枸杞子。治老年骨质疏松。

配何首乌、蛤蚧。治肾虚喘息。

【用量】6~15g。

焦 西 妹

【适应证】不孕症，功能性子宫出血，更年期内分泌紊乱。

【配伍】

配仙茅、枸杞子。治不孕症、功能性子宫出血、更年期内分泌紊乱。

【用量】6~15g。

【禁忌】肾阴虚者不宜。

葛 根

本品为豆科植物野葛 *Pueraria lobata*（Willd.）Ohwi 或甘葛 *Pueraria thomsonii* Benth. 的根。主产于广西、广东、四川、云南等省区。本品味苦、辛，性凉。归脾、胃经。具有解肌退热、生津透疹、升阳止泻等功效。

本次被调研的 330 位名中医中擅长运用葛根的有 17 位。主要为江苏、上海、广东、北京、吉林、黑龙江、内蒙古、河北、河南、山西、云南、湖南等地的内科、妇科、儿科及骨伤医家。

1. 用药指征及配伍

葛根的用药指征，概括起来大致有以下几点：①发热：发热与恶寒，无汗，颈项强痛并见，或发热而口渴引饮，或发热而泻痢，小儿泻痢而肛门红，或小便不利者。②头项症状：头项强硬而痛，或颈肩酸痛，项背疼痛，项背紧强等。③心脑血管供血不足征象：胸痹心痛，动则益甚；眩晕与体位有关，不耐久立久行，不耐凝视，卧则缓；突发性耳鸣、耳聋；眼底静脉迂曲、扩张，静脉旁形成白鞘，呈银丝状。④舌脉征象：舌淡红胖，或有齿痕，或舌红津少，或舌质青紫，舌下静脉异常，苔薄腻，分布不匀，或苔薄白，或白厚，或黄滑；脉浮缓，或濡缓，或脉浮数，或沉细、濡细、弦细等。⑤实验室指标：血黏度偏高，血脂升高，脑血流图、心电图异常等。

与葛根同用出现次数较多的药物有黄芪（14 次）、黄芩（13 次）、丹参（11 次）、川芎（10 次）、黄连（9 次）、桂枝、白芍、升麻各 7 次，天花粉、当归、赤芍、地龙、甘草各 5 次，天麻、生地、麦冬、银花各 4 次，柴胡、桔梗、枸杞、蔓荆子、藁本、牛膝、党参、石菖蒲、荷叶、泽泻、三七、杜仲等各 3 次。

2. 主治病症

葛根所主治的病症主要有急性外感病：如感冒、流感、乙脑、麻疹等；心脑血管疾病：如胸痹、心痛、冠心病心绞痛、心肌炎、快速性心律失常、高血压、高脂血症、脑动脉硬化、中风、中风后遗症、老年性痴呆、脑萎缩等；消化系统疾病：如肠炎、痢疾、霍乱；代谢性疾病：如消渴、糖尿病；头、面、颈项部疾病：如血管神经性头痛、病毒性脑炎、头痛、偏头痛、眩晕、耳鸣耳聋、视网膜静脉周围炎、视网膜中央动脉阻塞、视网膜中央静脉阻塞、颈椎病、颈肌筋膜炎、落枕等；关节肌肉疾病：如痹证、风湿性关节炎、类风湿关节炎；皮肤疾病：如银屑病、各种皮疹初期、压疮等；此外还有内脏脱垂、五淋等。

3. 禁忌证及用量

在禁忌证方面，大多数医家认为：外感热病，耗液伤津的烦渴，舌干红无苔者不宜用；

虚寒证、痰湿证舌苔厚腻者不宜；阴虚火旺（阳亢）或下虚上盛者的头晕耳鸣，面红气粗，脉弦滑数或弦而弹指，血压高，脑出血急性期均不宜使用；脉缓，慢性心律失常不宜使用；自汗、盗汗者慎用。

在用量上，最少每剂用6g，最多达60g，大多用15~30g。

邓福树

【适应证】颈肩酸痛，颈椎病，颈肌筋膜炎。

【配伍】

配当归20g，川芎15g，白芍20g，延胡15g，五灵脂10g，杜仲10g，地龙10g，三棱15g，莪术10g，防己10g，泽泻15g，车前子（包）10g，黄芪60g。治上述诸痛症。

【用量】10~30g。

【体会】以颈部疼痛为应用指证。

任　义

【适应证】血管神经性头痛及病毒性脑炎引起的头痛，糖尿病，冠心病，肠炎痢疾；各种皮疹初期，压疮。

【配伍】

葛根20~40g，配川芎10g，藁本10g，菊花20g，僵蚕10g。治头痛。

配升麻5g，当归10~30g，肉苁蓉15g，天花粉20~30g，生地20g。治糖尿病。

配丹参30g，降香15g，川芎10g，旱三七5g，麦冬15g等。治冠心病。

配黄芩15g，黄连10g，当归20g，白头翁30g。治肠炎，痢疾。

配桂枝10g，金银花30g，蛇床子10g，薄荷5g，生地10g。治皮疹。

葛根研细粉单用外敷，治压疮。

【用量】10~40g。

【禁忌】自汗、盗汗者不宜用。

全炳烈

【适应证】太阴人阳明病，阳毒面赤，咽喉病，恶寒发热，目痛鼻干，身热腹痛自利者。还用于太阴人伤寒，热多寒少证及吐泻、霍乱，小便不利，五淋，头痛，面热等。

【用药指征】太阴人口渴，咽干等。

【配伍】

葛根30g，配黄芩、藁本、桔梗、升麻、白芷。治太阴人阳明病。

配黄芩、藁本、莱菔子、桔梗、升麻。治太阴人伤寒，热多寒少证。

【用量】10~40g。

【禁忌】太阴人以外不宜使用。如少阴人使用可出现呃逆。

【体会】太阴人热盛之证，使用有明显效果。

刘永年

【适应证】虚性眩晕，胸痹心痛，耳鸣耳聋，口燥消渴，泄泻。

【用药指征】脉沉细或濡细、弦细，苔

薄腻分布不匀，舌淡红胖或有齿痕；眩晕与体位有关，不耐久立久行，不耐凝视，躺卧则缓；口虽干燥，但无渴饮；胸痹心痛持续隐现，动则益甚；脑血流图、心电图、血流微循环、血脂等理化检查，有相应改变者。

【配伍】

配黄芪、天麻、丹参、荷叶。治气虚眩晕。

配天麻、首乌、枸杞子、丹参。治脑动脉硬化引起的眩晕。

配黄芪、瓜蒌、郁金、丹参、红花。治胸痹心痛。

配蔓荆子、荷叶、黄芪、枸杞、黄精、丹参。治耳鸣失聪（气虚血瘀或肝肾不足引起）。

配蝉蜕、川芎、黄芩、赤芍、荷叶。治耳鸣耳聋（风热壅阻耳窍）。

配黄芪、地黄、天花粉、玉竹。治虚性口干燥症，如 2 型糖尿病、干燥综合征等。

【用量】6~30g。

【禁忌】本药味辛性善升散，故凡有阳热亢盛，肝阳上亢，见眩晕、面红气粗、脉弦滑数或弦而弹指、血压高者，均应慎用。用之不当，恐其勃升太过，致使清空脉络弛张失度，有络损血溢或暴厥之虞。

【体会】关键在于辨识病机。葛根气清，其性善升，凡病势降多升少可用，反之不当。其次，所治诸病症，有的虚实皆宜，关键在于随症加减。此外阳络溢血者不宜使用。

李 瑞 岚

【适应证】视网膜静脉周围炎，视网膜中央动脉阻塞，视网膜中央静脉阻塞。

【用药指征】眼底静脉迂曲、扩张，静脉旁形成白鞘，呈银丝状；眼底出血、渗出机化物。眼底有血液循环障碍者必用。

【配伍】

配黄芩、黄连、生甘草、木贼草、双花、女贞子、赤芍、丹皮、白茅根、苡仁。治疗视网膜静脉周围炎、视网膜静脉阻塞、动脉阻塞。

【用量】12~30g。

【禁忌】眼疾伴全身阴虚阳亢或上实下虚者慎用。

【体会】此药治疗眼底血管病变、效果较好。

何 炎 燊

【适应证】外感热病邪在太阳阳明之经者，泄泻，痢疾，心脑血管病，糖尿病。

【用药指征】发热恶寒，头痛项强，口渴，泄泻下痢，脉浮缓或濡缓，舌苔薄白或白厚或黄滑。

【配伍】

葛根 15g，配黄芩 15g，豆卷 15g，桔梗 10g，橘皮 5g，甘草 5g。治外感湿邪，肺胃同病，发热，咳嗽，口渴，泄泻。

葛根 15g，配菊花 15g，白芍 15g，甘草 5g，蔓荆子 10g，首乌 12g，玉竹 15g，蒺藜 15g，天冬 12g，生地 15g，女贞子 15g。治头痛，眩晕，目昏，耳鸣，鼻塞等偏于阴虚者。

【用量】10~20g。

【禁忌】外感热病，耗液伤津，烦渴，舌干红无苔者，误用葛根止渴，有竭胃汁之虞。

【体会】葛根治泄泻宜煨用；治心脑血管病及糖尿病乃臣使之品，须与他药配合始效。

陈 阳 春

【适应证】高血压，冠心病心绞痛，耳源性眩晕，糖尿病伴发血管病变，风热外感。

【用药指征】头项强痛，或强硬，或项背疼痛。辅助检查见脑血管痉挛，脑及冠状动及供血不足。

【配伍】

葛根20g，配夏枯草20g，钩藤20g，天麻15g，牛膝30g，地龙15g，泽泻15g，川芎15g。治高血压项背痛，头痛。

葛根20g，配黄芪30g，黄芩20g，黄连15g，毛冬青30g，牛膝15g。治糖尿病并发微循环病变。

葛根20g，配葶苈子20g，泽泻5g，半夏15g，陈皮15g，细辛6g。治耳源性眩晕。对梅尼埃综合征亦佳。

【用量】10~25g。

【禁忌】虚寒或痰湿证不宜，或应配伍大量祛湿药物。

陈 健 民

【适应证】感冒，泄泻，高血压，颈椎肥大，心脑血管供血不足，耳鸣等。

【用药指征】舌红津少，舌质青紫，舌下静脉异常者。血黏度偏高，心脑血管供血不足。两项中见一项必定使用。

【配伍】

配柴胡、黄芩、羌活、石膏等。治外感风寒，里已化热。

配黄芩、黄连、甘草。治热证。

配川芎15g，牛膝30g，黄芩10g，杜仲10g，黄芪15g。治疗高血压病。

配川芎30g，磁石30g。治疗耳鸣。

【用量】常用量为10~30g。用于改善心脑血管供血不足时，要用30g。

【禁忌】舌苔厚腻者一般不用。见黄腻苔，又需使用葛根，则须配苍术、黄连、黄柏等药。

易 希 元

【适应证】感冒，痢疾，冠心病，高血压，突发性耳聋，快速心律失常，偏头痛，高血脂。

【用药指征】突发性耳聋，热病表证口渴，项背强痛等必用该药。

【配伍】

葛根20g，配银花15g，连翘10g，芦根10g，合白虎汤。治热证。

葛根20g，配羌活10g，白芷10g。治偏头痛、颈椎病。

葛根30g，配石菖蒲10g，合补中益气汤。治突发性耳聋。

【用量】15~30g。

【禁忌】无明显副作用。

畅　达

【适应证】动脉硬化、高血压、颈椎病及感受风寒所致的项背拘强不适者，糖尿病或其他原因所致口渴引饮，肠炎，菌痢，中风烦渴引饮，头项以至肩背拘强，腹泻便溏或见赤白下痢。

【配伍】

配花粉 15g，麦冬 10g，玄参 15g 等。治糖尿病。

配白芍 15g，天麦冬各 10g，生石决明 30g，生代赭石 30g。治高血压，动脉硬化。

配桂枝 15g，白芍 15g，灵仙 15g。治颈椎病。

配黄芩 9g，黄连 9g，广木香 9g 等。治菌痢。

配党参 15g，白术 10g，茯苓 30g 等。治肠炎。

配丹参 30g，赤芍 15g，红花 10g 等。治冠心病。

【用量】15~30g。

【禁忌】阴虚火旺或下虚上盛者用之易致火逆立冲，头晕耳鸣。

【体会】治消渴、项背拘强，用生葛根治腹泻属脾胃虚寒者，用煨葛根。

罗　铨

【适应证】脑动脉硬化，血管性头痛，颈椎病，外感性发热，特别是一些体虚感冒者，冠心病，快速性心律失常。

【用药指征】外感发热，脉浮数，用于解肌退热；内伤杂病，头颈部疾病，多使用本药。

【配伍】

配桂枝 10g，苏叶 10g。治体虚感冒反复不愈者。

配黄芪 30g，丹参 15g 等。治脑供血不足眩晕等症。

配秦艽 15g，秦皮 15g，苡仁 30g，车前子 15g 等。治痛风急性发作。

【用量】15~30g。

【禁忌】脉搏缓，慢性心律失常不宜使用。

【体会】葛根对外感、内伤诸症皆适应甚广。透邪而不伤正，对体虚外感，不胜发散者甚佳。

岳景林

【适应证】中风、中风后遗症，冠心病、心肌炎，各种眩晕，风湿、类风湿关节炎，外感表证，发热，泄泻、痢疾，糖尿病，中气下陷引起的内脏脱垂。

【配伍】

葛根 15g，配桂枝汤或小柴胡汤。治外感表证或高血压。

葛根 25g，配半夏白术天麻汤。治中风、中风后遗症或各种眩晕症。

葛根 25g，配丹参 25g，砂仁 15g。治胸痹（冠心病）。

葛根 25g，配双花 25g，连翘 25g，远志 15g 等。治心肌炎。

葛根 20g，配黄芩 15g，黄连 15g，黄柏 15g，薏苡仁 50g。治泄泻，痢疾。

葛根 25g，配黄连 15g，花粉 15g，黄芪 30g 等。治糖尿病。

葛根 15g，配党参 20g，黄芪 30g，升麻 10g 等。治内脏下垂。

葛根 15g，配桂枝汤或防风汤。治风湿、类风湿关节炎。

【用量】15~50g。

【禁忌】高血压者、脑出血急性期不宜使用。

【体会】葛根具有扩张血管的作用，在治疗缺血性中风、冠心病、心肌炎等疾病时必用，且用量在 25g 以上，疗效显著。

赵冠英

【适应证】冠心病，高血压病，颈项强痛，高脂血症，糖尿病，偏头痛，突发性耳聋，颈胃综合征，视网膜中央动脉阻塞症，银屑病，脑血管疾病等。

【用药指征】凡血管阻力增加，组织缺氧时应用该药。颈项强痛时，必定使用该药。

【配伍】

葛根 15g，配丹参 15g。治冠心病心绞痛及脑血管疾病。

配西洋参 6g，枸杞 15g，三七粉 2g，治糖尿病。

配石菖蒲 15g，治脑鸣。

配柴胡 10g，功可解肌退热。

配升麻 6g，治患儿麻疹，发而未透，皮下隐隐可见者。

配芍药 15g，治血脂偏高，眩晕头重。

配磁石 15g，治耳聋耳鸣。

配党参 15g，治脾虚夹湿之泄泻，胃纳不振，面黄神疲。

配升麻 10g，黄芪 15g。治气虚下陷之脱肛、子宫下垂，久痢不止，少气懒言，舌胖嫩色淡，脉虚无力。

配苦参 10g，地肤子 15g。治皮肤瘙痒症、荨麻疹。

配地龙 15g，治热痹、痛证。

【用量】15~60g，一般用量为 15~30g。

【禁忌】诸多出血疾病，特别是脑出血患者不用。

【体会】解肌退热宜生用。升阳止泻宜煨用。

钟明远

【适应证】感冒，流感，乙脑；麻疹，小儿湿热泻痢。

【用药指征】发热，无汗，颈项强痛。小儿湿热泻痢尚伴肛门红，口渴。

【配伍】

葛根 15g，配升麻 3g，赤芍 6g，生甘草 6g，玄参 10g，牛蒡子 6g，蝉蜕 3 只（去头足）。外用：芫荽菜 100g，泡开水浴身，治麻疹发热恶寒，疹出不透。

煨葛根 15g，配胡黄连 1g，阿胶 3g，杭白芍 6g。治小儿肠炎后期，发热持续不退，口渴不已，心烦难耐，大便溏而不爽，肛门绯红，舌绛。

【用量】6~20g。

【禁忌】非邪入阳明之口渴不宜使用。

【体会】葛根入止泻剂宜煨用。

祝谌予

【适应证】项背紧强疾病，血管瘀阻性疾病，腹泻等。

【用药指征】项背紧强者必用。

【配伍】葛根 15g。

配桂枝 10g，白芍 10g，治外感。

配丹参 30g，治糖尿病。

配黄芩 10g，黄连 5g，治疗热痢。

【用量】10~20g。

【禁忌】虚寒证不用。

【体会】葛根含葛根黄酮，有扩张血管作用，可用于高血压的治疗。另外，葛根扩张冠脉和椎基底动脉效果好。

夏 翔

【适应证】心脑血管疾病，老年痴呆，脑萎缩，颈椎病，外周循环不良性疾病，耳鸣。

【用药指征】心脑血管以及有微循环的疾病均用。有颈项强急不舒或耳鸣者为必用。

【配伍】

葛根 30g，配黄芪 30g，当归 10g，川芎 12g，赤芍 15g，地龙 12g，桑寄生 15g，苏木 9g，刘寄奴 12g，杜仲 12g，杜衡 12g。治疗颈腰椎及其他关节退行性病变，脑动脉硬化，耳鸣等。

葛根 30g，配黄芪 30g，麦冬 15g，川芎 15g，锁阳 15g，制南星 10g，石菖蒲 10g。治疗老年痴呆症。

葛根 30g，配黄芪 30g，当归 10g，川芎 10g，红花 9g，丹参 15g，瓜蒌皮 12g，旋覆花 9g(包)，延胡 15g，三七粉 2g(吞)，地龙 12g，水蛭 9g。治疗冠心病。

【用量】9~30g。

【体会】葛根虽不归于活血药类，但其气味俱薄，阳中阴药，升阳气，舒筋脉，有扩张血管，改善全身血循环的作用，故每用 30g 以达活血的目的。

诸 方 受

【适应证】风寒落枕之项背强痛，喜暖畏寒的筋骨痹痛。

【用药指征】外感表证初起，肌肉骨节痹痛、肢体重着不利以及发热病人口渴引饮、脾虚泄泻等均可使用。

【配伍】

配防风、桂枝、荆芥等。治颈痛项强，形寒无汗之落枕。

配苍术、威灵仙、鸡血藤等。治风寒痹阻肌腠、肢体重着不利、骨节酸痛。

【用量】12~30g。

【禁忌】自汗或多汗者不用或慎用。

葶 苈 子

本品为十字花科草本植物独行菜 *Lepidium apetalum* Willd. 或播娘蒿 *Descurainia sophia* （L.）Webb.ex Prantl 的成熟种子。主产于江苏、山东、安徽、浙江等地。传统认为本品味苦而辛，性寒。入肺、膀胱经。具有泻肺平喘、利水消肿的功效。

在被调研的 330 位名中医中有 6 位擅长使用本品。主要为山东、云南、北京、湖北、湖南、河南等地的内科与儿科医家。

1. 用药指征及配伍

葶苈子的用药指征大致可以概括为以下几点：①水饮内停：见下肢或全身水肿，小便不利，或尿少。水饮停肺，见咳嗽，痰鸣气促，或哮喘，喘而不得卧，憋气胸痛，痰多色黄，或咳唾大量泡沫痰，或血性痰；水饮凌心：见水饮上泛，心悸，怔忡；水饮上泛，见眩晕如坐舟车。②体内积液：脑积水，见颅骨缝分裂，前囟扩大，或头如囊裹水，头大颈细，眼球下垂如落目状等；心包积液，见紫绀，胸闷，气短等；胸腔积液：气喘，胸胀闷或痛；肾积水者可见腰胀痛，局部有叩击痛，尿少。③食积：有食积症状。④舌脉征象：舌体胖，苔腻，或苔白厚；脉滑。

与葶苈子配伍同用出现次数较多的有化痰止咳平喘药，如瓜蒌、莱菔子；利水消肿药，如防己、茯苓、泽泻等。

2. 主治病症

葶苈子所主治的病症有 22 种，均为内、儿科疾病。主要有感冒、咳嗽、支气管炎、肺炎、支气管扩张、支气管哮喘、肺脓疡、渗出性胸膜炎、肺癌、急性左心衰、肺水肿、慢性充血性心力衰竭、心包积液、胸腔积液、肾积水、肾炎、水肿、肝硬化腹水、耳源性眩晕和食积、小儿脑积水等。

3. 禁忌证及用量

在禁忌证方面，医家们认为脾胃虚寒，大便稀，小便多者不宜使用；肺肾气虚之咳嗽，脾虚肿满而无痰瘀阻滞征象者不宜使用。

在用量上，最少每剂用 3g，最多达 30g，多数用 6~10g。

刘 清 贞

【适应证】咳嗽，哮喘，食积。

【用药指征】咳嗽、哮喘见痰鸣气促、胸腹胀满时宜用；食积苔白厚者，尤以肉食积为宜。

【配伍】

葶苈子10，配瓜蒌、胆南星、牛蒡子

等。治痰喘咳嗽。

葶苈子 6g，配炒莱菔子、焦三仙、槟榔、连翘、胡黄连等。治食积化热。

【用量】6~10g。

【禁忌】大便稀者慎用。

李文瑞

【适应证】感冒、肺炎、支气管扩张、肺脓肿之痰多色黄，以及心包积液、胸腔积液等。

【用药指征】以咳喘痰多色黄，心包积液、胸腔积液等均为使用葶苈子的客观指征。临床凡遇痰热壅盛的情况，必用葶苈子。

【配伍】

配苇茎 30g，生苡仁 30g，芦根 15~30g，杏仁 10g。基本方用葶苈大枣泻肺汤合千金苇茎汤加减，治痰热壅肺。

配茯苓 10~25g，瓜蒌 15~30g，清半夏 10g，黄连 10g 等。基本方用葶苈大枣泻肺汤合小陷胸汤加减，治心腔与胸腔积液等。

【用量】3~30g。

【禁忌】属寒痰、阳虚外寒的情况下，一般不宜使用该药。

【体会】本药具有泻肺排痰，消心胸间水之功效，与西药强心剂配伍应用，有相互促进的作用。

陈阳春

【适应证】耳源性眩晕、心力衰竭，胸腔积液（非结核性者），心包积液。

【用药指征】眩晕如坐舟车，胸闷，喘而不得卧，脉滑，舌体胖，苔腻。检查见胸腔积水，心包积水，急慢性心衰征阳性，平衡试验阳性。

【用量】10~20g。

【禁忌】气阴双亏，阴虚盛者不宜。

陈乔林

【适应证】呼吸道感染咳喘，渗出性胸膜炎，急性左心衰，肺水肿，慢性充血性心力衰竭。

【用药指征】咳嗽气喘或胸膈疼痛；咳唾大量泡沫痰或血性痰；紫绀，气喘，浮肿，小便不利者。凡具备上述指征皆可用之。

【配伍】

配射干、麻黄、地龙等。治上感咳喘。

配苏子、莱菔子、白芥子、车前子、郁金、枳实、槟榔等。治渗出性胸膜炎。

葶苈子为主，量可用至 30g，配大剂参附汤、黑锡丹。治急性左心衰、肺水肿。

配防己、桂枝、桃仁、附片、益母草、大腹皮、五加皮。治慢性充血性心力衰竭。

配防己、椒目、大黄、桂枝、泽兰、益母草、大腹皮、鱼腥草等。治肺心病急性发作期，严重呼吸道感染并心肺功能不全者。

【用量】成人 10~30g。

【禁忌】单纯的肺肾气虚，咳嗽，脾虚肿满而无痰瘀阻滞现象者不宜使用，若误用后徒伤正气。

【体会】本品为泻肺行水要药,《外台秘要》所载治水方中就有30方用葶苈子,现代药理证明其有强心利尿作用。《本草纲目》说道:"肺中水气满急者,非此不能除。"《本草正义》说:"肺家痰水壅塞,及寒饮弥漫喘急气促,或肿胀等症,亦必赖此披坚执锐之才,以成捣穴犁庭之绩。"宜用华东甜葶苈子,不用苦葶苈子。凡慢性阻塞性肺病,虽无痰涎壅盛,只要见症有咳喘,舌质夹青,舌阜静脉迂曲见瘀斑者,即宜与当归合用。

胡 毓 恒

【适应证】支气管炎,支气管哮喘,肺脓疡(未成脓期),渗出性胸膜炎,胸腔积液,肺源性心脏病型水肿,肝硬化腹水,肺癌。

【配伍】

葶苈子15g,配大枣10枚,白参10g,麦冬15g,五味子6g,茯苓15g,白术12g,桂枝7g,法半夏10g,陈皮10g,杏仁10g,甘草5g。治肺源性心脏病型水肿;若形寒肢冷、出冷汗、口淡苔白、脉沉细,加熟附子、干姜;痰黄稠、口干苦、苔黄粗、脉滑数,加黄连、全瓜蒌、尖贝。

葶苈子15g,配大枣10枚,黄连6g,全瓜蒌15g,法半夏10g,白参10g,茯苓10g,白术12g,陈皮10g,连翘10g,枳壳10g,芥子10g,莱菔子10g,风化硝6g。治渗出性胸腔积液。若痰清稀、苔薄白、

便稀、脉细濡,去黄连、风化硝,加干姜、五味子。

【用量】6~20g。一般量15g。

【禁忌】患者体质太差,无痰涎壅盛、胸满气促及胸腹水体征者不宜使用该药。

【体会】该药泻肺平喘、行水消肿,故适宜于痰涎壅盛、胸满气促之实证。虚寒之体要慎用。要顾脾胃,常与大枣同用,要与扶正固本之品合用。该药有苦甜两种,甜者甘淡性缓,治疗肺热咳喘;苦者性峻,多用于治疗水肿。

黄 少 华

【适应证】水气病,如小儿脑积水,肾积水,心脏性水肿,心包积液,肾炎水肿等。

【用药指征】凡脏器有积水者必用。如脑积水可见颅骨缝分裂,前囟扩大,或头如囊裹水,头大颈细,眼球下垂如落目状等。肾积水者可见腰胀痛,局部有叩击痛,尿少。心脏性水肿可见心悸、怔忡,下肢或全身水肿,胸闷气短,憋气胸痛等。

【配伍】

配连皮茯苓30g,防己12g,泽泻10g,椒目8g,熟军8g,首乌20g,丹参15g,太子参20g,白术10g。治疗小儿脑积水。

配山慈菇12g,瞿麦15g,金钱草30g,桂枝8g,连皮茯苓30g,泽泻10g。治疗肾积水。

配熟附片10g,桂枝10g,连皮茯苓30g,椒目10g,苍术10g,泽泻10g,生黄

芪 20g。治疗心脏性水肿等。

【**用量**】6~8g，最大用量 15g。

【**禁忌**】脾胃虚寒、尿多、失水者禁用。

【**体会**】我在临床运用葶苈子治疗肺炎有湿性啰音者，常加葶苈子 10g 于方中效果明显；有时配伍鲜芦根 60g，鱼腥草 15g 治疗胸痛效果亦满意。

蒲 公 英

本品为菊科多年生草本植物蒲公英 *Taraxacum mongolicum* Hand.-Mazz. 及其多种同植物的带根全草。全国各地均产。传统认为本品味苦而甘，性寒。入肝、胃经。具有清热解毒及利湿等功效。

在被调研的 330 位名中医中有 14 位擅长使用本品。主要为山东、上海、江苏、安徽、广东、福建、浙江、江西、贵州、北京及陕西等地的内科与外科医家，且以东南沿海地区医家居多。

1. 用药指征及配伍

蒲公英的用药指征大致可以概括为以下几点：①热毒征象：发热，患处红肿热痛，或外伤后瘀血肿胀疼痛，或面部痤疮色红，或外伤肢末梢坏死，脓液较多者。②消化道症状：胃脘疼痛或痞满，伴烧灼感，口干口苦，大便干。③舌脉征象：舌质红，苔黄，或苔黄厚腻，或薄黄；脉数而有力。④辅助检查：血白细胞总数及中性明显增高；胃镜示胃黏膜充血、水肿、点片状出血斑，或伴糜烂；幽门螺杆菌检测阳性等。

与蒲公英配伍同用出现次数较多的主要有清热解毒药，如银花（11 次）、紫花地丁（7 次）、连翘（6 次）；凉血活血药，如赤芍（9 次）；健脾化湿药，如白术（9 次）、茯苓（8 次）等。

2. 主治病症

蒲公英所主治的病症有 38 种。主要为内科（63.16%）、外科（24.74%）、妇科（10.51%）疾病。内科疾病中包括消化、呼吸、泌尿系统病症，如胃脘痛、胃炎、消化性溃疡、胃息肉、反流性食管炎、食管裂孔疝、肝炎、胆囊炎、慢性菌痢、慢性肠炎、咽炎、喉炎、流感、支气管炎、肺炎、肺脓疡、哮喘、鼻炎、尿路感染、水肿、慢性前列腺炎等；外科病症主要有疔疮疖肿、跌打损伤、骨髓炎、无名肿痛、睾丸肿痛、阑尾炎、痤疮、瘰疬结核及乳腺炎等；妇科疾病主要有带下、附件炎、慢性盆腔炎、更年期综合征等。

3. 禁忌证及用量

在禁忌证方面，医家们一致认为口淡，纳呆，便溏等脾胃虚寒之证不宜使用。

在用量上，最少每剂用 5g，最多达 90g，多数用 10~30g。

马 山

【适应证】各种急、慢性胃炎，包括疱疹性胃炎、肥厚性胃炎、急性糜烂性胃炎，消化性溃疡，胃息肉，肺炎，风湿性关节炎，冠心病；咽炎、喉炎。

【用药指征】各种胃炎无论胃酸过多或胆汁反流致胃酸浓度低皆可使用。胃黏膜充血水肿显著或伴急性糜烂者。

【配伍】

蒲公英30g，配金银花10g，麻黄8g，茯苓10g，白术10g，泽泻30g，黄芪30g，党参15g，吴茱萸10g，细辛4g，当归12g，赤芍15g，炮山甲8g，牡蛎30g，王不留行等。治慢性糜烂性胃炎（急性期）。

蒲公英30g，配麻黄10g，连翘12g，儿茶10g，诃子10g，射干10g，金银花15g，苡米30g，生石膏30g等。治声带水肿，炎症致声音嘶哑。

蒲公英30g，配羌独活各15g，金银花12g，麻黄10g，杏仁10g，苡米30g，皂角刺15g，生地20g，白芍15g等。治风湿性关节炎伴痔疮。

蒲公英30g，配金银花10g，麻黄10g，苡米30g，杏仁10g，泽泻30g，白术10g，槟榔10g，白芥子12g，炮山甲8g，牡蛎30g，王不留行15g，赤芍15g，当归12g，丹参30g，吴茱萸10g，肉桂10g，半夏等。治胃息肉伴慢性胃炎。

【用量】30g。

马 骏

【适应证】慢性胃炎、胃及十二指肠溃疡所致的胃脘痛，胃痞，便血等；乳腺炎，外科疖肿、疮疡等。

【用药指征】胃脘痛，胃痞，伴脘腹灼热，口干口苦，大便干，舌质红苔黄；或胃镜示胃黏膜充血、水肿、点片状出血斑；或幽门螺杆菌检测阳性等。

【配伍】

蒲公英30g，配丹参20g，莪术10g，炒黄芩15g，枳实10g，姜半夏10g，白术10g，延胡索15g，砂仁8g，赤芍15g，炙甘草6g。治郁热为主的胃脘痛。

蒲公英30g，配全瓜蒌30g，连翘10g，白芷10g，炙山甲10g，通草6g，赤芍15g，红花10g，当归20g，夏枯草10g，鹿角霜15g。治急性乳腺炎。

【用量】15~30g。

【禁忌】虚胃寒型胃脘痛患者，不宜使用该药，误用后可致缓泻，甚至加重病情。

【体会】蒲公英味苦性寒，归肝、胃经，具有清热解毒、散结消肿、利湿健脾作用，临床上常用于热毒痈肿疮疡及内痈。我在临床上依据其性味归经常用于胃脘痛有郁热之象者，均获得良好的效果。近代研究表明，本品对金黄色葡萄球菌、大肠埃希菌、痢疾杆菌、幽门螺杆菌均有抑制作用，故有人对幽门螺杆菌阳性患者，注注不拘泥于证型，均加用蒲公英以增加疗效。

王 琦

【适应证】睾丸肿痛，慢性前列腺炎，乳腺炎，流感，胃脘痛。

【用药指征】热盛血滞之证。

【配伍】

蒲公英10g，配黄芩10g，黄连10g，炙甘草10g，党参10g，干姜6g。治慢性胃炎之心下痞满。

蒲公英30g，治下颌淋巴结肿大。

蒲公英 20g，配刘寄奴 15g，夏枯草15g。治睾丸肿痛、结节。

蒲公英 15g，配羌活 10g，板蓝根 10g，贯众 10g。治流感。

【用量】15~30g。

【禁忌】阴寒之证忌用。

【体会】本品性味苦寒，具有清热解毒，消肿散结之功。凡热毒壅滞所致的下颌淋巴结肿大、睾丸肿硬及结节、乳腺炎、乳腺小叶增生，均可重用本品 30g 为主药。现代药理研究证实其有抗菌、健胃、轻泻作用。

刘 锐

【适应证】更年期综合征，尿路感染，脾胃病，水肿。

【配伍】蒲公英 12~30g。

配黄芩 10~12g，治尿路感染、更年期综合征（可除头痛、清心肝郁热）。

配益母草，治肾炎水肿。

配益母草及逍遥散，治更年期综合征。

【用量】10~30g。

【体会】该药味苦甘，性寒，作用和缓，可大剂量使用。

李友余

【适应证】慢性胃炎，痤疮，急性巩膜炎，急慢性肝炎。

【用药指征】舌红，苔黄或薄黄，脉数而有力；面部痤疮病灶偏红；慢性胃炎，胃窦炎，胃部疼痛伴烧灼感者。

【配伍】

蒲公英 30g，加入自拟香砂六君子汤中治疗慢性胃炎，胃窦炎，溃疡病等查到幽门螺旋杆菌者疗效肯定。

蒲公英 30g，配银花、白芷、野菊花、赤芍等。治疗痤疮。

鲜蒲公英 100g，煎水熏洗患眼，治疗急性结膜炎。

配银花，治疗急慢性肝炎。

【用量】15~30g。

【禁忌】该药在清热解毒药中属平和之品，无明显不良反应。

邱志楠

【适应证】慢性浅表性胃炎，慢性萎缩性胃炎，慢性结肠炎，胃溃疡，急性支气管炎，慢性支气管炎，哮喘，过敏性鼻炎，慢性鼻炎。

【用药指征】经胃镜确诊为慢性胃炎、萎缩性胃炎或肠镜确诊为慢性结肠炎者，Hp 阳性、有幽门螺旋杆菌感染者，呼吸系统炎症感染明显者。

【配伍】

蒲公英 30g，配白术 10g，茯苓 15g，砂仁 10g，甘草 6g。治慢性胃炎。

蒲公英 30g，配藿香 15g，党参 10g，白术 10g，炙甘草 6g。治萎缩性胃炎。

蒲公英 30g，配佩兰 10g，诃子 10g，茯苓 15g，黄连 5g。治慢性结肠炎。

蒲公英 20g，配白及 15g，白术 10g，党参 15g，茯苓 15g。治胃溃疡。

蒲公英 20g，配青天葵 10g，紫菀 15g，桃仁 10g，甘草 6g。治呼吸道感染。

【用量】10~30g。

【禁忌】脾虚胃寒，口淡，纳呆，便溏者不宜使用。误用后可能引起呕吐，腹泻水样便。

【体会】蒲公英清热消炎效果好，脾胃虚寒者可配合健脾益气之药同用。

迟 景 勋

【适应证】各种外科感染及肿疡，如疔疮、急性化脓性乳腺炎、急性阑尾炎、胆囊炎、泌尿系感染，见实热火毒证者。

【配伍】

配金银花 18g，陈皮 12g，瓜蒌 18g，柴胡 12g。治急性化脓性乳腺炎。

配白茅根 30g，大青叶 30g，板蓝根 12g，泽泻 10g。治急性泌尿系感染。

配野菊花 12g，紫花地丁 12g。治各种疔疮。

配丹皮 12g，桃仁 12g，败酱草 12g，地丁 10g。治急性阑尾炎。

【剂量】18~60g。

【禁忌】正虚者不宜。

【体会】本品性味苦、甘、寒，具清热解毒、消肿散结之功，为外科常用之药。临证用之须有实热火毒证象，如发热，脉数，舌质红，苔黄厚腻，血象高。急性化脓性乳腺炎早期必须使用该药，因其不仅清热解毒，还可疏通阻塞之乳腺管。也可用于内科上感及急性肝炎等病。

陈 连 起

【适应证】慢性浅表性胃炎、萎缩性胃炎，胃及十二指肠球部溃疡，反流性食管炎，食管裂孔疝，慢性菌痢，慢性肠炎，慢性阑尾炎，慢性盆腔炎，慢性尿道感染等。

【用药指征】舌偏红，舌苔薄黄。

【配伍】

配代赭石 30g，旋覆花 12g，藿香梗 10g，苏叶梗 10g，茯苓 15g，半夏 30g，陈皮 15g，甘草 6g，瓦楞子 30g 等。治疗慢性食管炎，反流性食管炎。

配党参 15g，炒白术 20g，茯苓 15g，甘草 6g，蔻仁 6g，炒苡仁 30g，丹参 30g，白花蛇舌草 30g，半枝莲 30g，干姜 9g，羌活 3g 等。治疗慢性胃炎。

配党参 15g，白术 20g，马齿苋 20g，防风 6g，木香 10g，黄连 6g。治疗慢性菌痢，慢性肠炎。

【用量】15~30g。

【禁忌】体弱虚寒者不可用。

【体会】传统用此药主治痈疽、疮疖等，本人延伸其用药观念，用蒲公英治疗"内炎"诸多病例，每收良效。

俞 尚 德

【适应证】各种胆道感染性炎症。

【用药指征】血白细胞总数及中性明显增高者，胃镜确诊的慢性浅表性胃炎、胆道疾病伴有高热。

【用量】15~90g。

郭汉章

【适应证】跌打损伤、筋骨疼痛、经络不通的各种病症，骨折及关节损伤的各种后遗症，骨髓炎，外伤性四肢部分坏死，无名肿痛，感染初起。

【用药指征】①红肿热痛，血象异常，白细胞计数升高；②外伤后肿胀、瘀血、疼痛；③X线示：骨髓炎；④伤肢末梢坏死，大面积感染，脓液较多。

【配伍】

公英、生地等量煎汤，用于清洗大面积感染及坏死创面，可快速清除创伤的坏死组织及感染的脓液。

公英30g，煎水后打入鸡蛋一枚或公英荷包蛋，主治各阶段骨髓炎。

公英30g，配地丁30g，板蓝根20g，冲服，治关节积液，创伤感染者及对抗生素过敏者，及应用抗生素无效者。

【用量】5~30g。外用酌情取少许。

【禁忌】体弱病久者慎用，大量使用会引起正气虚弱，纳呆腹泻等。

【体会】蒲公英治疗各种感染效果明显，其作用不外乎清热解毒。但郭汉章先生应用蒲公英与生地，调冰片，用于治疗跌打损伤，瘀血肿痛，消肿效果很明显。在我院已使用该药20余年。

谢昌仁

【适应证】胆囊炎，肝炎，尿路感染，胃炎，疮毒，痛风；乳腺炎。

【配伍】

配炒黄芩、茵陈、郁金、鸡内金。治胆囊炎。

配茵陈、薏苡仁、茯苓、田基黄。治肝炎。

配车前草、熟大黄、木通。治尿路感染。

配银花、甘草、瓜蒌、大贝。治乳腺炎。

配黄连温胆汤，治胃炎。

配赤芍、紫花地丁、连翘。治疮毒。

配车前草、野菊花、赤芍、赤苓。治痛风。

【用量】12~20g。

【禁忌】虚寒证勿用。

【体会】蒲公英功能清热解毒、消肿散结，且能利尿、缓泻，为临床常用之妙药。湿热证最宜。

蔡友敬

【适应证】肺脓疡，乳腺炎，肠痈，肾盂肾炎，尿道炎，肝炎等感染性疾病。

【用药指征】发热，肿胀，疼痛。

【配伍】

蒲公英30g，配紫花地丁15g，鱼腥草15g，桔梗15g。治肺脓疡。

蒲公英30g，配板蓝根15g，银花12g，连翘12g。治咽喉肿痛。

蒲公英30g，配冬瓜仁15g，桃仁10g，败酱草15g。治阑尾炎。

蒲公英24g，配瓜蒌15g，浙贝15g，赤芍10g，丹皮10g。治乳痈。

蒲公英30g，配夏枯草15g，生牡蛎30g，浙贝15g。治淋巴结肿大。

【用量】15~40g。

【禁忌】痰湿所致肿胀疼痛不宜使用。

【体会】用该药治疗感染性疾病，如配合其他清热解毒药，则效果更好。尤其是某些抗生素治疗无效者，用之可获非常之效。

臧堃堂

【适应证】热毒疮痈（乳痈、肺痈、肠痈），瘰疬结核，病毒性肝炎，泌尿道感染，前列腺炎，热淋溲浊，胃脘痛（慢性胃炎、溃疡病）。

【用药指征】细菌、病毒感染之热毒内盛为应用指征。乳痈、泌尿道感染经常使用。

【配伍】

蒲公英30g，配紫花地丁20g，金银花10g，连翘10g，赤芍10g，丹皮10g。治热毒疔疮痈肿。

蒲公英30g，配金银花20g，连翘20g，橘叶10g，广郁金10g，瓜蒌皮10g，浙贝母10g。治乳痈初起，红肿热痛。

蒲公英30g，配粉草薢20g，龙胆草10g，黄柏10g，王不留行10g，土茯苓30g，白花蛇舌草30g，淡竹叶10g，生甘草梢10g。治急慢性前列腺炎，尿路感染。

蒲公英30g，配黄芪20g，川连6g，淡吴萸2g，炒白芍10g，延胡索10g，丹参15g，生甘草10g。治疗胃脘痛（慢性胃炎、溃疡病、胆汁反流性胃炎）。

蒲公英30g，配柴胡10g，广郁金15g，丹参20g，延胡索10g，红藤30g，甘草10g，枳实10g，炒白芍15g，金钱草30g。治胆道感染及泥沙样结石。

【用量】最大用量30g，一般用量10~20g。

【禁忌】脾胃虚寒，大便溏泄者不宜。

【体会】蒲公英鲜品单独洗净打烂外敷疮痈肿毒，可清热解毒消炎散肿，亦可合鲜紫花地丁一同打烂外敷，效更佳。

潘星北

【适应证】各种炎症，慢性浅表性胃炎；妇科带下病，附件炎。

【用药指征】胃炎，妇科炎症等有热、痛表现者必用。

【配伍】

蒲公英30g，配白花蛇舌草30g，党参30g，白术10g，茯苓20g，甘草10g，木香10g，砂仁10g。治浅表性胃炎。

蒲公英30g，配白花蛇舌草30g，黄柏10g，知母10g，苍术10g，薏仁30g，甘草10g。治妇科附件炎，带下黄臭。

【用量】10~50g。

雷 公 藤

本品为卫矛科植物雷公藤 *Tripterygium wilfordii* Hook.f. 的根及根茎。主产于浙江、江苏、安徽、福建、广东等地。本品味苦，性寒，有大毒。入心、肝经。具有祛风除湿、活血通络、消肿痛、杀虫解毒等作用。

在被调研的 330 位名中医中有 6 位擅长运用本品。主要是江苏、安徽、广西、湖北等地的内科与外伤科医家。

1. 用药指征

对于雷公藤的用药指征医家们论述的不多。主要有①关节症状：关节肿胀疼痛发热，晨僵，甚则畸形强直。②皮肤症状：面部或四肢暴露部位出现红斑，有痒感。③辅助检查：尿常规检查尿蛋白阳性持续不退；抗链球菌溶血素"O"升高，血沉快；类风湿因子阳性，X 线检查见有骨质疏松；血液或骨髓涂片见红斑狼疮细胞。

2. 主治病症

雷公藤所主治的病症集中在结缔组织及自身免疫性疾病，如风湿性关节炎、类风湿关节炎、强直性脊柱炎、增生性骨关节炎、痛风性关节炎、神经痛、硬皮病、系统性红斑狼疮、狼疮性肾炎、紫癜性肾炎、慢性肾小球肾炎、肾病综合征、皮炎、湿疹、银屑病、带状疱疹、过敏性紫癜、结节性红斑、口腔扁平苔藓、多形性红斑、麻风病及肿瘤等。

3. 禁忌证及用量

在禁忌证方面，医家们认为雷公藤有大毒，心肝肾功能不全者、未婚未育者、孕妇均禁用；有慢性胃肠道疾病者为宜使用。

在用量上，最少每剂 6g，最多用 50g，大多用 10~15g。宜从小剂量开始，并久煎以减其毒性。

刘 再 朋

【适应证】口腔扁平苔藓，多形性红斑，结节性红斑；免疫性疾病，如类风湿关节炎，硬皮病，红斑性狼疮。西药激素有效的疾病，必定使用。

【配伍】

配桃仁、红花、丹参、赤芍、生地、当归。治口腔扁平苔藓。

配牛膝、地龙、黄柏、知母、防己。治结节性红斑。

配桂枝、片姜黄、生地、赤芍。治多形性红斑。

免疫性疾病，因病种多，在辨证基础上加减。

【用量】10~15g。雷公藤多苷片，每次

1~2 片，每日 3 次。

【禁忌】有慢性胃肠疾病者不宜使用。不良反应可能有脱发、口咽干燥、恶心呕吐、腹痛、腹泻，如用提纯的雷公藤多苷片，无明显不良反应。

【体会】最好用雷公藤多苷片，本品有免疫调节作用，比用生药煎服疗效好，毒副作用少。

刘 沛 霖

【适应证】类风湿关节炎，强直性脊柱炎，及其他结缔组织病和自身免疫性疾病；肾病综合征，慢性肾炎；皮质激素依赖；多种皮肤病，如皮炎，湿疹，银屑病，带状疱疹，过敏性紫癜，结节性红斑等。

【配伍】

雷公藤 10g，配生地 20~30g，白芍 20g，姜黄 20g，生甘草 10g，或加制川乌 10g。此方可减少雷公藤的燥烈之性，减少不良反应，且可增强镇痛作用。

雷公藤片，配风痛宁片（青风藤制剂）、泼尼松，三药交替应用，治疗多种结缔组织病及自身免疫性疾病，有扬长避短，优势互补之效。

【用量】饮片入煎剂，每日量 6~12g，最大量不超过 15g；片剂，通常所用者为每日 2~6 片，初量可 6 片/日，久服一定要减量，2~4 片/日，连续服用 2 个月为限，不宜超过 3 个月。

【禁忌】未成年人及未婚未育者慎用，因其能损害生殖系统。肝功能不良者禁用，较大剂量能损害肝脏。白细胞小于 4×10^9/L

者禁用。免疫功能低下者慎用。

【体会】此药须在有经验的医生导下正确应用，严格掌握适应证、剂量及疗程。用药要恰到好处，适可而止。因此药毒性大，且治疗量和中毒量较接近，主要限于治疗难治性疾病。临床将本药与泼尼松交替应用，感到得心应手。现代药理学研究证实：雷公藤为免疫抑制剂，促进自身皮质激素的分泌，可视为"内源性皮质激素"，和外源性皮质激素有互补性，二者配合应用有相得益彰、异曲同工之妙。且大大地减少了临床使用皮质激素的后顾之忧。对于本药之药性尚有争论，我认为属"温"。

李 桂 文

【适应证】类风湿关节炎，风湿性关节炎。

【配伍】

雷公藤 30g，配黄芪 30g，当归 10g，甘草 6g。治类风湿关节炎。

【用量】30g~50g。

【体会】出现肝功能损害应立即停药。本品对类风湿关节炎有特效，尤其是停用清热镇痛药症状反复者，用该药效果尤佳。

【禁忌】肝肾功能不全者慎用。

邹 燕 勤

【适应证】慢性肾炎，风湿性关节炎，类风湿关节炎，系统性红斑狼疮及狼疮性肾炎，紫癜性肾炎。

【用药指征】有腰酸乏力等症状，尿常规检查尿蛋白++以上持续不退，明确诊断为肾小球肾炎，肝肾功能及白细胞正常者；关节疼痛以大关节为主，经检查抗链球菌溶血素"O"升高，血沉快，明确诊断为风湿性关节炎者；关节疼痛以小关节为主，常有关节肿胀畸形或强直，检查类风湿因子阳性，X线检查可有骨质疏松，确诊为类风湿关节炎者；关节疼痛，可有发热，皮疹如面部或四肢暴露部位出现红斑，有痒感，查血液或骨髓涂片可见红斑狼疮细胞，血沉加快，抗核抗体阳性，确诊为红斑狼疮者。见有蛋白尿确诊为狼疮性肾炎而肝肾功能正常者。

【配伍】

配生黄芪、太子参、茯苓、白茅根、生甘草等。治肾小球肾炎，包括IgA肾病、紫癜性肾炎。

配鸡血藤、青风藤、全当归、赤芍、续断、宣木瓜等。治风湿性、类风湿关节炎。

配丹皮、赤芍、蛇莓、白花蛇舌草、银花、生甘草等。治红斑性狼疮及狼疮性肾炎。

【禁忌】心、肝、肾功能异常，白细胞在 $4 \times 10^9/L$ 以下，消化功能极差者慎用或不用。老年人、儿童、青年未生育者慎用。

【体会】雷公藤，异名断肠草、山砒霜等，性味苦，有大毒，入肝、脾、肾经，行十二经络。具清热解毒、祛风除湿、舒筋通络、消肿止痛、杀虫止痒等功用，经现代药理研究证实具有消炎、镇痛、抑制免疫、抗生育等作用。以注因畏其有大毒，未予内服，仅作农药杀虫及外用治疗皮肤病。但从20世纪60年代起医务人员用于治疗麻风及类风湿关节炎有效。20世纪70年代起广泛应用于临床各科，雷公藤对肾炎的治疗也是从20世纪70年代开始的。在降低各类肾炎患者的蛋白尿方面获得肯定成绩，动物实验方面也有人证实该药可以改善肾小球毛细血管的通透性而减少尿蛋白，并可减轻肾组织的病理变化。本人于20世纪70年代开始运用该药，因其有大毒，故需详细说明用药注意点：用药，选根的木质部，雷公藤毒性大的部分为该植物的茎、叶、果实、种子，其根部的毒性相对小些，故药用均选其根，而根部的韧皮部比木质部毒性大，故使用时应将根皮部（包括栓皮）去净，仅留木质部使用，医药公司所供之品，根皮去得不干净，故需交待患者剥净皮部。剂量：成人每日用量15~20g，而且应从8g、10g剂量开始使用，可使患者逐步适应。使用时尚需久煎2小时方可服用，可减其毒性。本人未用过单味药，而是在辨证复方中使用，可减少不良反应。头煎药可嘱患者将雷公藤1味药先煎1小时，然后将辨证复方倒入再煎40分钟或1小时后饮服；第二煎与复方药同煎1小时后服用。雷公藤的毒副作用主要有以下几点：胃纳减少、脘部不适、甚则恶心呕吐，但通过复方健脾和胃等法常可解除而坚持用药；白细胞下降，可与养血药同用而缓解，若降至 $4 \times 10^9/L$ 以下时，应减量或暂时停用；肝脏中毒可致丙氨酸氨基转移酶升高；肾脏中毒可出现腰痛，分别出现少尿、氮质血症；心血管系统少数病人可有胸闷心慌症状出现。中毒明显时可暂停用药，轻度者可在应用保肝、保肾、保心功能的中药同时减量使用，可减少不良反应而坚持服用，因此必须密切观察病情而定。女子月经紊乱、经少经闭、男子精子数目下降、活力减退；神经系统方面可有头昏头痛肢麻等症。以上不良反应可在停药后逐渐消失，并用中药调治，促使体力恢复。但使用前后均要检查心、肝、肾等功能及白细胞总数，使用雷公藤复方是减少毒副作用最好的措施。

赵 谦

【适应证】风湿性关节炎，类风湿关节炎，红斑狼疮，慢性肾炎，神经痛，肿瘤。

【配伍】

配防己 10g，防风 10g，羌活 10g。治类风湿关节炎。

配玄参 10g，银花 20g，当归 10g，治麻风病。

配丹参 10g，川芎 10g，白芷 10g。治神经痛。

配淫羊藿 10g，生黄芪 20g，枸杞子 10g。治慢性肾炎。

配水蛭 10g，三七 10g，灵芝 10g。治肿瘤（积聚）。

【用量】内服 6~9g。

【禁忌】血细胞减少，心、肝、肾有器质性病变及孕妇均禁用。用之不当可引起精子活力下降，数目减少，月经紊乱，过量可致中毒。

诸 方 受

【适应证】类风湿关节炎，风湿性关节炎，增生性骨关节炎，痛风性关节炎。

【用药指征】关节肿胀，疼痛，发热（局部为主），晨僵。

【配伍】

雷公藤 10g，配防风 10g，柴胡 10g，羌活 10g，桂枝 10g，炒黄芩 10g，龙胆草 12g，山栀 10g，白术 10g，生甘草 10g。治疗痛风，突然某个关节剧痛，红肿热痛，身热有汗不解，血尿酸偏高者。忌食动物内脏。

【用量】10~15g。常用量每天 10~12g。

【禁忌】未婚、未育者，应不用或慎用。临床报道，雷公藤影响排卵，明显减少精子。

【体会】现代认为雷公藤有较强抗炎与免疫抑制作用，《本草纲目》中钩吻与本品较为接近。由于对寒证热证均有疗效，故认为雷公藤祛风除湿，治风湿痹痛有双向调节作用。

蜈 蚣

本品为蜈蚣科动物少棘巨蜈蚣 *Scolopendra subspinipes mutilans* L.Koch 的全体。全国各地均有分布，主产于江苏、浙江、湖北、湖南、安徽、河南、陕西等地。传统认为本品味辛，性温，有毒。入肝经。具有息风止痉、解毒散结、通络止痛等功效。

在被调研的 330 位名中医中有 10 位擅长使用本品。主要为宁夏、山东、上海、云南、四川、河北、浙江、江苏等地的内科、外科、骨伤科医家。

1. 用药指征及配伍

蜈蚣的用药指征概括起来大致有以下几点：①动风征象：震颤，动摇，抽搐，口眼歪斜，眩晕。②疼痛：头痛，三叉神经痛，癌性疼痛，带状疱疹后遗神经痛，风湿痹痛，坐骨神经痛等久痛不止者。③肿块：不易消散者。④舌脉征象：舌淡或紫暗；脉弦或滑，脉弦劲者。

与蜈蚣配伍同用出现次数较多的主要有息风止痉药：如全蝎（12 次）、僵蚕（10 次），以及地龙、莪术、三棱等。

2. 主治病症

蜈蚣所主治的病症有 39 种，主要为内科（48.72%），外伤科（48.72%）疾病。主要有惊证、痫证、抽搐、破伤风、高血压、帕金森病、面神经麻痹、病毒性脑炎后遗症、中风后遗症、头痛、三叉神经痛、癌性疼痛、带状疱疹后遗神经痛、复发性口腔炎、乳腺癌术后转移与复发、肾病、阳痿、早泄、百日咳；痹证、骨质增生、骨性关节病、骨关节疼痛、骨结核、颈椎病、腰椎间盘突出症、坐骨神经痛、类风湿关节炎；瘰疬、淋巴结炎、淋巴结核、淋巴肉瘤、疮毒、毒蛇咬伤、无名肿毒、乳腺炎、乳腺增生、前列腺肥大；声带麻痹及湿疹等。

3. 禁忌证及用量

在禁忌证方面，多数医家认为孕妇禁用。

在用量上，最少每剂用 1g（1 条），最多 4.5g（80 条），多数用 2~3 条。

干祖望

【适应证】声带麻痹，面神经麻痹。

【配伍】

蜈蚣 1 条，全蝎 5g，僵蚕 10g，油松节 10g，木瓜 10g，络石藤 10g，丝瓜络 10g，鸡血藤 10g 治疗声带麻痹。

蜈蚣 1 条，全蝎 5g，僵蚕 10g，板蓝根 10g，夏枯草 10g，菊花 10g，柴胡 3g，白芍 10g。治疗面神经麻痹。

【用量】蜈蚣 3~6g。

【禁忌】口干较甚者、有炎性症状者不宜用。

【体会】甲状腺、纵隔肿瘤术后所造成的声带麻痹，治疗效果较理想。面神经麻痹，尤以耳郭带状疱疹所造成的，发病时间短，疗效显著。

朱良春

【适应证】面瘫，骨结核，癫痫，毒蛇咬伤，乳腺炎，百日咳。

【配伍】

配全蝎、僵蚕、地龙等份研末。治疗面瘫、癫痫，每服 3g，1 日 3 次。

配甘草等份研细末，治疗百日咳，每次 2g，1 日 3 次。

配蜈蚣粉内服外敷每服 1.5g，1 日 2 次，治骨结核，毒蛇咬伤。

配全蝎等份研末，治疗顽痹，每服 1.5g，1 日 2 次。

【用量】一般每次用量散剂为 1g，少则乏效，大量每次不宜超过 2g。

【禁忌】本药能祛风定痉，搜风剔邪，蠲痹通络，开瘀解毒。凡气血亏虚而无瘀凝者均应禁用，如必须用时，宜配伍养血益气之品始妥。该药属风药中较为平和者，误用后一般尚无不良反应。

【体会】本品因含有异体蛋白质，应以散剂或丸剂内服，入煎剂影响疗效，气血亏虚者及孕妇慎用，个别过敏体质，服用后皮肤瘙痒者，宜停止，暂并用涂长卿 15g，地肤子 30g，白鲜皮 30g 煎服可以缓解。

李士懋

【适应证】高血压，帕金森病等。

【用药指征】震颤，动摇，抽搐，眩晕，脉弦紧者。

【配伍】

常与全蝎、僵蚕、乳香配用。

【用量】2~80 条。

【禁忌】虚风内动，不用该药。

【体会】对高血压病，降压迅速而稳定。屡用该药，未见毒性。

李永康

【适应证】颈椎病，腰椎间盘突出症，类风湿关节炎，骨性关节病。

【配伍】

在独活寄生汤中加全蝎 9g，蜈蚣 2 条，治痹证。

【用量】1~3 条。

【禁忌】本药有毒，用量必须严格掌握，误用后有胃明显反应，大量对肝有损伤。若中毒用大蒜解之。孕妇及儿童不用此药。

【体会】本药走窜之力效速，尤善搜剔作用，对慢性久病肝肾亏损气血不足的痹证，用此药效果较好。

吴康衡

【适应证】难治性肾病，反复蛋白尿、血尿长期不消者；癫痫反复发作；小儿病毒性脑炎后，出现语言障碍、肢体活动不利等后遗症。

【用药指征】 凡上述临床病症，无明显热证者可选用本药。若挟有血瘀表现者用之疗效更好。

【配伍】

蜈蚣 3~4.5g，配人参 15g，当归 12 克，胡芦巴 15g。治难治性肾病，蛋白尿，血尿长期不消者。

蜈蚣 3g，配胆星 6g，石菖蒲 12g，半夏 10g。治小儿癫痫反复发作，脑炎后遗症等。

蜈蚣 4.5g，配淫羊藿 30g，巴戟 30g，韭子 15g，当归 15g，蛇床子 15g，治阳痿，性功能减退等男性病。

【用量】 1.5~4.5g。

【禁忌】 本品性味温、辛，因此中医辨征属热证者不宜用。另外本药为有毒之品，超剂量使用可引起恶心、腹痛、神志不清、心动过缓等不良反应，大剂量使用则可导致心肌麻痹、呼吸中枢抑制而死亡。临床运用时必须严格剂量掌握。

【体会】 蜈蚣有解毒散结，息风止痉，活血通络及温补肾阳等功用，对于久病、邪毒、瘀毒阻滞脉络而致各种病变者，用之可入络搜剔邪毒、瘀毒，非一般化瘀通络、解毒之药能替代。难治性肾病，因其久病不愈，瘀毒入络，加之肾阳虚损，与本药治疗，可收到较好临床效果。

陈治恒

【适应证】 内服治疗：①"乙脑"、急

慢惊风、破伤风、脐风、癫痫等出现的痉挛抽搐、口噤、角弓反张，若用过其他解痉药无效时，必须使用；②面瘫三叉神经痛及坐骨神经痛的拘挛疼痛；③某些恶性肿瘤，以之通络解毒亦可。外用治疗：疮痈初起及无名肿毒等症。

【配伍】

配全蝎 10g 研细末，加入有关方剂中服用，以治小儿脐风，急慢惊风，癫痫，面神经瘫痪，三叉神经痛及坐骨神经痛等。亦可直接加入煎剂或丸剂中，见痉挛抽搐，甚或有口噤，角弓反张等，治小儿脐风，可配僵蚕 3g，钩藤 6g，蝉蜕 2 个、黄连 2g，甘草 1.5g。治"乙脑"高热抽搐，颈项强直，角弓反张，可合犀羚白虎汤用。如属小儿急惊风可合银翘散或凉膈散配伍；如面瘫可与白附子、僵蚕同用。如治坐骨神经痛，可合鸡血藤汤或桂枝附子汤。

配甲珠 8g，三棱 12g，莪术 12g，川贝 10g，白芷 10g，天花粉 12g，炮水蛭 12g，䗪虫 20g，壁虎 12g 等。治癌症。

和浸油，取油治小儿颓疮。与茶叶末同用外敷治瘰疬溃烂。泡 70% 酒精，或 10% 溶液，外搽以疗毒恶疮。

【用量】 成人：最大量可用至大者 3 条或小者 5 条；最小用量大者 1 条或小者 2 条。小儿：据年龄减少或半量或用 1/3。外用适量。

【禁忌】 血虚痉挛，孕妇及阴虚燥渴之人忌用。否则，会使病情增剧，或引起堕胎等。

【体会】 该药有毒，一般常去头足使用。外用时去之头足即可，70% 酒精浸泡 1 周后，

外搽患处。根据个人临床观察，疗效确切，但一直未发现毒副作用。

陆 拯

【适应证】惊痛抽搐，口眼歪斜，风湿痹痛，阳痿早泄，小儿顿咳，瘰疬疮毒，顽固湿疹。

【用药指征】舌淡或紫暗，脉弦或滑。在以下情况下必用：①惊痫抽搐，发热或不发热；②口眼歪斜，语言清或不清；③风湿痹痛，关节肿胀不红不热；④阳痿早泄，肾气不足；⑤小儿顿咳，反复不愈；⑥瘰疬疮毒，蛇虫咬伤；⑦顽固湿疹，瘙痒难忍。

【配伍】

蜈蚣 2 条，配全蝎 3~5g，地龙 10~15g，钩藤 20~30g。治惊痫抽搐。

蜈蚣 3 条，配僵蚕 10g，防风 6g。治口眼歪斜。

蜈蚣 3 条，配乌梢蛇 20g，桂枝 8g。治风湿痹痛。

蜈蚣 2~3 条，配当归 15g，炙甘草 8g，楮实子 30g。治阳痿早泄。

蜈蚣 1~2 条，配僵蚕 10g，地龙 10g，甘草 5g。治小儿顿咳。

蜈蚣 2~3 条，配全蝎 5g，土鳖虫 8~10g。治瘰疬疮毒。

蜈蚣 2 条，配蛇蜕 8g，蝉蜕 8g，黄连 5g。治顽固湿疹。

【用量】1~3 条，恶疮可用 3~5 条。散剂用量宜减半。

【禁忌】阴虚火旺者慎用。孕妇不宜用，用则可引起流产。

【体会】某些患者服后用出现皮肤过敏。

陆 德 铭

【适应证】乳腺增生症、复发性口腔炎、血管神经性关节痛、乳腺癌术后转移与复发、带状疱疹后遗神经痛。

【用药指征】肿块不易消散，口腔溃疡久不敛口，神经疼痛顽固不除，乳腺癌术后有转移者。

【配伍】

配全蝎 6g，主治偏头痛。

配仙茅 9g，山慈菇 15g 等。主治乳腺增生症。

配黄芪 60g，生地 30g。主治复发性口腔炎。

配黄芪 30g，莪术 30g。主治带状疱疹后遗神经痛。

配蛇六谷 30g 等。主治乳腺癌及术后转移复发。

【用量】常用量为 2 条。

【禁忌】肝肾功能异常时不宜使用。

【体会】本药不宜长期使用，应与同类其他药物交替使用，以防其毒性损伤肝肾功能。蜈蚣有提高机体免疫功能的作用，对复发性口腔炎、肿瘤放化疗后免疫功能下降有治疗作用；对神经性疼痛有特异的治疗作用，故对血管神经性头痛、带状疱疹后遗神经痛有较好的效果。

贾 占 清

【适应证】惊痫抽搐，破伤风，中风口眼歪斜，顽固性头部抽掣疼痛，风湿痹痛，前列腺肥大；瘰疬疮毒，毒蛇咬伤，骨质增生；乳腺增生等。

【用药指征】痛证、风证、痉病、抽搐、肿块、增生均可使用该药以祛风通络，解痉止痛。

【配伍】

配白僵蚕，治破伤风及热病痉挛，抽搐，口噤，项强，角弓反张，乳腺增生等。

配朱砂，治小儿惊风。

配全蝎，治手足抽搐，角弓反张，顽固性头痛，关节疼痛。

配雄黄，外敷，治肿毒恶疮及毒蛇咬伤。

配茶叶，研为细末，外敷，治瘰疬溃烂。

【用量】1~10 条。

【禁忌】孕妇禁用，误用后可使堕胎。脾虚慢惊者忌用。

【体会】本品有毒，用量不易过大，长期使用可损害肝脏功能。本品多研末吞服。可抑制多种皮肤真菌，并对结核杆菌有抑制杀灭能力。

焦中华

【适应证】中风后遗症；神经性头痛；面神经麻痹；淋巴结炎，淋巴结核，淋巴肉瘤；各种原因引起的骨关节疼痛；良性、恶性肿瘤及癌性疼痛者。

【配伍】

配全蝎，治恶性肿瘤，伴或不伴疼痛者，其他病症具有剧烈疼痛者，如心绞痛。

配夏枯草，治淋巴结炎。

配土贝母，治淋巴肉瘤。

配僵蚕，治脑瘤。

配莪术，治慢性粒细胞性白血病或肝脾肿大。

【用量】1~5 条。

【禁忌】凡血虚、小儿、孕妇不用。

【体会】蜈蚣配全蝎治疗严重神经痛，有效。

熟 地 黄

本品为玄参科多年生草本植物地黄 *Rehmannia glutinosa* Libosch. 的根。主产于河南、陕西、浙江等地。熟地为地黄经加工炮制而成。传统认为本品味甘，性微温。入肝、肾经。具有补血、滋阴等功效。

在被调研的 330 位名中医中有 7 位擅长使用本品。主要为江西、吉林、北京、天津、重庆等地的内科、妇科、儿科医家。

1. 用药指征及配伍

熟地的用药指征可以概括为以下几点：①心肺两经症状：胸闷心悸，记忆力下降，心烦少寐，咳喘，吐血，失音。②肝肾亏虚：头晕目眩，耳鸣耳聋，遗精，盗汗，筋骨痿弱，腰膝酸软，足跟疼痛，步履乏力，③舌脉征象：舌红苔少，或红绛少津，或舌质淡，苔白，或舌淡润有齿痕；脉细，或濡细无力，或虚大，或芤散无根，或脉弦，或弦细。

与熟地配伍同用出现次数较多的主要有补血药，如当归（13 次）、川芎（7 次）、芍药（6 次）；补气药，如黄芪（7 次）；凉血活血药，如丹皮（5 次）。

2. 主治病症

熟地所主治的病症有 52 种，分别是内科（75%）、骨伤外科（11.54%）、妇科（7.69%）及儿科（5.77%）病症。内科病症包括心血管、血液、呼吸、消化、内分泌等系统的病症，如虚脱、休克、心律失常、病毒性心肌炎、高血压病、高血压左心室肥厚、脑梗死、腔隙性脑梗死、咳喘、支气管扩张症、肾炎、慢性肝炎、肝硬化、糖尿病、甲状腺功能亢进症、再生障碍性贫血、消渴、腰痛、眩晕、遗精、遗尿、血劳、缺铁性贫血、失血性贫血、骨髓增生异常综合征、白细胞减少症、慢性粒细胞性白血病、溶血性贫血、原发性血小板减少性紫癜、吐血、消渴、眩晕、头痛、牙痛、耳鸣、耳聋、喑痱、骨蒸劳热等；骨伤外科的病症如骨质增生、骨质疏松、颈椎病、骨无菌性坏死、痤疮、银屑病等；妇科病如月经不调、崩漏、带下、胎动不安；儿科病如脑瘫、囟门迟闭等。

3. 禁忌证及用量

在禁忌证方面，多数医家认为纳呆、脘腹胀满及便溏者忌用。

在用量上，最少每剂用 3g，最多达 60g，多数用 10~30g。

曲 竹 秋

晕、遗精、遗尿，肾虚作喘，月经不调及血虚证。

【适应证】消渴，腰痛，肝肾不足之眩

【配伍】

熟地 15g，配山茱萸 10g。治遗尿、遗精。

熟地 15g，配枸杞子 12g，山药 12g。治阳痿遗精、头晕、耳鸣、盗汗等症。

熟地 15g，配当归 10g，白芍 10g，川芎 10g。治月经不调。

熟地 24g，配地骨皮 15g，枸杞子 12g，五味子 10g。益精滋肾，补肺生津。

配龟甲，治阴虚阳亢的头晕、头痛、失眠、健忘。

【用量】10~30g。

【禁忌】中焦湿热、食欲不振者不宜。

【体会】本品滋腻滞脾，常佐砂仁。

刘柏龄

【适应证】骨质增生，骨质疏松，颈椎病，骨无菌性坏死。

【用药指征】身体羸瘦、贫血、气虚、潮热、盗汗、遗精，甚或筋骨痿弱、腰膝酸软，步履乏力等。

【配伍】

熟地 30g，配淫羊藿 15g，怀山药 15g，山茱萸 15g，生牡蛎 50g（先煎），骨碎补 20g，鸡血藤 25g，鹿角片 15g，陈皮 15g，即为补肾壮骨地黄汤（自拟）。主治骨质增生及骨质疏松。

【用量】10~30g。

【禁忌】凡气滞痰多，脘腹胀闷，食少便溏者不宜用。

【体会】本品入肝经，善补血养阴，为治血虚之要药。肝肾阴亏证，肝肾阴虚，

水不制火所致的眩晕、耳鸣、耳聋、腰膝酸软、潮热盗汗及遗精，常以本品为主药；凡因精血亏损所致的骨质增生、骨质疏松等退行性改变者，均可以本品治之。

周炳文

【适应证】诸劳损导致的血亏阴虚，失血引起的各种血虚证。

【用药指征】脉虚大或芤散无根，或濡细无力，舌淡润有齿痕。

【配伍】

熟地黄 30g，配红参 10g，附子 10g，当归 15g，五味子 5g，麦冬 10g，甘草 5g。治各种虚脱证，如手术大出血，产妇大出血，外伤大出血，以及其他危重病出现的厥脱（休克），大汗不止，舌淡胖，脉微欲绝，或芤大虚软。

熟地黄 30~50g，配黄芪 30g，红参 10g，当归 15g，五味子 6g，麦冬 10g，桑白皮 10g，紫菀 10g，麻黄 3~5g，杏仁 10g，甘草 5g。治久年咳喘痰多，动则尤甚，气短欲脱，面浮肿者。

熟地黄 30g，配当归 12g，川芎 8g，芍药 10g，秦皮 15g，白术 15g，黄芪 20g，炒荆芥 10g，续断 10g，甘草 3g。治月经量多成流，持续不已，并见贫血貌者。

【用量】10~50g。

【禁忌】纳呆，脘胀者忌用。

【体会】凡炎症出血引起的血虚证非熟地黄不可，但当须配伍归、芎、芍之类佐之；阴阳将脱者非重用熟地黄不能救其阴。本药其性黏腻，须注意其可能壅滞脾胃而

导致消食不良，食欲减退。

段 亚 亭

【适应证】血虚，肝肾阴虚，月经不调，崩漏等。

【配伍】

配枣皮、山药、茯苓、泽泻、甘草。治肝肾阴虚。

配白芍、当归、川芎。治月经不调。

配水牛角、赤芍、丹皮。治热入营血，高热神昏，斑疹吐血，衄血。

配生荷叶、艾叶、侧柏叶、仙鹤草、茜草、三七粉。治血热妄行。

【用量】3~30g。

【禁忌】脾胃虚弱，湿滞痰多，脘腹胀痛，大便稀溏者不宜用。

【体会】鲜生地用于清热生津，凉血止血；生地黄用于清热凉血，生津；熟地用于补血滋阴。

梁 贻 俊

【适应证】血劳（再生障碍性贫血、缺铁性贫血、失血性贫血、骨髓增生异常综合征－难治性贫血、白细胞减少症、慢性粒细胞性白血病、溶血性贫血、原发性血小板减少性紫癜），消渴，眩晕，头痛，牙痛，耳鸣、耳聋暗痱，骨蒸劳热，肝病，久喘，吐血；月经不调，崩漏，带下，胎动不安；幼儿脑瘫，囟门迟闭等。

【用药指征】凡阴虚、血少、精亏之证，例如精血不足之遗精、崩漏，肾虚之

头晕、失音、腰膝酸软、足跟疼痛、耳鸣如蝉，阴虚劳热，肺虚之咳喘、吐血诸证，均可用熟地。

【配伍】

熟地 20~50g，配枸杞子 15~30g，菟丝子 30~50g，淫羊藿 10~15g，鹿角胶 6~15g，肉桂 2~6g，人参 10~15g，白术 10~15g，黄芪 20~50g，当归 6~15g，阿胶 6~15g，女贞子 15~25g，首乌 10~30g，远志 6~10g，陈皮 6~10g，山楂 10~15g，丹参 15~30g。治慢性再生障碍性贫血。

熟地 20~50g，配黄芪 15~30g，当归 6~10g，生地 10~15g，黄连 30g，黄柏 30g，黄芩 20g，青黛 6g，蛇草 40g，山萸肉 20g，陈皮 10g。治慢性粒细胞性白血病。

熟地 15~50g，配生地 15~30g，女贞子 15~30g，旱莲草 15~30g，首乌 10~30g，白芍 10~30g，水牛角 30~40g，丹皮 10~20g，小蓟 30g，甘草 10g。治原发性血小板减少性紫癜。

熟地 40~50g，配山药 30g，山萸肉 10~25g，丹皮 10~20g，黄芪 20~40g，苍术 10~20g，玄参 15~30g，丹参 15~30g，花粉 15~20g，生牡蛎 20~30g。治消渴。

熟地 30g，配龟甲 30g，牛膝 15g，天麻 10g，钩藤 15g，夏枯草 15g，栀子 15g，石决明 30g，代赭石 30g，珍珠母 15~30g，丹参 10~30g，红花 4~10g，葛根 10~20g。治高血压眩晕。

熟地 40~60g，配山萸肉 10~15g，山药 10~15g，丹皮 6~10g，茯苓 6~10g，泽泻 6~15g，菖蒲 6~15g，郁金 6~15g，牛膝 15~30g，鳖甲 15~30g，龟甲 15~30g，蔓荆

子 10~20g，柴胡 6~10g，川芎 6~15g，当归 6~10g，红花 4~10g。治耳聋、耳鸣。

熟地 20~30g，配山萸肉 6~18g，首乌 10~30g，枸杞子 10~30g，牛膝 6~18g，鹿角 3g，党参 6~10g，白术 6~10g，当归 6~10g，白芍 6~10g，川芎 2~6g，丹皮 2~6g，全蝎 2~5g，僵蚕 3~10g。治幼儿脑瘫、癫痫。

六味地黄丸加龙骨 10g，牡蛎 10g。治囟门迟闭。

熟地 30~50g，配北沙参 10~20g，枸杞子 10~20g，麦冬 10~20g，当归 10~20g，川楝子 6~15g，板蓝根 15~30g，山豆根 6~10g，土茯苓 20~50g，丹参 15~30g，鸡内金 6~10g，山楂 10~20g。治肝病。

熟地 20~30g，配生地 15~20g，玄参 6~15g，川贝 10~20g，桔梗 3~6g，炙甘草 3g，麦冬 10~15g，白芍 10~15g，当归 6~10g，百合 30g。治久喘。

熟地 15g~40g，配枸杞子 10~20g，菟丝子 10~30g，山萸肉 10~15g，女贞子 10~15g，淫羊藿 10~15g，巴戟天 10~15g，当归 6~10g，川芎 6~10g，泽兰 10~15g，益母草 10~15g，丹参 10~30g，柴胡 3~6g，王不留行 3~6g。治月经不调或闭经。

【用量】10~60g。

【禁忌】本品性质滋腻，较生地甚之，有碍消化。凡脾胃虚弱，气滞气郁，胸腹满闷，腹胀、痰多，便溏，风寒未解及瘀血未尽者均不宜用。

【体会】熟地性甘微温，可以滋肾水，补真阴，填骨髓，生精血，故补血以其为主。阳气虚非人参不可，诸经阴血虚非熟地不可。又脐下痛属肾经虚，非熟地不能除；阴虚神散当以熟地聚而守之；阴虚火升，非熟地之重不足以降；阴虚而躁动者，非熟地之静不足以镇之。熟地配散药可发汗，配温剂可回阳。胎动不安可用熟地保之。兼制腻可用砂仁酒拌。

薏 苡 仁

本品为禾本科多年生草本植物薏苡 *Coix lacryma-jobi L.var.ma-yuen*（Roman.）Stapf 的成熟种仁。我国大部分地区均产；主产于福建、河北、辽宁等地。传统认为本品味甘、淡，性微寒。入脾、肺、肾经。具有利水渗湿、健脾止泻、祛湿除痹和清热排脓等功效。

在被调研的 330 位名中医中有 9 位擅长运用本品。主要为辽宁、重庆、北京、甘肃、湖南、吉林、四川、陕西等地的内科、妇科与皮肤科医家。

1. 用药指征及配伍

薏苡仁的用药指征概括起来大致有以下几点：①湿邪中阻症状：胃脘及小腹满胀，食少，泄泻，或便秘，小便不利等。②湿困关节肌肉：浮肿，关节痹痛，筋脉拘挛，膝关节肿胀，下肢浮肿。③舌脉征象：舌质淡，舌体胖，或有齿痕，苔厚腻；脉弦滑。④辅助检查：胃镜示慢性萎缩性胃炎，幽门螺旋杆菌阳性；浮髌试验阳性等。

与薏苡仁配伍同用出现次数较多的药物主要有茯苓、白术、苍术、牛膝、黄柏、桃仁、冬瓜子、败酱草、红藤、麻黄、杏仁等。

2. 主治病症

薏苡仁所主治的病症有 31 种。主要有胃黏膜脱垂、慢性萎缩性胃炎、胃溃疡、不完全性肠梗阻、肠间积水、结肠炎、结肠溃疡、水肿、风湿、湿温病、泄泻、痹证、风湿热、泌尿道感染、急慢性肾炎、膀胱炎、肠痈（急性阑尾炎、慢性阑尾炎）、肺痈、肺脓疡、脓胸、脓气胸、胃癌、结肠癌、肺癌、滑膜炎、鞘膜积液，静脉炎、黄带、白带、扁平疣等。其中最多的为消化系统疾病。

3. 禁忌证及用量

在禁忌证方面，大多数医家认为阴虚津少及孕妇不宜使用。

在用量上，最少每剂用 10g，最多达 120g，多数用 15~30g。

刘 柏 龄

【适应证】滑膜炎，鞘膜积液，静脉炎。

【用药指征】风湿痹痛，筋脉拘挛，下肢浮肿，风湿盛在下半身者必用。

【配伍】

薏苡仁 30g，配苍术 15g，黄柏 15g，泽泻 15g，泽兰 15g，丹参 15g，紫草 15g，赤芍 15g，川牛膝 15g，陈皮 15g，即为薏苡苍柏汤（自拟）。主治膝关节滑膜炎，小腿静脉炎。

【用量】15~50g。

【禁忌】孕妇不可妄用，误用有堕胎之虞。

【体会】现代研究表明：本品有缓解横纹肌挛缩的作用，故治风湿痹痛、筋脉拘挛有效。偏寒者配麻黄、杏仁；偏热者配防己、络石藤、桑枝等。本品配丝瓜络、萹蓄，治鞘膜积液有效。本品配丹参、川牛膝、王不留行、水蛭治小腿静脉炎。

李 玉 奇

【适应证】浮肿，胃黏膜脱垂，胃及结肠溃疡，不完全性肠梗阻，肠间积水，结肠炎；胃癌术后抗复发。

【用药指征】脾虚湿盛。

【配伍】

薏苡仁 30g，配茯苓 20g。治脾湿盛浮肿。

薏苡仁 20g，配枳壳 15g。治胃黏膜脱垂。

薏苡仁 30g，配白及 20g。治胃及结肠溃疡糜烂。

薏苡仁 50g，配黄药子 10g。用于胃癌术后预防复发。

【用量】10~50g。

【体会】本品健脾和胃祛湿，可煮饭食用。

李 恒 明

【适应证】胃脘痛。

【用药指征】胃脘疼痛，纳差食少。胃镜提示：慢性萎缩性胃炎，幽门螺旋杆菌阳性。

【配伍】

苡仁 15g，配败酱草 15g。治胃脘疼痛。

【禁忌】阴伤较甚者不宜。

张 代 钊

【适应证】各种常见肿瘤及放化疗期间的肿瘤患者。

【用药指征】脾虚湿困，脾胃不和，症见饮食不香，胃脘及小腹满胀，食少泄泻或便秘、小便不利，浮肿，风湿痹痛等。

【配伍】

配党参 20g，白术 9g，茯苓 9g，山药 20g，砂仁 3g，肉豆蔻 9g 等。治脾虚湿困者。

配黄柏 9g，苍术 9g，牛膝 9g，独活 9g，丝瓜络 15g，治寒湿痹痛者。

【用量】15~30g。

【禁忌】绝大多数病人可用此药，无明显不良反应。阴虚甚津液不足者忌用。

【体会】应用现代新技术从薏苡仁中提取出一种天然抗癌活性药物"康莱特注射液"，有抑瘤及提高免疫功能的扶正作用。

陈 向 明

【适应证】膝关节滑膜炎，痹证。

【用药指征】膝关节肿胀，浮髌试验阳性，必用此药。

【配伍】

配苍术 12g，黄柏 12g，牛膝 12g，防己 12g，大黄 15g。治滑膜炎。

配伸筋草 12g，豨莶草 12g，海桐皮

12g。治痹证出现筋脉挛急者。

【用量】10~50g，用量大时单包。

赵 健 雄

【适应证】慢性结肠炎，癌症，风湿病，阑尾炎，脾虚泄泻，水肿、湿证；皮肤病；白带。

【用药指征】以湿证为使用该药的临床指征，风湿痹证，脾虚泄泻使用该药必定有效。

【配伍】

薏苡仁 30g，配白术 15g，山药 30g。治脾虚泄泻，白带。

薏苡仁 30g，配木瓜 15g，防己 10g。治风湿痹证。

薏苡仁 30~60g，配白花蛇舌草 15g，半枝莲 10g。治癌症。

薏苡仁 30g，配麻黄 10g，杏仁 10g。治扁平疣。

【用量】20~60g。

【禁忌】阴虚津液不足者，不宜使用该药，误用可伤津耗液。

【体会】研究认为，该药具有明显的抗癌作用，故临床应用于肿瘤患者，疗效明显，临床还用于治疗顽固性皮肤病，每获良效。

段 亚 亭

【适应证】水肿，风湿，湿温病，肠痈，肺痈，带下。

【配伍】

配赤小豆、冬瓜皮、黄芪、茯苓皮。

治水肿。

配麻黄、杏仁、甘草。治风湿，身痛，发热，午后症重。

配杏仁、白蔻、厚朴、通草、滑石、竹叶、半夏。治湿温病初起，邪留气分。

配附子、败酱草、地丁。治肠痈。

配苇根、苡仁，桃仁、瓜蒌，芦根。治肺痈。

配黄柏、莲子、车前子。治黄带。

【用量】10~60g。

【禁忌】孕妇不宜用。

【体会】本品尚可以治扁平疣、肿瘤等，脾胃湿阻，常用本品 30g 配砂仁 10g，效佳。

郭 振 球

【适应证】肺脓疡，坏死性结肠炎，泌尿道感染，风湿热，胃癌，结肠癌和肺癌。

【用药指征】凡湿热证和气虚证，舌苔黄厚滑腻、小便不利者必用。

【配伍】

薏苡仁 25g，配桃仁 15g，冬瓜子 15g，茅根 20g，瓜蒌皮 15g。治肺脓肿，脓胸，脓气胸，症见咳嗽、气急、胸痛、紫绀。

薏苡仁 20g，配地榆 15g，水杨梅 12g，黄连 3g，木香 3g。治坏死性结肠炎，结肠癌早期，腹痛便脓血。

薏苡仁 20g，配小蓟 20g，石韦 15g，青黛 10g，六一散 12g。治泌尿道感染，尿频、急、痛，尿血。

薏苡仁 30g，配绿豆 20g，煮粥。治胃癌，结肠癌，食少、神疲。

薏苡仁 20g，配麻黄 3g，杏仁 12g，甘草 3g。治风湿热，日晡发热。

【用量】15~35g。

【禁忌】阴虚髓亏，舌质绛而干燥者慎用。

【体会】薏苡仁，味甘淡，性微凉，健脾补肺，清热利湿。《金匮》薏苡附子败酱散，治肠痈，腹无积聚，身无热者。近用薏仁提取物作针剂抗癌，特别是肺癌，有一定效果。苡仁粥，可治糖尿病消渴饮水。

谢 远 明

【适应证】各种痈（肺痈，肠痈），疮疡，急慢性肾炎，膀胱炎及水肿，湿痹，泄泻，消化道肿瘤，扁平疣。

【用药指征】腹泻，水肿，痈肿，舌质淡，舌体胖或有齿痕，苔厚腻脉弦滑。

【配伍】

生苡仁 60g，加入《千金》苇茎汤治肺痈。

生苡仁 60g，配桃仁 10g，丹皮 10g，赤芍 15g，红藤 30g。治急性阑尾炎。

生苡仁 30g，配制附子 10g，败酱草 30g，红藤 30g。治慢性阑尾炎。

生苡仁 30g，配川芎 10g，麻黄 10g，桂枝 10g，羌活 10g，独活 10g，苍术 15g，川乌 10g，甘草 10g，黄柏 10g，生姜 10g。治湿痹。

【用量】30~120g。

【禁忌】临床无湿象者不宜。

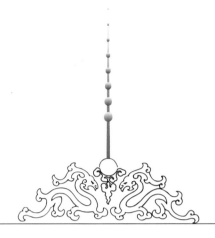

方剂篇

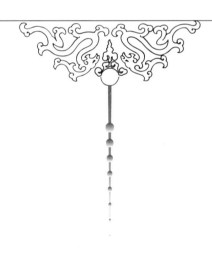

一 贯 煎

一贯煎出自《续名医类案》。原方组成：北沙参、麦冬、当归、地黄、杞子、川楝。主治：胁痛，吞酸，吐酸，疝痕，一切肝病。

在被调研的 330 位医家中有 5 位擅长用本方。主要为北京、河北、江苏、陕西等地的内科医家。

1. 使用指征及加减

本方的使用指征归纳起来大致有以下三点：①肝胃不和征象：胸胁疼痛，或肝区隐痛，吞酸呕苦。②阴虚内热征象：口干舌燥，咽干，潮热盗汗，五心烦热，骨蒸颧红，神疲乏力，或见胁肋隐痛，或鼻衄，或腰膝酸软；③舌脉征象：舌红，无苔，或苔薄少津；脉细数，或细弱、虚弦。

一些医家介绍了加减经验，有将川楝子改为白薇，以加强清虚热作用；有白芍、枸杞子、阿胶、龟甲、天花粉、玉竹、五味子、川贝、百合等，分别加强养肝阴、胃阴、肾阴及肺阴作用；也有加太子参、生黄芪以达气阴双补的目的；或加丹皮、山栀、连翘等清热泻火药。

2. 主治病症

主要用于内科呼吸系统与消化系统疾病。如肺炎、支气管扩张、肺结核、肺癌、胃炎、急慢性肝炎、肝硬化，以及干燥综合征、心肌炎等。

3. 处方用量及禁忌

方中各药的用量情况：生地黄（或熟地黄）12g~30g，沙参 10g~30g，当归 10g~15g，枸杞子 12g~20g，麦冬 12g~30g，川楝子 9~10g。

关于本方的使用禁忌，有的认为肝胆湿热证、肝气郁滞证不宜；也有的认为里热炽盛、表邪不解，或脾虚便溏，或无阴虚证候者不宜使用本方。

汪 达 成

【经验处方】北沙参、麦冬、当归、生地黄、枸杞子、川楝子。

【适应证】慢性迁延性肝炎、肝炎后肝硬化见肝阴耗伤者。

【用方指征】肝病迁延日久，舌质较红，脉细数无力，肝区隐痛，神疲无力者。

【使用禁忌】舌质淡红，舌苔厚腻，纳谷不香，大便稀溏者不宜。

【经验体会】慢性迁延性肝炎或肝炎后肝硬化，肝阴已有耗伤者，使用本方可改善症状，增强体质，促使肝功能好转。

张崇鄢

【经验处方】生地 15~30g，沙参 10~20g，麦冬 15~30g，当归 10~12g，枸杞子 12~20g，白薇 15~60g，生甘草 10~15g。

【适应证】干燥综合征以及部分外分泌腺疾病（唾液腺、泪腺等），以及低酸性胃炎，胃窦部炎，萎缩性胃炎，肝炎综合征。

【使用禁忌】无阴虚证候，病程尚短的实证不宜使用本方。

【经验体会】本方是用一贯煎原方减川楝子，加白薇、生甘草变化而来，保留了原方滋阴养血、补肝肾的作用。加白薇、生甘草，目的是强化原方对虚热、久病郁热、伏热、毒热的清解作用，使滋阴养血与清热凉血解毒的综合功效更为突出。对退虚热，或对虚中挟实的郁热、毒热、伏热是本方的一个突出的特点，而白薇、生甘草的加入可担当此任。因此，用好白薇、生甘草是用好本方的一个关键。高热时，白薇是退热的主攻手，最大量可用至 60g，一般在 15g 左右为宜，而生甘草不低于 10g，但也不要超过 15g 为宜，特别是久用本方时，生甘草更不宜剂量过大。

【病案举隅】干燥综合征（阴血不足型）

陈某，男，71 岁，部队离休干部。患者口眼干燥，膝踝关节肿痛，午后低热，历时半年余。驻军医院诊为干燥综合征，收住院治疗。治疗 3 个月，未见明显好转，于 1997 年 11 月 12 日转本院中医科治疗。患者主诉：口眼干燥，膝踝关节肿痛，口干，舌燥，夜间为甚。体温正常，脉弦细，舌红干裂，局部渗血，舌面干涩无津。用

本方小剂量投药，日 1 剂，水煎 2 次，每次药液不少于 200ml，空腹时频饮慢咽，缓缓服下，以药液代茶饮，1 周后诸症减轻，舌面局部渗血已止，扪舌面有津润之感，随症化裁继服 6 周，主症消除而停药，随访至今未再复发。

张瑞霞

【经验处方】沙参 12g，当归 15g，麦冬 12g，生地 30g，川楝子 9g，枸杞子 12g。

【适应证】胁痛，发热，盗汗，血证。

【用方指征】胁痛隐隐不休，咽干口燥，腰膝酸困，潮热盗汗，乏力鼻衄，舌红少苔，脉细弱。

【使用禁忌】肝胆湿热证、肝郁气滞证禁用。

【加减变通】气阴两虚，见右胁隐疼，咽干口燥，身倦乏力，本方加太子参、生黄芪；阴虚内热，见右胁隐痛，腰膝酸困，潮热，盗汗，鼻衄，舌红少苔，脉细弱，本方加丹皮、生栀子、连翘；肝血不足，见右胁隐痛，多梦，失眠，乏力，下肢转筋，头目眩晕，妇女月经量少，爪甲不华，本方加白芍、鸡血藤、桑寄生。

高忠英

【经验处方】生熟地各 20g，枸杞子 15g，麦冬 12g，当归 12g，北沙参 30g，川楝子 10g。

【适应证】肺炎恢复期，急慢性乙肝恢复期，心肌炎后期，热病后期，干燥综

合征。

【用方指征】阴虚证。症见口燥咽干，潮热盗汗，骨蒸颧红，五心烦热，舌红无苔少津，脉细数。

【使用禁忌】里热炽盛，表邪不解，及脾虚便溏者忌用，误用可致滋腻恋邪。

【加减变通】肝阴虚甚，加白芍、枸杞；累及肾阴，加女贞子、旱莲草；肝肾大伤者，加阿胶、龟甲；心阴虚，加太子参、五味子；肺阴虚，加川贝、百合；胃阴受损，加玉竹、花粉。

【经验体会】全方滋阴养液，有纵贯上下之功，配伍得宜，应用广泛。

谢 远 明

【经验处方】北沙参 30g，麦冬 30g，当归 10g，生地黄 12g，枸杞子 15g，川楝子 10g。

【适应证】肺癌，支气管扩张，肺结核，慢性肝炎等。

【用方指征】胸胁疼痛，咽干口燥，吞酸呕苦，疝气瘕聚，舌红少津，脉细弱或虚弦。符合肝肾阴亏，肝气不舒所致之上述症状，用之必有效。

【使用禁忌】阳虚者忌用。

【经验体会】本方重用沙参、麦冬各30g，意在滋补肺阴，多用于肺阴亏损所致的各种呼吸系统疾病，曾治部分肺癌，其临床症状明显得到改善。

【病案举隅】小细胞型肺癌（阴虚肺热型）

张某，男，60 岁，工程师。1988 年10 月 7 日以咳嗽，痰中带血，消瘦，低热1 年，加重 10 天来诊。半年前病理诊断为：小细胞型肺癌。经放疗后未获控制，CT 检查提示：肺癌，心包转移。就诊时胸水加剧，心包积液，病情危重。察舌质红绛少津，无苔，脉细数。证属阴虚肺热。治则：养阴滋肺、益气清热。方用一贯煎加味：沙参、麦冬各30g，生地、当归、川楝各10g，枸杞15g，补骨脂、地龙、冬瓜仁、龙葵各30g，僵蚕、浙贝母、冬虫夏草(冲)各10g，猪苓、黄芪、仙鹤草各60g。12 剂，每日 1 剂，水煎服。药后痰中带血、咳嗽减轻，守方加鹿衔草30g，另用獭肝60g，蛤蚧 1 对，蜈蚣 10 条，地龙60g，补骨脂60g，僵蚕、浙贝母、冬虫夏草、人参各30g，2 剂，共为细末，每次 10g，每日 2 次，连续治疗 1 年多，诸症消失，CT 复查胸水、心包积液完全吸收，肺癌病灶缩小，精神饱满，体力充沛，随访 5 年，情况良好。

二 仙 汤

二仙汤出自《妇产科学》。原方组成：仙茅三钱，淫羊藿三钱，巴戟天三钱，黄柏一钱半，知母一钱半，当归三钱。用法：水煎，分两次服。主治：更年期综合征，肾阴肾阳两虚证。

在被调研的330位医家中有4位擅长应用本方。主要为北京、河北、陕西、重庆等地的妇科、内科医家。

1. 使用指征及加减

归纳起来，本方的使用指征主要有：①中老年体弱者。②肾经虚弱征象：头晕，失眠，健忘，腰酸背痛，腿软，性淡漠。③舌脉征象：舌苔薄白或薄黄；脉细，或细弦弱。

4位医家还介绍了加减经验，有的认为本方加枸杞子、肉苁蓉、菟丝子可加强补益之力，有的介绍了随症加减方法。

2. 主治病症

所涉及的病症主要有：妇科的更年期综合征、功能性子宫出血、月经不调、闭经、绝经前后诸症、崩漏、不孕症、乳癖等；内科的血小板减少症、高血压病、冠心病、甲状腺功能亢进症、骨质疏松症，以及男科的前列腺炎、不育、阳痿等。

3. 处方用量及禁忌

各药的用量情况：仙茅10g~15g，淫羊藿10g~15g，巴戟天5g~15g，知母9g~12g，黄柏5g~10g，当归10g~12g。

关于本方的禁忌证，有的医家认为单纯阴虚或单纯阳虚不宜应用，也有的认为阴虚火旺者不宜使用。

张 文 阁

【经验处方】仙茅12g，淫羊藿12g，当归12g，巴戟天9g，知母12g，黄柏9g。

【适应证】由肾阴阳两虚所致的月经不调，闭经，绝经前后诸症，崩漏，不孕症等。

【使用禁忌】单纯阴虚或单纯阳虚不宜。

【经验体会】本方常可加枸杞子、肉苁蓉、菟丝子以助肾阴肾阳并补之功。本方加紫河车、金毛狗脊、当归，可治由肾阴阳俱虚所致的幼稚子宫。

郑 惠 伯

【经验处方】仙茅12g，淫羊藿15g，当归10g，知母10g，巴戟天12g，黄柏6g，枸杞子15g，五味子10g，菟丝子15g，覆盆子10g。

【适应证】功能性子宫出血，乳癖辨证为冲任不调者，血小板减少症。

【加减变通】功能性子宫出血，血量较多者，加阿胶、艾叶；血热者，加地榆、槐花末、仙鹤草；血瘀者，加田七、丹参、益母草；血脱者，加红参、龙骨、山茱萸；脾气虚，加黄芪、党参、白术；冲任虚，加鹿胶、龟胶；肾阳虚，加鹿茸、附片；肾阴虚，去知母、黄柏，加女贞子、旱莲草。另外可用定坤丹作为辅治方，以补冲任、化瘀血，每次1丸，1日1次，连服3~5天。乳癖属冲任不调者可于上方配鹿角片粉2~4g，分2次，药汤送服。血小板减少症，去知母，加女贞子、旱莲草、黄芪、黄精。

【病案举隅】功能性子宫出血（肝肾不足型）

符某，女，42岁，1988年9月13日初诊。患者近年来多次崩漏不止，此次月经已2月余，崩漏交替出现，血崩时伴有血块，不能行动，动则血量增多，只能平卧。大崩后则淋漓不断，面色㿠白，血红蛋白7g，心悸，腰膝酸痛，头晕，耳鸣，舌淡嫩，脉细无力。用加味二仙汤加黄芪20g，女贞子15g，旱莲草15g，仙鹤草15g治疗。服药3剂，血量大减。继用原方去仙鹤草，加阿胶、艾叶，并加用定坤丹续服3剂。三诊时月经已完全停止，再用上方3剂以巩固疗效。嘱患者每次月经来潮前1周服本方3剂，以资巩固。后随访功能性子宫出血未再复发。

崔 金 海

【经验处方】仙茅15g，淫羊藿15g，巴戟天15g，知母9g，黄柏9g，当归12g。

【适应证】中老年骨质疏松，冠心病；前列腺炎，不育，阳痿；更年期综合征，妇女更年期高血压，月经紊乱。

【用方指征】女子40岁以上，见头晕，失眠，健忘，腰酸，腿软，性淡漠，月经失调，血压高，冠心病；中老年因缺钙引起腰背、肢体疼痛。

【经验体会】本方在临床应用时常随症加减，如腰腿痛者，加桑寄生、川续断、牛膝等；高血压者，加杜仲、夏枯草、黄芩、牛膝等；低钙者，加熟地、山茱萸、补骨脂等；阳痿者，加菟丝子、覆盆子、金樱子等；月经过多者，加炙黄芪、炒白术、海螵蛸、棕榈炭等。

魏 龙 骧

【经验处方】仙茅10~15g，淫羊藿10~15g，巴戟天5~10g，黄柏5~10g，知母10g，当归10g。

【适应证】甲状腺功能亢进症，高血压病，更年期综合征，功能性子宫出血，及某些男科疾病。

【用方指征】舌苔薄白或薄黄，脉细或细弦，尺弱。

【使用禁忌】阴虚火旺禁用。

二 至 丸

二至丸出自《扶寿精方》，原名"女贞丹"。原方组成：冬青子（去梗叶，酒浸一昼夜，粗布袋擦去皮，晒干为末），旱莲草捣汁熬浓，与前末为丸，如梧桐子大。每夜酒服送下一百丸。功效：乌发、健腰膝、强阴不足。

在被调研的330位医家中有3位擅长应用本方。主要为江苏、四川等地的妇科、内科医家。

1. 使用指征及加减

本方的使用指征包括：①出血征象：如月经先期，量多，经期延长，崩漏不止，或小便出血，血色多鲜红。②阴虚火旺征象：目涩，口干欲饮，手足心热，头晕耳鸣，腰酸乏力，带下不止等。③舌脉征象：舌红少苔，脉细数。

3位医家使用本方多作加味，并改为汤剂。出血者，加茜草、蒲黄、大小蓟、仙鹤草等止血药；合并气虚者，与生脉散同用。

2. 主治病症

主治病症主要有妇科疾病，如月经不调、崩漏、带下；内科疾病，如慢性肾小球肾炎、血尿等。

3. 处方用量及禁忌

两药用量情况：女贞子多用15g，旱莲草15g~30g。

关于本方的禁忌证，多数认为气虚、阳虚，及湿甚者不宜使用本方。

叶傅惠

【经验处方】女贞子15g，旱莲草30g。

【适应证】慢性肾小球肾炎，血尿。

【使用禁忌】湿热较重者不宜使用本方。

【经验体会】慢性肾小球肾炎镜下血尿持续不消者，有肝肾阴虚症状，症见口干，目涩，腰酸者使用本方，疗效更佳。需配合活血止血药，如茜草、蒲黄、大小蓟、仙鹤草等使用，疗效更佳。

杨家林

【经验处方】太子参30g，麦冬12g，五味子10g，女贞子15g，旱莲草15g，乌贼骨24g，茜草12g。

【适应证】崩漏，月经过多，经期延长，辨证为气阴两虚兼血热者。

【用方指征】阴道出血量多，色鲜红，伴倦怠乏力，少气懒言，口干欲饮，手足心热，舌红少苔，脉细数。

【使用禁忌】气虚、气损伤阳或脾虚便

溏者不用。

【经验体会】对月经过多、崩漏的治疗应以塞流止血为主，因失血耗气伤阴，气阴两虚，标证明显。气能摄血，在止血方中加入益气之品，能明显的增加止血疗效。益气养阴摄血常选用生脉散，二至丸滋肾养阴止血，乌贼骨收涩止血，茜草凉血化瘀止血，一收一活，止血而不留瘀。气阴两虚，兼血热所致的崩漏，月经过多必定有效。

【病案举隅】崩漏（气虚肝郁血热型）

宋某，女，42岁，已婚。阴道出血20天，量多7天。就诊时阴道出血量多，色鲜红夹块，口干欲饮，手足心热，倦怠乏力，舌质编红，少苔乏津，脉细数，平素性情急躁，经前心烦易怒，乳房胀痛。妇检无异常，取宫内膜送检，分泌功能不足。诊断为崩漏，属肝郁血热，冲任失调，气阴两虚型。急则治其标，予益气养阴，凉血止血，方选生脉二至乌茜汤加味：太子参 30g，麦冬 12g，五味子 10g，女贞子 15g，旱莲草 20g，乌贼骨 24g，茜草 12g，益母草 15g，地榆 15g，炒槐花 15g，炒荆芥 10g。服 3 剂后复诊，阴道出血明显减少，上方加减，再服 3 剂血止。

姚寓晨

【经验处方】女贞子、墨旱莲。

【适应证】肝肾不足引起的月经先期，量多，并伴有头昏耳鸣，潮热，腰脊酸痛等症；肝肾不足所引起的带脉失约，带下不止。

【用方指征】头昏腰酸，耳鸣，经事先期，量多，舌偏红，苔薄，系肝肾阴虚，血热扰冲所致的病症。

【使用禁忌】肝肾阳虚疾患一般不用。

【经验体会】此方具有滋阴清热、补益肝肾之功。墨旱莲有止血作用，宜重用至 30g 为佳。

二 陈 汤

二陈汤出自《太平惠民和剂局方》。原方用量：半夏（汤洗七次）、橘红各五两，白茯苓三两，甘草（炙）一两半。原方用法：上为粗散，每服四钱，用水一盏，生姜七片，乌梅一个，同煎六分，去滓，热服，不拘时候。主治：痰饮为患，或呕吐恶心，或头眩心悸，或中脘不快，或发为寒热，或因食生冷，脾胃不和。

在被调研的 330 位医家中有 8 位擅长应用本方。主要为江西、江苏、山东、吉林、黑龙江、安徽、辽宁等地的内科、外科医家。

1. 使用指征及加减

本方的使用指征概括起来有以下几点：①有形之痰：咳嗽咯痰，痰多色白，质清稀或黏稠，喉间有痰鸣音，呕吐清水或痰涎。②无形之痰：胸腹胀满，恶心呕吐，头晕，心悸，身重，或恶心，③舌脉特征：舌苔滑腻，舌质胖嫩；脉滑。④辅助检查：皮下包块，局部有波动感，肺部听诊有湿啰音，肠鸣音亢进，轻度腹水等。

医家们认为，本方是治疗痰饮证的基本方，故多加味运用，有与三拗汤、三子养亲汤等合方，也有加黄连、黄芩等清热药，枳实、槟榔等理气药，海藻、贝母等化痰软坚药同用。

2. 主治病症

名中医用二陈汤主治的病症主要集中于内科的呼吸系统疾病，如慢性支气管炎、肺气肿、哮喘等；消化系统疾病，如呕吐、厌食、腹胀、腹痛、痞证、腹泻等；心血管系统疾病，如心悸、胸痹等；精神神经系统疾病，如头痛、眩晕、癫痫、郁证、梅核气等；以及外科痞块、痰包、瘰疬、舌下腺囊肿、腘窝囊肿、甲状舌骨囊肿、坐骨结节滑囊炎、髋部慢性滑囊炎等。

3. 处方用量及禁忌

本方的用量情况：半夏 5g~15g，陈皮 6g~30g，茯苓 6g~30g，甘草 3g~15g。

使用禁忌方面，多数医家认为：无痰饮征象者不宜；痰热壅肺证，阴虚燥热证的痰中带血者不宜使用。

万 友 生

【经验处方】半夏 5~10g，陈皮 15~30g，云苓 10~15g，白果 15~30g，麻黄 5~10g，杏仁 5~10g，甘草 5~10g，白芥子 3~5g，苏子 5~10g，莱菔子 5~10g。（白果三拗三子二陈汤）

【适应证】慢性支气管炎及哮喘之属于冷哮者。

【用方指征】咳喘胸闷，痰多喉鸣，痰色白而清稀。

【使用禁忌】咽喉干燥，痰色黄而黏稠者忌服。

【病案举隅】哮喘

叶某，女，57岁。1991年9月28日初诊。患哮喘20年，形寒易感。近又感寒发作半月余，久治少效，喘咳胸闷痰多，喉间痰鸣，鼻流清涕，口腻多涎，渴喜热饮，舌胖嫩有齿痕，苔薄白，脉沉弱。用本方合玉屏风散7剂，哮喘即除，1年余未复发。后因感寒鼻塞甚（素患慢性鼻炎），哮喘有复发之势，守上方加苍耳子、辛夷花、白芷、薄荷再进7剂而愈。

任 达 然

【经验处方】法半夏10g，陈皮10g，茯苓10g，炙甘草5g。

【适应证】湿痰咳嗽。

【用方指征】咳嗽痰多色白，胸膈胀满，舌苔白润，脉滑。

【使用禁忌】无痰饮者慎用。

曲 生

【经验处方】陈皮15g，清半夏15g，茯苓15g，甘草10g。

【适应证】咳嗽，腹胀，恶心，呕吐，食少，头眩，心悸等痰饮证。

【使用禁忌】肺热咳嗽或痰热壅肺不宜。

【经验体会】本方是临床治疗痰饮病的常用方剂，应用此方化裁可治疗多种疾病。如兼有呕吐呃逆者，可加竹茹15g，代赭石20g；兼有胆虚痰热，虚烦不得眠时，可加竹茹15g，枳实10g；兼有顽痰胶结不化时，可加胆星10g，枳实15g；兼有脾胃虚弱，腹胀食少者，可加党参15g，白术15g，砂仁10g。

刘 再 朋

【经验处方】陈皮、姜半夏、茯苓、甘草、白芥子。

【适应证】外科痰证，局部有波动感，超声检查证明囊内有液体者；痰包：如舌下腺囊肿，腘窝囊肿，甲状舌骨囊肿；痰块：坐骨结节滑囊炎，髋部慢性滑囊炎，无感染化脓者。

【加减变通】临床加僵蚕、大贝母、海藻、姜南星等。

【使用禁忌】囊肿过大，病程长不宜使用。

【经验体会】痰饮聚于窝囊而成囊肿，此方能化皮里膜外之凝痰，使之吸收消散，无特殊注意事项。

【病案举隅】甲状舌骨囊肿

曾治儿童胡某，发现颈前肿块1个月，无痛，不发热。检查：肿块呈囊性，2.5cm×2cm，随伸舌动作而移动。诊断为甲状舌骨囊肿。外院主张手术切除，家长要求药物消散。内服药：白芥子6g，陈皮5g，姜半夏6g，茯苓10g，僵蚕10g，贝母10g，海藻15g，牡蛎20g，射干6g，姜南星6g，外用痰核膏。2个月后吸收消散。

孙恩泽

【经验处方】半夏15g，陈皮20g，茯苓20g，甘草10g，莱菔子15g，苏子15g，胆南星15g，海浮石15g，山药20g，杏仁15g，生姜2片。

【适应证】痰湿引起的慢性支气管炎，支气管哮喘，慢性肺气肿。

【用方指征】咳嗽痰多色白，胸膈胀满，恶心呕吐，头晕心悸，苔白润，脉滑。

【使用禁忌】阴虚火旺者禁用。

【经验体会】本方虽为古方，但多年一直运用于临床，运用原方化裁治疗咳嗽、哮喘经久不衰，而且在治疗消化道溃疡，内耳眩晕症，脑血管疾病，及癫痫、妊娠恶阻，甲状腺肿等取得满意的效果。

陈鸿文

【经验处方】半夏10~15g，陈皮20~25g，茯苓20~35g，甘草10~15g，生姜3~5g，乌梅2~3g。

【适应证】咳嗽，胸痹，中风，眩晕，梅核气，瘰疬。

【用方指征】胸膈痞满，咳吐白痰，量多而黏，恶心呕吐，头眩心悸，舌质胖大，苔白腻或白滑，脉滑。

【使用禁忌】阴虚燥热或痰中带血者不宜使用。

【经验体会】本方为治痰的基础方，组方严谨，具有燥湿化痰、理气和中之功效。临床可随症加减化裁，广泛用于各种性质的痰证。

尚志钧

【经验处方】陈皮6g，制半夏6g，茯苓15g，甘草3g。

【适应证】一切痰饮病。

【用方指征】不渴或渴而不欲饮，尿少，大便不干，身重，不饥不食，舌苔滑腻，舌质胖嫩，脉滑。或恶心呕吐清水，呃逆；或有喉鸣声，咳痰清稀（或肺有湿啰音），气闷；或胸胁疼痛；或有肠鸣，甚或有轻度腹水。

【使用禁忌】凡燥证均不宜使用。

【经验体会】此方忌与乌头、附子合用，因半夏反乌头、附子。方中甘草用量宜小，特别治呕吐时可以不用，因呕家忌甘，又中满或有水气肿满，甘草亦不宜用。因诸甘皆缓，甘草能延缓脾之运化水湿的功能，而使湿邪停留。

【病案举隅】眩晕（痰饮上逆型）

吴某，女，46岁，1997年2月22日就诊。头晕，卧床不能转侧，甚则天旋地转，不渴，饮水吐水，舌苔白腻，脉弦滑。治以二陈汤加减：陈皮10g，姜半夏10g，茯苓15g，泽泻20g，白蒺藜10g，蔓荆子10g，2剂，水煎服。1剂则转轻，2剂即愈。

赵 谦

【经验处方】陈皮10g，半夏10g，茯苓10g，甘草12g。

【适应证】一切因痰所致的病症，如湿阻证，咳喘证，痰饮证，眩晕证，心悸证，头痛证，腹痛证，胃脘痛证，心下痞证，癫痫证，湿泻证，郁证等。

三 仁 汤

三仁汤出自《温病条辨》。原方用量：杏仁五钱，飞滑石六钱，白通草二钱，白蔻仁二钱，竹叶二钱，厚朴二钱，生薏仁六钱，半夏五钱。用法：甘澜水八碗，煮取三碗，每服一碗，一日三次。主治：湿温。头痛恶寒，身重疼痛，舌白不渴，脉弦细而濡，面色淡黄，胸闷不饥，午后身热，状若阴虚。

在被调研的330位医家中有4位擅长应用本方。主要为广东、河北、江苏、山东等地的内科医家。

1. 使用指征及加减

关于本方的使用指征，大多数医家认为：①湿浊充斥征象：如低热，头痛，胸闷，身疼而重。②湿困中焦征象：如恶心，纳呆，痰多而黏，渴不欲饮，排便不爽。③舌脉征象：苔腻，或白腻，或厚腻，脉滑，或濡，或沉涩。

在4位名中医中，多数对本方进行了加减应用。如有的以木通易通草；有的以竹茹易竹叶。也有加藿香、香薷、佩兰等芳香化湿药；加黄芩、黄连等清热燥湿药；加白术、茯苓、荷叶、麦芽等健脾化湿药；加枳壳、陈皮等理气药。

2. 主治病症

三仁汤所主治的病症均为内科疾病。主要有：①消化道系统疾病，如胃脘痛、胁痛、胃炎、胃十二指肠球部溃疡、乙型肝炎、胆道感染等。②心血管系统疾病，如心悸、动脉硬化、血栓性静脉炎等。③精神神经系统疾病，如眩晕、失眠、三叉神经痛等。④其他疾病，如湿温、内伤发热、咳嗽、消渴、阳痿、痹证、水肿等。

3. 处方用量及禁忌

方中各药的用量情况：杏仁9~12g；白蔻仁5~10g；薏苡仁10~30g，但多数用30g；半夏10~15g，但多数用10g；竹叶6~10g，但多数用10g；厚朴9~12g；通草5~6g；滑石10~30g等。

关于本方的使用禁忌，多数医家认为：素体阴虚，或阴虚内热证，无明显湿盛征象者不宜使用。

于鹄忱

【经验处方】白蔻10g，杏仁10g，薏苡仁30g，竹叶10g，川朴10g，通草6g，滑石30g，半夏10g。

【适应证】动脉硬化，血栓性静脉炎，三叉神经痛。

【用方指征】湿浊充斥，肢体沉重，胸闷不饥，渴不欲饮，舌苔白腻，脉沉涩。

【经验体会】重在辨证。临证有三仁汤指征时，即可使用。曾以三仁汤治阳痿、三叉神经痛、血栓性静脉炎收效。

朱秀峰

【经验处方】杏仁 10g，薏苡仁 30g，通草 5g，蔻仁 5g，竹叶 10g，厚朴 9g，半夏 10g，滑石 10g。

【适应证】湿痹，水肿及乙型肝炎等症的湿阻气机之证。

【用方指征】头痛，身疼而重，胸闷不饥，低热，脉濡，舌苔腻。头痛身疼而低热，为急性热病多见；乙型肝炎、湿热痹证则以上诸证不必悉具。

【加减变通】湿热兼表，酌加藿香、香薷和中解表；如发热，汗出热解，继而复热，苔黄，脉缓为热重于湿，宜酌加黄芩、黄连清热燥湿。

【使用禁忌】外感风寒、风热表证，表证悉具，脉滑数或浮紧，舌质红、苔薄白，应首先解表。如误用则表邪不解而伤阴，尤其是风热表证，素体阴虚者。

【经验体会】本方是吴鞠通治疗湿温初起，邪在气分，湿重于热的有效方。

杨牧祥

【经验处方】炒杏仁 9~12g，白豆蔻 6~10g，薏苡仁 10~15g，川厚朴 9~12g，清半夏 10~15g，竹叶 6~10g，木通 6~10g，云茯苓 10~15g，荷叶 6~10g，炒白术 10~15g。

【适应证】内伤发热，眩晕，心悸，胃脘痛，胁痛，消渴病，肝病，痹证，阳痿，水肿。

【用方指征】舌苔厚腻，排便不爽。

【使用禁忌】阴亏，苔少或无苔，无明显湿盛征象者慎用。

郑志道

【经验处方】杏仁 10g，白蔻仁 8g，薏苡仁 20g，半夏 10g，厚朴 10g，枳壳 10g，竹茹 12g，陈皮 5g，佩兰 8g，麦芽 12g。

【适应证】湿热型胃炎，胃十二指肠溃疡合并炎症，胆道感染，咳嗽，失眠，眩晕。

【用方指征】胸闷，恶心，纳呆，咳嗽痰多而黏，舌苔厚腻，脉滑。湿温初起消化道症状明显者。

【使用禁忌】阴虚燥热证不宜使用本方。误用则口干便结，烦躁失眠更甚。

【经验体会】方中白蔻仁轻清宣化，用量宜轻，重用则有化燥伤津之弊。本方能宣肺化湿，疏通气机，通利小便，用于上、中焦湿热壅盛之疾患。本方之健脾与四君子汤之健脾大相径庭，前者通过宣展气机，芳化湿浊以健运脾胃；后者侧重益气补虚以健运脾胃。本方证舌苔厚腻，四君子汤证舌苔薄白，这是两方治证的主要鉴别点。

【病案举隅】胃脘痛

陈某，女，36 岁。反复胃脘胀痛 2 年余，近 1 周复作，伴嗳气，疲乏，纳差，口干苦，大便溏烂，稍臭秽，1 日 2 次，舌红，苔白滑，脉濡。剑突下偏左轻压痛。诊为湿浊中阻证。予白蔻仁 8g，杏仁 10g，苡仁 20g，厚朴 10g，麦芽 10g，生姜 3 片，扁豆花 8g，枳壳 10g，竹茹 10g，佩兰 8g，黄连 5g，木香 5g，共 3 剂。并嘱病人定时定量进餐，少食油腻、甜味食品，及甘薯、芋头等。3 日后复诊，胃脘胀痛、嗳气稍减，余同前。原方去黄连、木香、生姜，加入半夏 10g，茯苓 10g，甘草 3g，服 3 剂。第三次就诊，诉胃脘胀痛、嗳气明显好转，精神胃纳转佳，舌苔渐化，口苦消失，但仍口干，效不更方。继服 3 剂而瘥。

大 柴 胡 汤

大柴胡汤出自《伤寒论》。原方用量：柴胡半斤，黄芩三两，芍药三两，半夏半升（洗），生姜五两（切），枳实四枚（炙），大枣十二枚（擘），大黄二两。用法：以水一斗二升，煮取六升，去滓再煎，温服一升，一日三次。主治：太阳病，过经十余日，反二三下之，后四五日，柴胡证仍在者，先与小柴胡汤，呕不止，心下急，郁郁微烦者；伤寒十余日，热结在里，复往来寒热者；伤寒发热，汗出不解，心中痞硬，呕吐而下利者。

在被调研的330位名中医中有5位擅长应用本方。主要为上海、广东、天津、河北、安徽等地的内科医家。

1. 使用指征及加减

关于本方的应用指征，大多数医家认为：①发热征象：高热不退，或寒热往来，面色红赤，烦躁口渴。②腹部征象：腹胀，腹痛拒按，或按之有肿块，恶心呕吐，大便燥结。③舌脉征象：舌红，苔黄厚；脉弦数，或滑数。④辅助检查：纤维胃镜提示有急性炎症改变。

医家们大多对本方进行了加减，其中1位不用大黄，2位不用半夏，3位不用生姜、红枣；2位加郁金、厚朴；其他有加清热解毒或清热利湿的板蓝根、栀子、知母、茵陈、青蒿；或理气止痛的青陈皮、延胡索、香附、片姜黄等。

2. 主治病症

大柴胡汤所主治的病症主要有内科消化系统疾病，如急慢性胆囊炎、胆石症、胆汁瘀滞症、急慢性甲乙丙型肝炎、肝硬化、肝癌、急慢性胰腺炎、胃溃疡、十二指肠球部溃疡、胃炎、十二指肠炎、慢性结肠炎、肠梗阻等；以及以发热为主要症状的疾病，如流感、急性扁桃体炎、大叶性肺炎、肠伤寒、败血症等。

3. 处方用量及禁忌

方中各药的用量情况：柴胡9~12g，黄芩9~12g，白芍10~30g，枳实6~15g，大黄3~15g，半夏10~15g。

本方的使用禁忌，医家们认为：面色不华，腹部疼痛喜按，大便不实，精神萎靡，肝肾阴血不足等虚证慎用；表证初起，里有实热，或证属虚寒，及伤阴夺液者不宜使用。

丁莲蒂

【经验处方】柴胡12g，黄芩15g，白芍30g，枳实10g，郁金12g，延胡索12g，香附12g，大黄9g。

【适应证】急慢性胆囊炎，胆石症，胆汁瘀滞症，甲型肝炎，急慢性胰腺炎。

【用方指征】本方治疗慢性胆囊炎，胆石症急性发作，辨证属阳明腑实证，腹胀，腹痛，高热，大便秘结症状明显者，用之必效。

【经验体会】对于体虚不宜手术者，以及手术后仍有症状者，肝内胆管结石者，常服此方保守治疗，可明显地缓解症状。

孙 康 泰

【经验处方】柴胡 10g，黄芩 15g，法半夏 15g，白芍 15g，大黄 15 克（后下），蒲公英 15g，地榆 15g，牡蛎 30g，五灵脂 10g。

【适应证】胃溃疡，十二指肠球部溃疡，胃炎，十二指肠炎。

【用方指征】纤维胃镜下见炎症，属活动期。

【使用禁忌】慢性期不宜使用；体虚者不宜使用，以免犯虚虚之戒。

【病案举隅】十二指肠球部溃疡

张某，男，30 岁。上腹部胃脘疼痛不适 1 个月余，经纤维胃镜检查确诊为十二指肠球部溃疡（活动期）。用上方（加味大柴胡汤）治疗。服用 20 余剂，自觉症状消失，复查胃镜提示溃疡愈合。

陈 连 起

【经验处方】柴胡 9~12g，黄芩 9~12g，芍药 20~30g，半夏 15g，枳实 9~15g，生大黄 9~15g，生姜 3 片，大枣 6 枚。

【适应证】慢性胆囊炎，胆石症，慢性胰腺炎，慢性病毒性肝炎（乙、丙型），慢性结肠炎，肝癌，肠梗阻等。

【使用禁忌】腹部、胁部疼痛喜按者不用，用后出现腹泻，反而加重病情。

【经验体会】患者腹痛拒按，按之有肿块，大便难或便秘，为腑气不通。故治疗以通腑气为主，用生大黄必配枳实，不效者加芒硝 3g 冲服。

陈 宝 义

【经验处方】柴胡 10g，黄芩 12g，清半夏 10g，白芍 12g，枳壳 10g，厚朴 10g，知母 12g，青蒿 12g，荆芥穗 10g，甘草 6 克。

【适应证】流感，急性扁桃体炎，大叶性肺炎，肠伤寒，败血症等高热不退者。

【用方指征】凡高热不退，面色红赤，烦躁口渴，大便燥结，舌红，苔黄厚，脉弦数，或滑数。凡身热逾 5~7 日不退，而舌红，苔厚者必效。

【使用禁忌】若面色不华，大便不实，及精神萎靡者不宜使用此方，方证不符，一则贻误病机，二则易致虚虚之变。

【经验体会】本方为表里俱热的外感实热证所设，旨在和解清热，透邪达表，故表证初起，里见实热，或证属虚寒及伤阴夺液者均非所宜，只有表里热盛，用之方能取效。

【病案举隅】扁桃体炎

王某，女，8 岁。因发热 5 天来诊。体温波动于 38~39.2℃，咽痛，头痛，流黄涕，不咳，纳差，大便 3 日未解。检查：咽充血，扁桃体Ⅱ度肿大，有脓性分泌物，心肺检查无异常。舌红苔黄，脉滑数。诊断为化脓性扁桃体炎。与本方，服药 3 天后热退，头痛诸证消失。

姚希贤

【经验处方】柴胡 10g，黄芩 10g，赤白芍各 10g，青陈皮各 10g，枳实 6g，川朴 6g，板蓝根 30g，茵陈 30g，大黄 3~9g，栀子 9g，郁金 10g，片姜黄 6g。

【适应证】胆囊炎，乙型丙型肝炎，肝硬化，症见胁腹胀痛，恶心呕吐，寒热往来，脉弦数者。

【使用禁忌】肝肾阴血不足者慎用，否则更易伤阴。

【经验体会】本方既能疏肝和胃，又能通降腑气，对一些急腹症如急性胰腺炎，急性胆囊炎效颇佳。

【病案举隅】急性水肿性胰腺炎（肝胆湿热型）

张某，男，34 岁。剧烈腹痛，恶心，呕吐 8 天，体温 38.5℃，白细胞增高，诊断为急性水肿性胰腺炎。用大柴胡汤加减治疗，腹痛很快减轻，体温恢复正常，2 周痊愈。

小 青 龙 汤

小青龙汤出自《伤寒论》。原方用量：麻黄（去节）、芍药、细辛、甘草（炙）、干姜、桂枝（去皮）各三两，五味子半升，半夏半升（洗）。用法：以水一斗，先煮麻黄，减二升，去上沫，纳诸药，煮取三升，去滓，温服一升。主治：伤寒表不解，心下有水气，干呕，发热而咳，或渴，或利，或噎，或小便不利，少腹满，或喘者；伤寒，心下有水气，咳而微喘，发热不渴。

在被调研的 330 位医家中有 8 位擅长应用本方。主要为黑龙江、山东、安徽、河北、湖南、江苏、辽宁、四川、天津、云南等省市的内科医家。

1. 使用指征及加减

本方的应用指征可概括为"外寒内饮"四个字。①外寒征象：恶寒，发热，无汗，不渴，身痛。②内饮征象：咳喘，痰稀白呈泡沫状，胸痞，干呕，或见小便不利，周身水肿。③舌脉征象：舌质淡，苔薄白而润或白滑；脉弦紧或浮弦。

医家大多对本方进行了加减应用，有的加胆南星、莱菔子、海浮石、马兜铃等化痰止咳药；有的与二陈汤、三子养亲汤同用；有的加石膏、黄芩、银花、连翘、鱼腥草等清肺热药；有的加香附子、旋覆花等理气宽胸药。

2. 主治病症

小青龙汤所主治的病症多属呼吸系统疾病，如上呼吸道感染、间质性肺炎、支气管炎、慢性支气管炎、支气管哮喘、肺气肿、肺源性心脏病等属外寒内饮证，亦可治急性肾小球肾炎。

3. 处方用量及禁忌

关于本方药物用量，麻黄 6g~15g，白芍 10g~15g，桂枝 6g~15g，干姜 3g~15g，细辛 1.5g~10g，半夏 10g~15g，甘草 6g~15g，五味子 3g~15g。

在使用禁忌方面，多数医家认为，外感风热，或痰热内蕴证不用；阴虚火旺、津伤便秘不用；脾阳不振，肾阳衰微不用；另水饮内停，但无外寒者，或有外寒，而无内饮者，一般也不宜使用。

丁莲蒂

【经验处方】炙麻黄 12g，白芍 15g，细辛 1.5g~3g，桂枝 9g，干姜 12g，半夏 12g，五味子 12g，甘草 6g，莱菔子 30g，苏子 20g，白芥子 15g。

【适应证】慢性气管炎，支气管哮喘，间质性肺炎，上呼吸道感染等。

【使用禁忌】出现呼吸衰竭或伴有高血压者，方中麻黄当减量或慎用。

【经验体会】呼吸系统疾病，特别是慢性咳喘证，宜中西医结合治疗，感染严重的情况下，一定要配合使用抗生素。症状缓解后可以中药汤剂为主，以巩固疗效，且能提高慢性支气管炎患者的生活质量，有利于康复。

刘瑞祥

【经验处方】麻黄10g，白芍12g，干姜6g，细辛6g，五味子6g，桂枝9g，半夏10g，甘草6g。

【适应证】外感风寒、内有痰饮之证。

【用方指征】恶寒发热，无汗，咳嗽，痰稀白呈泡沫状，气喘不得平卧，口不渴，四肢浮肿，身体重痛，胸痞，干呕，苔薄白而润，脉浮弦或浮紧。

【使用禁忌】外感风热，痰热内蕴的咳嗽，气急，痰黄稠，发热，口渴，苔黄，脉数；或脾阳不振，肾阳衰微之浮肿，咳喘等病不宜使用。误用则咳喘加剧，出现心悸，失眠，烦躁不宁，发热，口干，咽痛，恶心，呕吐等症状。

【经验体会】本方主药为干姜、细辛、五味子，而非麻黄、半夏，且用量相等。无汗用麻黄，有汗用麻黄根；肺寒停饮重者，干姜倍五味子；肺虚久咳重者，五味子倍干姜。外有风寒表证，内有痰湿的呼吸系统炎性疾病使用本方必定有效。现代研究本方具有抗过敏、抗胆碱能神经，直接松弛支气管平滑肌作用，临床加减应用

治疗哮喘。对遗尿、幽门梗阻等病也取得显著疗效。

孙恩泽

【经验处方】麻黄15g，白芍15g，细辛7.5g，干姜15g，桂枝15g，五味子15g，半夏15g，莱菔子20g，海浮石20g，马兜铃20g，甘草15g。

【适应证】外寒内饮引起的慢性支气管炎，支气管哮喘，慢性阻塞性肺气肿及肺源性心脏病。

【用方指征】恶寒、发热、不渴、无汗浮肿，身体疼痛，胸痞干呕，咳喘，脉浮。

【使用禁忌】阴虚火旺，津伤便秘者忌用。

【经验体会】本方经多年临床观察不但有平喘作用，还具有抗过敏及改善肾上腺皮质功能和肺功能作用。

李孔定

【经验处方】麻黄10g，桂枝10g，赤芍30g，干姜10g，北细辛6g，法半夏15g，五味子10g，甘草10g。

【适应证】支气管哮喘。

【用方指征】喘咳，咯白色稀痰，舌淡，苔白滑。

【使用禁忌】咳喘、咯痰黄稠，舌红苔薄少津禁用。体弱久病者亦非所宜。误用可致大汗淋漓，咳喘加重，痰稠，咳吐不利。

【加减变通】血象高，感染重者，可加

入黄芩、鱼腥草；胸满闷或痛者，加香附子、旋覆花。

【经验体会】本方仅限于咳喘急性期暂用，缓解后则应以扶正为主。

【病案举隅】支气管哮喘（寒痰射肺型）

王某，女，35岁，绵阳市物资局干部。1993年立夏节后出现白天胸闷气紧，夜间九时许气喘心烦，西医诊为支气管哮喘。服西药抗生素，氨茶碱等缓解入睡，次日病发如故。待至白露节前后不药而愈。年年如此，无一例外。1996年6月2日来诊，病发如前，面色微黄，舌质淡，苔白滑，脉弦缓。证属寒痰射肺，气道壅滞，治宜温化寒痰，宣肺平喘，拟小青龙汤加味：麻黄10g，桂枝12g，赤芍、法半夏、香附子、鱼腥草各30g，干姜10g，北细辛5g，五味子12g，旋覆花15g，甘草12g，煎服2剂，症情缓解。后以五味异功散加黄芪、女贞子、淫羊藿、鸡血藤等调治。

周仲瑛

【经验处方】麻黄，桂枝，白芍，干姜，五味子，细辛，法半夏，炙甘草。

【适应证】慢性支气管炎的咳喘、哮喘的外寒内饮证。

【用方指征】喘咳痰鸣，痰白清稀，怕冷，苔白滑，脉弦紧。多为急性发作阶段。

【使用禁忌】虚寒、痰热等咳喘、哮证忌用。

【病案举隅】哮喘（寒饮伏肺型）

余某，女52岁。哮喘数年，反复发作，去冬受寒剧发，至今2个月有余不愈，喉中哮鸣，呼吸急促，胸膈满闷，咳痰稀薄色白有泡，面青晦，形寒背冷，苔白滑而润，脉细弦。寒饮伏肺，肺失宣畅，治予温肺散寒化痰平喘法，仿小青龙汤意：炙麻黄6g，桂枝6g，细辛3g，干姜3g，半夏10g，炙甘草3g，杏仁10g，白前10g，紫菀10g，款冬花10g，苏子10g，橘皮6g，服1周哮喘已平。

周继曾

【经验处方】麻黄6g，桂枝6g，芍药10g，干姜6g，半夏10g，细辛3g，五味子15g，炙甘草10g，陈皮15g。

【适应证】外感咳嗽，哮喘，慢性支气管炎继发感染，肺源性心脏病喘息不能平卧者。

【用方指征】咳喘不能平卧，痰多而稀或呈泡沫样痰，并伴有恶寒、发热、无汗等表证。

【使用禁忌】风湿性心脏病及哮喘证属肾阴虚者不用本方，以免耗伤阴津加重肾虚。痰黄稠者慎用本方。

【病案举隅】支气管肺炎

王某，男，56岁。1个月来咳嗽、喘息不能平卧，夜间尤甚，咳吐白色泡沫样痰，量多。两肺闻哮鸣音及水泡音。胸片提示支气管肺炎。与小青龙汤7剂，咳喘明显减轻，痰减少。继服7剂而愈。

郭庆贺

【经验处方】麻黄7~15g，桂枝10~

10g，干姜 3~7g，五味子 3~7g，细辛 3~7g，半夏 10~15g，白芍 10~15g，炙甘草 5~10g。

【适应证】急性肾炎，支气管炎。

【用方指征】①表寒：恶寒，脉浮，或发热，或身痛；②肺逆：咳，喘，哮；③下闭：小便不利；④内饮：咯吐稀涎、白沫，或呕吐痰涎；⑤水停：周身水肿。

【使用禁忌】有水饮内停而无外寒者，一般不宜使用；有外寒而无内饮、水停者忌用。

【经验体会】无论是支气管炎，还是肾炎水肿，只要具备外寒内饮或外寒内水之证，即可考虑使用本方。若有热者，可用本方加石膏。治疗支气管炎，常配紫菀、杏仁，或合二陈汤、三子养亲汤等；若有感染者，可加鱼腥草、黄芩、胆南星、银花、连翘之属。对于肾炎水肿，本方只适合于表寒、下闭、身肿者，有热，可加石膏。一旦表寒下闭解除，即需转方。用本方治此病症主要得利于两点：一者借麻、桂、辛、姜（可用生姜）温散表寒，使汗出寒解；二者借麻、辛、姜开提肺气，以通水道。有时可酌加淡渗之品。

【病案举隅】急性肾小球肾炎

郭某，女，23 岁。眼睑及双下肢浮肿 20 天，伴恶寒发热，呕吐黏沫，尿少色黄。舌苔薄白而腻，脉浮滑。尿常规：蛋白（++），红细胞（+++），白细胞（+），管型（+）。以小青龙汤加连翘、白茅根、车前子等，3 剂后汗出热退，小便增多，肿消呕止。

梁　冰

【经验处方】麻黄 10~15g，芍药 10g，细辛 10g，干姜 6~9g，桂枝 10~15g，半夏 10g，五味子 10g，甘草 10g。

【适应证】支气管炎，支气管哮喘。属外感风寒，内存宿痰者。

【使用禁忌】痰热内壅者不宜，误用后会助热炼痰，加重咳喘。

小 柴 胡 汤

小柴胡汤出自《伤寒论》。原方用量：柴胡半斤，黄芩三两，人参三两，半夏半升（洗），甘草（炙）、生姜（切）各三两，大枣十二枚（擘）。用法：以水一斗二升，煮取六升，去滓，再煎，取三升，温服一升，一日三次。主治：伤寒五六日，中风，往来寒热，胸胁苦满，默默不欲饮食，心烦喜呕，或胸中烦而不呕，或渴，或腹中痛，或胁下痞硬，或心下悸、小便不利，或不渴、身有微热，或咳；伤寒四五日，身热恶风，颈项强，胁下满，手足温而渴；妇人中风七八日，续得寒热，发作有时，经水适断者，此为热入血室，其血必结。

在被调研的330位医家中有16位擅长应用本方。主要为辽宁、北京、福建、广东、河北、黑龙江、山东、山西、四川、天津、重庆等地的内科医家。

1.使用指征及加减

本方的使用指征主要有：①少阳证：即往来寒热，或低热不退，胸胁苦满，不欲食，心烦喜呕，口苦，咽干，目眩，或胸中烦而不呕，或渴，或腹中痛，或胁下痞硬，或心下悸、小便不利，或不渴、身有微热，或咳。②三焦气郁津凝之征象：上焦心、肺之悸、咳；中焦脾胃之呕，不思饮食，便秘；下焦肝肾之胁痛，小便不利等。③舌脉征象：舌红，或舌边尖微红，苔白或微黄；脉弦，或弦数，或弦细数。

医家们根据病情，在应用本方时多进行加减，如治疗胆系感染，多加栀子、龙胆草、茵陈、金银花、连翘、地丁等清热解毒药，或枳壳、青皮、香附、大黄等理气攻下药；胆结石，加金钱草、鸡内金、郁金等清热利湿化石药；胁痛，加金铃子、延胡索；湿热发黄多加茵陈、栀子、滑石等清利湿热药；大便稀溏，加苍术、莲肉；不思食，加白豆蔻、佩兰；治疗带状疱疹多加龙胆草、制川乌（先煎10分钟）、连翘等；治流感、肺炎发热，去生姜、大枣，加金银花、连翘、鱼腥草、杏仁等；治妇人热入血室，加益母草等。

2.主治病症

小柴胡汤所主病症较多，概括起来有：①各种发热性疾病：如流感、肺炎、钩端螺旋体病、疟疾等发热不退者；以及原因不明的发热，或长期低热；妇人经行发热、产后发热、恶露不净合并发热等。②消化系统疾病：如胁痛、黄疸、急慢性胆囊炎、慢性肝炎、慢性胃炎、老年脾胃虚弱之厌食症、久泄脱肛等。③泌尿系统疾病，如慢性泌尿系统感染、腰痛、肾炎、肾病综合征等。④精神神经系统疾病，如眩晕、头痛、郁证等；⑤外科疾病，如瘰疬、乳痈、带状疱疹、骨髓增生异常综合征等。⑥妇科疾病，如附件炎、妊娠恶阻等。⑦其他疾病，如口腔溃疡、溶血性贫血、风湿性关节炎等。

3.处方用量及禁忌

方中诸药用量：柴胡2~50g，多数用10g；黄芩10~20g；党参10~30g，大多用10~15g

（或用人参 6~20g，或用西洋参 10~30g）；半夏（姜半夏或制半夏）10~15g；甘草 3~10g；生姜 5~10g；大枣 3~10 枚。

关于本方禁忌，一般认为外感表热证，肝阳上亢，或肝火偏盛证，阳明经证或腑证等不用；阴虚火旺证，虚寒证者也不宜使用。

王文彦

【经验处方】柴胡 15g，半夏 15g，人参 10g，甘草 15g，黄芩 20g，生姜 5g，甘草 10g，大枣 15g，桂枝 25g。

【适应证】少阳证，顽固性风湿性关节炎见上热下寒，或寒热往来症状，顽固性头痛以巅顶痛为主者。

【使用禁忌】里证或表证内陷，以及火热亢盛者不宜使用。

【经验体会】小柴胡汤所治顽痹，其特点是邪伏筋脉，外不得出表，内不能通利，上热下寒，双下肢重着者。

田 隽

【经验处方】柴胡 12~15g，半夏 10g，黄芩 10g，党参 10g，生姜 10g，大枣 4 枚，甘草 10g。

【适应证】除经文所述病症外，我用其加味方治疗带状疱疹（加龙胆草 20g，制川乌 6g~9g 先煎 10 分钟，连翘 15g），对带状疱疹及其后遗症疼痛均有良效。对感染诊断明显，多种抗生素治疗 2 周以上热不退而且逐渐加重，不等检出霉菌或未查者，只要具备"热""寒""苦"等主症，皆可投本方加蒲公英 30g，肠道感染加马齿苋 30g。

【使用禁忌】同使用小柴胡汤之惯例。

【经验体会】小柴胡汤使"上焦得通，津液得下，胃气因和"，组方简，适应广，用之对证，效如桴鼓。这方面已积累了众多的经验，古今中外的文献资料中均有载，应深入研究，并抽取其相同症属的多数病例予以总结。

【病案举隅】肺癌晚期发热（阳气内郁型）

郭某，女，59 岁，身体素壮，四个月前剧烈胸痛，干咳，咯少许血丝，继之呼吸促，出现胸水。历经 X 线胸片、胸部 CT、胸水检验，诊断为周围性肺癌，胸膜转移，某国内权威肿瘤医院告诉病家已失手术机会，也不宜放疗，住院 7 天带化疗药返家治疗。后因高热 39.5℃上下，及剧烈胸痛，而求笔者会诊。症见高热灼手，伴下午 5 时轻微恶寒，体温 39.5℃，胸剧痛，呼吸促，烦躁不宁，口不渴，身无大汗，舌质红，尖赤，薄白苔，脉洪数，不经重按。遂嘱停用柴胡注射液等退热药，拟与小柴胡汤，柴胡用至 20g，人参改为太子参 30g，其余用常量，加真麝香 0.4g，冲服 2 次。连服 3 剂后，体温降至 37.5℃左右，剧烈之胸痛亦明显缓解，可连续入眠 2 小时，醒后家人喂以汤菜、饼干等又能睡 2~3 小时，呼吸亦平缓。又继服 3 剂，病情稳定，可坐起与人说话，虽预后不良，但解一时，亦可见小柴胡汤之功。麝香定癌痛，也屡有效验，目前尚在临床观察中。

刘 瑞 祥

【经验处方】柴胡 12g，黄芩 10g，人参 10g，半夏 10g，炙甘草 6g，生姜 9g，大枣 5 枚。

【适应证】少阳病：寒热往来，胸胁苦满，默默不欲饮食，心烦喜呕，口苦，咽干，目眩，舌淡苔薄白，脉弦；妇人伤寒，热入血室，经期发热，产后郁热；疟疾；黄疸。

【用方指征】有少阳经证的四大主症之一者即可用小柴胡汤。

【使用禁忌】邪在肌表的太阳病见发热、恶寒、头项强痛；邪已入里的阳明经证和阳明腑实证，见壮热、烦渴、大汗、脉洪大，或潮热、谵语、腹痛拒按、大便不通；以及肝阳素旺时不宜使用。误用则邪在肌表可引邪入里，造成阳明病；邪在里则不能透达肌表，延误病情。

【经验体会】个别病人服药后先高热、寒战，继而汗出而解，这种战汗是枢机运转，三焦通利，正气振奋与邪交争所致。本方具有解热、抗炎、抗病毒、保肝、降压、缓解胃肠平滑肌痉挛、促进肾上腺皮质激素分泌等作用，现已广泛用于治疗炎性疾病，结核病，自主神经功能紊乱及妇科疾病。

张 子 维

【经验处方】柴胡 12g，黄芩 12g，半夏

10g，党参 12g，栀子 12g，龙胆草 12g，枳壳 12g，青皮 12g，甘草 5g，大黄 10g（后入）。

【适应证】右胁下硬痛拒按，甚至痛引后背，呕不能食，发热黄疸，大便干燥，脉沉数，舌苔黄中间黑。

【病案举隅】急性胆囊炎（热郁少阳型）

黄某，老年女性。右胁痛，呕而不能食，大便未行，两目俱黄，右胁下癥痛拒按，肿块大如掌许，舌苔黄中间黑，脉沉数，西医诊为急性胆囊炎，中医辨为热郁少阳证。处以加味小柴胡汤，一剂而痛减脉缓，黄疸亦退，二剂后夜间大便三次，痛愈肿消，共服 8 剂痊愈出院。

陈 治 恒

【经验处方】柴胡 10~15g，黄芩 10~12g，人参（多用泡参、南沙参）15g，半夏 12g，炙甘草 3g，生姜 6~10g，大枣 2~4 枚。

【适应证】①少阳病，邪在半表半里或病后发热等症；②疟疾；③与桂枝汤合用，治太阳少阳同病之发热；与平胃散合用，治邪留少阳，胃气不和之久久发热不退；与桃红四物汤合用治瘀血发热，日久不解者；④黄疸，妇人伤寒热入血室等症。

【用方指征】口苦、咽干、目眩；往来寒热，胸胁苦满，默默不欲饮食，心烦喜呕为主要指征，至于脉弦亦较多见。但不一定都具备，即所谓"但见一症便是，不必悉具"。

【使用禁忌】①非少阳半表半里之邪而致发热，均非所宜，误用热不得解，甚

或发热反剧。②夹阴伤寒，面赤发热，脉沉至骨者禁用，否则可使病情加剧，甚至有亡阳之变。③内虚有寒，大便不实，脉象小弱，妇人新产发热，属里虚之证，误用轻则加剧病情，甚则发生变化。④阳明暑疟及湿热、暑温诸疟皆属禁忌，误服之均可使里热增剧，病情随之加重，因方中参、草、姜、枣助热，即使轻者，亦可致邪留结痞。

【经验体会】小柴胡汤是常用的经方之一，只要用之得当，疗效十分肯定。在仲景书中，对经方的运用，归纳起来，有两个方面，一是"同病异治"，一是"异病同治"。同时还必须做到方证相应，也就是说务必要辨证准确，遣方用药必切中病机才能有效，绝不能以不变应万变，即有失辨证论治之精神。临床使用原方者少，变用者多，在仲景书中，小柴胡汤列举了七个或然症，并出示随证加减法，又有五个变方，后世医家又在原方基础上发展了一系列变方，有的还很适用。而日本学者与我国学者不同，本"异病同治"，只要同一病机就使用同一处方，进而扩大了每一经方的运用范围，两者各有侧重，但殊途同归，值得认真研究。

陈鸿文

【经验处方】柴胡10~15g，黄芩10~15g，人参7.5~10g，制半夏10~15g，炙甘草5~10g，生姜7.5~10g，大枣8~10枚。

【适应证】少阳证，疟疾，黄疸，胁痛，瘰疬，乳痈，妇人热入血室，产后外感。

【用方指征】往来寒热，口苦咽干，胸胁苦满，目眩，舌红，苔薄白，脉弦。

【使用禁忌】肝阳上亢，肝火偏盛或阴虚火旺者忌用，误用必头痛、目眩或衄血；病邪在表或完全入里者亦不宜使用。

【经验体会】本方为和解少阳的代表方，具有退热、抗炎、保肝之作用。实践证明，柴胡用量大于人参、甘草时，此方才有退热作用。

陈景河

【适应证】外感后高热日久不退，胆汁反流性胃炎，胃肠型感冒，眩晕，口舌溃疡。

【使用禁忌】恶寒、发热、身痛属外感风寒表证者，不宜使用该方。

【经验体会】余用小柴胡汤加味治疗高热长期不退，体温达38~40℃，重用柴胡50g，黄芩50g，必定有效。若外感病后低热日久不退者，酌情小柴胡汤加沙参、麦冬、生地生津养阴，调补阴阳，使正气来复，邪气自退，同时又可防柴胡升散之弊。

【病案举隅】产后发热

王某，女，28岁。1993年4月15日初诊。自述：产后3天发热，体温39.0℃，周身不适，厌食，微呕，头晕乏力，经静脉滴注消炎药七天，热不退，诸症不减，舌苔薄黄，舌质红，脉弦数无力。证系产后体虚，外感后高热不退，正虚无力鼓邪外出。拟以清热达表，扶正祛邪。处方：柴胡50g，黄芩50g，板蓝根15g，党参20g，白术20g，半夏10g，甘草10g，生姜5g，大枣7枚，3剂，水煎服。1993年4

月18日复诊：自述热退大半，体温37.5℃，上药加减，再进3剂，药后热退身凉痊愈。

陈潮祖

【经验处方】柴胡10~30g，黄芩10~15g，半夏10~15g，生姜15g，人参10g，甘草10g，大枣15g。

【适应证】邪踞少阳，寒热往来，胸胁苦满，口苦，咽干，目眩，心烦，喜呕，不欲饮食，或胸中烦而不呕，或渴，或腹中痛，或胁下痞硬，或心下悸，小便不利，或不渴，身有微热，或咳，亦治便秘，失血，项强，眩晕，妊娠恶阻等证。

【用方指征】舌尖边微红，脉弦微数，苔白或微黄，兼有寒热往来，胁胀微痛，呕吐者效最佳。

【经验体会】此方是治少阳病的主方，足少阳胆经有病诚然常用，手少阳三焦有病更为常用，观其涉及五脏证象，即知此方用途非常广泛。上焦心、肺之悸、咳；中焦脾胃之呕，不思饮食，便秘；下焦肝肾之胁痛，小便不利等均能加减用之。盖手少阳三焦是联系五脏六腑表里内外之通道也，三焦气郁津凝，皆能用此方治疗，即仲景所说，但见一证便是，不必悉具，所以并无特别指征。该方除湿力量不足，湿重用此，可更增胀满。

郑志道

【经验处方】柴胡10g，黄芩10g，党参10g，半夏10g，生姜10g，大枣6g，甘草3g。

【适应证】老、幼体质较差或素有胃病之外感发热，妇女习惯性经前或经期外感发热，胃脘疼痛，眩晕。

【用方指征】发热伴有胃弱气虚症状；胸胁部位不适或疼痛。

【使用禁忌】外感实热证不宜使用本方，误用会导致发热，口苦，口渴等症状加重。

【经验体会】小柴胡汤对气虚外感发热有明显疗效。素体胃虚气弱又兼外感之发热，单纯清热注注会增添胃部不适，引起疼痛或呕吐，小柴胡汤为和解之剂，除解表清热外，尚有和胃补虚的作用，故无上述不良反应。本方对部分小儿夜热症亦有良好疗效。这类患者用过清热药而热不退，外邪未祛但正气已虚，通常非清虚热剂所能奏效，需用本方加减扶正祛邪方可收功。

查玉明

【经验处方】柴胡15g，半夏10g，黄芪10g，西洋参7.5g，甘草10g，生姜7.5g，大枣7枚，白芍15g，陈皮15g。

【适应证】胆囊炎，慢性胃炎，产后发热，慢性泌尿系感染。

【用方指征】口苦，胸胁苦满，胆区痛，不欲饮食，尿黄，时呃逆，发热，或低热不解，脉弦细。

【使用禁忌】虚火上升者慎用。

【加减变通】胁痛，加金铃子15g，延胡索15g；腹胀，加香附25g，枳壳15g；湿热发黄，加茵陈、栀子、滑石；胆结石，加金钱草、鸡内金、郁金；伴感染，加金银花、连翘、蒲公英；大便燥结，加大黄、枳实，去人参、生姜、大枣；大便稀溏，加苍术、莲肉；不思食，加白豆蔻、佩兰。

【病案举隅】 慢性胆囊炎急性发作

张某，女，38岁。右上腹疼痛3年，每因情绪波动或受凉而诱发，痛甚掣引肩臂，经服消炎药症状可缓解，但经常反复，诊为慢性胆囊炎。就诊时见：表情痛苦，手按右胁、胃脘部，身发寒热，嗳气恶心，口苦不思食，舌苔薄黄，脉沉弦而细。证属肝气郁结，胆失疏泄，脾胃失调。予小柴胡汤去参、枣，加香附25g，枳壳15g，金铃子15g，延胡索15g。6剂后症状好转，但仍不思食，又加白蔻仁10g，佩兰10g，继服6剂，精神振作，食欲大增，诸症尽除。

钟秀美

【经验处方】 柴胡10g，黄芩10g，党参15g，制半夏10g，大枣10g，甘草3g，生姜3g。

【适应证】 崩漏发热，逆经，经行发热，妊娠恶阻，妊娠发热，产后发热，恶露不净合并发热。

【用方指征】 寒热往来，胸胁胀痛，食欲不振，心烦欲呕，口苦咽干，脉弦或弦数或弦细数。以上症状，只要见到其中之一二，用之必效。

【经验体会】 小柴胡汤具有解热、抗炎、镇痛、镇咳的作用，是祛邪扶正之良方。不仅是治疗少阳病的主方，而且也是治疗经、孕、产后合并发热的有效方剂。

【病案举隅】 清宫术后发热（瘀血未净，热入血室型）

吴某，女，36岁。死胎刮宫后27天，阴道出血未止，色暗红，伴血块，小腹阵痛，腰酸，2周来寒热往来，口苦咽干，呕吐痰涎或清水，纳呆，乏力，体温39℃，血常规示：白细胞计数$11.8×10^9$/L，中性粒细胞0.90％，淋巴细胞0.10％。证属瘀血未净，热入血室。治以和解泄热、化瘀止血。方选小柴胡汤加减：柴胡12g，黄芩、半夏、桃仁、川芎各10g，党参、大枣各15g，当归18g，生姜、甘草各3g。药进3剂，寒热得解，阴道出血停止，腹痛、腰酸若失，仍有欲呕，纳呆。改用六君子汤调理善后。

段亚亭

【经验处方】 柴胡15g，黄芩15g，人参10g（党参30g），制半夏10g，甘草6g，大枣30g，生姜3片。

【适应证】 少阳证的寒热往来，胸胁胀满，心烦，干呕，口干苦，苔薄白，脉微弦等。

【用方指征】 凡有胁胀痛，或寒热往来的，用本方均有较好的疗效，但不一定诸症俱见。

【使用禁忌】 凡消化系统疾病中偏于实证，同时又无小柴胡证者不宜用；邪未入少阳的，劳损内伤，饮食失调，气血不足之寒热者，也不宜用本方。

【经验体会】 本方用药比较平和，但针对性强，一般只有少阳证才可使用。本方治疗肝胆疾病有一定疗效。

俞长荣

【经验处方】北柴胡 10g，黄芩 10g，潞党参 10g~15g，姜半夏 10g，炙甘草 5g，红枣 3 枚，生姜 3 片。

【适应证】伤寒少阳证，温病邪留募原，外感高热，原因不明之发热或长期低热，急、慢性胆囊炎，疟疾，热入血室，内伤杂病而有胆胃不和、枢机不利见证者。

【使用禁忌】外感属阴寒证者不宜使用。

【经验体会】本方适用范围较广，加减法较多，我在临证时除参照《伤寒论》小柴胡汤后加减法则外，还常与其他复方配合化裁。如外感寒热往来，表证未尽者，合桂枝汤；邪热留膈，合栀子豉汤、小陷胸汤；温病邪留募原，合达原饮；长期低热或不明原因发热，合加减葳蕤汤；肝胆病发黄，合茵陈蒿汤；胁痛，合四逆散。治高热不退，常加大剂量，1 天服 2 剂，每 4~6 小时服 1 次。

【病案举隅】不明原因发热

林某，男，36 岁。发热 8 天，傍晚尤剧，体温 39℃ ~40.5℃，至夜半渐降，伴微恶寒，口不渴，呕恶，食欲不振，厌恶油腻，短气，疲乏，头痛，腰膝痛，大便溏薄，小便深黄，脉细虚数，舌暗红，苔白腻。经其他医院检查，未能找出确切原因，用多种抗生素及中药治疗，均未见效。诊为湿热郁于肝胆。处方：北柴胡、姜半夏各 9g，黄芩、栀子各 6g，党参、茵陈各 15g，甘草 3g，红枣 3 枚，生姜 3 片。当天

服 1 剂，第 2 天连服 2 剂，至第 3 日，体温降至 37.2~37.4℃，其他症状均有所减轻，原方续服 2 剂，热平，诸症缓解。

祝谌予

【经验处方】柴胡 10g，黄芩 10g，制半夏 10g，党参 10g，甘草 6g，生姜 3 片，大枣 5 枚。

【适应证】外感发热，肝胆及胃部疾患。

【用方指征】往来寒热，口苦，两胁及剑突下疼痛。

【使用禁忌】外伤发热，血证发热不宜使用。

【经验体会】本方有调节消化系统自主神经功能作用。

黄文政

【经验处方】柴胡 10~25g，黄芩 10g，半夏 10g，甘草 10g，党参 10g，生姜 5g，大枣 5 枚。

【适应证】伤寒之邪传入少阳之证，亦治疗妇女经期感冒，用此方加减治疗肾炎、肾病及尿路感染等。

【使用禁忌】阴虚火旺，肝阳上亢，肾气不足，虚火浮动者不宜，误用易伤阴动火。

【经验体会】小柴胡汤由七味药组成，《伤寒论》原文加减颇多，惟柴胡，甘草二味不减。可知柴胡、甘草是小柴胡汤的主药。小柴胡汤是和解法的代表方，能外能内，邪在半表半里，或及三焦，枢机不利，

用之多有效。由于慢性肾炎病机较为复杂，以小柴胡汤为基础方治疗慢性肾炎有较好疗效。

【病案举隅】慢性肾炎

温某，女，36岁。慢性肾炎病史5年。因感冒病情反复，服抗感冒药后发热、恶寒、鼻塞等症状消失，但腰酸不减，气短乏力。查尿蛋白(++)~(+++)，红细胞(++)，24小时尿蛋白定量3.2g。以小柴胡汤加鲜茅根30g，益母草30g，萹蓄15g，山萸肉15g，太子参30g，连续服药1个月，症状好转，尿蛋白定量降至0.2g，肾功能正常。随访3个月病情稳定。

梁贻俊

【经验处方】柴胡2~50g，半夏10~20g，党参10~30g（或西洋参10~30g，或人参6~20g），黄芩10~30g，生姜3~6片，大枣4~6个，炙甘草3~6g。

【适应证】发热诸证（胆系疾病、流感、肺炎、钩端螺旋体病、溶血性贫血、骨髓增生异常综合征、妇人热入血室），胁痛，腹痛，郁证，水肿，髀痛（坐骨神经痛），久泻，脱肛，老年脾虚胃弱之厌食证，子宫脱垂，崩漏。

【用方指征】往来寒热，休作有时，胸胁苦满，或肩胁下硬痛，胃部不适，食欲不振，呕吐，脉弦。

【使用禁忌】禁用于胃肠虚寒证、一切虚寒证、太阳表热证及阳明热证。

【加减变通】去生姜，加茵陈30g，川军10g，金银花30g~50g，连翘15g~30g，地丁10g~20g，治胆系发热；去生姜、大枣，加金银花30g~50g，连翘15g~30g，鱼腥草15g~30g，杏仁10g，治流感、肺炎发热；加茵陈15g~30g，栀子10g~20g，大黄6g~10g，黄柏10g，三棱3g~6g，莪术3g~6g，治溶血性贫血发热；加益母草10g~20g，治妇人热入血室。

【经验体会】小柴胡汤是《伤寒论》和解少阳方。运用本方加减可治疗多种发热病症。本方在内科杂病的治疗上运用亦很广泛，除本方加减应用外，尚可演变成四逆散、逍遥散、柴胡疏肝散、补中益气汤等，临床运用亦常收良好效果。

天 麻 钩 藤 饮

天麻钩藤饮出自《杂病证治新义》。原方组成：天麻、钩藤、生决明、山栀、黄芩、川牛膝、杜仲、益母草、桑寄生、夜交藤、朱茯神。水煎服。主治：高血压，头痛，眩晕，失眠。

在被调研的 330 位名中医中有 8 位擅长应用本方。主要为北京、广东、江苏、辽宁、陕西、天津、云南、浙江等地的内科医家。

1. 使用指征及加减

本方的应用指征概括起来主要有以下几点：①头面部症状：头痛，眩晕，耳鸣，失眠，眼花或目赤，面部热赤。②肢体症状：震颤，或半身不遂，或下肢浮肿。③舌脉征象：舌质红，苔少，或苔黄，脉弦，或细弦有力。④血压：收缩压一般在 150~200mmHg，舒张压 100~140mmHg。

在加减应用方面，有的加熟地、山萸肉、泽泻、丹皮、山药等，用于治疗肾病高血压；或加炒枣仁、淮小麦、炙甘草、龙骨等，用于治疗更年期心烦，失眠；或加石菖蒲、丹参、炒天虫、丝瓜络等，用于治疗言语不利，半身不遂的中风后遗症；头痛甚者，加白芍、丹参、葛根等活血、升清之品；血压高者，加槐米、丹皮等凉血活血药；血虚动风者，加炙龟甲、炙鳖甲、麦冬、淮小麦等滋阴养血柔筋药。

2. 主治病症

医家们用本方治疗的疾病主要有高血压病、中风后遗症、动脉硬化症、脑供血不足、脑血管痉挛、椎基底动脉供血不足、震颤麻痹、甲状腺功能亢进症、嗜铬细胞瘤、神经衰弱、更年期综合征等。

3. 处方用量及禁忌

方中各药的用量情况如下：天麻 6~15g，钩藤 10~30g，石决明 15~30g，川牛膝 10~15g，桑寄生 10~15g，山栀 10~12g，杜仲 10~30g，黄芩 10~15g，茯苓 15~20g，夜交藤 15~30g，益母草 15~30g。

关于本方的使用禁忌，概括起来有以下几种：①气虚、阳虚下陷及阴寒内盛者不宜用；②血虚气弱之头痛、眩晕不宜使用；③低血压状态不能用，血压低于 130/80mmHg 不宜用，误用可引起血压过低；④阴虚不寐，心肾不交者不宜；⑤外感风湿，清阳不升所致头痛，不宜使用该方。

王朝宏

【经验处方】天麻 10~30g，钩藤 10~30g（后下），生石决明 20~60g（先煎），栀子 10~20g，黄芩 10~20g，牛膝 10~20g，益母草 10~30g，桑寄生 10~30g，杜仲 10~20g，茯神 10~20g，夜交藤 15~30g。

【适应证】眩晕、头痛、中风，证属阴虚阳亢者；高血压病、甲状腺功能亢进症属肝阳上亢者。

【用方指征】舌红少苔，脉弦细有力，血压增高，脉压差>60mmHg。

【使用禁忌】肾阴不足者不宜使用该方。

【经验体会】钩藤碱不耐热，故煎煮勿长，以 20 分钟为宜，最好煎 5~10 分钟，沸后离火再温浸 5~10 分钟，去滓取汁温服。有个案报道，钩藤用量过大可致中毒，故用量以 10~15g 为宜，勿超过 30g。

【病案举隅】高血压病Ⅱ期（阴虚阳亢型）

卢某，男，62 岁。头晕、头痛 3 年，加重 1 个月。患者 3 年前出现上症，经检查，诊断为"高血压病"，服"复方降压胶囊"等药后有所好转，便自行停药，致使症状时轻时重，服药时断时续。近日因情志不舒，上症加重，伴耳鸣、多梦、失眠、心烦易怒、口干苦、左上肢麻木、大便干，舌红少苔，脉弦数。查血压 180/100mmHg，神志清，甲状腺不肿大，心浊音界向左下扩大。心率 94 次/分，律齐，心尖区可闻及 2 度收缩期杂音，A_2>P_2，余无异常。诊断：中医：眩晕（阴虚阳亢型）；西医：高血压病Ⅱ期。药用天麻

20g，钩藤（后下）15g，生石决明（先煎）30g，栀子 10g，黄芩 10g，牛膝 15g，益母草 25g，桑寄生 15g，杜仲 12g，茯神 10g，夜交藤 25g，夏枯草 15g，豨莶草 15g，汉防己 15g，地龙 15g，泽泻 12g，白芍 15g，水煎服，每日 1 剂。3 剂后头痛肢麻减轻。效不更方，继用 6 剂后，头痛、肢麻消失，眩晕、耳鸣减轻，心情平和，夜梦减少，睡眠可保持 6 小时左右。血压逐步下降至 150/92mmHg。遂去黄芩、豨莶草，加炒枣仁 15g，远志 9g。前后加减服用 20 余剂，诸症消失，血压维持在 140/90mmHg 左右，改用丸剂善后，随访半年病情稳定。

石学敏

【经验处方】天麻 10g，钩藤 10g，生决明 15g，山栀 12g，黄芩 15g，川牛膝 15g，杜仲 15g，桑寄生 10g，夜交藤 15g，茯神 15g。

【适应证】肝阳上亢而致高血压，中风，眩晕，头痛。

【使用禁忌】阴虚不寐，心肾不交者不宜。

【经验体会】本方重于平肝息风，清热安神，对于肝肾阴亏，阳化风动，气血逆而见的目胀耳鸣，眩晕癫仆，肢体活动不遂，均可使用。

杨少山

【经验处方】明天麻 6g，钩藤 15g，杞子 20g，白芍 15g，炙甘草 5g，石决明 15g，

桑寄生 15g，炒杜仲 15g，夜交藤 30g，白茯苓 15g，怀牛膝 15g。

【适应证】高血压、椎基底动脉供血不足引起的头昏胀痛或眩晕，中风后半身不遂、口眼歪斜；震颤麻痹，更年期综合征之心烦、烘热、失眠，神经衰弱。

【用方指征】阴虚肝阳上亢，表现为头昏头痛，眩晕，耳鸣眼花，震颤，失眠，或半身不遂，舌质红，脉弦。

【使用禁忌】气血亏虚所致的头晕、头痛，该方疗效不佳。虚寒体质的患者，外感风湿，清阳不升所致头痛，不宜使用该方，误用反致湿邪黏滞，头痛难除。

【加减变通】血压高者，加槐米、丹皮降血压；血虚动风者，加炙龟甲、炙鳖甲、麦冬、淮小麦养血柔筋；更年期心烦失眠者，加炒枣仁、淮小麦、炙甘草、龙骨等养心安神；中风后遗言语不利，半身不遂者，加石菖蒲、丹参、炒天虫、丝瓜络化瘀通络。临床辨证为阴虚肝阳上亢，尤其对血压偏高的患者使用本方必定有效。

【经验体会】老年患者，肾阴渐亏，水不涵木，常易出现阳亢或化火动风之象，用本方去山栀、黄芩、益母草，加杞子、白芍滋补阴血，以加强滋水涵木之功，作为治疗老年病的主方，常可获取佳效。

【病案举隅】脑出血后遗症

蔡某，男，65 岁。高血压 10 余年，3 月前患"脑出血"，后遗半身不遂，在外院用中药补阳还五汤调治 2 个月，不效，前来求诊。症见颜面潮红，口角歪斜，言语含糊，患肢僵硬，扶拐跛行，测血压

180/90mmHg，自诉头昏，乏力，口干纳差，寐不安，舌质红，苔薄黄，脉弦细。处以上方加丹参 10g，炒僵蚕 10g，丝瓜络 10g，淮小麦 30g，川石斛 15g。30 剂后，言语转清，弃拐而行，生活基本自理。

李 辅 仁

【经验处方】天麻 15g，钩藤 10g，川牛膝 10g，茯苓 20g，桑寄生 15g，夜交藤 15g，生石决明 30g（或草决明 30g），黄芩 10g，杜仲 10g，葛根 20g。

【适应证】肝阳上亢，肝风内动，或热扰心神所致的头晕，失眠，耳鸣，高血压，动脉硬化，精神神经症，脑供血不足等。

【用方指征】有肝阳偏亢之证即可用，辨证准确即有效。

【使用禁忌】气虚、阳虚下陷者不宜用。

张 沛 霖

【经验处方】天麻、石决明、杜仲、牛膝、桑寄生、栀子、益母草、黄芩、夜交藤、茯神。

【适应证】中风先期的脑血管痉挛。

【使用禁忌】虚证与血压过低者不宜使用。

【经验体会】此方主要用于平肝息风，方中用黄芩、栀子之苦寒泻火，方中钩藤应后下，石决明可用 10~20g。

【病案举隅】脑血管痉挛（肝风上扰型）

李某，男，56 岁，干部。1997 年 7 月 18 日，因过度劳累引发剧烈头痛，头

晕，视物旋转，急诊科按梅尼埃病进行治疗，但眩晕不减，转脑外科，诊为：脑血管痉挛。病人即自来针灸科就诊。患者急性病容，目闭畏光，呕吐，血压180/110mmHg，脉弦滑而紧，寸口洪大，耳前脉弦滑，对比下肢跌阳脉反弦细，即以上盛下虚，气之与血从阳明经气郁于上，速以泻足阳明巨虚、下廉泻之，即觉心下轻松，再补足少阴太溪，泻百会，并进天麻钩藤饮，过一日复诊，血压恢复，即以天麻钩藤饮重用杜仲、桑寄生，加生地，实其下。以后常饮菊花茶，经针灸调阳明经气，以曲池、足三里为主。一月后诸症好转。认为针灸合天麻钩藤饮具有缓解脑血管痉挛的功能。

洪郁文

【经验处方】天麻15g，钩藤15g，石决明30g，益母草15g，杜仲20g，桑寄生15g，栀子10g，黄芩10g，茯神15g，夜交藤25g。

【适应证】高血压病，嗜铬细胞瘤。

【用方指征】血压在150~200/100~140mmHg之间波动，头目眩晕，耳鸣耳胀，舌微红，苔黄，脉弦。

【使用禁忌】血压低于130/80mmHg不能使用，误用可引起血压过低。

【经验体会】禁食辛辣、烟酒及肥甘厚味之品，避免情绪激动。

骆继杰

【经验处方】天麻10g，钩藤15g~30g，石决明15g~30g，黄芩10g，山栀10g，川牛膝15g，杜仲15g~30g，茯神10g，益母草15g~30g，夜交藤15g，桑寄生15g。

【适应证】高血压病、脑动脉硬化属肝肾阴亏、肝阳上亢之证者。

【用方指征】头痛，眩晕，眼花或目赤，耳鸣，失眠。

【使用禁忌】血虚气弱之头痛、眩晕，以及阴寒内盛、阳气不足者不宜使用。

【经验体会】将上方之川牛膝改为怀牛膝，益母草改为茺蔚子，或加用槐花，降压效果较好。方中之桑寄生可不用，另加甘草3g以调和诸药，茯神可以茯苓代之。肾病高血压，酌加熟地、山萸肉、泽泻、丹皮、山药以益肾降压；头痛甚者，加白芍30~60g，丹参20g。

徐迪华

【经验处方】天麻12g~15g，钩藤30g，石决明30g（先煎），代赭石20g（先煎），刺蒺藜15g，炒白芍20g，川牛膝10g，干地龙10g，桑寄生15g，丹皮10g，茯苓15g，泽泻15g，滁菊6g。

【适应证】肝阳上亢或风阳上亢证，见头晕目眩，头脑胀痛，步履飘忽等症。

【用方指征】面部热赤，脉弦滑有力，血压升高。

【使用禁忌】阳气虚或阴寒内盛者不能用，低血压状态不能用。用后可能加重病情。

【经验体会】本方系本人根据《杂病证治新义》天麻钩藤饮结合自己临床经验而制定，主治头痛眩晕之肝阳上亢证。审证要准确，服药时间要长，每1个疗程至少1

个月。一般药煮沸后再煮20分钟即可，但生石决明、代赭石煮沸后至少要再煮2小时后加入混服。为了减少石决明、代赭石煮之麻烦，可将此药取出共煎后贮入冰箱，分次备用。

五苓散

五苓散出自《伤寒论》。原方用量：猪苓十八铢（去皮），泽泻一两六铢，白术十八铢，茯苓十八铢，桂枝半两（去皮）。用法：上为散。以白饮和服方寸匕，一日三次。多饮暖水，汗出愈。主治：太阳病发汗后，脉浮，小便不利，微热，消渴者；中风发热，六七日不解而烦，有表里证，渴欲饮水，水入即吐者；霍乱头痛发热，身疼痛，热多欲饮水者。

在被调研的330位名中医中有4位擅长应用本方。主要为陕西、四川、河北、广西等地的内科医家。

1. 使用指征及加减

关于本方的使用指征，大致有以下几点：①水犯肌表征象：面浮肢肿，身重，肢冷。②水饮上犯征象：咳吐稀痰，鼻流清涕经久不愈，吐涎沫，头眩，水入即吐，或吐泻交作。③水饮凌心征象：心悸，气喘等。④水湿下注征象：渴欲饮水，腹痛肠鸣，泄泻，小便短少，或小便不利，妇女带下如米汤样，无臭味。⑤舌脉征象：舌体淡胖有齿痕，舌淡，苔白；脉缓，或沉细、沉迟。

在加减应用方面，有2位加炙甘草；1位加海螵蛸，并将白术改为苍术；1位加熟附片，并将桂枝改为肉桂。

2. 主治病症

医家们用五苓散治疗的病症主要有泌尿系统疾病，如水肿、慢性肾炎、肾积水等；消化系统疾病，如泄泻，或吐泻、便秘、鼓胀、慢性肠炎、胆囊积液、胆汁瘀积症、肝脾肿大等；以及水饮上犯或凌心的病症，如痰饮、眩晕、肺源性心脏病；妇科的慢性宫颈炎等。

3. 处方用量及禁忌

方中各药的用量情况：桂枝9~20g，多数用10g；猪苓10~20g，茯苓12~60g，多数用15~30g；泽泻10~30g，多数用10~15g；白术10~20g，多数用10g。

关于本方的使用禁忌，医家们认为：阴虚证不宜使用，用此易耗其阴。

张达旭

【经验处方】猪苓10g，茯苓30g，桂枝10g，泽泻12g，苍术12g，海螵蛸30g，炙甘草6g。

【适应证】慢性宫颈炎。

【用方指征】妇女带下如米汤样，无臭味，无腹痛，亦无阴痒，纳呆，大便软，舌质淡，苔白，脉缓。

张瑞霞

【经验处方】茯苓30~60g，猪苓15~30g，泽泻 15g，桂枝 9g，白术 15g。

【适应证】肾积水，胆囊积液，胆汁瘀积症及水肿，鼓胀。

【加减变通】①脾虚水停，本方合生黄芪、党参、大腹皮、车前子、白茅根。②肝脾瘀血（肝脾肿大），加桃仁、红花、丹参、穿山甲。③脾虚腹泻，本方加苍术、白扁豆、生山药、芡实。④黄疸，本方合茵陈、桃仁、红花、山楂。⑤胆囊积液，本方合四逆散、桃仁、红花、荜澄茄、金钱草、海金沙。⑥肾积水，本方合导赤散加桃仁、红花。

【经验体会】本方源于《伤寒论》。原用于太阳经腑同病之蓄水证，后世引用于水饮停蓄为患的多种疾病。我应用此方治疗肝硬化腹水（鼓胀），在处方时茯苓与猪苓的用量一般为 30~90g，取其淡渗利湿以增强利水蠲饮之功。白术的用量为 30~60g，以加强健脾益气，运化水湿的功用。

【病案举隅】肝硬化腹水（脾虚水停型）

杨某，女，65 岁，退休工人。曾因肝硬化腹水住院，腹水退后出院。今年春腹水再次出现，由于无力负担药费于门诊就治。诊刻见腹胀，少尿，巩膜黄染，纳差，便溏，舌质淡红，苔薄腻，脉沉弱，腹水征（＋）。辨证属脾虚水停，与五苓散加生黄芪 60g，党参 30g，白术 30g，大腹皮 15g，车前子 20g，服 15 剂后腹胀消失，尿量增加，腹水已退，黄疸无变化。与五苓散加茵陈及活血之品，按此方出入，病情缓解，半年内腹水未见复发。

陈 潮 祖

【经验处方】桂枝 10~20g，白术 15~20g，茯苓 15~20g，猪苓 10~20g，泽泻 20~30g。

【适应证】①外感风寒，内停水湿，头痛发热，渴欲饮水，水入即吐，小便不利，苔白脉浮；②水湿内停，水肿，身重，泄泻，小便不利，及吐泻等证；③痰饮，吐涎沫而头眩，舌淡而胖者；④便秘，面色无华，身软无力；⑤鼻流清涕，经久不愈。

【用方指征】舌体淡胖有齿痕，但外感初期无此指征，舌淡即可。

【使用禁忌】阴虚不宜使用，用此反耗其阴。

【经验体会】用此方加减可治多种疾病，加人参名春泽汤，治尿崩证有效。盖尿崩乃阳虚不能化气，水津不能上承而上渴；水津直趋下走而尿多，用此温阳化气，益气摄水，令肾功能恢复而病愈矣！与平胃散合用治腹泻，亦治肾阳虚衰，气化失常，水津不布，肠道干燥而便秘，一方而治泄泻、便秘两种截然相反的证象获愈，此无他，病机相同故也。

夏 锦 堂

【经验处方】熟附片 10g，肉桂 6g，炒白术 10g，猪苓 12g，茯苓 12g，泽泻 10g，炙甘草 6g。

【适应证】肺源性心脏病，慢性肠炎，慢性肾炎。

【**用方指征**】心悸，气喘，咳吐稀痰，肢冷。腹痛肠鸣，晨泄，面色苍白，面浮肢肿，小便短少，脉沉细或沉迟。

【**使用禁忌**】无阳虚征象者不用。

【**病案举隅**】肺源性心脏病（阳虚水泛型）

秦某，男，62岁，肺源性心脏病史多年，平素心悸，气短，咳嗽，下肢浮肿。近3日因劳累病情加剧，动则气喘，下肢肿甚，小便少，恶寒肢冷，咳吐稀痰多，舌淡苔白滑，脉沉小弦。证属肾阳亏虚，水饮上犯心肺，方用：熟附片10g，桂枝6g，炒白术10g，炙黄芪12g，连皮苓15g，猪苓12g，车前子12g，炙甘草6g，杏仁9g，炒苏子9g，生姜3片。4剂后，心悸气短渐趋平稳，又服8剂后，诸症均减退，改服肾气丸。

止 嗽 散

止嗽散出自《医学心悟》，原方组成：桔梗（炒）、荆芥、紫菀（蒸）、百部（蒸）、白前（蒸）各二斤，甘草十二两，陈皮（水洗，去白）一斤。用法：上为末。每服三钱，食后、临卧开水调下；初感风寒，生姜汤调下。主治：诸般咳嗽。

在被调研的 330 位医家中有 4 位擅长应用本方。主要是宁夏、吉林、江苏、山东等地的内科医家。

1. 使用指征及加减

止嗽散的应用指征有：①咳嗽：咳痰色白，或微黄，咳而不爽。②表证：流涕，咽痒，或伴发热恶寒。③舌脉征象：苔薄白，脉浮滑。

多数医家认为本方经加减后可用于表虚、风热、痰热型等多种咳嗽。

2. 主治病症

主治病症概括起来主要为呼吸系统疾病，如流行性感冒、百日咳、急性咽喉炎、急慢性支气管炎、肺炎、支气管扩张、哮喘、肺气肿、肺源性心脏病等。

3. 处方用量及禁忌

方中各药物用量如下：桔梗 6~20g，甘草 6~10g，白前 10g，紫菀 10~15g，荆芥 6~10g，陈皮 6~15g，百部 12~15g。

本方的禁忌证有：①肺热壅盛、痰浊阻滞者不宜；②阴虚骨蒸潮热之劳嗽不宜；③阳虚、无痰者不宜。

王 必 舜

【经验处方】柴前胡各 10g，杏仁泥 10g，炙百部 15g，炙款冬花 15g，炙桑皮 10g，炙桑叶 10g，桔梗 6~10g，甘草 6~10g。

【适应证】呼吸道感染，急慢性支气管炎，支气管扩张，肺炎等疾病引起的咳嗽。

【经验体会】止嗽散原方为《医学心悟》程钟龄之方，原为外感后兼有咳嗽而设，有止咳化痰、疏风解表之功，且以止咳化痰为主，解表为辅，观其组成，偏于温燥，故适用于寒性咳嗽。但经以上加减后，就扩大了应用范围，随证化裁，不仅可用于寒咳，亦可用于热咳，全在加减及药量之不同，其寒热之性亦可改变。更妙在加入扶正之品亦可用于虚证之久咳。如气虚加党参、太子参、黄芪、当归、百合；气阴两虚加沙参、麦冬、五味子等皆是。

【病案举隅】咳嗽（风热肃肺型）

刘某，女，4 岁半，1997 年 11 月 14 日来诊。其母述其咳嗽一周，痰多，色淡黄质黏，无发热恶寒等表证，二便如常，舌红，苔薄黄，脉数。证属风热咳嗽，治当清热肃肺，止咳化痰，选止嗽散加减。柴前胡各 10g，杏仁泥 10g，炙百部 15g，鱼腥草 15g，炙冬花 15g，银花 20g，桔梗 6g，甘草 6g，取 4 剂，日服 1 剂，分 3 次服。药后症状明显减轻，仅白天有轻微咳嗽，舌脉同前，因病已三周，伤及气阴，二诊时上方参以扶正药，服 4 剂后病愈。

曲 生

【经验处方】桔梗 20g，荆芥 10g，紫菀 15g，甘草 10g，白前 10g，炙百部 15g，陈皮 15g。

【适应证】咳嗽，咳痰不爽，胸闷，或兼有表邪，发热恶寒，头痛，鼻塞等症。

【用方指征】咳嗽，咳痰色白或微黄，或咳痰不爽；发热恶寒，胸闷，流涕。

【加减变通】咳嗽痰多者，加桑白皮 30g；兼口渴心烦者，加云苓 15g，山栀 10g，天花粉 20g；兼食少，纳呆者，加白术 15g，砂仁 10g；咳而兼喘者，加代赭石 25g，苏子 15g，五味子 10g；咳而兼汗出者，加黄芪 25g，白芍 15g；咳而遗尿者，加桑螵蛸 20g，芡实 20g；久咳不止而痰量不多者，加米壳 10g。

【使用禁忌】肺热壅盛、痰浊阻滞者不宜。

【经验体会】本方有止嗽化痰兼解表邪的作用。对新咳或兼有表邪时应效果更佳。对肺热壅盛，痰浊阻滞者可在原方基础上加清热化痰之品。用该方加减治疗各种咳嗽均有较好疗效。

吴震西

【经验处方】荆芥 6g，紫菀 10g，桔梗 6g，百部 15g，白前 10g，橘红 6g，甘草 6g。

【适应证】咳嗽（急性支气管炎，急性咽喉炎，支气管扩张），感冒（上呼吸道感染，流行性感冒），肺胀（慢性支气管炎急性发作，喘息性支气管炎），哮喘（支气管炎哮喘），百日咳。

【用方指征】舌苔薄白，脉浮滑，咳嗽喉痒，或微有恶寒发热，借助胸透摄片更具有针对性。

【加减变通】鼻塞流涕，加苍耳子 10g，辛夷花 10g；喉痒咽痛（喉源性咳嗽），加炙僵蚕 12g，射干 10g，炒牛蒡子 10g；阴虚痰火，加南沙参 10g，麦冬 10g，桑白皮 10g，瓜蒌皮 10g；发热口干，痰黄，去荆芥，紫菀，加黄芩 6g，银花 15g，连翘 10g，天花粉 10g；痰多，加法半夏 10g，茯苓 12g，大贝母 10g；气喘，加旋覆花 10g，苏子 10g，杏仁 10g；痰中夹血，加黛蛤散 15g，白茅根 30g，白及片 15g 等；久咳不愈，加川贝母末 6g，枇杷叶 6g，款冬花 10g；百日咳，去荆芥，加炙僵蚕 10g，杏仁 10g，地龙 10g 等。

【使用禁忌】本方药性偏辛温燥。对于阴虚体质的舌红少苔，骨蒸潮热之劳嗽，不宜使用本方，有助火伤阴之弊。并对肺热喘咳，痰黄黏稠者，亦不宜单独使用，以防助热生火。

董 秀 芝

【经验处方】炙百部 12g，杏仁 9g，陈皮 12g，半夏 9g，紫菀 12g，款冬花 12g，荆芥穗 6g，前胡 9g，甘草 6g。

【适应证】肺炎，肺部感染，支气管炎，肺气肿，支气管扩张，肺源性心脏病。

【使用禁忌】阳虚、无痰者不宜。

【加减变通】肺炎咳嗽伴发热者，加寒水石 12g，生石膏 30g，滑石 10g；咳嗽伴咽喉炎者，加白毛夏枯草 9g，木蝴蝶 9g，玄参 15g；肺气肿，咳嗽痰多者，加炒莱菔子 12g，白芥子 6g，炒苏子 12g；支气管扩张咳嗽、吐血者，加白及 15g，仙鹤草 12g，白茅根 30g；肺源性心脏病咳嗽者，加沙参，30g，麦冬 12g，茯苓 15g，远志 10g。

【经验体会】咳嗽有痰者用本方，痰多者用本方效更佳。

少 腹 逐 瘀 汤

少腹逐瘀汤出自《医林改错》。原方用量：小茴香七粒，干姜二分（炒），延胡一钱，没药二钱（研），当归三钱，川芎二钱，官桂一钱，赤芍二钱，蒲黄三钱（生），五灵脂二钱（炒）。用法：水煎服。功效：去瘀，种子，安胎。主治：少腹积块疼痛，或有积块不疼痛，或疼痛而无积块，或少腹胀满，或经血见时先腰酸少腹胀，或经血一月见三五次，接连不断，断而又来，其色或紫或黑，或块或崩漏，兼少腹疼痛，或粉红兼白带；或孕妇体壮气足，饮食不减，并无伤损，三个月前后，无故小产，常有连伤数胎者。

在被调研的 330 位名中医有 4 位擅长应用本方。主要是青海、山东、吉林、山西等地的妇科与内科医家。

1. 使用指征及加减

关于本方的使用指征，大多数医家认为应有明显的：①下焦寒瘀互结征象：如月经量少，色暗，有血块，经前腹痛腹胀，受寒加剧，少腹喜暖，喜按，白带多而清稀，少腹积块，痛或不痛等。②舌脉征象：舌淡暗不泽，有瘀斑，脉沉涩等。

2. 主治病症

少腹逐瘀汤所治病症主要为妇科疾病，约占 93%。所涉及的病症可分为以下几类：①月经病，如痛经、蜕膜样痛经、月经延期、功能性子宫出血、经前期紧张综合征等。②妇科炎性疾病，如慢性附件炎、盆腔炎等。③其他下腹部疾病，如女性少腹疼痛、子宫肌瘤、宫寒不孕、宫寒胎动不安、男子精冷等。

3. 处方用量及禁忌

方中各药的用量情况：小茴香 6~20g，多数用 15g；炮姜 6~15g，多数用 6~10g；延胡 10~15g，多数用 10g；没药 6~10g，多数用 10g；当归 10~15g，多数用 10~12g；川芎 10~12g；肉桂 3~9g；赤芍 10~12g；蒲黄 9~10g；五灵脂 10~12g。

关于本方的使用禁忌，多数医家认为：无寒邪，反见实热，或血弱气虚者不宜；湿热毒邪，痰浊化热，胞宫壅塞，出现尿频、急、痛，带下色黄，脉弦数，舌红苔黄者不宜。

李夫道

【经验处方】小茴香 6g，炮姜 6g，延胡 12g，当归 15g，川芎 12g，肉桂 9g，生蒲黄 9g，五灵脂 12g，赤芍 12g，没药 6g。

【适应证】慢性附件炎，功能性子宫出血，不孕症，痛经。

【使用禁忌】湿热毒邪，痰浊化热，胞宫壅塞，如盆腔炎急性期，出现尿频、急、痛，带下色黄，脉弦数，舌红苔黄者勿用。

【经验体会】该方为清·王清任《医

林改错》逐瘀类方剂之一，谓"专治少腹积块疼痛，或有积块不疼痛，或疼痛无积块，或少腹胀满，或经血见时腰痛少腹胀，或经血一月见三五次连续不断，断而又来，其色或紫或黑或块，或崩漏兼少腹疼痛，或粉红兼白带，皆能治之。""更有奇者此方种子如神，月经初见之日服起，连服5剂，不过四月必存胎。"结合临床可分为：①肾虚不孕，②气血不足不孕，③阴虚血热不孕，④肝郁气滞不孕，⑤痰湿瘀阻不孕，⑥血瘀不孕。用此方加减均有效。

张子义

【经验处方】当归12g，赤芍10g，川芎10g，蒲黄（包煎）10g，延胡10g，没药10g，炒灵脂10g，炮姜10g，小茴香15g，肉桂3g，丹参20g。

【适应证】经前期紧张综合征，蜕膜样痛经。

【用方指征】经前少腹痛重，发凉者必用。

【使用禁忌】实热痛经者不宜用。

范国梁

【经验处方】小茴香20g，干姜15g，延胡15g，五灵脂10g，没药10g，白芍15g，当归10g。

【适应证】女性少腹疼痛属虚寒者，宫寒胎动不安，精冷等下焦虚寒证。

畅达

【经验处方】当归12g，赤芍12g，小茴香15g，炮姜6g，吴茱萸6g，生蒲黄9g（包），五灵脂10g，延胡10g，香附12g，桃仁10g，红花10g，川牛膝15g。

【适应证】月经延期，宫寒不孕，盆腔炎，盆腔瘀血症，子宫肌瘤。

【用方指征】月经延期，量少，色暗，有瘀块，经前腹痛，腹胀，少腹喜暖，喜按，白带多而清稀，舌淡暗不泽，有瘀斑，脉沉涩。

【使用禁忌】妇科疾患无寒瘀，反见血弱气虚或湿热下迫者不宜。

【经验体会】①治疗子宫肌瘤，炎症包块，加桂枝、茯苓、三棱、莪术等；②治月经不调，宜在经前期、经期服药。

丹 参 饮

丹参饮出自《时方歌括》。原方用量：丹参一两，檀香、砂仁各一钱。用法：水一杯半，煎至七分服。主治：心痛，胃脘诸痛。

在被调研的330位名中医中有6位擅长应用本方。主要为福建、陕西、甘肃、吉林、湖南等地的内科、妇科医家。

1. 使用指征及加减

关于本方的使用指征，大致有以下几点：①胸痛：胸左部隐隐刺痛，或绞痛，放射至肩背，痛有定处，入夜更甚，日久不愈，胸闷憋气，喜叹息，常伴眩晕，心悸，气短，焦虑不安，唇舌紫暗等。②胃痛：疼痛并伴有饱胀感，纳差，或大便色黑等。③舌脉征象：舌暗，或紫暗，或有瘀斑，舌下脉青紫，苔白薄腻。脉涩或结代，或弦滑。④辅助检查：血压升高，心电图异常，大便潜血试验阳性等。

本方的加减应用情况：3位将檀香改成降香，1位不用砂仁，3位加了半夏，2位加了瓜蒌、川芎、延胡索；此外还有加厚朴、紫苏、郁金、薤白、甘松、川楝子等理气宽胸止痛药；或归尾、赤芍、五灵脂、生蒲黄等活血止痛药；黄芪、茯苓、甘草等益气健脾药。

2. 主治病症

丹参饮所主治的病症主要为内科心血管与消化系统疾病，如胸痹、心痛、胃痛、胁痛、腹痛、梅核气、冠心病心绞痛、心肌梗死、高血压病、胃及十二指肠溃疡等；妇科的月经不调、痛经等。

3. 处方用量及禁忌

方中各药的用量情况：丹参9~30g，多数用15g；檀香9~10g（降香5~6g）；砂仁3~12g，多数用5~6g。

关于本方的使用禁忌，医家们认为：痰热郁滞胸膈证、气虚血虚证、失血者忌服；妊娠呕吐者慎用。

于 作 盈

【经验处方】丹参20g，檀香10g，甘松15g，延胡15g，甘草10g，川芎10g，五灵脂10g，生蒲黄10g，黄芪20g。

【适应证】瘀血阻滞作痛，如胃脘痛，心绞痛，痛经等。

【用方指征】胸闷气短，心前区疼痛较剧，痛有定处，入夜更甚，日久不愈，舌质暗或有瘀斑，舌下脉青紫，脉涩或结代。

【使用禁忌】气虚血虚证不宜；失血者忌服。

【经验体会】本方必须见有瘀象之疼痛方可应用。

王必舜

【经验处方】丹参30g，檀香10g，砂仁12g。

【适应证】冠状动脉硬化性心脏病，心肌梗死引起的心前区疼痛、闷塞等。

【用方指征】心电图异常。

【经验体会】本方为《时方歌括》方，使用本方治疗胸痹，一般均需根据不同病症配合枳实薤白桂枝汤，或瓜蒌薤白半夏汤，或冠心Ⅱ号方等，辨证准确，配用得当，可获较为理想之疗效。

林庆祥

【经验处方】丹参15g，降真香6g，砂仁6g。

【适应证】月经不调，血瘀腹痛，脘腹作痛，胁肋闷痛，冠心病心绞痛。

【经验体会】本方系《时方歌括》丹参饮改檀香为降真香而成。降真香降气散瘀止痛，主治心胃气痛，胁肋血瘀疼痛等证。临证欲通脉止痛，以降真香为优；欲温和心胸，理气和胃，则以檀香为好。

郑孙谋

【经验处方】丹参9g，降香5g，砂仁（杵）3g，瓜蒌18g，薤白9g，制半夏6g，

归尾5g，川芎5g，赤芍9g。

【适应证】冠心病心绞痛，心脑血管硬化，高血压病，胃脘痛。

【用方指征】胸闷憋气，心前区隐痛或绞痛，放射至肩背，喜叹息；胃脘痛，有饱胀感；头眩晕，血压150/90mmHg以上。

【经验体会】冠心病心绞痛、心脑血管硬化之胸闷等属中医胸痹范畴。痹者，闭塞不通也，气血瘀滞使然。治以辛温通瘀为主。阴血虚者需加少许养血滋阴之品。一旦心痛缓解，即应停用本方而转为治本。

【病案举隅】冠心病、陈旧性心肌梗死、冠状动脉供血不足

郑某，男，63岁。胸闷、心前区刺痛近2个月，加重3天。刻下：胸闷胸痛时作时止，痛时放射至左肩胛及左前臂内侧，喜太息，舌暗红，苔黄厚，脉细涩。有高血压、心肌梗死史。心电图标：陈旧性前间隔心梗，左心室肥厚，冠脉供血不足。此属胸阳痹阻，气滞血瘀。治宜温通胸阳，活血祛瘀。服上方20剂，诸症消失。

郭振球

【经验处方】丹参15g，延胡索15g，砂仁10g，乌贼骨15g，降香6g，竹茹10g，川楝子12g，薏苡仁16g，白及15g，法半夏10g，水煎或作片剂、颗粒剂服。

【适应证】胃及十二指肠溃疡，见胃脘疼痛、胀满、出血之肝气郁结，脾不统血证。

【用方指征】凡脘腹疼痛，大便色黑，

潜血试验阳性者，必定有效。

【使用禁忌】妊娠呕吐慎用，误用致胎动不安。

【经验体会】本方即丹参饮合金铃子散加乌贼、白及等药组成。方以丹参、川楝调肝活血养血，砂仁、薏仁、半夏益脾和胃，降香、延胡行气降逆，竹茹通血络，乌贼、白及活血止血，使肝舒郁解，脾胃调和，血摄痛止而病愈。对溃疡病无出血倾向者，去乌贼骨、白及，加百合15g，乌药10g，可收和胃愈疡之奇效。

【病案举隅】十二指肠溃疡

王某，男，38岁。患胃痛五年，瘥后复发。2个月前因施工劳累，胃痛复作，经某医院用雷尼替丁及中药治疗，未愈。诊见面色淡黄，形体消瘦，神疲乏力，胃脘痞满胀痛，大便色黑如漆，舌质暗红，苔薄黄，脉细涩。钡透示：十二指肠球部溃疡。大便潜血试验（++++）。证属肝气郁结，脾不统血。治宜舒肝利气，理脾摄血。予复方丹参饮，每日煎服1剂，给药1周后，胃痛大减，黑便转黄。守方连服15天，病若失，钡透复查，溃疡愈合。

郭谦亨

【经验处方】丹参30g，檀香9g，砂仁（盐水浸炒）5~7g，茯苓30g，制半夏9g，厚朴5~7g，紫苏7g，瓜蒌12g，郁金（酒炒）9g，生姜2片。

【适应证】胸痹，心、胃气痛，梅核气等。

【用方指征】①有胸中气塞，有胸背痛，短气，咳唾痰涎，有时唇、舌紫暗，苔白薄腻，脉弦滑之痰瘀阻滞的胸痹证；②胸左部隐隐刺痛，心痛彻背，心悸，焦虑不安，颈脉动，口燥，纳差，脘部亦觉闷痛，唇舌紫暗。

【使用禁忌】痰热郁滞胸膈，心虚悸动等情况下不宜用。误用后，则有使病情加重，或导致厥、脱的不良反应。

【经验体会】胸痹、梅核气，大多是由痰气郁结而起，一是阻滞胸膈，一是上结咽喉，故我常用此除痰湿，解郁结，理气活血，养心和胃以治上述各证，也用治"冠心病"之痰湿、瘀血阻滞心络证，亦有佳效。在方中之用量方面，丹参、茯苓，活血化饮，用量应重；砂仁、生姜，辛散郁结，温和胃气，故用量宜轻。

【病案举隅】广泛性心肌缺血、胆囊结石（痰湿瘀滞型）

白某，女，67岁，榆林人，农民。初诊：1993年3月25日。主诉胸痛近30年，曾多方诊治，反复发作不止。去年又住院治疗，缓解后出院，后又服中药数剂。现左侧胸部阵阵刺痛，夜间发作较多，有时前后心窜痛，近日又增脘部及右胁痛，纳差，气短，大便溏，小便可。舌紫暗，苔薄白，脉弦涩。心电图提示：广泛性心肌缺血；B超示：胆囊结石；胸部透视：主动脉阴影增宽迂曲。处方：丹参30g，瓜蒌皮9g，茯苓15g，白术15g，白芍12g，枳实5g，白檀香9g，延胡7g，白蔻仁5g，甘草 4g，水煎服，每日 1 剂。前方服 3 剂后，痛减。又服 9 剂，诸症大减，再未用药。近 2 日又觉心悸，有时刺痛，体软酥困，二便如常，苔少无津，脉虚弦涩。此心气虽和，瘀阻渐通，但未全消，且正虚未复，故如此反复。原方加洋参 6g，3 剂后加至 10g，麦冬 9g 继服。5 月 20 日再诊，刺痛偶尔发作一次，余症大减。汤剂继服，以调和气血维持。

乌 梅 丸

乌梅丸出自《伤寒论》。原方用量：乌梅三百枚，细辛六两，干姜十两，黄连十六两，当归四两，附子六两（炮，去皮），蜀椒（出汗）四两，桂枝（去皮）六两，人参六两，黄柏六两。用法：上药各为末，合治之，以苦酒渍乌梅一宿，去核，蒸之五斗米下，饭熟，捣成泥，和药令相得，纳白中，炼蜜为丸，如梧桐子大。每服十丸，食前以饮送下，一日三次。稍加至二十丸。主治：蛔厥者，其人当吐蛔，今病者静而复时烦者，此为脏寒，蛔上入其膈，故烦，须臾复止，得食而呕，又烦者，蛔闻食臭出，其人常自吐蛔。又主久痢。

在被调研的330位名中医中有4位擅长应用本方。主要为上海、河南、河北、吉林等地的内科医家。

1. 使用指征及加减

关于本方的使用指征，大致有以下几点：①疼痛：胁肋胀痛，胃脘胀痛，间断性上腹部绞痛，心胸痛，胆俞穴压痛。②四肢厥冷。③全身症状：寒热往来，懈怠，失眠，消渴，心烦易怒，口苦，恶心呕吐，或吐涎沫，得食则吐，胃中嘈杂，有吐蛔、便蛔史。④舌脉征象：脉沉细无力，或脉弦而按之减。

2. 主治病症

本方所主治的病症主要有慢性胆胀、胆道蛔虫病、肝病、胃病、消化道恶性肿瘤引起的腹泻、肺癌咳嗽、冠心病、糖尿病、更年期综合征等。

3. 处方用量禁忌

方中各药的用量情况：乌梅4~30g；细辛3~5g；桂枝10g，干姜5~10g，附子10~30g，蜀椒5~15g，黄连5~15g，黄柏5~10g，党参（人参）10~15g，当归10~15g。有的医家在原方基础上加了姜黄、桔梗、白鲜皮等，用于治疗慢性胆胀。

关于本方的使用禁忌，医家们认为：非寒热错杂之证，脉非弦而按之减者，非消化道癌之腹泻，非肺癌的咳嗽均不宜使用。对川椒过敏者当慎用，可减去川椒。

于尔辛

【经验处方】乌梅15g，干姜5g，川连5g，黄柏5g，党参15g等。

【适应证】消化道癌腹泻，肺癌咳嗽。

【使用禁忌】不属消化道癌腹泻、肺癌咳嗽者不用。

【加减变通】肺癌干咳剧烈者，加天竺子10g；属阳虚腹泻者，加肉桂3~5g。

李士懋

【经验处方】乌梅4~6g，附子10~30g，黄连6~12g，余药从略，用量一般。

【适应证】肝病，胃病，冠心病，糖尿病；更年期综合征。

【用方指征】胁胀痛，胃脘胀痛，消渴，懈怠，心胸痛，寒热往来等，脉弦而按之减。

【使用禁忌】脉非弦而按之减者，不用。

【经验体会】乌梅丸乃厥阴篇之方，治蛔及久利，乃小视其用耳。厥阴乃阴尽阳生，阳始萌而未成，易致肝阳弱而堕，精神萎靡，诸寒聚；木不疏达而脘胀闷，吐利，不食等。积阴之下，必有伏阳，致寒热错杂，伏火上攻而心痛，消渴等，寒热胜复而现厥热。

【病案举隅】寒热往来（寒热错杂型）

一女，石家庄中药厂职工。昼则身冷如冰，夜则身热如焚，常感心下结聚一包，攻冲作痛，气塞欲断，其症繁多，脉弦不任重按。此昼寒夜热，与厥阴病之厥热胜复同理，予乌梅丸2剂，寒热即除，4剂后而诸症愈。

范国梁

【经验处方】乌梅15g，干姜10g，川椒5g，细辛5g，黄连15g，黄柏5g，当归10g，姜黄15g，附子10g，桔梗10g，红参10g，白晒参15g，白鲜皮15g，

【适应证】慢性胆胀。

【用方指征】心烦易怒，口苦恶心，胃中嘈杂、失眠，胆俞穴压痛，脉沉细无力。

【使用禁忌】对川椒过敏者当慎用，或减去川椒。

【经验体会】消炎与清热解毒之剂不宜应用于胆胀病。

翟明义

【经验处方】乌梅30g，细辛3g，桂枝10g，干姜10g，制附子10g，蜀椒15g，黄连10g，黄柏10g，党参15g，当归15g。

【适应证】胆道蛔虫病。素有吐蛔、便蛔史，或有间断性上腹部疼痛史；突然出现上腹部绞痛，恶心呕吐，四肢厥冷；大便检出蛔虫卵者为指征，才可投服本方。

【使用禁忌】非寒热错杂之证，不宜使用本方。

【经验体会】本方主治蛔厥，主要病机是肠热胃寒，主要症状是烦躁吐蛔，心腹刺痛，吐涎沫，得食则吐，手足厥冷。方中药物寒热并用，如果没有肠热胃寒的病机，是不允许用的，也是不需要用的，如有此病机并有腹痛症状者，虽无蛔虫病变亦可投用此方无妨。如慢性痢疾和慢性胃炎腹痛或恶心呕吐吞酸表现者，投服本方亦有疗效。

六 味 地 黄 丸

六味地黄丸出自《小儿药证直诀》。原方用量：熟地黄八钱，山萸肉、干山药各四钱，泽泻、牡丹皮、白茯苓（去皮）各三钱。用法：上为末，炼蜜为丸，如梧桐子大。每服三丸，空心温水化下。功效：补肾、补肝。主治：肾怯失音，囟开不合，神不足，目中白睛多，面色㿠白。

在被调研的330位名中医中有22位擅长应用本方。主要是内蒙古、北京、天津、黑龙江、吉林、辽宁、宁夏、陕西、甘肃、湖北、湖南、安徽、江西、山东、江苏、浙江、广东等地18个省市的内科、妇科、儿科、眼科医家。

1. 使用指征及加减

关于本方的使用指征，大多数医家认为：①肝肾阴亏征象：如面色灰暗，头晕目眩，耳鸣，耳聋，多梦，遗精，小便频数，淋沥，腰膝酸软，倦怠乏力等。②阴虚火旺征象：面色潮红，手足心热，骨蒸潮热，五心烦热，盗汗，口干咽燥，牙痛。③舌脉征象：舌质红，苔干，或薄，或少，或无苔。脉细，或细数，或细数无力，或沉细数，或弦细，或弦细滑数等。

本方的加减应用情况：有加猪苓、菖蒲，治颅内压增高症；加菊花、枸杞子，治疗肾虚而兼见头晕目花；加黄柏、知母，治疗耳鸣耳聋；加人参、黄芪，治疗肾病见气阴两虚；加柴胡、黄芩、香附、川楝子，治疗肝郁所致的阳痿；加龙骨、牡蛎、黄连、肉桂，治疗心肾不交的早泄等。

2. 主治病症

六味地黄丸所主治的病症种多达51个。主要为内科疾病，约占59%，且集中于肾经、肝经病症，其次为妇、外、皮肤、五官科病症、共占41%。内儿科疾病主要有眩晕、耳鸣耳聋、汗证、遗精、消渴、阳痿、早泄、腰痛、水肿、慢性肾炎、肾盂肾炎、肾性高血压、泌尿系结石、慢性肝炎、哮喘、高脂血症、颅内压增高症、系统性红斑狼疮、神经衰弱、糖尿病、甲状腺功能亢进症、小儿囟门不合等。妇科疾病主要有月经不调、更年期综合征等。眼科主要有各种眼底疾病，如白内障、视网膜中央动脉阻塞、视网膜中央静脉阻塞、视网膜色素变性、糖尿病性视网膜病变、色素膜炎、中心性视网膜炎、黄斑病变、高度近视、慢性视神经炎等。皮肤病，如黄褐斑、皮肤黑变病、脱发、白塞病等。

3. 处方用量及禁忌

方中各药的用量情况：熟地12~40g，多数用15~20g；山萸肉10~24g，多数用15g；山药10~30g，多数用15g；丹皮9~20g，多数用10g；茯苓9~30g，多数用15g；泽泻9~20g，多数用10~15g。

关于本方的使用禁忌，多数医家认为：虚寒证、实寒证、实热证不宜；有痰湿或痰火者不宜；肝胆火盛或肝阳上亢者不宜；脾虚湿阻者不宜；脾肾阳虚者不宜；皮肤病之风热证和湿热证不宜。

王 铁 良

【经验处方】党参30g，生黄芪30g，生地20g，山药15g，山茱萸20g，泽泻15g，茯苓20g，丹皮20g，益母草30g，金银花50g，连翘20g，板蓝根30g，女贞子20g，首乌30g，枸杞30g，杜仲20g，白花蛇舌草50g，草果仁15g，淫羊藿20g，大黄5g。

【适应证】脾肾两虚，湿浊瘀毒交阻之慢性肾功能不全（氮质血症、尿毒症），肾性贫血。

【用方指征】腰酸，双膝酸软乏力；时头晕、恶心，纳差；舌质暗，苔白腻。化验：血肌酐，尿素氮均升高；低血红蛋白，低钙。

【使用禁忌】慢性肾功能不全属本虚标实，虚实夹杂，以标为主，单用此方效果不佳。

【经验体会】本方是在参芪地黄汤基础上拟定的，治疗慢性肾功不全效果颇理想，实验研究表明本方能降低血肌酐、尿素氮，清除中分子物质，恢复肾功能；降低血脂；纠正钙、磷代谢紊乱；改善贫血；对慢性肾衰大鼠的肾脏病理有明显减轻肾实质炎症、肉芽肿形成，保护肾小管上皮细胞，使肾组织得到不同程度的修复。

田 素 琴

【经验处方】熟地20g，丹皮20g，茯苓30g，泽泻20g，山药20g，山萸肉15g。

【适应证】盘状红斑狼疮，肝肾阴虚型系统性红斑狼疮，黄褐斑，皮肤黑变病，脱发，白塞病。

【使用禁忌】皮肤病之风热证和湿热证不宜使用。

【经验体会】多年来用本方治疗面部色素性疾病，如黄褐斑、皮肤黑变病，效果较好。治疗肝肾阴虚型系统性红斑狼疮，在减少皮质激素用量方面有较为明显的作用。

曲 生

【经验处方】熟地25g，山萸肉15g，山药20g，泽泻15g，茯苓15g，丹皮10g。

【适应证】腰膝酸软，骨蒸酸痛，头晕，目眩，耳聋，耳鸣，自汗，盗汗，遗精，梦泄，消渴，足跟作痛等症。

【使用禁忌】肾阳虚时不宜用此方。

【经验体会】本方有补肝肾、滋阴液、清虚热之功。本方以熟地滋阴补肾、补血生精，山萸肉温肝祛风、涩精固气，丹皮凉血退热，山药补脾固肾，茯苓淡渗利湿而交通心肾，泽泻则泻膀胱水邪，凡因肾虚而引起的诸症，均可用此方化裁。如肾虚而兼见头晕目花者可加菊花20g，枸杞子 20g；兼喘者加五味子 10g，兼见腰酸而畏寒小便清利者加附子 10g，肉桂 5g。

朱良春

【经验处方】熟地 20g，山萸肉 12g，怀山药 20g，茯苓 20g，泽泻 10g，丹皮 6g。

【适应证】高血压病，慢性肾炎，糖尿病，甲状腺功能亢进症，高脂血症等属肾阴不足证。

【使用禁忌】脾虚湿阻及无肾阴不足之征不可使用，否则有助湿碍胃之弊。

【经验体会】六味地黄丸为滋补肾阴之基础方，辨证施用确收佳效，长期使用可延年益寿，延缓衰老。

【病案举隅】衰老（肝肾不足型）

诸公，92 岁，廿年前经常头昏膝软，耳鸣目花，一派肝肾阴虚之象，经推荐使用该药，坚持 20 年，除上述病症悉除外，体轻身健，神情抖擞，且少有小恙。

刘 锐

【经验处方】熟地 12~24g，山萸肉 12~24g，山药 12~30g，泽泻 10~15g，丹皮 10~15g，茯苓 10~20g。

【适应证】肾病，更年期综合征，肾盂肾炎，糖尿病，水肿，阳痿，早泄。

【用方指征】舌红、少苔、脉细数。

【使用禁忌】脾肾阳虚时不宜用；误用后可致腹泻，身凉肢冷（暑天亦有）。

【经验体会】治肾病见气阴两虚时，配人参、黄芪。治阳痿见肝郁时，配柴胡、黄芩、香附、川楝子；治早泄见心肾不交时，配龙骨、牡蛎、黄连、肉桂；治更年期综合证，配逍遥散。

刘茂甫

【经验处方】熟地 18g，山萸肉 15g，山药 12g，云苓 12g，丹皮 15g，泽泻 9g，丹参 18g，黄连 9g，葛根 18g，天花粉 15g，玉竹 12g，女贞子 15g。

【适应证】2 型糖尿病。

【用方指征】腰膝酸软，食欲较好，但消瘦乏力，口干喜饮，小便清长，尿中泡沫较多，性功能明显减退，视力模糊。尿糖、血糖较高。

【经验体会】糖尿病属中医消渴证范围，消渴证《内经》早有记载，如《灵枢·五变》篇说："五脏皆柔弱，善病消瘅。"按消渴的临床表现，一般分为上消、中消、下消，病变的脏腑主要在肺、胃、肾。刘氏认为本证总的病机应是肾阴不足，血瘀津少。他指出《临证指南》篇说："消渴证，虽有上、中、下三消之分，其实不越阴亏阳亢，津涸热淫而已。"因此，他主张以补肾阴，除胃热，化瘀滞为主要治则，故以六味地黄汤加味，常获疗效。

【病案举隅】2 型糖尿病（肝肾阴虚型）

任某，男，52 岁，住院号：277526。患者于 1992 年 4 月 30 日以多饮、多食、多尿，消瘦 6 年伴腰痛半年主诉入院。于 6 年前，以三多症及消瘦在当地医院检查。尿糖（++），空腹血糖 11.4mmol/L，诊断为 2 型糖尿病，服消渴丸半年后，症状减轻，但 4 年来双足麻木。近 2 年视力下降，伴五心烦热，舌红苔微黄，脉沉细。复查血糖 9.12mmol/L，尿糖（＋），24 小时蛋白定量（尿）1.2g，血脂高，按中医消渴辨治，服上药 1 个月，症状缓解，血糖正常，尿糖（－）。

刘宝厚

【经验处方】生黄芪 30g，太子参 15g，生地 20g，山药 30g，云苓 15g，泽兰 15g，女贞子 15g，旱莲草 15g，益母草 30g。

【适应证】慢性肾炎、肾病综合征、糖尿病性肾病、狼疮性肾炎临床表现有肺肾气阴两虚证者。

【用方指征】主症：①面色无华；②少气乏力或易感冒；③午后低热或手足心发热；④口干咽燥或长期咽痛，咽部暗红；⑤舌质偏红少苔，脉细或细数。次症：①两下肢浮肿；②腰酸胫软。凡具备主症三项，次症一项者用之必定有效。

【使用禁忌】脾肾阳虚，或兼有湿热证者不宜使用，误用后心阳虚证或湿热症加重，尿蛋白或血尿难消。

【经验体会】益气养阴与活血化瘀相结合应用，是提高疗效的重要法则。尤其对肾病综合证长期大量应用激素治疗的患者尤为多见。

【病案举隅】慢性肾炎（肺肾气阴两虚型）

张某，男，25 岁，初诊时间 1996 年 3 月 12 日。颜面及下肢反复浮肿 2 年余。尿液检查：蛋白 +++，潜血 ++，24 小时尿蛋白定量 3.2g，血浆蛋白及血脂正常，血压 158/100mmHg。1994 年、1995 年各住院 1 次，

诊断为慢性肾炎，高血压型。予抗炎、利尿、降压、扩血管、抗凝等治疗，症状减轻，尿蛋白 ++~+++ 不消。就诊时患者疲乏，口干咽燥，手足心热，易感冒。舌淡红，少苔，脉细数。血压 160/100mmHg。辨证为气阴两虚型，予参芪地黄汤加减，配降压药治疗，3 个月后诸症全除，血压正常，小便正常，随访 2 年尿液检查一直正常。

李友余

【经验处方】

六味地黄汤：熟地 15g，女贞子 12g，丹皮 10g，泽泻 10g，茯苓 15g，怀山药 15g。

肾病地黄汤：六味地黄汤加黄芪 60g，益母草 30g，蝉蜕 15g，苏叶 8g，爵床 30g，细辛 2g，白茅根 30g，槟榔 10g。

降压地黄汤：六味地黄汤加仙茅 10g，淫羊藿 10g，双钩藤（后下）15g，石决明（先煎）15g，汉防己 10g，党参 30g，黄芪 30g，泽泻加至 20g。

结石地黄汤：六味地黄汤加黄芪 40g，莪术 15g，金银化 30g，琥珀（研末冲服）3g，车前草 20g，牛膝 12g，白茅根 30g，瞿麦 15g。

脱发地黄汤：六味地黄汤加黄芪 30g，当归 10g，枸杞子 10g，侧柏叶 15g，桃仁 15g，柏子仁 15g，桑椹 30g，何首乌 30g，鹿角胶 15g。

【适应证】慢性肾炎，高血压病，泌尿系结石，哮喘，脱发，腰肌劳损等；不

孕症，先兆流产，产后各种并发症；小儿发育不良；眼视神经疲劳综合征；痤疮；耳鸣，耳聋。

【用方指征】头晕眼花，腰膝酸软，倦怠乏力，舌质红，脉细数。

【经验体会】本方是一个补肾基础方，只要加减得当，可广泛应用于肾虚诸症。原发性高血压，慢性肾炎使用本方必定有效。

李 莹

【经验处方】熟地黄40g，山茱萸20g，山药20g，泽泻15g，茯苓15g，丹皮15g。

【适应证】具有肝肾阴虚表现的多种疾病，如慢性肾炎、高血压、糖尿病、神经衰弱等。

【使用禁忌】脾虚便溏者慎用。

【经验体会】本方药性偏于滋腻，虽有"三补三泻"之说，但还是以补为主，因此脾虚便溏者慎用。本方疗效肯定，但还应根据临床表现差异，灵活化裁，如加知母、黄柏，为知柏地黄丸；加五味子，为都气丸；加麦冬、五味子，为麦味地黄丸；加枸杞、菊花，为杞菊地黄丸。

李辅仁

【经验处方】生地20g（或熟地15g），山药15g，山萸肉10g，茯苓15g，泽泻20g，丹皮10g。

【适应证】有肾虚表现的疾病如慢性肾炎、高血压、月经病、神经系统疾病以及

乏力、头晕、腰痛等。

【用方指征】老年人多种慢性疾患，有下元亏虚见证者。

【使用禁忌】有发热，急性感染等邪盛之证者不用，以防助邪。

【经验体会】地黄汤类作为补益剂，对老年保健有很大好处，作用缓慢而持久，须常服用。

李瑞岚

【经验处方】生熟地各12g，茯苓12g，山萸肉12g，山药12g，泽泻12g，丹皮9g。

【适应证】各种眼底病变，如白内障、视网膜中央动脉阻塞、视网膜中央静脉阻塞，黄斑病变，视网膜色素变性，高度近视等。

【用方指征】视物模糊，视力下降，眼目干涩，易疲劳等，全身伴有头晕、耳鸣、腰酸困或乏力等。对于肾阴虚型眼病患者，本方必定有效。

【使用禁忌】有表热实证者忌用。

【经验体会】古方今用可增减，按眼之五轮八廓辨证，加减用药，疗效好。

杨守玉

【经验处方】熟地黄18g，山萸肉15g，女贞子15g，怀山药15g，枸杞子15g，菟丝子15g，覆盆子15g，泽泻12g，茯苓12g，牡丹皮9g。

【适应证】月经不调属肾阴虚者。

【使用禁忌】经期忌用。

【经验体会】本方能滋补肾阴，为排卵作准备。调经时应于月经干净后服用。

陆 拯

【经验处方】熟地黄 20~30g，山萸肉 10~20g，山药 20~30g，泽泻 10g，茯苓 15g，牡丹皮 10g。

【适应证】头目眩晕，耳鸣耳聋，阴虚盗汗，骨蒸潮热，遗精腰酸，消渴口燥，肾虚气喘，牙齿摇动，小便淋漓。

【用方指征】舌红少苔或光苔，脉沉细数或弦细滑数。在以下情况下使用：①头目眩晕，两目干燥；②阴虚盗汗，形体瘦弱；③遗精早泄，腰酸膝软；④骨蒸潮热，手足心热。

【使用禁忌】①虚寒证，实寒证均不宜用；②湿邪内阻，脾运失健，口淡口腻，大便泄泻者不宜用本方。

【经验体会】脾胃尚健，运化有力，熟地、山萸肉用量可重些；若脾胃不健，运化无力，其用量宜小些，且加砂仁、木香之类以行气化滞。临床运用时，常略作加减，其疗效更为显著，如治疗头目眩晕，常加枸杞子、甘菊花；治疗耳鸣耳聋，常加黄柏、知母；治疗肾虚气喘，常加麦冬、五味子。

赵忠仁

【经验处方】熟地 15g，山萸肉 10g，山药 18g，丹皮 10g，茯苓 20g，泽泻 10g。

【适应证】慢性肾炎，肾性高血压。

【用方指征】腰膝酸软，头晕目眩，耳鸣、耳聋、遗精、骨蒸潮热，五心烦热，小便淋漓，舌红少苔，脉沉细数。

【使用禁忌】阳盛者不宜。

【经验体会】以六味地黄汤为基本方培补肾阴，待阴精充足，加芡仁、金樱子固精，不使蛋白外出；生龙骨、牡蛎、钩藤潜浮越之阳重归肾府，使阴精自固；淫羊藿引阳入阴，使阴得阳化而诸证自平。

骆继杰

【经验处方】熟地 15g，山药 10g，泽泻 10g，山萸肉 10g，丹皮 10g，茯苓 10g，胡芦巴 15g，益母草 30g，半边莲 30g，苏叶 30g，黄芪 15g，雷公藤 15g。

【适应证】慢性肾炎，肾病综合征，隐匿性肾炎，慢性肾盂肾炎之蛋白尿。

【用方指征】肝肾阴虚，头晕目眩，腰膝酸软，遗精，盗汗，舌红苔少，脉细数。

【使用禁忌】外感发热者不宜使用，脾虚便溏者慎用。

【经验体会】本方是在治疗肝肾阴虚的祖方六味地黄丸的基础上加味组成的，临床用于慢性肾炎、肾病综合证、隐匿性肾炎及慢性肾盂肾炎之肾功损害者，效果满意。但运用时需注意药物的加减变通：水肿者，苏叶、熟地的用量均为 30g；血尿明显者，加小蓟炭、白茅根，去苏叶；尿蛋白明显者，加连须、蜂房；易感冒者，黄芪用量增至 20~30g，并加连翘、蝉蜕；血压高者，加怀牛膝、茺蔚子、杜仲。一般情况下，熟地、山药、茯苓、黄芪、山萸肉用量少，益母草、半边莲用量大。雷公藤可以雷公藤多苷片代之。

夏桂成

【经验处方】归芍地黄汤：当归、白芍、熟地、山药、山萸肉、茯苓、丹皮、泽泻。

【适应证】月经量少、后期，经间期腹痛，辨证属于肝肾阴虚，冲任不充者。

【用方指征】月经量少后期，或经间期腹痛，伴有头晕耳鸣，口干心烦，腰酸腿软，并可见基础体温低温相时间长，或低温相偏高，阴道脱落细胞示：雌激素水平呈低影、中影较长时间，可为本方指征。

【使用禁忌】脾肾阳虚的患者不宜使用本方，误用后可加重病情，反不利于阴精的增长。

【经验体会】本方若用于经后早期滋阴，则应配伍二至丸等滋阴养血的方药，而用于排卵期腹痛则宜配伍菟丝子、续断、五灵脂、山楂等化瘀止血之品，以适应周期阶段特点。

【病案举隅】月经量少（阴血不足型）

张某，女，31岁。1994年6月23日初诊。流产后1年未孕。刻诊：性急易怒，形体肥胖，胸闷，舌淡红苔薄腻，脉细弦，从经后期论治，滋阴养血，疏肝和胃化痰，归芍地黄汤合越鞠丸加减，排卵期用补肾促排卵方，平时用补肾助阳法等，调治2个月后，经量增多。基础体温呈高温相20天，晨起微有恶心，查尿绒毛膜促性腺激素阳性，舌红苔薄，脉细滑，诊为早孕，继以养血滋肾、和胃安胎收全功。

徐木林

【经验处方】熟地、山萸肉、山药、泽泻、茯苓、丹皮。

【适应证】心脑血管病属肝肾阴虚证者。

【用方指征】腰酸，腰痛，眩晕，耳鸣，咽干口燥，遗精盗汗，舌红少苔，脉细或细数。

【使用禁忌】痰湿或痰火或脾肾阳虚时，虽见症相同或近似，亦不宜用，误用必加重病情，变生他症。

【经验体会】常配合其他汤剂或中成药同用。他症若兼有肝肾阴虚者，亦可加用本方。本人临床上常在其他汤剂中配用此丸药，很少使用汤剂。

【病案举隅】高血压

吴某，男，56岁。武汉测绘中专学校教师。1996年5月8日就诊。患高血压10余年，当时血压170/100mmHg左右。现症头晕，腰酸腿软，记忆力减退，舌红少苔，脉弦细。处方：干生地、山药、枣皮、枸杞子、钩藤、菊花、丹皮、泽泻、茯苓。7剂后血压降至140/90mmHg，嘱长期服六味地黄丸。后多次随访血压稳定。

贾占清

【经验处方】熟地15~30g，山茱萸12~15g，干山药10~15g，泽泻10g，茯苓10g，丹皮10g。

【适应证】慢性肾炎，高血压病，糖尿病，神经衰弱，眩晕，耳聋，遗精滑泄，牙痛，小儿囟门不合等。

【用方指征】腰膝酸软，头晕耳鸣，盗汗，遗精，口燥咽干甚至消渴，以及骨蒸潮热，手足心热，舌红少苔，脉细数等肝肾阴虚，水亏火旺之证。

【使用禁忌】阳虚及肝阳上亢者禁用。

【经验体会】本方能增强机体防御能力，加速病损组织、细胞的恢复，对以巨噬细胞吞噬能力为代表的机体非特异性免疫功能，对E花环形成试验所表明的机体特异性细胞免疫功能，对以溶血空斑试验和溶血素形成试验所表明的体液免疫功能都有明显增强作用。

郭振球

【经验处方】沙参16g，女贞子16g，石斛15g，天花粉12g，麦冬15g，天冬15g，茯苓15g，泽泻12g，熟地20g，山茱萸15g，山药15g。

【适应证】糖尿病见肾阴亏虚、胃燥津伤者。

【用方指征】口渴引饮，消谷善饥，尿频量多，逐渐消瘦。

【使用禁忌】对糖尿病气滞血瘀证不宜。

【经验体会】本方仿河间甘露饮子之意，取六味地黄汤去丹皮加女贞润燥养阴，配沙参、天麦冬、石斛、花粉清热生津，滋润益阴。

阎湘濂

【经验处方】黄芪20~40g，太子参15~40g或党参15~20g，生地15~20g，山药15g，山萸肉15g，茯苓15~20g，泽泻15g，丹皮15g。

【适应证】慢性肾炎，慢性肾功能衰竭辨证为脾肾气阴两虚者。

【使用禁忌】外感发热者不宜使用；阳虚阴盛者配合应用温阳药物时方可应用。

【经验体会】本方应用于慢性肾功能衰竭属气阴两虚时，很少能有单纯脾胃气阴两虚者，多挟湿浊、瘀血、湿热诸标证。配合应用的祛湿浊药常用：佩兰、苍术、黄柏；祛瘀血药常用：丹参、牛膝、大黄；清热祛湿药常用车前子、黄连、土茯苓等。临床通过辨证，灵活配用以上药味，疗效满意。此外，临床上应用本方时根据气虚和阴虚的轻重不同，随机调整剂量，气虚者加大黄芪、太子参、茯苓的用量；阴虚重则加大生地、山药、山萸肉的用量。

熊永文

【经验处方】熟地黄24g，干山药12g，山茱萸12g，茯苓9g，泽泻9g，丹皮9g，共为末蜜丸，日3次，每次15g。若作汤剂量为：熟地15g，山药10g，山茱萸10g，茯苓10g，泽泻9g，丹皮8g。

【用方指征】脉细而数无力，舌红少苔，头晕，耳鸣，耳聋，牙痛，性格急躁，潮热盗汗，骨蒸痨热。

【使用禁忌】无阴亏，肝肾无阴虚火旺不用。腰膝冷痛者不用，用后更导致阴寒冷痛，致遗精为滑精。

【经验体会】本方为滋肾阴代表方，对慢性肾炎有疗效，侧重祛水以制火，凡阴虚导致阳亢者效佳。

蔡华松

【经验处方】熟地 24g，山药 9g，丹皮 12g，泽泻 12g，茯苓 12g，山萸肉 15g。

【适应证】糖尿病性视网膜病变，色素膜炎，中心性视网膜炎，慢性视神经炎等。

【使用禁忌】肝胆火盛或肝阳上亢所致病症不宜。

【经验体会】慢性色素膜炎长期应用激素，病情反复发作者，用之可明显稳定病情，消除激素的毒副作用。

玉 屏 风 散

玉屏风散出自《医方类聚》引《究原方》。原方用量：防风一两，黄芪（蜜炙）、白术各二两。用法：上锉碎。每服三钱，水一盏半，加大枣一枚，煎七分，去滓，食后热服。主治：腠理不密，易于感冒。

在被调查的330位名中医中有8位擅长应用本方。主要为四川、安徽、黑龙江、贵州、广东、广西等地的内科医家。

1. 使用指征及加减

关于本方的使用指征，概括起来大致有以下几点：①气虚征象：面色㿠白或淡黄，唇白，气短，四肢乏力，口淡，胃纳欠佳，经期前后反复感冒，经量较多，色偏淡而稀。②表气不固征象：发热，恶风自汗，或动则大汗淋漓。③鼻部症状：前额不适，鼻塞流清涕，遇寒而发，喷嚏频频。④头部症状：头晕头痛，悠悠不休，遇寒而发；或头项连背部疼痛，仰俯不利。⑤舌脉征象：舌淡，舌边有齿印，舌淡红或胖嫩，苔薄白，脉浮缓，或缓弱，或弱、细。⑥辅助检查指征：体液或细胞免疫功能低下。

本方的加减应用情况：有1位合桂枝汤同用；1位加百合、芡实、炙甘草；虚人易感冒合桂枝人参新加汤；表虚自汗，加煅龙骨（先煎）、煅牡蛎（先煎）、五味子；过敏性鼻炎，加苍耳子、白芷、辛夷等。

2. 主治病症

玉屏风散所主治的病症主要有感冒、自汗证、上呼吸道感染、肺炎、喘息性支气管炎、慢性支气管炎、过敏性鼻炎、头痛、颈椎病、慢性荨麻疹、心肌炎缓解期、急性肾炎、肾病综合征、脱发、痹证等。

3. 处方用量及禁忌

方中各药的用量情况：黄芪18~50g，多数用30g；白术10~25g，多数用10g；防风5~15g。

关于本方的使用禁忌，医家们认为：阴虚内热，腹胀满者；湿热壅阻，症见口干、口苦、舌红苔黄腻者；外感表实证发热无汗，或鼻炎流浊涕者，均不宜使用。

丁莲蒂

【经验处方】生黄芪30g，焦白术15g，防风10g。（白芍12g，五味子10g）

【适应证】上呼吸道感染，肺炎，喘息性支气管炎，心肌炎急性期治愈后。

【经验体会】本方主要用于小儿及表虚

体弱者。反复肺部感染及体虚多汗均为使用该方的指证，长期服用对提高患者免疫功能有明显疗效。

孔昭遐

【经验处方】生黄芪 30g，白术 10g，防风 8g，桂枝 5g，白芍 15g，甘草 6g。

【加减变通】表虚自汗加煅龙骨（先煎）、煅牡蛎（先煎）各 30g，五味子 10g；过敏性鼻炎加苍耳子 10g，白芷 10g，辛夷 10g；慢性荨麻疹加蝉蜕 15g，白蒺藜 15g，白鲜皮 30g，生地 15g；增加肺卫功能，减少感冒加党参 10g，杏仁 10g，象贝 10g，炙紫菀 10g，炙冬花 10g，百部 15g 等配成膏药长服。

【适应证】慢性支气管炎，表虚感冒，自汗；过敏性鼻炎；慢性荨麻疹等。

【用方指征】遇感即发等特点，舌淡红或胖嫩、舌薄白、脉细、肺气不足、卫外不固、营卫不和之证；体液或细胞免疫功能低下。

【经验体会】本方虽有防风、桂枝二味发散之品，但比例颇小，黄芪与防风是3：1，白芍与桂枝是5：1，故仍需固表收敛之剂，外邪尚感者，不宜单用，体虚而邪未尽者，可与祛邪药配伍，标本同治。如慢性支气管炎急性发作，经治后虽然新感已经控制，但咳嗽咯痰虽减少已，胸片仍见肺纹理增多、增粗，又极易反复感冒而引发旧疾，可于上方中加入银花、连翘、黄芩等抗菌消炎之品。

叶傅惠

【经验处方】黄芪 30g，白术 15g，防风 15g。

【适应证】肺肾气虚型肾病综合征，脱发。

【使用禁忌】湿热壅阻，症见口干、口苦、舌红苔黄腻者，不宜使用本方，误用则会加重湿热症状。

【经验体会】肾病综合证症见乏力，自汗，易感冒，尿蛋白持续不消者，使用本方加减，疗效确切。各种原因脱发均可使用本方作为基础方加减治疗。治疗肾病综合证，尚须配伍活血化瘀，利水消肿药物，如丹参、川芎、红花、地龙、云茯苓、苡仁等；治疗脱发尚须配伍祛风通络，补肾生精药物，如全蝎、蜈蚣、制首乌，菟丝子，肉苁蓉等。

【病案举隅】肾病综合征（肺肾气虚型）

张某，男，34 岁。因双下肢水肿 3 个月，诊断为肾病综合征。经泼尼松治疗后，水肿消退，尿蛋白减少，就诊时泼尼松已减至维持量（15mg/日），而尿蛋白仍 +~++，症见乏力，腰酸软，易感冒，舌淡红苔薄白，脉细弱，予本方加减：黄芪 30g，白术 15g，防风 15g，丹参 30g，川芎 15g，地龙 20g，僵蚕 20g，芡实 15g，金樱子 30g，白花蛇舌草 30g，桑寄生 15g。治疗 4 个月后，查尿常规、尿蛋白转阴。

李孔定

【经验处方】黄芪 50g，白术 25g，防风 15g。

【适应证】过敏性鼻炎，虚人易感冒者。

【用方指征】恶风自汗，喷嚏频频，面色淡黄或㿠白，舌淡苔薄白，脉浮缓。

【使用禁忌】阴虚内热，腹胀满者不宜，误用后可出现口干舌燥，腹胀益甚。

【经验体会】过敏性鼻炎常加入辛夷、苍耳、紫草、蝉蜕、地肤子等；虚人易感冒常合桂枝人参新加汤。

张 达 旭

【经验处方】黄芪 30g，白术 10g，防风 5g，百合 12g，芡实 30g，炙甘草 6g。

【适应证】肺虚自汗。

【用方指征】或自汗，动则大汗淋漓，或气短，四肢乏力。舌边有齿印，苔薄白，脉缓弱。

郑 志 道

【经验处方】黄芪 18g，防风 5g，白术 10g。

【适应证】虚寒型鼻炎，前额不适，鼻塞流清涕，遇寒而发；气虚型头晕头痛，悠悠不休，遇寒而发；经期前后反复感冒，经量较多，色偏淡而稀；颈椎病头项连背部疼痛，俯仰不利，头晕；自汗证。

【用方指征】面色㿠白，唇白，汗多，口淡，胃纳欠佳，舌淡脉弱。

【使用禁忌】外感表实证发热无汗，或鼻炎流浊涕者，不宜使用。

【经验体会】治疗鼻炎可合用升麻葛根汤，再加辛夷花引药入病所；治疗头颈强

痛可加炮甲、葛根、羌活等祛风通络之品，以增强疗效；治疗自汗可合用生脉散，以加强补气收敛之功。

【病案举隅】气虚卫表不固之感冒

肖某，男，9 岁。经常感冒咳嗽，汗多纳差，近 1 周来咳嗽、汗出明显，伴口淡，舌淡，脉细弱。此为气虚卫表不固所致，给予玉屏风散加味：黄芪 15g，防风 4g，白术 6g，苏叶 6，党参 8，杏仁 10g，川贝 6g，半夏 6g，茯苓 10g，甘草 3g，大枣 3 枚。服 3 剂后，咳嗽减少，汗出仍多。原方去杏仁，加白芍 8g，隔日 1 剂。服药 4 剂后，出汗、咳嗽明显减少，口淡纳差亦有好转。去白芍，加杏仁 10g，紫菀 8g，隔日 1 剂。继服 4 剂后来诊，咳嗽轻微，汗出明显减少，再以原方出入以巩固疗效。

阎 湘 濂

【经验处方】黄芪 30g，防风 10g，白术 10g。

【适应证】表虚自汗易感冒，急性肾炎，表虚痹证。

【使用禁忌】邪实者不宜应用，应用则易敛邪。

【经验体会】此方可用于治疗各种疾病兼有表气虚者。表虚自汗时应用此方必定有效。用此方配伍治疗表虚引起的痹证，肾炎等有效，如本方治疗见有卫气虚之证的急性肾炎时，配合加用疏散风热之剂，疗效较好。

潘 星 北

【经验处方】黄芪 30g，防风 10g，白术

10g。

【适应证】春夏发热有汗，恶风寒之症。

【用方指征】发热，恶风寒有汗。

平 胃 散

平胃散出自《医方类聚》引《简要济众方》。原方用量：苍术四两（去黑皮，捣为粗末，炒黄色），厚朴三两（去粗皮、涂生姜汁，炙令香熟），陈橘皮二两（洗令净，焙干），甘草一两（炙黄）。用法：上为散。每服二钱，水一中盏，加生姜二片，大枣二枚，同煎至六分，去滓，食前温服。主治：胃气不和。

在被调研的330位名中医中有5位擅长应用本方。主要为吉林、陕西、江西、甘肃等4个省市的内科（80%以上）与儿科医家。

1. 使用指征及加减

关于本方的使用指征，大多数医家认为：①气滞痰湿内阻证候：上腹部痞塞不舒，或两胁胀闷，上腹部剑突下压痛，渴不欲饮，或脘腹胀满，不思饮食，口腻纳呆，嗳腐吞酸，呕吐，大便不爽，泄泻。②舌脉征象：舌苔厚腻，或白腻，或苔黄白相间而腻；脉缓，或弦滑，或濡滑。③辅助检查：胃镜可见其黏膜充血、水肿、溃疡、渗出、糜烂，幽门螺旋杆菌检测（+）等。

一些医家对本方进行了加减应用。如气滞湿热显著者，加三棱、莪术、蒲公英、金银花；厌食者，加焦三仙、生大黄、炒莱菔子；疼痛者，加丹参、檀香、砂仁。

2. 主治病症

平胃散所主治的病症主要为内、儿科疾病，且集中于消化系统疾病，如慢性浅表性胃炎、十二指肠炎、胃十二指肠球部溃疡、胃肠神经功能紊乱、厌食症、胆囊炎、胆石症等。

3. 处方用量禁忌

方中各药的用量情况：苍术3~15g，多数用6~15g；川朴3~30g，多数用6~15g，陈皮3~25g，多数用6~12g，甘草1~10g，多数用6g。

关于本方的使用禁忌，多数医家认为：本方一般无毒副作用。但溃疡病活动期不宜使用，脾胃虚弱或胃肠实热者忌用。

刘云山

【经验处方】苍术3g，川朴3g，陈皮3g，甘草1g。

【适应证】湿滞脾胃所致脘腹胀满，不思饮食，嗳气吞酸，呕吐，泄泻，舌苔白腻，脉缓。

【使用禁忌】湿热俱盛，脾胃虚弱者，不宜使用。若误用后可使热邪留恋，出现口苦咽干，舌红少苔等津液不足之象。

【经验体会】①本方为燥湿运脾之剂，

若湿邪不盛，用量宜轻，中病即止。②本方与小柴胡汤合用，可治疗肝胃不和之脘腹疼痛，身体倦怠等证。与四苓散合用，治疗小儿水泻疗效颇佳。

【病案举隅】食积（食滞胃脘型）

王某，男，5岁。1998年6月6日初诊，母代诉：患儿平素偏食，近日恣食粽糕及冷饮，1周来饮食减少，手足心热，恶心，胃脘胀痛，面色萎黄，大便偏干，舌苔白腻，脉滑。证属食滞胃脘，治宜燥湿运脾，行气和胃，方药：苍术3g，川朴3g，陈皮3g，香附，砂仁2g，白芍3g，玉片1g，干姜1g，3剂水煎服。二诊6月10日患儿服药后，胃脘疼痛大减，纳谷增进，大便质软，舌苔渐退，原方继进3剂，诸症痊愈。

汤益明

【经验处方】厚朴30g，陈皮12g，苍术15g，生甘草6g。

【适应证】消化性溃疡，慢性胃炎等消化系统疾病，表现为湿热困中，湿重于热证。

【用药指征】胃脘疼痛，嗳腐吞酸，渴不欲饮，口腻纳呆，大便不爽，苔黄白相间而腻。胃镜可见其黏膜充血、水肿、溃疡、渗出、糜烂等急性炎症的"湿热象"，且幽门螺旋杆菌检测Hp（＋）。

【经验体会】胃病急性发作期，由于脾郁不解，气机运化功能紊乱加剧，影响胃肠的消化吸收，以致饮食不化水谷精微，反壅遏滋生为痰浊、水湿、瘀血、宿食等病理产物，反过来又影响和加剧胃肠功能

紊乱，导致胃肠黏膜的进一步损伤。临床表现为湿热困中之证，宜用平胃散合左金丸加减。对热结便秘者，可加生大黄适量；若湿盛者，可配藿香、佩兰等化湿杀菌。

岳景林

【经验处方】陈皮25g，苍术15g，厚朴15g，甘草10g。

【适应证】慢性浅表性胃炎，胃、十二指肠球部溃疡，胃肠神经功能紊乱，胆囊炎，胆石症等，属湿邪困脾，脾胃运化失常者。

【用药指征】舌苔厚腻、脉弦滑或濡滑。

【使用禁忌】脾胃虚弱，或胃肠实热者忌用。

金润泉

【经验处方】苍术15g，厚朴10g，陈皮10g，三棱5g，莪术5g，蒲公英30g，金银花30g。

【适应证】慢性胃、十二指肠炎属气滞挟痰湿内阻证。

【用药指征】上腹部痞塞不舒，或两胁胀闷，上腹部剑突下压痛，腹软，胃镜检查示：慢性浅表性胃炎、幽门螺旋菌胃炎等。

【使用禁忌】溃疡病活动期不宜使用。

【经验体会】老年人有上腹部痞塞不舒、胸闷者，应当排除冠心病心绞痛或胰腺疾病，方能使用本方。

裴正学

【经验处方】苍术 6g，厚朴 6g，陈皮 6g，甘草 6g。

【适应证】厌食，慢性胃炎（萎缩性胃炎），胃及十二指肠球部溃疡。

【使用禁忌】无毒副作用。

【经验体会】厌食加焦三仙各 6g，生大黄 3g，炒莱菔子 10g；疼痛者加丹参 10g，檀香 6g，砂仁 6g。

龙 胆 泻 肝 汤

龙胆泻肝汤出自《医方集解》引《太平惠民和剂局方》。原方用：龙胆草（酒炒）、黄芩（炒）、栀子（酒炒）、泽泻、木通、车前子、当归（酒洗）、生地黄（酒炒）、柴胡、甘草（生用）。用量用法：原书缺。主治：肝胆经实火、湿热，胁痛，耳聋，胆溢口苦，筋痿阴汗，阴肿阴痛，白浊溲血。

在被调研的330位名中医中有6位擅长应用本方。主要为山东、辽宁、陕西、云南等地的内科、外科、皮肤科及眼科医家。

1. 使用指征及加减

关于本方的使用指征，大致有以下几点：①符合肝胆实火及湿热下注病机特征，且体质壮实者。②胁痛与口苦并见；或目赤肿痛与溲赤并见者。③舌脉征象：舌红、苔黄腻，脉弦滑有力。

本方的加减应用情况：1位不用泽泻、生地、当归，2位不用木通；1位加丹皮、蝉蜕、僵蚕、桔梗、菊花、白芍，用于治疗小儿多动症；1位加土茯苓，用于治疗急性湿疹、带状疱疹等皮肤病；也有的认为肝胆实火偏盛者，重用龙胆草、黄芩、山栀；下焦湿热重者，重用泽泻、车前子，并加黄连等。

2. 主治病症

龙胆泻肝汤所主治的病症主要有精神神经系统疾病，如头痛、耳鸣、耳聋、癫痫、精神分裂症、脑血管痉挛、高血压病、肋间神经痛、小儿多动症等；肝胆疾病：如乙型肝炎、胆囊炎、胆石症等；泌尿生殖系统疾病，如尿路感染、阴囊湿疹、阴囊肿胀、精囊炎、腹股沟淋巴腺炎、急性前列腺炎、遗精、妇女带下等。皮肤科疾病，如带状疱疹、急性湿疹、药疹、脂溢性皮炎、接触性皮炎、乳头炎等。眼科疾病，如各种角膜炎、角膜溃疡、急性虹睫炎、眶假瘤等。

3. 处方用量及禁忌

方中各药的用量情况：龙胆草6~15g，多数用9~12g；黄芩6~15g；山栀6~20g，多数用9~12g；泽泻10~20g；木通6~10g，多数用6g；车前子9~18g；生地9~20g；当归9~20g；柴胡6~15g，多数用12g；甘草3~15g，多数用3~6g。

关于本方的使用禁忌，医家们认为：体质虚弱、脾胃虚寒、胃纳不佳者不宜用，误用碍胃伤阳，产生食欲不振、呕吐等不良反应；慢性肝病无肝胆实火者不宜用；久病阴津亏损或气血两虚者慎用。

田 素 琴

【经验处方】龙胆草 15g，黄芩 15g，栀子 20g，当归 20g，土茯苓 30g，泽泻 20g，生地 20g，柴胡 15g，车前子 15g，甘草 15g。

【适应证】急性湿疹，带状疱疹，药疹，脂溢性皮炎，接触性皮炎证属肝胆实热或肝胆湿热者。

【使用禁忌】热毒炽盛或血虚风燥者不宜用。

【经验体会】用此方治疗急性亚急性湿疹或带状疱疹收效快，效果理想。

【病案举隅】急性湿疹

某男，72 岁。头面部潮红肿胀，起密集红疹、水疱，流水淋漓不止，奇痒难忍，双眼肿闭，身发寒热，便结尿赤，舌质红，苔白，脉滑数。诊断：急性湿疹。服用本方 6 剂。复诊时症状消失，饮食二便正常。又服 3 剂，病告痊愈。

刘 清 贞

【经验处方】龙胆草 6g，柴胡 6g，栀子 6g，黄芩 6g，丹皮 10g，蝉蜕 10g，僵蚕 10g，桔梗 10g，车前子 10g，菊花 10g，白芍 10g，甘草 6g。

【适应证】小儿多动症。

【使用禁忌】体质虚弱者、胃纳不佳者不宜，误用碍胃伤阳，易成食欲不振、呕吐等症。

【经验体会】本方主治 不自主的刻板动作，如目瞤（反复地、不自主地眨眼）、

弄鼻、张嘴、做怪脸、摇头、耸肩、作咳嗽等，自己不易控制，神经系统检查多无阳性体证，反射、肌力、精细动作、共济运动等均正常。在治疗同时需配合心理疏导及与家长配合，要求家长不要粗暴对待孩子，不要过多的责备，避免家庭间的争执，避免过高的学习要求，引导孩子乐观地生活学习。

迟 景 勋

【经验处方】龙胆草 12g，栀子 12g，黄芩 10g，柴胡 12g，生地 12g，木通 10g，泽泻 10g，车前子（布包）12g，当归 12g，生甘草 3g。

【适应证】耳鸣、耳聋，肋间神经痛，阴囊湿疹、阴囊肿胀，乳头炎。

【使用禁忌】本方药物多苦寒，脾胃虚弱者不用，方中多清利之品，故津液不足或亏虚者慎用。

【经验体会】临床只要符合肝胆实火及湿热下注之病机，且体质壮实者均可应用本方。可视病情酌伍金银花、萆薢、生苡仁等。

张 沛 霖

【经验处方】龙胆草、黄芩、山栀、泽泻、木通、车前子、生地、当归、柴胡、甘草。

【适应证】顽固性头痛，急性神经炎，带状疱疹，腹股沟淋巴腺炎，急性前列腺炎，支气管扩张咯血，脑血管痉挛，中风

先期，血压突然偏高，头痛，烦热，热盛动风。

【用方指征】胁痛、口苦，心中烦热，或目赤肿痛，湿热下注等。

【使用禁忌】慢性肝病和无肝经实之指征者不宜。

【经验体会】此方与针灸同用能提高疗效。

【病案举隅】面神经炎（肝经湿热型）

刘某，男，省领导干部，94年4月，诉1个月前因面神经炎并发面神经鞘膜水肿，专家组议出省进行手术治疗，争取2个月的保守治疗观察，经过通经活络与中药扶本达邪，未能改善。经卫生厅与本人意见委我责任会诊，经反复脉证辨治，考虑到脉证条件许可当先争取先祛邪后扶正，先活血再化瘀，按病人具有较深的面肌麻木，也具有口苦，舌燥，二胁隐痛，又兼二脉弦滑有力，主张只有邪祛才能正安，先拟龙胆泻肝汤，结合针灸泻手足厥阴，从内关与行间，针行间后脉象明显转缓，又连服十剂，诸症好转，再结合针灸从督脉跷脉调治，历6个月完全恢复。

贺 永 清

【经验处方】龙胆草、栀子、当归各9g，黄芩、柴胡、泽泻、车前子各12g，生地黄15g，木通6g，生甘草3g。

【适应证】乙型肝炎，胆囊炎，胆石症，泌尿系感染，癫痫，精神分裂症；带状疱疹；精囊炎，遗精及带下。

【用方指征】临床辨治以口苦、溲赤、

舌红、苔黄腻、脉弦滑有力为辨证要点。

【使用禁忌】无肝胆实火者不宜用；脾胃寒者忌用。

【经验体会】本方所治为肝胆实火，及下焦湿热。若肝胆实火偏盛，则重用龙胆草、黄芩、山栀；下焦湿热重者，重用泽泻、车前子，加黄连；头痛目赤，加菊花、蒙花；阴肿带下，加蒲公英、苡米；黄疸，加茵陈；胁痛，加郁金；尿淋，加小蓟、石韦、海金沙。

【病案举隅】精囊炎（肝胆湿热型）

贺某，男，36岁，汉中市新沟桥乡人。1997年9月5日初诊。3日前同房中阴茎疼痛，抽掣睾丸，排出精液带血，自觉阴茎、睾丸有痛感，伴头昏、头晕、口苦，溲赤不利，舌红苔黄腻，脉弦。在汉中某医院检查，诊断为精囊炎，即以龙胆泻肝汤化裁：柴胡15g，黄芩15g，焦山栀15g，茯苓12g，丹皮12g，仙鹤草15g，茜草15g，生地30g，茅根30g，泽泻、当归各12g，龙胆草10g，甘草3g。水煎服，每日1剂，连服6剂后，诸症悉退。

蔡 华 松

【经验处方】龙胆草9~12g，柴胡9~12g，泽泻12g，车前子9~18g（包），木通6~9g，生地9~18g，当归9~12g，栀子（炒）9~12g，黄芩9~15g，生甘草6g。

【适应证】各种角膜炎、角膜溃疡，急性虹睫炎，眶假瘤，葡萄膜大脑炎等，证属肝胆湿热者。

【使用禁忌】久病阴津亏损或属气血两

虚者慎用。

【经验体会】该方不仅能清肝胆湿热，还能增强和调节机体免疫功能，故对于免疫性疾病（如色素膜炎、眶假瘤等）属肝胆湿热者，每见成效。

归 脾 汤

归脾汤出自《正体类要》。原方用量：白术、当归、白茯苓、黄芪（炒）、龙眼肉、远志、酸枣仁（炒）各一钱，木香五分，甘草（炙）各三分，人参一钱。用法：加生姜、大枣，水煎服。主治：跌仆等症，气血损伤；或思虑伤脾，血虚火动，寤而不寐；或心脾作痛，怠惰嗜卧，怔忡惊悸，自汗，大便不调；或血上下妄行。

在被调研的330位名中医中有8位擅长应用本方。主要为上海、安徽、山东、陕西、内蒙古、黑龙江等6个省市的内科医家。

1. 使用指征及加减

关于本方的使用指征，大多数医家认为：①心气虚弱征象：面虚浮，色萎黄，语言低弱，倦怠乏力，食少，心悸怔忡，健忘失眠，多梦易惊。②出血征象：咳、吐、衄、便、尿血，及崩漏，血色偏淡者。③舌脉征象：舌质淡，苔薄；脉细沉、细或细弱。

在8位名中医中，对本方进行加减应用的有5位，不用生姜者4位，不用红枣3位，不用龙眼肉者2位，不用茯苓、木香、人参、甘草各1位。在医家的体会中有加麦冬、五味子、龙骨，亦有加用桂枝、蒲黄、五灵脂治疗胸痹；出血较多者，加棕榈炭、血余炭、阿胶、地榆炭、侧柏炭、炮姜炭、茜草炭、仙鹤草、三七粉；痰湿明显者，加川朴、陈皮、姜半夏；肾病见腰膝酸软者，加川续断、狗脊、地黄。

2. 主治病症

归脾汤所主治的病症主要为内科与妇科疾病。内科疾病主要有肾病、上消化道出血、神经官能症、神经衰弱、贫血、血小板减少性紫癜、再生障碍性贫血、心肌炎及其后遗症、房早及室早、失眠、虚劳、心悸、眩晕、咳血、吐血、衄血、便血、紫癜等；妇科疾病主要有功能性子宫出血、更年期综合征、月经过多、月经不调等。

3. 处方用量及禁忌

方中各药的用量情况：当归6~20g，多数用6~10g；白术9~30g，多数用9~15g；人参（多用党参）15~30g；黄芪12~30g；茯苓（或茯神）9~20g；远志9~15g；酸枣仁10g~30g，多数用15g；木香5~12g；龙眼肉6~15g；炙甘草（或生甘草）3~15g，多数用6~9g；生姜3~5片；大枣5~7枚。

关于本方的使用禁忌，多数医家认为：肝阳偏亢，肝气郁结，伴有外感者不宜服用，阴亏火旺者忌用；凡有心脏瓣膜病变伴有舌苔厚腻者不用。

王 云 铭

【经验处方】红参 15g，黄芪 30g，白术 9g，炒当归 6g，远志 9g，炒枣仁 15g，棕榈炭 30g，血余炭 12g，阿胶 20g（另烊化入），陈皮 9g，甘草 9g。

【适用证】功能失调性子宫出血之属于脾虚者；咳血、吐血、衄血、便血、紫癜等症之由于脾虚不能统血者。

【经验体会】功能失调性子宫出血属于中医崩漏范畴，脾虚型者治宜补脾摄血，方用"加减归脾汤"。方中参、芪、术、草补脾益气；归、胶、棕炭、血余炭补血止血；远志、枣仁养心安神；姜枣调和脾胃，少佐陈皮以理气，使补而不滞。诸药合用，共奏补脾摄血之效。有热者则加用清热止血的地榆炭 30g，侧柏炭 15g；有寒象者加用散寒止血的炮姜炭；瘀血重者，则加用化瘀止血的茜草炭 30g，三七粉 6g（分两次冲），以增益其止血之效。

王 生 义

【经验处方】党参 20g，白术 15g，黄芪 30g，当归 15g，炙甘草 5g，茯苓 15g，远志 12g，炒枣仁 15g，木香 12g，桂圆肉 15g，干姜 3g，大枣 5 枚。

【适用证】心脾两虚之心悸，乏力，纳呆，乏力，失眠。

【病案举隅】失眠

王某，男，42 岁。失眠五年，久治不愈。以此方加丹参 30g，五味子 15g，麦冬 30g，生龙牡各 30g，合欢花 20g，夜交藤

20g，朱砂 3g，琥珀 3g。服 12 剂愈，随访 3 年未复发。

刘 锐

【经验处方】黄芪 15~30g，党参 15~20g，白术 15~20g，茯神 15~20g，龙眼肉 10~15g，酸枣仁 15~30g，当归、远志、木香各 10g，川续断 15~30g，狗脊 15~30g，生姜 5 片，大枣 5 枚，炙甘草 6g。

【适用证】肾病，更年期综合征，上消化道出血，神经官能症，失眠，虚劳，贫血，月经病。

【用方指征】心悸怔忡、健忘失眠、多梦易惊，体倦食少，腰困腰酸，舌淡、脉细弱，腰膝酸软。

【使用禁忌】阴虚火旺时不宜用，误用可致鼻出血。

【经验体会】肾病长期不愈，蛋白等精微物质丢失，出现神疲、腰困等脾肾虚损症，用本方最宜。如见阴虚证候，可减龙眼肉、生姜，加天冬、麦冬等服用；对上消化道出血、崩漏等，加仙鹤草，减龙眼肉等服用。

封 万 富

【经验处方】当归 15g，党参 15g，白术 10g，炙黄芪 15g，茯神 10g，远志 10g，炒酸枣仁 15g，木香 10g，龙眼肉 6g。

【适用证】心悸，不寐，眩晕。

【用方指征】面虚浮，色萎黄，语言低弱，倦怠乏力，脉细沉、细或细弱，心气

心阳虚弱者。

【使用禁忌】肝阳偏亢，肝气郁结，虚火旺者不宜使用。

【经验体会】本人临床上常加麦冬、五味子、龙骨，疗效更佳。

胡青山

【经验处方】人参10g，白术15g，黄芪25g，当归20g，茯神15g，远志15g，炒枣仁20g，木香5g，桂圆肉15g，炙甘草15g，姜枣另煎服。

【适用证】功能性子宫出血，见倦怠乏力，心悸气短，月事月内两三行，量多色淡者。

【使用禁忌】伴有外感者不宜服用。因本方以益气养血为重，恐使病邪留恋难愈。

【经验体会】有形之血不能骤生，无形之气急当速固，以复统摄之权，归脾汤乃益气养血并举之意，使其有统摄之权，此阴阳升降之通也。如果崩证失血过多，急以新法抢救，否则贻误病情。

赵忠仁

【经验处方】白术30g，茯苓20g，太子参20g，炒酸枣仁15g，黄芪30g，当归10g，木香6g，远志10g，桂圆肉15g，炙甘草6g，生姜3片，大枣7枚。

【适用证】血小板减少性紫癜，再生障碍性贫血，胃及十二指肠溃疡出血；妇女月经过多属心脾两虚者。

【用方指征】失眠，健忘，多梦易惊，

面色萎黄，体倦食少，舌质淡，苔薄，脉细弱。妇女经色淡，月经提前或淋漓不尽。

【使用禁忌】阴亏火旺者忌用。

【经验体会】本方使用较广泛，尤其对冠心病、心功能不全使用本方安全可靠。对窦性心律不齐，心肌供血不足可加桂枝10g，对胸闷气短，心前区疼痛可加蒲黄10g、五灵脂6g，效果较佳。

夏天

【经验处方】黄芪12g，白术10g，茯苓10g，龙眼肉10g，酸枣仁10g，人参12g，木香6g，当归10g，远志10g，甘草6g。

【适用证】心脾两虚、气血不足者，血小板减少性紫癜，贫血，神经衰弱；月经不调者。

【用方指征】心悸怔忡，健忘失眠，多梦易惊，发热，体倦，食少，面色萎黄，月经先期量多色淡或淋漓不止。

【使用禁忌】对于饮邪上犯、瘀血阻络而致心悸怔忡，肝郁化火、痰热内扰所致失眠等实证，不宜用。

【经验体会】归脾汤以健脾养心、益气补血为主。治疗因虚而致诸病。但临床多有虚实夹杂证。治疗当不忘攻补兼施，非如此不能收良效。

【病案举隅】月经不调

张某，女，33岁。主诉：月经淋漓不止，持续有时半月。少量血块，色红，伴心悸失眠，体倦食少，面色萎黄，大便稀溏，舌淡红苔薄白，脉细。治疗：健脾养心，益气补血，活血止血。用归脾汤 6 剂，逐瘀汤 1 剂，胶艾四物汤加味 5 剂。二诊：服上方 1 个月经周期后，自述精神好，行经 10 天结束，心悸症状改善，继续服上方。三诊：自述月经正常，诸症减轻。嘱用归脾丸 1 个月巩固疗效。

秦亮甫

【经验处方】党参 30g，黄芪 30g，白术 9g，茯神 9g，枣仁 15g，远志 9g，龙眼肉 9g，当归身 6g，甘草 3g，木香 6g，丹参 9g，煅龙牡各 30g，红枣 10 个，地黄 15g 等。

【适用证】心肌炎及其后遗症，房性早搏及室性早搏。

【使用禁忌】凡有心脏瓣膜病变伴有舌苔厚腻者不用，服用后会加重胸闷不舒症状。

【经验体会】如遇病人舌苔厚腻，应去地黄、甘草、龙眼肉，加川朴 9g，陈皮 6g，姜半夏 9g 等。

【病案举隅】心动过速

孙某，女，58 岁，患心肌炎后遗症 2 年，心动过速，心率 120~130 次 / 分钟，心电图 ST 段改变，胸闷气短，睡眠不佳，舌淡齿痕，脉沉细数。服上方 4 个月，症状消失，心电图复查 ST 段正常。

四 物 汤

四物汤出自《仙授理伤续断秘方》，组成：白芍药、川当归、熟地黄、川芎各等份，主治：伤重，肠内有瘀血者。

在被调研的 330 位名中医中有 8 位擅长应用本方。主要为北京、广东、江苏、浙江、重庆、福建、安徽、陕西等省市的内科医家。

1. 使用指征及加减

关于本方的使用指征，大多数医家认为：主要为①血虚征象：心悸，倦怠，唇、面、指甲色苍白，月经色淡质稀。②血瘀征象：月经先后无定期，经色暗红，或有小血块，经来腹痛，及外伤瘀血肿痛。③舌脉征象：舌质淡；脉细，或脉细数。

本方的加减应用情况：一般血寒者，加生艾叶、香附、桂枝；出血不止者，加黑芥穗、贯仲炭；血热者，加黄芩。另外亦有将原方中的生地改为熟地者。

2. 主治病症

四物汤所主治的病症主要为妇科、内科及外科疾病，尤其多用于妇科的月经病及妊娠病，如功能性子宫出血、药源性阴道出血、子宫内膜异位症（痛经）、子宫发育不良、月经不调、月经量多、崩漏、闭经、妊娠胎动不安、产后恶露不止、少腹坠痛等。以及内科贫血，外科跌打损伤等。

3. 处方用量及禁忌

方中各药的用量情况：当归 6~15g，多数用 10g；川芎 5~15g，多数用 6~10g；白芍 9~15g；地黄 10~15g。

关于本方的使用禁忌，多数医家认为：脾胃虚弱，运化无力，食少便溏，或出血过多，气息衰微者慎用。月经先期，量多，色红者，或热性痛经，寒凝血瘀之崩漏，以及外感发热者不宜。脾虚湿阻，阳虚水泛者禁用。血瘀络阻，或血热妄行，或气随血脱的情况下，不宜单独运用。

何 少 山

【经验处方】当归 12g，川芎 6g，白芍 10g，熟地 15g。

【适用证】营血虚滞所致的月经不调、闭经、痛经、崩漏，及一切因血虚而见的头晕目眩、耳鸣、唇爪无华、舌质淡、脉细等症。胎前产后诸疾均可以本方加减治疗。

【用方指征】以唇爪无华、舌淡脉细为辨证要点，属营血不足，冲任虚损及血虚而滞者均可应

【使用禁忌】平素脾胃虚弱，运化无力，食少便溏者应慎用；脾虚湿阻，阳虚水泛者也当禁用。出血过多，气息衰微者也应慎用。因地、芍属阴，用之有碍中焦阳气温运，可出现上腹饱胀、纳差、腹泻等，必要时可与健脾消化药同用。归、芎属阳，对月经先期，量多者，须慎而用之。

【经验体会】本方血虚能补、血燥能润、血溢能止、血瘀能行，为调血要剂，故适用范围较广，难以尽述。对于月经过少、闭经、排卵障碍、黄体功能不全等用此方较多。偏肾虚者加淫羊藿、仙茅、菟丝子、紫河车、甜苁蓉等。偏气虚者加黄芪、党参、白术等。血虚恶寒可加淡附片、肉桂。兼血瘀者可加桃仁、红花、小胡麻。血虚有热，常改熟地为生地，加丹皮、苦草根。崩中漏下加阿胶珠、艾叶。欲行血以赤芍代白芍。欲止血去川芎。对脾胃虚弱者熟地用之恐滋腻，可用砂仁拌或改用熟地炭。川芎用量宜小于当归之一半。若血虚而滞则归、芎用量可重于地、芍，阳胜于阴，阴以阳化而疏泄。若冲任虚损，崩中漏下，则地、芍之量可大于归、芎，阴胜于阳，阳从阴化而主收摄，使肝藏血而止崩漏。地、芍用量与归、芎之基本相同，则疏通与生血养血功能均衡。

尚 志 钧

【经验处方】当归 15g，川芎 5g，白芍 10g，熟地 15g。

【适用证】月经病，各种原因引起的贫血、疼痛，某些慢性炎症。

【用方指征】凡血虚见舌、唇、面色、指甲苍白，蹲下突然站立则两眼发黑或爬楼、快步行走时心悸者。

【使用禁忌】有出血倾向者、高血压及脑血管意外倾向、外感发热者均不宜使用。

【经验体会】对此方不可机械照搬，当归、熟地血虚可加到 20g。川芎量宜小，尤其有出血史者。疼痛患者，当归、白芍用量宜大，必要时各用 30g。此方适当加减（品种及药量），可通治妇科百病，是月经病圣药，目前所有西药都不及此方疗效好。对某些慢性炎症，在主治方中另加四物汤合用，可提高主治方疗效；对婚后数年不孕，经查男、女生殖系统无实质性病变者，属女子每逢经期连服本方 5 剂，可增加受孕机会。

钟 秀 美

【经验处方】黄芩 10g，白术 15g，生地 15g，生白芍 15g，当归 6g，川芎 5g。

【适用证】功能失调性子宫出血，药源性阴道出血（如注射或皮埋避孕药）等阴道出血疾病属血热崩漏者。

【用方指征】血色暗红，或有小血块，口苦口干，脉细数。

【使用禁忌】寒凝血瘀之崩漏不宜使用。

【经验体会】芩术四物汤是养血滋阴，清热止血的良方。黄芩苦寒，既清热又止血，白术甘温，培补脾胃，芩术配伍，寒不伤胃，生血有源。生地甘寒，滋阴凉血，生白芍苦酸，养血平肝制郁火，地芍同属血中之血药，共奏滋养阴血，以息虚火之功。少量川芎行血活血，少量当归补血活血，引血归经，归芎同为血中之气药，可全方补而不滞。全方滋阴与清热同用，止血和活血并行，从而达补其不足，泻其有余，止血不留瘀，清热不寒滞，补中有行，行中有敛的效果，对血热崩漏患者的止血和调整月经周期有较好疗效。

川芎 10g，生、熟地各 10g，当归 10g，白芍 15g。

【适用证】子宫内膜异位（痛经）。

【用方指征】月经来潮即痛，小腹凉胀。

【使用禁忌】燥热性痛经不宜使用。

【经验体会】生艾叶较艾叶炭温经效果要好。

段亚亭

【经验处方】当归 15g，川芎 15g，白芍 15g，熟地 12g。

【适用证】冲任虚损，月经不调，腹痛，崩漏；妊娠胎动不安，血下不止；产后恶露不止，少腹坠痛等证。

【用方指征】头昏，眼花，面色无华，心悸，失眠，大便干，妇女月经愆期，经水淡，脉细弱，用本方有效。

【使用禁忌】月经先期，量多，色红者，不宜用此方；纯属阴虚血少证者不宜用。

【经验体会】本方是肝经调血之专方，常用于月经不调，痛经等。根据血虚和血瘀的主次，可以进行加减，如偏于补血，则重用当归、熟地，川芎少用或不用；如偏于活血，则重用当归、川芎，减少熟地、白芍的用量，或者将白芍改赤芍；血虚有寒者加肉桂、炮姜、艾叶；血虚有热者加栀子、黄芩、丹皮；月经量多，可加止血药，如仙鹤草 30g 和茜草炭 20g。

祝谌予

【经验处方】生艾叶 10g，香附末 10g，

郭春园

【经验处方】熟地 15g，当归 13g，炒白芍 9g，川芎 6g。

【适用证】外伤早、中、晚三期。

【使用禁忌】失血过多者，宜用补气生血法，不宜使用本方。

【经验体会】四物汤是活血补血之主方，又是妇科调经之要方，临床运用应灵活变通：外伤早期，用当归、生地、赤芍、川芎活血散瘀；外伤后期，用熟地、当归、白芍、川芎补血调血，或用此方药与四君子汤相合再加黄芪、肉桂组成十全大补汤，气血双补以促进骨折愈合；欲行血，白芍易为赤芍；欲止血，宜减川芎。亡血之证，宜加益气药物党参、黄芪，因血生于气；瘀血之证，宜加桃仁、红花；血虚血热，宜将熟地易为生地，加黄芩、丹皮；血虚有寒，宜加桂、姜以温养。

高淑华

【经验处方】炙桂枝 10g，当归 10g，川芎 10g，赤白芍各 12g，熟地 10g。

【适用证】痛经及子宫发育不良。

【使用禁忌】月经过多，阴虚火旺。

【经验体会】腹痛，加蒲黄 10g，灵脂 10g，延胡 10g；体虚或子宫发育不良加黄芪 10g，菟丝子 15g；血行不畅加乌药 6g，枳壳 10g；上方加甘草配芍药，缓急止痛。常用于未婚女青年，尤对因经期进食生冷，或下水游泳、淋雨感受寒湿之邪较甚者，以及妇科检查发现为子宫发育不良者较为理想，专用于经前 1 周内服或经期服用，平时则取服培补肾气之中成药，如六味地黄丸或五子补肾丸等，一般 2~3 个月。

郭 谦 亨

【经验处方】地黄 15~20g，白芍 12~15g，当归 9~12g，川芎 6~9g，赭石（醋煅）9~12g，磁石 12~15g，黑芥穗 9g，贯仲炭 9g。

【适用证】经来量多，日久不止及崩漏。

【用方指征】经期或非经期阴道出血急骤、血流如注的崩证，或来势缓渐，血量不大而淋漓不止，持续时间较长之漏证，或月经周期正常，经量过多，色淡质稀，时间延长。面白、心悸、倦怠，舌淡，脉虚为主症的血虚、冲任不固证。妇女崩漏或经来量多，气未大伤的情况下，用之必效。

【使用禁忌】如血瘀络阻，或血热妄行，或气随血脱的情况下，不宜单独用。误用后有加重瘀阻或气脱的不良反应。

【经验体会】加减应用数十年，学生们也反复验证，无论是崩、漏，或老妇、少女，凡经来量多，日久而呈血虚失控者，即以此为基础，据此加味，均获良效。

四 逆 散

四逆散出自《伤寒论》。原方用量：甘草（炙）、枳实（破，水渍，炙干）、柴胡、芍药各十分。用法：上四味，捣筛，白饮和，服方寸匕，日三服。主治：少阴病，四逆，其人或咳，或悸，或小便不利，或腹痛，或泄利下重。

在被调研的 330 位名中医中有 18 位擅长应用本方。主要是北京、河南、山西、陕西、四川、湖南、安徽、江西、江苏、上海、福建等地的内科医家。

1. 使用指征及加减

关于本方的使用指征，大多数医家认为：①阳郁征象：如手足不温，或厥冷，头晕目眩，烘热自汗。②肝气郁结征象：如胸闷，或胸胁胀痛，善叹息，经色紫暗，或经行不畅，或经闭不行，或经前、经期小腹胀痛，或小腹疼痛，未有定时，伴见性情急躁，心烦易怒，乳房胀痛等。③胃气不和征象：如脘腹胀痛不舒，甚则痛连背部，嗳气频频，或吞酸、嘈杂、呕恶、纳呆，口苦咽干，便秘，多因情志因素而加重。④舌脉征象：舌色淡，或淡红，或红，苔薄，或薄白，或微黄，或黄厚。脉弦，或弦细，或沉弦，或弦滑，或弦数。

医家们大多介绍了加减应用经验，有加银花、连翘、金钱草、板蓝根等，治疗急性肝胆炎症；也有加泽兰、姜黄等，治疗妇女梅核气，日久化瘀；加三七、白芥子、红花、鸡血藤等，治疗胸腹壁血栓性静脉炎；加丹皮、山栀子、香附、郁金等，治疗肝郁化热见胁痛、烦躁口苦、耳鸣目眩。其中有的用加味四逆散，加炒川连、炒吴萸、川楝子、延胡；有的用四逆四金汤，加金钱草、鸡内金、郁金、海金沙、大黄、茵陈。有的用生甘草，有的用赤芍，有的用白芍，有的用枳壳。

2. 主治病症

四逆散所主治的病症种类多达 42 个，主要为内科疾病，约占 83%，且集中于肝经、脾经病症，其次为妇、儿科病症，共占 17%。所涉及的病症可分为以下几大类：①消化系统病症，如急慢性肝炎、肝炎后综合征、肝硬化、肝癌、胆囊炎、胆结石、胆道蛔虫症、胆心综合征、胰腺炎、胃炎、消化性溃疡、功能性消化不良、慢性结肠炎等。②内分泌系统病症，如瘿瘤、甲状腺肿、甲状腺瘤、甲状腺功能亢进症等。③心血管及精神神经系统疾病，如郁证、癔证、冠心病、心律失常、低血压、肋间神经痛、神经官能症、神经衰弱等。④妇科病症，如月经不调、痛经、闭经、经前紧张综合征、慢性盆腔炎、乳癖、乳腺增生病等。其他还有内伤发热、胸膜炎、颈部淋巴腺瘤、小儿疝气等。

3. 处方用量禁忌

方中各药的用量情况：柴胡 5~30g，多数用 9~10g；枳实 5~30g，多数用 10g；芍药

10~30g，多数用 10~15g；甘草 3~12g，多数用 5~10g。

关于本方的使用禁忌，多数医家认为：久病气弱阴伤，脾胃虚寒，胃阴不足，瘀血停滞，阳虚阴盛者不宜；肝阳上亢，肝火，肝风内动，肝阴虚者不宜；结石症身体羸弱，脾胃虚寒，大便溏薄者不宜。

马　骏

【经验处方】柴胡 9g，枳实 10g，白芍 10g，炒川连 6g，炒吴萸 6g，川楝子 6g，延胡 15g，炙甘草 6g。

【适应证】脾胃不和之胃脘痛。

【用方指征】胃脘胀闷，攻撑作痛，脘痛连胁，嗳气频频，或吞酸、嘈杂，多因情志因素而加重，舌淡苔薄白，脉沉弦。

【使用禁忌】瘀血停滞、脾胃虚寒、胃阴不足型胃脘痛患者应慎用，否则易延误病机，加重病情。

【经验体会】四逆散方出自《伤寒论》，主治肝郁而致阳气不达四末所致的手足不温，四肢厥逆。加味四逆散乃师其法，用柴胡、白芍疏肝理脾；黄连、吴萸辛开苦降，调和肝脾；枳实、川楝子、延胡行气解郁止痛；炙甘草益气健脾，配芍药缓急止痛，诸药配合用于脾胃不和型胃脘痛，往往效如桴鼓。

田　隽

【经验处方】枳壳 30g，白芍 20~30g，柴胡 12~15g，甘草 9g。

【适应证】凡具胸胁胀满，脘腹疼痛，心下痞塞，乳癖疼痛，便溏便秘而伴便前下腹疼痛，排便之后即感轻松诸症，用之多为有效。常治疗有明显恼怒，怫郁而致胃炎，结肠炎，胆囊炎；经前紧张综合征，乳腺增生病，随症加味，用之辄效。

【使用禁忌】虚痞、虚胀、脾胃损伤者用之不仅胀溏未消，且增不伴咳嗽之气短，气促现象。20 世纪 50 年代用此方治胀痞，在频频收效之后见痞即投此方，至三位患者发作气短，登门质问，停药后一二天症状消失，再以他剂调理。

【经验体会】产后缺奶，包括产后即奶少，或气恼之后由多奶而致少奶者均以本方加"通乳荟萃品"（漏芦、王不留行、通草、麦冬、白芷、茺蔚子、炮甲珠），用之后比个人以注所套用的"下奶药"更有效。妇女梅核气，日久化瘀，必用本方加泽兰、姜黄等品投服，效佳。胸腹壁血栓性静脉炎临床常见，以本方加三七、白芥子、红花、鸡血藤投服，可在 5~8 剂后减轻疼痛或不适感，其肿硬成条索状静脉渐渐变软。

【病案举隅】胸胁痛（气滞血瘀型）

杨某，男，42 岁，小儿麻痹后遗症坐轮椅代步之残疾人，生活和行路中，常因不便而大恼大怒，遂出现左胸胁至左少腹一直上直下如筷子般粗细的索条物约 20cm 长，挺胸突腹时索状明显暴露且疼痛不适。就诊外科，建议切断上下两端将这条静脉抽出，遂就诊本人。诊之脉弦细（人胖，皮下脂肪厚，舌苔白腻），口有秽味，以四逆散加红花、丹皮、水蛭、龙胆草、三七参、白芥子、鸡血藤，服 3 剂疼止，又服 1

剂索状物渐消失。

乔仰先

【经验处方】柴胡5g，炒白芍15g，枳实6g，炙草6g。

【适应证】疏肝理气和营解郁，大凡肝气不舒引起胸闷郁痛均可用之。

【用方指征】胸胁脘腹胀痛。

【加减变通】如需活血者加赤芍15g；需要舒气者加枳壳6g，或再加枸橘李6g，大腹皮15g。

【使用禁忌】气阴不足者不宜用。

【病案举隅】冠心病、高血压

钱某，男性，45岁。1997年7月27日门诊。冠心病、高血压，出现胸闷，胸痛，手指麻，背部隐隐作痛，舌苔薄，脉弦。肝气不舒，血行不畅。治以疏肝理气活血为主。柴胡5g，延胡24g，赤白芍各15g，枳实9g，炙草9g，茯苓15g，天麻9g，毛冬青30g，片姜黄15g，薤白头15g，瓜蒌皮15g，合欢皮15g，半夏15g，红枣15g。上药连服14剂，病情好转，继用14剂症情显著改善，高血压、冠心病均有明显好转。

朱良春

【经验处方】柴胡10g，枳实10g，生白芍12g，炙甘草6g。

【适应证】慢性胆囊炎，慢性肝炎，慢性泄泻，肋间神经痛，慢性胃炎，痛经等属肝郁气滞，肝脾不调证。

【使用禁忌】无肝脾不调，气滞之证时不用。

【经验体会】本方为疏调肝脾，调畅气滞之基础方，柴胡、枳实一升一降，柴胡白芍一散一收，相反相成，起着调节平衡之作用，临床应用广泛。

【病案举隅】自主神经功能紊乱（肝脾不调型）

胡某，男，78岁，每年春季，入夜盗汗，以上半身甚，每夜换衣2~3件，至夏季盗汗自愈，西医诊为自主神经功能紊乱，中医投入牡蛎散，玉屏风散，当归六黄汤等益气固表、养阴清热、收敛止汗之剂，少效，余使用该方加味，1周后病愈。

汤益明

【经验处方】柴胡15g，枳实30g，甘草10g，芍药30g。

【适应证】因肝失疏泄，枢机不利，阴阳失调，气血郁滞所致的消化性溃疡，慢性胃炎，胆囊炎，胆心综合征，功能失调性心律失常，低血压，心脏神经官能症等。

【用方指征】心胸胁痛，头晕目眩，四肢欠温，胸闷心悸。

【经验体会】四逆散主治的少阳厥证与现代某些类型的低血压与晕厥的病机相吻合，由于气机不畅，阳气内郁不能外达，四末不温则肢厥；清阳不升，心脑失养则晕厥。故以四逆散宣展气机，疏利气血，可通阳复厥。

【病案举隅】低血压

傅某，女，45岁。经常自觉头晕乏力，失眠，四肢欠温。诊断为"贫血"，经多种治疗无效。查血压 80/60mmHg，心肺无异常，实验室与心电图等检查均基本正常。诊为气机郁滞，阴阳失调，兼肝肾亏虚。用本方合六味地黄丸加减治疗 1 周后，症状明显改善，测血压为 90/60mmHg。继服 10 剂而诸症消失。

许润三

【经验处方】柴胡 10g，枳实 12g，赤芍 12g，生甘草 10g，丹参 30g，桃仁 10g，蒲公英 20g。

【适应证】慢性盆腔炎。

【用方指征】小腹痛，经期加重，白带多。凡具上述指证，即可使用本方。

【使用禁忌】急性盆腔炎不可用。

李孔定

【经验处方】柴胡 10~30g，枳实 5~15g，赤芍 10~30g，甘草 3~10g。

【适应证】慢性浅表性胃炎，萎缩性胃炎；小儿疝气等。

【用方指征】胃脘胀痛，嗳气，便结，胃镜检查：胃黏膜充血、肿胀，或腺体萎缩。

【使用禁忌】脾胃虚弱、无胀痛、大便溏者慎用。误用后致身体益虚，病情加重。

【加减变通】浅表性胃炎，表现泛酸，胃脘烧灼者，常合左金丸；萎缩性胃炎，以胀为甚，加山楂、神曲、丹参、五味子；夹湿，加苍术、草果仁；幽门螺旋杆菌感染者，加槟榔、黄芩；肠腺化生，加半枝莲；胃黏膜糜烂，加白及、大蓟。

【病案举隅】萎缩性胃炎、糜烂性胃炎伴肠腺化生（脾虚胃热型）

王某，男，65 岁，1997 年 8 月 6 日初诊。胃脘疼痛 20 余年，近半年加重，胃脘胀痛，不思饮食，体重下降。经胃镜检查，诊为"萎缩性胃炎、糜烂性胃炎伴肠腺化生"，服多种西药无效。现感胃脘饱胀，烧灼疼痛，纳差，二便正常，舌暗红，苔白，脉弦。证属脾虚不运，胃热伤络。拟健脾清热，理气助运之法。药用：党参 50g、柴胡、赤芍、黄芩、苡仁、白及、神曲、山楂各 30g、枳壳 15g、五味子 12g、甘草 10g。服此方 10 剂，疼痛、烧灼大减，仍饱胀，上方加白蔻仁 12g、莱菔子 30g。服二诊方约 3 个月后，仅感微胀，纳食增进，体重增加，以下方为散剂长期服用：党参、白术、半枝莲、白及、枳壳、山楂、薤白各 30g、茯苓 15g、甘草 10g。1998 年 8 月 3 日就诊，已无任何不适。

李鸣皋

【经验处方】柴胡 9g，白芍 20g，炒枳实 10g，甘草 10g。

【适应证】胆囊炎，肋间神经痛，肝炎后综合征。

【经验体会】在治疗胆囊炎时，可配半边莲 15g，金钱草 30g，川楝子 15g，延胡 10g，效更佳。

杨少山

【经验处方】柴胡 10g，白芍 15g，炒枳壳 6g, 炙甘草 5g。

【适应证】胃炎、功能性消化不良、消化性溃疡等引起的胃脘痛;急慢性胆囊炎、胆石症、各型肝炎、肝癌、胰腺炎引起的胁痛。

【用方指征】肝胃不和或肝脾不和,表现为胸胁脘腹胀痛不舒,嗳气频繁,脉弦,投以本方化裁多能奏效。

【使用禁忌】上消化道出血的患者不宜使用该方,误用则加重出血。

【经验体会】四逆散是杨老治疗脘腹疼痛的主方,因杨老认为,肝体阴而用阳,主木而性喜条达,若肝失疏泄,首先影响脾胃运化功能,故不管何种证型心脘腹疼痛,均不同程度地存在着肝气不畅现象,治疗当以调理肝气为先,以四逆散为主方,常加制香附、佛手、绿梅花、川楝子、延胡以加强理气止痛,甚则加用八月札、九香虫理气通络。凡属血燥、辛辣、破气、攻下、苦寒黏腻之品则尽量少用,以免"医胃害胃",适得其反。

【病案举隅】慢性浅表性胃炎

李某,女,38岁,中脘隐痛半年余,嘈杂,有时泛酸,口苦,嗳气,胃纳不佳,大便不畅。胃镜检查:慢性浅表性胃炎、HP(++),苔薄腻黄,脉弦细。方药:柴胡 10g,白芍 15g,炒枳壳 6g,炙甘草 5g,制香附 10g,川楝子 10g,延胡 1g,炒川连 3g,蒲公英 30g,佛手 6g,佩兰 10g。服药 7 剂后,脘痛减,泛酸除,胃纳渐增。效不更方,续服 10 剂,诸症悉除,复查呼气试验 Hp 转阴。

杨家林

【经验处方】柴胡 6~10g,白芍 15~30g,枳实 10g,甘草 5g。

【适应证】肝郁气滞所致的月经失调,闭经,痛经,腹痛等病症。

【用方指征】上述病症见经色紫暗,或经行不畅,或经闭不行,或经前、经期小腹胀痛,或小腹疼痛,未有定时,伴见性情急躁,心烦易怒,乳房胀痛,脉弦等。对肝郁气滞所致的痛经、腹痛,使用本方疗效确切。药理研究证实本方有显著的解痉、镇痛作用,为临床止痛治疗提供了依据。

【使用禁忌】非肝郁气滞证不用。

【经验体会】方中柴胡疏达肝气,枳实苦降,行气导滞,与柴胡一升一降,调达疏理气机;白芍酸收,甘草缓急,具缓急止痛之效。肝郁血滞可赤白芍同用;大便干燥用枳实,否则用枳壳理气行滞,作用较缓和。本方常与金铃子散合用以增强行气止痛之功。

【病案举隅】痛经,月经后期(肝郁血滞型)

王某,女,25岁,已婚,未孕。经行腹痛 8 年,月经延后 3 年,就诊时经行第 2 天,小腹胀痛明显,甚则恶心欲吐,手足发凉,月经推后 10 天来潮,量中等、色暗红、夹块,平素性情抑郁,经前心烦,乳房胀痛,舌质淡红,苔薄,脉弦。诊断为痛经,月经后期(肝郁血滞型)。治以疏肝理气、活血调经止痛,拟四逆散加味:柴胡 10g,白芍 15g,枳壳 10g,当归 10g,川芎 6g，鸡血藤 18g，延胡 10g，艾叶 10g，陈皮 12g，法半夏 10g，甘草 5g。3 剂，水煎服，每日 1 剂，复诊 3 次，经上方加减调治而愈。

吴震西

【经验处方】柴胡 6g，枳实 10g，芍药 15g，炙甘草 6g。

【适应证】胁痛（急慢性肝炎，胆囊炎，胆囊结石，急性胰腺炎，肋间神经痛），胃痛（慢性浅表性胃炎，胆汁反流性胃炎，胃十二指肠溃疡，胃肠神经官能症），郁证（神经官能症，神经衰弱，癔证），泄泻（慢性结肠炎），胸痛（冠心病，胸膜炎），瘿瘤（甲状腺肿，甲状腺瘤，颈部淋巴腺瘤）；妇科病（月经不调，痛经，闭经，乳腺小叶增生症）。上述病症见肝气郁结之证，用本方加味，疗效较好。

【用方指征】舌淡红、苔薄或微黄，脉弦细；胸胁脘腹疼痛，口苦咽干，疾病随情志变化而波动；借助理化检查则更具有针对性。

【加减变通】如有黄疸，丙氨酸氨基转移酶升高加茵陈 15g，虎杖 15g，蒲公英 15g；胆系结石加金钱草 30g，海金沙 15g，鸡内金 10g，大黄 10g；恶心呕吐，嗳气泛酸加姜汁炒黄连 3g，吴萸 1g，煅瓦楞子 15g；胸胁脘腹痛甚，加延胡索 10g，郁金 10g，川芎 6g，制香附 10g；慢性泄泻，泻而不畅，加陈皮 6g，防风 6g，白术 10g；颈部瘿瘤加海藻 10g，昆布 10g，夏枯草 10g，贝母 10g，或合消瘰丸。

【使用禁忌】凡脾胃虚弱、脾肾阳衰，而见形寒肢冷、纳呆便溏、舌淡胖苔滑润者，不宜使用本方，用后不但不能取效，反而损伤正气，使病深不解。

张瑞霞

【经验处方】柴胡 12~15g，枳壳 15~30g，白芍 15g，甘草 9g。

【适应证】胆石症，慢性肝炎。

【加减变通】肝郁化热见胁痛、烦躁口苦，耳鸣目眩，本方加丹皮、山栀子、香附、郁金；肝胆湿热见胸胁疼痛，口苦、目赤、头痛，头晕，本方加金钱草、黄芩、龙胆草、红藤；肝郁气滞见胸胁胀痛，心烦、不寐，本方加香附、陈皮、郁金；肝气犯胃见胁痛、嗳气、反胃、呕吐，本方加旋覆花、左金丸；急性胆囊炎，胆石症、胰腺炎，本方加大黄、厚朴、黄芩、蒲公英、金钱草、桂枝、荜澄茄；胆囊水肿，本方加五苓散、车前子、白茅根、桂枝。

【经验体会】本方源于《伤寒论》，本用于热邪入里，阳气郁遏不能外达而形成四肢厥冷者。后世应用于肝气郁结为主因所引起的一些证候，尤其是现代多种治疗肝胆病的处方均有本方的渊源。我应用此方时根据慢性肝病或胆囊疾病具有肝郁的病理基础，配合不同的辨证加减，变化灵活。

【病案举隅】胁痛（肝郁气滞型）

王某，女，34 岁，干部。以右胁阵痛 5 天来诊，5 天前由于生气而觉右阵痛渐渐加重，发作时辗转不能卧，伴恶心欲

吐，舌质淡红苔薄脉沉，B超示胆囊0.5cm
结石一枚。辨证胁痛肝郁气滞，与四逆散
合金钱草30g，黄芩15g，生大黄6g，厚朴
5g，公英15g，3剂后痛减，以后用上方出
入，服药26剂，查B超胆囊结石消失。

畅 达

【经验处方】柴胡15g，白芍30g，枳
实12g，炙甘草12g，金钱草30g，鸡内金
12g，郁金15g，海金沙15g（包），大黄
9g，茵陈30g。

【适应证】急、慢性胆囊炎，胆石症。

【用方指征】胸胁胀满疼痛，甚则连
及肩背；呕恶、纳呆，或伴黄疸；便秘、溺
赤，舌质红，苔黄厚，脉弦滑或数，结石
声影<0.7cm者。

【使用禁忌】结石症身体羸弱，脾胃虚
寒，大便溏薄者不宜；严重心脏病、高血
压合并胆石症，慎用本方。

【经验体会】结石直径>1.0cm，泥沙
充满型，胆囊收缩差及肝内胆管结石使用
效果不佳。

【病案举隅】胆结石（肝胆湿热型）

刘某，女，52岁，某厂工人，主因
右胁下闷胀疼痛连及肩背2个月余，纳呆
不佳，脘腹痞闷，大便数日一行，经B超
检查提示胆囊内数粒结石声影，最大直径
1.0cm，经服用上方四剂后，大便通畅，并
于大便中淘洗得3枚结石，后又作B超复
查，上述声影消失。

金 益 强

【经验处方】柴胡10g，白芍20g，枳
实10g，甘草5g。

【适应证】溃疡病，慢性胃炎，慢性肝
炎，肝硬化（早期），热厥，慢性胆囊炎，
胆石症，胆道蛔虫症，胸膜炎，肝厥，肋
间神经痛，乳腺增生症，月经不调，癔病。

【用方指征】西医明确诊断，中医辨证：
肝气郁结证或肝脾失调（肝郁脾虚证）或
肝厥或热厥或肝胃不和证。

【使用禁忌】寒厥，肝阳上亢，肝火，
肝风，肝阴虚等禁用。

高 忠 英

【经验处方】柴胡10~20g，白芍15g，
枳实10g，甘草10g。

【适应证】急慢性肝炎，胆囊炎，胆结
石，胆道感染。

【用方指征】右胁疼痛较剧，痛连背部
或胸脘部，胸闷食少，剧痛繁发，气阴未
伤者必效。

【使用禁忌】久病气弱阴伤者忌用。误
用则气短不续，倦怠乏力。

【加减变通】急性肝胆炎症加银花
30g，连翘15g，或金钱草20g，板蓝根
20g；痛剧加延胡10g，川楝子10g；腹胀
胸闷者，加枳壳10g，厚朴12g；阴虚加生
熟地各30g，女贞子10g；脾虚者加党参
10g，白术10g。

【病案举隅】胆道痉挛症

王某，女，40岁。右上腹剧痛阵发1

周，友谊医院诊为胆道痉挛症，中医药治疗未效。刻诊：右上腹阵发性绞痛，剧痛不可忍受，按压不得缓解，痛止时如常人，饮食如常，二便调，脉沉弦，舌红苔薄白。辨证：肝气郁结，经络阻滞。拟疏肝解郁，活络止痛法。以四逆散加味，二剂痛止，三诊未再发作。

黄保中

【经验处方】醋柴胡 12g，赤芍 15g，白芍 15g，枳壳 12g，生甘草 12g。

【适应证】病毒性肝炎，慢性胃炎，甲状腺功能亢进症；月经不调，痛经。

【用方指征】胸闷叹息，烦躁易怒，烘热自汗，脉弦。

【经验体会】柴胡、枳壳升降气机；芍药、甘草酸甘化阴，缓痉；枳壳、芍药，调气活血。病毒性肝炎，可加升麻、土茯苓；慢性胃炎可加吴萸、黄芩、黄连或干姜、黄芩、黄连；甲状腺功能亢进症者，可加代赭石、怀牛膝；月经不调、痛经者可加制香附、台乌药。

谢昌仁

【经验处方】柴胡 10g，甘草 4g，白芍 12g，枳实 10g，青皮 6g，陈皮 6g，姜半夏 10g，山楂肉 12g。

【适应证】腹痛。

【加减变通】脘胁痛，加黄连 3g，吴萸 2g，青皮 6g，陈皮 6g，半夏 10g；胆绞痛，加郁金 6g，鸡内金 6g，青皮 6g，陈皮 6g，延胡索 10g；肾绞痛，加鸡内金 6g，海金沙 12g，石韦 12g；疝气，加橘核 10g，山楂 12g，川楝子 10g，小茴香 3g。

【使用禁忌】非阳证热厥者不宜。

【经验体会】此方为和解平剂，和解表里、疏肝理气，随证配伍能治多种疾病之疼痛。

魏龙骧

【经验处方】柴胡 6~15g，芍药 10~30g，枳实 6~10g，甘草 5~10g。

【适应证】发热，胃炎，消化性溃疡，慢性结肠炎，胆囊炎；妇人月经不调，乳癖等。

【用方指征】手足不温、脉弦的阳郁厥逆、肝脾不和之证。

【使用禁忌】阳虚阴盛禁用。

【病案举隅】慢性溃疡性结肠炎

刘某，男 45 岁，西医诊断慢性溃疡性结肠炎，曾用西药口服，灌肠治疗均不减轻。腹痛便泄 5 年余，痛则泄，身倦怠大便带血时有黏液，四肢不温，舌偏淡苔白脉弦。治用四逆散加味（柴胡 10g，炒白芍 30g，炒枳壳 10g，薤白 12g，甘草 5g）而愈。

四 君 子 汤

四君子汤出自《圣济总录》。原方用量：白术、赤茯苓（去黑皮）、人参、甘草（炙）各等份。用法：上为粗末。每服五钱匕，水二盏，煎一盏半，去滓温服。主治：水气渴，腹胁胀满。

在被调研的330位名中医中有7位擅长应用本方。主要为吉林、山东、安徽、广西、重庆、上海等省市的内科医家。

1. 使用指征及加减

关于本方的使用指征，大多数医家认为：①气虚阳虚征象：如面色萎黄或萎白，精神疲乏，语声低微，倦怠乏力，动则气促，畏寒怕冷，夜寐欠安等。②脾胃气虚症状：如纳谷不香，食少便溏，大便溏薄，一日数行等。③舌脉征象：舌质淡，或淡红，或微暗，或边有齿痕，苔薄白，或白腻等；脉虚，或细缓，或虚细，或细软，或沉弱，或沉缓，或细弱，或结代等。

本方的加减应用情况：有加陈皮，治疗脾胃虚弱，食欲不振，胃脘痞满不舒，呕吐，泄泻；加苡仁、白蔻、木香等，治疗脾胃久虚，寒湿滞于中焦，纳呆，腹胀，纳差；加柴胡、黄芩、麦冬、女贞子、五味子、丹皮、黄芪等，治疗乙型肝炎；本方合四物汤，加黄芪、淫羊藿，治疗再生障碍性贫血。有的用加味四君子汤（加黄芪）；有的用太子参、党参代人参；有的用炒白术，有的用焦白术。

2. 主治病症

本方所主治的病症均为内科疾病。涉及的病症可分为以下几大类：①血液系统疾病，如血小板减少性紫癜、再生障碍性贫血等。②消化系统病症，如泄泻、乙型肝炎、消化功能不良、胃肠功能紊乱等。③其他疾病，如虚劳、中晚期肿瘤等。

3. 处方用量及禁忌

方中各药的用量情况：党参15~30g，但多数用15g；太子参15~30g，但多数用30g；白术10~20g，但多数用15g；茯苓10~25g，但多数用15g；甘草3~10g，但多数用6g。

关于本方的使用禁忌，多数医家认为：外感热病，中满食积，体格健壮，脾胃功能正常者不宜；有热证，阴虚火旺者，余邪未尽而正气已伤者不宜；实证不宜。

王翘楚

【经验处方】黄芪30g，党参15g，焦白术15g，茯苓15g，甘草6g。

【适应证】脾虚综合征。

【用方指征】手术、感冒或产后，因气血失调，胃肠功能紊乱，表现面色无华，精神疲乏，纳谷不香，大便溏薄，一日数行，夜寐欠安，微寒怕冷，苔薄或微腻，舌淡红或微暗，脉细软，而无其他器质性疾病者。

【使用禁忌】因情志不悦，肝郁气滞，胃脘胀满，嗳气频作者，不宜使用该方。

【经验体会】脾虚综合证是本人于 20 世纪 70 年代下农村期间，于县医院外科手术后病人会诊时发现，而用加味四君子汤加减确有较好疗效，即常思考这一临床现象。近十几年来，在门诊病人中（如老年人感冒发热后，成人手术后，产后）进行观察，发现确有此综合症候群，而用上方加减确有良效，故定名为"脾虚综合证"。

【病案举隅】脾虚综合征

居某，男，74 岁，初诊 1997 年 6 月 4 日，门诊号：973256。主诉：体重减轻，消瘦 3 个月。病史：1969 年曾因胃穿孔作胃三分之二切除手术，术后情况良好。近 3 个月来，自觉身体日渐消瘦，体重减轻 4~5kg，怀疑患癌症而心烦不宁，夜寐欠安，大便溏薄，日行 2~3 次，无黏冻，腹胀纳呆，胃时嘈，口干。检查：面色少华，腹软，中上腹有瘢痕，稍有压痛，触诊时闻及肠鸣音，听诊肠鸣音亢进，肝肋下二指，质软，无压痛，苔薄微腻，舌质淡暗，脉细微弦，B 超：肝、胆、胰、脾无异常，血糖正常。诊断：脾虚综合征。辨证：肝郁脾虚，胃肠升降功能失司。治则：疏肝解郁，和胃健脾，益气活血。处方：柴胡 10g，郁金 15g，菖蒲 10g，黄芪 30g，党参 15g，白术 15g，甘草 6g，鸡内金 6g，生麦芽 30g，木香 6g，川连 4g，肉豆蔻 6g，赤

白芍 15g，丹参 30g。服上药 7 剂，自觉精神转振，腹胀胃嘈泛酸减轻，纳谷增进，大便溏，日行 1~2 次，苔脉如前，再服前方加减。服药 21 贴，病人面色转华，自觉精神已恢复如常，腹胀胃嘈消失，心情平静，睡眠转安，体重增加 3 斤。苔薄，舌质暗淡，脉微弦，原方去郁金、菖蒲，守方巩固。

李寿彭

【经验处方】人参、白术、茯苓、甘草。

【适应证】再生障碍性贫血，乙型肝炎，消化功能不良，血小板减少性紫癜。

【用方指征】脾阳不足，气虚、阳虚之证。对脾虚而致的乙型肝炎，消化不良，用此方有效。

【使用禁忌】实证少用。误用不但效差，反而使腹胀痞满加重。

【经验体会】以四君子汤加味可治很多种疾病，如本方合四物汤，加黄芪、淫羊藿，治疗再生障碍性贫血。以四君子汤为主方，配柴胡、黄芩、麦冬、女贞子、五味子、丹皮、黄芪，治疗乙型肝炎，在改善肝功能，促进表面抗原和 e 抗原转阴方面有较好疗效。

尚志钧

【经验处方】党参 15g，白术 10g，茯苓 10g，甘草 3g。

【适应证】一切消化不良，食欲不振，病后体虚之证。

【用方指征】舌淡，苔薄白，舌边有齿痕，脉虚细；倦怠乏力，动则气促，上楼、走快或用力则心悸。

【使用禁忌】凡中满食积，嗳臭气均不可用；外感发热亦不宜使用。

【经验体会】用此方需根据病人具体情况而定，如中气不足，党参加到30g；大便稀者，白术、茯苓可加到20g；大便干者，可减至3g，另加山药10g；有痰涎、吐清水者，可加陈皮、姜半夏3~6g。此方还可配炒二芽或焦三仙合用。此方有健胃作用，可配入其他方中使用。

岳景林

【经验处方】人参10g（或党参20g，或太子参15g），白术20g，茯苓25g，甘草10g。

【适应证】脾胃虚弱、阳虚、气虚证。

【用方指征】舌淡，苔薄白或白腻，脉沉弱或虚或沉缓或细弱或结代。

【使用禁忌】实热证或阴虚火旺者忌用。

林毅

【经验处方】人参12g，炒白术12g，茯苓15g，炙甘草6g。

【适应证】脾胃气虚证，见面色萎白，语声低微，四肢乏力，食少便溏，舌质淡，脉细软或沉缓等症。

【用方指征】血清胃泌素，外周血象，消化道食物排空速度，血浆cAMP，E-玫瑰花环形成率，T淋巴细胞转化率，巨噬细胞吞噬率及吞噬指数，NK细胞活性等实验检查指征

下降者，使用本方必定有效。

【使用禁忌】邪气盛或余邪未尽而正气已伤者，不宜使用。

段亚亭

【经验处方】人参、白术、茯苓、甘草。

【适应证】脾胃气虚，面色萎黄，语声低，食少，便溏，舌质淡，脉细缓。

【用方指征】凡是脾胃气虚诸症，均用此方。

【使用禁忌】有实证、热证和湿证者不宜用。

【经验体会】本方是古方，药味较少，对病机复杂者单用药力不足，应加味使用。本方加陈皮15g，对脾胃虚弱，食欲不振，胃脘痞满不舒，呕吐，泄泻有效。加苡仁30g、白蔻15g、木香6g，治脾胃久虚，寒湿滞于中焦，纳呆，腹胀，纳差，有较好的疗效。

焦中华

【经验处方】太子参30g（或党参30），白术15g，茯苓20g，甘草6g。

【适应证】中晚期肿瘤；血液病，症见气虚者；消化系统病症，症见脾胃虚弱者。

【使用禁忌】外感热病；体格健壮，脾胃功能正常者不宜。

【经验体会】临床很少单用此方剂。治疗肿瘤及血液病时，用此方剂护卫胃气，以防攻伐之品伤及脾胃。

四 妙 勇 安 汤

四妙勇安汤出自《验方新编》。原方用量：金银花、玄参各三两、当归二两、甘草一两。用法：水煎服。一连十剂，永无后患，药味不可减少，减则不效。主治：脱骨疽。

在被调研的330位名中医中有5位擅长应用本方。主要为重庆、山东、河南、吉林、陕西等4个省市的外科、内科医家。

1 使用指征及加减

关于本方的使用指征，大多数医家认为：主要为①热毒瘀：发热，肢体肿胀，皮肤发红、发热、灼痛，甚至溃烂坏死。②舌脉征象：舌质红，或有瘀点，或舌下脉络显露，苔黄厚或黑苔；脉数大，或滑数。③辅助检查：心电图异常及心肌酶谱异常升高等。

医家们多介绍了随症加减方法：有加丹参、地鳖虫、三七粉、藤黄、水蛭、赤芍、川芎等活血化瘀药，也有加人参、黄芪等补气药；加牛膝、板蓝根等清热解毒药等。

2. 主治病症

四妙勇安汤所主治的病症主要为外科与内科疾病，多用于治疗血栓闭塞性脉管炎、急性深静脉栓塞、动脉硬化闭塞症、大动脉炎、糖尿病坏疽等血管疾病，以及冠心病、亚急性细菌性心内膜炎、肝区刺痛、肾绞痛等。

3. 处方用量禁忌

方中各药的用量情况：当归10~100g，多数用30~60g；玄参10~90g，多数用30~60g；银花15~200g，多数用30~60g；甘草6~30g，多数用20~30g。

关于本方的使用禁忌，医家们认为：凡虚寒诸证，症见四肢畏寒，麻木，厥冷，脉细数，舌质淡，大便溏泻等禁用。

王 朝 宏

【经验处方】玄参10~60g，当归10~60g，银花15~60g，甘草6~10g。

【适用证】血栓闭塞性脉管炎，亚急性细菌性心内膜炎，冠心病，证属血脉瘀阻、蕴结化热者。

【用方指征】疼痛，舌有瘀点，舌下脉络显露，脉滑数。

【经验体会】本方为治疗脱疽经验方，具有清热解毒、活血止痛之效。玄参、当归用量宜重。临床运用常伍丹参、赤芍、川芎、草决明等以增强疗效。

【病案举隅】冠状动脉狭窄（痰浊瘀血型）

张某，男，74岁。心绞痛反复发作20余载，渐至服药周效。经做冠状动脉造影发现左冠状动脉前降支狭窄3/4以上，并确定行冠脉搭桥术。术前准备中发现凝血机制障碍，不得已放弃手术。辗转大陆，寻求中医治疗。经省卫生厅有关人士介绍到王老府上。时值1993年10月21日，症见胸闷如虚，疼痛时作，日十数次，喘满依息，不能平卧，昼夜坐轮椅上靠人扶持，痛苦不堪。观其形盛面赤，舌紫暗，舌尖红，苔黄厚稍腻，脉沉弦滑数。结合患者有嗜酒习惯，又居南方火热湿胜之地，乃禀膏粱厚味，易生痰湿之体，痰浊瘀血，相互蕴结不解，痹阻心脉，日久化热故也。药用：玄参50g，当归60g，丹参40g，川芎20g，赤芍20g，红花20g，茯苓20g，肉豆蔻15g，汉防己18g，泽泻15g，黄芪30g，天麻18g，钩藤15g（后下），草决明子15g，葶苈子20g，生山楂20g，三七粉6g（冲服）。并嘱其戒除烟酒，7剂后，气喘胸闷消除，即可以平卧，食欲渐增。去葶苈子、山楂、肉豆蔻加砂仁18g（后下），仍日1剂，水煎服。以此增损，前后40余剂，竟胸痛冰释，弃去轮椅，可在家人扶持下行走。唯胸闷、头晕，面已不红赤，舌转暗红，苔薄黄不腻，脉仍沉弦，滑象已去。因签证满期，遂增鹿衔草30g共为水丸，每服20g、日3服。1年后张翁再次登门致谢，言其返离后服丸药半年，诸症悉去，活动自如，此次来大陆，只身一人，携带随身行李亦无困难。乃少见奇效。

任继学

【经验处方】全当归100g，金银花200g，黑玄参50g，生甘草20g，炒地鳖虫5g，三七粉10g（分冲），人参10g，藤黄3g，炒水蛭5g，黄芪30g。

【用方指征】心电图及心肌酶谱和临床确诊为心肌梗死或伴发热者。

【经验体会】心梗属阳气虚衰者宜配合静点参附注射液。急性心梗之病机主要在于营气逆隐腠理，瘀血闭阻心脉，病因虽杂而病变归一，故抓住主要环节，截断病势逆变之路，首当其冲。故移借外产效方四妙勇安汤于急性心梗治疗，结合病机，再伍以扶正之人参、疗疮之藤黄、托疮生肌之黄芪及三味活血通脉之峻剂，则更为完善。痛甚多含服樟树皮粉3g，并随症治之。临床尚需CCU监护，以防不测。

迟景勋

【经验处方】黑玄参90g，银花90g，当归60g，甘草30g。

【适用证】血栓闭塞性脉管炎，闭塞性动脉硬化症。

【用方指征】热毒炽盛，体温偏高，溃烂坏死。

【使用禁忌】湿热及虚寒证不用本方。

【经验体会】本方量宜大，加味勿太多，临床常加牛膝、板蓝根。

郑惠伯

【经验处方】当归30g，玄参30g，银花30g，丹参30g，甘草30g。

【适用证】冠心病，胸痹气短，心痛，脉结代亦能治疗肝区刺痛及肾绞痛。

【加减变通】冠心病，加毛冬青、太阳草，若兼气虚者加黄芪、生脉散；若心血瘀阻甚者，加冠心二号以活血化瘀；病毒性心肌炎加郁金、板蓝根、草河车；自主神经功能紊乱，心律失常配合甘麦大枣汤或百合知母汤。

【使用禁忌】脾胃虚寒，便溏者不宜使用本方。

【病案举隅】冠心病（气滞血瘀型）

李某，女，65岁。患冠心病10余年，近年又患高血压，糖尿病，肺结核。近日突感胸闷、气短、心悸、脉结代，口腔溃疡，舌质光绛无苔。用四妙勇安汤加味。当归、玄参、银花、太子参、玉竹、太阳草各20g、麦冬、五味子各15g、甘草10g。服上方6剂，脉结代好转，由三至一止，变为二十四至一止，继用上方。三诊脉已不结代，但口渴眩晕，上方加花粉、石斛、天冬。经过三诊，心律基本正常，观察一年半，病情无反复。

崔 公 让

【经验处方】当归30g，玄参60g，银花60g，甘草30g。

【适用证】血栓闭塞性脉管炎，动脉硬化闭塞症，大动脉炎，糖尿病坏疽以及急性深静脉栓塞。

【用方指征】肢体肿胀，皮肤发红、发热、灼痛，脉数大，舌质红，苔黄厚或黑苔。急性湿热郁结，病情严重者必用。

【使用禁忌】凡阳虚证见四肢畏寒，麻木，厥冷，脉细数，舌质淡，胃肠虚弱，大便溏泻等禁用，误用易致阳气更虚，精血亏损。

【经验体会】应用本方应注意以下几点：①主病主症具有湿热客观指征；②患者体质较健康；③原方不变；④甘草大量使用时，最多连服7剂；⑤有心血管系统疾病者，甘草应减量；⑥肾功能不全者慎用；⑦对其他急性感染属湿热郁结证的患者也可使用。

生 脉 散

生脉散出自《医学启源》。原方用：麦冬、人参、五味子。主治：肺中元气不足。

在被调研的 330 位名中医中有 12 位擅长应用本方。主要为吉林、北京、天津、广东、云南、四川、湖南、江苏等地的内科医家。

1. 使用指征及加减

关于本方的使用指征，大致有以下几点：①心气阴两虚征象：面黄肌瘦，乏力，心悸不宁，虚烦，或胸闷痛或刺痛，气短懒言，失眠，自汗、盗汗，口干舌燥，或口腔溃疡反复发作，手足心热等；或活动稍剧烈即感心悸、胸闷、短气，或入睡后突然胸闷、气短者。②脾胃气虚征象：精神疲惫，肢体软倦，食欲不振等。③月经改变：阴道出血量多，色鲜红，或月经过多，崩漏等。④舌脉征象：舌质红，或边尖红、嫩红，或色淡、光剥、干瘦，或舌质暗红有瘀点、瘀斑；苔少或薄白，或苔黄，苔白少津等。脉虚，或虚细、细数、细涩、细弱迟缓、豁大，或缓软无力，或结代等。⑤辅助检查：心电图、血液流变学、血脂、血糖等异常。

12 位名中医多数使用的是本方的加味方。其中加味药出现次数较多的有甘草，用量也相对较大；其次是当归、茯苓、白术、丹参、白芍（赤芍）等。这些出现次数较多的药物主要为补气、养血活血药。此外，补气药还有黄芪、山药、扁豆等。从功效看，配伍较多的还有安神药，如酸枣仁、远志、柏子仁、牡蛎、龙齿等；养阴清热药，如玉竹、女贞子、旱莲草、生地、玄参、丹皮等；清热泻火药，如黄连、生石膏、焦栀子等。另外，关于组成药味中的人参，主张根据病情，可用白参，也可用红参、西洋参、太子参、党参、参须等。

2. 主治病症

医家们所述生脉散的主治病症（中西医）主要为心脑血管疾病，如心悸怔忡、胸痹、眩晕、心肌炎、心律失常、冠心病、心绞痛、心肌梗死、休克，肺源性心脏病、高血压性心脏病、心肌病、心力衰竭、心脏神经官能症、失眠症、低血压、脑供血不足等；消化系统疾病，如胃痛、慢性胃炎、老年习惯性便秘等；妇科疾病，如月经过多、经期延长、崩漏、新产妇的郁冒证等；其他疾病，如慢性复发性口腔溃疡、自主神经功能紊乱引起的失眠、烘热、出汗等。

3. 处方用量及禁忌

方中各药的用量情况：人参 9~15g，太子参有用至 30g 者；麦冬用 10~30g，多数用10~15g；五味子 5~15g，但多数用 6~10g。

关于本方的使用禁忌医家们认为：心脏病人以痰瘀互结、气滞、血瘀、痰凝、湿聚、寒凝者等邪实为主者均不宜使用本方；外感表实无汗者，或暑湿、湿热蕴阻中焦见舌苔浊腻脉滑者、痰热腑实者均禁用；气虚及阳，或脾虚便溏者也不宜使用。

于凯成

【经验处方】生晒参或太子参15g，麦冬15g，五味子15g，当归15g，炒枣仁15g，远志15g，柏子仁15g，甘草15g。

【适应证】冠心病，心肌炎，心律失常，证属气阴两虚者。

【用方指征】各种心脏病病人表现心悸不宁、气短懒言、乏力自汗、口干舌燥、脉虚细或细数者。

【使用禁忌】心脏病人以标实为主，如痰瘀互结、气滞、寒凝者不宜应用此方。

【经验体会】生脉散现代研究比较深入，能减低心肌耗氧量，增强心肌收缩力，对缺血心肌有保护作用；并有减慢心率、改善冠状动脉血流量和稳定血压的作用等。临床证明对心脏病人确有较明显的治疗作用。如对心律失常（快速型），在生脉散基础上加用重镇安神及对心律失常有较好疗效的中药，确能收到意想不到的疗效。

马连珍

【经验处方】红参6~10g或西洋参6~10g（先煎），麦冬10g，五味子10g，五加皮10g，玉竹18g，生龙齿24g。

【适应证】心悸（心肌炎），胸痹（冠心病）。

【用方指征】气阴两虚证。主症：心悸，怔忡，气短，乏力，失眠，虚烦，动则易汗，手足心热；舌边尖红，舌质淡或光剥，舌苔少或薄白；脉细数或结代。

【使用禁忌】兼痰热腑实者不宜用，宜先祛邪。误用则助热生火，腑实不通，邪恋不去反使症状加重。

【经验体会】本方为生脉散的加味方，心阴心阳双补之剂。而临床运用有偏于补阴与补阳之别；如阳气虚弱之人，该方用红参，合四逆汤、参附汤、桂枝汤等，取其补阳者，义于阴中求阳之意。营阴虚弱之人，该方用西洋参，合炙甘草汤、五参汤等加减化裁。该方用于治疗病毒性心肌炎、冠心病、风湿性心脏病所致的心律失常、心动过速、快速房颤，效果尤为突出。

李辅仁

【经验处方】党参15g（或太子参20g），麦冬12g，五味子6g，丹参20g，郁金10g。

【适应证】气阴两虚兼血瘀之证，如冠心病、心律失常、心功能不全、低血压等。

【经验体会】心血管疾患，表现为气阴不足，兼有血瘀之证者，用之效果均很好。

杨家林

【经验处方】太子参30g，麦冬12g，五味子10g，女贞子15g，旱莲草15g，乌贼骨24g，茜草12g。

【适应证】崩漏，月经过多，经期延长，辨证为气阴两虚血热者。

【用方指征】阴道出血量多，色鲜红，伴倦怠乏力，少气懒言，口干欲饮，手足心热，舌红少苔，脉细数。气阴两虚血热所致的崩漏，月经过多，止血使用本方益气养阴，凉血止血必定有效。

【使用禁忌】气虚、气损伤阳或脾虚便溏者不用。

【经验体会】对月经过多、崩漏的治疗应以塞流止血为主，因失血耗气伤阴、气阴两虚标证明显。气能摄血，在止血方中加入益气之品，能明显的增加止血疗效。益气养阴摄血常选用生脉散，二至丸滋肾养阴止血，乌贼骨收涩止血，茜草凉血化瘀止血，一收一活，止血而不留瘀。

【病案举隅】崩漏（肝郁血热型）

宋某，女，42岁，已婚。阴道出血20天，量多7天。就诊时阴道出血量多、色鲜红、夹块，口干欲饮，手足心热，倦怠乏力，舌质偏红，少苔乏津，脉细数，平素性情急躁，经前心烦易怒，乳房胀痛。妇检正常，取宫内膜送检，提示分泌功能不足。诊断为崩漏（肝郁血热，冲任失调，气阴两虚）。急则治其标，予益气养阴，凉血止血，方选生脉二至乌茜汤加味：太子参30g、麦冬12g、五味子10g、女贞子15g、旱莲草20g、乌贼骨24g、茜草12g、益母草15g、地榆15g、炒槐花15g、炒荆芥10g。服3剂后复诊，阴道出血明显减少，上方加减调整，再服3剂血止。

吴 生 元

【经验处方】生晒人参10~15g，麦冬10~15g，五味子5~10g，桂枝15~20g，茯苓15~20g，白术15~20g，蛤粉10~15g，炙甘草5~10g。

【适应证】气阴两虚之心悸，心力衰竭，失眠，心律失常。

【用方指征】心悸气短，乏力多汗，夜间口干，失眠多梦，脉细弱迟缓，舌淡苔白，或脉律不齐，舌质干瘦，苔白少津。

【使用禁忌】外感风热，里实热证，痰饮咳喘，风寒湿痹不宜。

【经验体会】本方对心血管系统方面的疾病多有获益，且药方组成安全有效。

【病案举隅】扩张性心肌病，全心扩大（气虚水泛型）

华某，男，76岁，会计师。患"心脏病"已十余年，心悸胸闷，伴双下肢浮肿，住云南省中医院，经检查，诊为扩张性心肌病，全心扩大，心功能代偿不良，伴有少量胸水及腹水。住院期间除一般支持疗法，并适当给予利尿剂，纠正电解质平衡等外，中药以生脉苓桂汤为主治疗。经治半月后病情明显好转，心悸已止，水肿消退，胸、腹水已基本消除，原有的心悸、胸闷及结代脉均已解除。继以健脾益气方调理善后，病情稳定，康复出院。

吴 震 西

【经验处方】太子参15g，麦冬10g，五味子6g，当归15g，赤芍12g，丹参15g，茯苓 12g，柏子仁 10g，生牡蛎 30g，炙甘草 6g。

【适应证】胸痹（冠心病、高血压性心脏病），心悸怔忡（各种心脏病所致的心律不齐，心脏神经官能症），眩晕不寐（低血压，脑供血不足及气血不足所致的失眠证），胃痛便结（慢性胃炎的顽固性疼痛，老年习惯性便秘）。凡心悸眩晕，胸痹脘痛，失眠便秘而属气阴两虚、气血瘀滞者，使用本方疗效较好。

【用方指征】舌质暗红或偏红或有瘀点瘀斑、苔薄白、脉细涩或结代；头晕口干，气短乏力，胸脘闷痛或刺痛，不眠便秘；结合心电图、血液流变学、血脂、血糖等检查，更具有针对性。

【加减变通】胸闷甚，加合欢皮 12g，佛手 10g；心痛甚，加川郁金 10g，醋炒延胡索 10g，或娑罗子 10g；胁痛，加柴胡 6g，白芍 12g，失眠，加炒枣仁 15~30g，龙骨 30g，夜交藤 30g；胃痛，加白檀香 3g，砂仁 6g；便秘，加决明子 15g，枳实 10g；心动过速，加磁石 30g，炒枣仁 15g；心动过缓，去牡蛎，加制附片 6g，桂枝 6g；早搏频发者，炙甘草用量加至 10g。

【使用禁忌】本方功能益气养阴、活血化瘀，故对于有外邪、痰浊、舌苔腻、脉滑的阳虚体质之人，不宜使用，有助湿恋邪之弊。

【经验体会】本方益气养阴、活血行瘀，可疗一切气阴两虚、气血瘀滞之证。

何炎燊

【经验处方】吉林人参 10g（可根据病情，选用西洋参 10g，或太子参 20g），麦冬 15g，五味子 10g，白术 15g，茯苓 15g，炙甘草 5g，怀山药 20g，扁豆 20g。

【适应证】心、肺、脾三脏气虚，津液不足诸症。

【用方指征】短气懒言，精神疲惫，肢体软倦，面黄肌瘦，食欲不振，大便不实，以及元气无所归着之发热，脉缓软无力，或细涩或豁大，舌质不华，苔少。

【使用禁忌】六淫之邪未解；内伤杂病气滞、血瘀、痰凝、湿聚之实证，皆不宜用。误用犯虚虚实实之弊。

【经验体会】本方是生脉散与六神汤（四君子汤加怀山药、白扁豆）之合方，纯补力宏，如虚中夹实，可随证加味。如肺虚痰嗽，加贝母、瓜蒌；心虚夹瘀，加丹参、三七；脾虚湿阻，加陈皮、春砂壳等。

【病案举隅】发热

卢某，男，2岁。1970年6月患暑热证（夏季热），中西医治疗1个月未效，继用治疳积的苦寒消导药多剂，病情恶化。7月中旬来诊，发热蒸蒸，入夜高达39℃以上，皮肤干涩无汗，大渴引饮，小便奇多而清长，面色㿠白，毛发稀疏，双目无神，腹膨肢瘦，性情乖戾。舌红，苔白腻，中间微黄而厚，脉细数无力。此病既无伤寒六经形证，又不循卫气营血之传变，属内伤无疑，即叶天士《幼科要略》所云："乃元气无所归着，阳虚则倏然热矣"。用生脉六神汤加糯稻根须、橘皮治之，6剂始得微汗，热降渴减。再服半月，热退病除。

易希元

【经验处方】参须 10g，麦冬 12g，五味子 10g，防风 10g，生石膏 30g，焦栀子 10g，藿香 10g，升麻 6g，黄连 3g，当归 12g，生地 15g，丹皮 10g，玄参 15g，甘草 6g。

【适应证】慢性复发性口腔溃疡。

【用方指征】口腔溃疡反复发作，口干口苦，甚或口臭，舌苔黄，舌质红，脉细数。

【使用禁忌】无阴虚胃热者不宜使用该方，误用后恐加重病情。

【经验体会】使用本方疗效确切，但不能控制复发。

【病案举隅】口腔溃疡

何某，男，56 岁，干部，1997 年 6 月 2 日初诊。患者口腔溃疡反复发作 10 余年。每月或数月发作 1 次。伴有烧灼样疼痛，口干口苦，时有口臭，舌苔黄，舌质红，脉数。证属心火亢盛，胃热上炎。拟生脉泻清汤 5 剂，病告痊愈。

罗　铨

【经验处方】太子参 30g（生晒参 10~15），麦冬 15g，五味子 10g。

【适应证】冠心病、肺源性心脏病所致之快速心律失常；自主神经功能紊乱见失眠、烘热、出汗等。

【用方指征】气短乏力、出汗、脉细数、舌质嫩红。

【使用禁忌】外感不尽或脾虚湿盛者不宜使用。

【经验体会】本方在心血管疾病中应用

浪广，应根据辨证，适当配合活血、行气、豁痰等药物。

金润泉

【经验处方】生晒参 20g，麦冬 30g，五味子 10g。

【适应证】缺血性心脏病，心力衰竭，左室舒张功能不全，表现为气阴两虚证者。如年老体弱者活动稍剧烈即感心悸、胸闷、短气，或入睡后突然胸闷、气短，脉见数象。

【使用禁忌】合并心绞痛、心肌梗死前综合征者，不宜使用。

【经验体会】本方主要用于治疗缺血性心脏病、心力衰竭、左心室舒张功能不全，偏于气阴两虚者。如合并心律失常，当配用纠正心律失常的药。临床上如见有下列指证者，早期治疗 3 天必定有效：肺部有啰音；多普勒超声心动图 E/A（或 A/E）比率<1（或>1）。另外，老年人脑梗死后，病人急于恢复肢体功能，强制锻炼易导致心衰，宜早期体检，早期发现，早期治疗。

赵冠英

【经验处方】人参 9g（党参 15g），麦冬 15g，五味子 6g。

【适应证】心肌梗死，心绞痛，休克，低血压，心律失常，肺源性心脏病，心肌病，心衰，

【用方指征】凡慢性心衰，心肌收缩力减退，心肌缺氧心绞痛，心肌供血不足冠

心病，免疫力低下时，可使用该方。临床出现气阴两虚症状时，使用该方必有效。

【使用禁忌】急性感染性疾病不宜用。

【加减变通】老年人气阴两虚，偏气虚明显者，加黄芪；若由心血不足引起心悸气急，失眠，唇舌色淡，脉细弱，发作时脉数，乏力、头晕汗出者，加四物汤；若为冠心病心绞痛，心肌梗死恢复期，加丹参、川芎、赤芍、三七粉；若心动悸、失眠、心律不齐者，加石菖蒲；若心衰表现心悸、气喘、肢体浮肿、不能平卧、四肢厥冷，舌紫暗舌体胖大有齿痕，脉沉细欲绝，或肺源性心脏病表现心悸、气喘为主症者，加茯苓、车前子、蛤蚧、熟附子；若心过缓者，加桂枝、甘草（酌情配伍附子、麻黄、细辛等）；若治疗高血压心脏病，加葛根、菊花、牛膝、夏枯草、杜仲；血压偏低，加黄芪、升麻、柴胡、枳壳、麻黄；治肥胖病人心脏病，胸闷、气短或素有痰涎者，加半夏、枳实、瓜蒌、茯苓；用于老年人体质薄弱，乏力气短，易疲劳，消瘦，可加黄芪、甘草、当归、芍药。

【病案举隅】病态窦房结综合征

李某，女，57岁，1996年11月初诊。主诉阵发性胸闷、心慌、气短10年。患者于1980年开始出现阵发性胸闷、心慌、气短，住某医院以"冠心病"治疗，好转后出院。1986年10月上述症状加重，住某医院检查，心率39~48次/分，心电图提示窦性停搏，确诊为病窦。用阿托品等治疗效果不显，建议其安装起搏器，患者不愿接受。10年来，患者经常头晕肢冷，并多次晕厥，间断中西医治疗，效果不佳。刻诊，除上述症状外，兼见面色苍白，神疲，舌质淡，脉沉结。中医辨证为心肾阳虚。治拟益气养阳、温补心肾。处方：红参10g，麦冬15g，五味子6g，熟附片（先煎）15g，蜜麻黄6g，细辛4g，黄芪30g，丹参15g。每日1剂，水煎分次服。服药1周后，心率达45次/分，半月后达57次/分，症状随之缓解。7周后症状消失，心电图正常，心率62次/分。随访半年，心率一直在60次以上，未再复发。

徐迪华

【经验处方】白参10g，黄芪25g，麦冬12g，炒白芍15g，五味子10g，生甘草6g。

【适应证】病后及手术后的气阴两虚证及新产妇的郁冒证。凡自汗、盗汗均多，乏力，伴有心悸不寐症状者，用之大多有效。

【用方指征】自汗或盗汗较多，脉虚。

【使用禁忌】外感表实证无汗者；暑湿或湿热蕴阻中焦者，湿浊困中见舌苔浊腻者均不能用。用后表邪不解、湿浊留恋、有汗不易出、苔不易化等不良反应。

【经验体会】本方为生脉散与东垣保元汤化裁而成，具补气养阴、复脉生津、固表敛汗之功。审证正确，用之多有良效。使用时尚需随证加减，综合取效。见白腻苔者，宜加炒白术；有血虚症状者，宜加当归；有不寐者，宜加酸枣仁、柏子仁；有筋脉抽掣者，宜加煅龙骨或牡蛎；新产妇下红未尽者，宜加茜草根、蒲黄炭等。

仙 方 活 命 饮

　　仙方活命饮出自《女科万金方》。原方用量：穿山甲、甘草、防风、没药、赤芍药各一钱，白芷六分，归梢、乳香、贝母、天花粉、角刺各一钱，金银花、陈皮各三钱。用法：用好酒三碗，煎至一碗半。若上身，食后服；若下身，食前服，再加饮酒三四杯，以助药势，不可更改。主治：一切热毒痈疽疮疡，红肿热痛，脓已成或未成者。

　　在被调研的330位名中医中有5位擅长应用本方。他们分别来自天津、陕西、山东、广西等4个省市。大多为外科医家。

1. 使用指征及加减

　　关于本方的使用指征，医家们认为：见皮肤红肿热痛，或皮肤红肿硬结，可触及结节或肿块样物等可用。

　　对于本方的加减情况：有的不用乳香、没药，加连翘，治疗血栓性静脉炎，静脉曲张，疮疡；有的去甘草，治疗疮疡、乳痈、臀痈、委中毒、胯腹痈等；也有的加蒲公英，用于治疗糜烂性胃炎。而方中贝母多用浙贝母。

2. 主治病症

　　本方所主治的病症主要为外科疾病，其次为内、五官科疾病。所涉及的病症可分为以下几大类：①疮疡，如肿疡、脑疽、发背、颈痈、臀痈、委中毒、胯腹痈、疖肿、疔疮、蜂窝组织炎等。②乳房疾病，如乳腺肿疡、乳腺炎、乳痈等。③其他病症，如血栓性静脉炎、静脉曲张、化脓性扁桃体炎、皮肤疮疡、慢性糜烂性胃炎、消化性溃疡等。

3. 处方用量及禁忌

　　方中各药的用量情况：白芷6~12g；贝母8~12g；防风8~10g；赤芍10~12g；当归10~12g；甘草3~10g；皂角刺10g；穿山甲6~10g；天花粉9~15g；乳香10g；没药10g；金银花15~30g；陈皮6~12g。

　　关于本方的使用禁忌，医家们认为：溃疡形成，脓液已泄，中气不足者不宜；阴疽禁用；疔疮肿毒已溃破，脾胃虚弱，气血不足者不宜使用，误用可致疔疮肿毒散漫不收，气血受损。

迟 景 勋

　　【经验处方】银花18g，防风10g，白芷10g，当归12g，陈皮12g，赤芍12g，浙贝母12g，天花粉12g，乳香10g，没药10g，穿山甲10g，皂刺10g，生甘草3g。

　　【适应证】肿疡初起，脑疽，发背，颈痈，乳腺肿疡。

　　【使用禁忌】溃疡形成，脓液已泄不宜

再用；阴疽亦禁用。

【经验体会】本方为外科肿疡初起首选方，具有解毒、消肿、溃坚、活血止痛之功，凡痈疽肿毒，属阳性体实者用之皆效。若肿疡已成脓，脓液较少，服之可促其吸收，若脓液多，不易吸收，用此方可促其外溃，使脓液排出。若脓液已泄，改用托里排毒之剂，不再用本方。

姜树荆

【经验处方】银花30g，连翘10g，甘草10g，天花粉10g，浙贝母10g，当归10g，赤芍10g，防风10g，白芷10g，山甲10g，皂刺10g，陈皮10g。

【适应证】血栓性静脉炎，静脉曲张，疮疡。

【用方指征】脉络不通，血管蜷缩，红肿硬结。

黄文政

【经验处方】金银花30g，当归10g，赤芍10g，乳香10g，没药10g，陈皮10g，防风10g，白芷10g，花粉15g，贝母10g，山甲10g，皂刺10g，甘草6g。

【适应证】慢性糜烂性胃炎，消化性溃疡，化脓性扁桃体炎，皮肤疮疡等。

【使用禁忌】中气不足者不宜使用。

【经验体会】该方具有清热解毒，调气活血，软坚散结之功，为内外科之常用方。外证痈肿，内证溃疡用之皆效。治疗糜烂性胃炎加入蒲公英30g，可提高疗效。

黄瑾明

【经验处方】炮山甲6g，白芷6g，花粉10g，皂角刺10g，归尾10g，甘草6g，赤芍10g，乳香10g，没药10g，防风10g，浙贝母10g，陈皮6g，银花15g。

【适应证】疖肿，疔疮，蜂窝组织炎，乳腺炎等，以及皮肤局部红肿热痛为主症的病症。

【用方指征】皮肤局部可触及结节或肿块样物；皮肤红肿热痛者。疔疮肿毒初起尚未化脓时，使用本方定有特效。

【使用禁忌】疔疮肿毒已溃破或阴疽，以及脾胃虚弱，气血不足者，不宜使用。误用可致疔疮肿毒散漫不收，气血受损。

【经验体会】配合使用壮医药线点灸长子、局梅、血海、然谷等穴位，可以迅速促进肿块消散，并能止痛，缩短疗程。

熊永文

【经验处方】白芷12g，赤芍10g，防风8g，金银花30g，天花粉9g，乳香10g，没药10g，归尾12g，皂刺10g，炙穿山甲10g，贝母8g，陈皮8g。

【适应证】疮疡，乳痈，臀痈，委中毒，胯腹痈等阳热实证。

【使用禁忌】阴疽不宜，脾胃虚不用，气血虚弱者慎用，用之伤阳气，损正气。

【经验体会】本方若加减得当，可一方多用。早期用者法清热解毒，消肿止痛，但炎去乳、没、山甲、皂刺，否则用药阶段不明，应以消为主，消者灭也，灭其形也，若用原方必不能灭其形，但必加强清热药二花，连翘、芩、连之类；中期清热解毒透脓必用原方，重加山甲、皂刺用透托之法，使其穿破透脓外出；后期减去清热解毒的药物，适当加酸性补益药，促其愈合。三个时期均应保护胃气，并促进饮食。

白 头 翁 汤

白头翁汤出自《伤寒论》。原方用量：白头翁二两，黄柏三两，黄连三两，秦皮三两。用法：上药四味，以水七升，煮取二升，去滓，温服一升，不愈再服一升。主治：热痢下重，欲饮水者。

在被调研的330位名中医中有3位擅长应用本方。主要为安徽、江西、福建等地的内科医家。

1. 使用指征及加减

关于本方的使用指征，这些医家认为：①大便异常：大便次数增多，日下数次，多则十多次，里急后重，或排黏液血便，大便中夹有赤白黏冻，或鱼脑状物，伴腹痛，腹胀。②舌脉征象：舌质红，苔黄腻；脉弦数。④辅助检查：肠镜示：肠黏膜充血、水肿、黏液多，有散在性出血点。大便常规：有黏液、脓细胞、红细胞。

各位医家在使用本方时的加减情况如下：有的去秦皮，加甘草；有的加木香、败酱草、怀山药、台乌药等；也有的不用黄柏，而加白芍、茯苓、白术、川朴、木香、砂仁等。

2. 主治病症

白头翁汤主治的病种主要有湿热泄泻、赤白痢疾等，西医的结肠炎、直肠炎、细菌性痢疾等。

3. 处方用量及禁忌

方中各药的用量情况：白头翁9~30g，黄连6~10g，黄柏6~10g，秦皮9~15g。

关于本方的使用禁忌：医家们认为虚寒性的痢疾腹泻，症见排大便不畅，肛门有下坠感，无黏液血便或纯下白冻，腹冷痛，舌质淡，苔薄白者忌用。

尚 志 钧

【经验处方】白头翁15g，黄连10g，黄柏10g，黄芩10g，甘草10g。

【适应证】肠炎，痢疾。

【用方指征】大便中夹有赤白黏冻，或鱼脑状物，里急后重，日下数次，多则十多次，纳呆。

【使用禁忌】舌淡，苔白，纯下白冻，腹冷痛者禁用。

【经验体会】本方一派苦寒药，极易挫伤胃气，必要时重用甘草，加炮姜5~10g，苍、白术各5~10g，木香5g，当归5g，白芍10g，焦三仙10g。目前治疗痢疾的西药很多，且起效迅速，而且此方味苦难服，药也难配齐，故此方基本已被淘汰了。但在农村中，单用白头翁15g，配马齿苋30g，每日1剂，煎汤服，同样有效，故可以推广。

姚希贤

【经验处方】白头翁30g，黄连6g，秦皮15g，白芍30g，茯苓10g，白术10~20g，川朴8g，木香6g，砂仁6~8g。

【适应证】细菌性痢疾，慢性肠炎，溃疡性结肠炎。

【用方指征】腹泻黏液脓血便，伴里急后重，舌红苔黄腻，脉弦数者。

【使用禁忌】虚寒泄泻者不宜用，误用更伤正气加重病情。

【经验体会】本方对顽固不愈的慢性细菌性痢疾、溃疡性结肠炎、肠易激综合证具有较好疗效。对久治不愈的慢性肠炎、菌痢，应根据过去用药情况，或药敏试验结果联用敏感抗生素，并按规定疗程治疗；对伴有肠道菌群失调者联用调整肠胃菌群药物。

谢宝慈

【经验处方】白头翁9~12g，秦皮9~12g，黄连6~9g，黄柏6~9g，木香（后下）6g，败酱草9g，怀山药9g，台乌药9g，甘草3g。

【适应证】湿热泄泻，赤白痢，结肠炎，直肠炎。

【用方指征】大便次数增多，或腹痛，腹胀，里急后重，排黏液血便，舌质红，苔黄腻，脉弦。肠镜检查：黏膜充血，水肿，黏液多，有散在性出血点。大便常规：有黏液，脓细胞，红细胞。

【使用禁忌】排大便不畅，肛门有下坠感，无黏液血便，舌质淡，苔薄白，属虚寒证者不宜使用。误用可引起胃脘不适。

【经验体会】凡急性直肠炎、慢性结肠炎发作期、湿热型赤白痢均可用本方加减治疗，疗效可靠。

瓜蒌薤白半夏汤

瓜蒌薤白半夏汤出自《金匮要略》。原方用量：栝楼实一枚（捣），薤白三两，半夏半升，白酒一斗。用法：上同煮，取四升，温服一升，日三服。主治：胸痹不得卧，心痛彻背者。

在被调研的 330 位名中医中有 8 位擅长应用此方。主要为黑龙江、吉林、内蒙古、河南、江苏、安徽、福建等地的内科医家。

1. 使用指征及加减

关于本方的使用指征，概括起来主要有以下几点：①胸部症状：胸闷憋气，或心前区隐痛或绞痛，放射至肩背，或短气喘息，喜叹息。②消化道症状：胃脘痛，有饱胀感。③舌脉征象：舌体胖大，舌质紫，或紫暗，或有瘀斑，苔白厚腻，或苔浊；脉弦滑，或濡滑等。

本方的加减应用情况：其中以加川芎、丹参为最多，此外还有加桂枝、郁金、降香、延胡索等通络活血止痛药；加黄芩、胆南星、陈皮、茯苓等，治疗清热化痰药等。

2. 主治病症

瓜蒌薤白半夏汤所主治的病症主要有：心脑血管疾病，如胸痹、冠心病、病态窦房结综合征、心脑血管硬化、高血压病等；呼吸与消化系统疾病，如慢性支气管炎、慢性胃炎、胃脘痛、肋间神经痛等。

3. 处方用量及禁忌

方中各药的用量情况：瓜蒌 18~50g，但多数用 30g；薤白 9~30g，但多数用 15~20g；半夏 6~15g。

关于本方的使用禁忌，医家们认为：无明显痰湿、瘀血证候者不宜使用；气虚、阴虚等所致的心悸、胸闷痛也不宜使用。

丁莲蒂

【经验处方】全瓜蒌 30g，薤白头 30g，紫丹参 15g，桂枝 10g，葛根 15~30g，甘草 10g。（白酒 5~10ml 冲服）。

【适应证】冠心病，各种原因引起的胸痛、心绞痛、病态窦房结综合征。

【用方指征】ECG 有明显的 ST-T 缺血改变，胸痛，胸闷、气短症状明显，心率不足 60 次 / 分，脉结代或沉迟等；寒象症状明显者。

【使用禁忌】有慢性胃肠道疾患者不宜使用；该方温阳化瘀药剂量较大，容易引起胃肠道反应或应激性消化道出血。

【经验体会】服用该方贵在辨证施治，如系病窦，可重用红参为君，通心阳之效尤著。

于 凯 成

【经验处方】瓜蒌30g，薤白15g，枳实15g，半夏15g，桂枝15g，丹参15g，土鳖虫15g，厚朴15g，川芎15g。

【适应证】冠心病心绞痛，证属痰瘀阻络者。

【用方指征】胸中闷痛，甚则胸痛彻背、喘促短气，舌苔厚腻而白，脉弦缓而滑。

【使用禁忌】该方主要治疗冠心病心绞痛急性发作期以标实为主证属痰瘀阻络者，如若以本虚为主则不宜使用，如挟痰挟瘀者，须在本方基础上加用益气之品。

【经验体会】该方能扩张冠状动脉，增加冠脉血流量，减弱心肌收缩力，减慢心率，并能提高小鼠耐缺氧能力，为治疗冠心病提供了可靠的科学依据。本方在临床应用中常听同道反映疗效并不理想，究其原因乃辨证不确切之故。故应用时要抓住痰瘀互结、胸阳痹阻这个关键。

宋 一 亭

【经验处方】瓜蒌30g，薤白15g，半夏12g。

【适应证】冠心病，心绞痛，胸闷憋气，肋间神经痛。

【用方指征】胸痛伴憋气者皆可用。

【经验体会】对大多数胸痹患者有效。无明显的禁忌证和不良反应。

陈 阳 春

【经验处方】全瓜蒌30g，薤白10g，半夏15g，陈皮10g，茯苓15g，郁金15g，川芎15g。

【适应证】冠心病，湿邪阻滞，胸阳不振。

【用方指征】胸闷，脉滑或细，舌体胖，苔腻。

【加减变通】寒湿证可加藿香、佩兰、细辛、桂枝等；郁久化热，苔黄腻者，可加黄芩、胆南星。

【经验体会】气阴两虚、气虚血瘀，以疼痛为主症者，疗效不佳，用之大便稀溏。

【病案举隅】冠心病心绞痛（胸阳不振型）

李某，男，45岁。1998年7月16日，以胸前区闷痛3个月余就诊。3个月前因劳累后出现左胸前区闷痛，局限性，休息后约数分钟自行缓解。自此后每在干活，骑车即可引发，心电图正常，运动心电图阳性，诊断为冠心病心绞痛，在省人民医院用西药抗心绞痛，症状不缓，后改中药（不详），亦不见效而来我科就诊。脉弦滑，舌质淡红、质暗，苔厚，淡黄腻，部分剥脱，体稍胖。血压132/82mmHg，此证为湿阻中焦，胸膈不宣。久郁挟热，故在上方加胆南星10g，丹参30g。14剂后症状缓解，至9月18日复诊，已半月未犯病，活动自由。

陈 景 河

【经验处方】瓜蒌20~50g，薤白10~15g，半夏 10~15g，川芎 20~50g，白芍 20~50g，郁金 10~20g，降香 10~15g，延胡索 10~20g。

【适应证】冠心病，肋间神经痛。

【用方指征】心前区闷痛，心绞痛，脉沉涩或间歇，舌苔白浊或厚腻。

【使用禁忌】心悸胸闷痛属心阴虚者，不宜使用。

【经验体会】在心前区闷痛时，脉沉涩者用本方必定有效。瓜蒌薤白半夏汤重在涤痰逐饮，温通心阳。若痰滞血脉，合颠倒木金散去木香，加降香，因降香入心化浊，散结止痛。复加川芎、延胡索、白芍，共奏活血化瘀，温经通脉。余用此方治疗由心阳损伤和痰滞血脉所致冠心病颇收卓效。若兼心肌梗死者加水蛭；兼脑血栓者加乳香、没药；若兼脉细属心阳不足者加党参、黄芪；若兼脉有间歇者加紫石英；若兼脉弦急者加生地，醋制香附。若胸阳不振，痰浊阻滞气机所致肋间神经痛或痰浊阻塞气道发生喘息咳唾，亦可用本方治之。

周仲瑛

【经验处方】瓜蒌、薤白、半夏、白酒。

【适应证】胸痹心痛，痰浊痹阻证。亦可用于慢性支气管炎、慢性胃炎的痰浊证。

【用方指征】胸闷痛、胸痛彻背、短气喘息、苔浊、脉濡滑。

【使用禁忌】无明显痰浊证候者不宜。

【病案举隅】胸痹（痰浊痹阻型）

史某，男，55 岁。胸部痹闷，呼吸不畅，苔白脉细滑。查有动脉硬化。从痰浊痹阻胸阳论治。处方：全瓜蒌 12g，薤白

10g，半夏 10g，郁金 10g，桂枝 5g，陈皮 5g，远志 5g，服 5 剂胸闷气憋减轻，续服 5 剂消失。

郑孙谋

【经验处方】瓜蒌 18g，薤白 9g，煮半夏 6g，归尾 5g，川芎 5g，赤芍 9g，丹参 9g，降香 5g，砂仁（杵）3g。

【适应证】冠心病心绞痛，心脑血管硬化，高血压病，胃脘痛。

【用方指征】胸闷憋气，心前区隐痛或绞痛，放射至肩背，喜叹息；胃脘痛，有饱胀感；头眩晕，血压 150/90mmHg 以上。

【经验体会】冠心病心绞痛、心脑血管硬化之胸闷等属中医胸痹范畴。痹者，闭塞不通也，气血瘀滞使然。治以辛温通痹为主。阴血虚者需加少许养血滋阴之品。一旦心痛缓解，即应停用本方而转为治本。

【病案举隅】冠心病，陈旧性心梗，冠脉供血不足

郑某，男，63 岁。胸闷、心前区刺痛近 2 个月，加重 3 天。刻下：胸闷胸痛时作时止，痛时放射至左肩胛及左前臂内侧，喜太息，舌暗红，苔黄厚，脉细涩。有高血压、心肌梗死史。心电图示：陈旧性前室间隔心梗，左心室肥厚，冠脉供血不足。此属胸阳痹阻，气滞血瘀。治宜温通胸阳，活血祛瘀。服上方 20 剂，诸症消失。

郭文勤

【经验处方】瓜蒌 25g，薤白 15g，当

归 25g，桃仁 15g，红花 15g，川芎 15g，赤芍 15g，甘草 10g，枳壳 15g，柴胡 15g，桔梗 15g，牛膝 15g。

【适应证】胸痹心痛，属胸阳不振合并血瘀型。

【用方指征】舌质紫或有瘀斑，苔白厚腻，脉弦滑；胸闷疼痛，痛有定处，舌质紫暗，体胖。

【使用禁忌】无瘀血，无痰湿内蕴者不宜使用。

【经验体会】血府逐瘀汤是王清任用以治疗"胸中血府血瘀"所致诸症，由桃红四物汤合四逆散加桔梗、牛膝而成。本方具有活血化瘀而不伤血，舒肝解郁而不耗气的特点，常加减用于治疗冠心病心绞痛，精神抑郁等。胸痹心痛常常为血瘀痰浊交阻，故配以瓜蒌薤白白酒汤辛温通阳，宽胸祛痰，两方合用，每获良效。

半夏泻心汤

半夏泻心汤出自《伤寒论》。原方用量：半夏半升（洗），黄芩、干姜、人参、甘草（炙）各三两，黄连一两，大枣十二个（擘）。用法：以水一斗，煮取六升，去滓，再煮取三升，温服一升，一日三次。主治：伤寒五六日，呕而发热，柴胡汤证俱，而以他药下之，心下但满而不痛者。

在被调研的 330 位名中医中有 12 位擅长应用本方。主要为天津、福建、上海、江苏、广东、安徽、山西、四川、内蒙古等地的内科医家。

1. 用药指征及加减

关于本方的使用指征，大致有以下几点：①痞、痛、呕、泻：心下痞满，或嘈杂不舒，或脘腹胀满，胃脘烧灼样疼痛，饥饿时即痛，进食后即胀，或脘部怕冷，清涎多，畏进冷饮或得寒痛甚，或心下满而不痛，按之濡，或泛酸烧心，噫气不除者，恶心呕吐，或干呕，口苦口干而黏腻，便溏，或泄泻。②舌脉征象：舌淡，或红，或边尖红，苔白，或白厚腻、黄腻、偏黄而滑。脉弦，或细数、弦数。③胃镜检查提示：胃十二指肠溃疡、慢性浅表性胃炎等。

本方的加减应用情况如下：有 3 位医家不用大枣，2 位不用干姜，1 位不用人参。在加味药中有加温中止呕的吴茱萸；有加理气止痛的木香、陈皮、乌药、莪术、肉豆蔻等；也有加清热泻火的蒲公英、连翘、败酱草等；或加白及、生地榆、生大黄粉等止血药；加白芍、川芎等活血止痛药；加健脾化湿的黄芪、苡仁、荷叶、茯苓等。

2. 主治病症

本方治疗的病症主要有内科消化系统疾病，如胃痛、痞证、呕逆、反胃、噎膈、腹泻、慢性浅表性胃炎、萎缩性胃炎、胆汁反流性胃炎、胃及十二指肠球部溃疡、胃肠神经官能症、膈肌痉挛、慢性结肠炎、肝炎、肝硬化、食道癌等；以及慢性肾功能衰竭而有消化道症状者。

3. 处方用量及禁忌

方中各药的用量情况：半夏 10~15g，多数用 10~12g；黄芩 6~12g，多数用 10g；干姜 5~10g；人参（多数用党参）10~15g，多数用 10g；黄连 3~10g，多数用 6g；甘草 6~10g，多数用 10g；大枣 3~5 枚。

关于本方的使用禁忌，医家们认为：胃阴不足证、胃寒气滞证、脾胃虚弱证、脾胃阳虚证者不宜；妊娠呕吐者不宜用；口苦口渴，腹痛剧烈，大便秘结不通，舌苔黄厚，属阳明腑实证者也不宜使用。

马 骏

【经验处方】半夏 10g，炒黄芩 10g，干姜 6g，黄连 6g，党参 10g，炙甘草 6g，大枣 4 枚。

【适应证】脾胃虚弱、外邪乘虚而入，寒热错杂、升降失调而致的肠胃不和，脘腹胀满，呕吐，泄泻等证。

【用方指征】胃脘痞满不痛，舌苔黄腻，脉弦数。

【经验体会】半夏泻心汤出自《伤寒论》，原方为治疗小柴胡汤证误下后，损及中阳，外邪趁机而入，寒热互结于中焦，而表现出心下痞满不痛，中焦气机不畅，则上为干呕或呕吐，下为肠鸣腹痛下利之证。本方之关键在于寒热并用，辛开苦降平衡，兼以行气和中，故用于脾胃虚弱而外邪乘虚而入，致使中焦寒热错杂，升降失调的肠胃不和患者，则可使邪去正复，气机升降如常，则诸症得平。

石学敏

【经验处方】半夏 12g，黄芩 10g，干姜 5~10g，党参 10g，黄连 6g，大枣 5 枚，甘草 10g。

【适应证】慢性肾衰、肝炎、肝硬化、胃痛、慢性结肠炎等。

【使用禁忌】胃阴不足，胃寒气滞者不宜。

【经验体会】该方苦辛并用，意在调和脾胃，降逆开痞，故可广泛用于中焦阻滞，脾胃失和之证，常以该方化裁治疗慢性肾炎，对改善患者生活状况有较好的效果。

田 隽

【经验处方】半夏、黄连、黄芩、干姜、人参、炙甘草、大枣。

【适应证】慢性胃炎、溃疡病出血、结肠炎、关格证。

【加减变通】半夏泻心汤原方加蒲公英 30g，连翘 15g，吴茱萸 6g，治慢性胃炎有良效，特别适用于泛酸烧心，噫气不除者，效果明显；原方加白及 10g（打碎先煎 10 分钟），生地榆 15g，生大黄粉 4g（研细粉冲服 2 次），治疗溃疡病活动期呕血或便血或大便隐血者有良效；原方加生白芍 30g，木香 6g，乌药 6g，治肝脾失和，胃寒肠热之结肠炎。以上各方中川黄连用 10~15g，干姜用 6~9g。

【使用禁忌】非寒热互结证不宜用。曾治一虚寒胃疼患者，用本方后频频呃逆、胃疼加重。遂又以小建中汤加味缓解。故推论实热证亦不宜用。

【经验体会】此方是小柴胡汤加黄连、干姜组成，因无半表半里证，不注来寒热，故不用柴胡。黄连、干姜大寒大热以解寒热之气，从而使寒热之气不得相结，而痞证得以解除。本方呕逆为主症，故用半夏降逆，以参、草、枣治下后的气虚。故寒热内聚成痞，寒热互见，升降失司者用之必效。蒲公英厚肠胃、连翘止呕恶，其性偏寒凉，故无论浅表性、肥厚性、糜烂性胃炎用之皆效。

【病案举隅】关格证（寒热互结型）

李某，男，17 岁。以急性肾炎住院。第三天即见关格诸症（呕吐、尿闭痛胀，口糜等），BUN＞7.14mol/L。即以本方大剂，1 天 2 剂，分 4 次服完。用大黄、肉桂、牡蛎煎汤 200ml，保留灌肠（大黄导浊邪，肉桂引真火，牡蛎摄元阳）。同时纠正电解质紊乱，历时 1 周关格诸症消失，终以痊愈出院。

任　义

【经验处方】半夏 12g，黄芩 10g，干姜 10g，党参 10g，炙甘草 10g，黄连 10g，大枣 4 枚。

【适应证】胃肠神经官能症、膈肌痉挛、急慢性胃炎、急慢性肠炎。

【用方指征】呕吐，嗳气，胃脘痞满，舌红苔黄。

【使用禁忌】妊娠呕吐不宜用本方，以防堕胎。

【经验体会】本方调中降逆，健脾扶正，升降并举，寒温并用，是调治消化系统疾病之良方。

【病案举隅】慢性胃炎（寒热错杂型）

高某，女，60 岁。纳差，胃脘胀满 5 年，加重 1 个月。曾诊为"慢性胃炎"。3 天前服泻下中药 2 剂，遂感胀满加剧，大便日行 4~6 次，伴嗳气、乏力、口苦、恶心、舌红、苔黄腻，脉细。予半夏泻心汤 4 剂，诸症明显好转，大便正常。

李恒明

【经验处方】半夏 10g，黄芩 12g，黄

连 3g，败酱草 15g，苡仁 15g，荷叶 18g，陈皮 10g，党参 15g。

【适应证】慢性浅表性胃炎，萎缩性胃炎见胃脘烧灼样疼痛，胃酸较高者。

【使用禁忌】脾胃虚弱者不宜用，效果欠佳。

【经验体会】败酱草、苡仁联用，有抗胃癌的作用，特别对癌前病变有效。

陈连起

【经验处方】半夏 15g，黄芩 9~12g，干姜 6~10g，党参 15g，炙甘草 6g，黄连 6~9g，羌活 3g。

【适应证】慢性胃炎、胃神经官能症、胃及十二指肠球部溃疡、反流性食管炎等。

【用方指征】心下满而不痛，按之则濡，且有寒热互结之象。

周仲瑛

【经验处方】半夏、黄连、黄芩、干姜、人参、炙甘草、大枣。

【适应证】胃痞、慢性胃炎或溃疡病；胃虚气滞，寒热互结证：见心下痞胀，烦热，脘部怕冷，口苦，干呕，便溏，苔白边尖红，脉细数。

【使用禁忌】无胃虚热郁者不宜。

【病案举隅】浅表性胃炎（胃失和降型）

马某，47 岁。胃病 5 年余，诊为浅表性胃炎。临床表现为胃脘痞闷，满腹隐痛，食后明显，脘部怕冷，嗳气，大便欠

实，苔黄薄腻，舌红，脉细弦。为脾寒胃热，气虚不能和降。拟和胃降逆，开结除痞，苦辛通降。处方：党参10g，黄连3g，黄芩6g，半夏10g，干姜3g，枳壳10g，厚朴5g，橘皮6g，竹茹6g，苏梗10g。服7剂后痞胀减半，隐痛消失。

周维骐

【经验处方】制半夏10g，川黄连10g，黄芩10g，木香10g，肉豆蔻（后下）10g，浙贝10g，生芪15g，吴萸6g，甘草6g。

【适应证】慢性胃痛急性发作期，属寒热错杂型者。

【用方指征】胃脘胀闷疼痛，饥即痛，纳即胀，脉弦，胃镜提示有胃、十二指肠溃疡或慢性浅表性胃炎。

【使用禁忌】脾胃阳虚且在缓解期者不宜服用，否则胃痛加剧。

【经验体会】本方仅适用于慢性胃痛急性发作期。用时应注意中病即止，不可长期服用。

郑志道

【经验处方】半夏10g，黄连6g，黄芩10g，党参12g，干姜5g，大枣10g，炙甘草6g。

【适应证】胃肠疾患属本虚标实、上热下寒，或久服、过服寒凉药，胃气已伤者；年老或年幼患急性胃肠疾病者。

【用方指征】胃脘痞闷，或嘈杂不舒，清涎多，恶心，甚则呕吐，口淡或口苦，

舌质淡舌苔偏黄而滑者。

【使用禁忌】若口苦口渴，腹痛剧烈，大便秘结不通，舌苔黄厚，属阳明腑实证者，不宜使用。误用后会使腹痛加剧，大便更难排泄。

【经验体会】本方对急慢性胃炎、慢性结肠炎均有较好疗效。

【病案举隅】胃脘痛

陈某，男，33岁。反复胃脘痛史7年，复作半月余，伴嗳气，疲乏，口干苦不欲饮，心烦难寐，胃纳差，小便微黄，舌质淡红，苔白滑，脉弦细数。上腹剑突下偏左轻压痛。诊为寒热夹杂型胃脘痛。予半夏泻心汤加减：半夏10g，黄连6g，黄芩10g，党参10g，干姜5g，大枣4枚，甘草3g，枳壳10g，厚朴10g，麦芽10g，木香6g，乌药10g。并嘱少饮酒，少食油腻，定时定量进餐。3日后复诊，胃脘痛稍减，但嗳气较甚，余同前。原方去麦芽，加入白芍10g，隔日1剂。服药4剂后，胃痛消失，精神胃纳明显好转，但仍嗳气，大便溏，舌质淡红，苔白渐化，脉弦细数。上方去乌药、白芍，加麦芽10g、车前子10g，继服4剂，终告痊愈。

俞长荣

【经验处方】制半夏10g，黄芩10g，干姜5~6g，黄连6g，潞党参10~15g，炙甘草5g，红枣3枚。

【适应证】伤寒少阳变证以呕、痞、痛为主症者，胃脘久痛（包括慢性胃炎、消化性溃疡、胆汁反流性胃炎），痞证，呕

逆，反胃，噎膈（食道癌），失眠，腹泻。

【经验体会】本方所治各病症，多属寒热虚实错杂型，若为单纯的寒证、热证、虚证或实证，则非本方所宜。对于失眠，只适用于寒热虚实错杂，肝胃不和所致者。使用本方应随症加减，如胃脘久痛而兼胀者，加砂仁、佛手；兼泛酸，头痛，加吴茱萸；兼胸痞闷，合小陷胸或栀子豉汤。

【病案举隅】失眠

陈某，男，19岁。失眠2个月，近来食后呕吐，胃脘微痛，前额、后头痛，记忆力衰退，舌红，苔黄腻，脉细弦。辨证为肝胃不和，寒热夹杂，虚实并见。用半夏泻心汤合左金丸。服药3剂，诸症解除。随访3个月，未见复发。

康相彬

【经验处方】半夏15g，黄芩10g，黄连10g，吴茱萸3~10g，川芎10g，莪术10g，干姜6~10g，党参10g，甘草6~15g，茯苓10~15g，陈皮10~15g。

【适应证】慢性胃炎，消化性溃疡，功能性消化不良。

【用方指征】胃脘痞满或疼痛，口干、苦、黏腻，渴欲饮或不欲饮水，畏进冷饮或得寒痛甚，舌苔白厚腻或黄腻之寒热错杂证。

【经验体会】方中吴茱萸量用3g，乃取半夏泻心汤与左金丸合方之意，加重辛开苦降之力。当吴茱萸用至10g，可取代干姜之功用。肾阳虚弱明显时，加炮附子10g；便秘时，加生大黄；便溏时，可加炒白术10~20g；寒热错杂证有明显痰火内扰时，可加枳实15g，竹茹10g，陈皮15g，茯苓15g，取半夏泻心汤合黄连温胆汤之意。

【病案举隅】慢性胃炎

患者，男，58岁。胃脘痞满疼痛反复发作5年，加重1个月。症见胃脘痞满痛，恶心，嗳腐泛酸，口干口苦欲饮，畏寒，乏力，舌暗苔白腻，脉弦滑。胃镜示：浅表及萎缩性胃炎，十二指肠球部溃疡（愈合期）。辨证诊断为胃痛，属寒热错杂证。予上方治疗。服药后症状明显减轻，加减化裁共服20余剂，自觉症状消失。1个月后复查胃镜：慢性浅表性胃炎（轻度）。

黄文政

【经验处方】半夏12g，黄芩10g，干姜5~10g，党参10g，黄连6g，大枣5枚，甘草10g。

【适应证】慢性肾衰，胃痛，慢性结肠炎，肝炎，肝硬化等表现脾胃失和、中焦阻滞者。

【使用禁忌】胃阴不足，胃寒气滞者不宜用，误用则更伤津液或助寒滞。

【经验体会】该方寒热互用，苦辛并用，意在调和脾胃，降逆开痞，故可广泛用于中焦阻滞，脾胃失和之证，对中焦湿热证亦较适合，芩、连苦寒清热燥湿，半夏、干姜辛温通阳燥湿，更有人参、甘草、大枣扶正补虚，还可用于邪实正虚证候。笔者常以该方化裁治疗慢性肾衰，对改善患者生活状况有较明显效果。

【病案举隅】慢性肾炎

崔某，男,62岁。慢性肾炎病史20余年。近半年来恶心、呕吐、乏力，尿量正常，大便日一行，舌淡，苔黄微腻。贫血貌。血压165/105mmHg，尿素氮16.2mmol/L，肌酐406.6mmol/L。用本方加土茯苓30g，丹参30g，竹茹10g，酒制大黄10g。服药3天症状减轻,1个月后尿素氮、肌酐均有下降，体力改善。

地 黄 饮 子

地黄饮子出自《宣明论方》，即《圣济总录》地黄饮。原方用量：熟干地黄（焙）、巴戟天（去心）、山茱萸（炒）、肉苁蓉（酒浸，切，焙）、附子（炮裂，去皮脐）、石斛（去根）、五味子（炒）、官桂（去粗皮）、白茯苓（去黑皮）各一两，麦门冬（去心，焙）、远志（去心）、菖蒲各半两。用法：上锉，如麻豆大。每服三钱匕，水一盏，加生姜三片，大枣二枚（擘破），同煎七分，去滓，食前温服。（一方有薄荷）主治：肾气虚厥，语声不出，足废不用。

在被调研的 330 位名中医中有 6 位擅长应用本方。主要为天津、福建、吉林、江西、广东、辽宁等地的内科医家。

1. 使用指征及加减

关于本方的使用指征，概括起来大致有以下几点：①语言：舌强不能言，或呃逆，呃声微弱。②运动：肌肉萎缩无力，走路不稳，甚则两足痿弱不能用，口眼歪斜。③全身虚弱征象：头脑昏沉，终日不爽，或眩晕失眠，心烦善忘，食少神倦，或面肢浮肿，口干不欲饮，鼻塞流清涕不止。④舌脉征象：舌红干瘦，苔少或无苔，或舌淡胖润滑，苔白腻、厚腻；脉沉细弱，微细。

有些医家对本方进行了加减，有加鳖甲、枸杞子、白芍等滋阴养血药；也有加地龙等活血药，加人参等补气药者。

2. 主治病症

地黄饮子治疗的病症主要有高脂血症、脑动脉硬化、高血压病、中风后遗症、中风失语、脱证、脑炎后遗症失语、神经衰弱症、老年面瘫、肌萎缩、重症肌无力、多发性硬化症、小脑共济失调、运动神经元疾病、各种脊髓疾病、侧索硬化症、椎体外系疾病、慢性肾功能衰竭、萎缩性鼻炎等。

3. 处方用量与禁忌

方中各药的用量情况：生地或熟地 9~50g，多数用 15~20g；附子 5~15g，多数用 6g；肉桂（桂枝）3~15g，肉桂末用 0.5g 冲服；肉苁蓉 9~15g；巴戟天 9~15g，山茱萸 5~15g；茯苓 9~15g；五味子 3~15g；麦冬 9~15g；远志 3~15g；石斛 10~30g，多数用 10~15g；石菖蒲 3~15g，多数用 15g；薄荷 5~10g。

关于本方的使用禁忌，医家们认为：肝阳上亢，挟痰火上蒙清窍，以及阴虚火旺之高血压、中风等不宜使用；脉弦大滑数者也不宜。

于作盈

【经验处方】大熟地20g，巴戟天15g，山萸肉15g，石斛15g，肉苁蓉15g，制附子15g，五味子15g，官桂10g，茯苓15g，麦冬15g，菖蒲10g，远志10g，鳖甲20g，枸杞20g，地龙10g，白芍20g，甘草10g。

【适应证】症见脑动脉硬化，脑血管意外后遗症。中风失语，两足痿弱不能用，口干不欲饮，脉沉细弱，肾阴阳两虚者。

【使用禁忌】肝阳上亢之证不宜；阴虚火旺之证忌用。

【经验体会】本方是治疗喑痱的首要方剂。本证是下元虚衰，虚阳上浮，痰浊随之上泛，阻塞窍道而致舌强不能言，足酸不能行，脉沉细弱，即属喑痱，故本方颇适。

王乐善

【经验处方】熟地20g，山萸肉15g，麦冬15g，五味子5g，石菖蒲15g，远志15g，茯苓15g，桂枝15g，附子5g，巴戟天15g，生姜5g，大枣15g，薄荷10g。

【适应证】多发性硬化症，小脑共济失调，运动神经元疾病。

【用方指征】肌肉萎缩无力。

【经验体会】临床运用地黄饮子治疗神经系统疾病，特别是下肢不仁不用较重者效果较好，确有恢复神经功能、强筋壮骨的作用。

【病案举隅】小脑共济失调

高某，男，16岁。1989年5月7日来诊。3年来，头晕目眩，行走不稳，全身无力，尤以下肢为主，有时头痛，下肢放射痛，经常不欲食。头颅CT确诊为小脑共济失调，中医辨为风痱，治以地黄饮子。服20剂后症状完全消失，至今未复发。

刘亦选

【经验处方】熟地黄15g，山茱萸12g，石斛12g，麦冬15g，五味子5g，石菖蒲15g，远志6g，肉苁蓉10g，肉桂5g，熟附子15g，巴戟天15g，茯苓15g。

【适应证】阴阳两虚型高血压病、脑动脉硬化。以肾阴肾阳虚弱之"红、热、干、瘦、小"，"冷、清、疲、淡、迟"为主症。

【用方指征】舌红、干、瘦，少苔、无苔，或舌淡、胖、润，苔白腻、厚腻。

【使用禁忌】肝阳亢的高血压患者不宜用。误用可使血压升高，症状加重。

【经验体会】高血压病由内外因素导致肝肾阴阳的动态平衡失调而引起。发病机理是上实下虚。上实为肝气郁结，肝风肝火上扰；下虚为肾气亏损，阴阳两虚。后期阴阳两虚用本方治疗可获良好疗效。

【病案举隅】高血压病

周某，男，70岁。1993年11月5日初诊。主诉：高血压病已30年，经常头晕，头痛，神疲乏力，腰膝酸软，失眠多梦，形寒肢冷，小便清长，舌淡红润胖，苔少，脉沉细。血压持续在150~195/112.5~135mmHg。经多种降压药物治疗未效。西医诊断为高血压病Ⅲ期，中医辨证属"眩晕"阴阳两虚型。服本方 14 剂后，症状消失，血压维持在 135~50/90~105mmHg。

周 炳 文

【经验处方】生地或熟地 15~50g，附子 6~10g，肉桂 3~5g，肉苁蓉 10g，巴戟天 13g，山茱萸 10~15g，茯苓 10~15g，五味子 5~8g，麦冬 10~15g，远志 5~8g，石斛 10~15g，石菖蒲 8~15g，薄荷叶 5g，生姜、红枣。

【适应证】中风失语、脱证，口眼歪斜；多种杂证：下虚上盛水亏木旺之高血压，高血脂，头脑昏沉，终日不爽，走路不稳，脉微细而舌淡胖者；高年体弱面瘫历久不愈者；肾虚呃逆，呃声微弱，用其他药无效者；脑炎后遗症失语，听力尚存者；如神经衰弱症见眩晕失眠，心烦善忘者；自主神经功能紊乱，恶风寒不分寒暑者；慢性肾功能衰竭所致的面肢浮肿，食少神倦者；萎缩性鼻炎，鼻塞清涕不止，头额昏痛，连年不愈者。

【用方指征】脉微细，舌淡胖润滑而无胀满者。

【使用禁忌】肝阳上亢，挟痰火上蒙清窍之高血压、中风者；脉弦大滑数者不宜用。

【经验体会】在本方治疗中，肾虚呃逆，此方加公丁香、柿蒂；脑炎后遗症失语，凡听力存在者服之效；中风虚脱者加红参 10~15g。

【病案举隅】慢性肾功能衰竭

刘某，男，54 岁。1990 年 8 月 5 日初诊。患肾炎 15 年，反复浮肿腰痛，2 个月来眩晕，耳鸣，心慌心悸，面足浮肿，脱力，行走不稳，鼻衄，怯寒怕冷，食少，尿量中等，脉濡数，舌淡边有齿印，苔腻滑。血压 155/95mmHg。实验室检查示：尿蛋白 ++，非蛋白氮 17.5mmol/l，二氧化碳结合力 25mmol/l。诊为阴阳两虚，阴竭阳浮。投本方 4 剂即好转，原方加杜仲，又服 20 余剂，诸症向愈，饮食大增，面露血色，精神转佳，可外出活动。

周 继 曾

【经验处方】地黄 20g，巴戟天 12g，山茱萸 12g，石斛 30g，肉苁蓉 12g，附子 6g，官桂 8g，五味子 15g，白茯苓 15g，菖蒲 10g，远志 15g，麦冬 10g，生姜 3 片，大枣 5 枚，薄荷 6g。

【适应证】各种脊髓疾病、肌萎缩侧索硬化症，脑血管病，椎体外系疾病，重症肌无力。

【用方指征】舌强不能言、口干不欲饮、苔浮腻、脉沉细弱之阴阳俱虚暗痱证。

郑 孙 谋

【经验处方】生熟地各 9g，巴戟天 9g，山茱萸 5g，石斛 12g，肉苁蓉 9g，川熟附 6g，大麦冬 9g，肉桂（分冲）0.5g，五味子 3g，石菖蒲（后入）3g，远志肉 3g，云苓 9g。

【适应证】暗痱（中风后遗症）。

【用方指征】下元虚衰，虚阳上浮，痰

浊随之上泛，堵塞窍道，舌强不能言，足废不畅用，口干不欲饮，脉沉细弱。

【使用禁忌】肝阳偏亢之证不宜使用。

【病案举隅】中风

董某，男，67岁，干部。1周前感口齿不清，右侧肢体无力，头晕，胸闷，神疲乏力，哈欠频频，纳呆，大便干结，舌红苔黄，脉弦滑。证属气阴两虚，瘀血内阻。治当益气滋阴、活血通络。服地黄饮子3剂，症状明显好转，能行走，但仍头痛腰酸，舌淡，苔光根浊，脉弦滑。守前法以六味地黄丸加味调理，共服20余剂，病愈。

血 府 逐 瘀 汤

　　血府逐瘀汤出自《医林改错》。原方用量：当归、生地各三钱，桃仁四钱，红花三钱，枳壳、赤芍各二钱，柴胡一钱，甘草二钱，桔梗一钱半，川芎一钱半，牛膝三钱。用法：水煎服。主治：头痛，无表证，无里证，无气虚、痰饮等症，忽犯忽好，百方不愈者；忽然胸疼，诸方皆不应者；胸不任物；胸任重物；天亮出汗，用补气、固表、滋阴、降火，服之不效，而反加重者；血府有瘀血，将胃管挤靠于右，食入咽从胸右边咽下者；身外凉，心里热，名灯笼病者；瞀闷，即小事不能开展者；平素和平，有病急躁者；夜睡梦多；呃逆；饮水即呛；不眠，夜不能睡，用安神养血药治之不效者；小儿夜啼，心跳心忙，用归脾、安神等方不效者；夜不安，将卧则起，坐未稳又欲睡，一夜无宁刻，重者满床乱滚者；无故爱生气，俗言肝气病者；干呕，无他症者；每晚内热，兼皮肤热一时者。

　　在被调研的 330 位名中医中有 19 位擅长应用本方。主要为江苏、河北、山东、天津、内蒙古等地的内科、外科、妇科、眼科、五官科医家。

1. 使用指征及加减

　　经统计归纳，血府逐瘀汤临床应用指征大致可归纳为以下几点：①疼痛症状：其特征性表现为刺痛、痛有定处、夜间加重。从疼痛部位来看，有头痛、胸部胀闷疼痛、腹部胀闷疼痛、牙疖肿痛等。其中以胸痛出现频数最多。②瘀久化热表现：患者多出现口干不多饮，内热闷瞀，入暮潮热，手足心热，大便秘结等。③精神神经系统症状：表现为急躁易怒或精神抑郁，心悸，失眠，神经性干呕，幻听幻视等。④其他特征性指征：病程长，患者唇青或暗，肝掌，目眶暗黑。舌多紫暗或有瘀点，有时可伴舌下络脉曲张；脉象多结代，或弦或沉。⑤辅助检查：心电图检查示 ST 段改变，血脂、血黏度增高，甲皱微循环障碍，视网膜静脉阻塞，呈紫暗色等异常改变。

　　医家们也介绍了本方随症加减的情况：如同是治疗胸痹心痛，有的用此方合瓜蒌薤白白酒汤同用；有的再加桂枝、甘草；也有的加丹参、黄芪等。治疗慢性肝炎、肝硬化，则在此方基础上去生地、桔梗、牛膝、川芎、甘草，加入丹参、丹皮、青陈皮、木香、川朴等疏肝理气之品。对于外伤性疾病，多加活血化瘀、通阳行气之品，如有加三七、乳香、没药、续断、大黄等，治疗骨折及软组织损伤；也有加丹参、茯苓、桂枝、细辛治疗胸部扭挫伤等。

2. 主治病症

　　19 位名中医应用本方主治病症多达 58 种，病症涉及内科、外科、精神神经科、骨伤科、妇科、眼科、外科、皮肤科、耳鼻喉科、口腔科等名科。各科病症所占比例依次为

38.7%、16.1%、12.9%、9.68%、7.33%、6.45%、4.30%、3.23%、1.08%。内科应用较多的有冠心病心绞痛、脑动脉硬化、急慢性肝炎或肝硬化、肝脾肿大等；外科主要用于骨折、软组织损伤、胸胁软骨炎、乳腺增生等；精神神经科主要用于失眠、血管神经性头痛、肋间神经痛等；妇科疾病主要用于月经不调、闭经、痛经、功能性子宫出血、宫外孕、抗精子抗体阳性所致的不孕症、更年期综合征等。

3.处方用量与禁忌

方中各药用量情况统计如下：桃仁 5~15g，红花 3~15g，赤芍 5~60g，川芎 5~15g，牛膝 9~20g，生地 9~25g，当归 9~25g，枳壳 5~15g，桔梗 4.5~15g，柴胡 6~15g，甘草 2.4~10克。在统计过程中，发现北方中医使用药物剂量多偏大，各药物最大剂量多为河北、黑龙江、吉林、辽宁等地的医家应用。而上海、江苏、福建、广东等地的医家使用剂量多偏小。此外，科别不同，使用药物剂量亦有所差异。如耳鼻喉科疾患剂量多偏小，而内科、骨伤科、外科疾患剂量多偏大。

各位名中医多认为此方不宜久服，中病即止。对体虚及有出血倾向者不宜使用。此外，王氏提出对胃脘不适者应与健脾益肾药配伍应用。

石学敏

【经验处方】当归 15g，生地 12g，川芎 12g，赤芍 10g，牛膝 12g，桔梗 10g，柴胡 6g，枳壳 12g，甘草 6g。

【适应证】冠心病，中风病，高黏血症，神经官能症，妇科病。

【使用禁忌】活血祛瘀药有改善微循环，抑制血小板聚集的作用，有出血倾向或血小板低下的病人，一般不宜使用该方。

【经验体会】本方有活血祛瘀之作用，临床对脑梗死急性期患者治疗效果显著。还可以将其制成静脉注射用针剂，有抗凝血，抑制血小板聚集的作用。

任 义

【经验处方】当归 15g，桃仁 15g，红花 10g，生地 10g，川芎 10g，赤芍 10g，牛膝 10g，桔梗 5g，柴胡 5g，枳壳 10g，甘草 5g。

【适应证】冠心病，风湿性心脏病，心肌炎所致心绞痛，心脏神经官能症及血管神经性头痛，急慢性肝炎，肝脾肿大，胸胁软骨炎，肠动脉缺血性疾病。

【用方指征】胸腹胀闷疼痛，肝脾肿大触痛，舌紫暗，瘀斑，肝掌等属气滞血瘀者。

【使用禁忌】非气滞血瘀者不宜。

【病案举隅】经前头痛（气滞血瘀型）

朱某，女，31岁，经前头痛 2 年余，加重 3 个月。每于经前 7 天头痛始作，呈胀痛，伴心烦，胸闷，夜间痛甚，经来症减，舌质红绛，苔薄黄，脉弦。证属气滞血瘀，投血府逐瘀汤 6 剂而诸症除。

刘 瑞 祥

【经验处方】桃仁 12g，红花 15g，川芎 15g，当归 12g，生地 15g，赤芍 12g，牛膝 20g，柴胡 10g，桔梗 10g，枳壳 10g，甘草 6g。

【适应证】血瘀胸痛、头痛，痛如针刺，固定不移；内热烦闷，呃逆干呕，失眠心悸，急躁善怒，面、唇色暗红，舌边青筋瘀斑，脉弦迟或细涩等病症。

【用方指征】临床以冠心病的心绞痛，胸部挫伤，血瘀胸痛，脑震荡后遗症引起的精神抑郁、头痛、失眠、幻听幻视，妇女血瘀经闭，痛经作为使用本方的指征。凡胸中血瘀诸症具备，胸痛，舌黯红，脉涩时使用必定有效。

【经验体会】本方既能祛血分瘀滞，又能解气分郁结，活血而不伤阴，祛瘀又能生新，是治疗一切气滞血瘀的首方。临床加减应用可治疗各系统的疾病。如加紫石英、蛇床子治疗肾虚血瘀之性功能低下，遗尿，不孕症；加磁珠丸、蜂房治疗顽固性失眠，血管神经性头痛；加桑白皮、鱼腥草治疗肺脓疡等疗效极为显著。

【病案举隅】冠心病（气滞血瘀型）

某女，56 岁。冠心病史 5 年，经常发作胸闷，心绞痛。2 天前因精神刺激而诱发，心前区针刺样疼痛，痛处固定，伴胸闷、憋气、心悸、失眠、汗出、乏力、舌紫有瘀斑、苔薄白，脉沉细结代。EKG 示：冠状动脉供血不足，频发室早。服硝酸甘油后症状减轻，但仍发作性胸痛，属心气不足，气滞血瘀。处方：柴胡 12g，川芎 15g，桃仁 12g，红花 15g，当归 12g，生地 30g，枳壳 10g，赤芍 15g，牛膝 10g，黄芪 30g，桂枝 6g，檀香 6g，炙甘草 30g，5 剂疼痛缓解，15 剂症状、早搏消失。

关 国 华

【经验处方】当归 10g，桔梗 10g，赤芍 12g，柴胡 12g，川芎 6g，枳壳 12g，生地 18g，牛膝 12g，桃仁 12g，红花 10g。

【适应证】视网膜动脉阻塞，视网膜静脉血栓。

【用方指征】舌质暗或有瘀斑，苔薄白，脉弦或涩。

【使用禁忌】视网膜或脉络膜新生血管引起的出血如高度近视黄斑出血、老年性黄斑变性之出血或糖尿病眼底出血之早期，均不宜使用。误用会加重出血。

【经验体会】使用本方宜适当加入利水渗湿、软坚散结药，以助积血之吸收。病程较长者，可加大当归、川芎用量，并配炮姜等，以加强活血通窍之力。此外，还可结合西药治疗。

【病案举隅】左眼视网膜静脉血栓

黄某，女，56 岁。左眼视力逐渐下降 3 天。有高血压史。查视力左 =0.3，右 =1.5；左眼底视乳头边缘模糊，稍充血，视乳头外呈放射状浅层出血，网膜动脉管径稍细，反光增强，黄斑区及其周围可见散在性出血。诊断为左眼视网膜静脉血栓（黄斑受累）。服上方 7 日后，视力左 =0.4，眼底出血大致如前，无新鲜出血。上方去柴胡、枳实、桔梗，加乌贼骨 15g，昆布 15g，夏枯草 15g，浙贝母 12g。服 20 剂后，左眼视力增至 0.7。继续加减用药 2 个月，左眼视力达 1.0，视乳头外原有出血全部吸收，黄斑区及周围受累出血亦吸收。

李寿山

【经验处方】当归 15g，川芎 10~15g，红花 10g，丹参 15~30g，桂枝 6~10g，瓜蒌 20~30g，薤白 10~15g，桔梗 10g，枳壳 10g，柴胡 6~10g，甘草 6~10g。

【适应证】冠心病心绞痛，心肌梗死。

【用方指征】心前区刺痛彻背，胸闷短气，舌质淡紫，苔腻，舌下络脉淡紫粗长怒张，脉沉弦或结代。心电图 ST 段改变，心肌缺血。

【使用禁忌】气阴两虚或阳衰之胸痹心痛、心律不齐者不宜久用本方，以免延误治疗，使病情加重。

【经验体会】本方由血府逐瘀汤化裁组成，适用于气滞血瘀所致之胸痹心痛，是治疗冠心病心绞痛的常用方。方中含桂枝甘草汤和瓜蒌薤白白酒汤，宣痹通阳止痛有余，益气养血回阳不足，故临床不宜久服，待症状缓解后，需改用益气养血，滋阴护阳之品以扶正气。对心肌梗死轻症早期，亦是一张有效之方。

李永康

【经验处方】柴胡 12g，枳实 9g，丹参 15g，红花 9g，当归 15g，茯苓 15g，生地、川芎、赤芍、桂枝、细辛各 9g，甘草 6g。

【适应证】胸部软组织损伤，胸中血瘀，血行不畅，胸痛，头痛日久不愈。

【用方指征】胸部挫伤与肋软骨炎之胸痛。

张文泰

【经验处方】桃仁 15g，红花 10g，川芎 15g，当归 15g，牛膝 15g，赤芍 15g，三七 15g，乳香 15g，没药 15g，续断 15g，大黄 10g，甘草 10g。

【适应证】骨折及软组织损伤的初中期。

【用方指征】以跌打闪挫、瘀血积聚、肿胀疼痛为用方指征，尤以胸胁部损伤效果最佳。

【使用禁忌】对血虚及血证无瘀者应慎用，对伴有胃脘痛者应与健脾益胃药配伍应用。

【经验体会】使用本方宜中病即止，不可久服。

张丽蓉

【经验处方】当归 12g，生地 15g，桃仁各 10g，枳壳 10g，赤芍 10g，柴胡 10g，川芎 6g，桔梗 10g，牛膝 15g，甘草 6g。

【适应证】月经不调，闭经，功能性子宫出血，抗精抗体阳性所致不孕症，更年期综合征。

【用方指征】头痛或胸腹疼痛，经闭不行或有血块，且多伴有精神症状，如烦躁易怒、失眠等，舌紫暗或有瘀点、瘀斑，舌下静脉瘀张、甲皱微循环提示瘀血。

【使用禁忌】无血瘀证者不宜使用该

方；孕妇及月经过多时当慎用；体虚者慎用。

【病案举隅】更年期综合征

孙某，女，52岁。绝经1年。心烦、失眠、潮热汗出，善泣，恐惧、头痛，伴肢体麻木、胸不任物，面有黑斑，舌红少苔，脉沉细。甲皱微循环提示重症瘀血。与血府逐瘀汤加味，12剂后胸不任物、头痛、心前区疼痛减轻，面部黑斑变浅，继服7剂，诸证明显好转。

张重华

【经验处方】生地12g，赤芍9g，当归12g，桃仁9g，红花9g，柴胡9g，枳壳9g，川芎6g，牛膝9g，桔梗4.5g，甘草2.4g。

【适应证】慢性咽喉部疾患，如慢性咽炎，慢性喉炎，声带肥厚，息肉等；慢性肥厚性鼻炎；慢性中耳炎；耳鸣耳聋；眩晕；口腔溃疡；咽部急性炎症急性症状控制后，局部肿胀不消散者。

【用方指征】舌质偏暗，舌下静脉瘀曲，脉涩；局部黏膜暗红色充血、肥厚，鼻黏膜收敛差；耳鸣耳聋日久，或突发性耳鸣耳聋兼血瘀征象者；眩晕反复，兼血瘀征象者。

【使用禁忌】有出血倾向，月经先期量多色淡者，应慎用。

【经验体会】血府逐瘀汤可适用于多种疾病，凡病程日久，病邪入络，导致气血瘀滞，均可应用。

张崇鄐

【经验处方】当归9~15g，生地15~30g，赤芍10~60g，川芎5~15g，桃仁10~15g，红花10g，柴胡10~15g，枳壳10~15g，甘草5~10g，桔梗10~15g，牛膝10~15g，桂枝10~15g。

【适应证】瘀血性肝、脾肿大，肝炎综合征，冠心病心绞痛，肋软骨炎，肋间神经痛，血管神经性头痛，头外伤后遗症，乳腺增生，坐骨神经痛，缺血性肌肉及关节痛；痛经等。

【使用禁忌】凡诊断不明确的疼痛，不能盲目使用该方。以感染为主的病变伴疼痛者，也非本方所宜。

【经验体会】加味血府逐瘀汤一方，其核心是针对血瘀而设，因此桃红四物活血和血为其主要成分，但血瘀必然导致气滞，故四逆散疏肝理气，调畅血海为其重要的辅助成分。这两部分的协调配合，使其总体上具有活血化瘀，理气止痛的综合功效，桔梗、牛膝、桂枝三味药也很重要，桔梗宣肺气，桂枝通阳气，牛膝行脉气，气宣则血随，气行则血行，脉通则血畅，三者相伍为该方总目标的实现起到宣导先行的作用。这是本方不可缺少的三大要素，每个要素的剂量变化都会给总体作用带来不同影响。因此在重视本方组成的同时，切不可忽视剂量的变化。

陈益群

【经验处方】当归10g，红花6g，桃仁6g，马兜铃10g，生地10g，枳壳10g，桔梗 10g，川芎 10g，柴胡 6g，牛膝 10g，生甘草 6g。

【适应证】腹部损伤。

【用方指征】损伤后腹满稍压痛及腹壁血肿，大便秘结者适用。

【使用禁忌】体虚者慎用，有腹部内脏损伤出血及穿孔者禁用。

【经验体会】该方除作为专方骨伤科疾患常用外，内科亦有使用者。主要作用是活血逐瘀，对血管和微循环系统有否加速修复作用及改善局部血运作用有待进一步研究。

林 朗 晖

【经验处方】柴胡 10g，甘草 3g，桔梗 5g，川芎 5g，牛膝 10g，当归 10g，生地 10g，桃仁 5g，红花 3g，枳壳 5g，赤芍 5g。

【适应证】伤寒，温疫，痘疹，癥块，痛痹，妇科病症，跌打损伤等属瘀血为患者。

【使用禁忌】妊娠及急性出血患者不宜使用，否则会导致流产，使出血更甚。

【经验体会】凡伤寒杂病邪气滞留，由气分入血分，导致瘀血留于脏腑、经络、九窍、四肢、筋骨、肌肉、皮毛，即可表现出各种瘀证，痛证。王清任创立之清瘀理血五方，以血府逐瘀汤最具代表性。吾王氏此方主逐上部瘀血，而下焦瘀血亦能间接运化。瘀在上，口干不多饮，舌有瘀点，唇青，目眶暗黑，牙疳肿痛（牙周炎），脉沉结；瘀在下，少腹硬满，腹部青筋显露，下肢酸瘅。这些均可以本方加减治疗。久病怪病、痼疾顽症多生于瘀，用本方治

之亦有效。临证尚可配合丹参、泽兰、延胡、香附以加强理气活血之力，配黄芪兼以扶正。

【病案举隅】人流后腹痛

王某，女，29 岁。刮宫人流之后 3 天，少腹闷痛，阴部尚有少量血丝色晦，腰酸，精神烦躁，失眠多梦，心悸，脉结。诊为瘀血残留。用血府逐瘀汤加丹参、瓜蒌根、延胡。服 3 剂，诸症解除。再服 2 剂，体力渐复。

全 益 强

【经验处方】桃仁 10g，川芎 6g，柴胡 6g，红花 10g，赤芍 10g，枳实 10g，当归 10g，牛膝 10g，生地 10g，桔梗 6g，甘草 5g。

【适应证】脑动脉硬化症，三叉神经痛，脑震荡后遗症，偏头痛，胸膜炎，肋软骨炎，胸部外伤，早期肝硬化，痛经，宫外孕，硬皮病，血栓性静脉炎。

【用方指征】西医诊断明确，中医辨证为瘀血内阻。

【使用禁忌】非血瘀证不宜用。

【病案举隅】脑动脉硬化症

周某，女，56 岁，干部，因头痛，眩晕间发 12 年，1991 年 11 月 26 日初诊。刻诊：头部持续性钝痛，头重紧压感，眩晕，视物模糊，记忆力减退，嗜睡，心烦，脉小弦，舌边有瘀点，血压 168/92mmHg。眼底：动脉反光增强，A：V=1：3，脑血流图：血管紧张，阻力增加，弹性差。血胆固醇 1.60mmol/L，甘油三酯 2.1mmol/L。诊

断：脑动脉硬化，血瘀头痛。处方：血府逐瘀汤加葛根 12g，丹参 15g，日 1 剂，7 剂后头痛明显减轻，续服 7 剂眩晕、头痛基本控制，精神好转，原方加减续服 14 剂病情控制。

洪郁文

【经验处方】桃仁 15g，红花 15g，当归 15g，生地黄 15g，川芎 15g，赤芍 15g，牛膝 20g，桔梗 15g，柴胡 10g，枳壳 15g，丹参 15g，黄芪 25g。

【适应证】冠心病，风湿性心脏病，脑血栓。

【用方指征】疼痛以刺痛为主，夜间加重。

【使用禁忌】高血压病，月经过多及孕妇不宜使用。

【经验体会】活血化瘀药易伤正气，因此应注意不能逐瘀过猛，或酌情佐以扶正之品。

【病案举隅】冠心病心绞痛

张某，女，52 岁。2 天前出现胸闷疼痛，疼痛以压榨性为主，并向左肩放射，夜间加重。心电图提示：心肌供血不足。此由瘀血阻滞，气机不畅所致。治以活血化瘀、行气止痛，投以上方。加减服用 12 剂，症状消失，心电图恢复正常。

姚希贤

【经验处方】丹参 60g，当归 15g，赤芍 10g，桃仁 12g，红花 12g，丹皮 9g，青

陈皮各 9g，木香 6g，川朴 6g，枳壳 8g，柴胡 6g。

【适应证】慢性肝炎，肝硬化。胁肋刺痛或胀痛不适，舌质紫暗，有瘀斑，脉弦。

【使用禁忌】胁肋隐痛，证属肝阴不足者慎用，以免进一步耗伤阴血。

【经验体会】本方治疗慢性肝炎，肝硬化有一定疗效，具有抗肝纤维化作用，笔者在此理论基础上研制的"益肝冲剂"可以有效地降低 ALT、有退黄，恢复肝功能，回缩肝脾，抗肝纤维化作用。

郭文勤

【经验处方】瓜蒌 25g，薤白 15g，当归 25g，桃仁 15g，红花 15g，川芎 15g，赤芍 15g，甘草 10g，枳壳 15g，柴胡 15g，桔梗 15g，牛膝 15g。

【适应证】胸痹心痛，属胸阳不振合并血瘀型。

【用方指征】舌质紫或有瘀斑，苔白厚腻，脉弦滑；胸闷疼痛，痛有定处，舌质紫暗，体胖。

【使用禁忌】无瘀血，无痰湿内蕴者不宜使用。

【经验体会】血府逐瘀汤是王清任用以治疗"胸中血府血瘀"所致诸症，由桃红四物汤合四逆散加桔梗、牛膝而成。本方具有活血化瘀而不伤血，舒肝解郁而不耗气的特点，常加减用于治疗冠心病心绞痛，精神抑郁等证。胸痹心痛常常为血瘀痰浊交阻，故配以瓜蒌薤白白酒汤辛温通阳，宽胸祛痰，两方合用，每获良效。

康 相 彬

【经验处方】当归10g，川芎10g，赤芍15g，生地10g，桃仁10g，红花10g，桔梗10g，川牛膝10g，柴胡10g，枳壳10~15g，甘草6g。

【适应证】血瘀证。

【用方指征】胸胁刺痛，日久不愈，急躁易怒，内热闷瞀，或心悸失眠，或入暮潮热，或干呕、呃逆，甚则饮水即呛，舌质暗红、边尖瘀斑或瘀点，唇暗或两目暗黑，脉涩或弦紧。

【经验体会】本方随症加减可通治全身瘀血证。血瘀在头者，重用川芎15g，加白芷10g；血瘀胃脘，加香附10~15g，郁金15g；血瘀少腹，加炮姜10g，小茴香10~15g，没药10g，延胡索10g，川楝子15g，生蒲黄10g；血瘀肢体经脉，加片姜黄15g，地龙10~15g，白芷10g，没药10g，秦艽10g，羌活10g。本方加减尚可治疗黄褐斑、遗精、水肿、慢性腹泻而有瘀血者。还须指出的是：痰、瘀常相互影响，故以本方合二陈汤常会取得出奇制胜的效果。

谢 远 明

【经验处方】生地10g，当归10g，赤芍10g，桃仁10g，红花10g，柴胡10g，枳壳10g，桔梗10g，牛膝10g，甘草10g。

【适应证】头痛，胸痛，脑震荡后遗症，胁痛，失眠，天亮出汗，心悸，易怒，胸不任物，胸任重物，食道炎，食道癌，癫痫，腰痛，纤维腺瘤，长期低热，神经性呕吐，阻塞性积水，精神神经紊乱，慢性粒细胞白血病，嗜酸细胞瘤，吐血，闭塞性脑血管病，红斑性狼疮，结节性红斑；眼底出血，视网膜V瘀血，巩膜炎，角膜溃疡，翼状胬肉；宫外孕；牛皮癣等。

【用方指征】病程较长，顽固不愈；有手足心热状若阴虚，而投以滋阴药不效者；痛有定处，口渴不欲饮，舌多紫暗，淡红或深红，舌边尖尤明显，脉多弦涩，沉涩或沉细等。符合上述症状及体征者，用之必有效。

【使用禁忌】无瘀血证及孕妇忌用。

【经验体会】应用本方时关键要把握瘀血的病机及主症，紧扣病机用之必效。

瘀血形成较为复杂，但主要有因寒致瘀、因热致瘀、气滞致瘀、气虚致瘀、血热致瘀、因湿致瘀、外伤致瘀、因疾致瘀、久病必瘀。明确瘀血的成因，将有助于辨证施治，灵活用药，提高疗效。

【病案举隅】脑震荡后遗症（瘀血阻滞型）

曹某，男，45岁，西安某公司司机。患者以头痛、头晕，伴失眠、恶心欲吐，记忆力减退1年余，逐渐加剧半年来诊，诉其亦有心烦急躁自汗，纳差，夜间发热，而体温正常，曾翻车以脑震荡住院治疗。出院时仍头晕、头痛，舌质紫暗，边尖瘀斑，苔白，脉沉细。诊断脑震荡后遗症，证属外伤瘀血，阻滞络脉。治则：活血化瘀，理气安神，方用血府逐瘀汤加丹参30g，全蝎10g，蜈蚣2条，葛根15g，蔓荆子15g，每日1剂，水煎服，

连用3周后复诊，前述诸证明显减轻，舌边尖瘀斑消退，舌质仍暗，脉沉细，继

用血瘀逐瘀汤加丹参 30g，蔓荆子 15g，细辛 3g，每日 1 剂，水煎服，1 个月后随访，诸症消除，舌脉复常。

蔡华松

【经验处方】桃仁 12~15g，红花 9~12g，当归 9~15g，生地 9~20g，川芎 9g，赤芍 9~15g，川牛膝 9~12g，枳壳 9g，柴胡 9g，生甘草 6g。

【适应证】眼底出血、水肿，眶假瘤，麻痹性斜视等，证属气滞血瘀者。

【用方指征】视网膜中央静脉阻塞，中见出血，色厚而紫暗；或眶假瘤见球结膜血管充盈明显，色紫暗，眼痛明显。该方有扩张血管，降低血黏度的作用，对于实验室检查提示，血脂、血黏稠度增高者可参考用之。

【使用禁忌】虚火上炎所致的眼底出血，或出血早期，病情尚不稳定者不宜。

阳 和 汤

阳和汤出自《外科全生集》。原方用量：熟地一两，肉桂一钱（去皮，研粉），麻黄五分，鹿角胶三钱，白芥子二钱，姜炭五分，生甘草一钱。用法：水煎服。主治：鹤膝风，贴骨疽，及一切阴疽。

在被调研的 330 位名中医中有 5 位擅长应用本方。主要为黑龙江、河南、山东、江苏等地的外科与内科医家。

1. 使用指征及加减

关于本方的使用指征，大多数医家认为：①全身虚寒征象：如肢体畏寒，肌肤冰凉、枯槁、面目消瘦、无华，心悸，气短，胸闷，乏力，头晕，易盗汗，食欲不振等。②局部寒凝湿滞征象：如局部漫肿无头，不红不热，肿胀隐痛，压痛不明显，肿块僵硬，皮色不变或关节持久作痛，受寒时加重，口腔黏膜、舌面多发性溃疡等。③舌脉征象：舌质淡，或淡紫，或紫暗，苔薄白，或白厚；脉沉迟，或细，或细弱。④内窥镜检查：胃、十二指肠球部、结肠、直肠黏膜活动性溃疡，表面苍白，周围黏膜充血水肿等。

一些医家介绍了本方加减应用方法：有的加红参、党参、黄芪等补气药，用于以血虚寒凝为主证，兼有气虚者；有的加附子以增强温阳散寒之力；也有加丹皮、当归、赤芍、地龙、鸡血藤等活血补血药。方中姜炭，有的用炮姜，也有的用干姜。

2. 主治病症

本方治疗的病症主要有以下几类：①周围血管疾病，如血栓闭塞性脉管炎、动脉硬化性闭塞症、指（趾）端动脉痉挛症等。②溃疡病，如胃溃疡、十二指肠球部溃疡、溃疡性结肠炎、直肠溃疡、顽固性多发性口腔溃疡等。③心脏病，如病态窦房结综合征、心动过缓、2、3 度房室传导阻滞等。④骨科疾病，如骨关节结核、尺骨鹰嘴滑囊炎、坐骨神经痛、慢性骨髓炎、陈旧性外伤等。⑤其他病症，如类风湿关节炎、乳腺增生病、痛经等。

3. 处方用量与禁忌

方中各药用量情况如下：熟地 10~30g；肉桂 6~10g；麻黄 3~10g；鹿角胶 9~20g，但多数用 10g；白芥子 6~15g；炮姜 6~15g；姜炭 6g；生甘草 6~15g。

关于本方的使用禁忌，大多认为疮疡红肿热痛，或阴虚有热，或疽已溃破者不宜；阳证，实证，热证者禁用。

马 山

【经验处方】麻黄 10g，金银花 10g，蒲公英 30g，白芥子 10g，二地各 20g，阿胶（烊）10g，肉桂 10g，细辛 4g，吴茱萸 10g，浙贝 10g，白芷 15g，炮山甲 8g，皂角刺 15g，丹参 30g，半夏 10g，乳没各 10g，桃仁 10g，红花 10g，当归 12g，赤芍 15g，全蝎 10g，土鳖虫 10g，甘草 6g。

【适应证】胃、十二指肠溃疡，溃疡性结肠炎，直肠溃疡；顽固性多发性口腔溃疡。

【用方指征】内窥镜检查见胃、十二指肠球部、结肠、直肠黏膜活动性溃疡，表面苍白，周围黏膜充血水肿；口腔黏膜、舌面多发性溃疡，表面覆有白苔者。

【经验体会】各种慢性溃疡疾病皆宜。

陈 益 群

【经验处方】熟地 10g，鹿角胶 10g，炮姜 6g，肉桂 6g，麻黄 6g，白芥子 6g，生草 6g。

【适应证】类风湿关节炎，骨与关节结核，慢性骨髓炎及陈旧性伤。

【用方指征】消瘦面色无华，脉细，易盗汗食欲不振，局部有肿胀隐痛，压痛不明显，肿块僵凝，皮色不变或关节持久作痛，阴雨寒时加重。

【使用禁忌】阳证，实证，热证者禁用。阴虚火旺亦禁用，否则病情加重，燥伤津液。

【经验体会】血得寒则凝，遇温则散。

本方系温补之剂，对气血两虚，寒湿内阻之阴寒证具有肯定疗效，因而广泛地运用于诸多骨伤科的慢性疾患。

姜 兆 俊

【经验处方】熟地 20g，肉桂 6g，麻黄 3g，鹿角胶 9g，白芥子 9g，姜炭 6g，生甘草 6g。

【适应证】周围血管疾病，如血栓闭塞性脉管炎，动脉硬化性闭塞症，指（趾）端动脉痉挛症等，一切阴疽；骨科疾病，如骨关节结核，尺骨鹰嘴滑囊炎，坐骨神经痛，类风湿关节炎，慢性骨髓炎等；乳腺增生病；痛经等。

【用方指征】局部漫肿无头，不红不热，舌淡，脉细。

【使用禁忌】疮疡红肿热痛或阴虚有热，或疽已溃破者不宜。

【经验体会】运用本方时熟地量宜重，目的在于补养阴血；若无鹿角胶可改用鹿角霜通血脉，祛瘀滞；方中麻黄在于通阳散寒，故量宜轻；肉桂亦可改用桂枝，温阳功效虽稍逊，但温通血脉、和营通滞力量较强；本方以血虚寒凝为主证，若兼有气虚者，宜酌加党参、黄芪等补气药。若辨证准确，守方常服才能奏效，不可轻易改弦易辙。

郭 文 勤

【经验处方】鹿角胶 20g，白芥子 15g，熟地 15g，甘草 15g，麻黄 5g，炮姜 15g，肉桂 10g。

【适应证】病态窦房结综合征，心动过缓，2、3度房室传导阻滞等。

【用方指征】心悸、气短、胸闷、乏力、头晕，舌淡或淡紫，苔薄白或白厚，脉沉迟或损脉。心率在 55 次 / 分以下。

【使用禁忌】阳气亢盛、阴虚内热者不宜使用该方。

【经验体会】阳和汤出自《外科全生集》，为主治阴疽之方，功能温阳补血，散寒通滞。病窦综合征、2、3度房室传导阻滞主要病因为阳气亏虚，寒邪凝滞经脉，脉络不畅，用本方正中病机。临床常加红参、黄芪大补气血；加当归补血；加附子以增强温阳散寒之力；加丹皮以活血化瘀且能防止温燥之性太过劫伤阴液。

崔 公 让

【经验处方】熟地 30g，黄芪 30g，鸡血藤 30g，党参 15g，当归 15g，干姜 15g，赤芍 15g，怀牛膝 15g，肉桂 10g，白芥子 10g，制附子 10g，炙甘草 10g，鹿角霜 10g，地龙 12g，麻黄 6g。

【适应证】阳虚血瘀型肢体缺血性疾病。

【用方指征】肢畏寒，肤冰凉，肌枯槁，面消瘦，脉细弱，舌质淡或紫暗。

【使用禁忌】瘀久化热不宜。

【经验体会】肢体动脉缺血性疾病，大体可分为阳虚型、瘀滞型、热毒型，前者用阳和汤，中者用顾步汤及通脉活血汤，后者用四妙勇安汤。

苇茎汤

苇茎汤出自《备急千金要方》。原方用量：苇茎一升，薏苡仁半升，桃仁五十个（去皮尖两仁者），瓜瓣半升。用法：上锉碎，以水一斗，先煮苇茎令得五升，去滓，纳诸药，煮取二升，分二次服。主治：肺痈，咳有微热，烦满，胸心甲错，咳唾脓血，胸中隐隐痛，或口干喘满，时时振寒发热，舌上苔滑，其脉数实。

在被调研的 330 位名中医中有 3 位擅长应用本方。主要是北京、四川、安徽等地的内科医家。

1. 使用指征及加减

关于本方的使用指征，只有 1 位医家提出：咳嗽，痰稠而黄，不易咯出者。

3 位名中医都对本方进行了加减应用。有加金荞麦、鱼腥草、紫花地丁、蒲公英、银花、连翘等清热解毒药，用于治疗肺痈成脓期，加浙贝、桔梗等化痰药，治疗脓已成者；有的去苇茎，加茯苓、白蔻壳、瓜壳、浙贝、鱼腥草等，治疗间质性肺炎；加红藤、甘松等，治疗急性阑尾炎；加北沙参、山药、茯苓、白术、百合等，用于肺癌切除术后或放化疗后。有的用芦根代替苇茎。

2. 主治病症

医家们用苇茎汤治疗的病症主要有肺痈、间质性肺炎、胸膜炎、肺癌、结肠炎、急性阑尾炎等。

3. 处方用量与禁忌

方中各药的用量情况：苇茎 30g；桃仁 5~12g；冬瓜仁 20~30g；冬瓜子 30g；薏苡仁 30g。

关于本方的使用禁忌，有 2 位医家认为咯血者不宜；1 位认为无痰热，或气血已虚者不宜。

印会河

【经验处方】桃仁 12g，生薏仁 30g，冬瓜子 30g，黄芩 12g，芦根 30g。

【适应证】肺痈，结肠炎，胸膜炎。

【使用禁忌】若病人咯血而无胸痛者不使用该方。

陈治恒

【经验处方】苇茎 30g，苡仁 30g，桃仁 12g，冬瓜仁 20g。

【适应证】以该方为基础，进行加减化裁，用于间质性肺炎，急性阑尾炎，肺癌切除及放、化疗后，咳嗽咯痰，胸闷者；

肺痈，症见咳有微热，烦满，胸中甲错者，属成痈期；溃脓时亦可使用，疗效确切。

【使用禁忌】凡里无痰热，或气血已虚之证，皆不宜用。误用必然耗伤正气，犯"虚虚之戒"。轻则使病不解，甚则引起其他变证，一般多致精神不振，不思饮食，原有病情加剧，当慎之。

【经验体会】本方药味甚少，故随症运用该方时多加味使用以增强其疗效。治肺痈成脓期常加入金荞麦、鱼腥草、紫花地丁、蒲公英、银花、连翘等以增强清热解毒作用；若脓已成者，加浙贝、桔梗之类；间质性肺炎常去苇茎，加茯苓、白蔻壳、瓜壳、浙贝、鱼腥草等；急性阑尾炎，于原方加红藤、甘松；有寒热者加柴胡、黄芩；大便不通者，加大黄、赤芍；热毒盛者加紫地丁、蒲公英等疗效甚佳；用于肺癌切除术后或放化疗后，多加入北沙参、山药、茯苓、白术、百合等以补脾肺；加川贝、瓜壳等止咳化痰；加白花蛇舌草、半枝莲、山慈菇以增强免疫预防转化。

尚 志 钧

【经验处方】芦根60g，冬瓜仁30g，桃仁5g，苡仁30g。

【适应证】肺痈咳吐脓痰。

【用方指征】咳嗽，痰稠而黄，不易咯出者。

【使用禁忌】有出血倾向，或痰中带血者不宜用。

【经验体会】本方芦根以鲜者为佳，用量宜大；桃仁不可多用，有出血倾向者可去掉。用此方宜加鱼腥草、蒲公英各一两，甘草10g，桔梗10g，沙参10g，麦冬10g。

补 中 益 气 汤

补中益气汤出自《内外伤辨惑论》。原方用量：黄芪一钱，甘草五分（炙），人参（去芦）、升麻、柴胡、橘皮、当归身（酒洗）、白术各三分。用法：上作一服，水二盏，煎至一盏，去滓，早饭后温服。如伤之重者二服而愈，量轻重治之。主治：饮食失节，寒温不适，脾胃受伤；喜怒忧恐，劳役过度，损耗元气，脾胃虚衰，元气不足，而心火独盛……气高而喘，身热而烦，其脉洪大而头痛，或渴不止，皮肤不任风寒而生寒热。

在被调研的 330 位名中医中有 22 位擅长应用本方。主要为福建、辽宁、陕西、浙江、广东、江苏、河南、湖北、湖南、四川、北京等 17 个省市的内科医家，其次为妇科医家。

1. 使用指征及加减

关于本方的使用指征，大多数医家认为：主要为①全身气虚征象：如气短乏力，神疲懒言，易疲倦，反复感冒，头晕，自汗，面色无华。②消化系统症状：如胃脘隐痛，或痞闷，饥时尤甚，纳少无味，便溏，或久泄。③下坠症状：如气下坠感，少腹坠胀感，肛门有下坠感，久站或走路后加重，肛门指检直肠黏膜内脱，肛门脱出，阴挺等。④舌象：舌质胖嫩，边有齿痕，色淡白，或淡暗，或淡红，苔薄，或无苔。⑤脉象：沉细少力或无力，或缓而无力，或虚软无力，或虚大无力等。

本方的加减情况：其中以加生姜、红枣最多。此外有加木瓜、黄连、茯苓、紫苏等，用于治疗萎缩性胃炎、胃下垂；也有加炮姜，治疗复发性慢性口腔溃疡；加艾叶炭、阿胶、陈棕炭等，治疗崩漏；加青蒿、银花、连翘、蒲公英等，治气虚感染性发热；加枳壳、金樱子等，治疗直肠黏膜内脱，脱肛等。

2. 主治病症

补中益气汤所主治的病症种类多达 47 个。主要为内科疾病，约占 79%，且集中于脾经、肾经病症，其次为妇、外、皮肤、五官科病症，共占 21%。所涉及的病症可分为以下几大类：①发热性疾病，主要为内伤发热。②各种内脏或器官下垂的病症，如胃下垂、肾下垂、子宫下垂、眼睑下垂、脱肛等。③气虚精微不固的疾病，如自汗、久泻、久痢、便血、劳淋、尿血、尿频失禁、溺后精出、肌衄、崩漏、乳汁自出等。④气虚推动无力的病症，如腹胀、癃闭、便秘、死胎不下。⑤上气不足的病症，如眩晕、头痛、耳鸣、耳聋、鼻渊。⑥慢性皮肤黏膜病症，如疮疡久不愈合、过敏性皮肤病、干燥综合征、复发性慢性口腔溃疡、痔疮等。⑦其他慢性虚弱性疾病，如虚劳、重症肌无力、低血压、慢性肝炎、肝硬化、慢性胃炎、萎缩性胃炎、无菌性尿道炎、前列腺肥大、白塞病、冠心病等。

3. 处方用量与禁忌

方中各药的用量情况：黄芪 2.5~100g，但多数用 20~30g；党参 2~20g，当归 10~15g，白术 2~15g，此三药以用 10g 者居多；升麻 0.5~15g，柴胡 0.5~15g，陈皮 1~15g，甘草 1~8g，此四药多数用 5~6g。

关于本方的使用禁忌，多数医家认为：外感及阴虚发热证，肝阳上亢证，气脱、气滞、气逆、气闭证等均不宜；舌质红，舌光如镜者不宜；服用本方后舌苔迅速增厚者不宜；外邪未尽，口苦口渴，便秘，舌红，苔黄者不宜；胃脘痞满实痛者不宜，误用后可使腹胀，腹痛加剧；直肠或肛门炎症引起的下坠感不宜。

王乐善

【经验处方】黄芪 40g，焦白术 15g，陈皮 15g，升麻 10g，柴胡 15g，党参 15g，甘草 15g，当归 15g。

【适应证】气虚头痛，内脏下垂，胃脘痛，冠心病，低血压，重症肌无力。

【用方指征】气短，自汗，无力，不欲食。

【使用禁忌】阴虚发热，盗汗，或血压高者不宜使用。

牛元起

【经验处方】黄芪 2.5~10g，甘草 1~6g，升麻 0.5~1g，党参 2~10g，柴胡 0.5~1g，白术 2~10g，陈皮 1~3g。

【适应证】淋证，胃脘痛，腹痛。

【用方指征】少腹坠胀，气短，面色㿠白，脉沉细少力或无力。

【经验体会】补中益气汤主要是针对气血亏虚、中气下陷而设，多用于胃痛、虚劳、心悸、腹痛。淋证虽以下焦气化不利为主，但也有因中气下陷者，常见小腹坠胀明显，有尿在小腹而难出之感，脉沉无力，此时治疗应取轻提之法，寓降于升，不可再行通利，补中益气汤小制其剂而投之。

史济招

【经验处方】黄芪 15~30g，党参 10g，白术 10g，升麻 4g，柴胡 4g，当归 10g，陈皮 6g，炙甘草 6g。

【适应证】慢性肝炎，肝硬化，慢性胃炎，干燥综合征，重症肌无力，某些过敏性皮肤病。

【用方指征】乏力，易疲倦，大便不成形，舌淡有齿痕或淡暗胖，脉细或沉细。

【使用禁忌】若气虚兼有实热者，需加减处方，如不进行调整，病者则会口舌干燥，严重者会出现口腔糜烂。

【经验体会】应用补中益气汤除上述适应证外，均需加以调整。首先是应用于脾肺气虚证或气虚挟湿热、实热，但均应以虚证为主。若挟湿与平胃散合用。若挟热便秘者加银花、连翘。若挟热便溏与葛根、黄芩、黄连合用。若挟湿热与柴平汤，或连翘、银花合用。若挟郁证与逍遥散合用。

若属气血虚者适当选加补血药物，有脱发者用补血活血药物以及与补肾药物同用，如鸡血藤、枸杞子、菟丝子、女贞子、墨旱莲。若气虚便溏时将方中当归改为丹参15~30g。

许占民

【经验处方】 生黄芪30g，红参10g，当归10g，白术10g，陈皮10g，升麻5g，柴胡5g，甘草10g。

【适应证】 脾胃气虚，四肢乏力，食欲不振，或身热有汗，或久泻，里急后重等症。

【用方指征】 舌质淡白，边有齿痕，脉虚软无力。

【使用禁忌】 凡属实证，勿用本方。

【经验体会】 劳伤元气，气阴两亏，日晡发热，用本方合六味地黄丸效佳。

李世平

【经验处方】 黄芪20g，党参10g，白术10g，当归6g，陈皮10g，甘草5g，炙升麻5g，炙柴胡5g，木瓜10g，白芍10g，茯苓10g，丁香5g，紫苏10g，黄连2g。

【适应证】 萎缩性胃炎，胃下垂。

【用方指征】 脘痞纳差，舌面无苔，舌质淡红。

【使用禁忌】 肾病苔厚者不宜；服用本方后舌苔迅速增厚者不宜；舌质红，舌光如镜者不宜。

【经验体会】 本方是治气虚型胃病基础

方，其他如气滞湿阻瘀血等各型胃病，经治得效后，舌苔消退，亦用本方善后；气虚型胃病用本方，待舌苔逐渐生出，即为有效。本方见效甚缓，但疗效巩固，不易复发，一般多在10剂后方觉症状减轻，要守方治疗。有兼证可辨证加味，一般不减原方药味。

【病案举隅】 胃痛（中气不足型）

王某，男，胃脘不适数年，现脘中痞闷，有灼热感，食后更甚，嗳气肠鸣，便干乏力，口干形瘦，舌红，舌面干净无苔，脉弦滑。用本方加玉竹10g，石斛10g，连服1个月，症状消失，舌色变淡，生少许白苔，去玉竹、石斛，加红参200g，原方10倍量，一半熬膏拌，另一半研末，蜜丸，每丸重15g，早晚各1丸，服完为止。至今七年未复发。

李友余

【经验处方】 黄芪30g，炙甘草3g，党参30g，当归10g，陈皮9g，升麻5g，柴胡5g，白术10g。

【适应证】 内脏下垂症，如脱肛，子宫下垂，胃下垂等，久泻久痢，重症肌无力，内伤发热（气虚），低血压性头昏，无菌性尿道炎，神经性耳鸣，神经性头痛。

【用方指征】 气短乏力，神疲懒言，脘腹坠胀，久泄脱肛，阴挺，舌质淡胖，脉缓无力。

【使用禁忌】 气脱、气滞、气逆、气闭证不宜使用该方。

【经验体会】 本方为补气升阳之代表方，

在临床上运用较为广泛，对脱肛、子宫脱垂、胃下垂、久泻久痢、重症肌无力等病均有疗效，但对于低血压牲头昏、气虚内伤发热效果尤为明显。凡是病久出现头昏、神疲乏力、自汗、舒张压≤60mmHg，收缩压≤90mmHg，运用本方治疗肯定有效。

党参30g、炙黄芪15g、白术10g、炙甘草5g、柴胡3g、升麻5g、当归10g、陈皮5g、红枣3枚、生姜2片，下午4时服下，6时始有宫缩，9时娩出死胎。原方去红参，加益母草30g，3剂后精神恢复，饮食如常、恶露渐净，带八珍汤出院。

汪朋梅

【经验处方】党参15g，炙黄芪10g，白术10g，炙甘草5g，升麻5g，柴胡3g，当归10g，陈皮5g，大枣3枚，生姜2片。

【适应证】①脏器下垂症，包括胃下垂、肾下垂，子宫脱垂，脱肛等；②痔脱；③便秘；④癃闭，包括术后，产后，尿潴留，前列腺肥大之排尿困难；⑤死胎不下；⑥劳倦内伤，气虚发热及腹胀。

【用方指征】凡舌体胖大舌质淡，苔薄，脉虚或虚大，少腹坠重，X线证实有内脏下垂者。

【使用禁忌】阴虚及阳虚者不用，误用后出现肢冷战栗，眩晕，多汗并加重下虚上实之证。

【经验体会】本方少服则资壅，多服则宣通，投于气虚痞满者，初服注注胀满更甚，五六剂后脾运稍复，始渐感舒泰。因此，必预嘱患者，使其先有思想准备，安心服药，以免浅尝即止不能尽剂。

【病案举隅】死胎不下（中气亏虚型）

许某，女，29岁，孕7个月余胎心音胎动均消失，产科诊为死胎。用催产素3天，并予脱花煎加桃红丹参，不见死胎娩出，刻诊：面色苍白、少腹冷痛、口气臭秽，精神倦怠，食欲欠佳，舌淡边有青紫，苔白、脉虚涩。药用红参15g（另煎兑服）、

沈有庸

【经验处方】党参15g，炙甘草5g，白术15g，当归6g，陈皮6g，生黄芪30g，升麻5g，柴胡5g。

【适应证】气虚下陷所致的内脏下垂、脱肛，神疲乏力、纳呆之气虚型虚劳，脾胃虚弱而致泄泻、腹胀不适，气虚卫外不固之自汗，气虚统血乏力之便血，气虚有关之鼻渊。

【用方指征】少气懒言，神疲乏力，纳呆便溏，舌淡脉细。其中中气不足而致内脏下垂，正气虚亏之虚劳，气虚摄血无权之便血必用本方。

【使用禁忌】邪热内盛者不用，阴血亏虚、阴虚火旺者慎用。

【经验体会】黄芪最小剂量为30g，随病情需要最大可用至100g。

【病案举隅】慢性副鼻窦炎

李某，女，35岁，1997年10月21日初诊，反复头晕，鼻塞流涕3年。曾在多家医院诊治，诊为"慢性副鼻窦炎"，予以中西药物治疗，疗效不显。诉：头晕、鼻塞流涕清稀，伴神疲、乏力、懒言，胃纳一般，二便尚调，睡眠一般，舌淡边有齿印，舌底脉紫细，苔薄白，脉细滑左寸弱。辨证乃久病伤气，正气虚亏伴痰湿阻滞之鼻渊。

治拟益气升提，佐健脾化痰。太子参 15g，生黄芪 30g，白术 15g，当归 6g，陈皮 6g，升麻 5g，柴胡 5g，细辛 6g，菖蒲 6g，川朴 15g，姜夏 10g，茯苓 10g，竹茹 10g，山楂 30g，神曲 30g，辛夷 6g。7 剂后，症状明显好转。续以上方随症加减，1 个月而愈，后未复发。

张　磊

【经验处方】党参 15g，黄芪 30g，炒白术 10g，当归 10g，陈皮 10g，升麻 6g，柴胡 6g，炙甘草 6g，生姜 9g，大枣 5 枚（切开）。

【适应证】头晕、头痛、低热、久泻等，脾胃气虚所致诸症。

【使用禁忌】非脾胃气虚之症，皆不宜。

【经验体会】补中益气汤是我临床最常用的方剂，遵东垣之训，结合个人临床经验灵活加减，每每收得心应手之效。

【病案举隅】发热（脾胃气虚型）

黄某，女，36 岁。发热近 1 年，体温常在 38℃左右，有时 39℃，当地医院诊为贫血。曾在当地地区医院住院治疗，用青霉素，链霉素，泼尼松等药，热仍不退，后来郑州就诊于余。诊其病属气虚发热，即以补中益气汤加白芍 15g，黄连 6g，生石膏 20g，知母 9g，水煎服，连服 14 剂，痊愈。方中加石膏、知母，实含白虎加人参汤，使已伤之气津，得以迅速恢复。加白芍、黄连者是遵东垣之加减法而用也。从余临床体验，气虚发热晚间较重者加白芍，其效更好。

陆　拯

【经验处方】炙黄芪 20~30g，炒党参 15~20g，炙甘草 5~8g，炒白术 10~15g，炒当归 10~15g，炙升麻 8~10g，炒柴胡 8~10g，陈皮 8~10g。或加生姜 2 片，红枣 8 枚。

【适应证】气虚乏力，胃下垂，子宫下垂，肛门脱出，久泻久痢，气虚发热，两耳失聪。

【用方指征】舌淡或胖，苔薄白，脉象虚软或沉细无力。在以下情况下使用：①脾气虚弱，倦怠无力；②中气下陷，胃下垂，子宫下垂，肛门脱出，小便频数；③脾胃气虚，久泻久痢；④气虚发热，面色㿠白；⑤耳中气闷重听，或耳聋。

【使用禁忌】阴虚发热，咳嗽咯血，不宜使用；温病津伤，热邪炽盛者不宜用；胃阴不足，舌红苔光剥者不宜用。

【经验体会】临床运用补中益气汤，经常略作加减，其疗效更为显著。如治疗胃下垂，阴挺，脱肛，常加枳壳，可增强疗效；治疗两耳失聪，常加葛根、蔓荆子；治疗久泻久痢，常加黄连、肉豆蔻。

【病案举隅】重听

朱某，男，41 岁。1 个月前曾淋雨 1 次，后四肢乏力，头重而昏，1 周来又增耳内发闷重听，左耳甚于右耳。西医检查无特殊。舌淡胖，苔薄白，脉虚而缓。病属重听，乃为脾气不足，清阳不升所致，治以补益中气，升发清阳，方用补中益气汤加葛根 20g，蔓荆子 10g。服 5 剂后，两耳重听若失，头昏消失，精神振作，原方再服 5

剂以巩固疗效。

陈鸿文

【经验处方】黄芪 50~100g，人参 10~15g，当归 10~20g，陈皮 10~15g，柴胡 10~15g，白术 15~20g，升麻 10~15g。

【适应证】脏器下垂（包括胃下垂、肾下垂、脱肛及眼睑下垂），久泻，产后、病后或过劳后乏力，疮疡久不愈合。

【用方指征】劳倦后肌热面赤，少气懒言，四肢乏力，口淡无味，舌淡苔白，脉虚大无力或沉弱。

【使用禁忌】阴虚内热者忌用。

【经验体会】本方为补气升阳举陷的代表方剂，方中黄芪为君药，应重用，升麻、柴胡用量宜轻，全方用量亦不宜太重。因甘温益气之品有壅滞气机之弊，不利升举清阳。

【病案举隅】胃下垂

王某，女，12 岁。胃脘坠痛 3 天。患儿因食生冷诱发胃脘疼痛，其痛为阵发性隐痛，伴下坠感，食后尤甚，按之则舒。无恶心、呕吐、吞酸，二便正常。舌淡嫩尖赤，苔薄白，脉沉缓。钡餐透视：胃小弯切迹位于两髂嵴连线下 1cm。诊为胃下垂，中医辨证为中气下陷证。治以益气升阳举陷。药用黄芪 50g，升麻 10g，党参 50g，陈皮 20g，柴胡 15g，白术 15g，延胡 15g，山药 20g，炙甘草 25g。服 15 剂后，症状消失。复查钡透，提示胃小弯切迹位于两两髂嵴连线上 2cm。嘱继服 10 剂以善后。

陈潮祖

【经验处方】黄芪 20~30g，人参 10~15g，白术 15~20g，甘草 10g，升麻 10g，柴胡 10g，当归 10g，陈皮 10g。

【适应证】①气虚不荣，如饮食减少，面色萎黄，精神倦怠，动则心悸，少气懒言，舌淡脉弱。②气虚不固，如形寒肢冷，体常自汗，易患感冒。③气虚不摄，如肌衄，便血，尿血，血崩，久泻，久痢，尿频失禁，乳汁自出，溺后精出。④气虚不举：脘腹坠胀，阴挺，脱肛。⑤气陷不升：自觉气往下坠或气不接续，眩晕，头昏。⑥气郁不达：发热汗出，口渴，脉虚无力。⑦便秘。

【用药指征】动则心悸，少气懒言，脉虚无力，舌质淡嫩，气往下坠而腹不胀者必效。头眩晕而血压低者，加麦冬、五味子必效。

【使用禁忌】阴虚者不宜，用之反助阳气上升，反出现头晕之象。

【经验体会】此方虽为治疗气虚下陷之方，善于加减，用于气不摄血的出血病变，用之亦效。按其六种基本病理用方，能治多种疾病。治低血压加麦冬、五味子尤效验。

邵祖燕

【经验处方】黄芪 20g，白术 10g，党参 15g，当归 12g，陈皮 12g，升麻 6g，柴胡 6g，甘草 4g。

【适应证】气虚发热证等。

【使用禁忌】外感发热，阴虚发热等皆不宜用。

【经验体会】本方治气虚发热即属前人所谓的"甘温除大热"。临床应用本方，不拘体温的高低，关键是有无气虚证。特别对长期不明原因的发热，体质羸弱的病人要考虑使用本方。一般可用原方，毋需加减，服用3~5天即可热退。

【病案举隅】外感发热

某男，48岁。发热3个月，持续在38~40℃之间。三次住院，经多种检查原因不明。应用多种抗生素治疗无效。中医会诊多次使用达原饮、小柴胡汤、三仁汤也未取效。患者虽大热而欲覆盖厚被，有恶寒状，食少，口渴不思饮，常有脱肛感。断为中气下陷，阴火上冲，投补中益气汤原方，3剂后体温开始下降，5剂后恢复正常。

金 益 强

【经验处方】黄芪15~30g，党参12g，白术10g，升麻6g，柴胡6g，当归10g，陈皮6g，甘草5g。

【适应证】子宫脱垂，胃下垂，肾下垂，脱肛，重症肌无力，气虚发热，泄泻，低血压，放化疗后，术后，流产，眩晕。

【用方指征】脾胃气虚，中气下陷，气虚发热。

【使用禁忌】实证及非脾胃气虚者不用。

【经验体会】脾胃气虚，中气下陷证，若虚中央实者，需注意攻补兼施。

【病案举隅】胃下垂

杨某，男，45岁，工人，因脘腹隐痛，饱胀5年，1988年10月20日初诊，曾先后2次胃镜、X线钡餐检查。诊断：胃下垂，钡餐排空缓慢。现症：体瘦，纳差，胃脘隐痛，餐后脘腹痞胀，喜暖喜按，嗳气，劳累、多食则症状加重，面色少华，脉小弦，苔薄白。此属中气下陷、脾胃气滞之证，处方：补中益气汤加砂仁10g，鸡内金10g，莱菔子10g，服药7剂后纳增胀减，续服14剂诸症显减，纳食、精神改善，续服半月，症状消失，恢复轻工作。医嘱注意软稀、营养饮食，避免过劳，每月隔断就诊服药（补中益气汤加减），追踪并间断治疗3年，体重增加，坚持正常上班。

郑 孙 谋

【经验处方】生炙芪各9g，白术5g，陈皮4g，升麻3g，软柴胡5g，党参15g，炙甘草6g，当归身9g，淡云苓9g。

【适应证】脾胃气虚，中气下陷，久泻，便血，胃下垂，子宫下垂。

【用方指征】面色无华，体倦乏力，纳少无味，或有发热，自汗，便溏，舌淡，脉细。

【使用禁忌】阴虚火旺，真实假虚者不宜使用。

【病案举隅】网状细胞增多症

孙某，女，60岁。低热，乏力半年，经检查，诊断为"网状细胞增多症"。就诊时，午后及傍晚低热，汗出畏冷，面色无华，神疲，口干，纳少无味，脘腹胀，便溏，舌暗，苔黄浊，脉细滑。证属脾胃气虚，阳气下陷阴中。以上方加生鳖甲片（先煎）12g，月余后病愈。

郑 志 道

【经验处方】黄芪15g，党参10g，白术10g，升麻8g，柴胡8g，木香5g，炙甘草6g，大枣3枚。

【适应证】脾胃虚弱、中气不足所致的各种病症。

【用方指征】胃脘隐痛不适，饥时尤甚，汗多，气短乏力，头晕口淡，便溏，舌质淡，脉细弱。

【使用禁忌】外邪未尽，口苦口渴，便秘，舌红，苔黄者不宜使用。

【经验体会】本方对病后胃肠不适、消化功能减退属气虚证者疗效甚为显著。胃肠道疾病患者用半夏泻心汤治疗一段时间后，实邪已去，表现出口淡，腹部隐痛喜按，便溏，气短乏力，舌淡脉细等一派脾胃虚弱、中气不足之证时，改用补中益气汤加减，效果满意。若有余热者，宜酌加香连丸。胃肠病日久，体质已虚，仍有左下腹疼痛，久治不愈者，可用补中益气汤加三棱、莪术、槟榔。腰痛患者有胃肠疾病不宜投补肾滋阴剂时，可用本方加杜仲、巴戟、沉香。

赵 忠 仁

【经验处方】生黄芪20g，炒白术15g，陈皮10g，太子参20g，当归6g，升麻5g，柴胡5g，甘草4g，生姜3片，红枣4枚。

【适应证】胃下垂、子宫下垂属中气下陷者。

【用方指征】胃脘绵绵作痛，渴喜热饮，少气懒言，饮食乏味，四肢乏力，舌淡苔薄白，脉软无力。

【使用禁忌】胃脘痞满实痛者，不宜使用本方，误用后可使腹胀，腹痛加剧。

【经验体会】本方使用比较广泛，凡中气不足者均可以本方化裁使用，笔者采用本方治疗中气不足，脾胃气虚所引起的胃炎，胃下垂，子宫脱垂者，疗效尚佳。

贾 占 清

【经验处方】黄芪30~60g，炙甘草3~6g，党参15~30g，当归10~15g，陈皮6~10g，升麻10~15g，柴胡12~15g，白术10~15g。

【适应证】脾胃气虚，清气下陷以及由气虚而致摄纳无力所形成的病症。如胃下垂、肾下垂、子宫下垂、眼睑下垂、脱肛、久泻久痢、长期低热、老年小便失禁、尿血便血、妇人崩漏。

【用方指征】食少便溏，神疲乏力，自汗。

【使用禁忌】阴虚阳亢型高血压者忌用。

【经验体会】本方还可治眩晕，水肿，子宫全切术后小便无力，过敏性鼻炎，前列腺肥大，阴吹，顽癣湿疹，糖尿病，乳糜尿，双下肢发凉，口腔溃疡，精子减少症，性欲减退症，术后胃肠功能紊乱，输尿管结石等。

【病案举隅】中虚肢冷

申某，女，32岁，1997年12月6日初诊。患者2年前人流后受寒，双下肢凉，冬春季节症状尤甚，曾在外院多处治疗，服汤药20余剂无效。刻下见面色少华，纳差便溏，肢体活动正常，下肢酸软，无麻、痛、痒之感，舌淡苔薄白，脉细。证属中焦虚寒，脾气不能升发，清阳不能达于四肢末端，治拟补中益气，升发清阳，暂用补中益气汤加味：黄芪40g，炙甘草6g，党参20g，桂枝15g，陈皮6g，升麻15g，柴胡15g，白术15g，干姜10g。4剂。药后症状减轻。继进3剂后双下肢微温，胃纳好转，大便正常。原方继服20剂后，病症悉除，至今未见复发。

黄少华

【经验处方】纹党参12g，焦白术10g，炙黄芪20g，炙甘草10g，当归身12g，广陈皮10g，生炙升麻各8g，红柴胡8g，炮姜6g。

【适应证】复发性慢性口腔溃疡（包括白塞病）。脾胃虚弱，元气不足之发热（包括感染性发热），气虚不摄之崩漏等。

【用方指征】复发性慢性口腔溃疡反复发作在2年以上，久治不愈，病灶局部基底多见白色，疮面盖以黄色薄膜，如米粒、绿豆、黄豆、蚕豆大小不等。伴胸闷气短、面色白或晦暗，纳呆，便溏，语言无力，脉沉细弱，舌质胖嫩者；经崩或经漏，伴气虚等症状者；红细胞、血红蛋白低于正常者，免疫功能低下者，均可用本方。

【使用禁忌】肝阳上亢，阴虚火旺，高血压实证者，不宜用此方。

【经验体会】本方为补中益气汤加炮姜而成。炮姜为干姜所制，变辛温为焦苦，其性收敛，具有祛瘀生新，敛口生肌之功。故用于口疮效果满意。崩漏加艾叶炭、阿胶、陈棕炭；气虚感染性发热者加青蒿、银花、连翘、蒲公英等。

【病案举隅】慢性口腔溃疡

钱某，女，60岁，武汉市某无线电厂离休干部。口腔溃烂已30年之久，屡治不愈。症见舌体溃烂，中间有深裂痕，深处显红色，少津灼痛，面色晦暗，胸闷气短，脉细。血象红细胞$3.6×10^{12}/L$，血红蛋白90g/L，血压142.5/82.5mmHg。初投本方加生地、川连、甘石斛，不仅不效，反而腹痛隐隐便溏。后改用本方加熟附片服之其病大减，后继服本方3个月病愈，至今7年未发。

谢宝慈

【经验处方】党参15g，黄芪15g，升麻6g，柴胡6g，陈皮、枳壳各6g，白术、当归、金樱子各9g，甘草3g。

【适应证】直肠黏膜内脱，脱肛。

【用方指征】肛门有下坠感，久站或走路后加重，肛门指检直肠黏膜内脱，老人、虚人脱肛。

【使用禁忌】直肠或肛门炎症引起的下坠感不宜使用。

【经验体会】该方治疗直肠黏膜内脱效果良好。

【病案举隅】直肠黏膜内脱

吴某，女，45岁。肛门下坠感3个月。每日排便一次，有下坠感时欲排便，下蹲用力努挣肛门更坠，却无大便排出，晨起和午睡后症状缓解，饮食、睡眠均正常，舌淡，苔薄白，脉弱。肛门指检：直肠黏膜内脱。用上方治疗。连服7剂后，肛门下坠感明显减轻。继服7剂，肛门下坠症状基本消失。

熊 永 文

【经验处方】黄芪20g，人参10g，当归12g，白术10g，升麻4g，柴胡5g，橘皮8g，甘草5g，煎汤服。

【适应证】脱肛，久痢久泻。

【用方指征】可见舌淡、苔白，脉虚大或虚细沉，四肢厥冷，饮食不纳，食入不下行之症。

【使用禁忌】无中虚可见者，实热证者少用或不用，食后腹胀中满不消者，先用参苓白术散益气健脾，后用此方效佳。

【经验体会】本方补气健脾乃治虚之本，若清阳不升，浊阴不降则脾胃不调，水谷不化，生化之源匮乏，诸虚自生，若按此方配用，则升降自如，脾胃调和，化源气复，诸虚自消，气血复之。

潘 星 北

【经验处方】黄芪30g，人参5g，甘草10g，白术10g，陈皮10g，当归10g，升麻10g，柴胡10g，生姜3片，大枣5枚。

【适应证】清阳下陷，中气不足之证。

补 阳 还 五 汤

补阳还五汤出自《医林改错》。原方用量：黄芪四两（生），归尾二钱，赤芍一钱半，地龙一钱（去土），川芎一钱，桃仁一钱，红花一钱。用法：水煎服。黄芪初用一二两，以后渐加至四两。至微效时，日服两剂，两剂服至五六日，每日仍服一剂。主治：半身不遂，口眼歪斜，语言蹇涩，口角流涎，大便干燥，小便频数，遗尿不禁。

在被调研的 330 位名中医中有 17 位擅长应用本方。主要为内蒙古、宁夏、山东、安徽、湖北、上海、广东、河北等 13 个省市的内科医家。

1. 使用指征及加减

此方的应用指征可概括为以下几点：①血瘀征：表现为唇甲色暗，体内癥积，偏瘫麻木，痛有定处，以刺痛为主。或伴有胸闷或胸痛，或有便秘、闭经。②气虚征：表现为神疲乏力，气短懒言，纳少，便溏，小便频数或遗尿不禁，头晕、耳鸣等。③舌脉征象：舌暗有瘀点或瘀斑，或淡白，边有齿痕，苔白；脉涩，结代或缓，或沉细，或弦涩。

本方的加减应用情况：有的加牛膝、水蛭、桑枝、丝瓜络等活血利水药治疗心血管、神经系统疾病、持发性水肿、原发性血小板增多症；有的加天龙、白茅根、益母草治疗各种原发性和继发性肾炎、肾病；也有的加杜仲、鹿角霜、附子、肉桂等温阳药治疗脊髓型颈椎病；加瓜蒌皮、旋覆花等理气化痰之品治疗冠心病、高血压、中风等。

2. 主治病症

补阳还五汤所主治的病症有 36 种。主要为内科病症，占 67%。其次为骨伤科、外科病症。内科主治证中主要有中风、中风后遗症、高血压、心绞痛等，其次为痹证、便秘、老年性尿频、慢性肾炎、面神经麻痹等。骨伤科主治证主要为坐骨神经痛、骨坏死、骨关节炎、脊髓型颈椎病等。外科主治证主要为血栓闭塞型脉管炎、慢性深静脉炎、多发性大动脉炎等。此外，此方还用于妇科的闭经。

3. 处方用量与禁忌

方中各药的用量情况：黄芪用 15~100g，多数用 30~50g；当归 6~20g，多数用 10~15g；川芎 6~20g，多数用 10~15g；桃仁 6~15g，多数用 10g；红花 6~12g，多数用 10g；赤芍 10~30g，多数用 10~15g，地龙 3~15g，多数有用 10~15g。

关于本方的使用禁忌，有的医家认为阴虚热瘀证、阳虚寒瘀证及湿热血瘀证皆不宜使用本方；也有的认为中风早期，风火交炽，痰瘀壅阻之实证，以及脉弦长有力者，或脉气盛，血压偏高者忌用；有的认为痿证、中风证属阴虚阳亢者及出血性中风不宜使用该方。

尹莲芳

【经验处方】黄芪50g，当归10g，赤芍15g，地龙20g，川芎10g，红花10g，桃仁10g。

【适应证】脑血管意外、中风后遗症，气虚血瘀之痹证，便秘，面神经麻痹或外伤所致的全身瘫痪、截瘫，老年性尿频、多尿，低温冷凝集素血症，感染性多发性神经炎，血栓闭塞性脉管炎，闭经。

【用方指征】半身不遂伴口眼歪斜，语言謇涩，肢体痿软无力；气虚之便秘，闭经，苔白脉缓。

【加减变通】偏寒者，加熟附子以温阳散寒；脾胃虚弱者，加党参、白术以补气健脾；痰多者，加制半夏、天竺黄化痰；语言不利者，加菖蒲、远志开窍化痰。

【经验体会】该方中黄芪用量宜大，可从30g开始酌情增加至120g。高血压患者，量宜小，不宜过大，祛瘀药宜轻。

刘亦选

【经验处方】黄芪50g，赤芍15g，川芎15g，当归6g，地龙10g，桃仁10g，川红花10g，丹参30g，三七12g。

【适应证】气虚血瘀型中风、中风后遗症、冠心病心绞痛、心肌梗死。

【用方指征】气虚血瘀证。

【使用禁忌】阴虚内热者不宜使用。误用则有咽干，发热，烦躁不安，心悸失眠等"燥热"表现，一般停药后可自行缓解。

【经验体会】方中黄芪作为主药需重用，最大用量我用到100g。但如常规量无效时，重用亦无效。若服黄芪后有"燥热"表现，可改用五爪龙，但药效较弱，也可加菊花15g。

【病案举隅】脑梗死

彭某，女，62岁。1997年2月10日初诊。病人于1997的2月9日夜间起床如厕时，突觉左侧肢体麻木，头晕昏仆，口眼歪斜，语言欠清，口角流涎，遗尿，舌暗淡，苔白，脉弦涩。CT提示"腔隙性脑梗死"。中医诊为中风气虚血瘀证。即予本方，配合复方丹参注射液静滴每日1次。2周后症状全部消失，至今未见复发。

刘宝厚

【经验处方】生黄芪50g，全当归20g，赤芍30g，川芎10g，天龙10g，地龙15g，川红花10g，白茅根30g，益母草30g。

【适应证】各种原发性和继发性肾炎、肾病，临床表现为气虚血瘀证。

【用方指征】气虚证：①面浮肢肿，面色萎黄；②少气乏力；③易感冒；④舌淡，苔白润，有齿印，脉细弱。血瘀证：①面色晦暗；②腰痛固定或呈刺痛；③肌肤甲错或肢体麻木；④舌色紫暗或有瘀点、瘀斑；⑤脉象细涩；⑥尿FBP含量升高；⑦血液流变学检测全血黏度、血浆黏度升高。凡具备上述任何一项者，即可确定。

【使用禁忌】阴虚热瘀证、阳虚寒瘀证及湿热血瘀证皆不宜使用该方，否则会引起热邪留滞。

【经验体会】气虚血瘀是肾脏病常见的一种证型，补阳还五汤是益气活血的代表方剂，如能谨守病机，化裁得当，注注收效明显。

【病案举隅】肾病综合征Ⅰ型（气虚血瘀型）

肖某，男，12岁，初诊时间1996年9月5日。全身浮肿，尿少，腹胀，纳差20余天。尿析：蛋白（++++）（1g/dl），低蛋白血症，高脂血症，高全血黏综合征。血压正常。舌淡红、胖大、齿印，脉沉细。下肢凹陷性水肿（+++），胸水（+），腹水（+）。诊断：肾病综合征Ⅰ型。辨证气虚血瘀证。予补阳还五汤加减，配合泼尼松标准疗程，输白蛋白2次，每次5g，配合呋塞米，治疗1个月后浮肿及胸腹水全消，尿蛋白转阴，6周后递减激素，半年后撤光激素，血浆蛋白及血脂均恢复正常。后随访1年余完全正常。

汤 益 明

【经验处方】生黄芪30g，当归15g，赤芍20g，地龙15g，川芎20g，桃仁10g，红花10g。

【适应证】中风见气虚血瘀证。包括脑梗死急性期及慢性期，脑出血亚急性期及慢性期，蛛网膜下腔出血亚急性期（伴脑血管痉挛时），腔隙性脑梗死。

【用方指征】头晕目眩，半身不遂，偏身麻木，口眼歪斜，舌蹇语涩，面色白，气短乏力，舌淡紫，苔根白腻，脉沉细无力。经CT证实有缺血或出血性改变。神经系统检查，可能引出某些病理反射。

【经验体会】无论是出血性，还是缺血性中风，在不同阶段根据临床辨证，均可采用益气活血法治疗。方中运用大剂黄芪不仅可益气摄血，亦能配合赤芍、当归、川芎活血通络，推动血行。另外恰当应用益气活血法，还可减轻或预防高渗脱水剂的不良反应。对出血性中风患者，脱水剂虽可使颅内血肿缩小，但亦可导致血液浓缩，使血肿形成瘀块。若配合应用本方既可化瘀消肿，促进血肿吸收，又能减轻或预防脱水剂消肿而留瘀之弊。

许 占 民

【经验处方】生黄芪15g~90g，当归10g，川芎15g，赤芍10g，桃仁10g，红花10g，地龙15g。

【适应证】缺血性脑血管病。

【用方指征】半身不遂，脉浮大无力者。

【使用禁忌】脉弦长有力者，不宜使用本方。

【经验体会】切忌于方中加入滋腻之品，如熟地之类，以免妨碍本方运转之力。另外，方中黄芪用量要逐步递增至90g。

【病案举隅】中风（气虚血瘀型）

李某，男，59岁，下肢痿软无力1周，口眼歪斜2天，向左侧歪斜，伴口角流涎，语言蹇涩，两手握力尚可，咳嗽痰白，舌质淡白，脉缓重按无力。乃正气亏虚，脉络瘀阻所致，治以补气活血，予补阳还五汤加菖蒲、郁金，远志之品，服药1个月余痊愈，行动如常。

何炎燊

【经验处方】黄芪15g，川芎15g，当归15g，赤芍15g，地龙15g，鸡血藤20g，土鳖虫10g，三七6g，熟地25g，山萸肉15g，杜仲20g，牛膝15g，肉苁蓉20g，巴戟天20g。

【适应证】中风后遗症。

【用方指征】中风后遗症日久不愈，半身不遂，言语蹇涩，脉沉细或弦涩，舌质暗晦不华，边有瘀斑，属气虚挟瘀，兼下焦亏损者。

【使用禁忌】中风早期，风火交炽，痰瘀壅阻之实证忌用。误用则危及生命。

【经验体会】本方由王清任补阳还五汤去桃仁、红花之峻破，易以鸡血藤、三七之于活血中带有补益作用者，再加土鳖虫佐地龙透络，熟地黄、萸肉、牛膝、杜仲、苁蓉、巴戟天峻补下焦而成。上述痼疾，药无近功，须穷年累月，长期调治，始渐生效。此外，还须根据天时体质之变异，加减化裁。

【病案举隅】中风后遗症

蔡某，男，39岁，香港工人。1994年初患中风甚危，经当地救治后留有后遗症，用中西医药、针灸、推拿治疗年余无进展。1995年3月来诊，面色苍黑，目睛斜视，不能合拢，口歪流涎，言语蹇涩，右侧头颈肩背如绳捆绑，肘不能抬，指不能握，右足拘痛，走步艰难，左下肢酸软无力，兼见腰酸梦遗，头晕耳鸣，脉细，左弦右缓，舌质晦暗，边有瘀斑。此气虚挟瘀，阳气不能流行，且兼下焦亏损也。用本方

治之，服30剂无动静。40剂后右上肢稍松，肘能举，手能握。60剂后，口歪稍正，言语稍清。100剂后，闭目合拢，右下肢拘痛减轻，不用扶杖能步行二三里。随症加减，服至400剂，能从事轻微劳动。后用补肝肾食疗调理，并加强锻炼，1997年5月恢复全日工作。

张志钧

【经验处方】黄芪30~60g，当归尾10g，赤芍15g，地龙15g，川芎10g，桃仁10g，红花10g。

【适应证】中风后遗症之半身不遂、口眼歪斜、语言謇涩，慢性肾炎尿蛋白大量丢失，慢性肝炎，重症肌无力，进行性肌营养不良，坐骨神经痛等属气虚血瘀型者。

【使用禁忌】实热证，阴虚阳亢证不宜，误用可致脑血管意外再次发生；痉挛性瘫痪慎用。

【经验体会】本方是《医林改错》所载的益气、活血、通络的代表方，故对一些疾病只要具有气虚血瘀的证候便可使用。故而慢性肾炎、慢性肝炎、肝硬化，在其慢性阶段具有气虚血瘀的临床指证时均可用。采用重剂黄芪，取其力专性走，周行全身，以致气旺血行，瘀去络通，则病可愈。

张沛霖

【经验处方】黄芪、当归、赤芍、川芎、桃仁、地龙。

【适应证】脑梗死与半身不遂。

【用方指征】脉无力，脉不滑利或见脉有略涩或不足 70 至。

【使用禁忌】脉气盛，血压偏高不下者不宜。

【经验体会】补阳还五汤扶气行血，助针灸通经活络。此方气分药在黄芪一味，以耳前的曲鬓脉为观察指证，用 30g 至 60g；血分药重在归尾、赤芍，以衡量麻木程度，用 5~10g。用药后以脉滑利为度，一般 1 剂服用 2 天，连服 1 周为期。

张 鸣 鹤

【经验处方】黄芪 30g，当归 15g，桃仁 10g，赤芍 20g，川芎 12g，红花 10g，地龙 12g。

【适应证】中风后遗症，坐骨神经痛，骨关节炎，骨坏死，多发性大动脉炎，血栓闭塞性脉管炎，深静脉炎，结节性红斑，结节性脂膜炎。

【使用禁忌】血小板明显减少，各种血证，有明显出血倾向者不宜。

【经验体会】此方重用黄芪，意在益气以鼓动血脉的运行，如气虚明显者，黄芪用量还可增至 60~90g；此方活血化瘀之力尚嫌不足，对于血脉闭塞或骨坏死等病人应加虫类活血药以增强活血化瘀之力，如水蛭、土鳖虫、蜣螂等。

陈 向 明

【经验处方】黄芪 20g，当归 12g，赤芍 12g，川芎 12g，桃仁 12g，红花 12g，方海 15g，杜仲 15g，鹿角霜 15g，蜈蚣 2 条，

地龙 15g，附子 10g，肉桂 10g，甘草 12g。

【适应证】脊髓型颈椎病。

【用方指征】颈部 $C_{4\sim6}$ 棘突压痛，XP：$C_{4\sim6}$ 颈椎关节增生，双下肢痿软，走路双足踩地如同踩棉花一样，尤其伴有双下肢血运差，双足发凉，一定有效。

【经验体会】颈椎病火须辨证分型，非本型不宜用，否则影响疗效。

周 继 曾

【经验处方】黄芪 25g，赤芍 15g，川芎 15g，当归尾 20g，地龙 10g，桃仁 15g，红花 10g。

【适应证】痿证、中风后遗症。

【用方指征】半身不遂，语言塞涩，饮水呛咳，二便障碍，或肢体痿废不用，舌淡苔白，脉缓，证属气虚血瘀者。

【使用禁忌】痿证、中风证属阴虚阳亢者不用。

【经验体会】临床应用本方可治疗脑血管意外后遗症、小儿麻痹后遗症，或其他原因引起的偏瘫、面神经麻痹、感染或外伤导致的截瘫。本方加蜈蚣、全蝎等虫类药可提高临床疗效。

【病案举隅】外伤性截瘫

孙某，男，27 岁。因外伤性截瘫一年就诊。双下肢僵直、瘫痪，皮色紫红，二便潴留，舌质暗淡，苔白，脉沉细。应用本方加鸡血藤、牛膝、蜈蚣、全蝎、伸筋草 1 个月。双下肢僵直好转，二便潴留好转，排便时有感觉，半年后双下肢稍可活动，二便潴留大部分好转。

封万富

【经验处方】黄芪20g，当归15g，川芎6g，桃仁10g，红花10g，赤芍10g，地龙10g。

【适应证】中风，痹证，心源性水肿，病态窦房结综合征，风湿性心脏病，高血压。

【用方指征】气虚血瘀或血瘀气滞者均可使用。

【使用禁忌】阴虚者不宜。

【经验体会】此方广泛运用于现代医学循环系统疾病。

【病案举隅】扩张型心肌病。

赵某，男，38岁。1997年3月5日就诊。患者自述因劳累逐渐出现心悸、胸闷、浮肿、唇色紫绀。ECG示：房颤，ST-T改变。西医诊断为"扩张型心肌病"。刻诊：舌质淡暗，六脉细弦。证属阳气虚弱，心血瘀阻。治以补阳还五汤加味，生黄芪18g，当归15g，川芎6g，桃仁10g，红花10g，赤芍10g，地龙10g，桂枝10g。服6剂，浮肿消失，诸症明显好转，复查ECG示：ST-T改变。

赵忠仁

【经验处方】生黄芪30g，赤芍10g，当归尾6g，桃仁9g，红花9g，地龙3g，川芎10g，甘草4g。

【适应证】缺血性中风及中风后遗症引起的半身不遂，口眼歪斜，语言蹇涩，口角流涎，下肢痿废，大便干或小便频数，

苔白，脉缓者。

【使用禁忌】出血性中风，不宜使用该方。

【经验体会】患病初期，应立即服药，此时服药疗效快而捷。患病初期虽因气虚成瘀，但体内仍有抵抗力；若病程长，气虚之体久虚，血栓塞于脉道，虚而愈虚，阻而愈阻，终成大患，此时用药，虽有效而多不明显。使用黄芪须从小量30g或50g逐渐递增至120g。

贾占清

【经验处方】生黄芪60~100g，当归15g，赤芍15g，地龙15g，川芎10g，红花10g，桃仁10g。

【适应证】中风等。

【用方指征】半身不遂，口眼歪斜，语言蹇涩，口角流涎，下肢痿废，小便频数或遗尿不禁，苔白脉缓等。正气亏虚，瘀血阻络者。

【使用禁忌】阴虚阳亢者忌用。

【经验体会】本方功用补气活血通络，还可治疗耳鸣耳聋（暴聋）、过敏性鼻炎、声带小结、冠心病、心绞痛、不安腿综合证等。

【病案举隅】不安腿综合征

王某，女，58岁，1997年4月6日初诊。自诉双小腿转筋2年余，心烦易怒，夜寐不安，服吲哚美辛、盐酸氟桂利嗪、泼尼松、盐酸多塞平等效不显，外院诊为不安腿综合征。诊时见面色白，神疲乏力，舌暗紫，苔薄白脉细弦，证属气虚血瘀、筋脉失养，治以益气活血通络，方用补阳还五汤加味：黄芪40g，当归20g，赤

芍 15g，杭芍 30g，地龙 6g，川芎 10g，红花 6g，桃仁 10g，桂枝 10g，甘草 10g，怀牛膝 30g，木瓜 30g。

夏 翔

【经验处方】黄芪 30g，当归 10g，川芎 12g，赤芍 15g，地龙 12g，葛根 30g，红花 9g，黄精 15g，瓜蒌皮 12g，旋覆花 9g，首乌 15g，延胡 15g。

【适应证】冠心病，高血压病，脑动脉硬化，中风后遗症。

【用方指征】胸闷或胸痛，头晕，耳鸣，肢瘫，舌质晦暗等气虚血瘀之症。

【经验体会】补阳还五汤加味适用于具气虚血瘀病症特点的心脑血管疾病。挟痰浊者，加菖蒲、制南星；挟肝阳痰热者，加柴胡、黄芩、羚羊角粉、夏枯草；兼阴虚内热者，加生地、知母、玄参、丹皮。

【病案举隅】心绞痛

王某，男，69 岁。形肥体弱，血压、血脂偏高，4 年前出现心绞痛，近半年心绞痛发作频繁，尤在活动后加甚，服硝酸甘油疗效减退，经常头晕腰酸，神疲乏力，胸闷心慌，伴心情焦虑，难以平卧，口苦口干，舌暗胖，苔淡黄腻，脉细弦滑，血压 150/105mmHg，EKG：左心室肥厚，偶发房早，S-T 段变化。辨证：心气亏损，胸阳失旷，痰瘀日积，痹阻心脉，心病及肝，心肝郁热。拟益气活血，化瘀通脉，佐清肝宁心。上方加三七粉 2g（吞），杜仲 12g，羚羊角粉 0.6g（吞），另嘱服麝香保心丸，1 粒 / 次，1 日 3 次。连服 3 天，

心绞痛缓解。后守方调治 50 余剂，随访半年，心绞痛未发。

徐木林

【经验处方】黄芪 18~45g，当归 12g，赤芍 12g，地龙 10~15g，川芎 10g。

【适应证】脑梗死急性期和气虚血瘀其他病症。

【用方指征】气虚血瘀，络脉瘀阻所致的半身不遂，口眼歪斜，言謇，流涎，下肢无力，甚则痿废，舌质暗或有瘀斑，脉涩或弱。

【使用禁忌】病机不属气虚血瘀，而为肝阳亢盛或痰湿重时不宜用。误用则加重病情，导致阳亢生风或痰湿蒙蔽神机，而出现危象。

【经验体会】脑梗死恢复期，加三棱 12g，莪术 12g；后遗症期再加水蛭 6~12g。

【病案举隅】脑梗死

武某，女，67 岁，安徽太和人。患脑梗死 2 个月余，症见左侧肢体偏瘫，血压不高，舌暗苔薄，脉细弱。证属中风中经络，气虚血瘀，络脉瘀阻，用本方 3 个月后半身不遂诸症消失，行走活动如常人。

梁贻俊

【经验处方】黄芪 40~80g，赤芍 10~20g，川芎 10g，当归 10g，地龙 10g，桃仁 6~10g，红花 6~10g，牛膝 15g，水蛭 4~6g，桑枝 15g，丝瓜络 10g。

【适应证】心血管疾病（高血压病、心

绞痛、心动过缓、传导阻滞），神经系统疾病（脑供血不足、脑出血、脑血栓恢复及后遗症期、头痛、颜面神经麻痹、坐骨神经痛），特发性水肿，慢性深部静脉炎，原发性血小板增多症。

【用方指征】凡气虚血瘀病症，均可用此方。具体表现有：神疲乏力，气短懒言，纳少，便溏，唇甲色暗，体内癥积，偏瘫麻木，痛有定处，以刺痛为主，舌暗有瘀点或瘀斑，脉涩、结代或无脉。

【使用禁忌】不具备气虚血瘀证候者，如血实证，诸类出血、痰热内盛等均不宜使用该方。

【经验体会】临床可用补阳还五汤原方，亦可随症加减。黄芪在本方中重用，活血药则宜从小剂量开始。方旨在补气为主，活血通络是在补气的前提而用。若活血药量大，可致病人乏力，肌肉疼痛。若必用大量活血药物治疗时，应相应地加大补气药量。如属血小板增多，黄芪宜少用，

活血药量宜大，可防血小板再增形成血栓。

【病案举隅】高颈段脊髓病

丛某，女，41 岁，病案号：977488，初诊日期：1997 年 3 月 26 日。左侧头面部及上肢麻木、瘙痒，伴左上肢无力 2 个月。患者 1997 年 2 月突然出现上症。24 日在我院神经内科，确诊为"高颈段脊髓病"（颈部 MIR 提示颈髓及延髓交界处病变）。经激素治疗有好转，但不能尽除。3 月 26 日请余会诊，症见左侧面、颈、上肢、肩背部皮肤麻木、发痒、发紧，上肢无力，触觉减退，舌淡暗，苔薄黄。中医诊断：髓萎不仁（气虚血瘀、经脉失养、肾精亏损）。用补阳还五汤加味治疗：黄芪 45g，赤芍 20g，川芎 10g，当归 10g，地龙 10g，桃仁 10g，红花 10g，牛膝 15g，川断 15g，杜仲 15g，水蛭粉 2g（分冲），每日 1 剂。共服药 50 余剂，上症均消失，5 月中旬恢复正常工作。9 月 3 日复查颈 MIR 示原病灶较前明显缩小。

肾 气 丸

肾气丸出自《金匮要略》。原方用量：干地黄八两，山药四两，山茱萸四两，泽泻三两，牡丹皮三两，茯苓三两，桂枝、附子（炮）各一两。用法：上为末，炼蜜为丸，如梧桐子大。每服十五丸，加至二十五丸，酒送下，每日两次。主治：虚劳腰痛，少腹拘急，小便不利，或短气有微饮，或男子消渴，小便反多，以饮一斗，小便一斗；及妇人转胞，饮食如故，烦热不得卧，而反倚息者。

在被调研的 330 位名中医中有 7 位擅长应用本方。主要是福建、贵州、黑龙江、吉林、江苏、辽宁、天津等地的内科医家。

1. 使用指征及加减

关于本方的使用指征，主要有以下几点：①全身阳气不足征象：形寒肢冷，肢体浮肿，小便不利，或小便频多，少腹拘急，老年人畏寒易感冒等。②腰脚症状：腰酸痛，膝软无力，下肢无力，或下半身常有冷感等。③舌脉征象：舌质淡胖，苔薄白。脉沉弱，或沉细。

对本方的加减方法医家介绍的不多，其中有两位医家认为桂枝改用肉桂为佳，也有介绍加葶苈子、胆南星，治咳喘痰多者；加车前子、牛膝，治肾炎、前列腺炎等。

2. 主治病症

肾气丸所主治的病症约有 25 种。可分为以下几类：①泌尿生殖系统病症，如腰痛、淋证、水肿、脚气、慢性肾小球肾炎、肾病综合征、尿崩症、尿路感染、泌尿系结石、慢性前列腺炎、前列腺增生、阳痿、性功能减弱、不育症等。②心肺疾病，如心悸、健忘、咳嗽、久喘、哮喘。③其他疾病，如虚劳、腹痛、眩晕、口疮、甲状腺功能低下、糖尿病等。

3. 处方用量与禁忌

方中各药的用量情况如下：附子 10~15g，多数用 5g；桂枝 10~15g（肉桂 3~15g）；山药 12~40g，多数用 15~20g；熟地 15~80g，多数用 20~25g；茯苓 10~30g，多数用 15g；丹皮 6~30g，多数用 15g；山萸肉 10~40g，多数用 15g；泽泻 10~30g，多数用 10~15g。

关于本方的使用禁忌，多数医家认为舌红少苔，或无苔，咽干口燥等阴虚火旺征象者忌用；有的认为肝阳上亢证、外感热病、饮食内伤者也不宜使用。

王乐善

【经验处方】熟地 20g，山萸肉 15g，山药 15g，丹皮 15g，茯苓 15g，泽泻 15g，附子 5g，肉桂 15g。

【适应证】腰痛，尿频，肾结石，前列

腺炎。

【用方指征】肾虚腰酸腿软，下肢无力。

【使用禁忌】肝阳上亢证不宜使用。

【经验体会】八味地黄汤由崔氏八味丸改丸为汤而成，是治疗下焦虚寒证的通用方。临证可将桂枝易为肉桂，以增强温肾作用。

【病案举隅】肾结石

崔某，男，40岁。4年来腰部沉重发胀，尿频，尿急，尿少，尿血，尿线细，时有中断。B超示：肾结石，肾积水。曾做过2次激光排石，病情无明显改善。以八味地黄汤加琥珀，海金沙治疗20天，症状完全消失，排出结石2枚。

李 莹

【经验处方】熟地40g，山药20g，山茱萸20g，泽泻20g，茯苓15g，丹皮15g，桂枝10g，附子5g。

【适应证】见肾阳不足证的各种疾病，如慢性肾小球肾炎、尿崩症、甲状腺功能低下等。

【用方指征】腰痛脚软，下半身常有冷感，少腹拘紧，小便不利或小便频多，舌质淡舌体胖，苔薄白，脉沉细。

【使用禁忌】有明显之虚火上炎表现，如舌红少苔或无苔，咽干口燥者，忌用。

【经验体会】疾病发展当中出现肾阳虚表现时，往往疾病也都进入了较重阶段，因此纠正肾阳虚比较费力，往往需要阴阳双补，阴中求阳，方能"益火之源，以消阴翳"。同时需要配合治疗，注意休息、饮食调养，使机体在一个新的阶段上达到阴阳平衡。

陈鸿文

【经验处方】干地黄40~80g，山茱萸20~40g，山药20~40g，茯苓15~30g，泽泻15~30g，丹皮15~30g，桂枝10~15g，附子10~15g。

【适应证】肾阳虚之腰腿酸软，阳痿，水肿，消渴，脚气，哮喘。

【用方指征】腰际酸痛，膝软无力，少腹拘急，小便不利，下身畏寒，舌质淡胖，脉沉弱。

【使用禁忌】阴虚火旺、燥热伤津者不宜使用。

【经验体会】本方既有滋阴补肾之功，又有温肾阳之效，随症加减应用，功效卓著。

【病案举隅】阳痿

李某，男，29岁，已婚。阳痿2年，服海马多鞭丸及男宝等不效。面色苍白，腰膝酸软，畏寒肢冷，舌胖大边有齿痕，苔薄白，脉沉弱。证属肾阳不足，治以温补肾阳。方选肾气丸加减，药用：熟地50g，山茱萸30g，山药30g，茯苓40g，泽泻20g，附子10g，桂枝10g，淫羊藿20g，仙茅15g，巴戟天15g。服药15剂，诸症悉减，阳事可举，但举而不坚。嘱其继服15剂。后因咳嗽来诊，告之上症已愈。

俞长荣

【经验处方】怀山药15g，熟地15g，茯苓 15g，肉桂心 2~3g，附子 10g，丹皮 6~10g，山萸肉 10g，泽泻 10g。

【适应证】慢性肾炎，虚劳，久喘，糖尿病，性功能减弱，口疮，慢性前列腺炎。

【使用禁忌】外感及饮食内伤者不宜使用。

【经验体会】本方适用于肾阳虚或阴虚阳浮者。此方原为丸剂，我常作为汤剂使用，起效比丸剂快。方中肉桂，《金匮》原为桂枝（一作桂），我的经验，用肉桂心（另冲）较佳。治咳喘痰多者，加葶苈子、胆南星，气紧较甚者，加地龙干。治肾炎、前列腺炎，常加车前子、牛膝。

【病案举隅】咳喘

王某，男，63 岁。咳喘近二十年，逐渐加重，寒冷季节多发。此次发作已十余日，胸闷，气急，动则尤甚，不能平卧，痰多，含大量泡沫，舌体较胖，边红，苔白，脉短。诊为肾阳不足，不能纳气，气不化津，上泛为痰。治以补肾纳气，兼以化痰。处方：怀山药、熟地、茯苓各 15g，丹皮、泽泻、枸杞子、附子、葶苈子各 9g，胆南星 6g，肉桂心 3g（另冲）。服 5 剂后，咳喘明显减轻，胸闷基本解除，痰亦减少，但微感口干，偶有气短。原方减附子为 6g，肉桂为 1.2g，加葫芦巴 9g。续服 5 剂，诸症解除。随访 8 个月，咳喘未发。

栗 德 林

【经验处方】熟地 25g，山萸肉 15g，山药 15g，丹皮 10g，茯苓 10g，泽泻 10g，肉桂 5g，炙附子 10g。

【适应证】眩晕，腰痛，腹痛，心悸，健忘，阳痿，消渴，咳嗽，水肿。

【用方指征】头晕动则尤甚，形寒肢冷，腰膝酸软，肢体浮肿等。

【使用禁忌】阳热盛的病人勿用。

【经验体会】凡体阳虚者皆可用本方。可抗衰老、强精神。

黄 文 政

【经验处方】熟地 25g，山药 12g，山萸 12g，茯苓 10g，丹皮 10g，泽泻 10g，肉桂 6g，附子 6g。

【适应证】肾炎，肾病综合征，前列腺增生症，尿路感染，不育症，糖尿病及泌尿系结石等。对肾气不足，阴阳两虚，舌淡，脉沉者用之均有效。

【使用禁忌】阴虚火旺者不宜使用，误用则耗阴而助火。

【经验体会】肾气丸为补益肾气之剂。治疗下元疲惫，肾气不化诸证，景岳谓"善补阳者，必于阴中求阳，阳得阴助而生化无穷。"阳气根于阴精，故该方于水中补火，且激微生火，补肾以化气。

潘 星 北

【经验处方】附子 5g，肉桂 3g，生地 30g，山萸肉 10g，怀山药 30g，泽泻 10g，茯苓 15g，丹皮 30g。

【适应证】相火不足，见腰痛肢冷，尿多；虚羸少气。常用丸剂，每次 8~12 粒。

【用方指征】肾阳虚，表现为腰酸痛，

尿多，易感冒，老年人畏寒易感冒者，服有良效。

【使用禁忌】外感热病不宜服。

【经验体会】我年83岁，有阳虚，畏寒，常流清涕，服金匮肾气丸，累服累效。说明有防感冒、鼻炎之功。

炙甘草汤

炙甘草汤出自《伤寒论》。原方用量:甘草四两(炙),生姜三两(切),人参二两,生地黄一斤,桂枝三两(去皮),阿胶二两,麦门冬半升(去心),麻仁半升,大枣三十枚(擘)。用法:上以清酒七升,水八升,先煮八味,取三升,去滓,纳胶烊消尽,温服一升,一日三次。主治:伤寒脉结代,心动悸。

在被调研的330位名中医中有6位擅长应用本方。主要为吉林、河北、北京、陕西、河南、福建等6个省市的内科医家。

1. 使用指征用加减

关于本方的使用指征,大多数医家认为:①心前区症状:如心悸,怔忡,胸闷,痛等。②气虚症状:如短气,乏力等。③舌脉征象:舌质淡,或淡红,苔白,或薄白;脉结代,或兼数。④心电图检查示:心动过速,房性或室性早搏。

一些医家介绍了加减方法:有加黄连,治疗病毒性心肌炎后心律失常;有加炒枣仁、生龙齿等,治疗自主神经功能紊乱性心律失常;加丹参、郁金等,治疗冠心病心律失常等。

2. 主治病症

本方治疗的病症主要为内科疾病,且集中于心脏疾病,如心房纤颤、频发室早、房性早搏、结性早搏、冠心病、病毒性心肌炎等。

3. 处方用量与禁忌

方中各药的用量情况:炙甘草10~30g,多数用10~20g;桂枝5~10g,多数用10g;生地黄10~120g,多数用10~60g;阿胶10~15g;麦冬9~15g;麻仁9~30g,多数用9~15g;大枣2~10枚,多数用5枚左右。

关于本方的使用禁忌,多数医家认为:痰热阻滞证、心火亢盛证、痰湿偏盛证等忌用;阴伤肺燥证、脾虚便溏等慎用。

曲 生

【经验处方】炙甘草20g,阿胶15g(烊化),人参10g,生地20g,桂枝10g,麦冬10g,麻仁15g,生姜10g,大枣6枚。

【适应证】气虚血少,心悸,怔忡,短气,乏力,脉结代等。

【使用禁忌】痰热阻滞,心火亢盛者不宜。

【经验体会】方中以炙甘草甘温益气、利血气,治心悸脉结代为本方主药;人参、大枣补气益胃以资脉之本源;桂枝、生姜行阳气调营卫；生地、阿胶、麦冬、麻仁滋阴补血以养心阴。合而用之，使气血充足，阴阳协调，则心动悸，脉结代自复。

许占民

【经验处方】生地黄 60g，麦门冬 15g，大枣 5 枚，阿胶（烊化）10g，大麻仁（代以炒枣仁）30g，人参（代以党参）15g，桂枝 10g，生姜 3 片，炙甘草 30g，黄酒 5ml。

【适应证】多种心律失常，以房性、结性、室性早搏为主。

【用方指征】心动悸，脉结代，心电图有早搏表现者，但需除外 2 度房室传导阻滞。

【使用禁忌】脾虚便溏者慎用。方中若重用补养心阴之品，可致腹泻加重。

【病案举隅】病毒性心肌炎（气阴不足型）

孙某，女，16 岁，心悸乏力 1 个月余，伴盗汗。病前有上呼吸道感染史，经某医院诊断为病毒性心肌炎，用激素治疗无效。刻诊：心悸乏力，舌质紫暗，脉代而虚数。心率 100 次／分，心尖区第一心音减弱。心电图标：室早三联律，证属气阴两虚，心脉瘀阻，治以养阴益气，活血复脉，予炙甘草汤加减治疗 4 个月而愈。

【经验体会】偏心阴虚者，重用生地、阿胶；偏心阳虚者，重用人参、桂枝。

郑孙谋

【经验处方】炙甘草 6g，潞党参 15g，桂枝 5g，麦冬 9g，生地黄 15g，火麻仁（杵）9g，生姜 3g，阿胶（另冲）12g，红大枣 2 枚。

【适应证】气虚血弱，心动悸，脉结代，体虚气短，舌淡苔白。

【使用禁忌】温药有耗灼阴液之弊，故阴伤肺燥较显著者应慎用。

【病案举隅】窦性心律不齐

陈某，男，29 岁，工人。3 天前因大扫除劳累后即感心动悸，胸中不适，气短乏力，纳少，汗出，口干，舌淡，苔薄白，脉结代。心电图标：窦性心律不齐。证属气阴两虚，脉络失养。治以益气养阴，补血通脉。服上方 3 剂后，心悸平，胸闷气短消失。1 周后因洗被子用力，又发心悸，再予本方加生龙牡各 18g，服 3 剂后病愈。嘱注意休息。随访无复发。

陈阳春

【经验处方】炙甘草 10~20g，太子参 20~30g，麦冬 15g，五味子 15g，生地 10g，阿胶 10g，大枣 4 枚，菖蒲 15g，远志 15g，茯苓 15g。

【适应证】心律失常。

【用方指征】心悸，脉结数，舌质淡红，苔薄白；心电图标：室性或房性早搏，心动过速。

【加减变通】加黄连，治病毒性心肌炎后心律失常；加炒枣仁 30g，生龙齿 30g，治自主神经功能紊乱性心律失常；加丹参 30g，郁金 15g，治冠心病心律失常；兼脾虚者，原方去生地，加阿胶；兼胸阳不振者，原方加桂枝 5~10g；兼血瘀者，原方加丹参 30g，郁金 15g。

【病案举隅】病毒性心肌炎（气血两虚型）

关某，女，14 岁，学生。于 1994 年 1 月 12 日以心悸，心慌，乏力 3 个月多就诊。3 个月前患感冒发热，经输液热退，后又胸闷，心悸。某医学院诊断为病毒性心肌炎，住院 2 个多月，仍是心悸、乏力。体温 37℃，脉搏 44 次 / 分，细、结。舌质淡红，苔薄黄，心电图标特发室早二联律，心肌酶谱正常。诊为气血双虚，夹有郁热，以本方加黄连 10g，ATP 辅酶 Q10 照服。3 剂复诊，病情无变化，继服 5 剂，心悸稍缓，早搏 5 次 / 分，大便次数稍多，每日 2~4 次，去生地、阿胶，加炒山药 20g，其服 28 剂，早搏基本控制。

姚 树 锦

【经验处方】炙甘草 10g，红人参 10g，桂枝 10g，阿胶（烊化）10g，生地 10g，火麻仁 10g，麦冬 10g，五味子 10g，生姜 5 片，大枣 10 枚。稠酒 500ml，清水 1000ml，煎开半小时后约 300ml 温服。二煎时不用稠酒仅用清水煎服。

【适应证】各种心律失常，如心房纤颤，频发室性早搏，房性早搏等。

【使用禁忌】腹泻者忌。

【经验体会】仲景原方大枣 30 枚，余多年经验以 10 枚为佳。本方另一关键为用酒煎煮。由于南北差异，用绍兴加饭酒、用米醋者皆有。西安为周秦汉唐故地，汤液醪醴演变为当今西安的黄桂稠酒，此酒入药显效。

【病案举隅】风湿性心脏病（气阴不足型）

狄某，男，60 岁。患风湿性心脏病，二尖瓣狭窄并关闭不全 30 余年。此次劳累后再发，心动悸，面肢肿，头昏晕，心电图提示：心率 90~96 次 / 分，心律不齐，频发房性早搏呈二联律。予炙甘草汤加味 30 剂，心悸大减，早搏减少，服 50 剂后，心电图提示：心率 80 次 / 分，窦性心律。

高 忠 英

【经验处方】生地黄 60~120g，麦冬 15g，阿胶 12g（化兑），丹参 20~30g，太子参 15~30g，炙甘草 10g，桂枝 10g，红枣 5 枚。

【适应证】冠心病、期前收缩。

【用方指征】心悸怔忡，胸闷胸痛。大面积心肌梗死前后、期前收缩频发者均可应用。

【加减变通】气虚盛加黄芪 20~40g；阳虚加附子 10g，淫羊藿 15g；胸闷加瓜蒌 12g，薤白 10g。胸痛加郁金、红花各 10g；痰白苔腻者，加半夏 10g，枳壳 10g。

【使用禁忌】痰湿偏盛者不宜。误用症状不解或加重。

【经验体会】本方系临床有效方剂。使用时必须重用地黄量，否则无效。

参 苓 白 术 散

参苓白术散出自《太平惠民和剂局方》。原方用量：莲子肉（去皮）、薏苡仁、缩砂仁、桔梗（炒令深黄色）各一斤，白扁豆（姜汁浸，去皮，微炒）一斤半，白茯苓、人参（去芦）、甘草（炒）、白术、山药各二斤。用法：上为细末。每服二钱，枣汤调下。主治：脾胃虚弱，饮食不进，多困少力，中满痞噎，心忪气喘，呕吐泄泻，及伤寒咳噫。

在被调研的330位名中医中有6位擅长应用本方。主要为黑龙江、北京、陕西、江苏、四川、福建等6个省市的内科医家。

1. 使用指征及加减

关于本方的使用指征，大多数医家认为：①全身气虚征象：如形体消瘦，面色萎黄，气短乏力，神疲懒言，畏寒。②脾虚症状：如腹胀纳差，食后胸痞脘闷，纳呆，或吐或泻，或久泻，浮肿，尿少，脓水稀薄潮湿糜烂，痰液白黏。③辅助检查：血浆蛋白低，血脂高，大量蛋白尿，尿素氮升高等。④舌脉征象：舌质淡，边有齿痕，苔白；脉虚弱，或虚缓。

医家们在应用本方时大多加陈皮及红枣同用。此外，有加白芍、柴胡、钩藤、僵蚕、蝉蜕等柔肝息风药，用于治疗小儿受惊吓后引起的泄泻；有去砂仁，加佛手，用于治疗大便黏腻不爽的久泻久痢；有去桔梗，加芡实、覆盆子，治疗脾虚湿气下陷之妇人白带；有去甘草，加茅根、冬瓜皮、金樱子、益母草、白花蛇舌草等，用于治疗慢性肾炎，肾病综合征之水肿、蛋白尿。方中人参，有的用党参，有的用西洋参，也有的用太子参。

2. 主治病症

参苓白术散所主治的病症种有15个。主要为内科疾病，约占60%，且集中于脾经病症，其次为耳鼻喉、妇科病症，共占40%。所涉及的病症可分为以下几大类：①气虚失于固摄的病症，如泄泻、久痢、久咳、带下等。②胃肠功能障碍疾病，如消化不良、厌食症、肠功能紊乱、慢性肠炎等。③耳鼻喉科病症，如慢性咽炎、慢性鼻炎、鼻黏膜溃疡出血、慢性上颌窦炎、慢性中耳炎等。④其他病症，如慢性肾炎、肾病综合征等。

3. 处方用量与禁忌

方中各药的用量情况：党参10~30g，多数用10~15g；茯苓2~30g，多数用10~15g；白术2~20g，多数用10~15g；山药2~25g，多数用10~20g；薏苡仁2~25g，多数用15~20g；白扁豆2~25g，多数用10~20g；莲子2~20g，多数用10~15g；桔梗1~15g，多数用6~10g；砂仁1~15g，多数用15g；甘草1~6g，多数用3g。其中最小剂量为儿科用药。

关于本方的使用禁忌，多数医家认为：阴虚火旺证，以及饮食积滞所致胸痞脘闷，或吐或泻之实证不宜使用。

干祖望

【经验处方】太子参（党参）10g，茯苓 10g，炒白术 6g，白扁豆 10g，陈皮 6g，山药 10g，桔梗 6g，甘草 3g。

【适应证】治疗慢性咽炎，慢性鼻炎，鼻黏膜溃疡出血，慢性上颌窦炎，慢性中耳炎等。

【用方指征】具备脾虚症状，脓水稀薄潮湿糜烂，痰液白黏、久治不愈者。

【使用禁忌】局部充血较甚，分泌物黄稠，甚至有气味者不宜用。

【经验体会】脾为后天之本，五官为空清之窍，故一旦脾虚，湿浊熏蒸五官，即失去空清本色而发病。耳鼻咽口腔慢性炎症的分泌物，即是脾虚失运，残津败液停滞而成。

【病案举隅】左耳脓疡（中气不足型）

侯某，男，20 岁。患者左耳流脓已三年，流脓时多时少，有时头痛，易感冒。查见左鼓膜大穿孔，有少量稀薄分泌物，舌苔薄，脉细。证属脾虚，湿浊上蒸，治以健脾升清。处方：党参 10g，白术 10g，茯苓 10g，山药 10g，当归 10g，升麻 3g，白扁豆 10g，葛根 10g，黄芪 10g，甘草 3g。服用 30 剂后，耳部干燥无脓，继而隔日 1 剂巩固治疗，待 2 个月后进行鼓膜修补术。

王铁良

【经验处方】党参 20g，茯苓 30g，白术 20g，薏苡仁 20g，桔梗 15g，山药 15g，莲子 20g，砂仁 15g，扁豆 20g，茅根 30g，冬瓜皮 30g，金樱子 15g，益母草 30g，白花蛇舌草 50g。

【适应证】慢性肾炎，肾病综合征之水肿，蛋白尿。

【用方指征】面色萎黄，乏力懒言，浮肿，尿少，大便稀溏，腹胀纳差，舌质淡，边有齿痕，脉虚缓。化验：血浆蛋白低，血脂高，大量蛋白尿，尿素氮升高。

【使用禁忌】阴虚有热者禁用。

【经验体会】本方还可以用于治疗慢性肠胃炎、贫血及慢性消耗性疾病，见消化功能减退，食欲不振，腹泻等症状。

刘云山

【经验处方】西洋参 1g，茯苓 2g，白术 2g，山药 2g，苡仁 2g，扁豆 2g，莲子 2g，桔梗 1g，砂仁 1g，陈皮 1g，炙甘草 1g，大枣 1 枚。

【适应证】脾虚泄泻，肺虚咳嗽。

【使用禁忌】阴虚火旺者慎用，气阴两虚或阴虚兼有脾虚者应酌情运用。

【经验体会】本方药性甘平，温而不燥，补而不滞，是一首健脾益气，和胃渗湿生津保肺之剂。在"培土生金"法中，又为常用的一个方剂，儿科应用广泛，临床加减得宜，可用于脾胃及肺系多种疾病。小儿肝常有余，脾常不足，土虚则木旺，故脾胃虚弱的小儿突然受到惊吓，每致肝木横逆，乘脾犯胃，导致泄泻，可加白芍、柴胡、钩藤、僵蚕、蝉蜕；汗多加牡蛎、五味子；大便色绿加干姜、肉桂。随症加减，均可取得良好效果。

郑 陶 万

【经验处方】潞党参 30g，白术 15g，茯苓 20g，甘草 3g，怀山药 25g，白扁豆 25g，莲子肉 15g，桔梗 10g，陈皮 15g，薏苡仁 25g，砂仁 15g，神曲 15g。

【适应证】脾胃虚弱证。

【用方指征】形体消瘦，倦怠乏力，食后胸痞脘闷，纳呆，或吐或泻，苔白，脉虚弱。

【加减变通】妇女白带属脾虚湿气下陷，苔白脉细者，用本方去桔梗，加芡实、盐覆盆；小儿慢性营养不良，面色萎黄，精神不振，食少，消化不良，用本方去桔梗，加鸡内金、炒麦芽。

【使用禁忌】饮食积滞所致胸痞脘闷，或吐或泻之实证，不宜使用该药。误用后反致心烦欲呕、食入即吐等。

俞 长 荣

【经验处方】潞党参（或明党参）15g，茯苓 15g，白术 10g，扁豆（炒）10g，怀山药 15~20g，莲子肉 15~20g，薏苡仁 15~20g，陈皮 6g，桔梗 6g，甘草 5g，红枣 3 枚。

【适应证】久泻（包括多种慢性肠炎，肠功能紊乱），久痢，消化不良，厌食症，慢性肾炎，久咳，带下。

【使用禁忌】外感表证及内伤脾肾虚寒者不宜使用。

【经验体会】本方原为散剂，我改作汤剂，以便于加减。久泻、久痢，兼腹痛者，合痛泻要方，或加野麻草；湿热较重，大便黏腻不爽者，去砂仁，改用佛手；湿重气滞，而见胃脘胀者，去莲子，改用荷叶；大便滑泄者，去桔梗、薏苡仁；兼见呕恶者，去桔梗。湿热较重及湿重气滞者，不用潞党参，改用明党参。

祝 谌 予

【经验处方】党参 10g，云茯苓 20g，白术 10g，炙甘草 6g，山药 10g，白扁豆 20g，莲子肉 10g，桔梗 10g，陈皮 10g，砂仁 5g，薏苡仁 20g，大枣 5 枚。

【适应证】脾虚泄泻，脾胃虚寒证。

【用方指征】乏力，畏寒，时常腹泻。

【经验体会】对脾胃虚寒之慢性腹泻效果较好。

茵 陈 蒿 汤

茵陈蒿汤出自《伤寒论》。原方用量：茵陈蒿六两，栀子十四枚（擘），大黄二两（去皮）。用法：右三味，以水一斗二升，先煎茵陈减六升，纳二味，煮取三升，去滓，分三服。小便当利，尿如皂角汁状，色正赤，一宿腹减，黄从小便去也。主治：阳明病，但头汗出，身无汗，齐颈而还，小便不利，渴引水浆者，此为瘀热在里，身必发黄。

在被调研的330位名中医中有3位擅长使用本方。主要为来自四川、湖北等地的内科医家。

1. 使用指征及加减

本方的使用指征有以下几点：①黄疸：巩膜皮肤发黄，色泽鲜明如橘子色。②脘腹症状：脘腹胀满，右胁痛，肝区压痛，口渴。③二便情况：尿深黄，大便秘结。④舌脉征象：舌红，苔黄，或黄腻；脉沉实，或滑数。

本方的加减应用情况如下：1位医家加金钱草、银花、连翘、蚤休等，用于治疗急性黄疸型肝炎；1位加芒硝、郁金、姜黄、青皮等，用于治疗胆管病变。

2. 主治病症

3位医家认为本方主要适用于急性黄疸型肝炎、瘀积型肝炎、急性胆囊炎、胆石症、钩端螺旋体病等。

3. 处方用量与禁忌

方中各药的用量情况：茵陈蒿20~50g，栀子10~13g，大黄9~15g。

医家们认为本方不宜使用于阴黄，以及脾胃虚弱的腹泻、慢性迁延性肝炎及肝硬化腹水无湿热者。

龙 治 平

【经验处方】茵陈20g，栀子12g，大黄9g。

【适应证】急性黄疸型肝炎，急性胆囊炎，瘀积型肝炎，胆结石症，钩端螺旋体病致肝功能损害者。

【用方指征】身黄、目黄、尿黄，色鲜明如橘色，大便干燥，舌红，苔黄腻，脉滑数。

【使用禁忌】阴黄者，腹泻者，脾胃虚弱者不宜。

【经验体会】本方用于阳黄湿热盛者，服用时间宜短，黄疸退则宜减量或停用，注意观察大便的改变而随时调整大黄的剂量。

郑 陶 万

【经验处方】茵陈蒿50g，栀子10g，

大黄（泡兑）10g，花斑竹30g，金钱草30g，银花25g，连翘30g，蚤休15g，建曲15g，干油菜30g。

【适应证】湿热黄疸之急性黄疸性肝炎。

【用方指征】巩膜皮肤发黄，色泽鲜明如橘子色口渴，脘腹胀满，右胁痛，肝区压痛，肝大，尿深黄，便秘，苔黄，脉沉实或细滑。

【使用禁忌】寒湿内阻之阴黄者，慢性迁延性肝炎及肝硬化腹水无湿热者，皆不宜使用该药。

【经验体会】本方具有退黄快，病程短，肝功能恢复较快的特点，为湿热黄疸性肝炎炎用之方。在药物治疗的同时，注意生活调养，如戒酒，不食辛辣厚腻之品，休息等。

刘沛霖

【经验处方】茵陈（泡）20g，栀子13g，大黄（泡）15g，芒硝（冲）15g，郁金15g，姜黄15g，青皮15g。芒硝以硫酸镁代之更佳，方中亦可加入虎杖。

【适应证】胆管炎，胆管结石等胆管病变，胆汁排泄不畅者，无论有无黄疸，皆可服之。

【使用禁忌】黄疸型肝炎不宜服此方。

【经验体会】①动物实验证明此方能明显地促进胆汁排泄。②西医治胆病，只强调抗感染，而忽视了疏通胆道。其实只要胆汁排泄一畅通，炎症也随之而减。③患者服此方，一定要保持大便2~3次／日，否则通下药须加量。因为肠道蠕动和胆管的蠕动是有联动性的。

香砂六君子汤

香砂六君子汤出自《古今名医方论》。原方用量：人参一钱，白术二钱，茯苓二钱，甘草七分，陈皮八分，半夏一钱，砂仁八分，木香七分。用法：上加生姜二钱，水煎服。主治：气虚肿满，痰饮结聚，脾胃不和，变生诸证者。

在被调研的330位名中医中有12位擅长应用本方。主要为安徽、福建、河北、江苏、江西、辽宁、内蒙古、山东、上海、新疆等11个省市的内科医家。

1. 使用指征及加减

关于本方的使用指征，大多数医家认为：①脾胃气虚征象：如面色萎黄，神疲乏力，语声轻微，嗳气，恶心，食欲不振，纳后脘腹胀痛，胃脘痞满，胁腹疼痛，喜温喜按，大便或干或稀。②痰湿阻滞征象：如身体困重，恶心呕吐，胸脘痞闷，不思饮食。③舌脉征象：舌质淡或胖，苔薄，或薄白，或滑；脉细软无力，或虚濡、虚弱、沉弱、弦细、细弦弱等。

在加减应用方面，有的加苍术，或将白术改为苍术，治疗胃气虚寒，并夹湿痰内阻之证；有的加活血化瘀药，如丹参、丹皮，及清热解毒药黄连等，治疗消化性溃疡和慢性胃炎；有的加吴茱萸、黄芪、香附、厚朴等，治疗虚寒胃痛；有的加黄芪、当归、升麻、柴胡等，即取与补中益气汤合方之义，治疗头晕目眩，耳鸣等。方中人参有以党参代之，也有以太子参代之。

2. 主治病症

据统计，香砂六君子汤所主治的病症全部为内科疾病，且集中于脾经、肝经病症，其次为心脑血管、血液病。①消化系统病症，如胃脘痛、肝炎、胃炎、胰腺炎、上消化道出血、消化性溃疡、胆囊炎、胆石症、结肠炎、妊娠恶阻等。②心脑血管病症，如眩晕、低血压、心悸、失眠等。③血液病，如紫癜、白细胞减少症等。④其他病症，如喘证、虚劳、癌肿等。

3. 处方用量与禁忌

方中各药的用量情况：人参10~30g，多数用15g；白术10~18g；茯苓10~20g，多数用15g；木香3~15g，多数用6~10g；陈皮5~15g，多数用5~10g；砂仁3~10g；甘草3~15g，多数用5~10g；半夏5~12g。

关于本方的使用禁忌，有的医家认为肝气犯胃与胃阴不足之慢性胃炎不宜使用；有的认为湿热蕴中，舌苔厚腻者，及肠热下痢，食积化火证不宜；也有的认为单纯的气虚证、气滞证、气陷证、气脱证、气逆证、气闭证等不宜使用。

于尔辛

【经验处方】党参 30g，白术 10g，茯苓 30g，半夏 15g，陈皮 5g，木香 5g，砂仁 3g。

【适应证】癌肿患者有消化道不适。

【用方指征】见消化道不适，纳差、恶心、腹痛、腹泻。

【使用禁忌】呕吐、呕血者忌用。

王乐善

【经验处方】木香 15g，砂仁 15g，党参 15g，焦白术 15g，茯苓 15g，甘草 15g，陈皮 15g，半夏 15g。

【适应证】胃脘痛，慢性肝炎，胆囊炎，胆石症。

【使用禁忌】胃肠有实热者不宜使用。

【经验体会】此方是治疗中焦虚寒之肝胆病的通用方，对气虚心悸失眠亦有效。

乐德行

【经验处方】党参 15g，白术 12g，云茯苓 12g，陈皮 10g，制半夏 10g，香附 10g，砂仁 6g，炙甘草 6g。

【适应证】脾胃气虚兼有气滞者。

【用方指征】神疲乏力，饮食减少，纳后脘腹胀痛，大便或干或稀，脉细弦弱，舌质淡，苔薄。

【使用禁忌】脾胃虚寒，或脘腹胀满，纳呆，舌苔厚腻，脉弦滑者不宜用。

刘继祖

【经验处方】党参 10~30g，白术 10g，茯苓 10g，木香 10g，炙甘草 6~10g，陈皮 6g，法半夏 10g，砂仁 6~10g。

【适应证】中气不运而致的痞、胀、痛、呕逆。

【用方指征】痞、胀、痛而脘腹不坚、大便不秘者。

【使用禁忌】食积化火者不宜。

【经验体会】此方补中气之虚，兼行中气不运。集补气、行气、降气之功，是中焦一切病症之基本方。凡中土因虚，中气因滞，胃气因逆而致种种疾病，及素体虚弱，因劳思伤脾者，此方均可。脘痞、胃胀、脘腹痛而用消导药不济者定效。然此方性偏温燥，内有实热者不宜。

李友余

【经验处方】党参 30g，白术 10g，茯苓 10g，甘草 3g，木香 9g，砂仁（后下）7g，煨豆蔻 6g，厚朴 9g，黑丑 1~5g，生大黄 1~5g。

【适应证】慢性胃炎，溃疡病，胆囊炎。

【用方指征】胃脘胀痛，发作有时，舌淡，脉虚。表现为胃张力功能低下者。

【使用禁忌】此方为胃气虚气滞证所创。单纯的气虚证，或气滞证，以及气陷证，气脱证，气逆证，气闭证等均不宜使用。误用可导致中气下陷或气逆，出现大便溏泻，嗳气泛酸等不良反应。

【经验体会】本方是香砂六君子汤基

础上加味而成。方中以党参、白术、茯苓、甘草补脾气；木香、砂仁二味理气滞；煨肉豆蔻、厚朴加大行滞之力。本方用药特点是根据"气虚气滞"理论，权衡补行，把握升降。方中党参用量最大，木香、砂仁、煨肉豆蔻、厚朴量较少，以行助补，加少量大黄、黑丑使滞气有出路，从而达到补中有行，气不滞；行中有补，气不耗之功。

【病案举隅】肠癌

胡某，男，62岁。患病多年，多处求医无效，当时已奄奄一息，在家待终。因其儿不忍，由人介绍，请余出诊。赴病家时见病人骨瘦如柴，面白无华，双目失神，语声低微断续。家属诉半月来恶心，呕吐，不能进食，只靠饮少量糖水度日，10余日未大便，当地医院诊断为肠癌。望舌质淡白，苔少而润，切脉濡细无力，投本方生大黄改为5g，黑丑5g，再加莪术15g，黄芪30g，鸡内金10g，煅赭石（先煎）30g，柿蒂10g，服药3天后呕吐减轻，大便通，可进食少量米汤，周服5剂后加黄精10g，连用2个月而愈。

呕吐（妊娠恶阻）。以上病症属中气虚弱、脾虚气滞者，应用本方疗效较好。

【用方指征】舌质淡苔薄白，脉象虚弱或细软；面白肢倦，食少便溏，脘胁腹痛，喜温喜按；借助B超、内镜、实验室检查更具有针对性。

【加减变通】嗳气泛酸加佛手，重用白术、茯苓或加川连、吴黄；腹痛即泻，腹胀肠鸣加白芍、防风；胁痛随情志波动加柴胡、芍药、枳壳；皮下出血，反复发作加当归、熟地、黄芪；吐血、便血加黄芪、当归、三七、仙鹤草；头晕目眩耳鸣加黄芪、当归、升麻、柴胡。

【使用禁忌】对有外邪、痰湿、血瘀及苔腻或黄、脉滑或实之实证，不宜使用，有恋邪之弊；对"大实有赢状"的假虚证，若用本方，则会助邪伤正；对舌红少苔的阴虚火旺之人，误用本，有助火伤阴之弊。

【经验体会】脾胃为后天之本，气血生化之源，脾胃健旺，则机体健壮有力，本方益气补中、健脾养胃、理气化痰，可疗一切脾胃虚弱证，补而不滞。

吴震西

【经验处方】党参10g，茯苓12g，白术10g，炙甘草6g，陈皮6g，制半夏10g，木香6g，砂仁6g。

【适应证】胃病（慢性胃炎、胃及十二指肠溃疡），胁痛（慢性肝炎、慢性胰腺炎），泄泻（慢性结肠炎、过敏性结肠炎），紫癜（血小板减少性紫癜），眩晕（低血压、白细胞减少症），血证（上消化道出血），

汪朋梅

【经验处方】党参15g，白术10g，茯苓10g，炙甘草5g，制半夏10g，陈皮5g，木香3g，砂仁3g（打，后下）。

【适应证】慢性浅表性胃炎，萎缩性胃炎属脾胃气虚、痰湿留滞者。

【用方指征】胸脘痞闷，嗳气恶心，不思饮食及舌淡或胖、苔薄白或滑，脉虚濡，胃镜示浅表性及萎缩性胃炎。

【加减变通】慢性胃炎伴肠上皮化生加八月札 10g，菝葜 15g；伴息肉加苡仁 15g，莪术 5g；伴十二指肠球炎或溃疡加桂枝 5g，白芍 10g，炙黄芪 15g；伴胆汁反流加柴胡 5g，茵陈 15g；嘈杂吞酸加川连 3g，吴萸 1g；饮食不振加焦山楂 10g，焦神曲 10g；脘痛加良姜 5g，制香附 10g；痛久舌见瘀点加失笑散 15g（包）；腹痛便溏加干姜 5g；伴肾阳虚，腰酸膝软，面色白加制附片 5g（先煎）、肉桂 3g（后下）。

【使用禁忌】肝气犯胃与胃阴不足之慢性胃炎不宜使用。湿热蕴中，虚实夹杂之慢性胃炎不宜用。

【经验体会】慢性胃炎临床症状容易缓解而病理情况改善。

陈伯咸

【经验处方】党参 15g，茯苓 10g，白术 10g，砂仁 10g，木香 10g，甘草 6g，柴胡 10g，白芍 15g。

【适应证】胃脘痛。

【用方指征】证属肝气犯胃，肝强脾弱，症见胸胁胀痛，胃脘痞满，食欲不振，嗳气，便稀，面色萎黄，乏力，脉弦细，苔薄白等。

【加减变通】配丹参 15g，当归 10g，炒枳壳 10g，炒川楝子 10g，白花蛇舌草 15g，茵陈 30g，山栀 10g，玫瑰花 10g，丹皮 10g，半枝莲 10g，治慢性乙型肝炎；配鳖甲 15g，煅瓦楞子 15g，赤芍 15g，三七粉 5g（冲），冬瓜皮 30g，大腹皮 15g，生黄芪 40g，丹参 15g，延胡 10g，治肝硬

化腹水；配煅乌贼骨 30g，浙贝 10g，白芨 10g，延胡 10g，丹参 15g，鸡内金 15g，陈皮 6g，治胃炎，胃溃疡等。

【经验体会】古有"治中焦如衡，非平不安"。柴芍六君子汤诸药质地平和，对中焦肝脾功能失调导致的病症，用之每获佳效。

林朗晖

【经验处方】人参 20g，白术 10g，茯苓 10g，甘草 5g，陈皮 5g，煮半夏 5g，木香 6g，砂仁 3g。

【适应证】脾胃诸虚，虚人外感。

【使用禁忌】外感高热，肠热下痢，心下痞满，血证初起，疫疠前期等不宜使用，用之则加重病情。

【经验体会】治胃气虚有寒，夹湿痰内阻者，可将白术改苍术，或苍、白术各半同用。人参多以党参代之。凡治衰弱证候者宜先培中土，土德厚则万物生长。虚人外感者可合玉屏风散化裁，很见效。近代福州老中医把此方列为不祧之祖。

【病案举隅】慢性胃炎

倪某，女，26 岁。经某医院确诊为慢性胃炎伴轻度胃下垂，并有十二指肠溃疡。脉虚人瘦，怕冷，易患外感，舌嫩苔白。测血压 86/56 mmHg。诊为土德薄弱，卫外不固（属衰弱证候群）。经长期服用香砂六君汤或香砂六君丸后，食欲增进，体重增加，脉和缓有力，血压上升到 110/70mmHg，复检胃位置正常。

封万富

【经验处方】党参 15g，白术 12g，云苓 15g，炙甘草 10g，陈皮 15g，半夏 12g，木香 10g，砂仁 10g。

【适应证】胃脘痛，喘证，虚劳等。

【用方指征】舌质淡，舌体虚胖，舌苔薄白或无，脉沉弱或虚。证属脾胃虚寒者或肺脾两虚者或脾肾两虚者。

【加减变通】虚寒胃痛者，加吴萸、炙黄芪、香附、厚朴；脾肺两虚而喘者，加厚朴、杏仁、山药、莲肉；脾肾两虚而为劳淋者，本方加补骨脂、山药、炙黄芪、莲肉。

赵忠仁

【经验处方】太子参 20g，炒白术 18g，茯苓 20g，木香 10g，半夏 10g，陈皮 10g，砂仁 6g，炙甘草 15g。

【适应证】慢性胃炎，消化性溃疡属脾胃虚弱者。

【用方指征】面色萎黄，四肢乏力，语声轻微，食少便溏，气虚痰饮，呕吐痞闷，纳减消瘦，舌淡苔薄，脉细软无力。

【使用禁忌】胃有实热者不宜用。

【经验体会】本方适应证较多，凡属脾胃气虚，兼夹痰湿者，均可以本方为主治疗。临证时应以不变应万变，根据病情不同变化，适当增减药量或增加药味。

姚希贤

【经验处方】党参 30g，茯苓 15g，炒白术 10g，木香 6g，砂仁 6g，鸡内金 8g，川朴 8g，黄连 9g。

【适应证】慢性肝炎，胃炎，消化性溃疡等面色苍白，食少便溏，腹胀，呕吐清水，舌淡苔白，脉缓者用之。

【使用禁忌】湿热中阻者不宜用。

【经验体会】慢性胃炎，消化性溃疡病脾胃虚弱多见，用本方多获佳效，笔者以本方为基础，酌加活血化瘀药如丹参、丹皮，及清热解毒药黄连等组成，治疗消化性溃疡和慢性胃炎，并与甲氰咪胍作疗效对比，结果溃疡愈合率相似，但对活动性胃炎及 Hp 的根治率明显提高。动物实验进一步表明本方可促进胃液分泌，对胃黏膜具保护作用。另外对慢性萎缩性胃炎，也有一定的逆转作用。

复 元 活 血 汤

复元活血汤出自《医学发明》。原方用量：柴胡半两，栝楼根、当归各三钱，红花、甘草、穿山甲（炮）各二钱，大黄（酒浸）一两，桃仁（酒浸，去皮尖，研如泥）五十个。用法：上除桃仁外，锉如麻豆大。每服一两，以水一盏半，加酒半盏，同煮至七分，去渣，食前温服。以利为度，得利痛减，不尽服。主治：从高堕下，恶血留于胁下，疼痛不可忍。

在被调研的 330 位名中医中有 4 位擅长应用本方。主要为河南、甘肃、江苏、上海等 4 个省市的骨科医家。

1. 使用指征及加减

关于本方的使用指征，概括起来主要为：外伤所致的胸胁肋部疼痛，咳嗽或呼吸时疼痛加剧者。

在加减应用方面，主要加三七、川芎、延胡索、没药等活血药，以加强本方的止痛作用。有的认为体虚而大便正常者，宜用制大黄。

2. 主治病症

4 位医家用本方治疗的病症主要有：跌打损伤初期、骨折早期、肋骨骨折、胸胁挫伤、胸肋迸伤、肋软骨炎、肾挫伤、上腹部外伤等。

3. 处方用量与禁忌

方中各药的用量情况：柴胡 6~12g；栝楼根 10~12g；当归 9~15g；红花 6~10g；甘草 5~10g；穿山甲 6~10g；大黄 6~12g；桃仁 8~10g。

关于本方的使用禁忌，有的医家认为非胸胁肋部的外伤，及无明显血滞疼痛者不宜使用。也有的认为骨折中晚期、关节不利者不宜使用；损伤初期的开放性骨折，或有复合伤，或内脏有出血而致失血性休克或严重贫血者忌用。

李 国 衡

【经验处方】柴胡 9g，川红花 6g，川大黄 6~9g（酒浸），天花粉 9g，炮山甲 6g，桃仁 9g，当归 9g，甘草 6g。（年高患者可用制大黄，其性较缓。）

【适应证】肋骨骨折，胸胁挫伤，胸肋迸伤血凝疼痛，肋软骨炎，肾挫伤局部疼痛。

【用方指征】胸胁部跌打损伤，咳呛转侧疼痛或操重迸伤以致内伤瘀血停滞疼痛，呼吸不畅者。

【使用禁忌】非胸肋部内外损伤，无明显血滞疼痛者。

【经验体会】本方为《医学发明》理伤活血方，为伤科常用方剂，在应用时可加青皮、橘络、旋覆花或旋复梗、枳壳等理气药物，气行血亦行，可更好发挥药效。

宋贵杰

【经验处方】柴胡 12g，大黄 6g，当归 12g，桃仁 9g，红花 6g，穿山甲 6g，瓜蒌 10g，甘草 10g。

【适应证】跌打损伤、骨折早期，肢体肿胀、疼痛较重者。

【使用禁忌】跌打骨折中晚期、关节不利不宜使用此方。

【经验体会】跌打损伤（闭合性损伤）、骨折初期，肢体肿胀疼痛且伴有发热、便秘时用此方最宜，疼痛甚加三七、川芎，肿甚加白芷、赤芍、白茅根。

陈益群

【经验处方】柴胡 6g，桃仁 8g，红花 6g，天花粉 12g，炮甲片 10g，生草 6g，大黄 10g（后下）。

【适应证】胸廓部挫伤，肋骨骨折，胸闷作痛；上腹损伤亦可应用，即中、上焦范围损伤均可应用。

【用方指征】胸部损伤致气滞血瘀作痛，肠满腹胀者用后效果明显。

【使用禁忌】体虚者慎用，大便正常者，生大黄改制大黄，药用量适当，不良反应少。

孟宪杰

【经验处方】柴胡 10g，瓜蒌 12g，当归 15g，红花 10g，桃仁 10g，延胡 12g，没药 10g，大黄 12g，陈皮 10g，甘草 5g。

【适应证】跌打损伤初期，瘀血内阻、肿胀疼痛。

【使用禁忌】损伤初期因开放性骨折或有复合伤，或内脏有出血而致失血性休克或严重贫血者忌用。

【经验体会】该方是治疗跌打损伤的基本方剂，临床可根据伤情辨证施治，适当化裁加减应用。

保 元 汤

保元汤出自《兰室秘藏》，原名黄芪汤。原方用量：黄芪二钱，人参一钱，炙甘草五分。用法：上锉碎，作一服。水一大盏，煎至半盏，去滓，食远服。加白芍药尤妙。（一方有肉桂）。主治：小儿惊风。

在被调研的330位名中医中有3位擅长使用本方。主要为北京、江苏等地的内科医家。

1. 使用指征及加减

本方的使用指征主要有：①气虚征象：心慌气短，头晕乏力，面色萎黄，精神不振，纳差食少，腰膝酸软，自汗，盗汗等。②舌脉征象：舌淡，或淡胖，苔薄白，或水滑；脉细弱等。

2位医家在保元汤的基础上创制了各自的加减方，一是扶正保元汤，即原方去肉桂，加白术、熟地、枸杞、女贞子、鹿角胶；二是生脉保元汤，即原方去肉桂，加麦冬、白芍、五味子等。

2. 主治病症

医家们用本方主要治疗慢性肾炎、消渴、慢性咽炎、口腔溃疡、肿瘤放化疗反应、产后及手术后虚弱。

3. 处方用量与禁忌

方中各药的用量情况：黄芪15~30g，人参6~10g（党参或太子参用15~30g），甘草6g，肉桂5~10g。

本方的使用禁忌包括：①胃热阴伤或湿热蕴中者不可用。②体实热盛者不宜。③外感表实无汗，及暑湿证，湿浊困中见舌苔浊腻者均忌用。

赵 冠 英

【经验处方】人参6g，黄芪15g，白术15g，熟地10g，枸杞15g，女贞子15g，鹿角胶10g，甘草6g。

【适应证】慢性肾炎、各种肿瘤放化疗期间，产后及术后，年老体弱者。

【用方指征】气血两亏、脾肾不足，心慌气短，头晕乏力，纳差食少，面色萎黄，精神不振，腰膝酸软，舌淡苔薄白，脉细弱。

【加减变通】老年性慢性支气管炎（简称老慢支）、肺气肿、肺源性心脏病（简称肺心病）中肾阳虚者，加补肾脂、肉桂、蛤蚧；痰盛者，去熟地、鹿角胶，加瓜蒌、浙贝、橘红、半夏；慢性乙型肝炎，加茵陈、柴胡、白芍、虎杖、丹参。月经量多、淋漓不止，加仙鹤草、棕榈炭、阿胶、蒲黄炭；性功能衰弱，加淫羊藿、巴戟天、韭菜籽、阳起石；神经衰弱，加炒枣仁、丹参、石菖蒲、麦冬、五味子；男性不育属精子活力低下者，加菟丝子、蛇床子、淫羊藿、山萸肉。

【使用禁忌】邪毒内盛、体实热盛者不宜。

【病案举隅】胆囊癌术后化疗

吴某，男，68岁，胆囊癌切除术后2个月，术后恢复良好，口服尿嘧啶替加氟片化疗，引起白细胞减少至 $3.3×10^9$/L，伴乏力纳差，恶心食少，面色萎黄，舌暗淡苔薄白，脉弱。辨证属气血两亏，脾胃虚弱。予该方加减：生晒参6g（另煎），黄芪30g，白术15g，熟地15g，当归15g，枸杞15g，女贞子15g，鹿角胶（烊化）10g，砂仁（后下）6g，鸡内金10g，焦三仙各10g，炙甘草6g。共服18剂，症状缓解，白细胞恢复至 $5.3×10^9$/L，可继续化疗，并在服药期间坚持服用该方，半年期间多次复查血象正常。

徐 迪 华

【经验处方】白参10g，黄芪25g，麦冬12g，炒白芍15g，五味子10g，生甘草6g。

【适应证】病后及手术后的气阴两虚证及新产妇的郁冒证。凡自汗、盗汗均多，乏力，伴有心悸不寐症状者，用之大多有效。

【用方指征】自汗或盗汗较多，脉虚。

【使用禁忌】外感表实证无汗者；暑湿或湿热蕴阻中焦者，湿浊困中见舌苔浊腻者均不能用。用后表邪不解、湿浊留恋、有汗不易出、苔不易化等不良反应。

【经验体会】本方根据《千金》生脉散、东垣保元汤化裁而成，具补气养阴、复脉生津、固表敛汗之功。审证正确，用之多有良效。使用时尚需随症加减，综合取效。见白腻苔者宜加炒白术；有血虚症状者宜加当归；有不寐者宜加酸枣仁、柏子仁；有筋脉抽掣者宜加煅龙骨或牡蛎；新产妇下红未尽者宜加茜草根、蒲黄炭等。

高 忠 英

【经验处方】太子参或党参15~30g，黄芪15~30g，肉桂5~10g。

【适应证】消渴，慢性咽炎，口腔溃疡。

【用方指征】气少懒言，倦怠自汗，食少脘闷，腹胀便溏，喜暖畏寒，脉细弱，舌淡胖水滑。

【加减变通】口腔溃疡加苍术、升麻；咽干声哑加生诃子、玉蝴蝶；消渴加葛根、山药；干咳加紫菀、百部；久病顽疾，肾阳不振者，加巴戟天、菟丝子；脾虚食少加生白术、麦芽；寒重者加吴萸、附子。

【使用禁忌】胃热阴伤或湿热上蒸者不可用。误用可加重病情。

独活寄生汤

独活寄生汤出自《备急千金要方》。原方用量：独活三两，寄生、杜仲、牛膝、细辛、秦艽、茯苓、桂心、防风、川芎、人参、甘草、当归、芍药、干地黄各二两。用法：上切碎。以水一斗，煮取三升，分三服，温身勿冷。服汤，取蒴藋叶火燎，厚安席上，热眠上，冷复燎之。冬月取根，春取茎，煞，卧之佳。主治：腰背痛，因肾气虚弱，卧冷湿地，当风所得，不时速治，流入脚膝，为偏枯冷痹，缓弱痛重，腰痛挛脚重痹；新产便患腹痛，不得转动，腰脚挛痛，不得屈伸，痹弱。

在被调研的330位名中医中有6位擅长应用本方。主要为辽宁、黑龙江、湖南、上海、安徽、云南等6个省市的内科及骨伤科医家。

1. 使用指征及加减

关于本方的使用指征，大多数医家认为：①肝肾两虚症状：如病程迁延，少气乏力，畏寒喜温，颈、腰、四肢关节疼痛，腰膝酸软，屈伸不利。②风寒湿邪阻滞经络的症状：如腰膝冷痛，或痛处走窜，麻木不仁等。③舌脉征象：舌淡，苔白，或薄白；脉细弱。

在本方的加减应用方面，有的加桃仁、红花、郁金、香附等，用于治疗痹证气滞血瘀者；也有加续断、自然铜、接骨草、狗脊、五加皮、当归等，治疗胸、腰椎压缩性骨折后期之腰痛；加木瓜、五加皮、骨碎补等，治疗老年性膝关节退变；也有去熟地、白芍等，治疗腰椎间盘突出症患者正气不虚者。

2. 主治病症

独活寄生汤所主治的病症约有14个。主要为内科疾病，约占57%，且集中于肾经、肝经病症，其次为伤科病症，共占43%。所涉及的病症可分为以下几大类：①风湿性疾病，如痹证、风湿性腰痛、风湿及类风湿关节炎、风湿性肌纤维质炎、退行性膝关节炎、增生性脊椎炎等。②泌尿系统疾病，如慢性肾炎、尿毒症等。③骨伤科疾病，如腰椎间盘突出症、颈椎病、颈椎间盘突出症、坐骨神经痛，陈旧性软组织挫伤、慢性腰肌劳损等。

3. 处方用量与禁忌

方中各药的用量情况：独活 9~15g，多数用 15g；桑寄生 9~20g，多数用 12~15g；杜仲 9~15g，牛膝 9~15g，桂枝 6~15g，当归 9~15g，熟地黄 10~20g，此五药多数用 15g；细辛 1~9g，多数用 3~5g；秦艽 9~15g，防风 9~15g，此二药多数用 10g；茯苓 15g；甘草 3~15g，多数用 5~6g；肉桂 2~8g；川芎 9~15g，多数用 12~15g；党参 12~20g；芍药 9~20g，多数用 12~15g。

关于本方的使用禁忌，多数医家认为：风湿病急性活动期，痛风性关节炎急性期；或阴虚内热，湿热内蕴，痰火壅盛患者不宜；热痹见关节红肿热痛者不宜；痛风不宜。

王乐善

【经验处方】独活 15g，桑寄生 15g，秦艽 15g，防风 15g，细辛 1g，当归 15g，川芎 15g，熟地 20g，酒白芍 15g，桂枝 15g，茯苓 15g，杜仲 15g，牛膝 15g，党参 15g，甘草 15g。

【适应证】风湿及类风湿关节炎，慢性肾炎，尿毒症。

【用方指征】肾气虚弱而风寒湿邪阻滞经络之腰背或两膝关节疼痛。

【使用禁忌】热痹见关节红肿热痛者不宜使用，痛风不宜使用。

【经验体会】此方含四君、四物之意，但四君之中唯独无白术，因白术是补脾益胃药，而非治疗肾气虚弱又受冷湿当风所致的风寒湿痹之必用品。

【病案举隅】尿毒症

唐某，女，34 岁。全身无力，浮肿，口中有氨味，尿素氮、肌酐均高于正常值。西医诊为尿毒症。经服上方 40 贴，症状完全消失，尿素氮、肌酐恢复正常。随访 10年，未见复发。

王春来

【经验处方】独活 15g，熟地 15g，茯苓 15g，寄生 15g，白芍 20g，杜仲 15g，秦艽 15g，防风 10g，当归 15g，川芎 15g，细辛 5g，牛膝 15g，党参 20g，肉桂末 2g（冲），甘草 5g。

【适应证】颈椎病（包括颈椎间盘突出症），腰椎间盘突出症，慢性关节炎。

【用方指征】颈、腰、四肢疼痛，肢节屈伸不利或麻木感，畏寒喜温，舌淡苔白，脉细弱。

【使用禁忌】阴虚内热者禁用。

【经验体会】本方是风寒湿邪痹着于筋骨，时久肝肾两亏，气血双虚之证的常用方。以上病症经扶正，肝肾强，气血足，祛风寒湿邪后而痹痛愈。

李永康

【经验处方】独活 12g，羌活 12g，桑寄生 12g，杜仲 12g，牛膝 15g，丹参 15g，红花 9g，当归 15g，茯苓 15g，细辛 9g，全蝎 9g，地龙 12g，甘草 6g。

【适应证】痹证日久，肝肾两亏，气血不足。

【用方指征】腰膝疼痛，肢节屈伸不利或麻木不仁，心悸气短。

【使用禁忌】本方对胃肠有一定刺激作用，宜饭后 1~2 小时服用。

秦亮甫

【经验处方】独活 9g，寄生 9g，秦艽 9g，防风己各 9g，细辛 3g，当归 9g，川芎 9g，熟地 15g，白芍 9g，牛膝 9g，麻黄 6g，桂枝 6g，甘草 3g，白花蛇 9g，杜仲 9g 等。

【适应证】风湿性关节炎，坐骨神经痛。

【使用禁忌】风湿性关节炎病人发高热时不宜用，误用体温更高，关节更疼。

【经验体会】病人发热时，应去熟地、桂枝、细辛，加黄柏 9g，黄芩 9g 等。

【病案举隅】坐骨神经痛

何某，女，78岁。右侧坐骨神经痛已有3年，不能行走，疼痛难忍，诊脉细弦，舌偏淡，苔薄，服上方3日，病痛消失，能独自行走。

管遵惠

【经验处方】独活15g，桑寄生20g，秦艽15g，防风10g，细辛5g，熟地15g，川芎12g，当归15g，白芍15g，桂枝15g，茯苓15g，杜仲15g，牛膝15g，潞党参20g，甘草6g。

【适应证】慢性风湿性关节炎，风湿性肌纤维质炎，增生性脊椎炎，慢性腰肌劳损，陈旧性软组织挫伤，退行性膝关节炎。

【加减变通】痹证偏寒者加附片、干姜；偏热者加黄芩，熟地改生地，白芍改赤芍；脾虚便溏去熟地加苍术，炒苡仁；气滞血瘀者加桃仁、红花、郁金、香附。

【使用禁忌】风湿病急性活动期，痛风性关节炎急性期；或湿热内蕴，痰火壅盛患者不宜使用。

【经验体会】体弱、中老年病人的风寒湿痹，关节疼痛，腰膝酸软，屈伸不利尖定用。

戴勤瑶

【经验处方】独活10g，防风10g，川芎12g，牛膝10g，秦艽10g，杜仲15g，当归15g，肉桂8g，茯苓15g，桑寄生12g，党参12g，熟地10g，白芍12g，细辛3g，甘草5g。

【适应证】腰脊损伤后期，风湿性腰痛属肝肾两亏者，腰椎间盘突出症等。

【用方指征】痹证日久有明显正虚邪实表现者，如：病程迁延，少气乏力，畏寒喜温等虚象，且舌淡，苔薄白，脉细弱；邪实则表现为风寒湿邪痹阻经络，腰膝冷痛，或痛处走窜，麻木不仁等症。

【使用禁忌】风湿热痹不宜使用，用后疼痛加重。

【经验体会】本方以治疗腰背及膝部痹证为主，临床可加减使用，如：胸、腰椎压缩性骨折后期之腰痛，可酌加续断、自然铜、接骨草、狗脊、五加皮、当归等；老年性膝关节退变可酌加木瓜、五加皮、骨碎补、虎骨等；腰椎间盘突出症患者正气不虚者可酌减熟地、白芍等。

真 武 汤

真武汤出自《伤寒论》。原方用量：茯苓、芍药、生姜各三两（切），白术二两，附子一枚（炮，去皮，破八片）用法：以水八升，煮取三升，去滓，温服七合，每日三次。主治：太阳病发汗，汗出不解，其人仍发热，心下悸，头眩，身瞤动，振振欲擗地者；少阴病腹痛，小便不利，四肢沉重疼痛，自下利者，此为有水气，其人或咳，或小便利，或下利，或呕者。

在被调研的 330 位名中医中有 7 位擅长应用本方。主要为黑龙江、辽宁、河北、甘肃、四川、重庆等 6 个省市的内科医家。

1. 使用指征及加减

关于本方的使用指征，大多数医家认为：①脾肾阳虚水泛症状：如畏寒不发热，或背恶寒，神疲食少，心悸动，头眩，浮肿（下肢为甚），四肢厥冷、沉重或浮肿、疼痛，肝大，气喘、不能平卧，口唇青紫，咳即恶心欲吐，腹痛，自下利，小便不利。②舌脉征象：舌质淡，色白，苔白，或滑，或厚腻；脉沉，或沉弱，或微而无力，或沉迟，或结代，或滑，或沉滑。

在加减应用方面，有的加黄芪、桂枝、细辛，治疗慢性充血性心力衰竭、肾病综合征等；有的加葶苈子、大枣，治疗肾阳虚水肿。有的用生姜，也有的用干姜。

2. 主治病症

真武汤所主治的病症多达 27 个。主要为内科疾病，集中于肾系、心系，其次为妇科病症。所涉及的病症可分为以下几大类：①肾系病症，如腰痛、水肿、慢性肾炎、肾病综合征、前列腺肥大等。②心系病症，如心悸、高血压病、肺心病、充血性心力衰竭、风湿性心脏病、冠心病、心动过缓、阵发性心动过速等。③其他病症：如感冒、痹证、咳嗽、汗证、眩晕、风湿性关节炎、慢性咽炎、脑震荡后遗症、肿瘤放化疗反应、泄泻、不孕症、妇人产后咳嗽等。

3. 处方用量及禁忌

方中各药的用量情况：茯苓 10~35g，多数用 10~15g；芍药 10~30g，多数用 10~15g；白术 10~35g，多数用 10~15g；生姜 9~30g，多数用 9~15g；附子 7.5~60g，多数用 10~30g。

关于本方的使用禁忌，多数医家认为：风水泛滥、湿热壅盛者不宜使用本方；热证不宜用，误用则出现唇焦口燥，便秘烦热等症。

王 自 立

【经验处方】茯苓 15g，芍药 10g，白

术 10g，生姜 9g，附子 15g。

【适应证】心悸，头晕，小便不利，腹

痛下利，浮肿。

【用方指征】四肢沉重或浮肿，小便不利，舌淡苔滑，脉沉弱。

【使用禁忌】对于风水泛滥、湿热壅盛之阳水多不宜使用本方，用之多无效。

【经验体会】脾肾阳虚，水湿内停火用之。肾阳不足，不能化气行水；脾阳虚弱，不能运化水湿，以致水停三焦，是本方的主要病机。故治疗应重在温壮肾阳而治其本，兼健脾利湿以治其标。方中生姜用量不可太轻，以免影响发散之力。

【病案举隅】风湿性心脏病（阳虚水泛型）

某男，50岁，风湿性心脏病患者。近1周心慌气短明显，遂服地高辛，每日一片。1周后出现黄视、双下肢高度水肿，遂来就诊。其气短、心悸、小便不利、浮肿、舌淡胖、苔白滑、脉细弱。证属阳虚水泛。本着温阳利水的治则，用本方茯苓30g，附子15g，生姜15g，白术10g，桂枝10g，白芍10g，炙甘草6g，1剂后，小便量大增，黄视消失。2剂后，仅膝关节以下水肿，心悸、气短明显减轻，2剂水肿消失，无明显心悸、气短之症。

李寿彭

【经验处方】茯苓15g，白术10g，白芍15g，附片10g，干姜10g。

【适应证】慢性肾炎，肾病综合征，腰痛，虚寒不孕，风湿性关节炎等见虚寒证者。

【使用禁忌】实热证不宜用，误用则出现唇焦口燥，便秘烦热等症。

邹学熹

【经验处方】制附片30g（先煎10分钟），白术15g，茯苓15g，生姜10g，白芍10g。

【适应证】肝肾疾病、痹证、肿瘤化疗等所致的阳虚水肿。

【用方指征】四肢厥冷，神疲食少，脉微无力。

【经验体会】重症水肿可将方中剂量加大一倍。非脾肾阳虚水肿不宜。

陈治恒

【经验处方】茯苓10~15g，白芍15~30g，白术10~15g，炮附子10~30g，生姜10~30g。在临床上，随病情轻重和个体差异，用量常有不同的变化。

【适应证】少阴阳虚水泛症，阳虚眩晕症（阳虚高血压，某些脑震荡后遗症），阳虚水肿（如某些慢性肾炎及肾病综合征等），妇人产后恶寒咯嗽症、日久不愈者。

【用方指征】"仍发热，心下悸，头眩，身瞤动，振振欲擗地者"；咳即恶心欲吐，腹痛，小便不利，畏寒不发热，或背恶寒，四肢沉重疼痛，自下利，苔白，舌质淡，脉沉。

【使用禁忌】本方为温阳化水之剂，属于热药，故凡病属于里有热者，均不宜使用。若误用，轻则病情加重，甚则引起不良后果。故仲景书中有"桂枝下咽，阳盛则毙"之诫，桂枝如此，附子又岂能例外。医者临床运用时，务要辨证准确，使用恰当。

【经验体会】《伤寒论》中所载真武汤主治证仅有两条，但只要能抓住主证的病机和该方的主治重点，阳虚水泛就可运用。同时还可以随症加减，以适应各种变化。

陈潮祖

【经验处方】制附子30~60g，生姜15~30g，白术15~30g，白芍10~20g，茯苓15~30g。

【适应证】水肿，身痛，前列腺肥大，冠心病，风湿性心脏病，咳嗽，眩晕，阳虚感冒，过汗亡阳，高血压病，肺心病，充血性心力衰竭，心动过缓，阵发性心动过速，慢性咽炎，或视物昏花等。舌体淡胖有齿痕，投之必效。

【使用禁忌】热证不宜使用，用之反增其热。但若舌体淡胖用之而舌变微红，病人自觉有热象或头昏者，乃水湿得温而蒸腾，阳气得温而内郁，宜少加麻黄、细辛些许，宜其郁阳。

【经验体会】此方以舌体淡胖有齿痕为用方指征，舌淡者，寒象也，胖有齿痕者，舌体变大也，舌体之所以变大者，水湿内停也。阴虚不能化气，水湿内停为患，放胆而投，不虞有失。脉无定体，或迟或数，苔无常色，或黄或白，均可投此，但苔黄宜加宣发阳气之麻黄少许，令阳不郁，或加一二味凉药以为反佐始宜。

【病案举隅】脐中动悸（阳亢虚损型）

李某，50余岁，自述每日上午肚脐中即不断吸气，腹胀难忍，半夜以后不断矢气，腹胀才又逐渐消失，周而复始，已逾一年。患者初叙病情时余笑系无稽之谈，经患者解释再三，又系老实农民，余始信其不妄，观其面色苍白，舌体淡胖，是阳亢虚损，表卫不固之征，遂书此方加当归、黄芪、五味子以温阳化气，实卫固表。1周以后复诊，谓服此方3剂以后，肚脐吸气现象消失。此亦治疗中所仅见，且属偶然而中者。

查玉明

【经验处方】制附子7.5~10g，白术25g，茯苓25g，白芍15g，生姜12片，黄芪50g，桂枝7.5g，细辛5g。

【适应证】慢性充血性心力衰竭，肾病综合征。

【用方指征】有各类心脏病反复发作史，不同程度的心悸动，气喘，口唇青紫，浮肿（下肢为甚），肝大，大便不实，小便不利，脉结代或沉迟。

【使用禁忌】里实热证及外感热证脉浮数者禁用。

【经验体会】本方温肾阳、救心阳，有强心、改善循环之功，阳复阴化，则悸安肿消，对控制心衰发展，屡见卓效。临床宜随症加减：喘，加杏仁15g，五味子10g，以敛肺气，益心气；下肿甚，加防己15g；蛋白尿，加老头草50g；高血压，加杜仲25g，怀牛膝25g；感冒，加金银花50g，连翘25g控制感染。

郭 文 勤

【经验处方】附子15g，白术35g，茯苓35g，白芍25g，生姜15g，葶苈子25g，大枣7枚。

【用方指征】心悸，咳嗽，咯白痰，喘促不能平卧，双下肢浮肿及周身浮肿。舌淡，苔白或厚腻，脉滑或沉滑。

【使用禁忌】湿热或实热均不宜应用。

【经验体会】真武汤温阳利水治本，葶苈大枣泻肺汤泻肺行水，下气平喘治标；标本同治则浮肿消，咳喘平。葶苈子25g以内大枣用5~7枚，葶苈子30~50g，大枣用12~15枚以保护胃气。

桂 枝 汤

桂枝汤出自《伤寒论》。原方用量：桂枝三两（去皮），芍药三两，甘草二两（炙），生姜三两（切），大枣十二枚（擘）。用法：上五味，以水七升，微火煮取三升，去滓，适寒温，服一升。主治：太阳中风，阳浮而阴弱，阳浮者，热自发，阴弱者，汗自出，啬啬恶寒，淅淅恶风，翕翕发热，鼻鸣干呕，头痛者；太阳病，下之后，其气上冲者；太阳病，外证未解，脉浮弱者；太阴病，脉浮者；霍乱呕吐，利止而身痛不休者。

在被调研的 330 位名中医中有 14 位擅长应用本方。主要为辽宁、山西、陕西、上海、云南、四川、北京、广东等 12 个省市的内科、儿科、妇科医家。

1. 使用指征及加减

本方的使用指征大致可归纳为以下几点：①表虚征象：发热，恶风，自汗出，易患感冒；产后体虚，时寒时热；小儿多汗，面色少华，腹软无积，易感冒。②疼痛症状：胃脘隐痛，或腹痛，喜按喜暖；身体疼痛，或伴痉挛，或关节疼痛等。③舌脉征象：舌质淡，或淡红，苔白，或薄白；脉浮缓，或浮弱、缓、缓而无力等。

在加减应用方面，有的加白术、制附子，拟为桂枝加术附汤，治疗风寒湿痹；有的加龙骨、牡蛎，即桂枝加龙骨牡蛎汤，治疗遗精，眩晕；有的加肉桂、附子、黄芪、党参，拟为桂枝加桂参附芪汤，治疗心悸。另外多加麻黄根、糯稻根、浮小麦、黄芪、白术、防风等收涩固表药，用于治疗自汗、寝汗淋漓等；或加鸡血藤、海风藤、青风藤、穿山龙、姜黄、细辛等祛风湿、温里类药，用于治疗风寒湿痹痛；也有与饴糖、黄芪、乌药、延胡等补气活血止痛药配伍，治疗虚寒腹痛等。

2. 主治病症

桂枝汤所主治的病症种类多达 47 种，病症涉及内科、妇科、儿科、外科、皮肤科、精神神经科等多科。其中，内科病症所占比例较高，达 63.8%。内科病症主要有感冒、风寒湿痹证、自汗、慢性胃炎、心悸、咳喘、虚劳等。妇科病症主要有更年期综合征、月经不调、痛经、产后感冒等。儿科病症主要有小儿感冒、小儿厌食症、小儿寒疝等。其他还有慢性荨麻疹、血栓性脉管炎、自主神经功能紊乱等。

3. 处方用量与禁忌

方中各药的用量情况：桂枝 10~20g，小儿用 3g；白芍 10~25g，多数用 10~15g；甘草3~12g，生姜 3~20g，或 3~5 片；大枣 3~15 枚。

本方的使用禁忌，医家有的认为表热证、里热证、阴虚化燥证、湿热证、湿温病等均不宜用；素体阴虚阳亢者不宜。高热汗出，脉数有力；血压偏高者；风湿热痹，或久痹痰瘀交结，关节肿大者不宜使用。衄家、酒家慎用。

于鹄忱

【经验处方】桂枝 10g，白芍 15g，炙甘草 10g，生姜 3 片，大枣 4 枚。

【适应证】营卫不和之自汗，关节痛，慢性胃炎。

【用方指征】或体虚自汗、疼痛痉挛；或营卫不和，表虚自汗、体痛。

【使用禁忌】阳热炽盛者不宜使用。误用后热毒上扰清窍，重则出现神昏谵语。

【经验体会】桂枝汤临床用途颇广，如用于消化系统疾患和风寒湿痹等，均可收到满意疗效。

龙治平

【经验处方】桂枝、白芍、甘草、生姜、大枣。

【适应证】表虚风寒外感证，风寒湿痹证，太阳病、项背强几几、反汗出而恶风者，经寒瘀滞、月经不调、闭经腹痛而兼外感风寒者，喘而病太阳中风证者。

【用方指征】恶风，汗自出而表不解，脉浮缓。

【使用禁忌】风热外感者，温热病汗出者，热盛阴虚火旺者不宜。

【经验体会】此方为解肌发表，调和营卫之第一方，凡太阳中风，伤寒杂证，脉浮缓，汗自出而表不解者，但见一二症即可用之，不必悉具。

田隽

【经验处方】①桂枝加术附汤：桂枝 15g，白芍 15g，甘草 6g，生姜 6g，大枣 4 枚，白术 15g，制附子 6g，主治寒湿偏重之痹证，若仍疼痛不止可用制川乌 6~9g 代换附子，用于风湿性关节炎日久，寒湿较重之患者，湿热痹证不宜用。②桂枝龙骨牡蛎汤：桂枝 9g，白芍 9g，甘草 5g，生姜 6g，大枣 4 枚，生龙牡各 15g，

【适应证】肝肾虚寒，肾不藏精，肝不摄魂之遗精眩晕，自汗，盗汗，少眠多梦，心悸心烦，带下清稀，腰困腿酸等神经衰弱，自主神经功能紊乱症。本人常配合"二仙"（仙茅、淫羊藿）、"二至丸"（女贞子、墨旱莲）。③桂枝加桂参附芪汤：桂枝 10g，赤芍 9g，甘草 15g，党参 10g，肉桂 10g，制附子 6g，黄芪 10g。主治心悸，自汗，呼吸促，微浮肿的病人。常用于心功能不全，心率超过 120 次 / 分以上者，尤其适用于洋地黄类中毒而心率加快的病人。

【使用禁忌】咳喘心悸，脉数有力，肺及气管感染，血压高者不宜用。

【经验体会】桂枝汤本为解肌祛风、调和营卫而设，其加减方在《伤寒论》《金匮要略》早有明训，而后人包括当今业中医者又丰富了它的内容。即就个人体会，在日诊的六、七十病员中，有 1/4 用桂枝汤的加减方。只要抓住病机、因症加减，尤其是加味均可施用。如加术附汤治痹痛，气候变化（尤其是气温下降，风雪将来之前）加剧症状者；加龙牡治惊悸、少寐、遗精、多带、眩晕等症；加桂参芪附治心功不全、呼吸促、自汗、浮肿，不宜再用洋地黄苷类者；加三虫（蜈蚣、僵蚕、全蝎）治口眼歪斜；加麻黄、白鲜皮、白蒺藜、

地肤子、蛇床子治湿疹；加制附子、黄芪、党参、荆芥穗治排尿性晕厥；加龙牡、珍珠母、合欢皮、夜交藤等治心经症状，心悸、怔忡、胸闷、胸痹，包括某些室性早搏、房颤、心肌供血不足者。

【病案举隅】心绞痛（气滞血瘀型）

某老干部，男，81岁。12年前被诊断为变异性心绞痛，历经多种改善心肌供血，扩张冠状动脉的药物治疗，近7年来发现糖尿病，又服多种磺脲类及双胍类药物治疗，今年入春以来胸闷、气促、夜间发作心绞痛频繁，ECG检查ST-T明显改变，曾服栝蒌薤白白酒汤，冠心Ⅱ号方，宽胸丸（荜茇、良姜、细辛、延胡、冰片、檀香）等亦未明显改善，后用桂枝汤加人工麝香、檀香、丹参、三七等，服药第一剂后即觉胸部宽适，再连服5剂后竟有2周未发心绞痛。

刘继祖

【经验处方】桂枝12g，白芍10g，炙甘草6g，生姜3片，大枣6枚。

【适应证】真心痛，项强痛，腰背痛，上肢痛、酸、胀、麻，历节风，咽痛，脘痛，腹痛，寒痹，胸痹，风疹，中风，眩冒，心悸，不寐，自汗，虚劳，遗精、滑精，泻下，恶阻，各类肿瘤，各种外感，慢性病毒性肝炎，腹痛型癫痫，斑秃，胸前脓肿。

【用方指征】恶风、汗出及阴阳不和，脉缓无力者。

【使用禁忌】衄家、酒家慎用之，素体阴虚阳亢者不宜用。

【经验体会】本方适应范围极广，本人多用此原方治疗临床诸多疑顽病症，注注取得奇效。小儿阴不足阳有余，桂枝用量宜轻。而大寒甚或经脉不通至甚，桂枝应重用，曾用至30g。

【病案举隅】更年期综合征

易某，女，46岁，1998年7月30日初诊。患者自诉恶风自汗身痛，心烦烘热，脘痛不适，月经以时下，量少色淡，舌淡红，脉缓。外院查诊为更年期综合征。处方：桂枝10g，赤白芍各6g，炙甘草6g，大枣6枚，附子6g，当归6g。5剂，水煎服。二诊来诉诸症豁然若失。仍以上方去当归、附子续进5剂而愈。

吴生元

【经验处方】桂枝15~20g，白芍10~15g，生姜15~20g，大枣3~5枚，甘草5~10g。

【适应证】外感风寒表虚证，营卫不和之自汗证，心悸怔忡证，气血两虚、经脉失养各证。

【使用禁忌】表热证，里热证，阴虚化燥证，湿热、湿温病症等不宜用。

陆 拯

【经验处方】桂枝5~10g，白芍10~20g，炙甘草5g，生姜2~4片，大枣8枚。

【适应证】风寒表虚证，体虚营卫不和，中虚脘腹疼痛，妇人脏躁，虚劳羸瘦，风寒湿痹痛，咳喘恶风。

【用方指征】舌质淡，苔薄白，脉浮缓或沉细无力。在以下情况下使用：①风寒表虚，恶风自汗，平时易患感冒；②久病体虚，营卫不和，每日午后畏风背寒；③胃脘疼痛，喜按喜暖，食后痛缓；④妇人脏躁，阴阳失调，或寒或热，悲哀惊恐。

【使用禁忌】①温病津伤，口渴、烦躁，舌红苔干，脉洪数，不宜用本方，用则出现热邪更甚，津液更伤。②阴虚内热，干咳少痰，咯血，咽喉干燥，舌光红，脉细数，不宜使用本方，用则出现阴虚内热加甚，咯血增加。

【经验体会】表证时用量宜轻，里证寒甚时用宜重，营卫不和时不可用大剂量，取其轻和表里。临床运用桂枝汤时常略作加减，疗效更为显著，如治疗中虚胃痛，常以本方生姜易干姜，止痛效果较佳；治疗脏躁，常加牡蛎、龙骨；治疗太阳病恶风汗出，项背强几几，常加葛根；治疗风寒湿痹痛，常加姜黄、细辛；治虚劳羸瘦，气血不足，常加当归、黄芪。

【病案举隅】脏躁

李某，女，37岁。2个月来常有畏寒怯冷。时时呵欠，喜悲伤欲哭，睡眠不佳，寐后乱梦纷纭，心悸胆怯，或筋惕肉跳，食欲不振，面色白，舌淡苔白，脉缓无力。病属脏躁，乃为营卫不和，阴阳失调，心神不宁。方用桂枝汤加煅牡蛎30g，煅龙骨30g，胆南星8g，合欢皮20g。服7剂后，症状十去其八，原方略作加减，调治二旬而愈。

罗铨

【经验处方】桂枝10~15g，炒杭芍15g，生姜3片，大枣4枚，甘草10g。

【适应证】外感风寒表虚证，气血不足、风寒痹阻。

【用方指征】外感性疾病，风寒客于肌表、经络，皆可用此方为基础加减使用。

【使用禁忌】风热证不宜使用本方。

【经验体会】体虚汗多者，杭芍量应大于桂枝用量为宜。

岳景林

【经验处方】桂枝10g，白芍25g，甘草5g，生姜3片，大枣5枚。

【适应证】外感表虚证，汗证，风湿痹证，乙型肝炎，胆囊炎，胆石症，胃炎，胃、十二指肠球部溃疡，冠心病；荨麻疹；更年期综合征。

【用方指征】自汗、畏风，舌淡红，苔白，脉缓。见有营卫不和或阳虚内寒证必用本方。

【使用禁忌】实热证忌用。

【经验体会】桂枝汤非单纯解表之剂，既可用作温里之剂，又可用作补益之剂。

周伯康

【经验处方】桂枝12g，白芍15g，生姜12g，炙甘草8g，大枣15枚。

【适应证】外科术后出汗过多（自主神经官能紊乱症）。

【用方指征】汗出，恶风，脉缓，属营卫不和者。

【使用禁忌】湿热内蕴，或久病重伤气血，内有脏腑之病者，不宜使用。

【经验体会】桂枝汤原治太阳中风之证及营卫不和汗出之证。余认为，术后多汗者因手术创伤，经络血脉受损，营卫有所不贯，手术中丢失阴血，气分亦随之受损，兼之可能受凉，致使荣卫不和，故用本方效著。方中芍药量略高于桂枝，意取其敛，而不取其"复发其汗"，结果除个别病例外，大部分病人服后无先汗出更多的过程即渐取效。若有气虚，加黄芪 20g，党参 20g，白术 12g；血虚，加当归 12g，熟地 20g，黄精 20g，饴糖 30g，龙骨 30g，牡蛎 30g 等。

【病案举隅】外科手术后汗出过多

唐某，男，23 岁。因十二指肠球部溃疡合并出血，行胃次全切除胃空肠吻合术后，即每晚出汗量多，已有 15 天，伴头晕乏力，食欲不振，面色白，脉象细缓，苔白而润。证属卫气虚弱，荣卫不和。拟桂枝汤原方。服药 1 剂，汗出减少，2 剂汗证痊愈，精神、胃纳均转佳。

赵 冠 英

【经验处方】桂枝 9~15g，芍药 9~20g，甘草 6~12g，生姜 9~15g，大枣 6~12 枚。

【适应证】十二指肠球部溃疡属虚寒者，风湿性关节炎，冠心病、心律失常，病毒性心肌炎，心脏神经官能症，自汗证，血栓性脉管炎，冻疮，慢性荨麻疹；妇科疾病（产后感冒、痛经、产后腹痛、产后恶露不绝等）。

【用方指征】外感风寒表虚证；病后失调，产后体虚因营卫不和所致的时寒时热，汗出怕风等。

【加减变通】腹痛喜温喜按，自汗出，脉细弱，加白及、乌药、延胡、黄芪；关节痛无红肿，遇冷则重，恶风，加鸡血藤、海风藤、青风藤、穿山甲；心悸气短，脉弱或结代，加丹参、枣仁、石菖蒲、生龙牡；自汗，具桂枝汤证者，加黄芪、龙牡、白术、防风、浮小麦；足趾冷麻，触冷水尤甚，局部刺痛，加桃仁、丹参、地龙、双花；冻疮，加当归、细辛、鸡血藤；慢性荨麻疹，加玉屏风散、地肤子。

【使用禁忌】外感风寒表实证不用。温病初起，发热不恶寒、汗多烦渴，内有湿热者禁用。

【经验体会】用于妊娠恶阻效果好。

祝 谌 予

【经验处方】桂枝 10g，白芍 10g，甘草 6g，生姜 3 片，大枣 5 枚。

【适应证】外感发热自汗，十二指肠球部溃疡，雷诺病

【用方指征】四肢较凉，而手心发热有汗者。

【使用禁忌】高热汗出不宜用。

【经验体会】本方多用于自主神经功能紊乱所致的出汗、肢凉。

郭 庆 贺

【经验处方】桂枝 10~15g，白芍 10~20g，炙甘草 5~10g，生姜 3~7g，大枣 3~5 枚。

【适应证】风湿痹证。

【用方指征】①风寒湿痹初起或久痹而有新感，头身疼痛，汗出，脉浮缓或浮弱；②久痹，关节未肿大，虽无新感，但身痛，汗出后缓解，常感畏寒。

【使用禁忌】风湿热痹、湿痹较甚，阴虚体质，以及久痹痰瘀交结，关节肿大者，均不宜使用。

【经验体会】《内经》云："（营卫之气）不与风寒湿气合，故不为痹。"营卫者，正气也，风寒湿者，邪气也。正邪不混（合），则可相争；正邪相混，多成顽疾。凡痹证之未成痰瘀胶结之沉疴顽疾者，治疗均宜考虑调和营卫法。余治痹证多以桂枝汤调和营卫，佐以鸡血藤、威灵仙、羌活、独活、地龙、片姜黄等，常可获满意疗效。

董 廷 瑶

【经验处方】桂枝 3g，炒白芍 6g，生姜 3 片，红枣 3 枚，清炙甘草 3g。

【适应证】小儿营卫不和，外感表虚证，小儿厌食症，小儿心脏疾患，小儿寒疝，小儿痿证。

【用方指征】纳少厌食，形体消瘦，膝虚多汗，面少华，舌净苔少，腹软无积，容易感冒，时常发热，心悸怔忡。

【使用禁忌】小儿食积厌食，胃阴不足厌食，发热汗多，舌红咽红，便结患儿不宜使用。

【经验体会】舌红花剥，阴液不足，选加养胃生津之品，如玉竹、百合、石斛、麦冬、生扁豆、生地等。鼻衄，加茅根、藕节。便秘，加生首乌。寝汗淋漓，加麻黄根、糯稻根。舌淡阳虚，加附子。虚寒腹痛，倍白芍、加饴糖。

【病案举隅】体质虚弱

尹某，男，2 岁，门诊号：9191。体质虚弱，面色萎黄，容易感冒出汗。近来胃口不开，舌苔薄润，大便间隔，时有鼻衄。治宜桂枝汤加陈皮 3g，赤芍 9g，炒藕节 9g，黑山栀 9g，炒谷芽 9g。6 剂。二诊时营卫已和，胃气已动，鼻衄也止，汗出减少，二便均通。宜原法为主，桂枝汤加陈皮 3g，川石斛 9g，炒谷芽 9g，炒藕节 9g，佛手 6g。6 剂后，胃和便调，汗出已和而告痊愈。

谢 远 明

【经验处方】桂枝 15g，白芍 15g，甘草 10g，生姜 3 片，大枣 3 枚。

【适应证】外感（表虚证），呕吐（神经性呕吐），胃脘痛（贲门痉挛），水肿，痹证，自汗。

【用方指征】发热恶寒，汗出而恶风（表不解）；头痛、脘腹冷时痛；产后时而微寒，时而微热，汗出，妊娠恶阻；舌质淡，苔薄白，脉缓或浮缓。符合上述外感风寒表虚、营卫不和，气血不调之征，用之必效。

【使用禁忌】伤寒表实证；风热外感；杂病为热邪所致者均应忌用，误用后均可致病症加重。

【经验体会】桂枝汤为滋阴和阳，解肌发汗，调和营卫之第一方，凡中风、伤寒、杂证，具脉浮缓，汗出而表不解者，用之皆可取效。

该方之妙在于桂芍的用量上，君臣用量相等各为9g，在中医处方中并不多见。君药桂枝若大于臣药芍药，就变成了桂枝加桂汤；倍芍药即为小建中汤（增饴糖），经方尤为讲究这些，必须牢记。

【病案举隅】无脉证（营卫不和型）

田某，男，46岁，西安市机械局干部，1990年10月10日初诊。主诉：左上肢乏力，发麻疼痛，时有抽搐半年。外院诊断为多发性大动脉炎。住院治疗3个月无效。慕名专来我院诊治。诊其左侧无脉，测之无血压，右脉浮缓，苔薄白，舌质紫暗，诊断：无脉证。方用桂枝汤加味：桂枝15g，白芍15g，甘草15g，生姜10g，大枣3枚，黄芪60g，当归10g，川芎10g，乌蛇10g，蜈蚣2条，地龙15g，12剂，水煎服。10月18日复诊，药后左上肢乏力，发麻，疼痛略减轻，诊其左侧仍无脉，无血压，右脉浮数，舌质紫暗，苔薄白，处理上方加土鳖虫10g、银花30g，守方治疗3个月，前述症状消失，左脉恢复，血压复常。

桂 枝 茯 苓 丸

桂枝茯苓丸出自《金匮要略》。原方用量：桂枝、茯苓、牡丹（去心）、桃仁（去皮尖，熬）、芍药各等份。用法：上为末，炼蜜为丸，如兔屎大。每日一丸，食前服。不知，加至三丸。主治：妇人宿有癥病，经断未及三月，而得漏下不止，胎动在脐上者，为癥痼害。

在被调研的 330 位名中医中有 4 位擅长应用本方。主要为四川、山东、上海、福建等省市的妇科医家。

1. 使用指征及加减

关于本方的使用指征，大多数医家认为：①妇科癥瘕：妇人下腹部肿块，按之疼痛。②疼痛：经行腹痛拒按，产后腹痛等。③舌脉征象：舌质暗红，苔薄黄；脉弦细。④妇科检查：子宫肌瘤，卵巢囊肿，囊肿积液，输卵管不通等。

在加减应用方面：有的加海藻、牡蛎、夏枯草、当归尾、三棱、莪术等软坚散结药，治疗癥瘕积聚；有的加赤芍、甘草、生大黄等活血攻下药，治疗子宫内膜异位症等。

2. 主治病症

桂枝茯苓丸所适应的病症多达 13 个，大多为妇科疾病。如闭经、痛经、积聚、子宫肌瘤、卵巢囊肿、卵巢积液、输卵管不通、不孕症、宫外孕、子宫内膜异位症、盆腔炎、产后恶露不尽等。

3. 处方用量与禁忌

方中各药的用量情况：桂枝 3~20g，多数用 10g；茯苓 10~24g，多数用 10g；桃仁 10~24g，多数用 10~15g；白芍 10~15g；赤芍 12g；丹皮 9~15g。

关于本方的使用禁忌，有的医家认为子宫内膜异位症Ⅲ期和Ⅳ期患者不宜，误用后会延误病情；子宫出血属于热迫血行或气不摄血者不宜使用，用之会加重出血；不孕症属于发育不良而非输卵管不通亦不宜用。

王 云 铭

【经验处方】桂枝 12g，茯苓 24g，桃仁 24g，赤芍 12g，丹皮 9g，海藻 15g，牡蛎 15g，夏枯草 15g，当归尾 12g，三棱 12g，莪术 12g。

【适应证】癥瘕积聚，胞宫内阻。

【用方指征】月经失调、下腹肿块，带下多，色黄质稠；婚后多年不孕，舌质暗红，苔薄黄，脉弦细者。

【使用禁忌】非癥瘕积聚者不宜。

【经验体会】此为"新加桂枝茯苓汤"，功能化瘀消癥、疏理冲任。方中桂枝辛温通阳；赤芍苦酸以开阴结；茯苓淡渗益脾；丹皮、桃仁活血祛瘀；海藻、牡蛎、夏枯草消瘀散结；加归尾、三棱、莪术以行气破血消积。诸药合用，共奏化瘀消癥，疏理冲任之效。

吴 熙

【经验处方】桂枝 6g，茯苓 10g，丹皮 10g，生大黄 3~6g，赤白芍各 10g，甘草 6g，桃仁 10g。

【适应证】子宫内膜异位症。

【使用禁忌】子宫内膜异位症Ⅲ期和Ⅳ期患者不宜使用。误用后会延误病情。

【经验体会】本病属中医学"癥积"、"痛经"范畴，病因多为瘀血内积，气机受阻，治疗多从活血化瘀，行气消癥着手。本人运用《金匮要略》桂枝茯苓丸加味治疗，对Ⅰ期和Ⅱ期患者取得了良好疗效。因本病患者多有痛经、月经不调、便秘等症状，故在仲景原方的基础上加泽兰活血通经，大黄通便去瘀，赤芍、甘草缓急止痛。另外本病在治疗上不能操之过急，宜守方不变，一般需持续用 3~6 个月。但因上方中多攻伐之品，久用易伤正气，故在使用月余之后，可酌情选用党参、黄芪、山药、陈皮等益气健脾之品，以顾后天之本。兼有情志抑郁者，加用柴胡、香附、路路通等疏肝理气之品，并佐以情志疏导，常能起到事半功倍的作用。

陈潮祖

【经验处方】桂枝 10~20g，茯苓 10~20g，桃仁 10~15g，丹皮 10~15g，白芍 10~15g。

【适病证】子宫肌瘤，卵巢囊肿，卵巢积液，输卵管不通，以及下血淋漓不断，少腹胀痛，有包块，不孕。

【用方指征】经妇科检查，属子宫肌瘤，卵巢囊肿囊、肿积液，输卵管不通者用之有效。但应多服，服至 20~40 剂始效。

【使用禁忌】子宫出血属于热迫血行或气不摄血者不宜使用，用之加重出血，不孕属于发育不良而非输卵管不通亦不宜用，用之无济于事。

【经验体会】此方能治血瘀津壅病变，其他脏腑包块，余亦每用此方为基础，随症加减。

蔡小荪

【经验处方】桂枝 3g，茯苓 12g，赤芍 12g，丹皮 12g，桃仁 10g。

【适应证】血瘀经闭或痛经，子宫肌瘤，盆腔炎，产后恶露不尽，子宫内膜异位症，宫外孕。

【用方指征】妇人宿有瘀块、按之疼痛、腹挛急或经行腹痛拒按，产后恶露不尽而腹痛拒按。

【经验体会】本方属活血化瘀之剂，可"治小产，子死腹中，或胎腐烂腹中，危甚者立可取出"，并无安胎作用。对妊娠兼有子宫肌瘤，出现下红流产者，虽有"有故无殒"之说，亦当慎重考虑。

【病案举隅】子宫肌瘤

陈某，女，45 岁。子宫肌瘤已有 3 年余，近增大，B 超示：51×47mm，服三苯氧胺亦将 3 年。月经每 3 个月一行，量多如注，大便不畅，脉弦数，苔薄腻。瘀滞成癥，拟化瘀消癥。云茯苓 12g，桂枝 3g，赤芍 10g，丹皮 10g，桃仁 10g，鬼箭羽 20g，皂角刺 30g，炙甲片 9g，苦参 10g，海藻 12g，生大黄 4.5g，土鳖虫 10g。

桃 红 四 物 汤

桃红四物汤即《玉机微义》加味四物汤。原方组成：四物汤加桃仁、红花。用法原文缺。主治：瘀血腰痛。

在被调研的 330 位名中医中有 6 位擅长应用本方。主要为福建、安徽、甘肃、江苏、辽宁、山西等地的内科、骨伤科及妇科医家。

1. 使用指征及加减

关于本方的使用指征，概括起来大致有以下几点：①疼痛：头痛，或头项连背部疼痛，俯仰不利，悠悠不休，遇寒而发，痛经，外伤肿痛等。②月经异常：经行不畅，或经量减少，淋漓不畅，或月经先期，淋漓难净。③舌脉征象：舌淡，舌边有齿印，舌淡红或胖嫩，苔薄白；脉浮缓，或缓弱，或弱、细。④实验室检查：血黏稠度增加，纤维蛋白原增高，有血栓形成，静脉瓣膜功能不全，体液或细胞免疫功能低下。

2. 主治病症

桃红四物汤所主治的病症主要有内科疾病，如缺血性中风、中风后遗症、冠心病、高血压、腹部良性肿瘤、慢性肝炎、系统性硬皮病、大动脉炎、血栓闭塞性脉管炎、慢性丹毒；骨伤科疾病，如骨折、筋伤骨痛、一切骨病、退行性骨关节病；妇科疾病，如月经不调、痛经、面部黄褐斑等。

3. 处方用量及禁忌

方中各药的用量情况：桃仁 6~15g，多数用 10g；红花 4.5~12g，多数用 10g；生地（熟地）9~20g；当归 9~20g；白芍（赤芍）9~15g，多数用 15g；川芎 4.5~20g。

关于本方的使用禁忌，医家们认为：无明显的瘀血征象，气血亏虚而致经少或淋漓不净者，痛经而无瘀结者，有出血倾向者，非外伤性肿痛及痹证，单纯虚证等不宜使用。

于 慎 中

【经验处方】桃仁 10g，红花 10g，当归 15g，赤芍 15g，丹参 30g。

【适应证】缺血性中风，中风后遗症，系统性硬皮病，大动脉炎，脉管炎，慢性丹毒，腹部肿瘤（良性），冠心病，慢性肝炎；月经失调，痛经，属血瘀者。

【使用禁忌】无典型瘀证，单纯虚证或虚证为主时不用。

【经验体会】临证需随形成瘀血的原因加减，如气虚加益气药，气滞加理气药，阳虚加温阳药。

【病案举隅】系统性硬皮病（气滞血瘀型）

史某，女，70 岁，1977 年 6 月初诊，发病1年余，开始自右手及前臂皮肤发硬，肤色变深，逐渐侵及全身，以颜面及上半身为重，经本院皮肤科确诊为系统性硬皮病。就诊前曾服固定验方（全为活血药）30余剂，病情无变化。当时患者身倦乏力，纳呆，大便不成形，全身皮肤板硬，面无表情，额无皱纹，手足屈伸不利，脉沉弱无力，舌淡苔白。以益气健脾活血法治疗，方用桃仁10g，红花10g，当归15g，赤芍15g，川芎15g，丹参30g，鸡血藤30g，泽兰12g，黄芪30g，党参15g，茯苓15g，薏苡仁30g。上方6剂后复诊，病情显著好转，颜面胸背皮肤变软，纳增，大便成形，原方再进1个月后，额纹显示，面有表情，全身皮肤除右手臂外可捏起，以后间断服用上方及丹参注射治疗，病情稳定。

杨吉相

【经验处方】桃仁15g，红花10g，当归20g，白芍15g，川芎20g，熟地20g。

【适应证】脉管炎，静脉炎。

【用方指征】血黏稠度增加，纤维蛋白原增高，有血栓形成，静脉瓣膜功能不全。

【使用禁忌】有出血倾向者不宜使用。

【病案举隅】血管闭塞性脉管炎

牛某，男，42岁。左下肢麻、凉、疼痛半年余。查体：患肢端凉，皮色暗红，趺阳脉搏动消失。彩超提示：胫内动脉炎性改变。诊断：脉管炎Ⅱ期。入院后予本方加减，服药40剂，症状、体征缓解，出院回家。

宋贵杰

【经验处方】桃仁6~9g，红花6~9g，当归10~15g，川芎10~14g，赤芍10~15g，熟地15~16g。

【适应证】一切损伤骨折，一切筋伤骨痛，一切骨病，退行性骨关节病症。

【经验体会】这是一伤科基础方，在应用时主要在于加减，加减适宜时，治疗效果最好。

林庆祥

【经验处方】当归9g，赤芍9g，生地9g，川芎4.5g，桃仁9g，红花4.5g。

【适应证】瘀血阻络型冠心病心绞痛，高血压；血瘀型血栓闭塞性脉管炎；瘀血所致月经不调，痛经，经行不畅，有血块。

【使用禁忌】非血瘀之证不宜使用。

【经验体会】本方医治血栓闭塞性脉管炎效果最好，能迅速疏通血脉，达到"通则不痛"的医疗目的。使用时常加入乳香、没药、穿山甲等。平时可取三七5g，全蝎尾三条，研细末分3次冲服，止痛效尤显。本方加入生蒲黄、五灵脂、莪术等，治疗冠心病心绞痛，药后可以止痛。无效则可增入蜈蚣、地龙等。妇女月经不调，数月未行者，用本方加三七、香附、益母草等，其经即行。

【病案举隅】血栓闭塞性脉管炎

吕某，女，40岁。患血栓闭塞性脉管炎1年余。初见左下肢足趾冰冷麻木，继则发痛，疼痛与日俱增，甚至不能入眠，经治症状未能缓解。来诊时，局部皮色微晦，寒冷麻痹加重，夜间时时作痛，影响睡眠。舌淡晦，苔腻，脉细涩。诊为脱疽，乃营卫不调，气血凝滞而成。投以桃红四物汤加减施治。药用：当归尾6g，川芎4g，赤芍9g，生地9g，三七5g，蜈蚣三条，全蝎4g，怀牛膝9g，桃仁9g，红花5g，水煎服。药服10剂，症状稍解，原方继服20剂，其症状基本缓解。最后以四物汤合丹参饮并用善后，观察半年，未见复发。

姚寓晨

【经验处方】当归、熟地、白芍、川芎、桃仁、红花。

【适应证】经行不畅（经事先期），淋漓难净，血瘀痛经；面部黄褐斑。

【用方指征】瘀阻以致经量减少，淋漓不畅，小腹痛拒按。

【使用禁忌】气血亏虚而致经少或淋漓不净者；痛经而无瘀结者。

戴勤瑶

【经验处方】当归12g，川芎10g，白芍10g，生地15g，桃仁10g，红花12g。

【适应证】骨与软组织损伤初期，气滞血瘀之肿痛者。

【用方指征】外伤有肿痛者。

【加减变通】①白芍多改为赤芍；②有血热证者加丹皮；③痛甚者加制乳没、制香附、延胡等；④伤在上肢加桂枝，伤在下肢加牛膝。

【使用禁忌】非外伤性肿痛及痹证、癥瘕积聚之肿痛均不用。

柴 胡 疏 肝 散

柴胡疏肝散出自《证治准绳·类方》。原方用量：柴胡、陈皮（醋炒）各二钱，川芎、芍药、枳壳（麸炒）各一钱半，甘草（炙）五分，香附一钱半。用法：上作一服。水二盅，煎八分，食前服。主治：胁痛。

在被调研的330位名中医中有8位擅长应用本方。主要为黑龙江、吉林、新疆、山东、广西等地的内科医家。

1. 使用指征及加减

关于本方的使用指征，大致有以下几点：①肝气郁滞征象：胁肋胀满或痛，或肝区不适，上腹胀痛，痛位不定或疼痛部位固定，为隐痛或刺痛，胸闷气短，善太息，心中烦躁，易怒，经前乳胀。②肝胆郁热征象：寒热往来，口苦，口干，厌油，咽干，目赤，目眩。③肝脾不和征象：肠鸣便溏，纳呆嗳气，或呃逆，神倦乏力，面黄体瘦。④痰气交阻征象：咽中不适，如有物阻，有痰咳出。⑤舌脉征象：舌红，苔薄黄，脉弦。⑥足诊：双侧太冲穴及胸部在足部的反射区轻触即疼痛难忍。

多数医家在原方的基础上又加用了青皮、郁金、香橼、佛手、木香、苏梗、延胡索、金铃子、乌药等理气药；或黄芩、丹皮等清热药。

2. 主治病症

本方所主治的病症主要有慢性肝炎、慢性胆囊炎、慢性胃炎、胃溃疡、胸痛、胁肋痛、胃脘痛；郁证、失眠、自主神经功能紊乱、癫痫、顽固性偏头痛、月经不调、乳腺增生、乳癖、更年期综合征等。

3. 处方用量及禁忌

方中各药的用量情况：柴胡10~15g，多数用10g；枳壳10~20g，多数用10~15g；白芍10~20g，多数用12~15g；川芎6~15g；陈皮6~15g，多数用10g；香附10~15g；炙甘草6~10g，多数用6g。

关于本方的使用禁忌，医家们认为：气虚证、肝肾阴虚证、寒证、火热证和痰湿证均不宜用。

王 雨 梅

【经验处方】柴胡15g，佛手25g，丹皮15g，青皮15g，枳壳15g，白芍25g，香橼20g，川芎15g，陈皮15g。

【适应证】乙肝（肝郁气滞型）。

【用方指征】肝区不适，胁肋胀满或痛，善太息，腹胀，大便溏，呃逆，易怒，目赤，口干等。

【使用禁忌】肝肾阴虚者不宜。

【经验体会】本方是多年来治疗肝郁气滞型肝炎的经验方，乙肝，转氨酶略有升高者用之有效。

乐德行

【经验处方】柴胡10g，香附10g，枳壳10g，陈皮10g，制半夏10g，苏梗10g，云苓12g，延胡索10g，炙甘草6g。

【适应证】胃炎、胃溃疡；月经不调，乳腺增生。

【用方指征】肝气郁滞所致胃脘疼痛、胸闷腹胀、纳谷减少等。

【使用禁忌】虚证、寒证、火热证和痰湿证均不宜用。

曲 生

【经验处方】柴胡10g，陈皮15g，白芍15g，枳壳15g，炙甘草10g，川芎10g，香附15g。

【适应证】肝气郁滞，胁肋胀痛，寒热往来，口苦，咽干，目眩。

【经验体会】本方是临床治疗肝胆病常用的方剂之一，凡肝胆疾病出现的各种症状随症化裁应用均可收到较好的疗效。如胆结石疼痛剧烈加金钱草50g，海金沙20g，延胡15g；转氨酶增高可加五味子粉3g冲服；胆囊炎可加金钱草40g，虎杖15g；肝脾肿大可加三棱10g，莪术10g，鳖甲15g；脂肪肝加生山楂15g，泽泻15g，草决明20g；湿热重加茵陈30g，滑石15g。

张子义

【经验处方】柴胡10g，枳壳10g，杭芍15g，川芎6g，制香附10g，炙甘草6g。

【适应证】乳癖，经前乳胀。

【用方指征】经前乳房胀痛必用。

赵冠英

【经验处方】柴胡12g，黄芩15g，炒枳壳15g，白芍15g，丹参15g，党参15g，炒白术15g，茯苓15g，炙甘草6g，焦三仙各10g，乌药15g，炒金铃子12g。

【适应证】慢性肝炎，慢性胆囊炎，慢性胃炎。

【用方指征】肝胆郁热、肝脾不和，症见胁肋隐痛，脘腹胀满，神倦乏力，口苦厌油，纳呆嗳气，肠鸣便溏，面黄体瘦，舌红苔薄黄，脉弦。

【加减变通】早期肝硬化，加醋炙鳖甲、炮山甲、土鳖虫、当归、虎杖等；伴有黄疸者，加焦栀子、大黄、茵陈、田基黄、重盆草；血小板减少症，加仙鹤草、阿胶、生地、羊蹄根；胆结石伴有胃脘胀满，烧心泛酸者，加鸡内金、金钱草、海金沙；慢性胰腺炎伴腹痛、腹胀、腹泻者，加蒲公英、金银花、连翘、厚朴；胃溃疡伴胃脘疼痛，心烦口苦，烧心嗳气者，加黄连、吴茱萸、青皮；十二指肠溃疡伴饥饿痛、胃脘怕凉者，加高良姜、香附、乌贼骨、浙贝；经前期紧张症，加香附、当归、川芎、郁金；乳腺增生症，经前乳腺胀痛有包块，伴心烦气急，去党参，加生香附、青皮、贝母、夏枯草、皂刺；神经官能症表现为心烦胸闷、纳差食少，失眠多梦，加枣仁、生龙骨、生牡蛎、石菖蒲；情感性精神病，躁狂易怒，大便秘结者，去党参、乌药、白术，加大黄、芒硝、生龙骨、生牡蛎；悲伤欲哭，抑郁寡欢，不思饮食者，去黄芩，加百合、生地黄、淮小麦、大枣。

【经验体会】该方取小柴胡汤之柴胡、黄芩可舒肝利胆，清热解毒；以四君子汤加乌药、焦三仙益气健脾，消食和胃；四逆散舒肝解郁；芍药甘草汤加炒金铃子养阴敛肝，缓急止痛；白芍配丹参养血活血，化瘀软坚。诸药配伍，调和肝脾，解郁和中，气血并调，寒温适中，补不留邪，攻不伤正，是治疗肝胆脾胃系统疾病的有效良方。

【病案举隅】肝内胆管结石、胆囊炎

吴某，女，肝内胆管结石、胆囊炎、胆汁瘀积症、重度黄疸，伴恶心、呕吐、纳差、腹痛、胁肋胀痛，大便溏泻，舌淡红苔黄，脉弦。用该方加茵陈30g，栀子10g，金钱草30g，海金沙（包）10g，半夏10g，酒军6g，去丹参、乌药，共服18剂，症状明显减轻，纳食改善，黄疸减轻，继续服药，巩固疗效，共服80余剂，患者逐渐恢复正常生活和工作。

栗德林

【经验处方】柴胡15g，白芍20g，甘草10g，香附15g，枳壳20g，陈皮15g，川芎10g，郁金15g，木香10g。

【适应证】郁证，胸痛，胁肋痛，胃脘痛，少寐多梦。

【用方指征】胁肋胀痛，胸闷气短，善太息，心中烦躁，脉弦。

【使用禁忌】气虚证不宜用。

【经验体会】此方治郁证中肝郁气结最好，加郁金、木香更佳；男女更年期综合证用此方治疗屡效不鲜。

夏天

【经验处方】柴胡15g，陈皮12g，芍药12g，枳壳12g，川芎9g，香附12g，甘草6g。

【适应证】肝脾不调，气滞血瘀，气郁化火，痰气郁结；月经先后不定期。

【用方指征】胸胁满闷疼痛，上腹胀痛，痛位不定或疼痛部位固定，为隐痛或刺痛。食少纳呆，便溏。咽中不适，如有物阻，有痰咳出。口苦，咽干，目眩。

【使用禁忌】本方以疏通气机，消除气滞为主要功效，故对气虚、阴虚而无气郁者慎用，否则会加重病情。

【经验体会】柴胡疏肝散是理气的常用代表方剂，如叶桂所云："不损胃，不破气，不滋腻"。本方善于行气解郁去滞，兼可和胃、理血，临证需分别配以通络、化痰、清热、化瘀、健脾之药收效。

【病案举隅】胁痛

张某，女，43岁。头晕，两胁胀痛不适，乳房发胀，口苦纳差，乏力，腹胀，舌质偏暗苔薄，脉弦。治疗：柴胡疏肝散加焦三仙各30g，以理气健脾。二诊：服上方10剂后，自述两胁乳房胀痛减轻，纳食稍增，仍有腹胀，上方加木瓜10g，郁金15g。三诊：再服10剂后，诸症消减，嘱服

逍遥丸巩固之。

黄 瑾 明

【经验处方】柴胡 10g，白芍 15g，香附 10g，枳壳 10g，陈皮 6g，川芎 10g，炙甘草 6g。

【适应证】因肝气郁结而引起的各种内科杂病及妇科疾病，如自主神经功能紊乱，癫痫，顽固性偏头痛；更年期综合征等。

【用方指征】双侧太冲穴及胸部在足部的反射区轻触即疼痛难忍。

【使用禁忌】无肝气郁结表现者不宜使用。

【经验体会】对于肝气郁结而导致的各种病症，在服用上方加减的同时，配合进行足部棒按疗法和背部拔火罐疗法及药线点灸疗法，可以明显提高治疗效果。足部棒压疗法，即用特制木棒按压太冲穴、胸部反射区，两侧分别按压 5~10 分钟，然后在背部脊柱两侧拔罐 10 个以上，时间 10 分钟。治疗后患者有轻松愉悦感，再加服药，效果显著。

逍 遥 散

逍遥散出自《太平惠民和剂局方》。原方用量：甘草（微炙赤）半两，当归（去苗，锉，微炒）、茯苓（去皮，白者）、白芍药、白术、柴胡（去苗）各一两。用法：上为粗末。每服二钱，水一大盏，加烧生姜一块（切破），薄荷少许，同煎至七分，去滓热服，不拘时候。主治：血虚劳倦，五心烦热，肢体疼痛，头目昏重，心忪颊赤，口燥咽干，发热盗汗，减食嗜卧；血热相搏，月水不调，脐腹胀痛，寒热如疟；及室女血弱阴虚，荣卫不和，痰嗽潮热，肌体羸瘦，渐成骨蒸。

在被调研的330位名中医中有21位擅长应用本方。主要为北京、上海、广东、陕西、福建、内蒙古、安徽、河南、辽宁、宁夏、江西、云南等地的内科、妇科医家。

1. 使用指征及加减

关于本方的使用指征，大致有以下几点：①疼痛胀满：如头痛，特别是太阳穴痛，咽部如有异物梗塞，胸痛，胸闷气短，善叹息，两胁胀痛，经前乳房胀痛，脘腹胀痛，少腹胀痛等沿肝胆经循行部位的疼痛胀满症。②消化道症状：胃脘满闷，或脘腹不适，食欲不振等。③情志异常：忧郁，心烦，易激动，症状常随情志变化消长。④舌脉征象：舌暗红，或舌红、舌尖略红，苔白；脉弦，或滑、弦细、虚弦等。

在加减应用方面：其中有不用薄荷、生姜者；也有用干姜或煨姜易生姜者；有加清热泻火的丹皮、山栀、菊花、黄连、蒲公英、金钱草等同用者；也有加理气止痛的延胡索、广郁金、枳壳、香附、陈皮、青皮、苏梗、八月札等；活血祛瘀的丹参、茺蔚子、益母草等。

2. 主治病症

逍遥散所主治的病症主要有内科消化系统疾病：如胃脘痛、痞证、呃逆、嗳气、慢性胃炎、慢性肝炎、肝硬化、慢性胆囊炎、慢性胰腺炎、结肠炎、慢性阑尾炎；精神神经系统疾病：如神经官能症、神经衰弱、心神经官能症、精神分裂症、耳鸣耳聋、梅核气、癔病性失音、痿证等；内分泌疾病：气瘿、肉瘿、甲状腺肿。妇科疾病：如月经不调、崩漏、闭经、痛经、月经前后诸症、不孕症、功能性子宫出血、盆腔炎、附件炎、更年期综合征、缺乳、乳腺小叶增生、乳腺纤维瘤、乳痈、乳房肿瘤（乳癖）等。皮肤科疾病：面部黄褐斑、痤疮等。

3. 处方用量及禁忌

方中各药的用量情况：当归5~20g，多数用10g；白芍9~20g，多数用10~15g；茯苓10~24g，多数用10~15g；柴胡5~15g，多数用10g；白术9~30g，多数用10~15g；炙甘草2.4~12g，多数用5~6g；薄荷2~10g，多数用3~5g；生姜1~3片。

关于本方的使用禁忌，有的医家认为肝肾阴虚、肝阳上亢证不宜；也有的认为气虚及阳虚证，肝胆湿热证不宜；以及肝疏泄太过之慢性腹泻，肝脾气虚的多汗，寒邪客胃的胃痛等均不宜使用。

王生义

【经验处方】当归15g，炒白芍15g，柴胡10g，云苓15g，白术15g，炙甘草5g，干姜6g，薄荷10g。

【适应证】血虚肝郁。

【用方指征】胸满胁痛，胃脘满闷，纳呆无力，脉弦，舌暗红苔白。

【病案举隅】胁痛

赵某，女，40岁。1年前吵架后两胁疼痛，胸脘满闷，四肢抽动。1年后情志改变，遇人不识，饮食正常。以本方加胆南星10g，焦栀子12g，炒枣仁15g，生龙牡各30g，石菖蒲15g，远志12g，朱砂3g，磁石20g，石决明15g，黄连6g。18剂治愈。

尹莲芳

【经验处方】柴胡10g，白芍10g，茯苓10g，炒白术10g，广郁金10g，蒲公英15g，金钱草15g，炒枳壳10g，黄连4g，延胡索15g，青皮10g，苏梗10g。

【适应证】慢性肝炎，胆囊炎，胰腺炎，胃病，精神分裂症、梅核气等属肝郁脾虚者；经前乳胀，乳腺增生证，月经不调，更年期综合征。

【用方指征】胸胁脘腹不舒、胀痛，月经不调，忧郁、善太息，口燥咽干，纳差食少，舌红脉弦。

【使用禁忌】阴血亏虚，肝脾气虚有汗者不用，误用易伤及气分，致气虚出汗。

【经验体会】该方为逍遥散化裁而来，重在疏肝健脾、和中缓急。方中行气之品可随肝郁症状加减，如青皮疏肝破气，散结消痰，只有在乳腺增生症，经前乳胀中加入。凡气虚者慎用。

印会河

【经验处方】丹皮10g，栀子10g，赤芍15g，当归15g，柴胡10g，茯苓15g，白术12g，丹参30g，茺蔚子30g。

【适应证】月经前期，心烦、乳胀者，肝郁有热象者。

【使用禁忌】一般月经后期者不使用该方。

刘　锐

【经验处方】当归12g，茯苓12g，白术15~20g，白芍12~20g，柴胡10~15g，薄荷6~9g，炙甘草6~10g，生姜3片。

【适应证】肝炎，肝硬化，乳腺增生症；月经病，更年期综合征。

【用方指征】两胁疼痛，头痛目眩，口燥咽干，月经不调，乳房作胀。

【使用禁忌】慢性腹泻属肝之疏泄太过者不宜用，误用则腹泻更甚。

【经验体会】治月经不调见血瘀时，配益母草、丹皮；治更年期综合证见阴虚证时，配六味地黄汤；治乳腺增生症，配三棱、莪术、夏枯草；治肝炎、肝硬化，配姜黄、丹参。

关 国 华

【经验处方】茯苓 18g，茺蔚子 12g，当归 6g，白术 12g，车前子 12g，炙甘草 6g，柴胡 12g，白芍 15g，杭菊花 12g，丹参 15g。

【适应证】老年性黄斑变性玻璃膜疣期。

【用方指征】黄斑区玻璃膜疣沉积。

【经验体会】老年性黄斑变性必须与其他黄斑眼病相鉴别，经确诊且无明显体虚表现者应持续服用本方（或制成片剂）3个月，以延缓病情进展。年老气弱，脾虚失运，痰浊内停者，应改用下方：党参 20g，葛根 20g，何首乌 20g，升麻 7g，灵芝末 3g，茯苓 18g，黄芪 15g，白芍 15g，丹参 15g，石菖蒲 12g，炙甘草 6g。

许 润 三

【经验处方】柴胡 5g，当归 10g，白芍 10g，丹皮 10g，炒山栀 5g，制香附 10g，益母草 10g。

【适应证】血热型月经过频。

【用方指征】①月经周期 15~23 天，②舌红，③脉滑，凡具上述指证①②或①③者，用之皆效。

【使用禁忌】如因气虚或血瘀引起的月经过频，不宜使用本方。

【病案举隅】月经不调

郝某，30岁，已婚。患者既往月经规律，半年前因正值经期与邻居吵架，至此月经周期逐渐提前，甚则1月2行，经血量多，色红，有块，伴腰酸，小腹胀痛，胸闷心烦。就诊时正值经期第二天，血量多，色红，舌质红，脉弦滑。辨证为血热迫血妄行，治宜清热凉血止血。处方：原方加三七粉 3g（冲），服药 3 剂后，出血即止，下腹胀，胸闷有所减轻。以此法连续治疗 2 个月，月经周期规律。

李 鸣 皋

【经验处方】当归 12g，白芍 30g，柴胡 9g，茯苓 15g，白术 12g，薄荷 2g，生姜 6g，甘草 10g。

【适应证】各型肝炎。

【使用禁忌】肝胆湿热阻络者不宜。

【经验体会】治疗病毒性肝炎，必在本方基础上加入木香、大腹皮、元曲、白花蛇舌草、胡黄连、半枝莲等。

杨 友 鹤

【经验处方】柴胡 10g，白术 15g，白芍 15g，当归 15g，延胡 15g，陈皮 15g，竹茹 15g，茯苓 20g，薄荷 10g，炙甘草 3g，生姜 3 片。

【适应证】肝胃不和，肝脾不舒之胃脘痛、痞证、呃逆、嗳气等。

【加减变通】肝旺乘克脾胃，气郁化火，见胃脘灼痛，泛酸、呃气，脉弦数者，上方加黄连、吴茱萸、煅牡蛎；若脾胃阴虚，肝木乘之，见胃脘隐痛，口渴不欲饮，脉弦细者，以玉竹易白术，加生山药，改燥脾为润脾。

【使用禁忌】寒邪客胃之胃痛不宜。

杨吉相

【经验处方】柴胡15g，当归20g，白芍15g，白术10g，茯苓15g，薄荷5g，炙甘草10g，生姜3片。

【适应证】乳腺纤维瘤，乳腺增生，乳痛，气瘿，肉瘿。

【用方指征】病位在肝胆两经循行之处，症状随喜怒消长。

【使用禁忌】非肝郁血虚者不宜使用。

【病案举隅】乳腺纤维瘤

冯某，女，20岁。发现左乳房外上象限肿物2周。查体：肿物约1.0cm大小，光滑，界清。B超提示：纤维腺瘤。辨证使用上方15剂，肿块消失。

张文阁

【经验处方】当归9g，白芍12g，柴胡9g，白术9g，茯苓12g，甘草6g，煨姜3g，薄荷后下3g。

【适应证】经迟，经乱，月经量少，痛经，闭经，经行乳胀，经行情志异常，绝经前后诸症，胞阻，缺乳，不孕症等。属肝郁气滞者。

【使用禁忌】若属肝气横逆，非本方所宜。

张重华

【经验处方】柴胡6g，生白芍9g，炒白术9g，茯苓12g，炒当归12g，薄荷4.5g，炙甘草2.4g，生姜3片。

【适应证】梅核气，喉源性咳嗽，耳鸣耳聋，癔病性失音。

【用方指征】咽部不适，有异物梗塞感；或耳鸣耳聋，生气、发怒后加重，伴胸胁胀满不舒，口苦等；妇女常伴有乳房小叶增生，甲状腺肿等。凡肝郁气滞，情志不畅者，均可加减使用。

【加减变通】梅核气，常加绿萼梅、玫瑰花等；喉痒干咳无痰，加化橘红、仙鹤草、蝉蜕等；耳鸣耳聋，加珍珠母、钩藤等。

【经验体会】本方所主治疾病，多伴情志不遂，肝气不舒。柴胡用量不宜大，4.5~6.0g足矣，易汗者更少。

林朗晖

【经验处方】北柴胡10g，白术10g，白芍10g，当归5g，茯苓10g，炙甘草5g，丹皮10g，栀子10g，生姜1小片，薄荷3g。

【适应证】肝郁血虚，两胁作痛，乳房作胀，月经不调，乳腺小叶增生。

【用方指征】平素精神抑郁，月经紊乱或不调，经前乳房胀痛，食欲不振，虚汗盗汗，面色苍白。

【使用禁忌】新病虚劳咳嗽不宜使用，用之会引邪入血分。

【经验体会】本方由四逆散加减而成，

凡适用四逆散者均可化裁应用。《医略六书》有黑逍遥散，即本方加生熟地以加强养血功能。另有丹栀逍遥散即本方加丹皮、栀子，主理血虚潮热，虚汗腹痛。

【病案举隅】月经不调

陈某，女，32岁。丈夫在海外数载未归，终日抑郁寡欢，心烦头痛，两胁痛引肩背，月经2个月未潮，大便稀硬交见，脉搏弦涩，舌边晦紫。予以上方5剂。服至第4剂月经来潮，诸症缓解。

封 万 富

【经验处方】当归15g，白芍15g，柴胡10g，云苓15g，白术10g，甘草10g，薄荷6g。

【适应证】心神经官能症，结肠炎，功能性子宫出血，附件炎。

【用方指征】脉弦细，舌尖略红。

【加减变通】加党参、麦冬、五味子、龙骨、枣仁、远志，治惊悸、不寐，效果甚佳；加炒丹皮、炒栀子、熟地、益母草，治功能性子宫出血、崩漏；加木香、香附、枳壳、延胡，治厥阴腹痛，无论男女，效果甚佳。

钟 秀 美

【经验处方】丹皮10g，山栀10g，柴胡10g，茯苓10g，生白芍15g，白术15g，当归6~10g，甘草3g，（不用或少用生姜、薄荷）。

【适应证】月经不调，肝郁引起的不孕症，经前期紧张综合征，痛经，乳痛。

【用方指征】胸闷，喜叹息，烦躁易怒，脉弦。

【经验体会】女人多郁，逍遥散是清热疏肝解郁的名方，既补肝体，又助肝用，气血兼顾，肝脾同调，可广泛应用于妇科诸病，从这种意义上可以说，女人之病主逍遥。

【病案举隅】经前紧张综合征

林某，女，24岁。2年来经常无故发怒，烦躁不安，经前及经期加剧，夜难入寐，自言自语，靠安眠药维持睡眠，口干喜饮，舌红，苔薄黄，脉弦数。证属肝郁化火，上扰神明。治以平肝泻火，养血安神。药用丹皮、山栀、柴胡、茯苓、白术各10g，夜交藤、夏枯草、生白芍各15g，生地黄30g，每日1剂，连服3剂。另用黄金或白银30g，绿竹叶心30枚，蚕衣30个，水煎，临睡前半小时服。药后证除。续服丹栀逍遥散巩固疗效，并嘱家属创造温馨和睦环境。观察2年未再发。

骆 继 杰

【经验处方】柴胡10g，当归10g，白芍15g，白术10g，茯苓10g，炙甘草5g。

【适应证】肝炎，神经衰弱，甲状腺疾病，内分泌失调诸症，妇科病，面部黄褐斑，痤疮。

【用方指征】肝郁血虚脾弱，头痛，目眩，乳房作胀，胸胁胀痛，脘腹不适，神疲，食少，月经不调。甲状腺功能亢进症者尚伴手抖，汗多，心烦，易激动，甲状腺肿大等。

【使用禁忌】纯属气虚及阳虚之证者忌用。

【经验体会】本方能调整人体的内分泌系统，对内分泌系统疾病有良效。具体运用时应适当加减。甲状腺功能亢进症，加北沙参、浙贝母、牡蛎、夏枯草、天花粉；面部黄褐斑，加紫草、益母草、旱莲草、女贞子；面部痤疮，加金银花、蒲公英、地丁、紫草；神经衰弱、心烦失眠者，加夜交藤、远志、益智仁、酸枣仁；气虚明显者，加太子参、黄芪。

【病案举隅】甲状腺功能亢进症

郭某，女，31岁，干部。患甲状腺功能亢进症1年余，经中西医治疗，效果欠佳。诊见甲状腺肿大，两目微突，心烦，手震，汗出较多，情绪易激动，饮食多但体重下降，舌红，苔薄白，脉弦虚略数。化验室检查：T_3、T_4明显升高。治以逍遥散加浙贝、牡蛎、玄参、沙参、夏枯草。服7剂后复诊，症状减轻。原方略作加减，服用半年，复查T_3、T_4正常，自觉症状消失。后未复发。

贾 占 清

【经验处方】柴胡12g，当归12~15g，白芍15~30g，白术12g，茯苓24g，甘草6~12g，（薄荷、生姜据病情而定，一般不用）。

【适应证】肝郁血虚，脾失健运，胃气不和证。

【用方指征】胸闷气短，善叹息，两胁作痛，寒热往来，头痛目眩，口燥咽干，神疲食少，月经不调，乳房作胀，纳呆，临经腹痛，脉弦而虚者。

【使用禁忌】阴虚阳亢者不宜用。

【经验体会】本方用途广泛，可治疗乳腺增生病，功能性低热，小儿皮质盲，癔病盲，绝经期综合证，"脑垂体腺瘤"以及盆腔炎、脱发症、白天磨牙症、鼻窦炎等。

钱 伯 文

【经验处方】柴胡6g，当归12g，茯苓20g，白术10g，甘草6g，赤芍10g，枸橘李12g，瓜蒌皮12g，八月札12g。

【适应证】乳房肿瘤（乳癖）

【用方指征】乳房胀痛，两胁作痛，月经不调，乳房结块等。见其中2、3个主症，即用本方。

【使用禁忌】上述症状伴肝阳上亢、肝郁化火等症时则不宜使用。误用后易引起头晕不舒、头胀头痛等症。

【经验体会】肝郁气滞较甚者，则加香附、陈皮；兼血虚者，则加熟地；肝郁化火者，则加丹皮、山栀；乳核肿痛明显者，则加莪术、蒲公英。

龚 子 夫

【经验处方】柴胡10g，当归10g，白术10g，白芍10g，甘草3g，薄荷3g，茯苓10g。

【适应证】月经不调，妇人乳房小叶增生，瘰病，盆腔炎，附件炎，肝郁气滞之痛经，不孕症；慢性肝炎，慢性胆囊炎，慢性阑尾炎，急性睾丸炎等。

【用方指征】凡有情志抑郁史；与肝经有关的各种痛证，如太阳穴痛，乳房胀痛，两胁胀痛，少腹胀痛；脉弦者。

【使用禁忌】口舌干燥，目干涩或迎风流泪，脉细弦，舌质红而少津等肝肾阴虚者不宜用。

【经验体会】肝郁血热者，本方加生地、月季花、凌霄花、地骨皮；肝郁气滞者，加制香附、醋青皮、延胡、川楝子；脾虚肝郁者，加炒山药、炒芡实、炒苍术；肝胆湿热郁结者，去当归、白芍、白术，加煨姜、苍术、山栀、丹皮、茵陈、虎杖等。

【病案举隅】不孕症

张某，女，24岁。结婚3年未孕，月经后期，量少，色暗，有血块。妇科检查：子宫发育不全，每月经行乳房及少腹胀痛，口舌干苦，舌质红，苔薄黄，脉细弦。治拟疏肝解郁，凉血清热。方用丹栀逍遥散加生地、月季花、凌霄花、地骨皮，每月经行前1周开始服用，上方连服2个月，月经恢复正常，乳房及少腹胀痛消失，于次年8月生1男孩。

蔡 小 荪

【经验处方】柴胡5g，当归10g，白芍10g，茯苓10g，炙甘草3g，薄荷5g，生姜3片。

【适应证】月经失调，崩漏，闭经，痛经，月经前后诸症，更年期综合征，不

孕症。

【用方指征】属肝郁血虚，脾虚胃气不和者。

【经验体会】经行前后诸症及更年期综合证等，有情绪抑郁及潮热者，加山栀、丹皮、郁金、淮小麦、磁石等效佳。

【病案举隅】经前不适

施某，22岁，每次经前乳房胀痛，少腹胀痛尤剧，腰酸较轻，有下重感，头晕眼花，口苦胸闷，心悸乏力，低热日久，脉象细弦数，苔薄白。证属肝气郁结，气滞不畅。治以疏肝理气法。软柴胡5g，炒当归10g，大白芍10g，云茯苓12g，炒白术10g，黑山栀6g，粉丹皮10g，制香附10g，台乌药5g，金铃子10g，青陈皮各5g，炙甘草3g。3剂后低热即退，腹部胀痛亦减，余症未除，当再拟原法出入，予4剂后诸症悉愈。

管 遵 惠

【经验处方】柴胡10g、当归12g、白芍15g、茯苓15g、白术15g、薄荷6g、生姜三片、炙甘草6g。

【适应证】慢性胃炎，慢性肝炎，慢性胆囊炎，慢性胰腺炎，神经官能症；更年期综合征，月经不调。

【加减变通】骨蒸潮热，加知母、地骨皮、丹皮、栀子；咳嗽痰多，加紫菀、五味子、川贝母、杏仁；胸中烦热，加黄连、栀子、炙远志、淡竹叶；自汗盗汗，加黄芪、枣仁、牡蛎、浮小麦；左腹癥瘕，加京三棱、蓬莪术、乳香、没药；右腹积聚，

加木香、槟榔、郁金、香附；手足颤抖，加防风、大麻、全蝎、蜈蚣。

【使用禁忌】阴虚阳盛，肺虚内热，虚火上炎，肝火上逆；或气虚汗多者不宜使用。

【经验体会】肝郁气滞，两胁作痛，头痛目眩，月经不调，经后腹痛，乳房胀痛，肝胆疾病出现的右胁下隐痛，神倦乏力等，常用本方加减。

熊永文

【经验处方】当归 12g，白芍 10g，柴胡 10g，茯苓 10g，白术 10g，炙甘草 5g，生姜 3 片，薄荷 3g。每日早晚各一次煎服，两煎相混，早晚分服。

【适应证】胁痛及精神差，口咽干，头痛，目眩等症及月经不调，乳房胀。

【用方指征】上列病症，阴虚火旺，性情急躁，脉弦者必用本方，或者乳房有包块，消化不良，不思饮食者。

【使用禁忌】本方为疏肝理气解郁、调理脾胃和营之要方，故肝气不足者不用。

【经验体会】本方配伍全面，我认为肝郁实证可适当加镇肝潜阳之药，如龙、牡之属，石决明、珍珠母之类 1~2 味即可。

黄 芪 建 中 汤

　　黄芪建中汤出自《金匮要略》。即《伤寒论》小建中汤加黄芪组成。原方用量：桂枝三两（去皮），甘草二两（炙），大枣十二个（擘），芍药六两，生姜三两（切），胶饴一升，黄芪一两半。用法：以水七升，煮取三升，去滓，纳胶饴，更上微火消解，温服一升，每日三次。主治：虚劳里急诸不足。

　　在被调研的 330 位名中医中擅长应用本方的有 5 位。主要为天津、江苏、广东、浙江等地的内科、妇科医家。

1. 使用指征及加减

　　关于本方的使用指征，概括起来大致有以下几点：①中焦症状：胃脘或上腹隐痛，绵绵不已，每遇饥饿、受凉、进冷食易发或加重，进软食热饮缓解，或泛吐酸水、清水者，口淡纳呆。②全身气血不足症状：面色不华，或面黄消瘦，浮肿，精神萎顿，四肢懈怠，腰酸乏力。③舌脉征象：舌淡，苔白，脉细或虚。

　　在加减应用方面：有的加高良姜、煅瓦楞子、延胡索等温中、止酸、理气之品，用于治疗虚寒性胃脘痛。

2. 主治病症

　　本方治疗的病症主要有内科消化系统疾病，如胃十二指肠溃疡、慢性胃炎、慢性结肠炎等；以及慢性肾炎、再生障碍性贫血、肿瘤等。妇科的闭经、痛经、不孕症、卵巢囊肿、慢性盆腔炎、盆腔炎性包块、子宫内膜异位症、产后虚羸等。

3. 处方用量与禁忌

　　方中各药的用量情况：桂枝 5~15g；白芍 10~30g，多数用 10g；甘草 3~6g，多数用 5g；生姜 3 片，红枣 6~7 枚，黄芪 10~30g。

　　关于本方的使用禁忌，有的医家们认为消化吸收功能不良，腹满作胀，嗳气口臭，口苦泛酸，或口腔溃疡，咽痛，舌糜，尿赤便难，舌干红，或舌绛少苔，苔黄，脉象细数等实热证，或阴虚火旺，或痰湿证者不宜使用。

杨 泽 民

【经验处方】黄芪 20g，桂枝 10g，白芍 10g，高良姜 2g，煅瓦楞子 30g，姜半夏 10g，延胡索 10g，大枣 5 枚，甘草 3g。

【适应证】胃脘痛。凡胃脘痛，饥饿、受凉、进冷食易发或加重，进软食热饮缓解，或泛吐酸水、清水者，用本方必有良效。除上述症状外，胃镜显示慢性胃炎，消化性溃疡；胃液分析：胃酸增高。

【使用禁忌】咽痛、舌糜、口腔溃疡、舌红少苔、肠风下血，或黑便隐血阳性，或呕血者均不宜应用本方，用后上述症状加重或出血增加。

【经验体会】本方功能益气温中，故用于中焦虚寒之胃脘痛，有较好效果，又因本病多有胃酸增加，故加煅瓦楞子中和胃酸，则相得益彰。

何少山

【经验处方】清炙黄芪 10~30g，桂枝 5g，白芍 10g，甘草 5g，生姜 3 片，红枣七枚。（饴糖缺货，故不用）

【适应证】凡虚劳里急，气血阴阳不足所致的不孕症，卵巢囊肿，慢性盆腔炎，盆腔炎性包块，子宫内膜异位症，经闭，痛经及产后虚羸。

【用方指征】面色不华，腹中时痛，腰酸乏力，舌淡苔白，脉细者，均可用之。

【使用禁忌】本方所治之虚劳为阴寒阳衰之虚劳，对阴虚火旺、烦热口干、舌绛少苔，脉象细数者慎用，用之阴阳失衡，更加重病情。

本方所治里急亦仅宜于因虚致痛或正虚邪实、虚实夹杂者。凡实证腹痛或虚热之象明显者，非本方所宜，用之有闭门留寇之嫌。

【经验体会】虚劳指过劳或其他原因引起的慢性衰弱性疾患，亦指久虚不复脏腑虚损的一系列虚弱症状。而里急指的是腹中拘急时痛。虚劳里急临床虽见症不一，但总的病机相同，即中气虚寒、肝脾不调、营卫失和、阴阳两虚。所以凡病久伤正，正虚邪实，机体免疫功能低下者，选用此方，多能奏效。仲景此方治腹痛原为脘腹痛，病在少腹非本方所宜，但脾胃为营卫气血生化之源，脾虚势必影响气血形成，气血不足即可导致阴阳两虚，故妇人虚劳里急，下腹绵绵作痛用之多能奏效。中医素有久病多虚之说，病程迁延，正气必损，故治当扶正祛邪，选本方旨在温中补虚，和里缓急。对慢性盆腔炎兼夹湿热者可加红藤、马齿苋、败酱草、蛇舌草等；夹瘀热者，加熟大黄、丹皮、桃仁；癥瘕者加血竭、制没药、三棱、莪术等；肾虚者可加川断、杜仲、菟丝子；营血不足加当归、熟地、川芎；脾虚者加炒白术、茯苓、党参等。

【病案举隅】附件炎性包块

邱某，女，29 岁，因下腹疼痛，畏寒发热在外院诊断为急性盆腔炎，住院予大剂量抗生素治疗后，热退痛轻，但妇检左附件可及鸡蛋大小触痛包块，右附件可及鸭蛋大小边界不清的触痛块，B 超示双附件炎性包块，辗转治疗效鲜。初诊时证见面色暗黄，腰酸乏力，两下腹时有隐痛，劳则明显，舌淡脉细涩。证属正气虚弱，邪实于里，拟扶正祛邪，予黄芪建中汤加红藤、败酱草、当归、血竭、制乳没、熟军。叠进 30 剂后 B 超复查，包块已消失。

陈连起

【经验处方】桂枝 10~15g，炙甘草 6~9g，芍药 15~30g，生姜 3 片，大枣 6 枚，饴糖 10ml（饴糖现不属药店配药，可建议病人到别处购买，或用淮小麦 30g，生炒麦芽各 20g 代之）。

【适应证】溃疡病，慢性胃炎，慢性肾炎，再生障碍性贫血，肿瘤。

【用方指征】气血虚弱，脾胃虚弱，面黄消瘦，浮肿。

【使用禁忌】消化吸收功能不良，腹满作胀、嗳气口臭等症者不宜使用，待消化不良症状改善后方可用之。

【经验体会】本方加黄芪可加强补中益气作用；加升麻 3g 取升阳作用；加防己 15g，用于慢性肾炎水肿。

钟 明 远

【经验处方】黄芪 15~30g，白芍 10~30g，桂枝 6g，炙甘草 6g，生姜 6g，大枣 6 枚（擘），饴糖 30g。

【适应证】胃、十二指肠溃疡。

【用方指征】上腹钝痛，绵绵不已，口淡纳呆。

【使用禁忌】消化性溃疡症见口苦泛酸，腰痛拒按，尿赤便难，舌干红，苔黄者，不宜使用。误服可致气滞胸痞，腹满不舒等。

【经验体会】本方加乌药 6g，佛手 6g，治中气虚弱，口淡，舌嫩白，胃脘钝痛之消化道溃疡病，慢性肺结核，遗精，盗汗。

【病案举隅】十二指肠球部溃疡

何某，46 岁。上腹部疼痛，夜晚尤剧，遇劳亦甚，纳差，口淡，六脉虚弱，舌苔薄白。上腹部有压痛。X 线钡餐透视：十二指肠球部溃疡。中医诊为中气虚之胃脘痛。处方：黄芪 30g，桂枝 10g，白芍 10g，炙甘草 6g，麦芽 15g，生姜（煨）6g，大枣 6 枚，三七 3g，延胡索 3g。水煎温服，每日 1 剂。服 3 剂后，诸症得除，随访 3 年未复发。

柴 彭 年

【经验处方】生芪 30g，桂枝 10g，白芍 15g，甘草 10g，生姜 3 片，大枣 5 枚，饴糖 20g（或生麦芽 15g）。

【适应证】慢性胃炎，消化性溃疡、慢性结肠炎。

【用方指征】胃脘隐痛，纳少食入难消，精神萎顿，四肢懈怠，脉虚。

【使用禁忌】无明显不良反应。有痰湿者不宜用本方。

【经验体会】药后泛酸明显者，饴糖改为生麦芽。

【病案举隅】慢性结肠炎

某女，42 岁。腹泻史 3 年，经常腹部隐痛，稀便每日 2~4 次。腹泻频时伴有腹部下坠感，神疲无力，食欲不振。结肠镜检查提示：慢性结肠炎。舌淡苔微腻，脉沉细。曾用一般健脾止泻法效果不显。后以本方加小青皮 10g，泻止，随访 3 年未发。

银 翘 散

银翘散出自《温病条辨》。原方用量：连翘一两，银花一两，苦桔梗六钱，薄荷六钱，竹叶四钱，生甘草五钱，荆芥穗四钱，淡豆豉五钱，牛蒡子六钱。用法：共杵为散，每服六钱，鲜苇根汤煎，香气大出，即取服。勿过煮。肺药取轻清，过煮则味厚入中焦也。病重者约二时一服，日三服，夜一服；轻者三时一服，日二服，夜一服；病不解者，作再服。主治：太阴风温、温热、温疫、冬温，初起但热不恶寒而渴者。

在被调研的330位名中医中有4位擅长应用本方。主要为来自重庆、贵州、陕西、河北等地的内科医家。

1. 使用指征及加减

本方的使用指征，概括起来主要有以下几点：①发热：发热，微恶风寒，有汗，口渴。②咽喉部症状：咽痛，咽部充血红肿，扁桃体肿大，或化脓，咳嗽，咯黄痰。③热毒症：腮腺肿大疼痛，或皮肤急性感染病灶。④舌脉征象：舌尖红，苔黄，或薄白；脉浮数。

在加减应用方面：有的加大青叶、板蓝根、贯众等清热解毒；有的与麻杏石甘汤合用，用于治疗上呼吸道感染之发热，咳喘等。

2. 主治病症

本方治疗的疾病主要为急性上呼吸道感染，如感冒、流感、急性咽炎、扁桃体炎，以及气管炎、肺炎、腮腺炎、皮肤感染、过敏性鼻炎等。

3. 处方用量与禁忌

方中各药的用量情况：金银花10~60g，连翘10~30g，桔梗10~15g，薄荷5~12g（后下），竹叶10~15g，甘草6~10g，荆芥5~10g，淡豆豉10~20g，牛蒡子10~15g。

本方的使用禁忌，有的医家认为服药后出现腹痛泄泻者，应停药。

王朝宏

【经验处方】金银花10~60g，连翘10~30g，荆芥10g，薄荷5~10g（后下），牛蒡子10~15g，桔梗10~15g，大青叶5~10g，板蓝根10~20g，杏仁10~15g，陈皮10g，焦三仙各10g，甘草6g。

【适应证】上呼吸道感染，扁桃体炎，气管炎肺炎，皮肤感染及其他感染性发病初期。

【用方指征】发热，咽部充血，扁桃体肿大，化脓，咯黄痰，舌尖红，苔黄，脉浮数。

【经验体会】吴鞠通将本方归入辛凉平剂，用于温病初起风热犯肺证。其实临证适当化裁，卫气分病均可应用。其中银花连翘用量宜重。对于病重感染，可加大青叶、板蓝根、贯众等以增强疗效。方中银花、连翘等多味药均有抑制细菌、病毒的作用，且复方运用，不易产生耐药性，故对多种感染性疾病的初起，有较好疗效。

任　义

【经验处方】金银花 30g，连翘 20g，桔梗 10g，薄荷 10g，竹茹 15g，甘草 10g，荆芥 5~10g，淡豆豉 10g，牛蒡子 10g。

【适应证】普通感冒及流感，过敏性鼻炎，急性咽炎，腮腺炎。

【用方指征】咽部充血红肿及腮腺肿大疼痛。

【使用禁忌】脾胃功能差者可出现腹痛泄泻，停药即止。

【经验体会】方中银花、连翘系君药，故用量宜稍大。

周　楚　良

【经验处方】银花 12g，连翘 15g，桔梗 15g，牛蒡子 15g，薄荷 12g，淡豆豉 20g，荆芥穗 10g，竹叶 15g，芦根 30g，麻黄 6g，石膏 50g，杏仁 15g，甘草 10g。

【适应证】发热恶寒，咳嗽气促，咽痛（上感）。

【用方指征】体温 38℃以上，白细胞增高。

【使用禁忌】如有其他合并症或传染病初期不宜使用，防止延误治疗。

【经验体会】本方是辛凉解表剂，清热解毒的主方，如用广谱抗生素无效者，可用本方。

潘　星　北

【经验处方】银花 10g，连翘 10g，豆豉 10g，牛蒡子 10g，薄荷 10g，荆芥 10g，桔梗 10g，竹叶 10g，甘草 10g。

【适应证】温病的卫分病症。

【用方指征】发热，微恶风寒，口微渴，咳嗽，多汗，脉浮数，舌尖红，苔薄白等温病卫分症状。

麻 杏 石 甘 汤

麻杏石甘汤出自《伤寒论》。原方用量：麻黄四两（去节），杏仁五十个（去皮尖），甘草二两（炙），石膏半斤（碎，绵裹）。用法：上四味，以水七升，煮麻黄减二升，去上沫，纳诸药，煮取二升，去滓。温服一升。主治：伤寒发汗后，汗出而喘，无大热者。

在被调研的 330 位名中医中有 12 位擅长应用本方。主要为山东、陕西、广东、湖南、贵州、黑龙江、内蒙古、江苏、上海、天津等地的内科、眼科医家。

1. 使用指征及加减

本方的使用指征概括起来主要有：①肺经热盛征象：发热，口渴，胸闷，胸痛，咳嗽气急，气喘，呼吸音粗，或有痰鸣音，咳痰量多，痰黄黏，或咯铁锈色痰。②舌脉征象：舌质红，苔薄黄，或黄，或黄厚。脉滑数或浮数，或浮滑。③辅助检查：肺部听诊有哮鸣音或少许湿啰音；胃黏膜充血水肿明显，或幽门水肿；痔疮痔核水肿明显，甚或脱出等。

在本方的加减应用方面，医家们介绍的较多，有的加黄芩、鱼腥草、银花、连翘、金荞麦等清热解毒药；有的加桑白皮、葶苈子、贝母、瓜蒌、苏子、冬瓜仁、薏苡仁等泻肺化痰平喘药；有的加款冬花、紫菀、前胡、马兜铃等止咳药；也有的加厚朴、柴胡、郁金等理气药；加焦三仙、莱菔子等消食药。

2. 主治病症

麻杏石甘汤主要用于呼吸系统疾病，如上呼吸道感染、急性支气管炎、慢性支气管炎急性发作、各类肺炎初期、肺心病、肺气肿合并感染、支气管哮喘等。眼科疾病，如急性中心性视网膜炎、急性结膜炎、角膜溃疡、睑腺炎等。其他疾病，如慢性胃炎急性发作、腰椎间盘突出症、痔疮急性发作等。

3. 处方用量及禁忌

方中各药的用量情况：麻黄 5~15g，多数用 9g；杏仁 9~15g，多数用 10~12g；石膏 20~60g，多数用 30g；甘草 3~10g，多数用 6g。

关于本方的使用禁忌，多数医家认为：寒邪郁肺、燥邪犯肺、痰饮伏肺、肺气虚弱、肺阴亏虚、肾不纳气等引起的咳嗽、哮喘不宜使用；脾虚便溏泄利、脾胃虚寒者不宜使用；高血压者慎用。

马 山

【经验处方】麻黄、杏仁、石膏、甘草。

【适用证】慢性胃炎急性发作，慢性支气管炎或肺心病、肺气肿合并感染发作，腰椎间盘突出并坐骨神经痛，痔疮急性发作，急性中心性视网膜炎。

【用方指征】胃黏膜充血水肿明显或幽门水肿；慢性支气管炎合并感染咳嗽、咳痰量多；痔疮痔核水肿显著，甚或脱出。

刘清贞

【经验处方】炙麻黄6g，杏仁10g，石膏24g，甘草6g。

【适用证】上呼吸道感染致炎性咳嗽、发热等。

【用方指征】凡咳嗽，两肺呼吸音粗，或有痰鸣音，或有水泡者，或有哮鸣音，舌质红，苔黄或厚重之必效。

【使用禁忌】舌苔腻不宜，误用伤阳助湿。

【经验体会】本方为治肺热咳嗽之祖方。另可据病情加减应用：如表邪未尽，咳重则加桑菊饮，热重则加银翘散；如里热偏盛，肺热重则加桑皮、黄芩；痰热重则加苏子、葶苈子、桑皮、黄芩；湿热重则加厚朴、车前子、黄连；兼食积则加焦三仙、炒莱菔子；大便干则加瓜蒌、槟榔、牛蒡子；伤阴则加川贝、知母、芦根、麦冬；喘重加地龙、厚朴等。

孙恩泽

【经验处方】麻黄15g，杏仁15g，石膏30g，黄芩15g，双花25g，连翘20g，川贝20g，前胡20g，葛根25g，甘草10g。

【适用证】外寒内热引起的急性气管炎，各类肺炎，喘息性支气管炎。

【用方指征】咳逆气喘，口渴，身热不解，大便秘结，舌质红，苔黄，脉滑数或浮数。

【使用禁忌】年老体弱，无热证者禁用。

【经验体会】本方可以治疗急性结膜炎，角膜溃疡，睑腺炎等眼科疾病。

宋一亭

【经验处方】麻黄10g，炒杏仁10g，石膏20g，甘草6g，马兜铃12g，鱼腥草30g，瓜蒌仁15g。

【适用证】痰热壅肺型咳嗽、肺炎早期、慢性气管炎、肺气肿等。

【用方指征】凡咳嗽，痰黄黏，便秘，脉滑数者必效。

【使用禁忌】咳嗽痰稀，大便溏薄者不宜。

汪履秋

【经验处方】麻黄5g，杏仁10g，石膏60g，银花15g，连翘15g，黄芩10g，桑白皮15g，郁金10g，薏苡仁15g，冬瓜仁15g，金荞麦30g。

【适用证】肺炎球菌肺炎表现为高热不退，微恶寒，有汗不多，咳嗽气急，咯吐铁锈色痰，胸痛，舌薄黄，脉滑数等，肺炎急性炎症期用之有效。

【经验体会】本方属辛凉重剂，具有风温症状，即热型肺炎的初期，还有微寒气喘，用之则当。如化热入里，无寒热证，麻黄须去之，其他药物对肺炎风温均可用之。用此方须针对病症随时加减，不可一方治疗到底。

707 •

陈克忠

【经验处方】白花蛇舌草 30g，柴胡 12g，黄芩 9g，鱼腥草 30g，麻黄 9g，杏仁 9g，生石膏 30g，甘草 6g。

【适用证】上呼吸道感染、肺炎、急性支气管炎、大叶性肺炎、慢性支气管炎急性发作。

【用方指征】主要用于清宣肺热，对风温初起，发热不恶寒而喘，有汗或无汗者均可用。

【使用禁忌】对恶寒喜热，口不渴，痰多留饮及肺虚咳嗽者，不宜使用本方。

【经验体会】治疗急性感染性疾病，在中医理论指导下，病症结合把中医的病机与现代病理相沟通，中药传统功效与现代药性相结合，可提高治疗效果，临床适应范围广，可重复性强。

周仲瑛

【经验处方】麻黄、石膏、杏仁、甘草。

【适用证】肺炎、急性支气管炎见咳嗽，气息喘粗，发热，苔黄，脉滑数者。

【使用禁忌】表寒未解，肺热不甚者不宜。

【病案举隅】肺炎（痰热郁肺型）

史某，39岁。发热5天，始觉恶寒，继则身热有汗不解，入晚热盛，谵语，咳嗽咯痰黏黄，有铁锈色，气急，左胸疼痛，苔黄腻质红，脉滑数，体温38.5℃，胸透：左肺中下部见一片浓密暗影。从风热上受，痰热郁肺治疗。麻黄3g，杏仁10g，石膏30g，甘草3g，连翘10g，瓜蒌10g，黑山

栀 10g，鱼腥草 18g，芦根 30g，日服 2 剂。药后汗出量多，身热 6 小时后恢复正常，不再复燃。

周伯康

【经验处方】麻黄 9g，北杏仁 12g，生甘草 6g，生石膏 30g。

【适用证】痉挛性支气管炎属外感风热，邪热壅肺或仍有风寒未罢者。

【用方指征】发热，咳嗽气喘，或有汗或无汗，口渴，舌苔黄，脉浮，肺部听诊有哮鸣音或少许湿啰音。

【使用禁忌】便溏泄利，脾胃虚寒者不宜使用。

【经验体会】痉挛性支气管炎特别是小儿患者，注注已经西医诊治并用过解表清热方药，仍常咳喘汗出，身多大热，经久不已，此乃本方适应证。此时非麻石重剂不足以清宣，久郁之邪亦非日夕可除，服用本方的疗程可能较长。兼热盛，加银花 15g，连翘 15g；咳痰不爽，加冬瓜仁 15g，葶苈（打）15g，厚朴 12g。日久伤正，肺虚证宜合生脉散，肺脾两虚宜合参苓白术散以扶正固本。

【病案举隅】喘咳

赖某，男，7岁。喘咳汗出，数月来反复不已。经西医诊治，静脉滴注服药，虽可暂止一时，但不久又发，故改用中医治疗。诊见喘咳，有痰声但咯吐不出，面色不华，唇红，人虽瘦小但好动不停，舌质红，苔白，脉细数。证属风热壅肺。处方：麻黄 7g，生石膏 30g，甘草 5g，杏仁

8g，冬瓜仁 12g，川贝母 6g，桑白皮 12g，地骨皮 12g，连翘 10g。服药 1 剂，喘咳即减，睡眠较酣。连服 4 剂，热退纳增，但汗出较多。处方去桑白皮、连翘、地骨皮，加麻黄根 10g，浮小麦 20g，怀山药 20g，太子参 12g，淡竹叶 9g。连服 3 剂，喘咳已止，汗出亦少，再拟参苓白术散加减调治 1 周复原。后较长时间未发作，若感冒即及时治疗，若喘仍用麻石之类，但两三剂则已，半年未见大的反复。

周继曾

【经验处方】麻黄 10g，生石膏 30g，杏仁 15g，炙甘草 10g，浙贝母 15g，黄芩 12g，金瓜蒌 30g，鱼腥草 20g。

【适用证】哮喘、支气管炎、肺炎、肺心病、脑血管病合并坠积性肺炎。

【用方指征】发热喘急，苔薄黄，脉浮滑而数。

【使用禁忌】哮喘属寒邪郁肺者不宜用本方，误用后致寒痰不化而哮喘加重。肾虚不纳气之哮喘亦不宜使用，以免耗伤肾气。

【经验体会】使用本方要注意麻黄与石膏的比例，若发热喘急而无汗，石膏 3 倍于麻黄；若汗出而喘，则石膏用量要增至麻黄的 5 倍。这是使用本方的关键。

贺永清

【经验处方】麻黄 9g，杏仁（去皮尖）12g，甘草 6g，生石膏 30g。

【适用证】上呼吸道感染，急慢性支气管炎，支气管肺炎，喘息性支气管炎，支气管哮喘。

【用方指征】凡肺中热盛、咳嗽气喘，无论有汗无汗均可应用。

【使用禁忌】凡肺气虚弱或肺阴虚者，或燥邪犯肺者均不宜用。

【经验体会】本方治风热袭肺，或风寒郁而化热（寒包火），壅遏于肺，以致发热、咳嗽、气喘者。若肺热壅盛，加桑白皮、芦根、知母；外为风寒所束，加荆芥、紫苏之品；咳嗽有痰加枇杷叶、川贝母、桔梗；喘息，加款冬花、地龙；风水加桑白皮、茯苓皮、冬瓜皮。

秦亮甫

【经验处方】麻黄 6g，杏仁 9g，石膏（先煎）30g，甘草 3g，冬花 9g，紫菀 9g，黄芩 9g，鱼腥草 15g，浙贝母 9g，川贝粉（吞）6g 等。

【适用证】气管炎（风热、燥热型），支气管性哮喘（风热型、痰浊型）。

【使用禁忌】凡属寒型呼吸道疾病应去方中石膏，如不去石膏，病情不会好转，反而加剧。

【经验体会】如遇寒型呼吸道疾病，可去方中石膏，加细辛 3g，桂枝 5g；寒痰者去方中石膏加干姜 3g，姜半夏 9g，细辛 3g，桂枝 5g。

【病案举隅】支气管哮喘

陈某，男，31 岁，患支气管哮喘已有 5 年，平时经常喉痛，口干，舌质偏红，苔薄，脉缓滑，给服麻杏石甘汤加味5个月，支气管性哮喘得以根治。

胸闷等症状。

潘 星 北

【适用证】支气管哮喘，肺气肿，肺炎。

【用方指征】有发热，咳喘，痰多色黄，

【使用禁忌】该方麻黄用量不宜过多。高血压患者慎用。

【经验体会】哮喘、肺气肿，为中老年多发病，以该方治疗，临床上疗效较满意。

麻黄附子细辛汤

麻黄附子细辛汤出自《伤寒论》。原方用量：麻黄二两（去节），附子一枚（炮，去皮，破八片），细辛二两。上三味，以水一斗，先煮麻黄减二升，去上沫，纳诸药，煮取三升，去滓。温服一升，日三服。主治：少阴病始得之，反发热，脉沉者。

在被调研的330位名中医中有5位擅长应用本方。主要为陕西、江西、福建、吉林、天津等地的内科、外科医家。

1. 使用指征与加减

本方的使用指征包括：①发热：体温不高，反近衣被。②疼痛：头痛，项背腰痛，或周身疼痛。③阳虚有寒征象：形寒肢冷，神疲乏力，自汗，尿清长，大便稀溏。④舌脉征象：舌不红，或淡胖，苔白；脉沉细。

5位医家大多对本方进行了加减应用，如治疗寒性哮喘，加苏子、杏仁、姜半夏、甘草、细辛等；治疗病态窦房结综合征，加补骨脂、肉桂、淫羊藿、紫石英（先下）、丹参、鹿角霜、红参等；治疗腰椎间盘突出症，加牛膝、木瓜、地龙、全蝎、蜈蚣、防己、川断、甘草等。

2. 主治病症

麻黄附子细辛汤主治的病种包括：心血管疾病，如心肌炎、心动过缓、重度房室传导阻滞、窦房传导阻滞、心力衰竭、病态窦房结综合征等；以及外感发热、哮喘、咳喘、水肿、寒湿痹证、腰椎间盘突出症、妇女痛经等。

3. 处方用量与禁忌

方中各药的用量情况：麻黄6~15g，附子6~15g，细辛3~9g。

关于本方的使用禁忌，有的医家认为阴虚火旺证、里热炽盛证、热性哮喘等不宜使用；伴胃脘痛者应慎用，或与健脾益胃药同用，否则会使胃脘疼痛加重。

张 文 泰

【经验处方】附子15g，细辛5g，麻黄15g，牛膝15g，木瓜15g，地龙10g，全蝎5g，蜈蚣3条，防己15g，川断15g，甘草10g。

【适应证】腰椎间盘突出症。

【用方指征】腰及下肢疼痛呈放射性，尤其是寒冷时疼痛加重者。

【使用禁忌】对于伴胃脘痛者应慎用此方，或与健脾益胃药联合应用，否则会使胃脘疼痛加重。

【经验体会】应用本方待急性期过后应配合牵引、按摩等治疗。

张 志 钧

【经验处方】麻黄6g，附子10g，细辛3g。

【适应证】素体阳虚外感风寒，妇女痛经属寒湿凝滞型，病态窦房结综合征，属虚寒型者。

【用方指征】形寒肢冷，面色㿠白，神疲乏力，自汗，口淡不渴，尿清长，大便稀溏。

【使用禁忌】阴虚阳亢，或实热证者不宜用。

【经验体会】该方有助阳解表，温经散寒之功。在原方基础上加味自拟治疗病态窦房结综合征阳虚型的病窦1号方：麻黄6g，熟附片6~10g，细辛3g，补骨脂15g，肉桂2g，淫羊藿15g，紫石英（先下）、丹参20g，鹿角霜15g，红参6g（另炖），西洋参3g（另炖），有温阳复脉之效。

张 学 文

【经验处方】麻黄6g，制附子10~12g，细辛3g。

【适应证】太阳与少阴两感证，痰饮咳喘，阳虚水肿，寒湿痹证。

【用方指征】主诉发热，但体温不甚高（38℃左右），反近衣被，周身困痛，以腰为甚，头痛以巅顶后项为明显。虽为外感，脉不浮数，反沉，以尺部为著。自觉口干，但不欲饮，舌质不红，反见淡胖。

【使用禁忌】不属太阳、少阴两感证者，胸痹之胸闷气短，心慌口干、脉疾数，动

则汗出者，外感非素体阳虚或肾气受损者，皆不宜使用本方。误用或变生他证，或加重病情。

【经验体会】麻黄附子细辛汤证实属虚实夹杂，少阴里虚，卫阳不充是本，寒邪乘虚，羁留遏阻是标。故本方诚为标本兼顾之法，意在温阳扶正固体，解表散寒祛邪。

【病案举隅】太阳与少阴两感证（外遭邪袭，内竭肾气）

王某，男，32岁，农民。一日清晨上山采药，负重返程之中，突遭雨淋，翌日卧床不起，身若被杖，以腰为甚，恶寒不重，反身热灼手，体温38.5℃，曾以感冒自治，服APC、银翘解毒丸等后非但不愈，反而加重，故请医诊治，上症复存，并见面色少华，精神不振，卧欲近衣被，眼眶黑晕，舌淡苔白，脉缓大无力，尺部沉细，后追问当夜未节房事，故为外遭邪袭，内竭肾气，正伤邪猖，故投麻黄附子细辛加葛根10g，狗脊10g，杜仲10g，连服5剂而初愈。

陈 宝 义

【经验处方】麻黄6g，附子6g，细辛3g。

【适应证】心肌炎，心动过缓，重度房室传导阻滞，窦房传导阻滞，心力衰竭，病态窦房结综合征。

【用方指征】凡心肌炎出现心动过缓，2度以上房室传导阻滞，心力衰竭或病态窦房结综合征以及各种阳气虚弱证。

【使用禁忌】若阴虚火旺证或里热炽盛、咽喉痛者，均不宜使用，若误用则有助热生火之弊。

【经验体会】本方温阳通脉之功，适用于心阳虚衰证，但临床上有些心肌炎患儿并无明显阳虚症状，本人经验凡各种缓慢性心律失常，只要患儿无明显热象，即可使用本方。此外，可佐以生地等养阴之品，一则取其补阴以配阳，二则可制约该方过于温燥之性。

【病案举隅】病毒性心肌炎

王某，女，15岁。胸闷憋气头晕4月来诊。前因"心肌炎""2度房室传导阻滞"3次住某胸科医院治疗效果不显。检查：精神状态尚可，心音可，心律不齐，心率60次/分，两肺（－），腹软，肝脾未及。舌淡苔薄黄，脉沉弱。心电图提示："2度Ⅰ型房室传导阻滞"，心肌酶谱2项增高。诊断为病毒性心肌炎。与本方加桂枝10g，生地25g，玉竹15g，丹参15g，当归19g，甘草6g。连服1个月，症状消失，心电图提示为1度房室传导阻滞，

心肌酶谱正常，继服1个月，心电图正常。

黄 宗 勖

【经验处方】蜜炙麻黄9g，附子6g，苏子15g，杏仁10g，姜半夏9g，甘草5g，细辛6~9g。

【适应证】寒性哮喘及咳喘。

【使用禁忌】哮喘属热性不宜使用。

【经验体会】遇寒冷暴发之哮喘，用此方有立竿见影之效。临床常见顽固性哮喘，用大量激素不为功，投此方两剂即安。

【病案举隅】哮喘

周某，男，38岁。1987年2月21日初诊。哮喘5年余，每逢春、秋、冬必发，且逐年加重。平时特别怕冷，感冒则必发哮喘。自去年秋天至今，哮喘屡发，时轻时重。曾服西药包括激素等，未能控制病情。诊时哮鸣气急，不能平卧，不欲饮水，舌苔薄白，脉细。予服上方，并针灸肺俞、定喘、风门，7日而愈。

清 心 莲 子 饮

清心莲子饮出自《太平惠民和剂局方》。原方用量：黄芩、麦冬（去心）、地骨皮、车前子、甘草（炙）各半两，石莲肉（去心）、白茯苓、黄芪（蜜炙）、人参各七钱半。用法：上锉散。每服三钱，水一盏半，煎取八分，去滓，水中沉冷。空心食前服。主治：心中蓄积，时常烦躁，因而思虑劳力，忧愁抑郁，以致小便白浊，或有沙膜，夜梦走泄，遗沥涩痛，便赤如血；或因酒色过度，上盛下虚，心火炎上，肺金受克，口舌干燥，渐成消渴，睡卧不安，四肢倦怠，男子五淋，妇人带下赤白；及病后气不收敛，阳浮于外，五心烦热。

在被调研的 330 位名中医中有 3 位擅长应用本方。主要为江西、河北、黑龙江等地的内科医家。

1. 使用指征及加减

本方的使用指征包括：①小便异常：尿频，尿急，尿涩痛，遇劳则发。②心经症状：心悸心慌，胸闷气短。③气阴两虚症状：神疲乏力，口燥咽干，手足心热。④舌脉征象：舌淡红，或舌边尖红，苔薄；脉沉细无力小数，或脉滑，或弦细、结代。

本方的加减应用情况，有的加板蓝根、大青叶、金银花、连翘、白花蛇舌草、半枝莲等清热解毒药；有的加丹参、川芎、益母草等活血化瘀药等。

2. 主治病症

清心莲子饮所主治的病种包括：①泌尿系统的疾病，例如慢性肾小球肾炎、慢性肾盂肾炎、急性泌尿系感染。②心脏疾病：如病毒性心肌炎等。③妇科疾病：如功能性子宫出血、带下病等。

3. 处方用量及禁忌

方中各药的用量情况：黄芩 10~20g，麦冬 12~20g，地骨皮 12~30g，车前子（包）15g，甘草 10g，莲子 15~20g 或用莲子心 10g，茯苓 15~30g，黄芪 15~30g，党参 15~20g。

本方的使用禁忌包括：①急性泌尿系感染，舌红苔黄，脉实而数者不宜用。②阴虚火旺者禁用。

万 政

【经验处方】石莲肉 15g，人参 10g，地骨皮 12g，柴胡 10g，茯苓 15g，黄芪 15g，甘草 10g，麦冬 12g，车前子 15g，远志 10g，石菖蒲 12g，黄芩 10g。

【适应证】泌尿系感染；崩漏证（功能性子宫出血），产后口渴，带下病。凡尿频、尿急，遇劳则发，疲惫气短，尿检阳性或阴性，舌淡红、苔不厚脉沉细无力小数者必用该方。

【使用禁忌】凡急性泌尿系感染，舌红苔黄，脉实而数者不宜用。误用后烦躁不安，胸闷喘息，尿闭不通，大便干结不行。

【经验体会】近几年，淋病和非淋球菌性尿道炎日趋增多，有些经正规抗生素治疗后病原体反复镜检均为阴性，但尿道不适症状却持续存在，而且经联用、大剂、长程抗菌药治疗均无显效，经用清心莲子饮后症状可获明显缓解。尿赤灼痛加生地 15g、竹叶 10g；尿道口流出黏液加芡实 15g、薏苡仁 30g；阳痿加水蛭 10g。

王 铁 良

【经验处方】党参 20g，生黄芪 30g，芡实 20g，骨皮 30g，柴胡 20g，黄芩 20g，麦冬 15g，茯苓 30g，金银花 50g，连翘 20g，白花蛇舌草 50g，半枝莲 30g，益母草 30g，莲子 20g，车前子（包）15g。

【适应证】气阴两虚，湿浊交阻之慢性肾小球肾炎，慢性肾盂肾炎。

【用方指征】或腰酸痛，周身乏力，手足心热，口干或咽干；或小便频数，涩痛，遇劳即发，舌质淡，苔薄白，脉滑。尿检：尿蛋白（+~+++）；白细胞＞5 个/高倍，有脓细胞。

【使用禁忌】阴虚火旺者禁用。

【经验体会】本方尤其可用于服用激素病人辅助治疗，同时可以减少或消除激素不良反应，防止复发。临床研究表明本方能有效改善症状，消除蛋白尿及恢复肾功能，提高血浆蛋白，补充微量元素，消除 LPO 等自由基代谢产物。

汤 益 明

【经验处方】莲子心 10g，黄芪 30g，党参 15g，丹参 15g，川芎 15g，沙参 20g，麦冬 20g，板蓝根 30g，大青叶 30g。

【适应证】邪毒伤心，气阴不足所致的病毒性心肌炎。

【用方指征】发病前 1~3 周有上呼吸道或肠道感染病史；心电图有比较明显的改变；心肌酶谱检测异常；心悸心慌，胸闷气短，或伴恶寒发热，神疲乏力，口燥咽干。

【经验体会】本病应注意全程清除病毒。急性期以清心莲子饮为基本方，并在辨证基础上，选择有抗病毒作用的清热解毒药物，如板蓝根、大青叶、银花、连翘等；即使在慢性期，亦应在扶正时勿忘清除余邪。另在本病早期，清热解毒同时当注意益气滋阴，以扶正祛邪。即使是在急性期，亦不必拘泥其兼挟外感表证，而不敢使用益气养阴之品，相反黄芪、生脉散等应早用、重用为宜。此外控制心律失常也是治疗本病的关键措施之一。

【病案举隅】病毒性心肌炎

熊某，男，17 岁。近 1 个月来常感胸闷气短，心悸心烦，伴咽喉肿痛，夜寐多梦，口干咽燥，神疲乏力，舌边尖红，脉弦细而结代。心电图提示：频发室性早搏，心肌酶谱测定异常。证属邪毒伤心，气阴不足。用本方加减治疗半月后，症情明显改善，复查心肌酶谱已正常。守方再进 10 剂后心电图为正常窦性心律。

清 瘟 败 毒 饮

清瘟败毒饮出自《疫疹一得》。原方用量：生石膏大剂六两至八两，中剂二两至四两，小剂八钱至一两二钱，生地大剂六钱至一两，中剂三钱至五钱，小剂二钱至四钱，乌犀角大剂六钱至八钱，中剂三钱至四钱，小剂二钱至四钱，真川连大剂四钱至六钱，中剂二钱至四钱，小剂一钱至一钱半，生栀子、桔梗、黄芩、知母、赤芍、玄参、连翘、竹叶、甘草、丹皮。用法：疫证初起，恶寒发热，头痛如劈，烦躁谵妄，身热肢冷，舌刺唇焦，上呕下泄，六脉沉细而数，即用大剂；沉而数者，用中剂；浮大而数者，用小剂。如斑一出，即用大青叶，量加升麻四五分，引毒外透。主治：一切火热，表里俱盛，狂躁烦心，口干咽痛，大热干呕，错语不眠，吐血衄血，热盛发斑。

在被调研的330位名中医中有4位擅长应用本方。主要有江西、河南、河北、甘肃等地的内科医家。

1. 使用指征及加减

本方的使用指征包括：①发热：多为高热，伴口渴喜冷饮。②精神症状：烦躁，甚则神昏，剧烈头痛，抽搐惊厥。③出血：吐衄发斑，崩漏。④肌肤肿毒：痈疽疔肿，红肿热痛。⑤舌脉征象：舌质红绛，苔黄少津；脉沉细数，或浮大而数。

使用本方时医家多随症加减。如高热神昏抽搐者，建议与安宫牛黄丸、至宝丹等同用；热毒重者，加银花、蒲公英、板蓝根、大黄等；也有在本方基础上加荆芥、薄荷等发表药者；血证，加仙鹤草、藕节炭、侧柏炭等。

2. 主治病症

清瘟败毒饮所主治的病症包括：重型感冒、流行性出血热、流行性脑脊髓膜炎、乙型脑炎、猩红热、变应性亚败血症、中暑、急性白血病、肝昏迷、系统性红斑狼疮、药物热、皮肌炎、硬皮病、类风湿性关节炎、糖尿病、风湿热、胃火牙痛、丹毒、腮腺炎、痈肿疔毒、大面积烧伤感染期、过敏性紫癜等，以及小儿夏季热、妇女崩漏等。

3. 处方用量及禁忌

方中各药的用量情况：生石膏30~300g，生地15~50g，水牛角30~60g，川黄连5~12g，栀子10~30g，桔梗6~20g，黄芩8~30g，知母10~30g，赤芍10~30g，玄参15~30g，连翘10~40g，生甘草5~10g，丹皮10~30g，淡竹叶10g。

关于本方的使用禁忌，有的认为体虚、久病身体羸弱者，妇人经期、产后慎用；有的认为外感风热，兼里实热证、真寒假热证等不宜使用。

王 德 林

【经验处方】生地30g，丹皮15g，赤芍15g，黄芩10g，黄连10g，黄柏10g，山栀10g，生石膏30g，知母15g，仙鹤草20g，侧柏炭15g，藕节炭15g，生甘草8g。

【适应证】妇女崩漏，牙龈出血，鼻衄等各种出血证。

【使用禁忌】体虚、久病身体羸弱者不宜使用。

【病案举隅】崩漏（热迫血行型）

何某，女，16岁，中学生，1996年4月25日初诊。月经量多，经期长，一般10~15天，神疲乏力，苔薄白，脉细数；诊断：崩漏出血（由于热血迫血妄行引起）；治疗：清热、凉血、止血；一诊服上方3剂，症状明显好转，二诊在上方的基础上加阿胶10g，再服3剂而愈。

吕 承 全

【经验处方】生石膏30~250g，生地15~30g，犀角2g或羚羊角3g或水牛角30~60g，黄连6~12g，桔梗6~12g，栀子10g，黄芩10g，知母10~15g，赤芍10~30g，玄参10~15g，丹皮10g，竹叶10g，连翘10~15g，甘草6~12g。

【适应证】乙型脑炎，重感冒，败血症，过敏性紫癜，急性白血病，肝昏迷，系统性红斑狼疮，皮肌炎，硬皮病，类风湿关节炎，变应性亚败血症，流行性出血热，流行性脑脊髓膜炎，中暑，糖尿病，风湿热，麻疹后期，胃火牙痛，丹毒，腮腺炎，

痈肿疔毒，药物热，猩红热；小儿夏季热。

【用方指征】高热神昏，剧烈头痛，抽搐惊厥，舌燥口渴，吐衄发斑，烦躁不安，丹毒痈肿，舌质红绛，苔黄少津，脉沉细数或浮大而数等大热火盛之症，用本方必定有效。

【加减变通】乙脑，高热神昏，抽搐者，去桔梗，加银花、公英、板蓝根、钩藤、僵蚕、大黄；系统性红斑狼疮，类风湿关节炎，皮肌炎，高热不退，关节肌肉疼痛者，去犀角、桔梗，加薏米、防己、威灵仙、淫羊藿、大黄；变应性亚败血症，高热，皮疹，关节痛，便秘者，去桔梗，加大黄、焦山楂、炒麦芽；败血症发热不退者，去桔梗，加银花、公英、大青叶、大黄；中暑，高热神昏汗出者，去犀角、黄连、桔梗、赤芍、丹皮，加藿香、佩兰、银花、大青叶、竹茹、薄荷、六一散；糖尿病烦渴多饮者，去犀角、桔梗、栀子、黄芩、赤芍，加天花粉、麦冬、黄精、桑白皮。

【使用禁忌】外感风热症兼里实热证，真寒假热证，妇女经期及产后，应慎用本方。

【经验体会】本方具有清热解毒，滋阴凉血之功效，在临床中医急症中最为实用。但大热火盛之症有热在气分，热在血分之异，又有夹湿，夹暑，夹食之别，温热病后期热恋阴分，又有阴津耗伤之不同，故使用本方治疗温热病宜细心辨证，灵活使用，不可拘泥于古方。如症见脏腑内热，则使用本方时重用黄芩、黄连、黄柏、大黄、龙胆草等清热泻火之品，直折其火势；若热在气分，则宜重用生石膏、知母、栀

予等清热除烦，生津止渴；若热在营分，血分，则宜重用生地、丹皮、犀角等清热凉血之品，以防耗血动血；若兼有暑热之邪，则宜重用香薷、薄荷、滑石粉、甘草之类清热祛暑；若热病后期，邪热未尽，阴津亏耗，低热不退者，则宜加减选用青蒿、鳖甲、生地、知母、地骨皮、丹皮、银柴胡等养阴清热之品；伴有惊厥抽搐者，宜加钩藤、僵蚕、蝉蜕、白芍、龙骨、牡蛎等镇肝息风之品。总之，使用本方，只要辨证精确，化裁得当，定能应手取效。

周炳文

【经验处方】石膏30~100g，知母10g，甘草5g，犀角3~6g，生地20~30g，赤芍10g，丹皮10g，川黄连5~8g，黄芩8~12g，栀子10g，红参10~15g，连翘10g，桔梗8g，淡竹叶10g。

【适应证】乙型脑炎及散发性病毒性脑炎见火热证，表里俱盛者。

【使用禁忌】疾病进入气阴两伤的阶段时不宜用。

【经验体会】本方应根据病情轻重酌情投用，对于高热昏迷，抽搐者于服安宫牛黄丸或至宝丹，紫雪丹。急性热性病以闭证最多，注注难以进药，须借现代医学手段，如鼻饲、脉点滴补液、吸痰、吸氧、物理降温等方可发挥中医药功用。高热无汗，手足厥冷，舌淡苔白腻，加细辛3g，以发汗通关利窍以降温；舌红苔燥无汗者则加蝉蜕15g，以疏表解肌散热。

梁贻俊

【经验处方】生石膏30~300g，生地15~50g，水牛角30~60g，黄连6~30g，黄芩10~30g，栀子10~30g，知母15~30g，赤芍10~20g，丹皮15~30g，玄参15~30g，连翘20~40g，桔梗6~20g，薄荷15~30g，生甘草6~10g，荆芥15~30g。

【适应证】多种球菌感染性疾病，败血症，大面积烧伤的感染期，温热病导致的神昏，血证、发斑，变应性亚败血症，乙脑，流脑。

【用方指征】凡火热之证，表里热盛，口渴喜冷饮，狂躁，咽痛口干，神识不清，撮空理线，吐血衄血、发斑，舌绛，唇焦，脉沉细数或沉数或浮大而数者，均可选用本方。

【使用禁忌】本方治瘟热疫毒火热之证，气血两燔高热烦躁、神昏谵语等症。若不具以上症状，则不宜使用。

【经验体会】本方由白虎汤、黄连解毒汤、犀角地黄汤三方组成，为治疗一切毒热实证之效方。方中辛凉苦寒、咸寒药物具备，从而有清热泻火，凉血解毒之功效。在临床上必须见气血两燔，高热烦躁等火热症方可用之。在临床治疗败血症、大面积烧伤感染期、乙脑、流脑及变应性亚败血症等。根据不同热型选用不同剂量。另外，实热证本应脉洪大而数，因其热内闭，常可见脉沉细而数或沉数，应观其症，必要时从症舍脉，投以本方大剂治之，以免延误病情。

温 经 汤

温经汤出自《金匮要略》。原方用量：吴茱萸三两，当归二两，芍药二两，川芎二两，人参二两，桂枝二两，阿胶二两，牡丹皮二两（去心），生姜二两，甘草二两，半夏半升，麦冬（去心）一升。用法：上十二味，以水一斗，煮取三升，分温三服。主治：妇人年五十所，病下利数十日不止，暮即发热，少腹里急，腹满，手掌烦热，唇口干燥。

在被调研的 330 位名中医中有 4 位擅长应用本方。主要为陕西、辽宁、北京等省市的妇科医家。

1. 使用指征及加减

本方的使用指征包括：①月经异常：月经后期或不调，经行量少，色暗或淡，或经期延长，淋漓不断，经行腹痛隐隐，喜温喜按，或经后腹痛等。②带下：带下量多，稀如蛋清，绵绵不断，贪凉饮冷或少腹受寒则加重。③气血不足征象：面色无华，四肢不温，腰痛怕冷。④舌脉征象：舌质暗淡，或有瘀斑瘀点；脉虚细，或细涩、沉细，或沉细弦，或迟。

医家们使用本方多作加减，有加益母草、牛膝、泽兰、生山楂、桃仁、红花等活血化瘀药；有加附片、红参、香附等温阳理气药。

2. 主治病症

医家们用本方主要治疗妇科疾病，如月经不调、痛经、崩漏、带下、功能性子宫出血、子宫肌瘤、慢性盆腔炎、功能性闭经、子宫发育不良或卵巢功能低下所致的不孕症等。

3. 处方用量及禁忌

方中各药的用量情况：吴茱萸 6~10g，当归 10~15g，芍药（白芍或赤芍）10~15g，川芎 9~15g，党参 10g（红参 5~15g），桂枝 10~15g，肉桂 5~10g，阿胶 10~15g，牡丹皮 10g，干姜或生姜 6g，甘草 6~15g，半夏 10g，麦冬 10g。

关于本方的使用禁忌，多数医家认为湿热下注，阴虚火旺或气滞血瘀所引起的妇科诸疾不宜使用。

李炳文

【经验处方】当归 10g，杭白芍 10g，桂枝 10g，川芎 9g，生姜 6g，丹皮 10g，清

半夏 10g，麦冬 10g，炙甘草 6g，阿胶 10g，吴茱萸 6g。

【适应证】冲任虚损，血虚有寒所引起的各种妇科疾病，包括月经不调，崩漏，

带下，不孕，痛经等。属西医功能性子宫出血，子宫肌瘤，慢性盆腔炎，功能性闭经及子宫发育不良或卵巢功能低下性不孕等范围。

【用方指征】妇女经带及产后诸疾而见月经色淡量少，腰腹不温，舌质暗淡或有瘀斑瘀点，脉虚细或细涩者。凡属冲任虚损，血虚有寒之妇科诸症，使用本方必定有效。具体是：月经不调，表现为经行量少，色暗或淡，或月经延期不至，或经期延长，淋漓不断，或腰痛怕冷者；带下病见带下量多，稀如蛋清，绵绵不断，贪凉饮冷或少腹受寒则加重，伴面色无华，四肢不温；痛经见腹痛隐隐，喜温喜按，月经量少色淡，或经后腹痛。

【使用禁忌】属湿热下注，阴虚火旺或气滞血瘀所引起的妇科诸疾，不宜使用该方。

【经验体会】调冲任即调肝肾，故妇人之用温经汤，犹男子之用肾气丸。温经汤所治之证可出现上热下寒，真寒假热之象而见唇口干燥，手足烦热及傍晚发热等，临证之时应详察之，不可因之而辨为阴虚火旺或血瘀证。带下病加紫石英则效果更佳，不孕多加荔枝核。

何 同 录

【经验处方】吴茱萸9g，桂枝12g，干姜6g，当归12g，川芎12g，茯苓12g，白术12g，益母草15g，牛膝15g，泽兰15g，甘草6g，生山楂30g。

【适应证】阳虚寒凝或寒凝血瘀之月经后期、闭经。

【用方指征】舌质淡或淡紫或淡暗或青紫，脉沉细、沉迟或沉细弦。

【经验体会】用本方治疗月经不调，在经期尚须配伍温阳补肾之品，以促排卵，使月经恢复正常。另外，气血亏虚或肝肾亏损或阴虚血燥所致之月经后期、闭经，不宜使用该方。否则，有耗伤正气，助热伤阴之弊。

赵 国 章

【经验处方】黑附片（先煎）10~15g，官桂10~15g，吴茱萸5~10g，香附15g，当归10~15g，川芎10~15g，赤芍10~15g，阿胶（单冲）10~15g，红参5~15g，炙甘草10~15g，生姜为引。水煎，经前服用。

【适应证】痛经，月经不调由冲任虚寒，瘀血阻滞所致者。

【用方指征】少腹冷痛，经量涩少，色暗有块，舌质带紫或舌淡，面色不华，脉细弱者。

【使用禁忌】热证忌用。

【经验体会】本方主治冲任虚寒瘀血阻滞之痛经及月经不调。临床可酌加桃仁、红花、三棱、莪术、延胡、五灵脂等。

【病案举隅】痛经

姜某，女，36岁。经前小腹疼痛难忍，冷痛如绞，经血量少色暗，行而不爽，血块下后痛缓。妇科诊为"子宫肌腺症"，动员其手术治疗。中医辨证属寒凝血滞胞宫，治以温经散寒，化瘀止痛，药用加减温经汤。进药7剂，痛经大减，仅有微微腰骶酸楚，手足温，能正常上班工作。按上方于经前调治 2 个月，诸症告愈，随访半年未发。

高 忠 英

【经验处方】吴萸 6g，肉桂 5~10g，当归 12g，川芎 10g，白芍或赤芍 15g，党参 10g，半夏 10g，丹参 10~30g，阿胶 10g。

【适应证】月经不调，宫寒不孕等。

【用方指征】子宫寒凝，血瘀停蓄所致的月经不调、量少色黑、少腹冷痛、胸闷烦躁、寐少多梦、唇干口燥、五心烦热、暮时身热、经闭不孕、面暗花斑等。

【加减变通】少腹冷痛加小茴香、橘核；经闭或量少，血块多者加三棱、莪术或桃仁、红花。经前加化瘀药，经后加温补气血药。

【使用禁忌】气滞为主或阴虚内热者不可用。误用必口干咽痛，目涩燥热。

【经验体会】寒凝血瘀、血失濡润故见烦热、唇干口燥、身热诸证，不可误认为阴虚内热，而用甘寒之品。

温 胆 汤

温胆汤出自《三因极一病症方论》。原方用量：半夏（汤洗七次）、竹茹、枳实（麸炒，去瓤）各二两，陈皮三两，甘草一两（炙），茯苓一两半。用法：上锉为散。每服四大钱，水一盏半，加生姜五片、大枣一枚，煎七分，去滓。食前服。主治：大病后虚烦不得眠。

在被调研的 330 位名中医中有 20 位擅长应用本方。主要江苏、山东、北京、安徽、广东、河南、辽宁、浙江等省市的内科、眼科医家。

1. 使用指征及加减

临床应用指征大致可归纳为以下几点：①胸胁胃脘部症状：胸胁苦满，胸闷痰多，脘腹胀闷，恶心呕吐，或有呃逆、嗳气，口干口苦。②精神神经系统症状：心悸，烦躁，失眠，眩晕，头晕头痛等。③舌脉征象：舌体胖，有齿印，或舌红，苔黄腻，或白腻，或白；脉弦滑，或滑，或弦细数。

在本方的加减应用方面，有的加黄连，即黄连温胆汤，用于治疗痰热内扰证；有的加柴胡、黄芩、太子参，拟为柴胡温胆汤，治疗伤寒、温病、暑病、邪留少阳三焦气分证；有的加乌贼骨、浙贝母、昆布、泽兰、茺蔚子、夏枯草治疗视网膜炎、玻璃体浑浊等；有的去枳实，加牡蛎、生铁落饮、夜交藤等，治疗自主神经功能失调；有的加百合、合欢花、柴胡等；治疗神经衰弱及肝胆病等。有不用生姜、红枣，有的改枳实为枳壳。

2. 主治病症

据统计，本方主治病症多达 44 种，涉及内科、精神神经科、眼科、皮肤科、男性科等专科。其中，内科和精神神经科疾病所占比例较高，分别为 43.21%，48.15%。内科病症包括胃炎、胃神经官能症、胆囊炎、肝炎等消化系统疾病；冠心病、高血压、中风等心血管系统疾病；气管炎、老慢支、肺气肿等呼吸系统疾病；癃闭、尿毒症等泌尿系统疾病，以及伤寒、温病等。精神神经科病症包括癫痫、失眠、精神分裂症、更年期综合征、梅尼埃病、神经官能症等疾病。眼科病症包括玻璃体浑浊、视网膜炎、葡萄膜炎等。皮肤科病症包括瘰疬、瘿病、体表赘生物等。男性科病症主要为男性不育。

3. 处方用量及禁忌

方中各药用量情况如下：半夏 9~25g，多数用 10~15g；茯苓 9~30g，多数用 10~20g；枳实、竹茹使用范围 6~25g，多数用 10~15g；陈皮 5~25g，多数用 5~15g；甘草 3~20g，多数用 3~6g；生姜多用 2~3 片；红枣多用 3~5 枚。统计中发现，黑龙江、辽宁两地医家药物使用剂量多偏大。

关于本方的使用禁忌，主要有以下几点：寒痰内停、气阴两虚、阴虚火旺、营血不足者不宜；脾胃虚寒之呕吐、便溏者不宜。

于鹄忱

【经验处方】半夏 10g，陈皮 15g，茯苓 20g，甘草 10g，枳壳 10g，竹茹 10g，生姜三片。

【适应证】神经衰弱，胆囊炎，胃炎，肝炎。

【用方指征】肝胆胃区有触痛、呕吐呃逆；或心烦、惊悸、失眠、头昏。

【经验体会】药性平和，治疗范围较广，灵活地辨证加减可治疗多种疾病。

马 骏

【经验处方】黄连 10g，姜半夏 10g，姜竹茹 10g，枳实 10g，陈皮 10g，茯苓 15g，炙甘草 6g。

【适应证】胆胃不和、郁热内扰所致的呕吐、呃逆，虚烦不眠，脘腹不适等证。

【用方指征】呃逆，呕吐痰涎，色黄，口干、口苦，虚烦不渴，或惊悸不宁。

【使用禁忌】对于正虚呕吐，如脾胃虚寒型，胃阳不足型的呕吐不宜使用，误用后易伤正气，加剧病情。

【经验体会】黄连温胆汤为温胆汤加黄连而成，温胆汤原为治疗胆虚痰热不眠，虚烦惊悸，口苦呕涎之方。胆属木，木郁不达，胃气因之不和，进而化热生痰，热郁痰湿内阻，胃气上逆则干哕、呕吐痰涎；痰热上扰、心神不宁，则惊悸、心烦不眠；口干口苦，为郁热之象。故加用黄连以清郁热。

王文彦

【经验处方】陈皮 15g，半夏 15g，云苓 20g，甘草 20g，竹茹 25g，枳实 25g，百合 20g，合欢花 20g，柴胡 30g。

【适应证】神经衰弱，肝胆疾病。

【用方指征】两胁胀满，心下痞满，失眠多梦。

【使用禁忌】湿邪过盛，神志昏蒙，以及阴虚燥热，大便燥结者不宜使用。

【经验体会】对神经官能症及其他精神神经疾患，本方加减可获良效。

印会河

【经验处方】柴胡 10g，黄芩 12g，半夏 12g，陈皮 10g，枳壳 10g，竹茹 12g，龙胆草 10g，栀子 10g，夜交藤 15g，合欢皮 15g，炒枣仁 15g，葛根 15g。

【适应证】失眠、多梦、幻觉，西医诊为神经衰弱、精神病者。

【使用禁忌】病人没有多梦、心烦症候时不宜使用此方。

【病案举隅】失眠

王某，女，34 岁。数年来失眠，多噩梦，有幻觉，恐惧感，行动迟缓，不愿与人接触，基本丧失生活能力。平素易急，口干，便秘，舌红少苔，脉弦。证属：失眠（痰火郁结），立法：除痰降火，处方：柴芩温胆汤。柴胡 10g，黄芩 12g，半夏 12g，陈皮 10g，枳壳 10g，竹茹 12g，龙胆草 10g，栀子 10g，夜交藤 15g，合欢皮 15g，炒枣仁 15g，葛根 15g，远志 15g，菖蒲 10g。服药 28 剂病人睡眠时间增加，噩梦消失，恐惧感消失，能与人交往，情绪能控制，大便正常，具备一般生活能力。

曲竹秋

【经验处方】陈皮 10g、半夏 10g、茯苓 10g、竹茹 10g、枳实 10g、甘草 6g。

【适应证】更年期综合征，梅尼埃病，失眠，心悸，咳嗽，呕吐。

【用方指征】舌苔黄腻，痰热为患者必定有效。

【经验体会】本方加甘麦大枣汤治疗更年期综合征，加磁朱丸治疗梅尼埃病，加朱雀丸（茯神、沉香）治疗痰热上扰之失眠。

刘清贞

【经验处方】陈皮 6g，半夏 6g，茯苓 6g，黄芩 6g，黄连 3g，竹茹 6g，枳实 6g，滑石 9g，薄荷 6g，甘草 3g。

【适应证】厌食，咳嗽等属湿热郁阻气机者。

【用方指征】咳嗽痰鸣，脘胀纳呆，恶心呕吐，头晕，苔黄腻，双肺或有痰鸣音、水泡音。

【使用禁忌】无湿热证者不宜使用。

【经验体会】热重，加板蓝根 20g；便稀，加车前子 10g；便软，加桑白皮 10g；便秘，加葶苈子 10g，瓜蒌 10g；纳呆，加焦三仙、炒莱菔子、槟榔等。

关国华

【经验处方】竹茹 12g，乌贼骨 15g，泽兰 12g，枳实 12g，浙贝母 12g，甘草 6g，茯苓 18g，昆布 15g，法半夏 10g，夏枯草 15g，陈皮 7g，茺蔚子 12g。

【适应证】早期中心性浆液性脉络膜视网膜炎，葡萄膜炎所致玻璃体浑浊，早期后部葡萄膜炎伴视网膜脉络膜水肿出血，视网膜静脉周围炎稳定期。

【用方指征】眼底黄斑区水肿明显，中心凹光反射消失，患者自觉视物变形变小，舌体胖有齿印，苔微黄，脉滑。

【使用禁忌】中心性浆液性脉络膜视网膜炎晚期水肿已退、视力有所好转者，不宜使用；利湿之剂，易于伤阴，阴虚体弱者或孕妇用量不宜过大，服药时间不宜过久，必要时可配伍补阴药。

【经验体会】中心性浆液性脉络膜视网膜炎早期，黄斑、视网膜水肿明显，可增强利水祛湿力度，酌加苡仁 30g，泽泻 12g，车前子 12g，苍术 12g。水肿消退后，应迅速加强软坚散结之力，以促进渗出物吸收。恢复期视力增进但较缓慢，脉虚弱者，宜加入补肝肾药如楮实子 12g、菟丝子 12g、山萸肉 15g、关沙苑 12g 等以提高视力。

李炳文

【经验处方】清半夏 10g，竹茹 10g，枳实 10g，陈皮 10g，茯苓 30g，生姜 5g，大枣 5g。

【适应证】痰热病症。

【用方指征】舌、脉、症状符合痰热症状。

【加减变通】加桑叶、钩藤，即桑钩温胆汤。治中风轻证，预防中风。加丹参、赤芍、郁金、茵陈，即丹芍温胆汤。治痰瘀互结所致诸证，尤其适用于各种心脑血管病而属痰瘀互结者。症见：形盛气粗，面红目赤，头目胀痛或眩晕，口苦心烦，舌红苔黄腻，脉弦，血脂及血黏度增高。如血压升高者，再加地龙，效果颇佳。加瓜蒌、薤白，即瓜薤温胆汤。治痰热浊邪、阻痹胸阳所致胸闷满痛，痛彻肩背，不能安卧者。必要时，再加桃仁红花以加强活血之力。加白金丸（白矾、郁金），即白金温胆汤。治郁证和痰阻心窍所致癫痫。加三子养亲汤，即三子养亲温胆汤。治痰浊阻肺之痰喘咳嗽，喘息不得卧之证，尤其适用于肺气肿、肺心病而见咳嗽者。加黄连、麦冬、僵蚕、全蝎，即连麦温胆汤，化痰清热解除痉。治百日咳样痉挛性咳嗽。加黄连减大枣，即黄连温胆汤。治痰热扰心之心烦失眠及胆胃不和之呕恶欲吐、口苦纳呆等。加酸枣仁、五味子、远志、熟地、人参，减竹茹，即十味温胆汤。治痰热内扰而兼气血亏虚者，如触事易惊，心烦不宁，口淡无味，纳呆心悸，脉虚细无力等，尤其适用于女性患者。

【使用禁忌】虚证者不宜用。

何 炎 燊

【经验处方】柴胡 15g，太子参 15g，半夏 12g，黄芩 12g，甘草 6g，茯苓 15g，竹茹 15g，陈皮 5g，枳实 10g（可根据病情加用姜枣）。

【适应证】伤寒、温病、暑病，邪留少阳三焦气分之证。

【用方指征】寒热往来，或不恶寒而发弛张热，头额疼痛，胸胁苦满，口苦干呕，或咳，或心下悸，脉弦细略数或弦滑，舌苔白或微黄，舌心部较厚，向边尖渐薄。

【使用禁忌】邪入营血者不宜使用，否则药不及病所。

【经验体会】此方系小柴胡汤与温胆汤融汇而成。经 50 年临床实践证明，疗效较小柴胡汤原方及后世之蒿芩清胆汤为优。

【病案举隅】肺炎

某男，14 岁。1981 年 5 月患肺炎，住院 3 次，反复不愈，8 月 9 日来诊时，发热咳嗽已逾百日，遍用各种抗生素及激素未效。X 线显示：右下肺仍有不均匀之片状影。病孩发弛张热（37.3~38.5℃），形悴神疲，皮肤干涩无汗，胸脘痞闷，默默不欲饮食，咳嗽不爽，痰白而稀，舌苔白不燥，中心略厚，脉弦细略数，右寸稍浮滑。用本方加厚朴、杏子，以分消走泄，和解少阳。当晚即得微汗潋然，诸羔悉减。正如《伤寒论》第 240 条所云："上焦得通，津液得下，胃气因和，身潋然汗出而解。"加减服用 6 剂，热退身和而愈。中旬 X 线复查阴性。

汪 朋 梅

【经验处方】姜半夏 10g，陈皮 10g，茯苓 10g，炙甘草 5g，枳实 10g，竹茹 10g。

【适应证】心胆气虚、痰热扰神证见慌悸胆怯，口苦烦惊，头晕恶心，夜不入寐，交睫成梦之证。失眠久治不效，痰多惊悸，口苦胸闷，思虑纷纭，多疑善感之证。

【用方指征】凡苔白腻或淡黄、脉滑。失眠而胸闷、多思者用之必效。

【使用禁忌】营血不充、血不养心；阴虚火旺，心肾不交；热病传邪恋膈之虚烦不眠者不用。误用更活营血。

【经验体会】长期失眠久治不愈或伴有情志影响合并抑郁症，证属痰蒙心窍者可加礞石1g（先煎），陈胆星10g以化痰开窍；合并焦虑症（尤好发于更年期），属痰火内炽者可加生大黄5g（后下）、黄连5g，并酌配盐酸多塞平片0.5~1片／次，1~2次／日，值得注意的是，失眠患者注注于就诊前已服镇静安眠类西药，不可令其骤停，以免难于适应，待服中药发挥作用后逐步减量，乃至停药。

沈有庸

【经验处方】陈皮6g，姜半夏10g，茯苓10g，枳实15g，竹茹10g，甘草5g。

【适应证】痰湿壅阻、蒙闭清窍之眩晕，痰浊凝滞之不育，痰瘀互结之体表赘生物，痰邪为患之痰饮、梅核气、癫证、痫证、噎膈、瘿病、瘰疬、中风、癃闭，胆虚痰热上扰之不眠等。

【用方指征】虚烦不得眠，惊悸，呕恶，眩晕，瘰疬，瘿病，脉弦滑者。其中，胆虚痰热上扰之不眠，痰浊蒙闭之眩晕，痰气互凝之瘰疬、瘿病，痰邪而致不育必用之。

【使用禁忌】阴虚火旺者不用。

【经验体会】对由痰浊壅滞而致精子活力低下，及液化不全所致不育有较好治疗作用。

【病案举隅】精液液化不全

陈某，男，34岁，1997年10月8日初诊。婚后4年未育，曾去上海检查，诊为精液液化不全。诉：偶有头晕、肢困、纳差、眠安，二便尚调，舌淡苔白稍腻，舌底脉紫细，脉滑。辨证属痰浊内阻之不育，治拟健脾化痰为先。温胆汤加减：陈皮10g，姜夏10g，茯苓10g，竹茹10g，枳壳15g，川朴15g，夏枯草15g，海藻15g，昆布15g，丹参30g，山萸肉10g，川断15g，山楂30g，神曲30g。服药10剂后头晕、肢困缓解。续以上方随症加减，40余剂后精液常规复查，精液液化时间小于30分钟。

陈克忠

【经验处方】半夏9g，茯苓9g，枳实9g，竹茹12g，陈皮6g，生姜6g，炙甘草3g，大枣3枚。

【适应证】失眠，更年期综合征，消化功能紊乱等。

【用方指征】本方重在化痰和胃、清热除烦，临床上在胆经虚热，痰热上扰的情况下使用。

【加减变通】加黄芪9g，丹参12g，黄精30g，龙骨30g，牡蛎30g，远志9g，治多汗、心烦、失眠、肢麻等神经症状；加丹参20g，川芎6g，黄精30g，远志9g，治心血管功能紊乱；加丹参20g，柴胡9g，淫羊藿15g，菟丝子9g，治更年期内分泌机能失调；加防风 15g，柴胡 9g，川楝子 12g，山楂 15g，治消化功能紊乱；加百部 9g，紫菀 12g，麦冬 9g，葶苈子 9g，治呼吸道功能紊乱。

【经验体会】温胆汤为祛痰和胃良方。痰既是病理产物，又多与致病因素有关，须辨证求因，不能见痰治痰。若因脾虚湿盛生痰，健脾则湿化，痰无由生；肾虚水泛生痰，温肾则水不上泛，痰亦自消。加味温胆汤可调节阴阳、气血、经络、脏腑及其间的功能关系，尤对"痰浊"见证的自主神经失调的有关病症疗效尤佳。

范 国 梁

【经验处方】半夏 10g，陈皮 15g，竹茹 10g，茯苓 20g，炙甘草 5g，生牡蛎 50g，生铁落 15g，夜交藤 30g。

【适应证】自主神经功能失调。

【用方指征】头痛，心悸，失眠，食欲不振，脘腹胀闷，纳呆，大便秘结或溏。

周 仲 瑛

【经验处方】半夏、陈皮、茯苓、炙甘草、炒枳实、竹茹、黄连。

【适应证】失眠，痰热扰心。其症睡眠不安、心烦易惊、恶心、痰多头晕、口苦、苔腻色黄、脉滑。

【使用禁忌】无痰热特点者不宜。

【病案举隅】失眠（痰热扰心型）

于某，彻夜不眠，心烦不安，舌边尖红，脉细弦。从痰热扰心治疗。处方：制半夏 10g、朱茯苓 10g、陈皮 6g、竹茹 6g、甘草 3g、炒枳壳 5g、黄连 3g、枣仁 12g，

服 5 剂后，即能入睡 5 小时。本方有清热除烦、化痰安神的作用。

赵 国 岑

【经验处方】陈皮 10g，姜半夏 10g，茯苓 15g，枳实 10g，姜竹茹 10g，甘草 6g，生姜 2 片，大枣 3 枚。

【适应证】①慢性胃炎：脘腹胀闷，口苦嗳气，呕恶吐涎；②胃神经官能症：胃脘不舒，心烦不眠，眩晕心悸；③痰热壅盛之胸痹：胸脘满实，胀闷、恶心、嗳气；④慢性气管炎及老年慢性支气管炎，肺气肿；咳嗽痰多，胸满痞闷者。

贺 永 清

【经验处方】半夏、竹茹、枳实、陈皮、茯苓各 12g，炙甘草 3g，生姜 3 片，大枣 5 枚。

【适应证】自主神经功能紊乱，梅尼埃病，心脏神经官能症，慢性胃炎，尿毒证，精神分裂，冠心病，高血压病。

【用方指征】凡胆胃不和、痰热内扰患者均可用之，以痰热为温胆汤证的病理基础。

【加减变通】痰盛者重用半夏、陈皮，加胆星、竹沥；热盛加黄连、黄芩；气郁加木香、郁金；呕剧，以姜汁兑服，重用半夏、竹茹；呃逆，重用陈皮、竹茹，加柿蒂、旋覆花、代赭石；胃脘痛加白芍、木香；咽中不适，加厚朴、紫苏；腹满便秘，加大黄、莱菔子；眩晕加天麻、白术、泽

泻；耳鸣加菖蒲、远志；失眠多梦加枣仁、柏子仁；胸闷心悸，加丹参、川芎；关格加大黄；黄疸加茵陈、山栀；胁痛，加柴胡、青皮、郁金。

【使用禁忌】 凡无痰热，或见寒痰均不宜用。

【经验体会】 温胆汤之应用，贵在紧抓主症，辨清兼症，灵活化裁。

【病案举隅】 尿毒症（痰瘀内结型）

周某，女，35岁。住院日期：1983年7月3日。患淋证已12年。1983年2月因感冒，见尿频、尿急，继则恶心呕吐，大便不通，小便不利，头昏目眩，难进汤水，面色萎黄，全身轻度浮肿，舌质暗红，舌中、根部腻，脉弦细。血压：121.5/82.5mmHg，肾功：尿素氮17.85mmol/L，血清肌酐442μmol/L，二氧化碳结合力21.2mmol/L。尿蛋白＋，红细胞＋。Hb75g/L，即以温胆汤加味。半夏15g，陈皮10g，枳实10g，姜竹茹12g，茯苓12g，大黄（后下）10g，黄芩12g，苏叶10g，砂仁10g，生姜3片，大枣6枚。以伏龙肝250g泡开水，取汁煎药，并加生姜汁，少饮多次。连进8剂，诸症悉退。1个月后复查：尿素氮5mmol/L，血清肌酐88.4μmmol/L，二氧化碳结合力20.12mmol/L，尿蛋白－，红细胞＋，Hb84g/L。共住院2个月出院，至今健在。

贾 占 清

【经验处方】 半夏12~15g，竹茹10g，枳实10g，陈皮6~9g，甘草3~6g，茯苓12~24g，生姜3片、大枣3~5枚。

【适应证】 失眠，癫痫，精神失常等。

【用方指征】 痰多，呕恶，胸脘痞闷，口苦口黏，心烦气急，多梦胆怯易惊，舌苔黄腻，脉弦滑有力。

【使用禁忌】 气阴两虚者忌用。

【经验体会】 在临床上此方还可治疗唾液过多、嘈杂、腹胀、便秘、眩晕、梦游、龁齿及罂粟壳所致尿潴留等。随热重、痰盛、风动、气郁、瘀阻的轻重不同加减使用。

【病案举隅】 癫痫

寇某，女，36岁，1997年6月31日初诊。患病已久，发作时两目上视，口吐白沫，时有晕厥，经西药治疗效不显。刻见神情呆滞，悲恸欲哭，头晕胸闷乏力，痰多恶心，不思饮食，失眠健忘，舌淡红苔滑根黄腻，脉弦滑。证属气郁痰凝，蒙蔽神明，治以化痰解郁、宁心安神。半夏12g，竹茹10g，枳实10g，郁金10g，远志10g，柏子仁10g，橘红10g，胆南星6g，石菖蒲10g，百合10g，珍珠母30g，夜交藤30g，茯苓24g。4剂后吐出痰较多，胸闷头晕好转，欲食能入睡，效不更方，继进而剂，上症悉除。今年因月经不调而诊，问及原病未再复发。

郭 文 勤

【经验处方】 黄连15~25g，陈皮15~25g，甘草10g，茯苓15~25g，半夏15~25g，竹茹25g，枳实15g。

【适应证】 痰热内扰所致的失眠，胸痹心痛，心悸，癫痫。

【用方指征】舌红，苔黄腻，脉弦滑或滑或滑数。

【使用禁忌】寒痰内停者不宜使用该药，气阴两虚者不宜使用，误用后耗气伤阴，形成心中痞塞。

【经验体会】黄连温胆汤即温胆汤加黄连而成，适用于痰热内蕴较重者。治疗胸痹心痛常加赤芍、丹参、桃仁、红花、三七粉、水蛭活血化瘀；治疗失眠常加远志、菖蒲以宁心安神；治疗心悸常加苦参、青礞石以增加清热化痰之力，治疗癫痫常加海螺、胆南星、僵蚕、土鳖虫、蜈蚣、全蝎以祛风化痰通络。

梁贻俊

【经验处方】当归6~10g，白芍6~10g，陈皮10~15g，半夏10~15g，竹茹6~10g，枳实6~15g，生甘草3g，茯苓15~30g，黄连3~6g。

【适应证】眩晕，癔病，狂证（精神分裂症），失眠，痰厥，昏仆，癫痫。

【用方指征】凡胆胃不和，痰饮内阻，痰热内扰之虚烦不眠，头目眩晕，惊悸不安，惊恐不寐及心神失养，大病后之惊悸自汗，虚烦不眠，触事易惊等，均可用本方加减治疗。

【使用禁忌】临床必须仔细、全面审查患者全身和局部症状进行辨证，非痰所致的疾病，则不宜使用该方，误用则伤其正气。

【经验体会】温胆汤是二陈汤演变方。

原方治诸痰饮，该方加竹茹可清化痰热，加枳实可增加破气消积、化痰除痞之力。痰的致病特点是随其所在脏腑部位不同而见相应症状。在胃则吐，在心则悸，在头则眩，在胸则痞，在胁则胀，上扰神明则精神失常。不拘在何部位、卒病或故疾，凡出现痰多、口黏、纳呆、恶心、胸脘痞满、苔腻、脉滑或濡，不必悉具均可灵活选用该方。在临床用温胆汤，痰证兼热者加黄连、胆星；痰迷心窍者加菖蒲、郁金；失眠加炒枣仁、夜交藤；有气滞加香附、郁金；兼血瘀者加丹参；有饮者合苓桂术甘汤；精神失常者，加局方至宝丹或苏合香丸。总之，用此方治疗精神、神经系统疾病其效甚好。

谢昌仁

【经验处方】橘皮6g，姜夏10g，茯苓12g，甘草4g，竹茹6g，枳壳10g。

【适应证】眩晕，癫痫，失眠，胃炎。

【加减变通】眩晕、呕吐，加天麻10g，蔓荆子10g；痫证昏搐，加僵蚕10g，全蝎3条，白金丸；失眠烦热，加黄连3g，炒枣仁12g，远志6g；萎缩性胃炎，加黄连3g，蒲公英12g。痰热偏重者均可用之。

【使用禁忌】寒湿为病，大便溏泄者不宜。

【经验体会】该方清热化痰，和胃止呕之作用较好，用之很稳当。

附 录

丁泽民　男　南京市中医院　主任医师

丁莲蒂　女　安徽省马鞍山市人民医院　主任医师

干祖望　男　江苏省中医院　主任医师

于尔辛　男　复旦大学附属肿瘤医院　教授

于作盈　男　吉林省中医药科学院第一临床医院　主任医师

于凯成　男　长春中医药大学附属医院　主任医师

于鹄忱　男　山东省乳山市中医院　主任医师

于慎中　男　山西医科大学第一医院　主任医师

万　政　男　河北省迁安市中医院　主任医师

万友生　男　江西中医药大学　教授

万文谟　男　武汉市第九医院　主任医师

马　山　男　山东省海军青岛疗养院　主任医师

马在山　男　北京市鼓楼中医医院　主任医师

马连珍　男　天津市中医医院　主任医师

马　骏　男　安徽中医药大学第二附属医院　主任医师

马新云　男　河北中医学院　教授

孔昭遐　女　安徽医科大学第一附属医院　主任医师

尹莲芳　女　安徽省蚌埠医学院附属医院　主任医师

牛元起　男　天津中医药大学第一附属医院　主任医师

王子义　男　甘肃省中医院　主任中药师

王云铭　男　山东省淄博市中医院　主任医师

王文彦　男　辽宁中医药大学　教授

王文春　男　甘肃中医药大学　教授

王乐善　男　辽宁中医药大学附属医院　主任医师

王必舜　男　兰州大学第一医院　主任医师

王　玉　女　吉林省中医药科学院第一临床医院　主任医师

王生义　男　内蒙古自治区中医医院　主任医师

王自立　男　甘肃省中医院　主任医师

王行宽　男　湖南中医药大学第一附属医院　主任医师

王雨梅　女　吉林省中医药科学院第一临床医院　主任医师

王春来　男　黑龙江中医药大学附属第一医院　主任医师

王铁良　男　黑龙江省中医药科学院　研究员

王菊芬　男　山东省文登正骨医院　主任医师

王朝宏　男　陕西中医药大学　教授

王　琦　男　北京中医药大学　教授

王翘楚　男　上海市中医医院　主任医师

王德林　男　甘肃中医药大学　教授

邓福树　男　黑龙江中医药大学附属第一医院　主任医师

乐德行　男　新疆维吾尔自治区中医医院　主任医师

卢　芳　男　黑龙江省哈尔滨市中医医院　主任医师

史济招　女　北京协和医院　主任医师

叶傅惠　女　成都中医药大学附属医院　主任医师

田素琴　女　辽宁中医药大学附属医院　主任医师

田　隽　男　山西省大同市第五医院　主任医师

石学敏　男　天津中医药大学第一附属医院　主任医师

石景亮　男　河南省焦作市中医院　主任医师

边天羽　男　天津市中医药研究院附属医院　主任医师

龙治平　男　四川省乐山市中医院　主任医师

乔仰先　男　上海华东医院　主任医师

任　义　男　河北省承德医学院附属医院　主任医师

任达然　男　江苏省扬州市中医院　主任医师

任启瑞　男　河北北方学院　教授

任继学　男　吉林省长春中医药大学　教授

关国华　男　广州中医药大学第一附属医院　主任医师

刘云山　男　陕西省宝鸡市中医医院　主任医师

刘永年　男　南京市中医院　主任医师

刘亦选　男　广州中医药大学　教授

刘再朋　男　江苏省中医院　主任医师

刘沛霖　男　武汉同济医院　主任医师

刘宝厚　男　兰州大学第二医院　主任医师

刘茂甫　男　西安交通大学第一附属医院　主任医师

刘柏龄　男　长春中医药大学附属医院　主任医师

刘继祖　男　新疆维吾尔自治区中医医院　主任医师

刘清贞　女　山东省济南市中医院　主任医师

刘　锐　男　西安交通大学第二附属医院　主任医师

刘瑞祥　男　山东省临朐县人民医院　主任医师

印会河　男　北京中日友好医院　主任医师

吕承全　男　河南省中医药大学第一附属医院　主任医师

孙恩泽　男　黑龙江省中医院　主任医师

孙康泰　男　广东省东莞市人民医院　主任医师

曲　生　男　吉林省长春市中医院　主任医师

曲竹秋　女　天津医科大学总医院　主任医师

朱秀峰　男　江苏省中西医结合医院　主任医师

朱良春　男　江苏省南通市中医院　主任医师

朱秉宜　男　江苏省中医院　主任医师

朱育华　男　陕西榆林市第二医院　主任医师

毕庚年　女　河北省医科大学第三医院　主任医师

汤益明　男　江西省中西医结合医院　主任医师

许占民　男　河北中医学院　教授

许润三　男　北京中日友好医院　主任医师

邢月朋　男　河北省石家庄市中医院　主任医师

何少山　男　浙江省杭州市中医院　主任医师

何同录　男　西安市新城区中医院　主任医师

何炎燊　男　广东省东莞市中医院　主任医师

余鹤龄　男　江西省中医药研究院　研究员

吴生元　男　云南中医学院第一附属医院　主任医师

吴康衡　男　成都中医药大学附属医院　主任医师

吴　熙　男　福建省福州吴熙妇科中医院　主任医师

吴震西　男　江苏省南通市中医院　主任医师

宋一亭　男　内蒙古自治区中医医院　主任医师

宋光瑞　男　河南省郑州市大肠肛门病医院　主任医师

宋贵杰　男　甘肃中医药大学　教授

张子义　男　山东省青岛市胶州中心医院　主任医师

张子维　男　河北省唐山市丰润区中医院　主任医师

张云鹏　男　上海市中医文献馆中医门诊部　主任医师

张文阁　男　陕西中医药大学　教授

张文泰　男　长春中医药大学附属医院　主任医师

张代钊　男　北京中日友好医院　主任医师

张达旭　男　广西壮族自治区人民医院　主任医师

张丽蓉　女　天津市中心妇产科医院　主任医师

张志钧　男　南昌大学第二附属医院　主任医师

张沛霖　男　昆明市延安医院　主任医师

张学文　男　陕西中医药大学　教授

张　林　男　吉林省白城中心医院　主任医师

张鸣鹤　男　山东中医药大学附属医院　主任医师

张重华　男　复旦大学眼耳鼻喉科医院　主任医师、教授

张崇鄯　男　张家口市中医院　主任医师

张　琪　男　黑龙江中医药大学　教授

张瑞霞　女　陕西省中医医院　主任医师

张鉴铭　男　四川省成都第一骨科医院　主任医师

张　磊　男　河南中医药大学第三附属医院　主任医师

张镜人　男　上海市第一人民医院　主任医师

李乃庚　男　江苏省盐城市中医院　主任医师

李士懋　男　河北医科大学　教授

李友余　男　江西省鹰潭市中医院　主任医师

李夫道　男　青海红十字医院　主任医师

李孔定　男　四川省绵阳市中医院　主任医师

李少川　男　天津中医药大学第一附属医院　主任医师

李文瑞　男　北京医院　主任医师

李世平　男　陕西省榆林市第二医院　主任医师

李永康　男　云南省中医院　主任医师

李玉奇　男　辽宁中医药大学　教授

李兴培　男　新疆医科大学第二附属医院　主任医师

李同生　男　湖北省中医院　主任医师

李寿山　男　辽宁省大连市中医院　主任医师

李寿彭　男　重庆市三峡中心医院　主任医师

李国衡　男　上海交通大学医学院附属瑞金医院　主任医师

李鸣皋　男　河南省南阳市中心医院　主任医师

李恒明　女　四川省遂宁市中医院　主任医师

李济春　男　山西中医药大学附属医院　主任医师

李炳文　男　中国人民解放军海军总医院　主任医师

李桂文　男　广西中医药大学　教授

李　莹　女　吉林省中医药科学院第一临床医院　主任医师

李辅仁　男　北京医院　主任医师

李瑞岚　女　内蒙古自治区中医医院　主任医师

杜雨茂　男　陕西中医药大学　教授

杜健民　男　武汉市中西医结合医院　主任医师

杜锦海　男　厦门市中医院　主任医师

杨友鹤　男　河南省中医药大学第一附属医院　主任医师

杨少山　男　杭州市中医院　主任医师

杨吉相　男　辽宁中医药大学附属医院　主任医师

杨守玉　女　中山大学附属第一医院　教授

杨泽民　男　常州市中医院　主任医师

杨牧祥　男　河北医科大学　教授

杨家林　女　成都中医药大学附属医院　主任医师

汪达成　男　苏州市中医医院　主任医师

汪朋梅　男　无锡市第三人民医院　主任医师

汪履秋　男　江苏省中医院　主任医师

沈有庸　男　浙江省舟山市岱山县中医院　主任医师

迟景勋　男　山东中医药大学附属济南市中医医院　主任医师

邱志楠　男　广州医科大学　教授

邵祖燕　男　天津中医药大学第二附属医院　主任医师

邵梦扬　男　河南省肿瘤医院　主任医师

邹学熹　男　成都中医药大学　教授

邹燕勤　女　江苏省中医院　主任医师

陆　拯　男　浙江省中医药研究院　研究员

陆德铭　男　上海中医药大学　教授

陈卫川　男　宁夏回族自治区中医医院　主任医师

陈乔林　男　云南省中医医院　主任医师

陈向明　男　长春中医药大学第一附属医院　主任医师

陈阳春　男　河南省中医药研究院　研究员

陈克忠　男　山东大学齐鲁医院　主任医师

陈连起　男　上海第二军医大学附属长海医院　主任医师

陈伯咸　男　山东中医药大学附属济南市中医医院　主任医师

陈宝义　男　天津中医药大学第一附属医院　主任医师

陈枢燮　男　重庆市中医院　主任医师

陈治恒　男　成都中医药大学　教授

陈健民　男　复旦大学附属华山医院　主任医师

陈益群　男　苏州市中医医院　主任医师

陈祥林　男　青海省人民医院　主任医师

陈鸿文　男　抚顺市中医院　主任医师

陈景河　男　黑龙江省齐齐哈尔市中医院　主任医师

陈潮祖　男　成都中医药大学　教授

周仲瑛　男　南京中医药大学　教授

周伯康　男　广东省人民医院　主任医师

周信有　男　甘肃中医药大学　教授

周炳文　男　江西省吉安市中心人民医院　主任医师

周继曾　男　天津中医药大学第一附属医院　主任医师

周维骥　男　福建省漳州市中医院　主任医师

周跃庭　男　首都医科大学　教授

周楚良　男　重庆市南岸区第一中医院　主任医师

周耀群　男　本溪市中心医院　主任医师

孟宪杰　男　河南省洛阳正骨医院　主任医师

尚志钧　男　皖南医学院　教授

岳景林　男　吉林省吉林市中心医院　主任医师

易希元　男　湖南省人民医院　主任医师

易修珍　女　云南省中医医院　主任医师

林庆祥　男　厦门市中医院　主任医师

林朗晖　男　福建省立医院　主任医师

林　毅　女　桂林市中医院　主任医师

武明钦　男　河南省开封市第二中医院　主任医师

畅　达　男　山西省运城地区中医院　主任医师

罗致强　男　中山大学附属第一医院　主任医师

罗　铨　男　云南省中医医院　主任医师

范国梁　男　长春中医药大学　教授

郑孙谋　男　福建省福州市中医院　主任医师

郑志道　男　广东省湛江市第二中医医院　主任医师

郑陶万　男　四川省成都市第一人民医院　主任医师

郑惠伯　男　重庆三峡中心医院　主任医师

金润泉　男　长春中医药大学附属医院　主任医师

金益强　男　中南大学　教授

俞长荣　男　福建中医药大学　教授

俞尚德　男　浙江省杭州市肿瘤医院　主任医师

姚希贤　男　河北医科大学第二医院　主任医师

姚树锦　男　陕西省西安市中医医院　主任医师

姚寓晨　男　南通市中医院　主任医师

姜兆俊　男　山东中医药大学附属医院　主任医师

姜树荆　男　陕西省西安市中医医院　主任医师

封万富　男　内蒙古自治区乌兰察布市中心医院　主任医师

施赛珠　女　复旦大学附属华山医院　主任医师

查玉明　男　辽宁省中医药大学附属第二医院　主任医师

段亚亭　男　重庆市中医院　主任医师

段富津　男　黑龙江中医药大学　教授

洪作范　男　开原市中医院　主任医师

洪郁文　男　辽宁中医药大学附属医院　主任医师

祝谌予　男　北京协和医院　主任医师

胡青山　男　黑龙江中医药大学　教授

胡毓恒　男　湖南省人民医院　主任医师

贺永清　男　陕西省汉中市医学科学研究所　研究员

贺瑞麟　男　辽宁省中医药研究院　研究员

赵纯修　男　山东中医药大学附属医院　主任医师

赵国岑　男　河南省中医药研究院附属医院　主任医师

赵国章　男　营口市中医院　主任医师

赵忠仁　男　安徽省濉溪县中医院　主任医师

赵冠英　男　中国人民解放军总医院　主任医师

赵树珍　男　浙江省中医药研究院　研究员

赵健雄　男　兰州大学　教授

赵　谦　男　安徽省芜湖市中医院　主任医师

钟秀美　女　福建省泉州市中医院　主任医师

钟明远　男　广东省平远县人民医院　主任医师

骆继杰　男　广东省深圳市中医院　主任医师

原明忠　男　山西省人民医院　主任医师

唐祖宣　男　河南省邓州市中医院　主任医师

唐福安　男　浙江省杭州市中医院　主任医师

夏　天　女　空军军医大学西京医院　教授

夏桂成　男　江苏省中医院　主任医师

夏　翔　男　上海交通大学医学院附属瑞金医院　主任医师

夏锦堂　男　河北医科大学　教授

徐木林　男　湖北省中医药研究院　研究员

徐迪华　男　常州市中医医院　主任医师

柴彭年　男　天津中医药大学第一附属医院　主任医师

栗德林　男　黑龙江中医药大学　教授

涂福音　男　福建省厦门市中医院　主任医师

秦亮甫　男　上海交通大学医学院附属仁济医院　主任医师

诸方受　男　南京中医药大学　教授

贾占清　男　宁夏中医医院　主任医师

郭文勤　男　黑龙江省中医医院　主任医师

郭汉章　男　西安市红会医院　主任医师

郭庆贺　男　鞍山市铁东区中医院　主任医师

郭春园　男　深圳平乐骨伤科医院　主任医师

郭振球　男　湖南中医药大学　教授

郭谦亨　男　陕西中医药大学　教授

钱伯文　男　上海中医药大学　教授

钱远铭　男　湖北省中医药研究院　研究员

顾振东　男　山东中医药大学附属医院　主任医师

高上林　男　陕西省西安市中医医院　主任医师

高忠英　男　首都医科大学　教授

高淑华　女　南京市中医院　主任医师

崔公让　男　河南中医药大学第一附属医院　主任医师

崔金海　男　河北省唐山市丰润区中医医院　主任医师

康相彬　男　内蒙古自治区中医医院　主任医师

梁　冰　男　广东省中医院　主任医师

梁贻俊　女　北京中日友好医院　主任医师

谌宁生　男　湖南中医药大学第一附属医院　主任医师

黄少华　男　湖北省武汉市第四医院　主任医师

黄文政　男　天津中医药大学第一附属医院　主任医师

黄吉赓　男　上海中医药大学附属曙光医院　主任医师

黄宗勖　男　福建中医药大学　教授

黄保中　男　陕西省西安市中医医院　主任医师

黄瑾明　男　广西中医药大学　教授

龚子夫　男　江西中医药大学附属医院　主任医师

焦中华　男　山东中医药大学附属医院　主任医师

焦西妹　女　山东青岛中西医结合医院　主任医师

焦树德　男　北京中日友好医院　主任医师

程益春　男　山东中医药大学附属医院　主任医师

董廷瑶　男　上海市中医文献馆中医门诊部　主任医师

董克勤　女　吉林省中医药科学院第一临床医院　主任医师

董秀芝　女　济南市第四人民医院　主任医师

董国立　男　天津中医药大学第二附属医院　主任医师

阎湘濂　女　黑龙江省佳木斯市中医院　主任医师

谢远明　男　陕西省中医医院　主任医师

谢宝慈　女　福建省福州市中医院　主任医师

谢昌仁　男　南京市中医院　主任医师

韩子江　男　山东省泰安市中医二院　主任医师

韩　冰　男　天津中医药大学第二附属医院　主任医师

路焕光　男　甘肃省中医院　主任医师

廖金标　男　江西省人民医院　主任医师

熊永文　男　陕西中医药大学　教授

管遵惠　男　昆明市中医医院　主任医师

翟明义　男　河南省中医药研究院附属医院　主任医师

臧堃堂　男　南方医科大学　教授

蔡小荪　男　上海市第一人民医院　主任医师

蔡友敬　男　福建省泉州市中医院　主任医师

蔡华松　女　山东中医药大学附属医院　主任医师

裴正学　男　甘肃省肿瘤医院　主任医师

谭新华　男　湖南中医药大学第一附属医院　主任医师

樊春洲　男　黑龙江中医药大学　教授

潘星北　男　贵州省黔西南州中医院骨科医院　主任医师

颜文明　男　湖南中医药大学　教授

薛　芳　男　河北医科大学　教授

戴勤瑶　男　芜湖市中医院　主任医师

魏龙骧　男　北京医院　主任医师